K. Eibl

Sprachtherapie in Neurologie, Geriatrie und Akutrehabilitation

Katrin Eibl

Sprachtherapie in Neurologie, Geriatrie und Akutrehabilitation

2. Auflage

Mit Beiträgen von:
Dr. med. Wolfgang Kriegel, Regensburg; Dr. med. Carmen Simon, Regensburg;
Dr. med. Christian Tilz, Regensburg

ELSEVIER

Elsevier GmbH, Bernhard-Wicki-Str. 5, 80636 München, Deutschland
Wir freuen uns über Ihr Feedback und Ihre Anregungen an kundendienst@elsevier.com

ISBN 978-3-437-45502-5
eISBN 978-3-437-05526-3

2. Auflage 2023

Wichtiger Hinweis für den Benutzer
Die medizinischen Wissenschaften unterliegen einem sehr schnellen Wissenszuwachs. Der stetige Wandel von Methoden, Wirkstoffen und Erkenntnissen ist allen an diesem Werk Beteiligten bewusst. Sowohl der Verlag als auch die Autorinnen und Autoren und alle, die an der Entstehung dieses Werkes beteiligt waren, haben große Sorgfalt darauf verwandt, dass die Angaben zu Methoden, Anweisungen, Produkten, Anwendungen oder Konzepten dem aktuellen Wissensstand zum Zeitpunkt der Fertigstellung des Werkes entsprechen.
Der Verlag kann jedoch keine Gewähr für Angaben zu Dosierung und Applikationsformen übernehmen. Es sollte stets eine unabhängige und sorgfältige Überprüfung von Diagnosen und Arzneimitteldosierungen sowie möglicher Kontraindikationen erfolgen. Jede Dosierung oder Applikation liegt in der Verantwortung der Anwenderin oder des Anwenders. Die Elsevier GmbH, die Autorinnen und Autoren und alle, die an der Entstehung des Werkes mitgewirkt haben, können keinerlei Haftung in Bezug auf jegliche Verletzung und/oder Schäden an Personen oder Eigentum, im Rahmen von Produkthaftung, Fahrlässigkeit oder anderweitig übernehmen.

Für die Vollständigkeit und Auswahl der aufgeführten Medikamente übernimmt der Verlag keine Gewähr.
Geschützte Warennamen (Warenzeichen) werden in der Regel besonders kenntlich gemacht (®). Aus dem Fehlen eines solchen Hinweises kann jedoch nicht automatisch geschlossen werden, dass es sich um einen freien Warennamen handelt.

Bibliografische Information der Deutschen Nationalbibliothek
Die Deutsche Nationalbibliothek verzeichnet diese Publikation in der Deutschen Nationalbibliografie; detaillierte bibliografische Daten sind im Internet über https://www.dnb.de abrufbar.

23 24 25 26 27 5 4 3 2 1

In ihren Veröffentlichungen verfolgt die Elsevier GmbH das Ziel, genderneutrale Formulierungen für Personengruppen zu verwenden. Um jedoch den Textfluss nicht zu stören sowie die gestalterische Freiheit nicht einzuschränken, wurden bisweilen Kompromisse eingegangen. Selbstverständlich sind **immer alle Geschlechter** gemeint.

Planung: Julia Lux, München; Anne Wiehage, Fröndenberg
Projektmanagement: Ulrike Schmidt, München
Redaktion: Anne Wiehage, Fröndenberg
Satz: Thomson Digital, Noida/Indien
Druck und Bindung: Drukarnia Dimograf Sp. z o. o., Bielsko-Biała/Polen
Umschlaggestaltung: SpieszDesign, Neu-Ulm
Titelfotografie: © CLIPAREA.com – stock.adobe.com / Buchstabenwolke © LackyVis – stock.adobe.com

Aktuelle Informationen finden Sie im Internet unter **www.elsevier.de**

Vorwort zur 2. Auflage

Ich freue mich sehr, dass dieses Buch eine Neuauflage bekommt. Als es vor drei Jahren veröffentlicht wurde, war ich offen für jegliche Resonanz. Da es für mich eine neue Erfahrung war, mein theoretisches und praktisches Wissen zu verschriftlichen, um es jungen und alten Kolleg:innen, Berufsanfänger:innen und Wiedereinsteiger:innen zur Verfügung zu stellen, war ich darauf gespannt, wie es angenommen werden würde.

Erfreulicherweise höre ich immer wieder von verschiedenen Seiten, dass dieses Buch als Lehrbuch eingesetzt wird, dass viele Kolleg:innen gerne darin etwas nachschlagen oder sich damit in ein Thema einarbeiten.

In dieser aktualisierten Auflage habe ich an einzelnen Stellen neuere Erkenntnisse hinzugefügt, z.B. in Bezug auf Beatmung im Rahmen der COVID-19 Pandemie. An anderen Stellen habe ich die Literatur ergänzt oder durch neuere Werke ersetzt. Da auch ich immer dazulerne, neue Erfahrungen sammele und die Entwicklungen im Bereich der Diagnostik und Therapie verfolge, sind einzelne Passagen mit entsprechenden neueren Kenntnissen versetzt worden.

Die Sprachtherapie ist ein dynamisches Feld, im Zuge der Akademisierung der Heilberufe entstehen immer neue Entwicklungen, sodass dieses Buch keinen Anspruch auf Vollständigkeit erheben kann. Es soll ein Begleiter im praktischen klinischen Handeln sein. Somit freue ich mich über Anregungen, Fragen und Kritik sowie Verbesserungsvorschläge von den Leser:innen.

Regensburg, Juni 2023

Katrin Eibl
Krankenhaus Barmherzige Brüder Regensburg
Prüfeninger Straße 86
93049 Regensburg
Katrin.Eibl@barmherzige-regensburg.de

Abbildungsnachweis

Der Verweis auf die jeweilige Abbildungsquelle befindet sich bei allen Abbildungen im Werk am Ende des Legendentextes in eckigen Klammern.

G792	Dollaghan, Chr. (2007). The handbook for evidencedbased practice in communication disorders. Baltimore: Paul H. Books
G793	Schröder & Stadie: Kognitiv orientierte Sprachtherapie. Elsevier 2009.
G794	De Bleser, R., Cholewa, J., Stadie, N., & Tabatabaie, S. (2004). LEMO. Lexikon modellorientiert. Einzelfalldiagnostik bei Aphasie, Dyslexie und Dysgraphie. München: Urban & Fischer, Elsevier.
G795	McCloskey et al.: Cognitive mechanisms in number processing and calculation: Evidence from dyscalculia. Brain and Cognition, Volume 4, Issue 2. Elsevier, 1985.
L106	Henriette Rintelen, Velbert
L123/L271	Jonathan Dimes/Matthias Korff, München
L126	Dr. med. Katja Dalkowski, Erlangen
L143	Heike Hübner, Berlin
L157	Susanne Adler, Lübeck
L190	Gerda Raichle, Ulm
L231	Stefan Dangl, München
L234	Helmut Holtermann, Dannenberg
M1011	Katrin Eibl, Regensburg
M1011/L231	Katrin Eibl / Stefan Dangl, München
P150/O1011	Prof. Dr. med. Georg Goldenberg, München; Daniela Goldenberg, München
S002-9-1	H. Lippert in Lippert: Lehrbuch Anatomie, 9. Auflage, Elsevier GmbH, Urban & Fischer Verlag, München 2010
[S700]	Sobotta-Archiv aus Paulsen/Waschke. Sobotta Atlas der Anatomie. 25. A. 2022 © Elsevier GmbH
[S700-L127]	J. Mair aus Paulsen/Waschke. Sobotta Atlas der Anatomie. 25. A. 2022 © Elsevier GmbH
[S702-L238]	S. Klebe aus Waschke/Böckers/Paulsen. Sobotta Anatomie: Das Lehrbuch. 2. A. 2019 © Elsevier GmbH
T181	Krankenhaus Barmherzige Brüder Regensburg
T873	Prof. Dr. Martin Trepel, Klinikum Augsburg
T936	Klinik und Poliklinik für HNO Heilkunde, TU München (Prof. Dr. H. Bier)
T1294	Prof. Wolfgang Ziegler, München
V492	abavo GmbH, Buchloe

Fehler gefunden?

An unsere Inhalte haben wir sehr hohe Ansprüche. Trotz aller Sorgfalt kann es jedoch passieren, dass sich ein Fehler einschleicht oder fachlich-inhaltliche Aktualisierungen notwendig geworden sind.
Sobald ein relevanter Fehler entdeckt wird, stellen wir eine Korrektur zur Verfügung. Mit diesem QR-Code gelingt der schnelle Zugriff.
https://else4.de/978-3-437-45502-5

Wir sind dankbar für jeden Hinweis, der uns hilft, dieses Werk zu verbessern. Bitte richten Sie Ihre Anregungen, Lob und Kritik an folgende E-Mail-Adresse: kundendienst@elsevier.com

Inhaltsverzeichnis

I Neuroanatomische, neurologische und medizinische Grundlagen

KAPITEL

1

K. Eibl

Neuroanatomische Grundlagen

Als Sprachtherapeutin in der Neurologie und Geriatrie ist es wichtig, die Strukturen des Gehirns zu kennen und die Schädigungen in die Neuroanatomie einordnen zu können. Daher soll hier eine Einführung in die wichtigsten Strukturen des zentralen und peripheren Nervensystems gegeben werden, um den Zusammenhang zwischen der Anatomie und der Klinik der Sprach-, Sprech- und Schluckstörungen herzustellen.

Dieses Kapitel kann nur einen groben Überblick über den Aufbau und die Strukturen des Gehirns geben. Deshalb ersetzt es in keiner Weise einen Atlas der Neuroanatomie. Im Gegenteil: ein solcher Atlas sollte zur Verfügung stehen, denn auch die bildliche Darstellung der Beschreibungen würde an dieser Stelle den Rahmen sprengen. Auch ist die Auswahl der Strukturen angelehnt an die Relevanz für die Sprachtherapie.

Dieses Kapitel gibt einen Überblick über den Aufbau des Gehirns (➤ Kap. 1.1) mit einer Einführung in die verschiedenen Ansichten des Gehirns (➤ Kap. 1.1.1), den wichtigsten topographischen Bezeichnungen (➤ Kap. 1.1.2) und einer Beschreibung der Nervenzellen und Nervenbahnen (➤ Kap. 1.1.3). Die Teile des Gehirns, die für Sprach-, Sprech-, Schluck- und Stimmstörungen relevant sind, werden grob skizziert und deren Funktionen beschrieben. Angefangen beim Großhirn (➤ Kap. 1.2), über den Thalamus, der im Zwischenhirn sitzt (➤ Kap. 1.3), zum Kleinhirn (➤ Kap. 1.4) und zum Hirnstamm (➤ Kap. 1.5), der die Hirnnervenkerne und die z. B. wichtigen Mustergeneratoren für das Schlucken (➤ Kap. 11; ➤ Kap. 1.10) enthält. ➤ Kap. 1.6 gibt einen Überblick über die Blutversorgung des Gehirns. Eine Kenntnis der großen Arterien ist wichtig für die Einordnung von Schlaganfällen und Blutungen (➤ Kap. 2.1). Danach werden die für die Sprachtherapeutin wichtigsten Hirnnerven (➤ Kap. 1.7) als Grundlage für das Kapitel über die Hirnnervenschädigungen (➤ Kap. 12) beschrieben. Die zugrundeliegenden Hypothesen über die Lokalisation der Sprache (➤ Kap. 1.8), des Sprechens (➤ Kap. 1.9) und des Schluckens (➤ Kap. 1.10) bilden den Abschluss des Kapitels.

Grundlegende Kenntnisse der Neuroanatomie kann man sich z. B. über die Werke von Trepel (2017) und LaPointe (2012) aneignen. Netter (2004) ist ein Atlas der Anatomie. Speziell für Sprachtherapeuten bietet Schindelmeiser (2016, 2018) eine Einführung sowohl in die Anatomie als auch die Neurologie. Eine etwas andere Möglichkeit, Neuroanatomie zu lernen, bietet z. B. der Neuroanatomie-Malatlas von Diamond et al. (1993) oder die Online-Plattform www.kenhub.com.

1.1 Aufbau des Gehirns

Grundsätzlich unterscheidet man zwischen dem **zentralen Nervensystem (ZNS),** welches aus dem Gehirn und dem Rückenmark besteht, und dem **peripheren Nervensystem (PNS)**, welches aus den Nerven besteht, die vom Gehirn und Rückenmark in den Körper (die Peripherie) ziehen. Zum peripheren Nervensystem zählen auch die Bahnen der Hirnnerven (➤ Kap. 1.7).

Das Gehirn wird aufgrund seiner Entwicklung in **sechs Teile** gegliedert (➤ Abb. 1.1):

- Großhirn (Telencaphalon), weiß
- Kleinhirn (Cerebellum) , blau
- Zwischenhirn (Diencephalon), gelb
- Mittelhirn (Mesencephalon), grün
- Brücke (Pons), lila
- verlängertes Mark (Medulla oblongata), rosa

Die Abschnitte Medulla oblongata, Pons und Mittelhirn werden als **Hirnstamm** zusammengefasst (➤ Kap. 1.5).

Die Teile Medulla oblongata, Pons und Cerebellum bezeichnet man auch als **Rautenhirn** (Rhombencephalon; Trepel 2017).

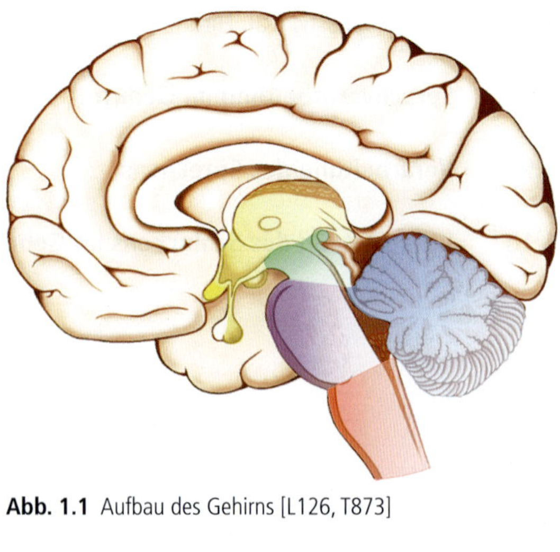

Abb. 1.1 Aufbau des Gehirns [L126, T873]

1.1.1 Ansichten des Gehirns

In Zeichnungen und Darstellungen des Gehirns sieht man verschiedene Ansichten. Auch die bildgebende Diagnostik arbeitet mit verschiedenen Schnitten, um die Strukturen des Gehirns zu erfassen:

- Lateralansichten: Darstellungen des ganzen Gehirns von der Seite
- Basalansichten: Strukturen des Hirnstamms und des Kleinhirns auf Ansichten von unten
- Medialansicht: schneidet man das Gehirn in der Lateralansicht in der Mitte durch
- Sagittalschnitt: schneidet man etwas neben der Mittellinie
- Transversalschnitt: schneidet man quer, von Ohr zu Ohr
- Horizontalschnitt: schneidet man von vorne nach hinten
- Frontalschnitt: schneidet man von vorne

Die bildgebenden Verfahren Craniale Computertomographie (CCT, ➤ Kap. 2.1.3) und Magnetresonanztomographie (MRT, ➤ Kap. 2.1.3) führen ganz viele solche Schnittbilder durch. Je nach Schnitttechnik und Einstellung können so Schlaganfälle, Blutungen oder Tumore gesehen werden (➤ Kap. 2).

1.1.2 Topographische Bezeichnungen

Um sich im Gehirn und im Körper zurechtzufinden, werden bestimmte richtungsangebende Bezeichnungen verwendet, die sich anhand von zwei topographischen Achsen bewegen. Damit werden die Richtungen von Strukturen und deren Lage bezeichnet. Dabei bewegt man sich im dreidimensionalen Raum.

Die eine Achse, die vertikale, zieht von der Mitte des Gehirns nach unten, genau wie die Körperachse. Die zweite zieht horizontal von der Stirn bis zum Hinterkopf. Die Bezeichnungen werden universell in der Anatomie verwendet, daher ist es wichtig, sie zu kennen (Diamond et al. 1993).

Ausgehend von einem Vierfüßler kann man die Lagebezeichnungen auf den Zweifüßler Mensch übertragen:

- Kopf / vorderes Ende: **kranial** (lat. Schädel) oder **rostral** (lat. Schnabel / Mund) oder **superior** (lat. oben) bzw. **anterior** (lat. vorne)
- Schwanz / unteres Ende: **kaudal** (lat. Schwanz) oder **inferior** (lat. unten)
- Rücken / hinteres Ende: **dorsal** (lat. Rücken) oder **posterior** (lat. hinten)
- Bauch / unteres oder tieferes Ende: **ventral** (lat. Bauch)

Die Strukturen im Gehirn, die oben liegen, werden als superior bezeichnet, die darunterliegenden als inferior, z. B. die Gehirnwindungen (➤ Kap. 1.2). Strukturen, die vorne im Gehirn liegen, werden als rostral, solche, die am Hinterkopf gelegen sind, als kaudal bezeichnet. Im Hirnstamm spricht man dagegen von ventral, wenn es vorne liegt, und dorsal, wenn es hinten liegt, z. B. die *Central Pattern generators* beim Schlucken (➤ Kap. 1.10). Regionen des Großhirns, die vorne liegen, werden als anterior, die hinten liegen als posterior bezeichnet, z. B. die Arteria media anterior vs. Arteria media posterior (➤ Kap. 1.6).

Weitere anatomische Richtungs- und Lagebezeichnungen sind die Seiten und die Körpermitte. Der Körper und das Gehirn werden grundsätzlich in die rechte und die linke Körperhälfte geteilt. Setzt man zwei Strukturen zueinander in Beziehung und befinden sie sich auf derselben Seite spricht man von **ipsilateral**. Befindet sich eine auf der Gegenseite spricht man von **kontralateral**.

Liegt eine Struktur in oder an der Mittellinie, liegt sie **medial**, auf der Seite **lateral**. So werden die Stimmlippenstellungen bei Lähmungen danach bezeichnet: die Stimmlippe steht in Mediananstellung, wenn sie sich nah am Glottisspalt befindet, dagegen in Lateralstellung, wenn sie zu einer Seite gezogen ist (➤ Kap. 12.1.2).

Für die Entfernung gibt es noch die Bezeichnungen **proximal** – eine Struktur ist nah an der Körpermitte und **distal** – die Struktur ist weiter entfernt. So kann z. B. eine Lähmung im Arm distal sein, wenn v. a. die Hand betroffen ist, und proximal, wenn die Schulter betroffen ist.

1.1.3 Nervenzellen und Nervenfasern

Das Nervensystem besteht aus Nervenzellen, den **Neuronen**, und den **Gliazellen**, eine Art „Bindegewebe" (Trepel 2017, S. 8). Das Neuron besteht aus dem Zellkörper, dem **Perikaryon**, mit dem Zellkern und den Nervenfortsätzen, den **Dendriten**, die als

„Empfänger“ fungieren, und einem **Axon**, das als „Sender“ von Informationen dient (ebd, S. 2). Die Neuronen sind untereinander durch **Synapsen** verbunden: Als Synapse wird das Ende eines Axons (Endknöpfchen), die Zellmembran des nächsten Neurons und der Spalt dazwischen bezeichnet, in dem der Informationsaustausch durch eine **chemische Reaktion** stattfindet. Ein sog. **Transmitter**, ein Botenstoff, verursacht entweder eine erregende oder hemmende Wirkung auf die Folgezelle. Für eine ausführliche Beschreibung der Reizweiterleitung und biochemischen Vorgänge wird auf Schindelmeiser (2018) verwiesen. Wichtige **Neurotransmitter** sind: **Acetylcholin** und **Dopamin**, die beide bei der motorischen Steuerung eine Rolle spielen, außerdem **Serotonin** (sog. Glückshormon), welches auf Blutdruck und Magen-Darm-Trakt wirkt. Die Aminosäuren Glutamat, GABA (Gammaaminobuttersäure) und Glycin sorgen für eine schnelle Reizweiterleitung im ZNS (Thompson 2015). **Noradrenalin** und **Adrenalin** (sog. Stresshormone) wirken v. a. auf den Blutdruck. Einen Überblick über die Wirkungsweise findet man bei www.gehirnlernen.de/gehirn/neurotransmitter-und-ihre-bahnen.

Die Gliazellen im Gehirn sind wesentlich für den reibungslosen Informationsaustausch zwischen den Neuronen, weil sie eine Isolierschicht bilden, die sog. **Markscheide** (Myelinscheide), die ähnlich wie bei einem Elektrokabel eine schnellere Weiterleitung der Reize bewirkt. Man unterscheidet vier verschiedene Formen von Gliazellen (Astrozyten, Oligodendrozyten, Mikroglia, Ependymzellen), auf die hier nicht weiter eingegangen wird. Hirntumore entstehen aus den Gliazellen, sog. **Gliome** (➤ Kap. 2.3) und werden entsprechend der Zellart bezeichnet (z. B. Astrozytom, Oligodendrom; Trepel 2017).

Erkrankungen, die mit einer Zerstörung der Myelinschicht, einer **Demyelinisierung** einhergehen, sind z. B. Multiple Sklerose (➤ Kap. 2.4) oder die Alzheimer-Demenz (➤ Kap. 15). Dies führt zu einer gestörten Reizweiterleitung und verursacht Lähmungen bzw. den Verlust von kognitiven Funktionen.

Graue und weiße Substanz

Man unterscheidet im ZNS und PNS zwischen grauer und weißer Substanz. Die graue Substanz besteht v. a. aus den Zellkörpern der Neuronen, während die weiße v. a. aus myelinisierten Nervenfasern und -bahnen besteht. Im ZNS ist die graue Substanz von der weißen Substanz umgeben, so dass sie sich als Nervenkerne gruppieren, sog. **Nuclei**. Gliazellen sind sowohl in der grauen als auch der weißen Substanz zu finden. Im Großhirn und im Kleinhirn bildet die graue Substanz eine Rinde, den **Kortex**. Unter dem Kortex befindet sich die weiße Substanz, das **Marklager**. In diesem wiederum findet man die Ansammlungen von Nervenkernen, die Nuclei (Schindelmeiser 2018).

Im PNS dagegen ist die graue Substanz vollständig von der weißen umgeben. Auch dort finden sich Ansammlungen von Nervenkörpern, die dann als **Ganglion** bezeichnet werden. Der **Nerv** im PNS ist die Ansammlung von Axonen, die parallel verlaufen, während der **Ramus** eine kleine Abzweigung eines Nervs ist (Schindelmeiser 2018; ➤ Kap. 1.7).

Fasersysteme

Nervenfasern, deren Reizweiterleitung in Richtung ZNS geht, bezeichnet man als **afferent** (ankommend); solche, die vom ZNS zu den ausführenden Strukturen oder Organen ziehen, als **efferent** (wegführend). Viele, aber nicht alle der afferenten Fasern sind **sensible** Fasern, die also Reize z. B. über Druck, Temperatur, Lage, Bewegung zum ZNS leiten, während viele efferente Fasern häufig **motorische** Fasern sind, also den Impuls für die Ausführung einer Bewegung oder einer Aktion geben.

Die Axone, die parallel verlaufen, schließen sich zu Bündeln zusammen, die sog. Bahnen (**Tractus**). Wichtige Bahnen sind z. B. die **Pyramidenbahn** (Tractus corticospinalis), die Bahn für die Bewegungssteuerung, die vom motorischen Rindenfeld im Kortex (➤ Kap. 1.2.1) über die Basalganglien (➤ Kap. 1.2.2) durch den Hirnstamm (➤ Kap. 1.5) über das Rückenmark zu den ausführenden Muskeln führt. Der Name stammt von den Nervenzellen in Pyramidenform, die sich im Kortex befinden.

Bei kleineren Faserbündeln spricht man von **Fasciculus.** Der Fasciculus arcuatus z. B. ist ein Faserbündel, welches vom Wernicke-Sprachareal zum Broca-Sprachareal führt (➤ Kap. 1.8).

Die Fasersysteme werden unterschieden in:

- **Kommissuren**: Bahnen, die Areale beider Hemisphären miteinander verbinden, z. B. das Corpus callosum (➤ Kap. 1.2.1)

- **Assoziationsbahnen:** Nervenfasern, die zwischen den Rindenfeldern einer Hemisphäre verlaufen, z. B. die Sehbahn, die Hörbahn
- **Projektionsbahnen:** Nervenfasern, die vom Kortex in subkortikale (darunterliegende) Bereiche verlaufen, z. B. die Capsula interna, ein dickes Bündel mit den meisten efferenten und afferenten Fasern

(Diamond et al. 1993; Trepel 2017)

Schädigungen (Läsionen) in diesem Bereich können zu schweren Lähmungen führen (Trepel 2017).

1.2 Das Großhirn

Man spricht von Gehirn und meint dabei eigentlich nur die Großhirnrinde. Die Großhirnrinde (Kortex) ist entwicklungsgeschichtlich gesehen die jüngste Struktur unseres ZNS. Man bezeichnet sie auch als Neokortex (Trepel 2017). Sie besteht aus den meisten Nervenzellen und der grauen Substanz. Sie enthält alle wichtigen motorischen, sensorischen und kognitiven Funktionen, die wir z. T. willkürlich beeinflussen und kontrollieren können. Im Kortex werden uns Reize bewusst.

Das Großhirn (lat. Cerebrum) aber umfasst viel mehr Strukturen, die v. a. für unbewusstes Handeln zuständig sind. Unterhalb der Großhirnrinde liegt das limbische System (➤ Kap. 1.2.3), welches u. a. unsere Gefühle steuert, darunter liegen die Basalganglien (➤ Kap. 1.2.2, auch Stammganglien), die ganz wesentlich für die Kontrolle der motorischen Bewegungen sind. Umschlossen wird das Großhirn von den Hirnhäuten (➤ Kap. 1.2.3). Dazwischen befindet sich die Gehirnflüssigkeit, der **Liquor cerebrospinalis**, der dafür sorgt, dass das Gehirn nicht an die harte Schädeldecke schlägt, es schwimmt förmlich darin. Untersuchungen des Liquors geben Hinweise auf Entzündungen im Gehirn und / oder Körper, z. B. bei Meningitis (➤ Kap. 2.15.2) oder bei Multiple Sklerose (➤ Kap. 2.4).

1.2.1 Die Großhirnrinde

Man teilt die Großhirnrinde zunächst in vier Hirnlappen (lat. Lobus; ➤ Abb. 1.2):

- **Frontallappen** (Stirnlappen): vorne an der Stirn bis hin zur Mitte des Kopfes
- **Temporallappen** (Schläfenlappen): an den Schläfen verortet
- **Parietallappen** (Scheitellappen): befindet sich am oberen Kopfteil befindet
- **Okzipitallappen** (Hinterhauptslappen): liegt am Hinterkopf liegt

Ein fünfter Hirnlappen ist die Insel (**Insula),** der seitlich, verdeckt unter Frontal-, Parietal- und Temporallappen liegt. Diesen „Deckel" bezeichnet man als **Operkulum.** Läsionen im Bereich der Insel führen zu unflüssiger Sprachproduktion und nicht selten zu Sprechapraxie (Ziegler 2010; ➤ Kap. 1.9).

Der Kortex besteht aus zwei Großhirnhälften, den **Großhirnhemisphären**. Verbunden sind beide Hälften durch das **Corpus callosum**, den Balken,

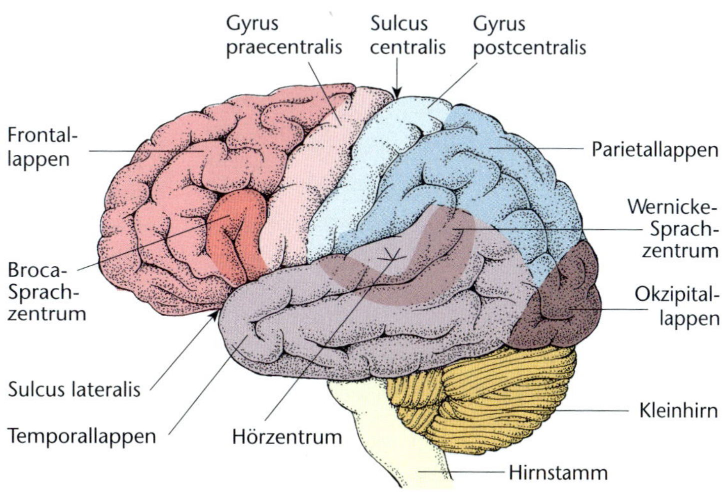

Abb. 1.2 Darstellung der Großhirnlappen [L190]

dicke Nervenfasern, die unterhalb der Großhirnrinde entlanglaufen.

Jede Hemisphäre besteht aus verschiedenen **Rindenfeldern**, denen bestimmte Funktionen zugeordnet sind. Sie werden differenziert in:

- primäre Rindenfelder
- sekundäre Rindenfelder
- Assoziationsfelder

Die Rindenfelder wiederum werden in kleinere Felder eingeteilt, die sog. **Brodmann-Areas**, die von 1–52 nummeriert sind. Diese Nomenklatur wird in vielen Beschreibungen zur Lokalisation von Funktionen verwendet (Schindelmeiser 2018). So sitzt z. B. die primäre Hörrinde in der Brodmann Area 41. ➤ Tab. 1.1 gibt einen Überblick über die für die Sprachtherapie wichtigen Brodmann-Areas.

Primäre Rindenfelder sind das motorische Rindenfeld, das sensorisch-sensible Rindenfeld, das Sehzentrum und das Hörzentrum (Schindelmeiser 2018).

Die Struktur der Großhirnrinde besteht aus gefalteten **Gehirnwindungen** (lat. gyrus), **Spalten** (lat. fissura) und **Furchen** (lat. sulcus). Jede dieser Windungen, Spalten und Furchen hat einen Namen, z. B. Gyrus angularis, Sulcus centralis, Fissura lateralis.

Tab. 1.1 Brodmann-Areas, ihre Bezeichnung und Funktion (LaPointe 2012)

Brodmann-Area	Bezeichnung	Funktion
1, 2, 3	primärer somatosensorischer Kortex	Interpretation von Gefühlen und Wahrnehmungen
4	primärer motorischer Kortex	Ausführung willkürlicher Bewegungen
17	primäre Sehrinde	Sehen
41 und 42	primäre Hörrinde	Hören
44 und 45	Broca-Areal	Sprechen
22	Wernicke-Areal	Verstehen
39	Gyrus angularis	Lesen und Schreiben
39 und 19	parieto-temporal-occipitaler Kortex (PTO)	Sprachverarbeitung
11, 12, 25	frontaler Kortex	Kognition, Exekutive Funktionen, Konzentration, Hemmung, Planung (➤ Kap. 4)

Es gibt also eine vollständige Landkarte des Kortex, auf der man sich entlang der Gyri, Fissuri und Sulci zurechtfinden kann.

Frontallappen

Der Frontallappen wird vom Parietallappen durch den **Sulcus centralis**, die Zentralfurche getrennt. Wichtige Rindenfelder sind:

- **Gyrus präcentralis:** die primär motorische Rinde. Von hier aus wird die willkürliche Bewegung der Gegenseite gesteuert (also der Gyrus präcentralis der rechten Hemisphäre steuert die Motorik der linken Körperhälfte und umgekehrt). Der Gyrus ist **somatotopisch** gegliedert, das bedeutet, dass auf ihm alle Körperteile wie auf einer Landkarte verteilt sind. Dabei sind die Körperteile unterschiedlich repräsentiert **(Homunculus)**: je feiner und mehrteiliger die Beweglichkeit, z. B. die Zunge oder die Hand, desto größer das Feld (Trepel 2017)
- **prämotorischer Kortex:** hier werden Bewegungen initiiert (Trepel 2017)
- **supplementär motorischer Kortex (SMA):** hier werden Bewegungen vorbereitet, es sind Bewegungsmuster abgespeichert, die Ausführung geschieht hier aber nicht (Trepel 2017). Läsionen in diesem Gebiet führen zu einer Bewegungsarmut (**Hypokinese**)
- **präfrontaler Kortex:** dieser umfasst alle Felder, die rostral (ganz vorne) im Frontallappen liegen. Hier verortet man die höheren kognitiven Funktionen, die Planung von Handlungen, Entscheidungen, die Motivation, aber auch die Persönlichkeit. Beidseitige Schädigungen im präfrontalen Kortex, wie z. B. bei der frontotemporalen Demenz (➤ Kap. 15.2) oder schweren Schädel-Hirn-Traumen (➤ Kap. 2.2) können zu Persönlichkeitsveränderungen und Störungen der Handlungsfähigkeit und Konzentration im Alltag führen (➤ Kap. 4.8; Trepel 2017)
- **Broca-Sprachzentrum**: die Area 44 und 45 werden als motorisches Sprachzentrum bezeichnet. Es umfasst den Pars opercularis und den Pars triangularis des **Gyrus frontalis inferior**. Dabei werden hier eher indirekt die Bewegungen der Sprechorgane gesteuert, sie werden v. a. aktiviert. Hier verortet man die Grammatik und die

Wortformen. Das motorische Sprachzentrum empfängt die Informationen aus der primären und sekundären Hörrinde sowie aus anderen Assoziationsfeldern (Trepel 2017). Die efferenten Fasern verlaufen teilweise direkt, teilweise indirekt (über die Basalganglien (➤ Kap. 1.2.2) und / oder Kleinhirn (➤ Kap. 1.4) und Thalamus (➤ Kap. 1.5) zur motorischen Rinde. Das Besondere am Broca-Areal ist, dass es nur **einseitig** vorhanden ist, nämlich in der sprachdominanten Hemisphäre, die bei den meisten Menschen und Rechtshändern die linke ist (Schindelmeiser 2018; ➤ Kap. 1.8). Das bedeutet, dass Schädigungen nicht oder nur schlecht von der Gegenseite kompensiert werden können (Trepel 2017)

Parietallappen

Hinter der Zentralfurche befindet sich der somatosensorische Kortex, der **Gyrus postcentralis.**

- **Gyrus postcentralis**: analog zum motorischen Kortex laufen hier die afferenten Bahnen von den Rezeptoren der Haut (der kontralateralen Körperhälfte) nach Körperteilen geordnet zusammen. So zeigen besonders sensible Körperteile wie die Fingerspitzen eine größere Repräsentation als z. B. die Fußsohle
- **Gyrus angularis:** entspricht der Brodmann Area 39, liegt am Sulcus temporalis superior. Er gilt als Schaltstelle zwischen sekundärer Seh- und Hörrinde. Hier verortet man das Lesen und Schreiben. Er verschaltet also visuelle und sprachrelevante Areale (Trepel 2017)

Okzipitallappen

Hier am Hinterhauptlappen befindet sich das visuelle System.

- **primärer visueller Kortex:** befindet sich im **Sulcus calcarinus** (Area 17; Kalkarinalippe). Hierhin werden die Reize und Eindrücke der Augen über die Sehbahn projeziert (Schindelmeiser 2018). Beidseitige Schädigungen können zu kortikaler Blindheit führen, d. h. obwohl die Augen nicht geschädigt sind, können die visuellen Reize nicht verarbeitet werden. Eine einseitige Läsion dagegen führt zu einer homonymen Hemianopsie (➤ Kap. 4.1.1; Trepel 2017)
- **sekundärer visueller Kortex:** hier werden die visuellen Informationen interpretiert. Die Areas 18 und 19 zusammen mit Arealen des Parietallappens sind zuständig für das Erkennen von Objekten, die Wahrnehmung von Farbe, Form, Entfernung und Geschwindigkeit von Objekten, hier werden z. B. auch Gesichter erkannt. Dieses Gebiet spielt eine Rolle bei der Sprachverarbeitung von visuellen Reizen (z. B. Benennen). Schädigungen führen zu visueller Agnosie (Trepel 2017) in verschiedenen Formen (➤ Kap. 4.1.2; ➤ Kap. 4.1.3)

Temporallappen

Die Lateralfissur, Fissura laterialis, auch **Sylvische Furche** genannt, trennt den Schläfenlappen von Frontal- und Scheitellappen. Im Temporallappen befindet sich das Hörzentrum.

- **primärer auditiver Kortex**: er befindet sich in der Area 41 im Gyrus temporalis superior sowie in den Querwindungen, die Gyri temporalis transversi, die man als **Heschl-Querwindung** bezeichnet. Hier kommen die akustischen Informationen an. Dabei sind den Tonfrequenzen bestimmte Regionen zugeordnet (Trepel 2017)
- **sekundärer auditiver Kortex**: umfasst die Areas 42 und 22 (**Wernicke Areal**) und dient der Interpretation des Gehörten. Hier werden Laute, Wörter, Melodien erkannt. Dabei gibt es eine unterschiedliche Funktion in den Hemisphären: in der sprachdominanten Hemisphäre findet v. a. die Sprachverarbeitung statt, die **rationale** Integration der akustischen Impulse, während auf der nicht-dominanten Hälfte v. a. Musik und **nicht-rationale** akustische Reize verarbeitet werden (Trepel 2017)
- **Wernicke-Sprachzentrum**: Area 22, auch als sensorisches Sprachzentrum bezeichnet. Hier wird Sprache rezeptiv verarbeitet, hier findet Sprachverstehen statt. Läsionen in diesem Gebiet führen zu Sprachverständnisstörungen und flüssiger, sinnentleerter Sprache (Huber et al. 2013; ➤ Kap. 6.6)

1.2.2 Die Basalganglien

Die Basalganglien (auch als Stammganglien oder Basalkerne bezeichnet) sind eine Ansammlung von **Nervenkernen im Marklager**, also unterhalb

1

der Großhirnrinde (subkortikal) gelegen. Diese Kerngebiete sind nicht klar umschrieben. Es herrscht Uneinigkeit über die Zuordnung zu den Basalganglien, da anatomische und funktionelle Eigenschaften vermischt werden. Funktionell gesehen (laut Trepel 2017) sind folgende Kerne Basalkerne:

- **Nucleus caudatus** (Schweifkern)
- **Putamen** (Schale), beide zusammen werden als **Striatum** oder Corpus striatum bezeichnet
- **Pallidum** (Mantel)
- **Nucleus subthalamicus** (Teil des Zwischenhirns, ➤ Kap. 1.3)
- **Substantia nigra** (schwarze Substanz)

Anatomisch gesehen gehören noch dazu:

- **Claustrum** (Vormauer)
- Nucleus amygdaloideus bzw. **Corpus amygdaloideum** (auch Amygdala; Mandelkern)

(Schindelmeiser 2018)

Die Basalganglien spielen eine wichtige Rolle bei der Steuerung der Motorik. Sie steuern die Richtung, die Kraft, die Geschwindigkeit und das Ausmaß von Bewegungen (Trepel 2017). Die Basalganglien sind Teil des **extrapyramidalen Systems (EPMS).** Dieses ist bei der Ausführung der Motorik (Sprechen, Gehen) der Pyramidenbahn zugeschaltet („extra"; Schindelmeiser 2018), um die Ausführung der Bewegungen zu planen und zu kontrollieren. Dabei wirken die Basalganglien hemmend oder fördernd auf die Bewegungen.

Erkrankungen, die auf Schädigungen der Basalganglien bzw. Teilen davon beruhen, sind z. B. Morbus Parkinson (➤ Kap. 2.5), Morbus Huntington (➤ Kap. 2.7) oder Dystonien (➤ Kap. 2.8). Deren Symptome sind entweder eine Minderbeweglichkeit (**Hypokinese**) bis hin zur Unbeweglichkeit (**Akinese**) oder Überbeweglichkeit (**Hyperkinesie**) oder **krampfhafte Überaktivierungen** einzelner Muskelgruppen, z. B. Schiefhals (➤ Kap. 2.8.1).

1.2.3 Das limbische System

Das limbische System (lat. Saum; ➤ Abb. 1.3) ist entwicklungsgeschichtlich eine ganz alte Struktur und umfasst Strukturen an der Grenze zwischen Großhirn und Zwischenhirn, die den Balken und den dritten Ventrikel **bogenartig** umgeben (Schindelmeiser 2018). Es ist kein klar geschlossenes Fasersystem, vielmehr laufen die Afferenzen und Efferenzen von kortikalen zu subkortikalen Teilen und zurück. Man bezeichnet es auch als „emotionales Gehirn" (Diamond et al. 1993; Tafel 5-26).

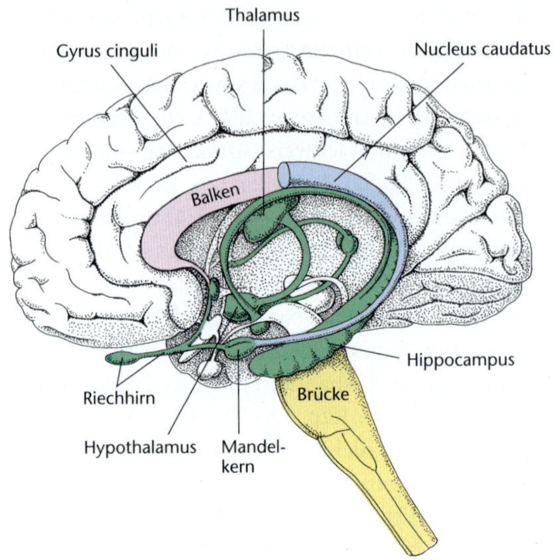

Abb. 1.3 Darstellung limbisches System [L190]

Die Funktionen des limbischen Systems bestehen grob gesagt aus der Steuerung der Emotionen, des Intellekts und des Triebverhaltens (Trepel 2017). Die dazugehörigen Strukturen sind:

- **Hippocampus** (lat. Seepferdchen): liegt tief im Temporallappen, ist zuständig für Gedächtnis, Verhalten, emotionale und vegetative Funktionen
- **Gyrus cinguli** (Gürtelwindung): verläuft parallel zum Balken und steuert den psychomotorischen und lokomotorischen Antrieb
- **Fornix** (lat. Gewölbe): Fasern vom Hippocampus, die oberhalb des dritten Ventrikels verlaufen, die den Hippocampus mit dem Mammillarkörper verbinden, ist Teil des **Papezschen Schaltkreises** (nachfolgender Exkurs)
- **Corpus amygdaloideum** (Mandelkern): ebenfalls Teil der Basalganglien, liegt im Zwischenhirn, zuständig für das Affektverhalten, beeinflusst vegetative Funktionen (z. B. Ausschüttung von Neurotransmittern bei Angst, Stress, Freude)
- **Corpus mammillare** (Mammillarkörper): Endpunkt der Fasern des Fornix, zuständig für Gedächtnis, Affektverhalten und vegetative Funktionen
- **Teile des Riechhirns**
- **Teile des Thalamus** (➤ Kap. 1.3)

(Trepel 2017; Schindelmeiser 2018)

EXKURS

Papezscher Schaltkreis

Ein Neuronenschaltkreis, der vom Hippocampus über den Fornix, das Corpus mammillare, den Nucleus anterior des Thalamus (➤ Kap. 1.3) und die Area entorhinalis (Teil der Hippocampusformation) zieht. In diesem Schaltkreis werden Inhalte und Informationen aus dem Kurzzeitgedächtnis in das Langzeitgedächtnis überführt (➤ Kap. 4.7).

Bei der Alzheimer-Demenz (➤ Kap. 15.2) kommt es zu Beginn zu einem Untergang der Zellen im Hippocampus und den angrenzenden Gebieten, die die Gedächtnisstörungen erklären (➤ Kap. 4.7).

1.2.4 Die Hirnhäute und das Ventrikelsystem

Hirnhäute

Das Gehirn ist von drei Hirnhäuten (**Meningen**) umgeben. Auch wenn die Namen etwas anderes vermuten lassen, so sind sie wie drei zarte Blätter, die übereinander liegen:

- **Dura mater**: die harte Hirnhaut, die mit dem Knochen verwachsen ist. Zwischen dem Schädel und der Dura liegt der **Epiduralraum**
- **Arachnoidea mater**: die Spinnenhaut, liegt an der Dura mater an und ist mit der Pia mater durch spinnenwebartige Fasern verbunden. Dieser Raum wird als **Subarachnoidalraum** bezeichnet
- **Pia mater**: die weiche Hirnhaut umspannt das Großhirn bis in die Sulci hinein

(Schindelmeiser 2018)

Meningiome sind meist gutartige Hirntumoren (➤ Kap. 2.3), die häufig erst spät bemerkt werden, da sie sehr langsam wachsen (Trepel 2017).

Ein **Epiduralhämatom** ist ein Bluterguss in den Epiruralraum, welches meist schon nach Stunden zu einer Hirnschwellung führen und daher lebensbedrohlich sein kann (Schindelmeiser 2018). Ein **Subduralhämatom** tritt nach leichten Kopfverletzungen auf und wird häufig spät erkannt, da Tage oder Wochen vergehen können, bis sich Symptome zeigen (ebd.).

Die **Meningitis** ist eine Entzündung der Pia mater und der Arachnoidea mater, die durch Bakterien ausgelöst wird, die sich im Liquor, der Gehirnflüssigkeit, nachweisen lassen (Trepel 2017; ➤ Kap. 2.15.2).

Ventrikelsystem

Das Gehirn hat ein **äußeres Liquorsystem** und ein **inneres Liquorsystem**. Das äußere umfasst das Gehirn im Liquor cerebrospinalis. Es schwimmt darin, um gegen Erschütterungen gegen die harte Schädeldecke geschützt zu sein (Trepel 2017). Das Rückenmark ist ebenfalls vom Liquor umgeben.

Das innere Liquorsystem umfasst die **vier Ventrikel** im Gehirn. Die Ventrikel (lat. Bäuchlein) sind mit der Gehirnflüssigkeit gefüllt und sorgen durch ihre Anordnung und die Flussrichtung u. a. für den Abtransport von Schadstoffen aus dem Gehirn.

In jeder Großhirnhälfte befindet sich ein **Seitenventrikel**, im Zwischenhirn befindet sich der **dritte Ventrikel**, im Mittelhirn befindet sich das **Aquädukt** und im Rautenhirn (➤ Kap. 1.1) findet sich der **vierte Ventrikel**. Insgesamt enthält das Gehirn ca. 150ml Liquor (Schindelmeiser 2018), der sich zu $^1/_5$ in den Ventrikeln und zu $^4/_5$ im äußeren Liquorraum verteilt (Trepel 2017). Täglich werden ca. 500–650ml Liquor gebildet (Schindelmeiser 2018).

Der Liquor läuft von den Seitenventrikeln über das III. Ventrikel, den Aquädukt und den IV. Ventrikel in den äußeren Liquorraum (Subarachnoidalraum), von wo aus er in die Blutbahn gelangt und dort **resorbiert** wird. Funktioniert aus irgendwelchen Gründen die Resorption nicht und es kommt zum Aufstau von Liquor und der Hirndruck steigt, entsteht ein **Hydrocephalus** (lat. / griech. Wasserkopf). Symptome sind Erbrechen, Kopfschmerzen, Desorientiertheit (Trepel 2017; ➤ Kap. 15.4.3). Um den Aufstau zu beheben, legt man einen sog. **Shunt**, einen kleinen Schlauch, über den der überschüssige Liquor abtropfen kann (Schindelmeiser 2018).

1.3 Der Thalamus

Der Thalamus (lat. Kammer) ist eine „bohnenförmige“, etwa 3 x 1,5 x 1,5 cm große paarige Struktur im Zwischenhirn (Diencephalon, ➤ Kap. 1.1), die links und rechts vom dritten Ventrikel liegt (Trepel 2017, S. 179; Schindelmeiser 2018). Der Thalamus ist die **Schaltzentrale des Gehirns**. Hier laufen fast alle sensorischen und sensiblen Informationen ein, die dann in Richtung Großhirnrinde umgeschaltet werden. Im Thalamus entscheidet sich, welche sensorischen Informationen bewusst gemacht werden, daher wird er auch als „**Tor zum Bewusstsein**“ bezeichnet (Schindelmeiser 2018, S. 185). Er ist aber gleichzeitig auch Teil des EPMS, d. h. er übernimmt ebenfalls wichtige Kontrollfunktionen in der Steuerung der Motorik.

Der Thalamus besteht aus *spezifischen* und *unspezifischen* Kernen. Erstere kennzeichnen sich durch eine intensive Faserverbindung zu bestimmten Kortexarealen aus, letztere haben weniger und weniger gerichtete Verbindungen zum Kortex (Trepel 2017).

Seine **spezifischen Kerne**, die nach ihrer Anordnung in der Struktur bezeichnet werden (anterior, medial, ventral, posterior, dorsal) projezieren zu folgenden Kortexarealen (Trepel 2017; LaPointe 2012):

- limbisches System
- prämotorischer und motorischer Kortex
- somato-sensibler Kortex
- Sehrinde
- Hörrinde
- Assoziationsareale

Die **unspezifischen Kerne** erhalten afferente Projektionen aus dem **ARAS**, dem aufsteigenden retikulären Aktivierungssystem, welches in der **Formatio reticularis**, der Netzsubstanz im Hirnstamm liegt (➤ Kap. 1.5). Das ARAS ist zuständig für Aufmerksamkeit und Wachheit. Es bestimmt unseren Schlaf-Wach-Rhythmus. Die unspezifischen Thalamuskerne leiten also die Informationen aus dem ARAS zu nicht regional begrenzten Gebieten des Kortex, um so eine Aktivierung im Sinne einer Aufmerksamkeit oder Wachheit zu bahnen, wie z. B. bei einer Mutter, die schon beim leisesten Geräusch ihres Babys aufwacht (Trepel 2017).

Schädigungen im Thalamus können – je nachdem, welche Bahnen und Kerne betroffen sind – unterschiedlichste Symptome auslösen:

- Hemiparese (➤ Kap. 2.1.1)
- Ataxie (➤ Kap. 2.10.1)
- Sensibilitätsstörungen (➤ Kap. 2.1.1)
- Hemianopsie (➤ Kap. 4.1.1)
- Schmerzen
- Bewusstseinsstörung
- Sprachstörungen (thalamische Aphasie, ➤ Kap. 6.6.3)
(Trepel 2017)

Weitere Strukturen des Zwischenhirns sind:

- **Epithalamus**: auch als Epiphyse oder **Zirbeldrüse** bezeichnet, ist mit dem Auge verbunden und empfängt Informationen über Helligkeit und Dunkelheit. Hier wird das Hormon Melatonin produziert und somit Schlaf und Wachen reguliert (Schindelmeiser 2018)
- **Subthalamus**: liegt unter dem Thalamus, seine Teile Nucleus subthalamicus und das Pallidum gehören zu den Basalganglien (➤ Kap. 1.2.2)
- **Hypothalamus**: ebenfalls unterhalb des Thalamus gelegen, ist ein wichtiger Teil des Hormonsystems. Hier befindet sich auch die **Hypophyse**, die Hirnanhangsdrüse, die ebenfalls eine wichtige Funktion im Hormonsystem einnimmt (Schindelmeiser 2018)

1.4 Das Kleinhirn

Das Kleinhirn, Cerebellum, ist ähnlich dem Großhirn aufgebaut. Es besteht ebenfalls aus zwei Hemisphären und hat eine Rinde (graue Substanz) und ein Marklager (weiße Substanz). In der Mitte befindet sich eine unpaarige Struktur, der Wurm (Vermis).

Das Kleinhirn erhält **afferente Fasern** aus der Brücke (Pons, ➤ Kap. 1.5), dem Rückenmark und den Vestibulariskernen (Gleichgewichtsorgan). Seine **efferenten Fasern** ziehen zum Thalamus, zum Nucleus ruber (roter Kern) im Mittelhirn, zum Gleichgewichtsorgan und zur Formatio reticularis (➤ Kap. 1.5).

Das Kleinhirn wird anatomisch und funktionell in drei Teile gegliedert:

- **Vestibulocerebellum**: Lobus flocculonodularis (medial gelegen), erhält Afferenzen aus dem Gleichgewichtssystem
- **Spinocerebellum**: Lobus anterior, Teile des Vermis, mediale Teile, erhält Afferenzen auf dem Rückenmark
- **Pontocerebellum**: beide Hemisphären, Lobus posterior, erhält Afferenzen über die Brücke aus dem Großhirn

Die Funktionen des Kleinhirns und die möglichen Symptome bei Schädigungen werden in ➤ Tab. 1.2 aufgeführt.

1.5 Der Hirnstamm

Die Brücke (Pons), das Mittelhirn (Mesencephalon) und das verlängerte Mark (Medulla oblongata) werden zusammen als Hirnstamm bezeichnet. Der

Tab. 1.2 Funktionen des Kleinhirns und mögliche Symptome (LaPointe 2012)

Funktioneller Teil	Zuständig für	Symptome bei Läsion
Vestibulocerebellum	Haltung, Gleichgewicht, Stützmotorik, Blickmotorik	• Gangataxie • Schwindel • Nystagmus • Erbrechen
Spinocerebellum	Muskeltonus, Bewegungskontrolle	• Ataxie der unteren Gliedmaßen • okulomotorische Störung • Dysarthrie
Pontocerebellum	Integration komplexer Bewegungen, Zielgerichtetheit von Bewegungen	• Dysmetrie • Intentionstremor • Nystagmus • herabgesetzter Muskeltonus

Hirnstamm ist wichtig für verschiedene, für die Sprachtherapie relevante Störungen. Hier verlaufen alle wichtigen motorischen und sensorischen Bahnen, hier liegen die Hirnnervenkerne (➤ Kap. 1.7), hier befindet sich ein Teil der Steuerung des Schluckens (➤ Kap. 1.10).

Mesencephalon und Pons

Im Mittelhirn befinden sich zwei Strukturen, die die Sprachtherapeutin kennen sollte:

- Nucleus ruber (roter Kern)
- Substantia nigra (schwarze Substanz)

Beide sind Teile des extrapyramidalen Systems und dienen der Kontrolle der Motorik. In der Substantia nigra wird der Transmitterstoff **Dopamin** gebildet, der für die Initiierung und Kontrolle von Bewegung wesentlich ist (Schindelmeiser 2018). Bei Morbus Parkinson (➤ Kap. 2.5) degenerieren die Zellen in der schwarzen Substanz und produzieren weniger Dopamin, weswegen die Patienten L-Dopa als Medikament bekommen (ebd.).

In dem Pons liegen die Brückenkerne, die als Schaltzentrale für die vom Kortex kommenden Impulse fungieren. Sie leiten die Impulse weiter an das Kleinhirn. Über sie werden die meisten und wichtigsten afferenten motorischen Projektionen für das Kleinhirnen geleitet. Außerdem laufen hierher Informationen aus dem Gehör und dem Gesicht zusammen.

Medulla oblongata

Das verlängerte Mark ist ähnlich dem Rückenmark aufgebaut. Neben der Pyramidenbahn befindet sich hier die **Formatio reticularis**, die vom Rückenmark bis ins Zwischenhirn verläuft (Trepel 2017). Es ist ein Netz aus grauer Substanz, also aus Nervenkernen, welches mal mehr, mal weniger dicht ist. Die Formatio reticularis hat sehr viele lebenswichtige Funktionen:

- **Atemzentrum**: wird willkürlich gesteuert als auch unwillkürlich durch den O_2/CO_2-Gehalt des Blutes (➤ Kap. 9.1.3), koordiniert auch den Hustenreflex
- **Kreislaufzentrum**: Steuerung von Blutdruck und Herzaktivität
- **Brechzentrum**: aktiviert und kontrolliert einen Reflexbogen, der bei toxischen Substanzen im Blut, bei Druckschwankungen im IV. Ventrikel oder über viszerale Afferenzen aus dem Magen-Darm-Trakt in Kraft tritt
- **Schluckzentrum**: steuert die automatischen Abläufe des Schluckens und den Schluckreflex (➤ Kap. 1.10)
- **Miktionszentrum:** steuert die Blasenentleerung
- **ARAS** (*ascending reticular activating system*): Steuerung von Aufmerksamkeit, Wachheit, Bewusstsein, Schlaf-Wach-Rhythmus; Schädigungen im ARAS können ein Koma zur Folge haben

(Trepel 2017; Schindelmeiser 2014)

Bahnsysteme des Hirnstamms

- **Pyramidenbahn** (Tractus corticospinalis): von der Großhirnrinde durch das Marklager, die Hirnschenkel im Mittelhirn, durch die Pyramidenzellen der Medulla ins Rückenmark. In der Pyramide kreuzen die Fasern auf die Gegenseite und ziehen ins Vorderhorn des Rückenmarks. Hier findet also das Umschalten vom 1. (oberen) auf das 2. (untere) Motoneuron statt
  - **1. Motoneuron**: diese Bezeichnung steht für das Nervenkernbündel im Gyrus präcentralis (➤ Kap. 1.2.1)
  - **2. Motoneuron**: befindet sich im Vorderhorn des Rückenmarks, steuert die Muskeln
  - Schädigungen des ersten Motoneurons (zentral) führen zu spastischen Lähmungen, Schä-

digungen des zweiten Motoneurons (peripher) zu schlaffen Lähmungen (➤ Kap. 2.11; ➤ Kap. 9.3.2; ➤ Kap. 12.1)
- **Tractus corticonuclearis**: vom Kortex über das Marklager, die Hirnschenkel zu den motorischen Hirnnervenkernen
- **Tractus corticopontinus**: vom Kortex über die Capsula interna zu den Brückenkernen, die die Impulse an die kontralaterale Kleinhirnhemisphäre weitergeben (Trepel 2017)
- **Tractus spinothalamicus**: die Bahn entsteht im Rückenmark und leitet sensible Informationen (Schmerz, Druck, Temperatur) an den Thalamus
- **Fasciculus longitudinalis medialis**: die Bahnen verbinden die Hirnnervenkerne im Hirnstamm (Trepel 2017)

1.6 Blutversorgung des Gehirns

Die zuführenden Gefäße

Außerhalb des Schädels gibt es vier große Blutgefäße, die – aus der Aorta kommend – zum Gehirn führen:
- rechte und linke **Arteria (A.) carotis interna**
- rechte und linke **A. vertebralis**

Beide A. vertebralis treten durch die Schädelbasis in den Subarachnoidalraum und vereinigen sich zur **A. basilaris** auf der Höhe der Brücke, dabei geben sie Äste Richtung Kleinhirn, Rückenmark und Medulla oblongata ab (Schindelmeiser 2018).

Der Circulus arteriosus cerebri

Beide A. carotis interna schließen sich mit der A. basilaris zu einem Arterienring zusammen, den **Circulus arteriosus cerebri**. Die Verbindungsstücke sind die **A. communicans posterior** (hinterer Hirnkreislauf) und **A. communicans anterior** (vorderer Hirnkreislauf). Der Circulus verläuft im Subarachnoidalraum. An den großen Arterien und am Circulus arteriosus cerebri finden sich häufig **Aneurysmen** (➤ Kap. 2.1.2), die platzen und eine Blutung verursachen können. So eine **Subarachnoidalblutung** (SAB, ➤ Kap. 2.1.1) löst heftige Kopfschmerzen und Gefäßspasmen aus, was sie lebensbedrohlich macht (Trepel 2017).

Die großen Gehirngefäße

Die großen drei Hirngefäße sind:
- **A. cerebri anterior (ACA):** versorgt den Frontal- und Parietallappen
- **A. cerebri media (ACM):** versorgt den Frontal-, Parietal- und Temporallappen sowie die Basalganglien
- **A. cerebri posterior (ACP):** versorgt den Okzipitallappen und teilweise den Temporallappen

Dabei versorgen diese Arterien die Gebiete ausschließlich (➤ Abb. 1.4). Das bedeutet, bei Durchblutungsstörungen können nur wenige Gefäße im Umfeld das Gebiet mitversorgen (Trepel 2017).
- Durchblutungsstörung der A. cerebri anterior: ist isoliert eher selten, führt zu Lähmungen und Sensibilitätsstörungen im Bein und Fuß; wenn der präfrontale Kortex mitbetroffen ist, auch zu Antriebsminderung
- Durchblutungsstörung der A. cerebri media: die häufigste Ursache für eine Aphasie, wenn es zum Schlaganfall in der linken Hemisphäre kommt, da die ACM die sprachverarbeitenden Areale versorgt. Außerdem treten Hemiparese und Hemihypästhesie der kontralateralen Körperhälfte auf. Die ACM ist häufig durch Schädigungen aufgrund von arterieller Hypertonie (➤ Kap. 3.1.1) betroffen (Trepel 2017)
- Durchblutungsstörung der A. cerebri posterior: hier kommt es zu visuellen Ausfällen, z. B. einer Hemianopsie oder Quadrantenanopsie (➤ Kap. 4.1.1)

Blut-Hirn-Schranke

Die Blutgefäße, die im Subarachnoidalraum verlaufen, verzweigen sich in kleine und kleinste Gefäße (Kapillaren), die über die Pia mater in das Innere des Gehirns gelangen. Diese Kapillaren haben eine besondere **Filterfunktion**: die Blut-Hirn-Schranke. Da das Gehirn sehr empfindlich ist und nur bestimmte Stoffe verträgt, werden diese durch eine Barriere aus drei Schichten gefiltert (Schindelmeiser 2014). Je nach chemischer Beschaffenheit werden Stoffe aus dem Blut zugelassen oder daran gehindert, zu penetrieren. Die Blut-Hirn-Schranke differenziert dabei zwischen Nährstoffen, Hormonen, Elektrolyten oder eben Schadstoffen (Trepel 2017).

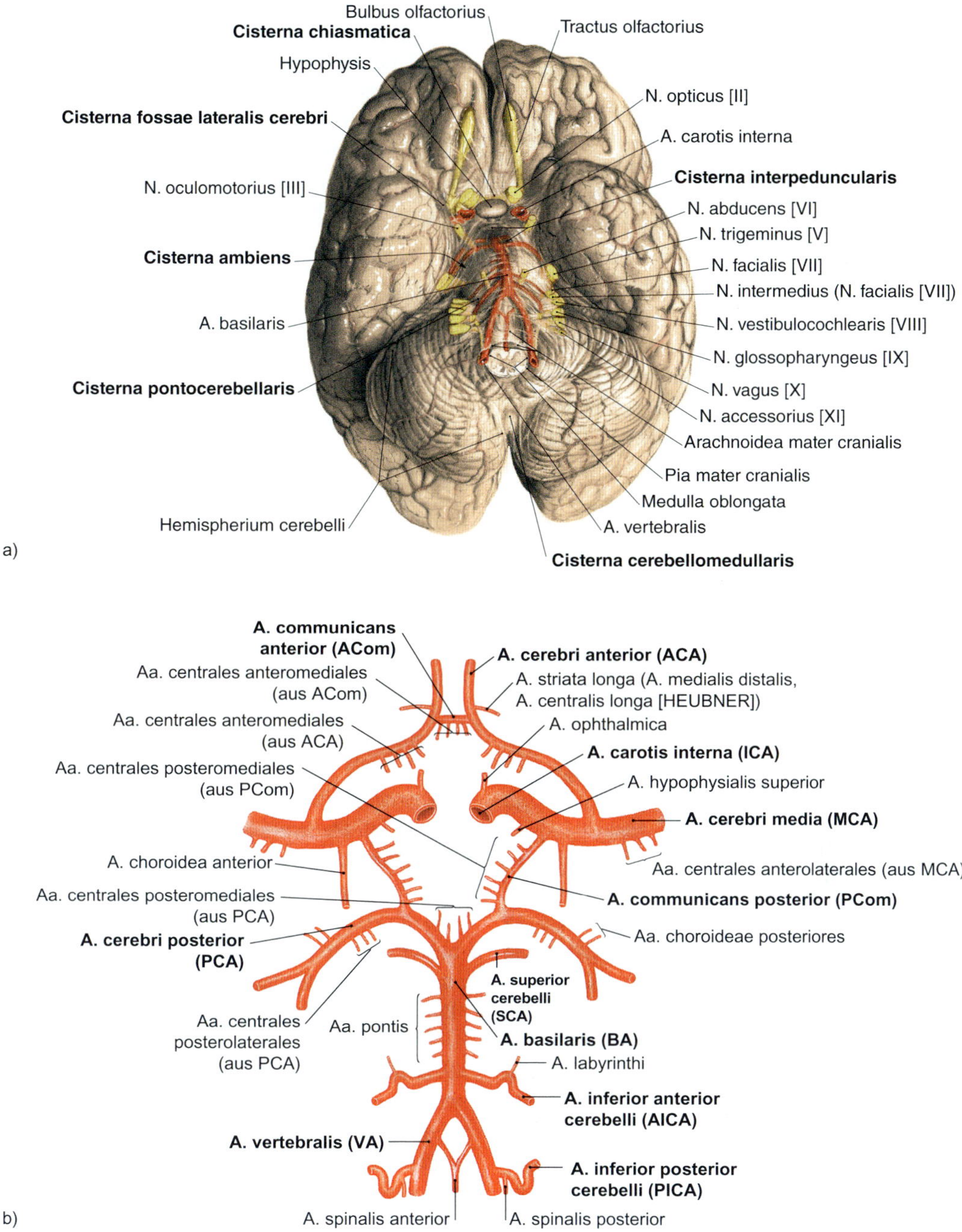

Abb. 1.4 Darstellung der Hirnarterien und des Circulus arteriolus cerebri [a) S700, b) S702-L127]

1

1.7 Neuroanatomie der Hirnnerven

Alle Hirnnerven entspringen im Hirnstamm (➤ Abb. 1.5). Dort sitzen die Kerne, von wo die Bahnen zum Kortex bzw. in die Muskulatur ziehen. Die Hirnnervenkerne sind immer paarig angeordnet. Schädigungen der Kerne führen immer zu peripheren Lähmungen der betroffenen Muskulatur. Eine Regeneration ist in so einem Fall eher unwahrscheinlich.

Im Folgenden werden die für die Sprachtherapeutin wichtigsten Hirnnerven und ihr Verlauf beschrieben. Eine Kenntnis der grundlegenden Neuroanatomie und Funktion der insgesamt 12 Hirnnerven wird vorausgesetzt bzw. kann in einschlägigen Büchern zur Neuroanatomie nachgelesen werden, z. B. in Trepel (2017).

1.7.1 N. fazialis (VII. Hirnnerv)

Der **N. facialis** (➤ Abb. 1.6) hat viele Verzweigungen mit verschiedenen Fasern:

- motorische Fasern: versorgen alle mimischen Muskeln sowie den M. stapedius (Steigbügelmuskel im Innenohr) und den M. stylohyoideus (Zungenbeinheber)
- sensorische Fasern: versorgen die Geschmacksfasern in den vorderen ⅔ der Zunge, die zuständig sind für süß, sauer, salzig und umami
- sensible Fasern: versorgen kleine Hautareale am äußeren Ohr
- vegetative Fasern: versorgen die Sekretion der Tränendrüse und der Mundhöhlenspeicheldrüsen

Die sensorischen und sensiblen Fasern werden auch als **N. intermedius** bezeichnet (Schindelmeiser 2016).

Der Kern des VII. Hirnnervs teilt sich in einen vorderen und einen hinteren Teil. Beide liegen im **Kleinhirn-**

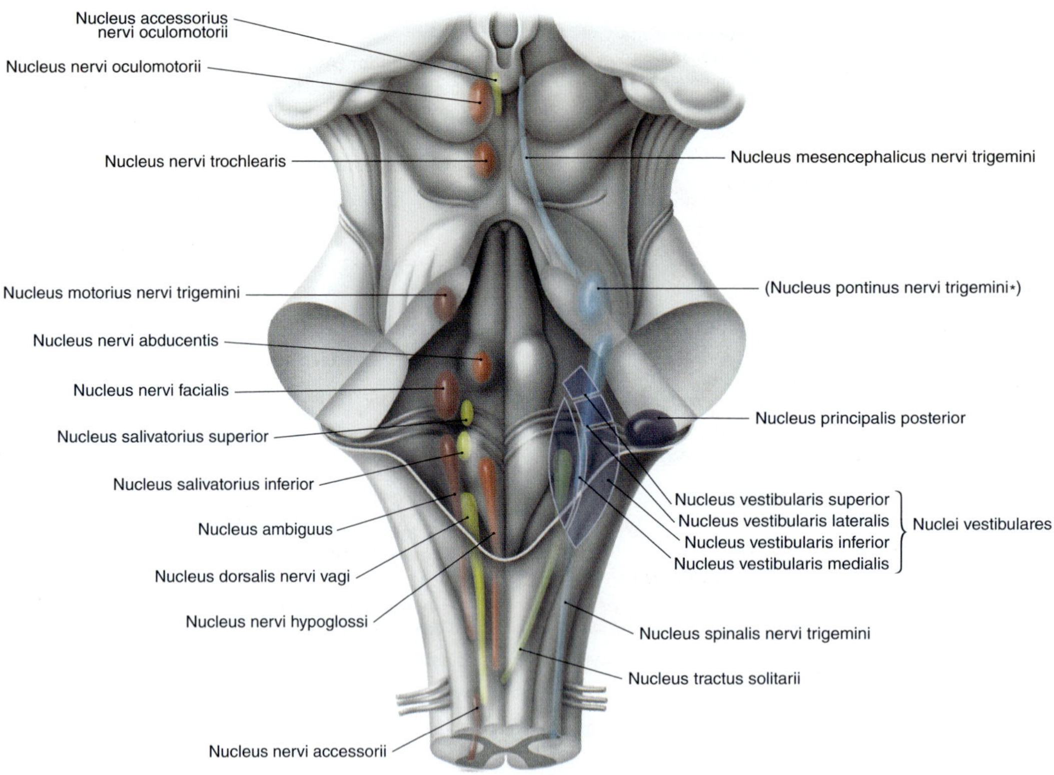

Abb. 1.5 Hirnnervenkerne im Hirnstamm [S702-L238]

brückenwinkel, von wo die Fasern durch den **Subarachnoidalraum** und den inneren Gehörgang entlang zur Schädelbasis ziehen. Dort verlaufen sie in einem verwinkelten **Fazialiskanal** (Canalis facialis), von dem die sensiblen und sensorischen Fasern abzweigen. Nach dem Austritt aus dem Schädel verbleiben nur noch die motorischen Fasern. Der Abschnitt vom Kleinhirnbrückenwinkel bis zu den Muskelfasern der mimischen Muskulatur wird als peripherer Abschnitt bezeichnet, auch wenn per definitionem erst nach der Schädelbasis von peripher gesprochen werden darf.

Die motorischen Fasern verzweigen sich nach dem Austritt aus der Schädelbasis in zwei große Äste:

1. den **oberen Hauptast (Stirnast),** der die Stirn und die Augenlider versorgt
2. den **unteren Hauptast (Mundast),** der für die Innervation von Nase, Mund, Wangen, Lippen und Hals zuständig ist

Der Stirnast wird vom hinteren Teil des Fazialiskerns gebildet, der Mundast vom vorderen. Der Stirnast hat die Besonderheit, dass er sowohl gleichseitig (ipsilateral) als auch gegenseitig (kontralateral) innerviert wird. Dies ist wesentlich für die Unterscheidung zwischen einer zentralen und einer peripheren Parese (➤ Kap. 12.1.1). Beide Äste verzweigen sich weiter in kleinere Äste, die Rami, die zu den einzelnen mimischen Muskeln führen:

- Rami temporales: Muskeln oberhalb der Lidspalte und am Ohr
- Rami zygomatici: seitliche Augenmuskeln und Muskeln zwischen Lid- und Mundspalte
- Rami buccales: für den M. buccinator und die Muskulatur um den Mund herum
- Ramus marginalis mandibulae: Muskulatur unterhalb der Mundspalte
- Ramus colli: Muskulatur des Platysmas

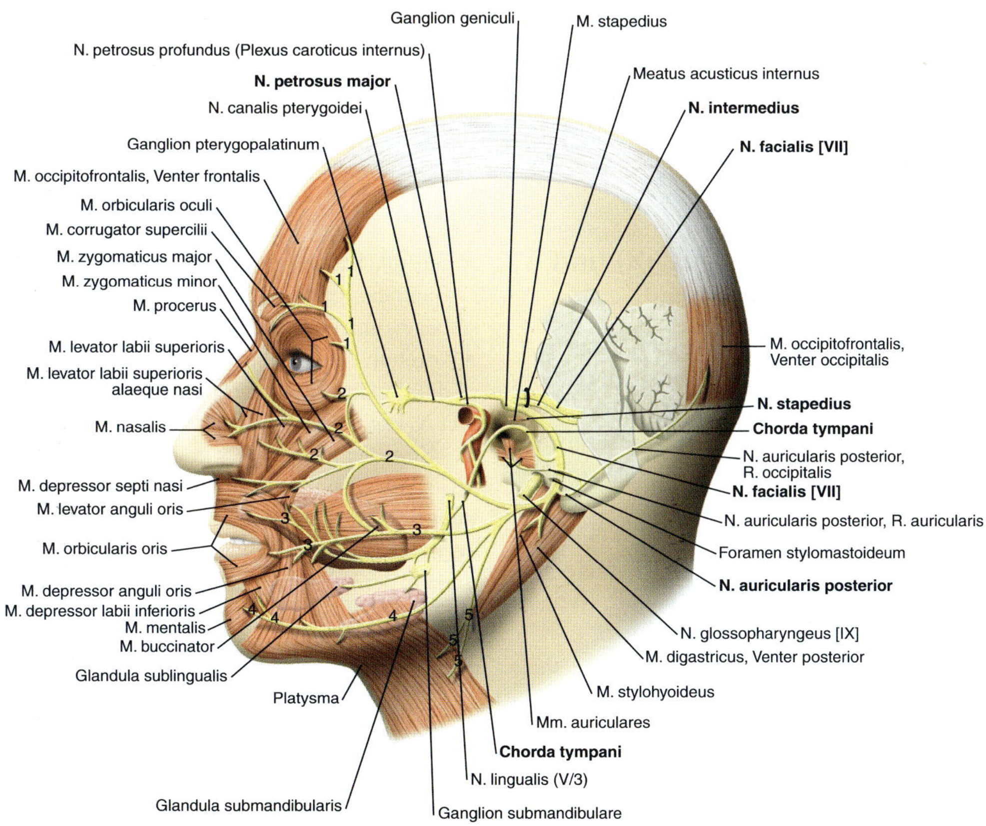

Abb. 1.6 N. fazialis [S700-L127]

1

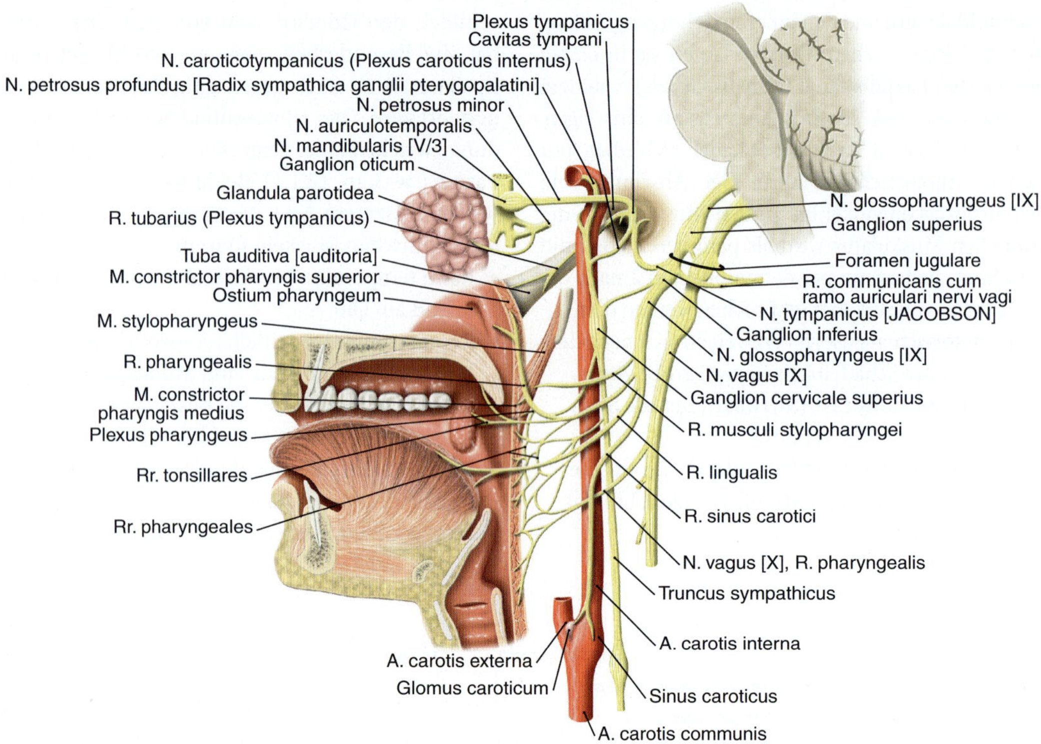

Abb. 1.7 Verlauf des N. glossopharyngeus (IX) [S700-L127]

1.7.2 N. glossopharyngeus (IX) und N. vagus (X)

Diese beiden Nerven werden hier zusammengefasst, weil sie sehr nah nebeneinander verlaufen und daher eine isolierte Schädigung des IX. Hirnnerven sehr selten ist. Die für die Sprachtherapeutin relevanten Schädigungen Dysarthrie, Dysphagie oder Dysphonie treten v. a. bei einer gemeinsamen Läsion von N. glossopharyngeus und N. vagus auf (➤ Kap. 9.3; ➤ Kap. 11.2) und beide Nerven innervieren wichtige Strukturen der Mund-, Rachen- und Kehlkopfmuskulatur gemeinsam.

Der **N. glossopharyngeus** (➤ Abb. 1.7) enthält folgende Fasern:

- motorische Fasern: innervieren das Gaumensegel, die Uvula und die oberen Pharynxkonstriktoren und -heber
- sensorische Fasern: innervieren die Geschmackswahrnehmung bitter im hinteren Zungendrittel
- sensible Fasern: versorgen die Schleimhaut von Gaumensegel, hinterem Zungendrittel, Gaumenbögen und oberem Pharynx
- vegetative Fasern: stimulieren die Speichelproduktion in der Ohrspeicheldrüse

Der **N. vagus** (➤ Abb. 1.8) ist der „herumschweifende“ Nerv, der längste Nerv in unserem Körper. Er hat viele Verzweigungen, von denen der **N. laryngeus superior** im oberen Halsteil und der **N. laryngeus recurrens** oberhalb des Herzens abzweigt und wieder entlang der Luftröhre nach oben zurückkommt.

Der N. vagus ist von der Faserstruktur ähnlich aufgebaut wie der N. glossopharyngeus:

- motorische Fasern: versorgen das Gaumensegel, die Uvula, die oberen und unteren Pharynxkonstriktoren sowie alle äußeren und inneren Kehlkopfmuskeln
- sensible Fasern: versorgen u. a. die Schleimhäute des Zungengrunds, des unteren Pharynx und innerhalb des Kehlkopfes oberhalb und unterhalb der Glottis.

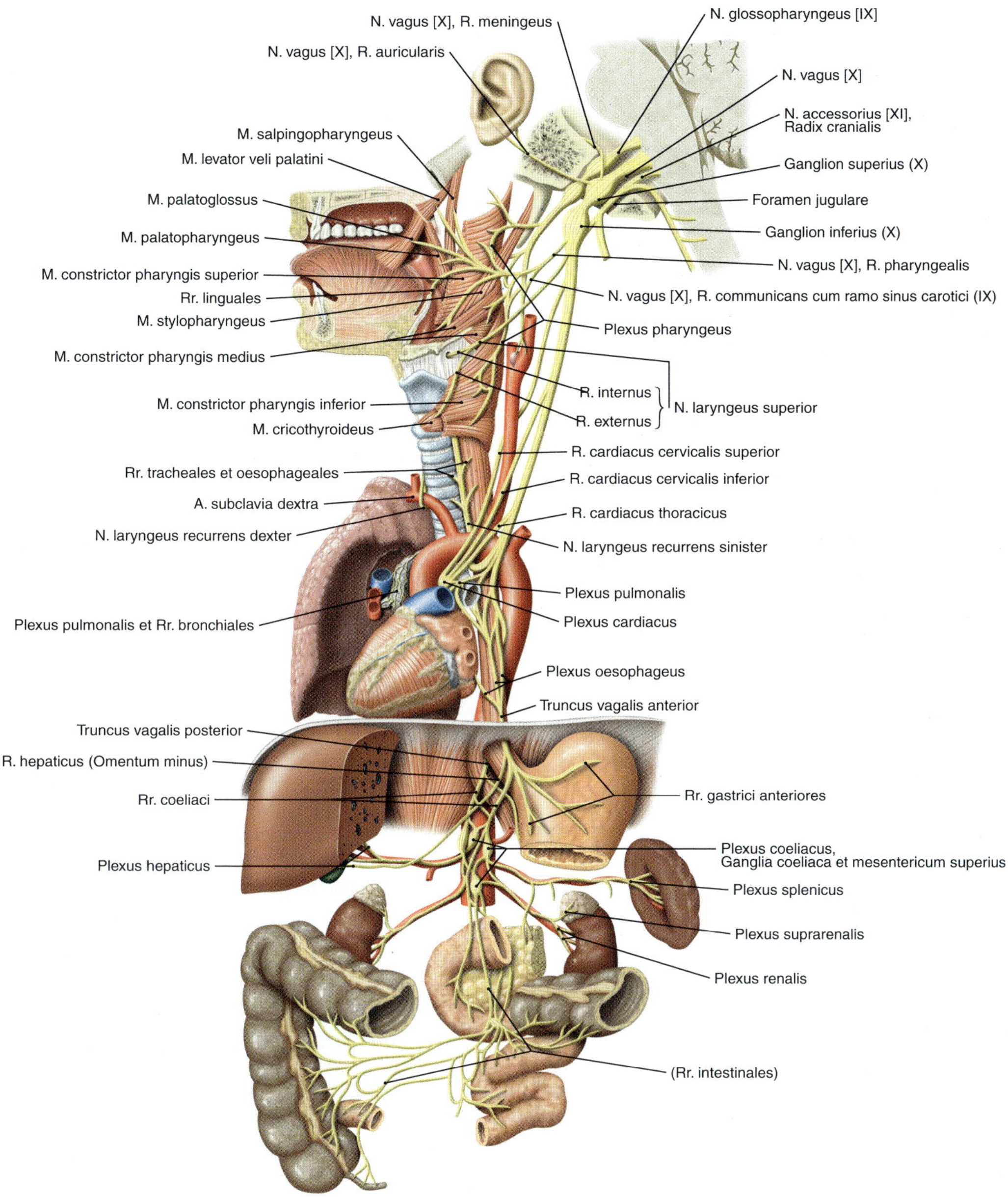

Abb. 1.8 Verlauf des N. vagus (X) [S700-L127]

- sensorische Fasern: versorgen u. a. die Geschmacksknospen der Epiglottis
- vegetative Fasern: sind die wichtigsten im parasympathischen System, versorgen u. a. die Verdauungsorgane, die Bronchien, das Herz-Kreislauf-System (Vagus-Reiz) und stellen die Pupillen eng

Der Zweig des **N. laryngeus superior** verzweigt sich noch einmal in den Ramus externus und den Ramus internus:

- R. externus: innerviert motorisch den M. cricothyreoideus, den. M. constrictor pharyngis und den M. ventricularis
- R. internus: innerviert sensibel die Kehlkopfschleimhaut oberhalb der Glottis

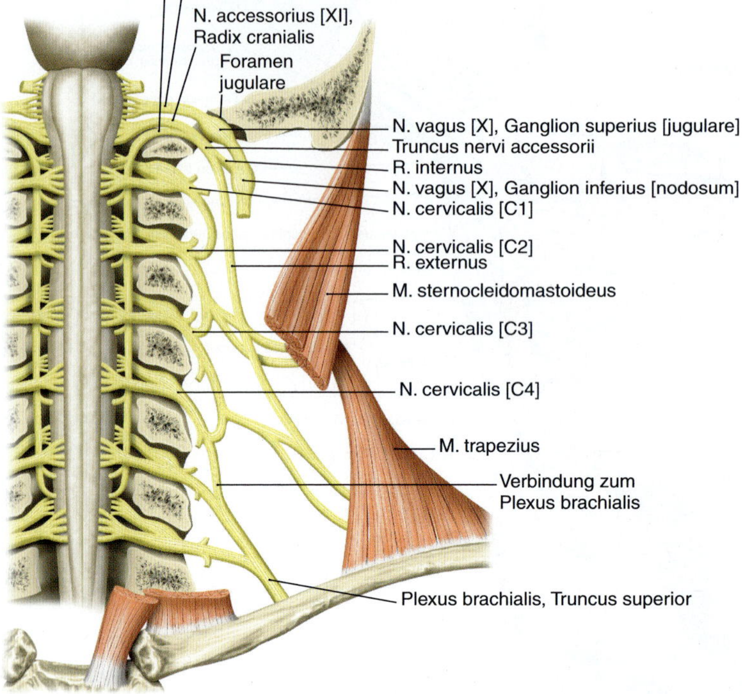

Abb. 1.9 Verlauf des N. accessorius (XI) [S700-L127]

N. laryngeus recurrens (auch N. laryngeus inferior):

- motorische Fasern: innerviert die inneren Kehlkopfmuskeln M. vocalis, M. lateralis, M. transversus, M. posticus
- sensible Fasern: versorgt die Kehlkopfschleimhaut unterhalb der Stimmlippen

1.7.3 N. accessorius (XI. Hirnnerv)

Dieser Nerv (➤ Abb. 1.9) wird von manchen Autoren nicht als eigenständiger Hirnnerv bezeichnet, weil er nur ein kurzes Stück nach dem Schädelaustritt allein verläuft, bevor er sich dem N. vagus anschließt. Er entspringt sowohl aus dem zervikalen Rückenmark (Nucleus nervi accessorii) als auch aus dem Gehirn (Radix cranialis nervi accessorii). Die Fasern aus dem Rückenmark treten durch das Foramen magnum in die Schädelhöhle ein und verlaufen dann gemeinsam mit den Fasern aus der Medulla oblongata bis zum Foramen jugulare, wo sie aus der Schädelhöhle austreten. Dann verlaufen sie zusammen mit dem N. vagus, genauer mit dem N. laryngeus recurrens, bis der N. accessorius weiter nach kaudal zum Halsdreieck verläuft. Er hat viszeral-somatische Fasern, die den M. sternocleidomastoideus und den M. trapezius motorisch innervieren.

1.7.4 N. hypoglossus (XII. Hirnnerv)

Der XII. Hirnnerv (➤ Abb. 1.10) besteht aus rein motorischen Fasern. Er versorgt die komplette innere und äußere Muskulatur der Zunge, die in ➤ Kap. 9.1.6 beschrieben ist. Der Kern liegt in der Medulla oblongata und zieht von dort aus durch den Hypoglossuskanal (Canalis hypoglossi) zur Zungenmuskulatur. Außerhalb des Schädels verläuft er zwischen der Vena jugularis interna, Arteria carotis interna und Arteria carotis externa bis zum Mundboden, wo er sich verzweigt. Die Rami lingualis versorgen alle inneren Zungenmuskeln (Mm. longitudinales superior et inferior linguae, M. transversus linguae, M. verticalis linguae) sowie den M. styloglossus, den M. hyoglossus und den M. genioglossus.

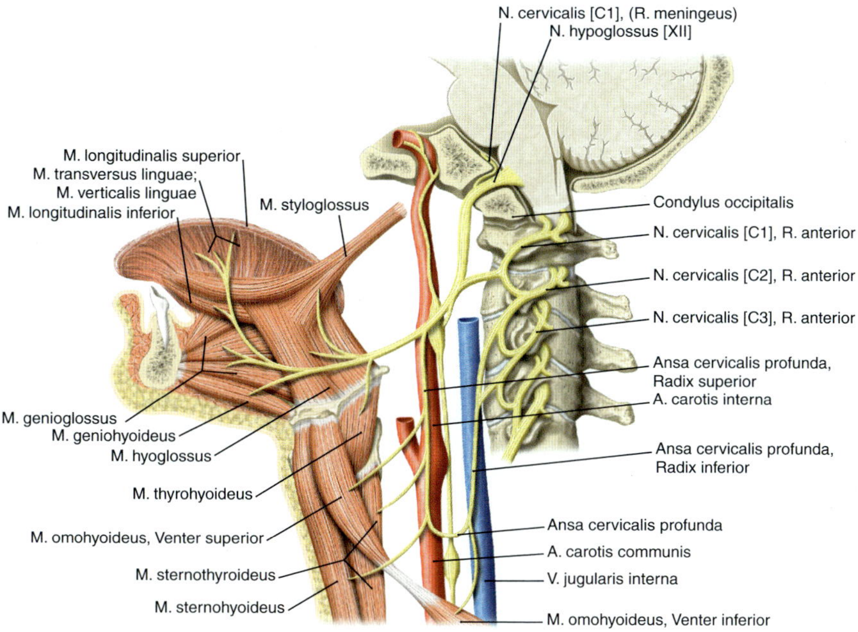

Abb. 1.10 Verlauf des N. hypoglossus (XII) [S700-L127]

1.8 Sprachverarbeitung im Gehirn

In diesem Abschnitt sollen die neuroanatomischen Grundlagen für Aphasie in groben Zügen dargestellt werden. Das Wissen um die neuroanatomischen Korrelate für Sprachfunktionen, soweit sie denn lokalisierbar sind, ist wichtig, um die Klinik einer Sprachstörung einordnen zu können. Dabei ist es nicht so, dass man nur von der Schädigung auf die Klinik schließen kann. Dennoch erklären sich manche klinischen Symptome, wenn man weiß, welche Hirnregionen betroffen sind. Für z.B. eine Therapie mit der transkraniellen Magnetstimulation (Exkurs, Kap. 6.8.1) ist die Kenntnis der betroffenen Areale Voraussetzung.

Lokalisation von Sprache

Die Entwicklung bildgebender Verfahren führt zu einer detaillierteren Beschreibung der Lokalisationen von höheren kognitiven Funktionen. Da Verfahren wie die funktionelle Kernspintomographie (fMRI), Positronen-Emissions-Tomographie (PET) und SPECT die Funktionen bei wachen Sprachgesunden testen können, ist mittlerweile ein sehr detailliertes Bild der Sprachverarbeitung entstanden. Dabei ist die Landkarte der beiden Großhirnhälften genauer geworden. Hier folgt ein Überblick:

Sprache ist bei 96 % der Menschen in der linken Großhirnhälfte verankert (**Lateralisation**), nur bei 1–2 % findet sich eine Dominanz der rechten Großhirnhemisphäre. Bei den restlichen Prozent liegt eine Verteilung auf beide Kortexhälften vor (Huber et al. 2013).

EXKURS

Händigkeit, Sprachdominanz, Lateralisierung

90 % der Menschen, deren Sprache linksdominant repräsentiert ist, sind Rechtshänder. Das bedeutet aber nicht, dass bei Linkshändern die Sprache rechts repräsentiert ist. Bei 60 % der Linkshänder ist die Sprache ebenfalls links repräsentiert (Huber et al. 2013).
Beide Großhirnhälften zeigen für manche Funktionen eine Spezialisierung. Während Motorik und Sensorik bilateral abgebildet sind, so gilt für höhere kognitive Leistungen folgende Aufteilung (Tesak 1997; Huber et al. 2013):

- *linkshemisphärisch*: einzelheitliche Arbeitsweise; analytische Fähigkeiten; Planung und Kontrolle von motorischen Prozessen; Rechnen; verbales Gedächtnis; zentrale Sprachverarbeitung

- *rechtshemisphärisch*: ganzheitliche Arbeitsweise; intuitive Fähigkeiten; Konstruktion; Lokalisation, Rezeption räumlicher Beziehungen und Reize; Verarbeitung emotionaler Vorgänge; Musik; nichtsprachliche Kommunikation (Lautmalerei, Mimik, Gestik)

Um die sylvische Furche herum liegen die Sprachzentren (➤ Abb. 1.11), die ursprünglich als Broca-(1) und Wernicke-Areal (2) identifiziert wurden. Das Broca-Areal (Brodmann-Areas 44, 45; anteriores Sprachzentrum) liegt vor der Zentralfurche (anterior) und umfasst den Pars opercularis und den Pars triangularis des inferioren Gyrus frontalis. Es grenzt an den prämotorischen Kortex. Das posteriore Sprachzentrum (Wernicke) liegt hinter der Zentralfurche und umfasst den unteren Teil des postzentralen Gyrus, den Gyrus supramarginalis und den Gyrus angularis, den inferioren Gyrus parietalis und Teile des Gyrus superior und Gyrus temporalis.

Mittlerweile wurde ein drittes Sprachzentrum identifiziert, die supplementär motorische Area (SMA). Sie wird als sekundäres Sprechzentrum bezeichnet und ist zuständig für die schnellen artikulatorischen Bewegungen (Murdoch 2010).

Zudem nimmt man an, dass auch subkortikale Strukturen wie die Basalganglien und bestimmte Thalamuskerne an der Sprachverarbeitung beteiligt sind.

Eine neuere Interpretation des klassisch-lokalisationistischen Ansatzes ist das **Duale Netzwerk-Modell** von Hickok & Pöppel (2007; Kümmerer 2015), die von zwei Schaltkreisen ausgehen, die z. B. bei der auditiven Sprachverarbeitung beteiligt sind:

- der **ventrale Strom (WAS wurde gesagt?)**: erklärt das Sprachverstehen
- der **dorsale Strom (WIE wurde es gesagt?)**: erklärt u. a. das Nachsprechen

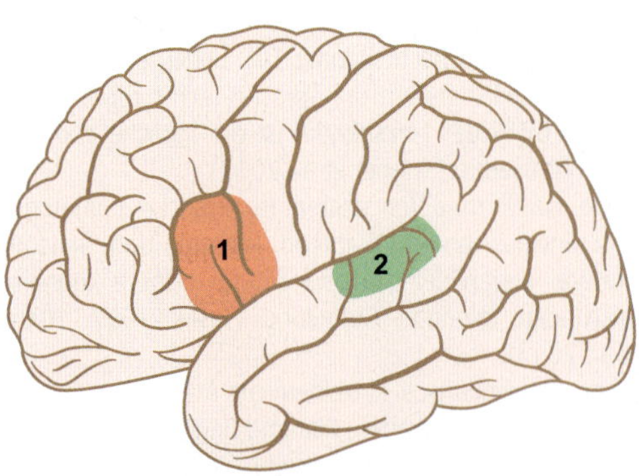

Abb. 1.11 Sprachzentren [S002-9-1; L231]

Der akustische Reiz gelangt vom primären Hörkortex zum Wernicke-Areal (Gyrus temporalis superior), wo eine phonologische Repräsentation erstellt wird. Beim Nachsprechen wird die phonologische Repräsentation über den Fasciculus arcuatus zum primär motorischen Kortex sowie zu subkortikalen Strukturen geleitet, der die motorischen Programme für die Artikulation bereitstellt (**dorsaler Strom**). Der **ventrale Strom** projiziert vom Gyrus temporalis superior weiter vor zum präfrontalen Kortex (u. a. Broca-Areal), wo der Lautrepräsentation eine lexikalisch-semantische Repräsentation zugeordnet wird (Kümmerer 2015). Der ventrale Strom verarbeitet also den Laut bis zur Bedeutung, der dorsale Strom wird beim Nachsprechen, beim Sprechen von Pseudowörtern und von der phonologischen Schleife im Arbeitsgedächtnis benötigt für die „stille Artikulation" (Peschke 2010; Baumgärtner 2018).

Weitere Netzwerke mit dorsalen und ventralen Pfaden werden auch für die semantisch-konzeptuelle und die syntaktische Sprachverarbeitung postuliert (Rupp 2012).

Neben den kortikalen Sprachzentren sind auch **subkortikale Strukturen** (➤ Kap. 1.2.2) in der Sprachverarbeitung und beim Sprechen involviert. Auch hier geht man von Schleifen mit afferenten und efferenten Verbindungen zwischen den kortikalen Sprachzentren und den subkortikalen Strukturen der Basalganglien und des Thalamus aus (➤ Kap. 1.3). So kontrolliert und reguliert die **kortiko-striato-thalamo-kortikale** Schleife die motorischen Prozesse beim Sprechen und bei der Sprachverarbeitung (Murdoch 2010; de Langen 2012).

Auch das **Kleinhirn** (➤ Kap. 1.4) spielt eine Rolle bei kognitiven Funktionen und bei der Sprachverarbeitung. Die rechte Kleinhirnhälfte ist mit der linken Großhirnhemisphäre, hier dem präfrontalen Kortex, verbunden. Eine **kortiko-cerebello-thalamo-kortikale Schleife** wird angenommen. Das Kleinhirn ist zuständig für die zeitliche Abstimmung linguistischer Prozesse. Bei Schädigungen im Kleinhirn zeigen sich sprachliche Symptome in den Bereichen: Wortflüssigkeit, Wortfindung, Syntax, Lesen und Schreiben. Manche Patienten zeigen einen Agrammatismus, eine Anomie oder sogar einen transienten

Mutismus nach posteriorer Kleinhirnläsion rechts (Heidler 2013). Eine Erklärung dafür ist der **Diaschisis-Effekt** (➤ Kap. 5.1.3) via die cerebello-kortico Bahnen, d.h. im Kleinhirn findet keine Sprachverarbeitung statt, aber mittels der Verbindungen fungiert es als Schaltstation und Taktgeber und moduliert sprachliche Prozesse (Murdoch 2010; Heidler 2013).

Läsionsorte der Standard und Nicht-Standard Aphasiesyndrome

Auch wenn die Syndromklassifikation von der kognitiven Neuropsychologie als veraltet angesehen wird (➤ Kap. 6.6), so forschen die Aphasiologen und Neurologen weiterhin nach der Lokalisation sprachlicher Funktionen im Gehirn. Die typischen Symptomcluster, die den Aphasiesyndromen zugeordnet sind (➤ Kap. 6.6), werden im Gehirn verortet. Hier ein Überblick über die Läsionsorte, die für die Symptomkonstellationen verantwortlich gemacht werden. Sie verraten viel über die Sprachverarbeitung im Gehirn.

Globale Aphasie

Läsionsort meist ausgedehnte Infarkte der A. cerebri media oder der A. carotis interna mit Läsionen im Temporal- und Parietallappen, teilweise die gesamte perisylvische Sprachregion inkl. der subkortikalen weißen Hirnsubstanz umfassend (Galletta & Barrett 2018).

Broca-Aphasie

Läsionsort nicht eine Läsion im Broca-Areal allein erklärt die Symptomatik einer Broca-Aphasie. Vielmehr sind benachbarte kortikale und subkortikale Strukturen sowie Fasern der weißen Hirnsubstanz, z.B. die anterioren Fasern des Fasziculus arcuatus, die für eine nichtflüssige Sprache zuständig sein sollen sowie für Probleme im Sprachverständnis von syntaktisch komplexen Sätzen (Maher 2018), mit beteiligt. Häufig umfassen Läsionen demnach folgende Regionen: den superioren Ast der A. cerebri media im Frontal- und Temporallappen mit Broca-Areal (pars opercularis und pars triangularis des inferioren Gyrus frontalis) und benachbarten posterioren und superioren prämotorischen und motorischen Regionen sowie die Basalganglien und die Insel bis hin zum anterioren Teil des Gyrus supramarginalis; Maher 2018).

Wernicke-Aphasie

Läsionsort der häufigste Läsionsort, der mit einer Wernicke-Aphasie assoziiert ist, ist der posteriore Teil des superioren temporalen Gyrus der linken Hemisphäre (Wernicke-Areal). Dabei sind häufig sowohl der Gyrus angularis als auch der Gyrus supramarginalis betroffen (Greenwald 2018).

Amnestische Aphasie

Läsionsort die Lokalisation der Ursache für eine amnestische Aphasie gestaltet sich schwierig, da das lexikalische Netzwerk über das gesamte Gehirn verteilt ist (Harnish 2018). Häufige Schädigungen finden sich im frontalen, temporalen und parietalen Kortex, wobei der Brodman Area 37 eine besondere Rolle für die Wortfindung zukommt. Ebenso sind die Brodman Areas 44, 45 und der Gyrus temporalis superior involviert (Harnish 2018). Schädigungen der Basalganglien können zu einer Minderdurchblutung dieser Areale führen und ebenso eine Anomie hervorrufen.

Transkortikal-motorische Aphasie

Läsionsort der mediale frontale Kortex mit Beteiligung der prä-supplementären motorischen Area (prä-SMA), der linke posteriore inferiore frontale Kortex, besonders die pars opercularis und der ventrale laterale prämotorische Kortex oder eine Läsion der Verbindungen zwischen diesen Strukturen. In einigen Fällen fand man Läsionen in den linken Basalganglien und im linken Thalamus bzw. ihren kortikalen Afferenzen.

Im frontalen medialen Kortex sitzt der Sprechantrieb, über kortikale und subkortikale Verbindungen zu den Basalganglien und zum Thalamus werden die Sprechintentionen in motorische Ausführungen verwandelt. Die Vermutung einer zugrundeliegenden Antriebsstörung aufgrund von Läsionen in den subkortikalen Strukturen hat zu Behandlungsversuchen mit Dopamin geführt, die zumindest eine Verbesserung des verbalen Outputs bewirkt haben (Crosson, Bohsali & Raymer 2018).

Transkortikal-sensorische Aphasie

Läsionsort das Auftreten einer transkortikalen-sensorischen Aphasie ist sehr selten. Vermutet wird eine Läsion in der sog. temporo-parietalen Kreuzung. Betroffen sind der Gyrus supramargi-

1

nalis, der Gyrus angularis und der posteriore Teil des superioren temporalen Gyrus. Manche Formen entwickeln sich aus großen linkshirnigen Läsionen, die initial eine globale Aphasie verursachten. Häufiger sind jedoch transiente akute Formen der transkortikal-sensorischen Aphasie (Reilly & Martin 2018).

Transkortikal-gemischte Aphasie

Läsionsort aufgrund der Seltenheit und der nicht eindeutigen Zuordnung zu diesem Syndrom, sind die Ätiologien ebenso uneinheitlich. Ursächlich sind große Grenzzonen- und Mediainfarkte im anterioren Bereich. Merkmal dieser Läsionen ist die relative Aussparung der perisylvischen Sprachregion bei Schäden in den umgebenden anterioren und posterioren Kortexarealen. Das Syndrom wird auch „Isolation des Sprachareals" genannt (Baumgärtner 2018).

Die Existenz dieses Syndroms hilft dabei, die neuroanatomischen Korrelate der Sprachverarbeitung genauer zu definieren. So zeigen viele Studien, dass der ursprüngliche von Wernicke angenommene „Reflexbogen" (Weg der Sprache in beide Richtungen – Sprechen und Verstehen – zwischen einem Zentrum für auditive Formen und einem Zentrum für motorische Formen) ein guter Ausgangspunkt für die heute postulierten Schleifen eines ventralen und dorsalen Stroms ist (s. o., Baumgärtner 2018).

Leitungsaphasie

Läsionsort die zugrundeliegende Läsion bei Leitungsaphasie wird als eine Kappung der Verbindung zwischen dem Wernicke- und dem Broca-Areal beschrieben. Hier verlaufen die Fasern des Fasziculus arcuatus. Als Läsionsorte werden aufgezählt: der posteriore superiore Temporallappen, der inferiore Parietallappen und die Insel (Wilshire 2018). Läsionen der Insel werden auch mit Sprechapraxie in Verbindung gebracht (Ziegler 2010). Eventuell sollte man die vermeintliche Flüssigkeit der Spontansprache bei Leitungsaphasie überdenken und das stockende, durch Wortfindungsstörungen und phonematisches Suchverhalten charakterisierte Sprechen als eher unflüssig bezeichnen. Aufgrund bildgebender Verfahren nimmt man überdies ein Netzwerk der phonologischen Verarbeitung an, welches den posterioren Teil des Gyrus temporalis superior, den Gyrus supramarginalis und die Insel umfasst. Ersterer ist zuständig für die phonologische Wahrnehmung und Produktion, während letztere nur für die phonologischen Produktionsprozesse zuständig sind (Wilshire 2018).

Lokalisation der Zahlenverarbeitung im Gehirn

Es wird angenommen, dass im Parietallappen die Zahlenverarbeitung und das Rechnen stattfinden. Da die Zahlwörter eine eigene lexikalische Wortklasse bilden, müssen sie in der perisylvischen Sprachregion verarbeitet werden. Dies findet im **linken Gyrus angularis** statt. Dort findet man auch die hochüberlernten Repräsentationen des Einmaleins und das abgespeicherte numerische Faktenwissen. Um sie abzurufen, werden kortiko-subkortikale Schleifen zu den Basalganglien aktiviert, die mit den Arealen der Sprache verbunden sind (Willmes-von-Hinckeldey 2005). Die arabischen Zahlen werden im okzipitalen-temporalen Kortex repräsentiert, wo auch die „visuellen Wortformen" abgerufen werden, speziell im **Gyrus fusiformis.** Diese sind bilateral repräsentiert. Die Repräsentation von Mengen und Größen ist ebenfalls bilateral abgebildet und sitzt im oberen Teil des Parietallappens. Komplexe Rechenleistungen brauchen zusätzlich die frontalen Kortexanteile, weil dort das Arbeitsgedächtnis und die exekutiven Funktionen verankert sind (➤ Kap. 4.8; Landerl et al. 2017). Der Parietallappen ist nicht ausschließlich auf die Zahlenverarbeitung und das Rechnen beschränkt. Man nimmt einen Zusammenhang zwischen numerischer und räumlicher Kognition an, sodass räumlich-konstruktive Fähigkeiten beim Rechnen mit beteiligt sind. Dies zeigt sich sowohl bei rechts-, als auch bei linkshirnigen Schädigungen (Willmes-von-Hinckeldey 2005).

1.9 Verarbeitung des Sprechens

Die Verarbeitung des Sprechens im Gehirn ist mittlerweile gut erforscht, aber bei Weitem noch nicht entschlüsselt. Aufgrund der Komplexität des Sprechvorgangs an sich sowie der vielen beteiligten Nervenbahnen und Gehirnareale, die nicht ausschließlich für das Sprechen zuständig sind, ist ein Modell des Sprechens selbst – so wie es Modelle für die Sprachverarbeitung gibt – noch nicht entwickelt worden.

Man geht von drei Netzwerken des Sprechens aus, die miteinander verknüpft sind:

1. Netzwerk der willkürmotorischen Kontrolle
2. Netzwerk der sprachlichen und artikulatorischen Planung
3. Netzwerk der emotional-motorischen Kontrolle

Willkürmotorische Kontrolle

Dieses Netzwerk ist bilateral organisiert und umfasst die Regionen des motorischen Kortex, der supplementär-motorischen Area, die direkten kortikobulbären Bahnen, den Kleinhirnschaltkreis und den Basalganglienschaltkreis. Man nennt es das „neokortikale Vokalisationssystem" (Ziegler 2008).

Sprachliche Planung

Das zweite Netzwerk wird auch als „dorsaler Strom" bezeichnet. Es ist das linkshemisphärische Planungszentrum, wo die zu sprechende Äußerung geplant wird. Es umfasst den hinteren Anteil des inferioren-frontalen Kortex und den inferiorparietalen Kortex sowie den anterioren Teil der Insel. Für die Dysarthrie ist dieses Netzwerk nicht weiter relevant, es spielt dann eine Rolle, wenn es z. B. um phonologische Paraphasien bei Aphasie geht (➤ Kap. 6.1.1).

Emotional-motorische Kontrolle

Das dritte Netzwerk ist das sog. „limbische Vokalisationssystem". Es ist bilateral organisiert und umfasst den vorderen zingulären Kortex (anteriorer Gyrus cinguli) und die Formatio reticularis im Hirnstamm (➤ Kap. 1.5). Dieses Netzwerk ist verantwortlich für die Kontrolle von intrinsischen Vokalisationen und emotionalem Ausdruck, z. B. beim Lachen, Weinen, Seufzen und Gähnen. Dieses System ist unmittelbar nach der Geburt bereit und hat efferente Fasern direkt zu den Hirnnervenkernen. Auch bei Primaten gibt es diese Verbindungen, allerdings weniger. Der Mensch unterscheidet sich außerdem durch zusätzliche Fasern, die direkt vom Kortex zum Nucleus ambiguus führen, dem Hirnnervenkern des X. Hirnnervs. Dieser ist zuständig für die Kehlkopfmuskulatur. Diese Fasern gibt es nur beim Menschen, sie sind Voraussetzung für die Sprechfähigkeit (Ziegler & Vogel 2010; Ziegler 2008).

Einfach formuliert passiert beim Sprechen in etwa Folgendes: Ein Gedanke, z. B. „Ich möchte ein neues Auto" wird formuliert und nach der semantisch-lexikalischen Enkodierung wird die phonologische Repräsentation an das sprachliche Planungssystem in den vorderen Teil der Insel geschickt. Von dort wird sie weitergeleitet an die Motorik-Zentrale im Kortex. Gleichzeitig sendet das limbische Vokalisationssystem die emotionale Haltung und den Ausdruck Richtung Hirnstamm in die Formatio reticularis, wo die Abteilung für die Koordination von Sensorik und Motorik sitzt. Parallel dazu sendet die Motorik-Zentrale die Informationen weiter

- an die Abteilung für die Ausführung im Hirnstamm und
- an die Kollegen zuständig für Koordination und zeitliche Organisation im Kleinhirn sowie
- an die Kollegen zuständig für motorische Kontrolle und den Treibstoff in den Basalganglien.

Das Ergebnis *aller* Informationen *aller* Abteilungen wird im Hirnstamm gesammelt. Von dort gehen dann die Befehle zur Ausführung der Bewegungen an die motorischen Endplatten der Sprechorgane.

Lokalisation des Sprechens

In Bezug auf die Lokalisation der Schädigungen der einzelnen Regionen weiß man heute relativ genau, welche Abschnitte betroffen sind, wenn eine Dysarthrie auftritt. In manchen Publikationen findet sich eine Nomenklatur für die verschiedenen Dysarthrie-Syndrome, die sich auf die Lokalisation bezieht. Bei Schlaganfällen zeigen Studien, dass es in manchen Stromgebieten häufiger zu einer Dysarthrie kommt. Auch zeigt sich eine leichte Dominanz der linken Hemisphäre gegenüber der rechten. Einen Überblick verschafft ➤ Tab. 1.3.

Lokalisation Sprechapraxie

Betroffen sind die Gebiete, die von der Arteria cerebri media versorgt sind, die Nachbargebiete des Broca-Zentrums. Läsionen finden sich meist im inferioren dorsolateralen präfrontalen Kortex (hinterer Anteil, motorischer Gesichtskortex), der vorderen Inselrinde (Insula), in den Regionen des frontalen Opercu-

Tab. 1.3 Klassifikation der Dysarthrien nach Lokalisation (Jörg & Wilhelm 1985; Huber 1997; Ziegler et al. 1998; Ziegler & Vogel 2010)

Bezeichnung	Pathophysiologie	Lokalisation / Läsionsort
Kortikale Dysarthrie oder Hemisphärendysarthrie	hyperton (spastisch)	• prämotorischer und motorischer Kortex und / oder absteigende motorische Bahnen, einseitig, v. a. in der Capsula interna und im Striatum • linkshemisphärisch > rechtshemisphärisch, v. a. Stromgebiete der A. vertebralis und basilaris
Subkortikale oder extrapyramidale Dysarthrie	• hypokinetisch (rigide) • hyperkinetisch (choreatisch, dystonisch)	• Stammganglien, extrapyramidales System, beidseitig • „extrapyramidale" Etappenbahn (Kortex-Basalganglien – Thalamus – Kortex)
Supranukleäre bzw. suprabulbäre Dysarthrie	hyperton (spastisch)	oberhalb der Hirnnervenkerne, absteigende motorische Bahnen, beidseitig
Bulbäre Dysarthrie	hypoton (schlaff)	• Hirnstamm: v. a. in der Medulla oblongata • Bahnen der Hirnnervenkerne V, VII, XI, X, XII
Zerebelläre Dysarthrie	ataktisch	Kleinhirn: afferente und efferente Verbindungsbahnen, sog. „Kleinhirnschleife" v. a. Stromgebiet der A. cerebelli superior
Periphere neurogene Dysarthrie	hypoton (schlaff)	• Bereich der motorischen Hirnnervenkerne • neuromuskulärer Übergang • Rückenmark: Zervikalnerven C1-C8, Thorakalnerven T1-T12 (Atemsteuerung)
Myogene Dysarthrie	gemischt	Bereich der Sprechmuskulatur

lums (pars opercularis) sowie der angrenzenden Marklager. Im Gegensatz zu Dysarthrien resultiert eine Sprechapraxie aus unilateralen Schädigungen, während bei einer persistierenden Dysarthrie beidseitige Läsionen vorliegen müssen (Ziegler 2010).

1.10 Verarbeitung des Schluckens im Gehirn

Man spricht von einem **Schlucknetzwerk** (Warnecke & Dziewas 2018), in dem die kortikalen und subkortikalen Areale, die Bahnsysteme und die zuständigen Hirnnervenkerne im Hirnstamm miteinander vernetzt sind (➤ Abb. 1.12).

Im **Frontallappen** liegt die **primäre motorische Rinde**, der **Gyrus präzentralis**, mit Repräsentationen der ösophagealen, pharyngealen und oralen Muskulatur. Er steuert die willkürlichen motorischen Bewegungen des Schluckakts, nachdem in der angrenzenden **supplementär-motorischen Area (SMA)** ein sog. Schluckpotenzial generiert wurde (Huckabee et al. 2003). Sensible Informationen über den Bolus (Konsistenz, Temperatur, Geschmack) verarbeitet die **primäre sensorische Rinde** im Parietallappen. So passt sich der Schluckvorgang immer wieder der Speise an und kann Korrekturen vornehmen. Das **fronto-parietale Operkulum** (➤ Abb. 1.12, oranges Feld rechts oben) und der **vordere Teil der Insel** (➤ Abb. 1.12, oranges Feld links oben) sind maßgeblich an Wahrnehmung und Geschmack beteiligt. Läsionen in diesem Bereich führen zu Dysphagien mit Leaking

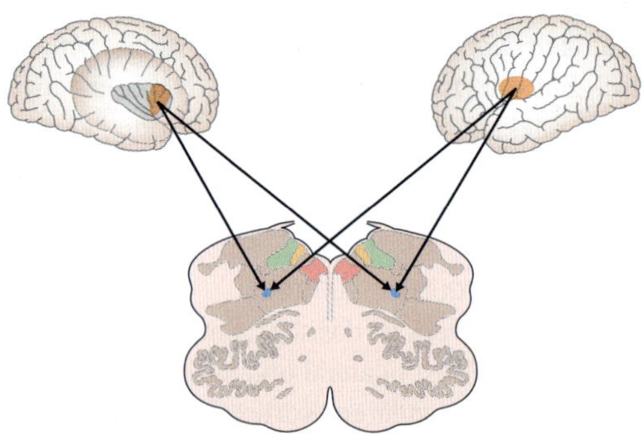

Abb. 1.12 Schluckkortex und kortiko-bulbäre Bahnen. *Links oben:* rechte Großhirnrinde mit vorderer Insel, *rechts oben:* linke Großhirnrinde mit fronto-parietalemm Operkulum. Die Bahnen führen zur Medulla oblongata (im horizontalen Schnitt) [L234]

und prädeglutitiver Aspiration (Prosiegel 2014). Zu den subkortikalen schluckrelevanten Bereichen gehören der **Gyrus cingularis** des limbischen Systems, der die Aufmerksamkeit, Wahrnehmung und Motivation steuert. Essen und Trinken sind schließlich emotional beeinflussbare Funktionen. Die Verbindung der motorischen afferenten und efferenten Bahnen zwischen Kortex, Subkortex und Hirnstamm findet über die **Basalganglien**, die **Capsula interna** und die **Pyramidenbahn** statt. Es besteht eine **Schluckdominanz**, die jedoch nicht mit der Händigkeit oder Sprachdominanz (➤ Kap. 1.8) korreliert (Prosiegel & Weber 2013). Somit tritt nur bei einer Schädigung des dominanten Schluckkortex eine Dysphagie auf. In der **Medulla oblongata** (➤ Kap. 1.5) befinden sich die sog. **Central Pattern Generators (CPGs)**, Mustergeneratoren, die die automatisierten Abläufe des Schluckens steuern. Ein Merkspruch von Huckabee lautet: „Der Hirnstamm kann schlucken, aber essen und trinken kann er nicht." Während die dorsale (hintere) Schluckgruppe der CPGs die sensiblen Informationen der Hirnnerven V, IX und X und des **Nucleus Solitarius** (NTS; ➤ Abb. 1.12, grüne Felder) aufnimmt, um die zeitlichen Abläufe zu triggern, verteilt die ventrale (vordere) Schluckgruppe der CPGs die motorischen Informationen an den **Nucleus Ambiguus** (➤ Abb. 1.12, blaue Punkte), die Hirnnerven IX, X, V, VII und XII sowie die Spinalnerven C1-C3 (Ansa cervikalis), um das Bewegungsprogramm zu aktivieren. Bei einer Läsion im Bereich dieser CPGs kann es zu schweren Dysphagien kommen (➤ Kap. 11.2).

LITERATUR

Baumgärtner A. Mixed Transcortical Aphasia: Repetition without Meaning. In: Raymer AN, Gonzales Rothi LJ (Hrsg.) The Oxford Handbook of Aphasia and Language Disorders. New York: Oxford University Press, 2018.

Crosson B, Bohsali A, Raymer AM. Transcortical Motor Aphasia. In: Raymer AN, Gonzales Rothi LJ (Hrsg.) The Oxford Handbook of Aphasia and Language Disorders. New York: Oxford University Press, 2018.

De Langen E. Sprache und Gehirn. Nicht im Lehrbuch. Seminarskript. November 2012.

Diamond MC, Scheibel AB, Elson LM. Neuroanatomie-Malatlas. Dt. Übersetzung Schneider B. München: Arcis Verlag, 1993.

Galletta EE, Barrett AM. Global Aphasia. In: Raymer AN, Gonzales Rothi LJ (Hrsg.) The Oxford Handbook of Aphasia and Language Disorders. New York: Oxford University Press, 2018.

Greenwald ML. Wernicke's Aphasia: Auditory Processing and Comprehension. In: Raymer AN, Gonzales Rothi LJ (Hrsg.) The Oxford Handbook of Aphasia and Language Disorders. New York: Oxford University Press, 2018.

Harnish SM. Anomia and Anomic Aphasia: Implications for Lexical Processing. In: Raymer AN, Gonzales Rothi LJ (Hrsg.) The Oxford Handbook of Aphasia and Language Disorders. New York: Oxford University Press, 2018.

Heidler MD. Die Rolle des Kleinhirns für Sprechen, Sprache, Kognition und Affekt. Logos interdisziplinär 2013; 21(3):197–204.

Hickok G, Poeppel D. The Cortical Organization of Speech Processing. Cognition. Nature reviews Neuroscience 2007; 8(5):393–402.

Huber W, Poeck K, Springer L. Klinik und Rehabilitation der Aphasie. 2. Aufl. Forum Logopädie, Stuttgart: Thieme, 2013.

Huber W. Dysarthrie. In: Hartje W., Poeck K (Hrsg.). Klinische Neuropsychologie. 3. Aufl. Stuttgart: Thieme Verlag, 1997.

Huckabee ML et al. Cortical control mechanisms in volitional swallowing: the Bereitschaftspotential. Brain Topograph. 2003; 16:3–17.

Jörg J, Wilheim HH. Praxis neurologischer Sprach- und Sprechstörungen. Stuttgart: Fischer Verlag, 1985.

Kümmerer D. Die Neurobiologie der Sprache. Forum Logopädie 2015; 5(29):12–16.

Landerl K, Vogel S, Kaufmann L. Dyskalkulie. Modelle, Diagnostik, Intervention. 3. Aufl. München, Basel: Ernst Reinhardt Verlag, 2017.

LaPointe (Hrsg.) Atlas of Neuroanatomy for Communication Science and Disorders. New York: Thieme Medical Pub. 2012.

Maher LM. Broca's Aphasia and Grammatical Processing. In: Raymer AN, Gonzales Rothi LJ (Hrsg.) The Oxford Handbook of Aphasia and Language Disorders. New York: Oxford University Press, 2018.

Murdoch BE. Acquired Speech and Language Disorders. 2. Aufl. Chichester: Wiley-Blackwell, 2010.

Netter FH. Atlas der Anatomie des Menschen. Gesamtausgabe Band 1-3. 3. Aufl. München: Urban & Fischer, 2004.

Peschke C. Der dorsale Strom in der auditorisch-motorischen Integration beim Sprechen: Untersuchungen mit der funktionellen Magnetresonanztomographie. Spektrum Patholinguistik 2010; 3: 59–70.

Prosiegel M, Weber S. Dysphagie. Diagnostik und Therapie. 2. Auflage. Heidelberg: Springer, 2013.

Prosiegel M. DGN Leitlinie für neurogene Dysphagien. www.dgn.org/images/red_leitlinien/LL_2014/PDFs_Download/030111_DGN_LL_neurogene_dysphagien_final.pdf (zuletzt abgerufen am 10.12.18).

Reilly J, Martin N. Semantic Processing in Transcortical Sensory Aphasia. In: Raymer AN, Gonzales Rothi LJ (Hrsg.) The Oxford Handbook of Aphasia and Language Disorders. New York: Oxford University Press, 2018.

Rupp E. Sprache und Gehirn. In: Braun O, Lüdtke U (Hrsg.). Sprache und Kommunikation. Stuttgart: Kohlhammer, 2012.

Schindelmeiser J. Neurologie für Sprachtherapeuten. 3. Aufl. München: Elsevier, 2016.

Schindelmeiser J. Anatomie und Physiologie für Sprachtherapeuten. 4. Aufl. München: Elsevier, 2018.

Thompson RF. Das Gehirn. Von der Nervenzelle zur Verhaltenssteuerung. 3. Aufl. Heidelberg: Spektrum Akademischer Verlag, 2015.

Trepel M. Neuroanatomie. Struktur und Funktion. 7. Aufl. München: Elsevier, 2017.

Willmes-von-Hinckeldey K. Akalkulie. In: Karnath HO, Hartje W, Ziegler W. Kognitive Neurologie. Stuttgart: Thieme Verlag, 2005.

Wilshire CE. Conduction Aphasia: Impaired Phonological Processing. In: Raymer AN, Gonzales Rothi LJ (Hrsg.) The Oxford Handbook of Aphasia and Language Disorders. New York: Oxford University Press, 2018.

Ziegler W, Vogel M, Gröne B, Schröter-Morasch H. Dysarthrie: Grundlagen – Diagnostik – Therapie. Stuttgart: Thieme, 1998.

Ziegler W, Vogel M. Dysarthrie: Verstehen – Untersuchen – Handeln. Stuttgart: Thieme, 2010.

Ziegler W. Physiologie und zentralnervöse Organisation des Sprechens und deren Veränderung unter Morbus Parkinson. In: Nebel A, Deuschl G. Dysarthrie und Dysphagie bei Morbus Parkinson. Stuttgart: Thieme, 2008.

Ziegler W. Sprechapraxie: Symptome und Erklärungen. Sprache Stimme Gehör 2010; 34 (3): 122–127.

KAPITEL

2

C. Simon, W. Kriegel

Neurologische Erkrankungen

Im Rahmen ihrer Tätigkeit in der Neurologie und Geriatrie wird die Sprachtherapeutin mit einer Vielzahl neurologischer und internistischer Erkrankungen konfrontiert. Einige sind von direkter Relevanz, da sie Sprach-, Sprech- und Schluckstörungen hervorrufen. Andere haben zumindest eine indirekte Relevanz, weil sie die Therapiefähigkeit und -belastbarkeit der Patienten beeinflussen können. Nur die wenigsten Patienten haben isoliert *eine* Diagnose, die Mehrheit hat eine Reihe von Diagnosen und Erkrankungen. In der Klinik findet eine enge Zusammenarbeit mit den Ärzten statt. Dafür müssen die grundlegenden Diagnosen und Untersuchungsmethoden bekannt sein und verstanden werden, um Zusammenhänge deuten zu können. Neben der Beschreibung der neurologischen Erkrankungen werden daher nachfolgend auch die wichtigsten Untersuchungsmethoden in der Neurologie erklärt.

2.1 Schlaganfall

Der Schlaganfall ist eine der häufigsten neurologischen Erkrankungen, die eine stationäre Behandlung erfordern. Aufgrund der unterschiedlichen Ursachen und verschiedenen Symptomkombinationen ist die Behandlung der Erkrankung eine große interdisziplinäre und interprofessionelle Aufgabe. Beteiligt sind hierbei sowohl Neurologen, Radiologen, Kardiologen, Neurochirurgen und Internisten, als auch Pflege, Sozialdienst, Physio- und Ergotherapeuten sowie Logopäden.

DEFINITION

Beim Schlaganfall kommt es aufgrund einer **umschriebenen Durchblutungsstörung des Gehirns akut zu einem umschriebenen neurologischen Defizit.**

2.1.1 Erscheinungsbild

Die klinische Erscheinungsform ist abhängig von der Lokalisation und Größe des betroffenen Areals. Symptome können halbseitige Lähmungen oder Gefühlsstörungen, Sprech-, Schluck- oder Sprachstörungen, Koordinations- oder Gangstörungen, Sehstörungen oder Bewusstseinsstörungen sein.

Ursache der zugrundeliegenden Durchblutungsstörung ist in 80 % der Fälle eine Ischämie, also eine Minderdurchblutung eines Hirnareals durch Verschluss eines intracraniellen Gefäßes. In diesem Fall spricht man von einem **Hirninfarkt** oder ischämischen Schlaganfall.

In 15 % entsteht die Störung durch eine Blutung in das Hirngewebe, also eine **Hirnblutung** bzw. einen hämorrhagischen Schlaganfall.

In 5 % kommt es zum Schlaganfall auf dem Boden einer **Subarachnoidalblutung** (SAB), also einer Blutung in den Raum zwischen der mittleren und der inneren Hirnhaut, der mit Hirnwasser (Liquor cerebrospinalis) gefüllt ist.

KLINISCHER HINTERGRUND

Die **Inzidenz** des Schlaganfalls liegt in Deutschland bei 260.000/Jahr. Er ist eine der häufigsten Todesursachen und die häufigste Ursache dauerhafter Behinderung.

2.1.2 Ursachen

Ursachen des Hirninfarkts

Zum Verschluss eines Hirngefäßes kann es durch eine **Embolie** kommen – die Verschleppung von Material durch den Blutstrom aus der vorgeschalteten Halsschlagader oder dem Herz. Zu den **arterioarteriellen Embolien** kommt es so z. B. bei Carotisstenosen, also Gefäßverengungen durch arteriosklerotische Veränderungen, oder einer Plaqueembolie aus dem Aortenbogen. Die **kardiogenen Embolien** werden hauptsächlich durch Vorhofflimmern hervorgerufen. Oft handelt es sich aber um sog. **mikroangiopathische Infarkte,** zu denen es durch einen lokalen Verschluss eines kleinen Hirngefäßes kommt. Diese Infarkte sind dementsprechend von ihrem Durchmesser klein, man nennt sie **Lakunen.** Seltenere Ursachen sind **hämodynamische Infarkte,** bei denen es bei einer schon länger bestehenden hochgradigen Stenose einer Halsschlagader durch niedrigen Blutdruck im sog. Grenzzonengebiet dahinter zu einer Minderdurchblutung kommt. Weitere seltene Ursachen sind Hirninfarkte bei entzündlichen Erkrankungen der Hirngefäße, also einer **Vaskulitis.**

Beeinflussbare Risikofaktoren des Schlaganfalls sind **Übergewicht, Bluthochdruck, Diabetes mellitus, Hypercholesterinämie** (➤ Kap. 3.1), **Nikotinkonsum und Vorhofflimmern** (➤ Kap. 3.2). Nicht beeinflussbare Risikofaktoren sind Alter, männliches Geschlecht und genetische Belastung.

Ursachen der Hirnblutung

Zu Hirnblutungen kommt es meist auf dem Boden eines **Bluthochdrucks.** Sonstige Ursachen sind z. B. Gefäßmissbildungen, Behandlung mit blutverdünnenden Medikamenten, eine Einblutung in einen Tumor, Drogeneinnahme (v. a. Kokain) oder eine Stauungsblutung bei Thrombose im venösen System (**Sinusvenenthrombose**).

Ursachen der Subarachnoidalblutung

Eine Subarachnoidalblutung (SAB) wird meist hervorgerufen durch Ruptur eines Gefäßes, welches im Subarachnoidalraum verläuft. Das austretende Blut breitet sich dann dort aus und drückt von außen auf das Gehirn. Im Gehirngewebe selbst liegt nicht zwangsläufig eine Blutung vor, es kann jedoch auch dazu kommen. In 85 % der Fälle ist die Ruptur eines **Aneurysmas** ursächlich, also einer Aussackung der Gefäßwand.

Als vermeidbare Risikofaktoren für eine Subarachnoidalblutung gelten **Bluthochdruck, Rauchen und übermäßiger Alkoholgenuss.**

2.1.3 Diagnostik

Craniales Computertomogramm (CCT)

Die wichtigste apparative Untersuchung bei Vorliegen eines Schlaganfalls ist das **craniale Computertomogramm (cCT),** vorzugsweise in Kombination mit einer Gefäßdarstellung **(CT-Angiografie).** Im CCT kann sofort zwischen einem Hirninfarkt (➤ Abb. 2.1) und einer Hirnblutung (➤ Abb. 2.2) unterschieden werden, was für die weitere Behandlung entscheidend ist. Eine Hirnblutung stellt sich unmittelbar dar. Ein Hirninfarkt ist in einem frühen CCT noch nicht zu erkennen, er demarkiert sich erst im Verlauf. Mit Infarktfrühzeichen kann nicht vor

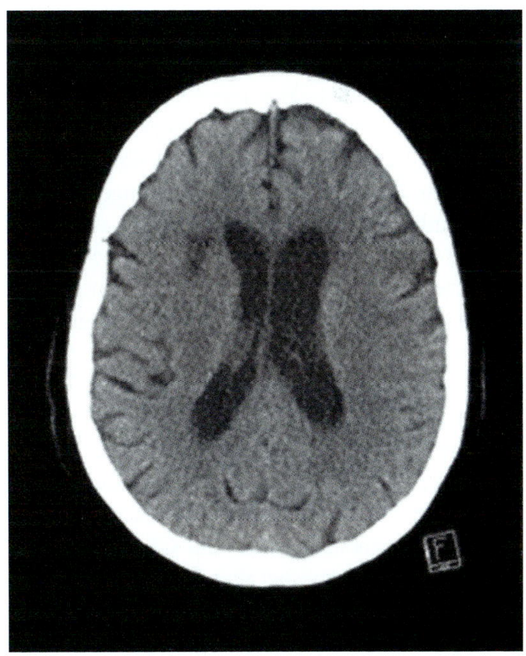

Abb. 2.1 CCT: Hirninfarkt [T181]

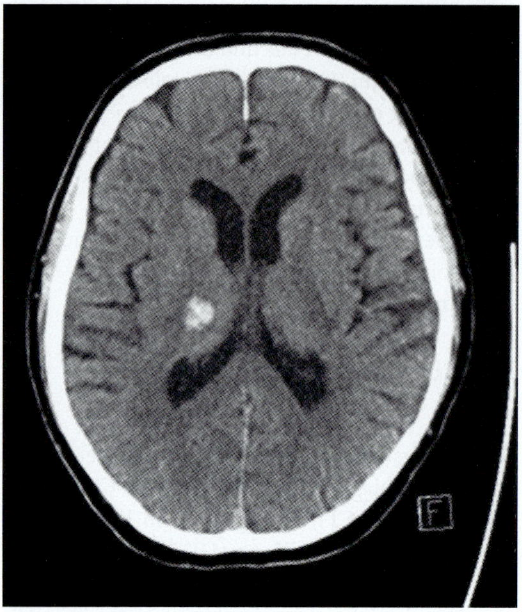

Abb. 2.2 CCT: Hirnblutung [T181]

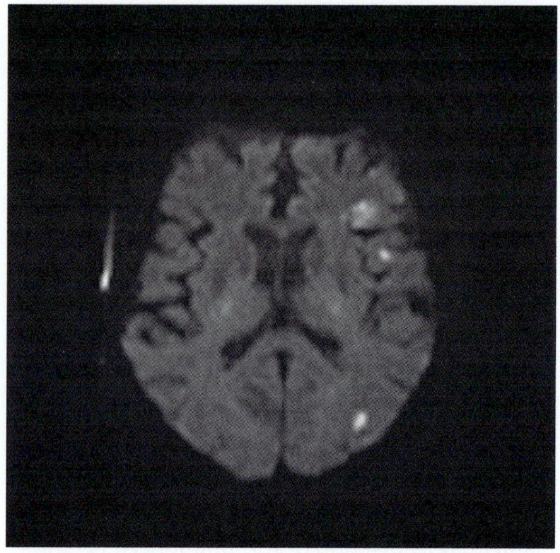

Abb. 2.3 cMRT: Darstellung multipler Hirnembolien [T181]

2 Stunden nach Auftreten der Symptome gerechnet werden. In der CT-Angiografie stellen sich Verschlüsse größerer Hirngefäße dar, die speziell behandelt werden können.

Craniales Kernspintomogramm (cMRT)

Das **craniale Kernspintomogramm (cMRT, ➤** Abb. 2.3) ist deutlich sensitiver als das CCT, jedoch insbesondere im Notfall geringer verfügbar. Das cMRT ist bei besonders kleinen Ischämien oder Ischämien im vertebrobasilären Stromgebiet dem CCT deutlich überlegen. Außerdem lässt es manchmal die genauere Zuordnung der Ätiologie zu, z. B. aufgrund der Verteilung der ischämischen Bezirke oder bei Darstellung weiterer klinisch stummer Ischämien.

CT-Angiografie

Zur Ursachenabklärung des Schlaganfalls ist eine Gefäßdarstellung erforderlich. Diese erfolgt in der Akutsituation in den ersten Stunden nach Auftreten des Schlaganfalls heute meist mit **CT-Angiografie,** da die weitere Therapie bei allen Formen des Schlaganfalls vom Vorliegen eines pathologischen Gefäßbefundes abhängt. So ist im Fall eines Hirninfarktes bei Verschluss eines größeren intracraniellen Gefäßes eine spezielle Therapie (**mechanische Rekanalisation, ➤** Kap. 2.1.4) erforderlich. Im Fall einer SAB kann bei Darstellung des rupturierten Aneurysmas eine interventionelle oder operative Ausschaltung des Aneurysmas erfolgen (➤ Kap. 2.1.4).

Digitale Subtraktionsangiografie (DSA)

Falls eine mechanische Rekanalisation erforderlich ist, erfolgt diese über eine **digitale Subtraktionsangiografie (DSA, ➤** Abb. 2.4), die auch konventionelle Angiografie genannt wird. Ein Katheter wird nach Punktion der Leistenarterie bis in die Hirnschlagadern geschoben und Kontrastmittel injiziert. Wenn sich der Verschluss bestätigt (➤ Abb. 2.4), kann dieses diagnostische Verfahren direkt als therapeutisches umgewandelt werden und im gleichen Eingriff wird mit speziellen Kathetern der Thrombus entfernt. Mit der DSA können außerdem Aneurysmen diagnostiziert werden, woran sich ein Coiling (➤ Kap. 2.1.4) des Aneurysmas anschließen kann, wenn es diesem Verfahren zugänglich ist. *Rein* diagnostisch wird die DSA eingesetzt, um Vaskulitiden nachzuweisen.

Die **Ultraschalluntersuchung der hirnversorgenden Gefäße (Duplexsonografie der extra- und intracraniellen Gefäße)** dient ebenfalls der Ursachenfindung und ist durch die CT-Angiografie nicht zu ersetzen. Besser als die CT-Angiografie stellt sie z. B. die Relevanz einer Carotisstenose dar. Sie ist als

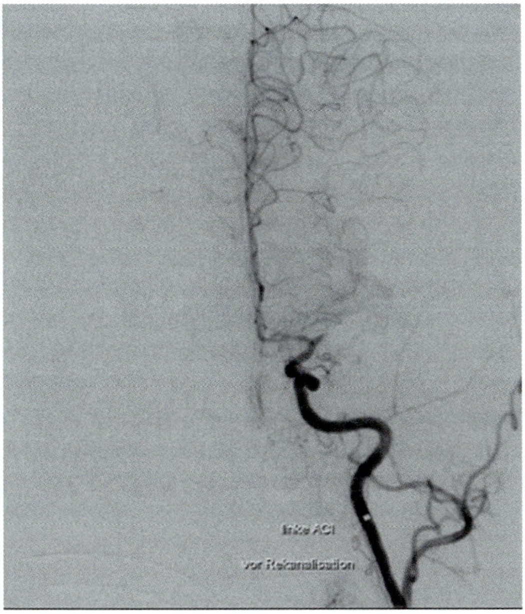

Abb. 2.4 DSA mit Verschluss der A. cerebri media [T181]

Bedside-Untersuchung auch bei nicht transportablen Patienten möglich und kann, da sie nicht mit einer Kontrastmittelgabe oder Strahlenbelastung verbunden ist, wiederholt z. B. zur Verlaufsuntersuchung eingesetzt werden. Sie dient z. B. auch der Kontrolle einer Rekanalisation einer Carotisdissektion oder eines intracraniellen Gefäßverschlusses. Außerdem kann die Kollateralisation, also die Ausbildung von Umgehungskreisläufen bei Verschluss eines Gefäßes, dargestellt werden. Bei der SAB kann mit transcranieller Doppel- oder Duplexsonografie ein komplizierender Vasospasmus, also eine krampfartige Verengung der intracraniellen Gefäße, frühzeitig entdeckt werden.

Elektrokardiogramm (EKG)

Die Diagnostik zur Klärung der Frage nach einer Emboliequelle im Herzen umfasst einerseits Untersuchungen des Herzrhythmus, andererseits der Herzstruktur. Wichtig ist es, ein Vorhofflimmern festzustellen, da sich hier mit der Antikoagulation (Blutverdünnung) ein weiterer, vielleicht noch ausgeprägterer Hirninfarkt verhindern lässt. Mit einem normalen **Elektrokardiogramm (EKG)** erfasst man ein permanentes Vorhofflimmern, während für die Detektion eines intermittierenden Vorhofflimmerns ein **Langzeit-EKG** über 24 Stunden oder länger benötigt wird. In Einzelfällen wird sogar eine dauerhafte Ableitung in Form eines *Event-Recorders* implantiert. Die Herzstruktur wird mit einer **transthorakalen (TTE) oder transösophagealen Echokardiographie (TEE)** untersucht. Hier interessieren z. B. ein Thrombus im Vorhof oder spezielle Veränderungen der Vorhofscheidewand.

Laboruntersuchung

Laboruntersuchungen erfolgen mit der Fragestellung der vaskulären Risikofaktoren (Diabetes mellitus, Hypercholesterinämie), einer Gerinnungsstörung oder rheumatologischer Veränderungen mit Gefäßentzündungen als Ursache des Hirninfarktes.

2.1.4 Therapie

Therapie des Hirninfarktes

Bei der Therapie des Hirninfarktes hat die **Akuttherapie in den ersten Stunden** eine besondere Rolle. Nur in den ersten Stunden nach dem Hirninfarkt kann durch eine Wiedereröffnung des verschlossenen Gefäßes das Gewebe gerettet werden. Deshalb muss in dieser Zeit der Patient rasch in eine qualifizierte Klinik eingewiesen und dort schnell die erforderliche Diagnostik und adäquate Therapie eingeleitet werden. Nach der neurologischen Untersuchung und Blutabnahme erfolgt sofort ein CCT mit einer CT-Angiografie. Hierin wird einerseits eine Hirnblutung ausgeschlossen, andererseits die Frage nach einem Verschluss eines größeren Gefäßes geklärt.

In den ersten 4,5 Stunden nach Eintritt des Hirninfarktes kann das Gefäß durch eine sog. **systemische Lysetherapie** rekanalisiert werden. Hierbei handelt es sich um die Gabe eines Medikamentes, das über eine Stunde in einer vom Körpergewicht abhängigen Dosierung intravenös über einen Perfusor gegeben wird. Diese Behandlung kann jedoch nur gegeben werden, wenn einerseits das Ausmaß der Symptomatik eine Behandlung rechtfertigt und andererseits keine Kontraindikationen bestehen. Dies könnten z. B. eine bestehende orale Antikoagulation, ein vor kurzem aufgetretener Hirninfarkt oder schwere Operation bzw. Magenblutung sein. Die häufigste Ursache ist jedoch, dass der Patient zu spät die Klinik erreicht. Der Effekt der systemischen Lyse ist erheblich zeitabhängig. So muss man in der

Zeit bis 90 Minuten nach Eintritt des Hirninfarktes statistisch drei Patienten behandeln, um für einen Patienten später funktionelle Unabhängigkeit zu erreichen. Innerhalb von 3 Stunden sind hierfür schon 7, innerhalb 4,5 Stunden 13 Patientenbehandlungen erforderlich (Hacke et al. 2008).

Hat sich in der CT-Angiografie ein Verschluss z. B. im Endabschnitt der A. carotis interna oder in der A. cerebri media gezeigt, kann innerhalb von 6 Stunden nach Auftreten des Hirninfarktes eine sog. **mechanische Rekanalisation** erfolgen. In letzter Zeit wird diskutiert, dass in speziellen Fällen der Eingriff auch noch zu einem späteren Zeitpunkt bis zu 24 Stunden sinnvoll ist. Bei der mechanischen Rekanalisation wird mit einem Katheter, der über die Leistenarterie eingeführt und bis in die verschlossene Hirnschlagader geschoben wird, der verlegende Thrombus entfernt. Diese Behandlung wird durch einen neuroradiologischen Spezialisten durchgeführt. Auch hierbei gilt, dass der Behandlungseffekt abhängig ist von der Zeit seit Auftreten des Schlaganfalls. Wenn keine Kontraindikationen bestehen, erfolgt unmittelbar vor der mechanischen Rekanalisation die o. g. systemische Rekanalisation.

Die spätere Gabe von blutverdünnenden Medikamenten, also ASS, Clopidogrel oder Antikoagulanzien, dient beim Hirninfarkt der **Sekundärprophylaxe.** Das heißt, dass diese Medikamente gegeben werden, um das Risiko eines weiteren Hirninfarkts zu minimieren. **Antikoagulanzien,** also Marcumar oder die neuen oralen Antikoagulanzien (NOAK), werden im Fall einer kardiogenen Hirnembolie bei Vorhofflimmern gegeben. Alle anderen Patienten mit Hirninfarkt erhalten eine **Thrombozytenfunktionshemmung** (Blutverdünnung über Hemmung der Verklumpung von Blutplättchen) mit ASS oder Clopidogrel. Auch die Gabe eines Statins, also eines Cholesterinsenkers, ist indiziert, falls das LDL > 70 mg/dl liegt. Außerdem ist eine konsequente **Kontrolle der vaskulären Risikofaktoren** (Bluthochdruck, Diabetes mellitus, Nikotinkonsum, Hypercholesterinämie) erforderlich. Im Fall einer ursächlichen Karotisstenose erfolgt zur Sekundärprophylaxe eines weiteren Infarktes eine Operation der verengten Halsschlagader oder in speziellen Fällen ein Stenting, also die interventionelle Platzierung eines Stents in die Engstelle.

Therapie der Hirnblutung

In den meisten Fällen ist eine arterielle Hypertonie ursächlich. Die wesentliche Therapie besteht dann darin, die **Blutdruckwerte** rasch auf möglichst unter 140 mm Hg systolisch zu senken. Blutverdünnende Medikamente in der Hausmedikation werden sofort pausiert. Im Fall einer Hirnblutung unter **Antikoagulanzien wird deren Wirkung ggf. antagonisiert. Hierunter versteht man, dass die Wirkung der Blutverdünner durch Gabe eines speziellen anderen Medikaments aufgehoben wird.** Eine neurochirurgische Operation kann in individuellen Fällen indiziert sein, wobei das Hämatom entfernt oder eine externe Ventrikeldrainage gelegt wird, d. h. eine Ableitung von Blut oder Hirnwasser von den inneren Hirnwasserkammern aus dem Schädelinneren nach außen.

Wichtig ist, dass frühzeitig eine Gefäßmissbildung und eine Stauungsblutung bei Sinusthrombose ausgeschlossen werden, da in diesen Fällen ein anderes Vorgehen erfolgen muss. Gefäßmissbildungen müssen evtl. neurochirurgisch oder interventionell ausgeschaltet werden. Im Fall einer Stauungsblutung bei Sinusthrombose ist – trotz der Blutung und entgegen allen anderen Therapien bei Hirnblutungen – eine blutverdünnende Therapie mit Heparin indiziert, da sie darauf beruht, dass das Blut im venösen System nicht abfließt.

Therapie der Subarachnoidalblutung

Im Fall einer SAB wird umgehend nach einem ursächlichen Aneurysma gefahndet, wozu neben der CT-Angiografie die DSA (digitale Subtraktionsangiografie, ➤ Kap. 2.1.3) eingesetzt wird. Anschließend wird das Aneurysma ausgeschaltet, um eine potenziell tödlich verlaufende Rezidivblutung zu verhindern. Je nach Lokalisation und Struktur des Aneurysmas erfolgt dies **interventionell** *(Coiling)* oder **operativ** *(Clipping).*

Anschließend wird der Patient auf einer Intensivstation streng überwacht, da es zu gefährlichen Komplikationen wie Vasospasmen oder einem Hydrozephalus kommen kann. Falls kein Aneurysma gefunden wurde, muss diese Überwachung identisch erfolgen. In diesem Fall muss aber nach einigen Wochen erneut intensiv mit einer DSA nach einem Aneurysma gesucht werden, um die Gefahr einer Rezidivblutung zu bannen.

EXKURS

Therapie eines Aneurysmas

Beim *Coiling* werden winzige, platinbeschichtete Metallspiralen (*Coils*) über einen, von der Leistenarterie bis in das Aneurysma vorgeschobenen Katheter, in der Aussackung abgesetzt. Der Hohlraum des Aneurysmas thrombosiert im Anschluss und wird nicht mehr von Blut durchflossen. Dadurch wird die Gefahr einer weiteren Blutung gebannt. Beim *Clipping* wird in einer offenen neurochirurgischen Operation eine Metallklammer an die Basis der Hirngefäßerweiterung aufgesetzt und so der Zufluss in das Aneurysma gestoppt.

2.1.5 Behandlung auf der Stroke Unit

Im Anschluss an evtl. Akuttherapien kommt der Hirninfarktpatient direkt oder ggf. nach einem erforderlichen Intensivaufenthalt auf die Stroke Unit. Hier werden auch alle anderen Patienten mit Schlaganfällen aufgenommen, die in den letzten 3 Tagen aufgetreten sind bzw. sich klinisch weiter oder wieder verschlechtern und nicht intensivmedizinisch oder neurochirurgisch behandelt werden müssen. Es handelt sich also um Patienten mit akutem Hirninfarkt oder Patienten mit Hirnblutungen oder SAB, die konservativ behandelt werden und (zunächst) keiner operativen Behandlung bedürfen.

DEFINITION

Die **Stroke Unit** („Schlaganfall-Einheit") ist eine auf Schlaganfall-Patienten spezialisierte Abteilung in einem Krankenhaus. Hier kümmert sich ein Team aus verschiedensten Fachleuten um die gesamte Versorgung des Patienten – von der Akuttherapie über die frühe Rehabilitation bis hin zu sozialdienstlichen Leistungen. Das verbessert die Überlebenschancen und kann oft Folgeschäden verhindern.

Die Kriterien einer Stroke Unit wurden von der Deutschen Schlaganfall Gesellschaft (DSG) definiert und sollten regelmäßig im Rahmen eines Zertifizierungsverfahrens überprüft werden. Die Zertifizierung einer Stroke Unit weist das Vorhandensein der erforderlichen Qualitätsstandards nach. Stroke Units verfügen über eine personelle Ausstattung mit spezialisiertem Fachpflegepersonal und einen in der Schlaganfallbehandlung erfahrenen Neurologen. Außerdem liegt eine Geräteausstattung vor, die es z. B. ermöglicht, craniale Computer- oder Kernspintomografien und aussagekräftige Gefäßdarstellungen durch radiologische Methoden und kompetente Ultraschalluntersuchungen jederzeit umgehend durchzuführen.

Auf der **Stroke Unit** werden parallel mehrere Ziele verfolgt:

- Monitoring mit Blutdruckmessung, EKG, Temperatur, Sauerstoffsättigung, Atemfrequenz etc. zur Erkennung und Behandlung von vaskulären Risikofaktoren und frühen Komplikationen
- differenzialdiagnostische Abklärung von Schlaganfallursachen, z. B. Carotisstenose oder Vorhofflimmern
- Einleitung einer entsprechenden Sekundärprophylaxe
- frühe Rehabilitationsmaßnahmen durch Logopädie, Ergo- und Physiotherapie
- multiprofessionelle Prüfung des Rehabilitationspotenzials und Beantragung einer angepassten Rehabilitationsform durch den Sozialdienst

Die Behandlung auf der Stroke Unit hat seit ihrer Einführung Mitte der 90er Jahre die Schlaganfallbehandlung gravierend verbessert. Dies konnte auch in Studien nachgewiesen werden. So ergaben wissenschaftliche Untersuchungen, dass Patienten, die auf Stroke Units behandelt wurden, nach einem Jahr hochsignifikant häufiger überlebt hatten (21 % weniger Todesfälle) und auch im Hinblick auf ihre Behinderung signifikant besser abschnitten (13 % weniger Abhängigkeit von anderen; Stroke Unit Trialists' Collaboration 2007; van Wijngaarden et al. 2009). Diese sinkende Todes- und Abhängigkeitsrate ist auch 10 Jahre nach Behandlung auf der Stroke Unit noch nachweisbar.

Durch die Möglichkeit der mechanischen Rekanalisation sind zwar für die Betroffenen bahnbrechende Erfolge zu verzeichnen, aber das Stroke Unit-Konzept kann eine viel größere Patientenzahl erreichen und bleibt daher auch weiterhin für die meisten die wichtigste Schlaganfalltherapie. Von allen Hirninfarkten erhalten etwa 20 % eine systemische Lysetherapie und 5 % kommen für eine mechanische Rekanalisation in Frage, während ca. 90 % von den Vorteilen der Behandlung auf einer Stroke Unit profitieren.

Das Grundsätzliche der Behandlung auf der Stroke Unit besteht darin, dass ein **multidisziplinäres und multiprofessionelles Team** aus Ärzten verschiedener Fachrichtungen, Pflegepersonal, therapeutischem Personal mit Logopädinnen, Ergo- und Physiotherapeutinnen den Patienten gleichzeitig diagnostisch und therapeutisch behandelt. Der Patient

2

wird klinisch mehrmals am Tag vom Stationsarzt neurologisch untersucht, um klinische Veränderungen umgehend feststellen zu können.

EXKURS

Die neurologische Untersuchung

Der Neurologe prüft in seiner körperlichen Untersuchung die Motorik und Sensibilität der Gliedmaßen und des Gesichts. Außerdem prüft er die verschiedenen Hirnnerven, Reflexe und die Bewegungskoordination. Während er den Patienten untersucht, achtet er auf Mimik, Gestik, die Sprache, das Sprechen, Stimme und Atmung. Außerdem überprüft er die Orientierung zu Person, Zeit und Ort durch entsprechende Fragen. Folgende Versuche führt er durch:

- Hirnnervenstatus: N. facialis (Gesichtsmuskulatur), N. hypoglossus (Zungenbeweglichkeit), N. vagus / N. glossopharyngeus (Gaumensegelbeweglichkeit)
- Überprüfung von Paresen:
  - Armhalteversuch: bei geschlossenen Augen beide Arme mit den Handflächen nach oben nach vorne ausgestreckt halten
  - Beinhalteversuch: beide Beine um 90°angewinkelt halten
  - Kraftprüfung von Armen und Beinen: gegen einen Widerstand beugen und strecken, Hände kräftig drücken
- Muskeleigenreflexe (Patella-Sehnen-Reflex, Achillessehnenreflex): zur Unterscheidung zwischen peripherer und zentraler Lähmung; sind die Reflexe gesteigert deutet es auf eine zentrale, bei gehemmten / aufgehobenen Reflexen auf eine periphere Schädigung hin
- Pyramidenbahnzeichen: Babinski-Reflex (ist pathologisch, wenn sich beim Streichen über die Fußunterseite die Großzehe hebt), deutet auf eine zentrale Störung hin
- Prüfung von Ataxie:
  - Finger-Nase-Versuch: bei geschlossenen Augen mit dem Zeigefinger auf die Nase gehen
  - Knie-Hacke-Versuch: mit der Ferse aufs Knie gehen und das Schienbein entlangfahren
- Steh- und Gangprüfung

Der Patient wird **monitorüberwacht,** was bedeutet, dass Vitalparameter durch ein angelegtes EKG, einen Clip zur Messung der Sauerstoffsättigung an einem Finger sowie regelmäßige Blutdruckmessung über eine Manschette am Oberarm usw. gemessen und über einen Monitor abgelesen werden können. So werden Abweichungen von den Normwerten schnell erkannt und können entsprechend behandelt werden. Es erfolgt eine optimale Einstellung von Blutdruck, Puls, Sauerstoffsättigung und Atmung. Auch ein erhöhter Blutzuckerspiegel wird gesenkt. Zeitnah nach Aufnahme erfolgt die Überprüfung des Schluckvermögens, was entweder durch die Sprachtherapeutin erfolgt oder durch diesbezüglich geschultes Pflegepersonal (➤ Kap. 11.4.3).

Regelmäßige Laborkontrollen und Kontrollen von Flüssigkeitszufuhr und -ausfuhr dienen der Überwachung des Wasserhaushalts. Eine Gabe von physiologischer Kochsalzlösung erfolgt in den ersten 12–24 Stunden nahezu immer. Später ist sie erforderlich, wenn der Patient selbst nicht in der Lage ist, seinen Flüssigkeitsbedarf oral zu decken. Außerdem erfolgen Fiebersenkung bei Temperaturen über 37,5° Celsius, bei Bedarf eine antibiotische Therapie und eine O_2-Gabe. Regelmäßige Lagerung, aktivierende Pflege sowie frühe Mobilisation dienen der Vermeidung von Dekubitus, Beinvenenthrombosen und Aspirationspneumonie. Eine Blutzuckertherapie erfolgt bei Bedarf.

Die Patienten erhalten eine **umfassende Diagnostik.** Ärzte verschiedener Fachrichtungen (Neurologen, Radiologen, Kardiologen, Internisten, Gefäßchirurgen und Neurochirurgen) arbeiten hierbei zusammen. Auf möglichst kurzem Weg werden die nötigen Untersuchungen veranlasst und durchgeführt. Nach der Akuttherapie dienen die weiteren Untersuchungen angrenzender Fachdisziplinen der Ursachenabklärung des Schlaganfalls oder der Diagnostik und Behandlung von Komplikationen. Am EKG-Monitor kann in täglichen Monitorvisiten permanentes oder intermittierendes Vorhofflimmern festgestellt werden.

In jedem Fall gehört zur Basistherapie auf der Stroke Unit die **intensive Frührehabilitation.** Neben den Pflegekräften, die in der täglichen Versorgung die Schlaganfallpatienten nach entsprechenden Konzepten mobilisieren, anleiten und fördern, sind es die Sprach-, Ergo- und Physiotherapeuten, die im Fall entsprechender Defizite auf ihrem Gebiet die Patienten therapieren. Kernstück ist hier die Arbeit der Sprachtherapeutinnen, da v. a. die Schluckfähigkeit Basiskompetenz für weitere therapeutische Möglichkeiten ist. So ist die Frage, ob die Ernährung in absehbarer Zeit wieder selbstständig möglich sein wird oder eine nasogastrale Sonde oder perkutane Gastrostomie (PEG-Sonde, ➤ Kap. 11.5.3) erforderlich ist, relevant. Auch die Medikamentengabe zur Blutdruck- oder Blutzuckereinstellung ist von der Schluckfähigkeit abhängig.

INTERDISZIPLINÄR

Visite auf der Stroke Unit

Ein therapeutisches Grundprinzip einer Stroke Unit ist die Abstimmung der verschiedenen Berufsgruppen im Rahmen der täglichen gemeinsamen Visite. Dies ist in den Voraussetzungen für die Zertifizierung einer Stroke Unit zwar nicht vorgeschrieben, hat sich bei uns jedoch als hocheffektiv und zeitsparend erwiesen. So kann bereits in der kurzen gemeinsamen Visite einerseits das jeweilige neurologische Defizit konkret von den verschiedenen Berufsgruppen beurteilt und andererseits das Rehabilitationsziel und -potenzial eingeschätzt werden. Die Visite wird durch eine Mitarbeiterin des Sozialdiensts ergänzt, sodass eine frühe Entlassung oder rehabilitative Nachbehandlung in Absprache mit dem Team geplant werden kann. Die Aufklärung des Patienten und seiner Angehörigen zur Schlaganfallerkrankung und -behandlung sowie Vermeidung eines Rezidivschlaganfalls erfolgt während der Visite oder im Rahmen einer weiteren ärztlichen Visite am Nachmittag.

Meist verbleiben die Schlaganfallpatienten einige Tage auf der Stroke Unit. Entscheidend für die Aufenthaltsdauer sind meist die Schwere des Schlaganfalls, Ausdehnung des geschädigten Gewebes, Komplikationen wie z. B. eine Aspirationspneumonie, ein therapeutisch schwer einstellbarer Bluthochdruck oder eine fluktuierende Symptomatik und deren Behandlung. Bei manchen Schlaganfallpatienten muss innerhalb der ersten Behandlungstage mit einer Verschlechterung durch ein Hirnödem, also eine weitere Schwellung des erkrankten Gewebes oder seiner unmittelbaren Umgebung, gerechnet werden. Es kann dadurch zu lebensbedrohlichen Zuständen kommen, dass das kranke Hirngewebe das gesunde verdrängt und wegen des begrenzten Raums im Schädelinneren lebenswichtige Strukturen eingeklemmt werden. In einem solchen Fall ist u. U. eine rasche neurochirurgische Operation erforderlich, weshalb die Patienten intensiv überwacht werden müssen.

Nach der Stroke Unit folgt für die Patienten je nach Gesamtsituation die Entlassung nach Hause oder in ein Pflegeheim, die Verlegung auf die Normalstation oder in eine Rehabilitationsklinik. Bei Patienten, bei denen die Ursache eines Hirninfarktes eine hochgradige Carotisstenose ist, erfolgt ggf. zeitnah die Verlegung in die Gefäßchirurgie zur Operation, um einen weiteren Hirninfarkt im gleichen Gefäßterritorium zu verhindern.

2.2 Schädel-Hirn-Trauma (SHT)

Schädel-Hirn-Traumen (SHT) zählen zu den häufigsten Ursachen für Todesfälle junger Menschen und für schwerwiegende Behinderungen. Straßenverkehr, bestimmte Sportarten und häusliche Unfälle sind die wesentlichen Auslöser.

2.2.1 Erscheinungsbild

Das Gehirn ist durch eine **knöcherne Kapsel,** den Schädel und durch die Aufhängung in einer dämpfenden Flüssigkeit, dem **Liquor cerebrospinalis,** der den Schädel von innen und außen umgibt, gut gegen alltägliche Stöße geschützt. Ab einer gewissen Stärke kommt es jedoch zu einem Anprall des Gehirns an den Schädel und auf der Gegenseite zu einem Unterdruck mit Zerreffekt an der Hirnoberfläche (**Coup und Contre-Coup**) sowie zu einer Funktionsstörung zentraler Hirnstrukturen. Folge ist i. d. R. eine **Bewusstlosigkeit.** Deren Dauer ist u. a. Maßstab für eine mögliche Einteilung nach Schweregraden. So ist eine Bewusstlosigkeit bis zu 5 Minuten typisch für ein leichtes SHT Grad 1, korrelierend mit dem Begriff Commotio cerebri, bis zu 1 Stunde für ein mittelschweres SHT Grad 2, und darüber hinaus für ein schweres SHT Grad 3.

Auch die Dauer einer anterograden Amnesie (➤ Kap. 4.7.2), also der Zeitraum, in dem keine frischen Gedächtnisinhalte gespeichert werden können, korreliert mit dem Schwergrad.

Zur primären standardisierten Beurteilung von SHT-Patienten wird die **Glasgow-Coma-Scale (GCS**, Teasdale & Jennet 1974) verwendet. Sie fragt drei Items ab:

1. beste verbale Antwort auf Ansprache
2. beste motorische Reaktion
3. Ausmaß des Augenöffnens

Für jede Reaktion wird ein Punktwert vergeben. Der Summenscore kann schließlich Werte von 3–15 erreichen, wobei 3 tiefstes Koma und 15 völlige Reagibilität bedeuten.

Bei einem SHT Grad 1 geht man von keiner bzw. minimalen organischen Schädigung und einer baldigen vollständigen Erholung aus, bei einem SHT 2 von einer überwiegenden Rückkehr in das alte Leben nach längerer Rehabilitation, bei einem SHT 3 von einer bleibenden schwereren Behinderung ohne Rückkehraussicht in das Berufsleben.

Als wesentliche Komplikationen und speziellen Verletzungsmuster, die ein operatives Eingreifen erforderlich machen, sind zu erwähnen:

Epidurales Hämatom

Eine temporale Schädelfraktur kann eine **Arterie verletzen,** die die harte Hirnhaut versorgt. Es blutet aus ihr arteriell, was zu einem schnell wachsenden Hämatom zwischen harter Hirnhaut und Schädel führt. Dieses drückt auf das Gehirn und führt zu einer Verschiebung des Gehirns zur anderen Seite und nach „unten". Typische Symptome sind eine „sekundäre" Eintrübung nach anfänglich gutem Erwachen und eine einseitig weite Pupille als Folge eines Drucks auf den gleichseitigen Nervus ophthalmicus. Eine wirklich sofortige Entlastung über ein **Bohrloch** rettet nicht nur das Leben des Patienten, sondern verschafft ihm auch eine sehr gute Erholungsprognose, da diese Komplikation meist bei nicht so schweren SHT mit nur geringer Verletzung des Gehirns selbst auftritt.

Subdurales Hämatom

Hierbei entsteht eine Blutung aus der weichen Hirnhaut und der Hirnoberfläche. Sie ist meist verbunden mit einer darunterliegenden Kontusion. Auch hier ist die sofortige Entlastung lebensrettend, die Erholungsprognose meist nicht ganz so günstig.

Kontusion und Kontusionsblutung

Eine umschriebene Hirnschädigung nennt man Kontusion. Das geschädigte Gewebe reagiert mit Einblutung und Ödembildung. Hat die Einblutung eine gewisse Größe und Kompaktheit erreicht, spricht man von einer Kontusionsblutung. Überschreitet sie eine gewisse Größe, muss sie ebenfalls operativ entfernt werden.

Apallisches Syndrom

Wenn der Hirndruck zunimmt, verschiebt sich das Gehirn nach unten in Richtung der einzigen größeren Schädelöffnung, des Foramen magnum. Der Hirnstamm wird dadurch massiv gedrückt und stellt von oben nach unten zunehmend seine Funktion ein. Die Hirnstammreflexe und zum Schluss der Atemantrieb fallen nacheinander aus. Bei einer Druckerhöhung, die nicht zum Tode führt, bleiben oft die aufsteigenden Bahnen des sog. retikulären Systems anhaltend geschädigt, deren Intaktheit essenziell für das bewusste Erleben ist. Zusammen mit der massiven Großhirnschädigung, die ja auch besteht, kommt es dann häufig zum sog. apallischen Syndrom (**persistent vegetative state**) bei dem sich die Hirnstammfunktionen wieder erholen, alle höheren Hirntätigkeiten, v. a. die bewusste Reaktion auf Umweltreize und die aktive Kontaktaufnahme mit der Umwelt weitest gehend verloren bleiben. Mitunter kann man – manchmal nur mit Hilfe technischer Untersuchungen – eine gewisse Reagibilität nachweisen (**minimal conscious state,** ➤ Kap. 11.8).

2.2.2 Diagnostik

Ein SHT ist in einer Unfallsituation immer dann anzunehmen, wenn eine sichtbare Schädelverletzung, eine Bewusstseinstrübung oder Verwirrtheit vorliegen.

Ihr Vorliegen bedingt eine stationäre Untersuchung, i. d. R. unter Einschluss eines CCTs bzw. bei weiteren Verletzungen einer sog. **Traumaspirale,** eines Ganzkörper-CTs.

EXKURS

Sehr oft ziehen SHT **gutachterliche Fragestellungen** nach sich. In diesem Rahmen ist dann neben testpsychologischen Untersuchungen oft die Durchführung eines cMRTs sinnvoll, da es Läsionen gibt, die dem CCT oft entgehen, und als „diffuser axonaler Schaden" in jüngerer Vergangenheit beschrieben worden sind. Dabei kommt es zu Zerreißungen von Nervenfasern zentral im Gehirn, die mit Mikroblutungen einhergehen, die dann nur im MRT gesehen werden können. Klinisch fallen die Patienten durch eine lang anhaltende Hyporeagibilität auf, anfangs oft sogar mit einem „akinetischen Mutismus", einem Zustand, in dem der Patient auf Ansprache nicht reagiert, jedoch offensichtlich das Gesagte mitbekommt und versteht.

Auch geht man inzwischen davon aus, dass auch leichte SHT subklinische Schäden hinterlassen, die sich bei wiederholtem Eintreten, z. B. bei Football- oder Fußballspielern oder Boxern addieren und zu bleibenden Ausfällen führen können.

2.2.3 Therapie

Für die Primärversorgung ist die Sicherstellung eines ausreichenden arteriellen Drucks und einer ausreichenden Oxygenierung (Sauerstoffsättigung) wichtig, bei Koma nur durch eine Intubation zu erreichen, da sich sonst bei schwereren SHT die Prognose sehr verschlechtern kann.

Neben dem Ausmaß der primären Schädigung ist für den Outcome nach mittel- bis schwerem SHT die Höhe des **intrakraniellen Drucks** während der Intensivbehandlung ausschlaggebend, der möglichst gering gehalten werden muss.

Dazu dienen Kopfhochlagerung von 30°, Analgosedierung (Beruhigung mit Schmerzmitteln), um Pressen etc. zu vermeiden, ein ausreichender systolischer RR von sicher > 90 mmHg, eine ausreichende Sauerstoffversorgung und die Verhinderung epileptischer Anfälle.

Oft werden Drucksonden unter die Hirnhaut oder intraventrikuläre Ableitungen zur kontinuierlichen Überwachung dieses Hirndrucks gelegt.

EXKURS

Ist die Druckerhöhung so stark, dass der Hirnstamm irreversibel geschädigt wird, tritt der sog. **Hirntod** ein. Dieser künstlich nur durch den Einsatz von invasiver Beatmung und Kreislaufstützung mögliche Zustand ist gekennzeichnet durch den irreversiblen Verlust der integrativen, d. h. der Steuerfunktion des Gehirns, und nicht identisch mit dem Tod jeder einzelnen Gehirnzelle. Er wird als irreversibles Erlöschen der einstigen Person angesehen und ist die prinzipielle Voraussetzung für eine Organspende. Er muss durch wiederholte klinische und/oder technische Zusatzuntersuchungen von zwei unabhängigen, mit der Neurointensivmedizin vertrauten Fachärzten festgestellt werden und ist dann sehr sicher. Da SHT-Patienten oft recht jung sind und beim Fehlen einer polytraumatischen Schädigung von weiteren Organen daher sehr gut als Organspender geeignet sind, sollte das Thema nach der Hirntodfeststellung unbedingt von den Behandlern ins Auge gefasst werden. Hat der SHT-Patient einen Organspenderausweis, kann die Entnahme dementsprechend erfolgen, sonst müssen die Angehörigen nach dem mutmaßlichen Willen des Patienten befragt werden und ihr Einverständnis geben.

Kann der Patient von der Beatmung entwöhnt werden, und wacht er schließlich zunehmend auf, offenbaren sich meist erst dann die vom Trauma hervorgerufenen Ausfälle. Ist das Sprachzentrum betroffen, ist jetzt auch die Sprachtherapeutin gefragt. An die Akutphase schließt sich i. d. R. eine lange Reha-Behandlung an.

Bei oft jungen Patienten und einer insgesamt besseren Rückbildungsprognose der Ausfälle z. B. gegenüber dem Schlaganfall, kommt es durch die Reha oft zu ganz erheblichen Verbesserungen.

2.3 Hirntumoren

Ein wesentliches Merkmal ist, dass Hirntumoren in einem eng begrenzten, starren Raum wachsen, der von einer harten Schale, dem Schädel, umgeben ist. Daher kann das Gehirn nicht ausweichen und es kommt bei entsprechender Größe des Tumors oft frühzeitig zu einer Druckerhöhung im Innern des Schädels. Tumoren, die nicht vom Hirngewebe, sondern z. B. von Hirnhäuten oder dem Knochen ausgehen, führen ebenfalls zu klinischen Ausfallserscheinungen und können lebensgefährlich sein.

Ein anderer Aspekt ergibt sich aus der Tatsache, dass es im Gehirn selbst keine wirklich abgegrenzten Kompartimente gibt, sondern auch weit entfernte Areale über Bahnsysteme, d. h. Neuriten, verbunden sind. Das bedingt, dass ein hirneigener Tumor ohne Begrenzung fingerförmig infiltrierend wächst, praktisch nie mikroskopisch vollständig durch eine Operation entfernt wird, eine rein chirurgische Heilung somit ausgeschlossen ist.

Therapeutisch muss außerdem berücksichtigt werden, dass Strahlen- und Chemotherapie – bei malignen Tumoren i. d. R. nötig – langfristig das sehr empfindliche gesunde Gehirn schädigen können, v. a. in Kombination. Besonders bei Tumoren mit einer nicht so geringen Lebenserwartung muss darauf geachtet werden, dass das *Mehr* an Lebenserwartung nicht mit einem Persönlichkeitsabbau durch eine sog. **Strahlenenzephalopathie** erkauft wird.

2.3.1 Erscheinungsbild

Hirntumoren können wie erwähnt vom Stützgewebe des Gehirns selbst ausgehen (sog. **Gliome**), von Hüllstrukturen wie den Hirnhäuten (**Meningiome**), von versprengten unreifen Zellen, die aus der Keimentwicklung „übrig" geblieben sind (**Medulloblastome,** unreife Keimzelltumoren) oder als **Metastasen** bei extrakraniellen Tumoren, häufigste Hirntumorart bei älteren Menschen.

Sie können gut- oder bösartig sein oder eine Zwischenstellung einnehmen, dann aber meist mit einer Tendenz zur späteren Malignisierung.

Ein Hirntumor kann sich mit drei Symptomkomplexen bemerkbar machen:

1. **epileptische Anfälle:** oft das erste und lange das einzige Symptom bei vielen hirneigenen Tumoren
2. **Hirndruck:** Kopfschmerzen, Wesensänderung mit Persönlichkeitsverflachung und Antriebs-

und Interessenminderung, bei Zunahme Übelkeit mit Erbrechen, oft schwallartig und schließlich Eintrübung des Bewusstseins
3. **Herdsymptome** durch Beeinträchtigung des Hirngewebes in der Nachbarschaft: im Prinzip ist alles möglich von Beschwerden wie bei einem Schlaganfall bis hin zu Hörstörungen, Sehminderung, Hirnnervenlähmungen, Schwindel, Ataxie

Typisch ist das subakute bis **schleichende Auftreten** mit der Ausnahme, dass eine plötzliche Einblutung in einen malignen Tumor auch ein „apoplektiformes" Bild machen kann (also Symptome wie bei einem Schlaganfall, ➤ Kap. 2.1).

2.3.2 Ursachen und Einteilung

Die Ursache für Hirntumoren ist wie für die meisten anderen Tumoren unbekannt.

Entscheidend für die Therapie sind Histologie und Malignitätsgrad.

Man unterscheidet hirneigene Tumoren von denen, die vom Hüllgewebe ausgehen.

Hirneigene Tumoren

Die wesentlichen hirneigenen Tumoren des Erwachsenenalters sind die **Gliome.** Je nach betroffener Zellart unterscheidet man **Astrozytome** und **Oligodendrogliome** sowie Mischtumoren. Sie befallen vorwiegend die Großhirnhemisphären. Oligodendrogliome haben eine deutlich bessere Prognose als Astrozytome, sprechen auch besser auf eine Chemotherapie an.

Diese Tumoren werden in **vier Malignitätsgrade** eingeteilt:

- Grad 1: der sehr seltene Grad 1 ist prognostisch günstig und wird meist schon im Kindesalter manifest
- Grad 2: ist semimaligne und ihre Tumoren können über viele Jahre stabil bleiben; bei sichtbarer Progredienz sollten sie operiert werden
- Grade 3 und 4: sind definitiv maligne und bedürfen einer Therapie über eine Operation hinaus, die bei allen Tumoren Grad 3 und 4 und bei progredienten Tumoren der Klasse 2 indiziert ist

Die Kunst bei Hirntumoroperationen besteht darin, den Tumor so vollständig wie möglich zu entfernen und das gesunde Gewebe so gut als möglich zu schonen. Der Patient soll ja die gewonnene Lebenszeit nicht massiv behindert verbringen.

Der Grad 4 ist der häufigste all dieser Tumoren und tritt meist zwischen dem 50. und 70. Lebensjahr auf. Diese Tumoren werden **Glioblastom** genannt und haben meist eine schlechte Prognose mit einer durchschnittlichen Überlebenszeit von 1–2 Jahren. Sie werden wie der Grad 3 meist mit einer kombinierten Radiochemotherapie (Bestrahlung und Chemotherapie) nach der Operation behandelt.

Alle Tumoren ab Grad 2 neigen zu Rezidiven, die dann meist maligner sind als der Ersttumor und schließlich in ein Glioblastom münden.

Ein Tumor, der im MRT ähnlich aussehen kann wie ein Glioblastom, aber wegen der völlig unterschiedlichen Behandlung unbedingt von diesem abgegrenzt werden muss, ist das **cerebrale Lymphom.** Wie sonstige Lymphome spricht es sehr gut auf Chemotherapie an und wird daher primär mit einer solchen behandelt. Es lassen sich damit langanhaltende Remissionen erreichen, evtl. sogar eine Heilung. Erst bei einem Rezidiv kommt eine Strahlentherapie zum Einsatz.

Die häufigste tatsächlich gutartige Tumorart des Erwachsenenalters ist das **Meningiom,** das von der weichen Hirnhaut ausgeht, übrigens auch der häufigste Tumor im Spinalkanal ist. Es wächst sehr langsam über Jahre bis Jahrzehnte, sodass sich das umgebende Gewebe an die veränderten Raumverhältnisse besser anpassen kann. Symptome entstehen daher erst spät und meist schleichend, sodass sie oft nicht ausreichend gewürdigt werden. Daher sind die Tumoren bei ihrer Entdeckung oft schon sehr groß, was ihre histologische „Gutartigkeit" wieder relativiert und die Operation erschwert. Eine typische Lokalisation ist die **Frontalhirnregion,** wo der Tumor bei basaler Lokalisation zu einem schleichenden Verlust des Riechvermögens führt, sehr oft zu psychischen Veränderungen mit Persönlichkeitsverflachung und Antriebsarmut, was zur Fehldiagnose einer Depression verleiten kann.

Dieser Tumor wird durch eine möglichst radikale Operation behandelt. Bei ungünstiger Lokalisation ist diese mitunter nicht möglich.

Gewebstumoren

Ein weiterer gutartiger Tumor ist das **Akustikusneurinom**, eine im Kleinhirnbrückenwinkel lokalisierte Geschwulst, die von den Hüllzellen der Nerven ausgeht. Das dominante Symptom ist die langsame einseitige Ertaubung. Erst wenn der Tumor eine beträchtliche Größe erreicht hat, treten Schwindel, eine Gesichtslähmung (➤ Kap. 12.2) und schließlich eine Abflussbehinderung des Nervenwassers mit Hirndruck hinzu. Die Operation kann das Hörvermögen nicht wiederherstellen, verursacht mitunter auch eine bleibende Gesichtslähmung, ist aber alternativlos.

Bei Kindern und Jugendlichen ist der häufigste Tumor das **Medulloblastom,** das praktisch ausschließlich in der hinteren Schädelgrube, d. h. im Kleinhirn-Hirnstammbereich lokalisiert ist. Der Tumor entwickelt sich aus relativ undifferenzierten Zellen, die aus der Entwicklungsphase des Nervensystems „übrig geblieben" sind. Er ist zwar hochmaligne, aber gerade deswegen besteht nach einer möglichst radikalen Operation (das Kleinhirn kann Defekte viel besser ausgleichen als das Großhirn) v. a. bei älteren Kindern / Jugendlichen durch eine anschließende Bestrahlung und Chemotherapie eine reelle Heilungschance.

2.3.3 Diagnostik

Der wesentliche diagnostische Schritt besteht in der Durchführung einer Bildgebung des Gehirns beim Vorliegen verdächtiger Symptome. In Notfallsituationen wird das i. d. R. ein **CCT** sein. Sonst und bei Notfällen im Verlauf ist auf jeden Fall ein **cMRT** vorzuziehen, da es Ausdehnung und Struktur eines Tumors wesentlich genauer darstellt.

Die Verwendung von Kontrastmittel erlaubt auch eine gewisse Abschätzung der Malignität, da maligne (bösartige) Tumoren es deutlich mehr aufnehmen als benigne (gutartige).

Bei Verdacht auf Metastasen, der v. a. dann besteht, wenn mehrere Tumoren vorhanden sind, muss eine Suche nach dem Primärtumor durchgeführt werden, falls er noch nicht bekannt ist.

KLINISCHER HINTERGRUND

In der Regel wird man eine Klärung der Tumorart durch eine **Biopsie** mit feingeweblicher Untersuchung des Biopsats und Bestimmung bestimmter Prognosemarker anstreben. Diese Prognoseparameter sind Mutationen bestimmter Gene in Tumorzellen (z. B. MGMT-Gen), die u. a. das Ansprechen auf eine Chemotherapie vorhersagen und damit eine individueller angepasste Therapie ermöglichen. Die Biopsie kann offen im Rahmen der ohnehin angestrebten Tumorentfernung oder aber **stereotaktisch,** d. h. über ein kleines Bohrloch mit einer dünnen Sonde erfolgen, die zielgenau in den Tumor geführt wird. Letzteres wird man v. a. dann anwenden, wenn man sich nicht sicher ist, ob der Befund tatsächlich einem Tumor entspricht, oder wenn man aufgrund der Bildgebung einen Tumor erwartet, bei dem nicht primär eine OP angezeigt ist (wie bei einem Lymphom = Lymphzellentumor).

2.3.4 Therapie

Auf die kausale Therapie wurde bereits bei den einzelnen Tumorarten eingegangen.

Die **symptomatische Therapie** und die Behandlung von Komplikationen sind aber ebenfalls nicht zu vernachlässigen. So entsteht bei den meisten Tumoren in der Umgebung ein **„vasogenes" Ödem,** das die klinischen Symptome verstärken und v. a. auch den Hirndruck erhöhen kann. Es spricht ausgezeichnet auf Corticoide an. Diese sollten daher bei Vorliegen der genannten Symptome und Nachweis des Ödems großzügig gegeben werden. Der Patient fühlt sich wohler, die Voraussetzungen für den Operateur sind besser und Nebenwirkungen der Therapie werden leichter ertragen.

Vor allem bei Tumoren der hinteren Schädelgrube kann es zu einer Behinderung des Nervenwasserabflusses mit der Ausbildung eines Wasserkopfes kommen (**Hydrocephalus**), was den Hirndruck gefährlich erhöht. Oft muss der Neurochirurg daher eine – meist vorübergehende – Nervenwasserableitung nach draußen legen (**externe Ventrikeldrainage**), die nach erfolgreicher Operation wieder entfernt werden kann.

Hat der Tumor **epileptische Anfälle** ausgelöst, müssen diese selbstverständlich medikamentös unterdrückt werden.

Das Endstadium einer Tumorerkrankung ist durch zunehmende neurologische Ausfälle, oft auch Kopfschmerzen und zum Schluss eine Hirndruckerhöhung gekennzeichnet.

Dann bietet sich die Behandlung auf einer Palliativstation an (➤ Kap. 17).

2.4 Multiple Sklerose

Die Multiple Sklerose (MS) ist eine der häufigsten neurologischen Krankheiten. Da sie chronisch verläuft und vorwiegend junge Menschen im Alter zwischen 20 und 25 Jahren betrifft, ist sie von großer sozialmedizinischer und ökonomischer Bedeutung.

Glücklicherweise hat sie infolge der vielen neuen therapeutischen Möglichkeiten viel vom einstigen Schrecken verloren. Dennoch ist die Diagnose für die Betroffenen noch immer ein Schock, ein milder Verlauf heutzutage zwar eher wahrscheinlich, aber nicht sicher.

2

2.4.1 Erscheinungsbild

Die deutlich häufigere Verlaufsform ist die **schubförmig remittierende** (*RRMS, relapsing remitting MS*). Es kommt zu meist akut bis subakut auftretenden neurologischen Störungen, die im Prinzip im gesamten zentralen Nervensystem und Rückenmark ihren Ursprung haben können. Diese verschlimmern sich über einige Tage, halten dann einige Zeit an und bilden sich nach ca. 2–4 Wochen wieder – anfangs weitgehend, später nur noch teilweise – zurück (**Schub und Remission**).

Bei dem allerersten Auftreten eines Schubs ohne Hinweis auf früher abgelaufene spricht man von einem **CIS (klinisch isoliertes Syndrom)**.

Typische frühe Symptome sind eine **Sehnerventzündung** (Optikusneuritis) mit plötzlichem Sehverlust auf einem Auge oder **Gefühlsstörungen** (Kribbeln, Taubheit), oft verbunden mit einer gewissen Ungeschicklichkeit. Aber auch **Lähmungen** aller Art, ataktische Störungen bei Hirnstamm-Kleinhirnbefall mit und ohne Schwindel können auftreten.

Was lange Zeit viel zu wenig Beachtung fand, waren **psychische Folgen.** So weiß man inzwischen, dass MS-Patienten sehr häufig unter ausgeprägter Müdigkeit (**Fatigue**) und Konzentrationsstörungen leiden, die durch entsprechende Tests aufgedeckt werden können.

Im Laufe der Jahre summieren sich die verbleibenden Symptome auf und bedingen letztlich eine mehr oder weniger starke, anhaltende Behinderung. Deren Ausmaß wird mit dem sog. **EDSS-Score** (*Expanded Disability Status Scale*, Kurtzke 1983) bestimmt. Er ist wichtig für Verlaufsbeurteilung und Wirksamkeitsnachweis von Behandlungen. Meist im fortgeschrittenen Stadium tritt eine **spastisch-ataktische Tetraparese** auf, die die Patienten in den Rollstuhl zwingt. Blasenentleerungsprobleme führen wie **Schluckstörungen** zu internistischen, die Spastik zu orthopädischen Problemen.

Regelhaft in diesen fortgeschrittenen Stadien wird die Hinzuziehung einer Sprachtherapeutin erforderlich.

Nach 15–20 Jahren wird der Verlauf dann **sekundär chronisch progredient** (*SPMS, secondary progressive MS*) genannt. Die Krankheit schreitet dann nicht mehr schubförmig, sondern langsam schleichend voran und ist weitaus schlechter zu beeinflussen, weil die der Therapie zugängliche entzündliche Aktivität einer überwiegenden Degeneration weicht.

Daneben gibt es noch die wesentlich seltenere **primär-chronische Verlaufsform** (*PPMS, primary progressive MS*), die eine deutlich schlechtere Prognose hat, u. a. auch weil sie mit den modernen Medikamenten kaum zu beeinflussen ist. Es ist nur das Medikament Ocrelizumab zugelassen, das auch nur eine mäßige Wirkung entfaltet.

In den letzten Jahren konnte eine einst als Unterform der MS gewertete Erkrankung als eigenständig identifiziert werden: Die **Neuromyelitis optica.** Die Krankheit geht – wie der Name schon sagt – mit einem bevorzugten Befall von Sehnerv und Rückenmark einher. Unbehandelt leiden die Patienten unter sich schnell jagenden Schüben und können blind und paraplegisch werden.

Eine sehr schwere monophasische Erkrankung ist die **ADEM (akute disseminierte Enzephalomyelitis)**, die als parainfektiös angesehen wird und mit ausgedehnten, z. T. flächigen Entmarkungen in Gehirn und Rückenmark einhergeht. Sie wird behandelt wie ein schwerer MS-Schub mit der Ausnahme des Einsatzes von Gammaglobulin als Eskalation bei unzureichendem Ansprechen von Corticoiden. Eine Abgrenzung von einem sehr schweren ersten MS-Schub ist nicht immer möglich.

Eine Krankheit mit ähnlicher Klinik wie die MS, verwechselbaren Herden im Kopf und auch gleichsinnigen Nervenwasserveränderungen, ist die **Sarkoidose** (Morbus Boeck), die meist auch die Lunge mitbefällt bzw. von dort ihren Ausgang nimmt.

2.4.2 Ursache

Diese ist nach wie vor trotz umfangreicher Forschungsaktivität nicht bekannt.

Man weiß ziemlich sicher, dass die MS eine **Autoimmunerkrankung** ist, bei der aktivierte Lymphozyten in das Zentralnervensystem eindringen und dort eine **Entmarkung** (**Demyelinisierung**) der Nervenbahnen auslösen (Schub). Diese Entmarkung wird wieder repariert, oft nicht vollständig (Remission), im Laufe der Zeit irgendwann nicht mehr, was letztlich auch zum Untergang der Nervenfasern selbst führen kann. Die Entmarkung bedingt eine Leitungsunterbrechung mit Funktionsausfall der betroffenen Region.

Genetische Disposition und familiäre Häufigkeit ist als Ursache beschrieben. Einflüsse von Kontakt mit bestimmten Viren in der Kindheit und des Klimas (verminderte Bildung von Vitamin D) werden als mitauslösende Faktoren angesehen. Auch besteht eine deutliche Frauendominanz von 2–3:1 bei der RRMS.

2.4.3 Diagnostik

Die Diagnose wird durch die Kombination
- Bewertung der **Klinik** mit den Verlaufsmerkmalen

und
- Nachweis für die Krankheit typischer Entmarkungsherde in der **MRT-Untersuchung**
  gestellt.

Entscheidend ist der Beleg einer räumlichen und zeitlichen Dispersion dieser Herde bzw. der Klinik. Das bedeutet, dass die Herde zu verschiedenen Zeiten an unterschiedlichen Stellen aufgetreten sein müssen.

Zur standardisierten Diagnosestellung werden die Kriterien nach McDonald (Polmann, Reingold, Banwell et al. 2011) verwendet, an denen der aktuelle Diagnosestand überprüft werden kann.

Die früher unentbehrliche **Untersuchung des Nervenwassers** hat inzwischen sehr an Bedeutung verloren – die Diagnosestellung ist auch ohne möglich –, sollte aber im Regelfäll zur Untermauerung der Diagnose und zum Ausschluss sonstiger Ursachen herangezogen werden. Dabei ist der typische Befund der Nachweis einer Antikörperbildung gegen mehrere Antigene im Nervensystem selbst, der im übrigen Körper nicht vorkommt (sog. oligoklonale Banden).

Unterstützend kann die Bestimmung der **akustisch, visuell oder sensibel evozierten Potenziale** eingesetzt werden. Der pathologische Ausfall mit einer Leitungsverzögerung lässt einen Entmarkungsherd im Bahnenverlauf annehmen.

2.4.4 Therapie

Bei der Therapie muss man zwischen der des einzelnen Schubs und einer Langzeitprophylaxe zur Verhinderung weiterer Schübe unterscheiden.

Der einzelne Schub wird mit einer 3–5-tägigen intravenösen Gabe von hochdosiertem Cortison unter Magenschutz und Thromboseprophylaxe behandelt. Bei ganz leichten Schüben kann man davon absehen, da die Cortisongabe nicht ohne Nebenwirkungen ist, z. B. zu einer Gedächtnisschwäche für 2–3 Wochen führen kann.

Bei sehr schweren Schüben (z. B. völliger Erblindung auf einem Auge, massiver Querschnittssymptomatik, schwerer Hemiparese, Ataxie mit Gehunvermögen oder Aphasie) oder bei Unwirksamkeit der Corticoidgabe, sollte man diese mit der doppelten Dosis wiederholen oder besser gleich einen sog. Plasmaaustausch durchführen.

KLINISCHER HINTERGRUND

Die Langzeittherapie, vor einigen Jahren noch eine ausschließliche Domäne der Interferone (immunmodulierende Proteine), ist inzwischen durch viele weitere Medikamente bereichert, aber auch fast unüberschaubar geworden. Insbesondere sind wirksamere, aber auch nebenwirkungsreichere Substanzen als die Interferone in die klinische Praxis gelangt. Die zunehmende Komplexität der Therapie legt nahe, dass sie bei komplizierten oder schweren Verläufen von spezialisierten Praxen oder Ambulanzen durchgeführt werden sollte.

Sehr wichtig bei MS ist die **Übungstherapie** zum Erhalt noch vorhandener Funktionen und zur Vermeidung von Komplikationen wie Kontrakturen bei Spastik. Außerdem verlangen viele Beschwerden und Störungen eine angemessene symptomatische Therapie:

Spastik
- physikalische Therapie, Laufbandübung, Kühlung
- Medikamente: Baclofen, Tizanidin, Gabapentin, ggf. Baclofen über Katheter intrathekal

Blasenstörung

Hier sind mehrere Unterformen möglich, die sich durch Inkontinenz, Retention und gegenseitiger Behinderung von Harnaustreiber und Schließmuskel (Detrusor-Sphinkter-Dyssynergie) äußern.

Je nach Problem werden Anticholinergika, sog. α-Blocker, und Antispastika eingesetzt. Die Injektion von Botulinumtoxin ist bei schwer behandelbaren Situationen ebenfalls möglich. Reicht das nicht aus, könnte die Anlage eines Blasenkatheters erforderlich werden. Bei Blasenstörungen sollte zur Verhinderung von Harnwegsinfekten der Urin angesäuert werden.

Fatigue

- medikamentöse Therapie mit Amantadin oder Modafinil
- Verhaltenstherapie, Ausdauertraining, physikalische Reize wie Wechselbäder

Dysphagie und Dysarthrie

Beide Störungsbilder treten im Verlauf der Erkrankung auf und bedürfen der sprachtherapeutischen Intervention (➤ Kap. 9; ➤ Kap. 11).

2.5 Morbus Parkinson

Parkinson-Syndrome sind unterschiedliche Erkrankungen mit dem gemeinsamen Zentralsyndrom einer **Bewegungsverarmung (Hypokinese)** und erhöhten **Steifigkeit (Rigor)** v. a. der axialen Muskulatur. Sie unterscheiden sich durch die Pathogenese, durch akzessorische Symptome (u. a. Halluzinationen), unterschiedliches Ansprechen auf eine Therapie mit L-Dopa und ihre Prognose. Der Morbus Parkinson ist die mit Abstand häufigste dieser Erkrankungen. Eine Dysarthrophonie kommt bei allen Störungen häufig vor, sodass die Sprachtherapeutin mit allen Subgruppen in Kontakt kommt.

2.5.1 Erscheinungsbild

Man unterscheidet Kern- und akzessorische Symptome, die z. T. im frühen Verlauf auftreten. Kernsymptome und damit essenziell für die Diagnosestellung ist eine **Trias** aus:

- **Hypokinese**: allgemeine Bewegungsverarmung und -verlangsamung (keine Parese!)
- **Rigor**: „wächserne“ Tonuserhöhung der Muskulatur (≠ Spastik)
- **Tremor:** eher grobschlägiger Ruhetremor („Pillendrehen“)

Hinzu kommen **gestörte Stellreflexe** (d. h. erhöhte Fallneigung bei unzureichendem Abfangen von Schwankungen), Hypophonie, Dysarthrie, vermehrtes Schwitzen, vermehrter Speichelfluss, und zur Erschwerung der Diagnosestellung häufig auch ein Aktionstremor.

Der typische Parkinson-Patient geht vornübergebeugt mit kurzen trippelnden Schritten, schwingt die Arme kaum mit, schreibt klein und krakelig, kann schnelle Bewegungen nicht ausführen, braucht lange, um zu starten, hat Schwierigkeiten bei feinmotorischen Bewegungen. Er spricht leise-hauchend und verwaschen-nuschelnd. Besonders charakteristisch ist der stotternde Satzbeginn analog zur Starthemmung beim Gehen, verbunden mit dem Verschlucken von Silben gegen Ende.

Die **Frühsymptome** des Morbus Parkinson sind **nicht-motorisch** und unspezifisch. Sie lassen sich aus dem Muster der Ausbreitung ableiten:

- Obstipation → Schlafstörung → Riechstörung

Spätsymptome sind dann **Haltungsanomalien** (erhebliches willentlich nicht aufhebbares Beugen zur Seite („Pisa-Syndrom“) oder nach vorne („Kamptokormie“), **gehäufte Stürze, Schluckstörungen, Demenz, Depression,** zunehmende **Immobilität.**

2.5.2 Ursachen

Der Morbus Parkinson ist eine sog. **α-Synuclein-Speicherkrankheit,** d. h. eine zunehmende Ansammlung dieses Proteinabbauprodukts führt zum Untergang betroffener Zellen. Fehlendes Dopamin ist die Folge davon. Manche Erkrankungsfälle sind genetisch bedingt, mehrere Gendefekte konnten schon identifiziert werden. Der größere Teil ist aber sporadisch.

KLINISCHER HINTERGRUND

Die aktuelle **Entstehungshypothese** lässt sich grob folgendermaßen umreißen:
Bei entsprechender Disposition soll es durch ein Toxin (u. a. werden verschiedene Pflanzenschutzmittel angeschuldigt) zu einer Darmwandschädigung kommen, die auch das zugehörige autonome Nervensystem betrifft. In diesem wird daraufhin vermehrt α-Synuclein abgelagert, dann auch ausgeschieden und entlang der Nervenfasern in das Rückenmark, die Riechzellen, das Stammhirn, später dann auch in die Stammganglien und manchmal sogar in den Kortex weitertransportiert. Es bewirkt in den befallenen Nervenzellen dann eine weitere Ablagerung und Ausscheidung des in der Menge toxischen Proteins. Dabei werden **dopaminerge Neurone** bevorzugt befallen, was schließlich zu der typischen Parkinson-Symptomatik führt.

Selten sind symptomatische Parkinson-Syndrome, die nicht der Pathogenese des Morbus Parkinson entsprechen, nach wiederholten **Hirntraumen** wie bei Football-Spielern oder Boxern. Häufig hingegen kommen solche Syndrome bei der antidopaminergen Therapie von Psychosen mit Neuroleptika vor.

2.5.3 Diagnostik

Die Diagnose erfolgt i. d. R. klinisch anhand der typischen Symptome. Bei Uneindeutigkeit kann der sog. **L-DOPA-Test** helfen. Dabei wird dem Patienten nach entsprechender antiemetischer Vorbereitung (die Patienten müssen nüchtern sein) eine hohe L-Dopa-Dosis gegeben und das Ausmaß der Symptombesserung anhand der sog. **UPDRS-Skala** (Fahn 1987) beurteilt. Eine signifikante Besserung spricht dann für das Vorliegen eines Morbus Parkinson.

KLINISCHER HINTERGRUND

UPDRS-Skala (Unified Parkinson's Disease Ranking Scale, Fahn 1987). Diese internationale Skala evaluiert den Verlauf einer Parkinson-Erkrankung anhand von vier Bereichen mit insgesamt 41 Fragen:

- Teil I: Abfrage von kognitiven Funktionen, Verhalten und Stimmung
- Teil II: Abfrage von Aktivitäten des täglichen Lebens (ADLs) inklusive Sprechen, Schlucken, Handschrift, Ankleiden, Hygiene, Salivation, Gehen, Umdrehen im Bett, Essen vorbereiten und mit Utensilien umgehen
- Teil III: motorische Untersuchung, u. a. Sprache, Gesichtsausdruck, Ruhetremor, Aktions- oder Haltetremor
- Teil IV: Komplikationen mit der (medikamentösen) Therapie, z. B. Schmerzen, Dyskinesien, orthostatische Probleme

Der Schweregrad einer Parkinson-Erkrankung wird mit der Stadieneinteilung nach der modifizierten **Hoehn & Yahr Skala** (Hoehn & Yahr 1967, ➤ Tab. 2.1) bewertet.

Tab. 2.1 Hoehn & Yahr Skala (mod. Version)

Stadium	
0	keine Anzeichen der Erkrankung
1	einseitige Erkrankung
1.5	einseitige Erkrankung und axiale Beteiligung
2	beidseitige Erkrankung ohne Gleichgewichtsstörungen
2.5	leichte beidseitige Erkrankung mit Ausgleich beim Zugtest
3	leichte bis mäßige beidseitige Erkrankung, leichte Haltungsinstabilität, körperlich unabhängig
4	starke Behinderung, kann noch ohne Hilfe laufen und stehen
5	ohne Hilfe an den Rollstuhl gefesselt oder bettlägerig

EXKURS

Unbedingt müssen Erkrankungen abgegrenzt werden, die ein Parkinson-Syndrom teilweise nachahmen können, aber letztlich sowohl klinisch als auch pathogenetisch abweichen.

Zu nennen ist hier v. a. der sog. **Normaldruckhydrocephalus,** bei dem es infolge einer Resorptionsstörung des in den Hirnkammern erzeugten Nervenwassers zu einem „Wasserkopf" mit nur gering oder nur phasenweise erhöhtem Druck kommt. Klinisch zeigt sich ein „unteres Parkinson-Syndrom" mit einer recht typischen Gangstörung. Die Beachtung zusätzlicher Symptome (Inkontinenz und Demenz), die Bildgebung des Gehirns sowie das Ansprechen auf eine Nervenwasserentlastungspunktion sichern die Diagnose. Sie ist deswegen so wichtig, weil eine kausale Therapie mit der Implantation einer Nervenwasserableitung (ventrikulo-peritonealer Shunt) möglich ist.

Lediglich vor einer unnötigen, weil wirkungslosen Medikamentengabe bewahren kann der Nachweis in der Bildgebung einer die Stammganglien befallenden Mikroangiopathie (**subkortikale arteriosklerotische Enzephalopathie, SAE**), die ebenfalls eine Parkinson-ähnliche Symptomatik erzeugen kann.

In noch immer unklaren Fällen können **nuklearmedizinische Verfahren** für eine Klärung sorgen, u. a. für die Abgrenzung eines essenziellen Tremors oder eines atypischen Parkinson-Syndroms (➤ Kap. 2.6). Auch eine **sonografische Untersuchung** der Stammganglien kann helfen.

2.5.4 Therapie und Verlauf

Eine kausale oder auch nur verlaufsverzögernde Therapie steht nicht zur Verfügung.

Medikamentöse Therapie

Die medikamentöse Therapie ist daher ausschließlich **symptomatisch,** kann den Verlauf der Erkrankung nicht aufhalten, aber die Lebensqualität über einen langen Zeitraum deutlich verbessern. Der wesentliche Mechanismus der Therapie ist der **Ersatz** oder die **Imitation** des fehlenden **Dopamins.** Dieser erfolgt wegen dessen erheblicher kardiovaskulärer Nebenwirkungen über die Gabe der Vorstufe L-Dopa, die erst im ZNS in die wirksame Substanz umgewandelt wird.

2

KLINISCHER HINTERGRUND

Typische Vertreter von L-Dopa sind die Präparate Madopar® oder Nacom®.
Die Substanz kann zur Wirkungsverstärkung und v.a. -verlängerung mit Hemmern ihres Abbaus kombiniert werden (MAO-Hemmer, v.a. aber COMT-Hemmer wie Entacapone).
Außerdem werden sog. **Dopaminagonisten** (Ropinirol, z.B. Requip®; Pramipexol, z.B. Sifrol®; Rotigotin, z.B. Neupro®) eingesetzt, die postsynaptisch eine schwächer erregende Wirkung als Dopamin haben. **Neupro-®** (Rotigotin) wird transdermal als Pflaster appliziert, kann daher **gut bei Schluckstörung** eingesetzt werden.

Alle Parkinson-Medikamente haben z.T. deutliche **Nebenwirkungen.** Alle können **Psychosen** und **Verwirrtheit** auslösen, v.a. in Kombination mit anderen zentralnervös wirkenden Substanzen, Dopaminagonisten mehr als L-Dopa. Sie bewirken v.a. in der Anfangsphase der Einnahme Übelkeit und Erbrechen sowie eine Hypotension (Blutdruckerniedrigung). Einem Parkinson-Patienten dürfen bei Psychosen auf keinen Fall klassische Neuroleptika verabreicht werden, die zu einer massiven Verschlechterung der Parkinson-Symptome über lange Zeit führen würden, sondern nur sog. atypische wie Quetiapin® oder Clozapin®.

Alle dopaminergen Substanzen, wieder besonders die Agonisten, können **suchtartiges Verhalten** auslösen (Sex-, Kauf-, Spielsucht, zwanghafter Beschäftigungsdrang sog. „Punding"), worauf Patienten und Angehörige hingewiesen werden müssen.

Weglassen der Medikation, zusätzliche Erkrankungen oder Operationen können außerdem zu einer massiven akuten Verschlechterung im Sinne einer sog. **„akinetischen Krise"** führen. Der Patient liegt dann weitgehend bewegungsunfähig im Bett, kann nicht schlucken und kaum sprechen. Hier ist u.a. auch die Sprachtherapeutin zur Beurteilung des Schluckvermögens und der einzuleitenden parenteralen und/oder invasiv enteralen Versorgung gefordert (➤ Kap. 11.5.3). Meist ist die kombinierte parenterale Gabe von z.B. Rotigotin und Amantadin sowie die Zufuhr wasserlöslichen L-Dopas über eine Magensonde erforderlich, um diese lebensbedrohliche Situation abzuwenden.

PRAXISTIPP

Wichtig: **L-Dopa** ist eine Aminosäure. Seine Resorption konkurriert daher mit der von anderen im Darm vorhandenen Aminosäuren. Daraus folgt, dass L-Dopa nicht zusammen mit einer eiweißhaltigen Mahlzeit verabreicht werden darf! Eine ½ Stunde vor und mind. 1 Stunde nach (besser noch 1,5 h) einer Mahlzeit sollte der Abstand zu einer L-Dopa-Einnahme sein. Auch darf L-Dopa bei Schluckstörung nicht mit Joghurt oder Quark vermischt gegeben werden.

Konservative Therapie

Zweites Standbein der Parkinsontherapie ist die konsequente Übungsbehandlung, regelhaft **Physio- und Ergotherapie,** bei Bedarf auch **Logopädie.** Hier gibt es ein spezielles Konzept für Parkinson-Patienten: das **Lee Silverman Voice Treatment** (➤ Kap. 9.6.1; ➤ Kap. 14.5.4).

Lässt sich die Parkinson-Symptomatik für 4–5 Jahre gut behandeln, treten danach regelhaft Probleme und Komplikationen auf, die sowohl auf die Progression der Grundkrankheit als auch auf Nebenwirkungen der immer höher zu dosierenden Medikamente zurückzuführen sind.

Vor allem kommt es zunehmend zu Fluktuationen der Beweglichkeit (**On-Off-Phasen**). Die noch vorhandenen Dopamin-speichernden Neurone in der **Substantia nigra** (➤ Kap. 1.2.2) haben ihren Speicher bald nach Wiederauffüllen geleert, sodass jetzt vor Einnahme einer erneuten Dosis kaum noch Wirkung vorhanden ist. Andererseits können nach Einnahme einer hohen Dosis nur noch wenige Moleküle von den Zellen aufgenommen werden. Der im Extrazellulärraum verbleibende Rest führt zu einer verstärkten Wirkung am postsynaptischen Spalt. Folgen sind eine **Überbeweglichkeit** mit überschießenden unwillkürlichen Bewegungen wie bei einer Chorea bald nach der Medikamenteneinnahme und eine hochgradige Bewegungseinschränkung (Off-Phase, **„Freezing"**) vor der nächsten Einnahme.

Dem versucht man durch häufigere geringer dosierte Gaben, Zufügen von Abbauhemmern und Gabe weiterer Mittel (z.B. Amantadin) beizukommen.

Reicht das nicht aus, sind invasivere Maßnahmen möglich:

- Anlage einer **perkutanen jejunalen Sonde** (PEJ, ➤ Kap. 11.5.3) zur kontinuierlichen Gabe einer speziellen L-Dopa-Zubereitung (Duodopa®)

- Anlage einer Apomorphin-Pumpe zur subkutanen kontinuierlichen Gabe des wirksamsten Dopaminagonisten (etwa analog einer Insulinpumpe, risikoärmstes der vorgestellten Verfahren)
- **tiefe elektrische Hirnstimulation** (THS) mittels operativ eingebrachter Sonden in definierten Zielgebieten (v. a. Nucleus subthalamicus), i. d. R. am wirksamsten:
  - nur so wirksam wie die beste Phase unter Medikation, daher gutes Ansprechen auf L-Dopa zwingende Voraussetzung
  - nur bei jüngeren (< 70 J.), nicht dementen Patienten sinnvoll
  - vermindert v. a. die Off-Phasen signifikant
  - durchaus relevante Nebenwirkungen: evtl. verstärkte Dysarthrie, erhöhte Sturzneigung durch verminderten Rigor, psychische Veränderungen, Infekte und Blutungen durch die Sonden

2.6 Atypische Parkinson-Syndrome

2.6.1 Multisystematrophie (MSA)

Die MSA ist mit dem Morbus Parkinson eng verwandt, ebenfalls eine sog. α-Synucleinopathie und hat die gleichen Kernsymptome. Bei ihr treten aber Symptome des Kleinhirns und Hirnstamms (Ataxie), der Pyramidenbahn (spastische Lähmungen) und frühzeitig des autonomen Nervensystems (Impotenz, Blasenstörung, orthostatische Hypotonie) hinzu.

Sie spricht signifikant schlechter auf L-Dopa an und hat eine schlechtere Prognose. Der Krankheitsverlauf beträgt im Schnitt 5 Jahre.

Die Ähnlichkeit und das bei ⅓ dennoch vorhandene mäßige Ansprechen auf L-Dopa führt immer noch zu Verwechslungen mit dem Morbus Parkinson, was mehr Implikationen für die Forschung als für den einzelnen Patienten hat.

Frühe vegetative Störungen sowie alle aufgeführten „Zusatzsymptome", die anfangs oft fehlen, Symmetrie von Hypokinese und Rigor (Morbus Parkinson zeigt Seitendominanz) und schnelle Progression sprechen für ein Vorliegen dieser Erkrankung.

Die MSA-Patienten zeigen auch eine früher und stärker ausgeprägte **hypophone Dysarthrie.**

Trotz des schlechteren Ansprechens wird man eine dopaminerge Therapie v. a. mit L-Dopa, auch sehr hochdosiert, versuchen.

Die begleitenden oder oft auch alleinigen funktionellen Therapien sind bei diesem Krankheitsbild besonders wichtig.

In der Regel wird der Verlauf die Diagnose klären. Nuklearmedizinische Verfahren können zur Unterscheidung beitragen. Im meist ohnehin zum Ausschluss anderer Erkrankungen angefertigten cMRT kann man mitunter das für die Krankheit typische „**hot-cross-bun-Zeichen**", ein „Semmelkreuz" im Hirnstamm, erkennen.

2.6.2 Progressive supranukleäre Blickparese (PSB)

Die PSB unterscheidet sich in ihrer Pathogenese von den bisher genannten Parkinson-Syndromen. Sie ist eine sog. **Tauopathie,** d. h. Ablagerungen des Tau-Proteins sind hier das pathoanatomische Korrelat. Wie es dazu kommt ist unbekannt.

Wie der Name der Krankheit schon sagt, ist hier das Achsensymptom eine fortschreitende **Lähmung der willkürlichen Blickbewegung** (Sakkaden, anfangs in vertikaler Richtung, speziell nach unten, später dann komplett). Die unwillkürlichen Augenbewegungen z. B. beim vestibulookulären Reflex, der die Blickstabilisierung bei Kopfdrehung gewährleistet, sind hingegen erhalten.

Bei der Parkinson-spezifischen Symptomatik überwiegt der **Rigor.** Noch mehr betroffen sind die **Stellreflexe,** sodass die Patienten schon früh im Verlauf oft und heftig stürzen, meist nach hinten, und bald Angst vor selbstständigem Gehen haben.

Sehr früh sind auch **exekutive „frontale" Funktionen** gestört: Planung von Handlungen und deren Durchführung sind erschwert, es treten depressive Verstimmungen, Affektlabilität und aggressive Durchbrüche auf (➤ Kap. 4.8).

Ganz früh kommt es auch zu einer **schweren Dysarthrie** und **Schluckstörung** im Rahmen eines „Pseudobulbärsyndroms" (spastische Lähmung im Hirnnervenbereich). Die Dysarthrie schreitet oft bis zur **Anarthrie** voran. Im Endstadium sind die Patienten meist bettlägerig, anarthrisch, schluckunfähig und massiv hypokinetisch mit völlig „eingemauerten“ Augen.

Die L-Dopa-Therapie ist hier noch viel schlechter wirksam als bei der MSA, sodass meist nur die symptomatische Therapie einzelner Symptome, z. B. der Affektlabilität mit SSRI-Hemmern, die funktionelle Therapie und die supportive Therapie mit Ersatz verlorengegangener Funktionen wie Versorgung mit einer PEG bleiben.

Logopädie ist in fast allen Phasen der Erkrankung angezeigt. Erwähnenswert ist noch, dass man inzwischen mehrere vom „Prototyp“ z. T. stark abweichende Varianten identifiziert hat, u. a. solche, die mit einer Aphasie beginnen.

Auch bei diesem Krankheitsbild gibt es einen pathognomonischen Befund im cMRT: das sog. „**Micky Maus-Zeichen**“, hervorgerufen durch die Atrophie der für Augenbewegungen wesentlichen Mittelhirnhaube.

2.6.3 Kortikobasale Degeneration (CBD)

Das Krankheitsbild ist das von allen hier genannten deutlich seltenste und den meisten Ärzten und Therapeuten nur theoretisch bekannt. Verbindende Symptomatik ist auch hier ein rigid-akinetisches Syndrom, das seitendominant auftritt. Es treten aber v. a. einseitige kortikale Funktionsstörungen hinzu, u. a. Frontalhirnzeichen (Greifreflexe, Schnauzreflex), im Verlauf insbesondere eine Apraxie und das sog. „*Alien-limb*-Symptom“, das Gefühl, dass die Hand nicht zu einem gehöre.

Die weiteren Symptome sind sehr unterschiedlich:

- Myoklonien der betroffenen Extremität
- eine Dystonie derselben
- Tremor
- Augenmotilitätsstörung
- regelhaft kommt es auch bei diesen Patienten zu einer Dysarthrie
- ebenso zu einer Schluckstörung im fortgeschrittenen Stadium

Die Gabe von L-Dopa ist wirkungslos. Das ist ein wichtiger Aspekt bei der anfangs nicht so leichten differenzialdiagnostischen Abgrenzung.

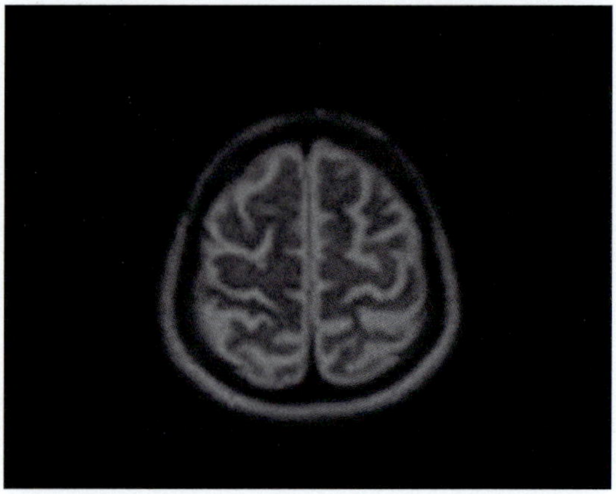

Abb. 2.5 Atrophie bei CBD [T181]

Auch hier gibt es einen wegweisenden CMR-Befund: die fokale einseitige kortikale Atrophie (➤ Abb. 2.5).

Die Prognose der Erkrankung ist schlecht, die meisten Patienten versterben innerhalb von 5 Jahren.

Chorea

DEFINITION

Als choreatische Bewegungsstörung werden unwillkürliche, unregelmäßige, abrupte, kurzzeitige, nicht repetitive und zufällig verteilte Muskelkontraktionen mit Bewegungseffekt verstanden, die alle Körperregionen betreffen und zwischen ihnen wandern können (Ceballos-Baumann et al. 2006).

Die Chorea ist ein Syndrom, keine Krankheitsentität, auch wenn der Begriff mitunter verkürzend für die Chorea Huntington (genauer Morbus Huntington, MH) verwendet wird.

Die häufigste Ursache für das Syndrom ist aber nicht diese Erkrankung, sondern der Morbus Parkinson. Genauer gesagt die Nebenwirkung der L-Dopa-Therapie im fortgeschrittenen Verlauf, wenn die nicht mehr in den Stammganglien speicherbare Anflutung des gerade eingenommenen L-Dopa zu choreatiformen unwillkürlichen Überbewegungen führt.

EXKURS

Einer kurzen Erwähnung wert ist noch eine erbliche, mit Chorea einhergehende Erkrankung, die **Choreoakanthozytose** oder Neuroakanthozytose mit verschiedenen Unterformen.
Hier liegt eine autosomal rezessive Erkrankung mit definiertem Gendefekt vor. Es besteht die Kombination aus neurologischer Symptomatik und einer Formveränderung der Erythrozyten (Stechapfelform, dafür der griechische Name Akanthos). Die Erkrankung ist trotz ihrer Seltenheit für Sprachtherapeutinnen von Bedeutung, weil die dominante Symptomatik in einer schweren **oro-bucco-linguo-fazialen Dystonie** bis Chorea besteht. Die Patienten haben heftigste unwillkürliche Zungenbewegungen, mit denen sie ihr Essen wieder aus dem Mund befördern und eine Mundöffnungs- und/oder Schließdystonie, die zu schweren unwillkürlichen Beißverletzungen von Zunge oder Lippen führen kann. Weitere neurologische Symptome (Tics, Epilepsie, Neuropathie, Wesensveränderung, Demenz) können im Verlauf hinzutreten. Eine kausale Therapie existiert nicht. Bei Beißverletzungen können Schienenbehandlung und Injektionen von Botulinumtoxin in die Kiefermuskulatur versucht werden. Eine logopädische Übungstherapie ist immer hilfreich.

2.7 Morbus Huntington

Die häufigste und klassische Erkrankung mit Chorea ist der Morbus Huntington. Die Chorea ist zwar das auffälligste, aber keineswegs gravierendste Symptom der Erkrankung.

Aufgrund des unaufhaltsamen globalen zerebralen Abbauprozesses und des dominanten Erbgangs gehört sie zu den belastendsten Erkrankungen für Patient und Familie überhaupt.

Sie ist eine der ersten neurologischen Erbkrankheiten, deren genetische Ursache aufgeklärt wurde.

2.7.1 Erscheinungsbild

Ins Auge springen unwillkürliche schnelle Bewegungen, die alle Körperteile betreffen können. Oft sind anfangs **Grimassieren,** Schulterzucken, Kopfbewegungen vorhanden, bald sind auch die Extremitäten betroffen. Die Erkrankten versuchen, durch zielgerichtete Weiterführung diesen Bewegungen einen willkürlichen Anstrich zu geben. Früh kommt es zu perioralen Hyperkinesen, Schmatz- und Kaubewegungen, die die Artikulation immer mehr beeinträchtigen und zur **Anarthrie** führen können, später auch zu **Schluckstörung.**

Gleichzeitig treten psychische Veränderungen in Form einer schleichenden Demenz und von Verhaltensstörungen mit erhöhter Reizbarkeit, Nachlässigkeit, Depression, Antriebsminderung auf, die den Patient und fast noch mehr das Umfeld belasten.

Später können **Aphasie und Apraxie** hinzutreten und die Kontakte des Patienten mit der Umwelt weiter erschweren.

Im späten Verlauf kommt es zu einer zunehmenden Bewegungsverlangsamung wie bei Parkinson. Schluckstörung und Aspirationspneumonie führen nach einer langen Abbauphase zum Tod. Die psychiatrischen Auffälligkeiten bedingen häufig, dass der Patient schon lange vorher im häuslichen Rahmen nicht mehr führbar ist.

2.7.2 Ursache

Der Morbus Huntington ist eine autosomal dominant vererbte Krankheit mit praktisch vollständiger Penetranz. Das bedeutet, dass statistisch jeder zweite Nachkomme eines Betroffenen zwingend erkrankt (10 % der Erkrankungen sind allerdings Neumutationen).

Der Morbus Huntington ist der Prototyp einer sog. Trinucleotid-Repeat-Erkrankung. Dabei ist in der Nucleotidsequenz, die für das sog. Huntington-Protein kodiert, eine normalerweise max. 25-fache Wiederholung der Basensequenz CGA auf über 40 erhöht, wodurch vermehrt Glutaminsäure in dieses Protein eingebaut wird. Dessen genaue Funktion und der Mechanismus der schädigenden Wirkung sind noch nicht geklärt.

Jedenfalls führt das Vorhandensein seiner pathologischen Form im mittleren Lebensalter zu einer zunehmenden, in den Stammganglien beginnenden **Hirndegeneration,** die meist nach 10–15 Jahren zum Tod führt.

2.7.3 Diagnose

Die Diagnose wird heutzutage i. d. R. durch einen Gentest mit Nachweis der Repeatvermehrung gestellt, dem eine Berücksichtigung der klinischen Symptomatik mit Ausschluss sonstiger Ursachen

2

und eine Bildgebung des Gehirns vorangehen. Letztere kann oft die typische Atrophie der Basalganglien, v. a. des Nucleus caudatus, anhand des Verlustes der Taillierung der Seitenventrikel nachweisen.

Die definitive genetische Diagnose ist auch für nahe Verwandte eine große psychische Belastung, da sie ein 50 %-iges Risiko für Geschwister und Nachkommen bedeutet, selbst zu erkranken. Die Antizipation des eigenen möglichen Verfalls, den man hautnah an einem Verwandten erlebt, kann zu schwerer Depression bis hin zum Suizid führen.

Deshalb ist auch eine umfassende fachliche und psychische Betreuung und Beratung mit langen Fristen des Überlegens bei möglicherweise betroffenen Verwandten angezeigt, bevor die erst bei Volljährigen erlaubte prädiktive Gendiagnostik – technisch völlig unproblematisch – durchgeführt wird.

2.7.4 Therapie

Eine kausale Therapie existiert nicht. Es ist jedoch vorstellbar, dass einmal eine Gentherapie entwickelt wird (mithilfe der sog. Antisense-Technik), die die überzähligen CGA-Repeats ausschalten und ein normales Huntington erzeugen könnte.

Aktuell sind nur symptomatische Therapien möglich. Störende Hyperkinesen können mit – allerdings sehr nebenwirkungsreicher – Gabe von antidopaminergen Substanzen behandelt werden (Tiaprid, Tetrabenazin), Depression mit SSRI. Bei Impulsstörung mit aggressiven Durchbrüchen oder psychotischer Symptomatik können Neuroleptika versucht werden. Diese haben auch eine dämpfende Wirkung auf die Hyperkinesen. Physiotherapie, **Ergotherapie** und **Sprachtherapie** sind in den meisten Krankheitsphasen angezeigt.

2.8 Dystonien

Kontakt mit Dystonie-Patienten ist für die Sprachtherapeutin nicht so häufig, aber zwei Formen fallen direkt in ihr Arbeitsgebiet: Die **spasmodische Dysphonie** und die **oromandibuläre Dystonie.** Mit ihnen bekommt die Sprachtherapeutin – je nach Arbeitsplatz – zu tun.

2.8.1 Erscheinungsbild

DEFINITION

Dystonie ist ein Syndrom mit Bewegungsstörungen und Muskelkontraktionen, die häufig zu repetitiven Bewegungen und Fehlhaltungen führen.

Die Dystonien zeigen Ähnlichkeiten mit der Chorea und der Athetose, wesentliche Kriterien zur Unterscheidung sind wohl die „**anhaltende Kontraktion**" (bei Chorea ist sie nur kurz) und die „abnorme Haltung" (bei Athetose nicht so ausgeprägt). Das klinische Bild ist sehr vielgestaltig, je nachdem, welche und wie viele Körperteile betroffen sind.

Man unterscheidet generalisierte von fokalen / segmentalen Dystonien, wobei die generalisierten zumindest eine Körperhälfte betreffen, und die anderen nur umschriebene Muskelgruppen.

Die Patienten mit generalisierten Dystonien weisen erheblich Verkrampfungen und Fehlhaltungen im gesamten Körper auf, oft inkl. des Gesichts und auch der Sprechmuskulatur, sind oft nicht gehfähig und bei schwerem Befall nicht zur Selbstversorgung in der Lage.

Fokale Dystonien

Die fokalen Dystonien sind weniger schwer und i. d. R. nicht progredient.

1. **Blepharospasmus**:
   unwillkürliches Verkrampfen der Lidmuskulatur mit Lidschluss, kosmetisch störend und durch Beeinträchtigung des Sehens bei der Arbeit und v. a. auch beim Autofahren behindernd
2. **Meige-Syndrom:**
   Befall auch der übrigen Gesichtsmuskulatur und der oromandibulären Muskeln;
   sog. „Brueghel-Syndrom", da oft von diesem Maler dargestellt
3. **reine oromandibuläre Dystonie:**
   a. fazialer Typ
   b. Kieferschließungstyp
   c. Kieferöffnungstyp
4. **spasmodische Dysphonie** (➤ Kap. 13.2.3):
   Dystonie der Stimmlippen
   a. Adduktorentyp
      deutlich häufiger, gepresst-kehlige Phonation (wie bei einem Erstickenden) durch überschießende Adduktion der Stimmbänder

   b. Abduktorentyp
      sprechen hauchend-heiser, da Lateralstand der Stimmbänder bei Phonation
5. **zervikale Dystonie (Torticollis, „Schiefhals"):** ist wohl die häufigste fokale Dystonie, zeigt sich als unwillkürliche Kopfdrehung, -neigung oder -tremor, oft mit grotesker Fehlhaltung (Kopf auf der Schulter)
6. **Beschäftigungsdystonien:** Ursache oft übermäßiges Üben, das zu einem kortikalen Umbau und zur Überlappung von motorischen Arealen z. B. einzelner Finger führt, hat oft Berufsunfähigkeit zur Folge
   a. Schreibkrampf
   b. Musikerdystonien

2.8.2 Ursachen

Die generalisierten Dystonien sind größtenteils genetisch bedingt, wobei inzwischen schon Dutzende von Gendefekten identifiziert werden konnten.

Die fokalen Formen hingegen sind entweder sporadisch oder selten symptomatisch im Rahmen einer anderen Grundkrankheit (z. B. Morbus Parkinson, ➤ Kap. 2.5; Morbus Wilson, ➤ Kap. 2.9).

Wichtig ist die Berücksichtigung von Medikamenten. So können Neuroleptika und verwandte Mittel, hier v. a. Metoclopramid, ein häufig bei Übelkeit und Erbrechen eingenommenes Mittel, zu akuten Dystonien v. a. im Gesichts- und Schlundbereich führen. Die sehr verunsicherten Patienten sind dann dankbar für eine entlastende Erklärung und die intravenöse Gabe eines Anticholinergikums (z. B. Akineton® = Biperiden), die meist innerhalb von 15 Minuten zum Sistieren der Symptomatik führt.

2.8.3 Diagnostik

Die Diagnose wird syndromal klinisch anhand der typischen Symptomatik gestellt.

Bei allen Erstdiagnosen sollten ein **Morbus Wilson** (➤ Kap. 2.9) und ein sog. Segawa-Syndrom ausgeschlossen werden. Die Verfahren für Morbus Wilson sind im Kapitel über diese Krankheit beschrieben. Das **Segawa-Syndrom** ist eine L-Dopa-sensitive ererbte Dystonie, die i. d. R. im Kindesalter beginnt, und deren Symptome durch die Gabe von L-Dopa weitgehend kupiert werden können. Es sollte daher bei allen, v. a. bei früh beginnenden Dystonien, ein Therapieversuch mit der Gabe von L-Dopa gemacht werden. Die Patienten sprechen meist innerhalb weniger Tage oft auch sofort darauf an.

Bei den generalisierten Dystonien können genetische Tests gemacht werden, die den Erkrankungstyp sichern und den Verlauf sowie das Vererbungsrisiko an die Nachkommen prognostizieren können. Die hierzu erforderliche Beratung darf nur von speziell geschulten Fachkräften vorgenommen werden.

2.8.4 Therapie

Die Therapie der fokalen Dystonien ist recht „einfach": Sie besteht in der lokalen Anwendung von **Botulinumtoxin** (Botox®, Dysport®, Xeomin®), das in die betroffenen Muskelgruppen injiziert wird. Als Gift der neuromuskulären Übertragung sorgt es für eine vorübergehende Denervierung der injizierten Muskeln und führt durch die erzeugte Lähmung zu einer meist deutlichen Linderung, jedoch kaum jemals zu einer Behebung der Symptomatik. Die Wirkung ist zeitlich begrenzt, die Therapie muss daher alle 3–4 Monate wiederholt werden. Sie ist also rein symptomatisch, nicht heilend, erhöht aber die Lebensqualität der Betroffenen erheblich. Dass sie schmerzhaft und wie alle invasiven Verfahren nicht ohne Risiken ist, muss erwähnt werden.

Begleitend können Physio- und Sprachtherapie die Botulinumtoxintherapie unterstützen, aber nicht ersetzen.

Die Therapie der generalisierten Dystonien ist deutlich schwieriger: Es können verschiedene **Medikamente** versucht werden, die bei bedeutsamen Nebenwirkungen meist nur eine sehr begrenzte Wirkung entfalten. Bei schweren Formen oder dem (häufigen) Versagen der medikamentösen Therapie bietet sich – analog zum Morbus Parkinson – die **tiefe elektrische Hirnstimulation** in bestimmten Regionen der Basalganglien an (v. a. Globus pallidus), die die Symptome am besten reduziert.

2.9 Morbus Wilson

Der Morbus Wilson ist der Prototyp einer **systemischen Erkrankung,** die in zwei medizinischen

Fachbereichen von Bedeutung ist: Neurologie und Gastroenterologie. Der zugrundeliegende Defekt des Kupferstoffwechsels führt über eine pathologische Kupferablagerung nämlich sowohl zu neurologischen Störungen als auch zu einem Leberbefall letztlich mit Ausbildung einer Zirrhose. Da der Stoffwechseldefekt in der Leber liegt, ist diese praktisch immer vor dem Nervensystem und regelhaft betroffen.

Eine interdisziplinäre Zusammenarbeit ist daher angezeigt. Da eine **Dysarthrie** als neurologisches Frühsymptom auftreten kann, ist die seltene Erkrankung auch für die Sprachtherapie relevant.

2.9.1 Erscheinungsbild

In der Regel beginnt die Krankheit im zweiten bis dritten Lebensjahrzehnt. Das neurologische Bild ist unspezifisch und vielgestaltig. Da bevorzugt – wenn auch nicht ausschließlich – die Stammganglien und das Kleinhirn vermehrt Kupfer speichern, stehen **extrapyramidale und ataktische Symptome** im Vordergrund. Es können sowohl Dystonie- als auch Parkinson-ähnliche Bilder auftreten. Eine **Dysarthrie** ist fast immer, eine **Dysphagie** oft vorhanden. Ein Tremor unterschiedlicher Ausprägung ist ebenfalls häufig. Eine Wesensänderung und leichte Intelligenzminderung können hinzukommen.

Das Kupfer kann sich auch in der Hornhaut der Augen ablagern und führt dann zu dem charakteristischen, die Erkrankung fast beweisenden sog. **Kayser-Fleischer-Kornealring,** einer Braunverfärbung des Hornhautrands, die oft nur unter der Spaltlampe klar zu sehen ist.

2.9.2 Ursachen

Die Ursache ist identifiziert. Es handelt sich um einen genetisch bedingten Defekt eines Kupfertransportierenden Enzyms in der Leber, sodass überschüssiges Kupfer nicht mehr über die Galle ausgeschieden werden kann und in verschiedenen Organen kumuliert. Zwar versucht der Körper das durch eine erhöhte Ausscheidung über die Nieren zu kompensieren. Dieser Weg reicht jedoch nicht aus. Das gespeicherte Kupfer wirkt über noch unbekannte Mechanismen letztlich toxisch. Es handelt sich beim Morbus Wilson um eine **autosomal-rezessive** Erkrankung. Für das betroffene Gen sind bereits mehr als 300 pathogene Varianten beschrieben.

2.9.3 Diagnostik

Die Diagnosestellung ist **schwierig,** da – wie angeführt – wirklich spezifische Symptome fehlen. Daher muss bei jedem Patienten, der vor dem 50. Lebensjahr eine extrapyramidale Störung entwickelt, ein Morbus Wilson ausgeschlossen werden. Das Gleiche gilt für junge Menschen, die unerklärliche Leberwerterhöhungen haben.

Laborchemisch findet man beim Morbus Wilson einen erniedrigten Coeruloplasmin-Wert im Serum (ein Kupfertransportprotein) und eine erhöhte Kupferausscheidung im Sammelurin.

Ferner sucht man immer nach einem Kayser-Fleischer-Ring. Bestehen dann noch – seltene – diagnostische Zweifel, kann eine Leberbiopsie die Diagnose sichern.

2.9.4 Therapie

Eine kupferarme Diät wird empfohlen, reicht aber nie aus. Die medikamentöse Therapie besteht in der Gabe von sog. Chelat-Bildnern. Diese binden Kupfer im Blut und „nehmen" es sozusagen bei der Ausscheidung über den Urin mit. Es werden dabei auch andere Spurenelemente mit reduziert, sodass diese wieder substituiert werden müssen. Wegen Interaktionen zwischen mit der Nahrung aufgenommenen Metallen sollte die Gabe erst 1,5–2 Stunden nach dem Essen erfolgen.

Die Therapie muss sehr langsam und einschleichend begonnen werden, da sonst schwere Überempfindlichkeitsreaktionen oder neurologische Verschlechterungen eintreten können. Sie muss lebenslang durchgeführt werden, unbehandelt führt die Krankheit zum Tod.

Bei rechtzeitiger Behandlung können sich die bis dahin aufgetretenen neurologischen Symptome teilweise zurückbilden. Ein Voranschreiten der Erkrankung wird i. d. R. gut verhindert, sodass sich die Lebenserwartung weitgehend normalisiert. Die neurologischen Ausfälle werden entsprechend dem Muster funktionell-therapeutisch angegangen.

2.10 Ataxien

DEFINITION

Ataxien sind **Erkrankungen des Kleinhirns** und der mit ihm unmittelbar verbundenen Hirnstammkerne und/oder Rückkopplungsbahnen aus dem Rückenmark. Betroffen ist die Steuerung von Bewegungen. Diese geraten „unrund", überschießend, ungenau, wacklig. Das Gangbild ist meist deutlich gestört, Stürzen möglich, oft Sprechen unkontrolliert laut und abgehackt oder verwaschen (➤ Kap. 9.4.5). Die Augenbewegungen sind häufig gestört und es kann zu verschiedenen Tremorformen kommen.

Viele Erkrankungen, die das Kleinhirn und/oder den Hirnstamm befallen, können solche ataktischen Symptome erzeugen (Multisystematrophie, Tumoren, Entzündungen, Schlaganfälle, Multiple Sklerose), als Ataxie-Krankheiten werden aber solche mit dem dominierenden Symptom Ataxie bezeichnet, die mit einer Kleinhirndegeneration einhergehen, welche hereditär oder sporadisch (vereinzelt) auftreten kann, mitunter auch toxisch-metabolisch bedingt ist (Alkohol, Schilddrüse).

2.10.1 Erscheinungsbild

Der „typische" Ataxiepatient geht breitbeinig, unsicher wacklig, er fällt bei unebenem Boden leicht hin, bei Zielbewegungen fängt er grobschlägig an zu zittern (**Intentionstremor**), er spricht abgehackt bis verwaschen, oft laut und unmoduliert, die Augenfolgebewegungen sind nicht fließend, schnelle oder kraftvolle Bewegungen können nicht rechtzeitig abgebremst werden (**Hypermetrie**).

Die meisten Ataxien weisen zusätzliche extrazerebelläre Symptome auf, die bei sonstiger Ähnlichkeit der Grundsymptomatik auf die richtige Diagnose hinweisen können (Kap. 2.10.4, Friedreich Ataxie).

2.10.2 Ursachen

1. **hereditär:**
   - es wurden schon eine hohe Zahl von Gendefekten identifiziert, die eine Ataxie bewirken können; neu entdeckte werden einfach mit einer Nummer hinten „angehängt"; es sind sowohl dominante als auch rezessive Erbgänge bekannt
   - viele Krankheitsbilder gehen mit einer verringerten Lebenserwartung einher
2. **sporadisch:**
   - die als sporadisch eingeschätzten Ataxieformen nehmen immer mehr ab, da bei vielen dann doch eine genetische Ursache gefunden wird
3. **symptomatisch:**
   - die häufigste Ursache stellt hier die Alkoholerkrankung dar; die alkoholische Kleinhirndegeneration ist eine häufige Komplikation bei schwer abhängigen Patienten mit fortgesetzt sehr hohem Alkoholkonsum; weitere Ursachen: paraneoplastisch, Hypothyreose

2.10.3 Diagnostik

Diese zielt in erster Linie darauf ab, behandelbare Ursachen zu erfassen. Es werden i. d. R. eine Bildgebung des Kopfes, ggf. eine Nervenwasseruntersuchung und umfangreiche Stoffwechseluntersuchungen sowie eine Tumorsuche (die Kleinhirndegeneration kann auch eine paraneoplastische, als immunvermittelte Folge eines Tumors, v. a. eines Bronchialkarzinoms sein).

Dann sind eine umfassende Familienanamnese und zum Schluss gezielte molekulargenetische Untersuchungen angezeigt.

2.10.4 Therapie

Eine kausale Therapie ist nur bei symptomatischen Formen möglich.

Gegen die Hauptsymptomatik können sog. Diaminopyridine versucht werden.

Sie sind v. a. bei speziellen episodischen Ataxieformen wirksam, bei denen es unvorhersehbar zu Minuten bis Stunden dauernden Attacken kommt, die die Patienten plötzlich aus ihrem Alltag reißen.

Dass mithilfe von Physio-, Ergo- und Sprachtherapie versucht werden sollte, die Beschwerden der Patienten zu lindern, versteht sich von selbst.

Friedreich-Ataxie

Sie ist mit Abstand die häufigste erbliche Ataxieerkrankung und soll daher etwas ausführlicher besprochen werden. Es liegt ein autosomal-rezessiver Erbgang vor.

Ursache ist – wie beim Morbus Huntington – eine Trinucleotid-Repeat-Vermehrung eines Gens auf dem 9. Chromosom, das für ein Protein namens Fraxatin kodiert. Dieses Protein spielt eine wesentliche Rolle für den Eisenstoffwechsel in Mitochondrien, deren Funktion bei Fehlen gestört wird.

Befallen sind in erster Linie die Hinterstränge des Rückenmarks mit den afferenten Bahnen zum Kleinhirn und denjenigen für die Lagewahrnehmung von Gliedmaßen, das periphere sensible Nervensystem, später auch das Kleinhirn selbst und die Pyramidenbahnen (➤ Kap. 1.1.3).

Dementsprechend finden sich Zeichen einer **Hinterstrangerkrankung** in Kombination mit denen einer **peripheren Neuropathie,** später auch einer evtl. spastischen Lähmung. Neben der Ataxie hat der Patient eine ausgeprägte Gefühlsminderung an den Extremitäten und Reflexminderungen, später auch Pyramidenbahnzeichen (Babinski-Reflex, ➤ Kap. 2.1.5). Außerdem ist meist das Herz in Form einer dilatativen Kardiomyopathie mit fortschreitender Herzschwäche befallen, die letztlich die Lebenserwartung determiniert. Frühzeitig tritt eine **Dysarthrie,** später auch eine **Schluckstörung** auf. Sehr charakteristisch für den Morbus Friedreich sind ausgeprägte Hohlhackenfüße, die bei Vorliegen einer sensiblen Ataxie den Verdacht in die richtige Richtung lenken.

Gesichert wird die Diagnose durch die molekulargenetische Untersuchung mit Nachweis der vermehrten Trinucleotidrepeats in dem Fraxatin-Gen.

Eine kausale Therapie existiert nicht, auch keine sicher palliativ wirkende medikamentöse Therapie. Umso wichtiger ist die konsequente Anwendung der übenden Verfahren. Die Kardiomyopathie wird nach den üblichen Regeln der Herzinsuffizienztherapie behandelt.

2.11 Amyotrophe Lateralsklerose (ALS)

Die Amyotrophe Lateralsklerose (ALS), eine degenerative Erkrankung des motorischen Systems, führt durch relativ rasch zunehmende Lähmungen innerhalb weniger Jahre zu vollständiger Bewegungsunfähigkeit und zu einem frühen Tod, meist bei geistiger Klarheit. Da früher oder später immer auch eine Dysarthrie und Schluckstörungen auftreten, benötigen diese Patienten sprachtherapeutische Intervention. Häufig ist die Sprachtherapeutin sogar mit einem Patienten konfrontiert, der sie wegen einer noch ungeklärten Dysarthrie aufsucht, die das Erstsymptom bei der sog. bulbären Verlaufsform darstellt.

2.11.1 Erscheinungsbild

Die Symptomatik der ALS ist geprägt durch das Nebeneinander von **progredienten zentralen und peripheren Lähmungen.** Das kommt daher, dass sowohl das **erste** als auch das **zweite motorische Neuron** degenerieren. Vereinfacht gesagt finden sich klinische Zeichen, wie sie bei einer Polyneuropathie (➤ Kap. 2.12) auftreten, in Verbindung mit solchen, die nach einem Schlaganfall vorhanden sind. So sieht man bei der Untersuchung **Muskeleigenreflexabschwächungen** neben **Reflexsteigerungen** und Pyramidenbahnzeichen, Muskelatrophien neben Tonussteigerungen.

Typische Frühsymptome sind wie erwähnt eine **Dysarthrie,** eine **Handschwäche** oder eine **Fußheberschwäche** mit häufigem Stolpern. Bald sind in diversen Muskelgruppen deutliche Atrophien zu sehen. Geradezu pathognomonisch ist das Auftreten von **Faszikulationen,** wogende kurze Kontraktionen einzelner Muskelfasern ohne wesentlichen Bewegungseffekt. Sensible Störungen kommen praktisch nicht vor, was ein wichtiges Kriterium zur Abgrenzung von den meisten Polyneuritiden ist

Die Lähmungen schreiten mit unterschiedlicher Geschwindigkeit fort, führen aber im Schnitt nach 3–4 Jahren zu einer weitgehenden Bewegungsunfähigkeit mit **Anarthrie, Schluckunvermögen** und **Atemstörung.** Die Patienten können dann nur noch durch Ernährung über eine PEG-Sonde (➤ Kap. 11.5.4) und eine mehr oder weniger invasive Beatmung am Leben erhalten werden. Eine Kommunikation mit der Umwelt ist dann nur noch über Augenbewegungen möglich, mit denen z. B. ein Sprachcomputer gesteuert werden kann.

Fast jeder kennt den Physiker Stephen Hawking (1942-2018), der sich nach 40-jährigem ungewöhnlich „mildem" Krankheitsverlauf sehr lange in einem solchen Zustand befand und noch immer wissenschaftlich arbeitete.

Das Ausmaß der gewünschten Unterstützungsmaßnahmen sollte mit dem Patienten rechtzeitig vor Eintreten der evtl. Indikation nach ausführlicher und einfühlsamer Aufklärung festgelegt werden.

2.11.2 Ursachen

Die Ursache ist trotz intensiver Forschung, die zuletzt von der medial weit verbreiteten *„Ice-bucket-challenge“* zusätzlich befeuert wurde, nach wie vor unbekannt. 90 % der Erkrankungen gelten als sporadisch, 10 % sind offenbar genetisch bedingt.

Als Pathogenese vermutet man inzwischen – analog zum Morbus Alzheimer –, dass intrazelluläre Ablagerungen von pathologisch verklumpten Proteinen zum Untergang damit beladener Nervenzellen führen. Genetische Veränderungen, die deren Auftreten begünstigen, konnten inzwischen identifiziert werden. Sie führen zu einer familiären Häufung der Erkrankung. Von einer definitiven Klärung ist man aber noch entfernt, noch mehr von einer kausalen Therapie.

2.11.3 Diagnostik

Die Verdachtsdiagnose wird aufgrund der **typischen Klinik** mit Lähmungen in verschiedenen Körperregionen, Faszikulationen und Zeichen auch des ersten motorischen Neurons bei **Abwesenheit relevanter sensibler Ausfälle** gestellt.

Gesichert wird die Diagnose dann durch den Nachweis sog. Denervierungsaktivität bei der **Elektromyographie** (EMG-Untersuchung der elektrischen Muskelaktivität durch eingestochene Nadel) in mind. drei Körperregionen und durch den Ausschluss der wesentlichen Differenzialdiagnose, einer sog. multifokalen motorischen Neuropathie, u. a. durch fehlenden Nachweis von Leitungsblöcken bei der **Elektroneurographie** (ENG-Nervenleitgeschwindigkeitsmessung) und bestimmter Autoantikörper (Anti-Gangliosid-Gm1), die für diese Erkrankung wegweisend sind.

2.11.4 Therapie

Eine kausale Therapie existiert wie erwähnt nicht. Es laufen viele experimentelle Studien, bisher ohne durchschlagenden Erfolg. Das Medikament Riluzol (Rilutec®), ein Glutamat-Rezeptorenblocker, verzögert den Krankheitsverlauf um 3–6 Monate. Fast wichtiger ist ein Training zum möglichst langen Erhalt noch vorhandener Funktionen.

Unerlässlich ist eine engmaschige kompetente Betreuung der meist sehr verunsicherten und oft verzweifelten Patienten, die auch eine hohe Suizidrate aufweisen, am besten in einem mit der Problematik vertrauten multiprofessionalen Team. **Supportive und palliative Maßnahmen** stehen neben immer angezeigter **Physio-, Ergo-** und **Sprachtherapie** bald im Vordergrund. Die Ausstattung mit Hilfsmitteln und die Eskalation oder letztlich auch der evtl. Abbruch der lebenserhaltenden Maßnahmen müssen in enger Abstimmung mit dem Patienten erfolgen.

2.12 Polyneuropathien (PNP)

Die Bezeichnung ist hinsichtlich der Ursache neutral, d. h. viele ursächlich sehr verschiedene Krankheitsbilder werden unter dem Begriff subsummiert.

DEFINITION

Polyneuropathien sind **„Erkrankungen vieler Nerven“**. Das bedeutet, dass hier nicht einzelne Nerven, sondern alle oder zumindest eine Gruppe betroffen sind.

Bei einer Polyneuropathie ist das periphere Nervensystem durch irgendeinen pathologischen Prozess geschädigt und reagiert mit einer Fehlfunktion.

Man unterscheidet **distal-symmetrische Polyneuropathien,** bei denen die Symptome gleichmäßig verteilt und distal, d. h. an Händen und mehr noch an den Füßen, am stärksten ausgeprägt sind, von **Schwerpunkt-PNP,** die mehrere Einzelnerven oder einen Plexus befallen können. Sie äußern sich in relativ gleichartigen Beschwerden und Befunden. Daher erweist sich die Suche nach den Ursachen – sofern sie nicht wie beim Diabetes mellitus oder dem Alkoholismus sofort ins Auge fallen – oft als sehr aufwändig und nicht selten als unergiebig.

Für die Sprachtherapeutin spielt das Krankheitsbild bis auf ganz wenige Ausnahmen eine eher untergeordnete Rolle.

2.12.1 Erscheinungsbild

Die Polyneuropathien (PNP) erzeugen sowohl motorische, sensible, als auch vegetative Symptome:

1. **Motorik:**
   - es treten schlaffe Lähmungen und Atrophien auf; das bedeutet, dass die Muskelkraft vermindert ist, der Muskeltonus schlaff, die Muskelmasse im Verlauf abnimmt und die Muskeleigenreflexe abgeschwächt bis erloschen sind
   - recht charakteristisch für fortgeschrittene Lähmungen ist der „Steppergang", der dadurch entsteht, dass die Fußspitze beim Gehen nicht mehr ausreichend gehoben werden kann, die Hebung stattdessen ins Knie verlagert wird
2. **Sensibilität:**
   - meist beginnt eine Polyneuropathie mit Missempfindungen wie Kribbeln, Brennen, Einschlafgefühl; bald gesellen sich eine Minderung des Berührungsempfindens, mitunter auch des Schmerz- und Temperaturempfindens hinzu
   - diese sind typischerweise handschuh- bzw. strumpfförmig verteilt
   - Missempfindungen können sich in ein schmerzhaftes Ausmaß hinein steigern; Schmerzen sind v. a. bei Schwerpunkt-PNP oft ein führendes und erstes Symptom
3. **vegetative Störungen:**
   - Herzfrequenzauffälligkeiten, Blasenstörungen, Hypotonie können bei manchen Untergruppen auftreten, häufiger sind trophische Störungen an den Extremitäten, d. h. Verfärbungen, trocken-rissige Konsistenz der Haut u. a. auch wegen Schweißstörung, Kälte bei Mangeldurchblutung, Nagelwachstumsstörung, mitunter auch Ulcera und Knochennekrosen

2.12.2 Ursachen

Die Ursachen von Polyneuropathien sind außerordentlich vielfältig:

1. **Stoffwechselstörungen:**
   - Diabetes mellitus, die häufigste Ursache für eine PNP überhaupt
   - Schilddrüsen- und Lebererkrankungen
   - Vitaminmangelerkrankungen aus dem B-Komplex-Bereich (Vitamin B12, B1, B2, B6)
2. **toxisch:**
   - Alkohol, die zweithäufigste Ursache
   - Medikamente
   - Schwermetalle (Blei, Thallium, Arsen)
   - Lösungsmittel: oft verbunden mit einer Enzephalopathie
3. **erblich**
4. **entzündlich:**
   - Guillain-Barré-Syndrom (GBS) als Sonderform der PNP (➤ Kap. 2.13); im Rahmen von rheumatischen und Autoimmun-Erkrankungen
5. **nach intensivmedizinischer Behandlung**:
   - **Critical-Illness-PNP (CIP):** vielfältigen entzündlichen und toxischen Einflüsse führen auf noch nicht geklärtem Weg zu einer oft schweren PNP, die v. a. die Entwöhnung vom Respirator sehr erschweren kann
   - oft ist die Störung auch mit einer **Critical-Illness-Myopathie (CIM)** verbunden; die Abgrenzung ist aber rein akademisch, da sich die Auswirkungen auf den Patienten kaum unterscheiden
   - Prognose ist nach Beendigung der Intensivbehandlung günstig; es kommt meist im Rahmen der Rehabilitation zu einer vollständigen Erholung
6. **paraneoplastisch:**
   - Tumoren können vermutlich über eine Autoimmunreaktion eine schwere PNP auslösen; die erhöhten Gammaglobulinwerte beim Plasmozytom können ein GBS-ähnliches Bild hervorrufen (Paraproteinämische PNP)
7. **idiopathisch:**
   - bei 20–30 % aller Patienten mit PNP lässt sich keine Ursache eruieren

2.12.3 Diagnostik

Die Diagnose ergibt sich aus den o. g. Symptomen und Befunden und wird untermauert durch eine **elektrophysiologische Untersuchung,** die als Basis eine Bestimmung der Nervenleitgeschwindigkeit und die Durchführung einer Elektromyographie (EMG) umfasst.

KLINISCHER HINTERGRUND

Bei der Elektromyographie (EMG) erhebt man zwei wesentliche pathologische Befunde:

1. bei einem vorwiegenden Befall der Markscheiden der Nervenfasern eine Verminderung der sensiblen und motorischen Nervenleitgeschwindigkeit

2. bei Befall der Nervenfaser selbst aufgrund der dann bestehenden Unterbrechung der Impulse zur zugeordneten Muskelfaser die sog. Spontanaktivität oder ein neurogener Umbau. Spontanaktivität heißt, dass die denervierte Muskelfaser zu Spontandepolarisationen neigt und typische elektrische Potenziale (Fibrillationen, positiv scharfe Wellen) erzeugt, die mit einer in den Muskel gestochenen Nadel erfasst werden können; neurogener Umbau bedeutet, dass intakte Nervenfasern zu denervierten Muskelfasern hin aussprossen und das von Ihnen insgesamt innervierte „Territorium" erheblich erweitern, was zu einer Verbreiterung und Auffächerung des Willkürpotenzials einer motorischen Einheit (ME = die Summe aller von einer einzelnen Nervenfaser innervierten Muskelzellen) führt

Wenn die Ursache einer PNP nicht ersichtlich ist, muss eine umfangreiche Abklärung durchgeführt werden, die eine Nervenwasserdiagnostik, einen ausgiebigen Laborbefund, die Suche nach evtl. Tumoren und eine internistische Untersuchung umfassen sollte.

2.12.4 Therapie

Die Therapie richtet sich natürlich nach der Ursache und besteht im Wesentlichen in der Behandlung der Grunderkrankung:
- gute Einstellung eines Diabetes mellitus
- Verzicht auf Alkohol bzw. Entwöhnungstherapie für Abhängige
- immunsuppressive Behandlung einer Gefäßentzündung
- Eruieren und Vermeiden von Giftexposition
- Substitution von fehlenden Vitaminen

Wichtig ist auch eine symptomatische Behandlung von unangenehmen sensiblen Reizerscheinungen und Schmerzen. Neben Opioiden werden hier v. a. Antidepressiva wie Duloxetin oder Amitriptylin, sowie Antiepileptika wie Gabapentin® oder Pregabalin® eingesetzt. Deren Nebenwirkungen (Müdigkeit, Schwindel, verminderte Fahrtauglichkeit) müssen immer sorgfältig gegen den Nutzen aufgerechnet werden

2.13 Guillain-Barré-Syndrom (GBS)

Das GBS ist eine akute Polyneuritis, eine autoimmunologisch vermittelte Entzündung des peripheren Nervensystems, die über 2–3 Wochen zu zunehmenden Lähmungen am ganzen Körper führt. Das Ausmaß der max. Beeinträchtigung variiert sehr stark und kann von sehr leichten nur distalen Paresen bis zu einer vollständigen Lähmung der gesamten Muskulatur reichen, die eine künstliche Beatmung über durchaus längere Zeit erforderlich machen kann. Die Prognose ist dennoch in den meisten Fällen günstig. Eine Alltagstauglichkeit wird i. d. R. wieder erreicht.

Zu erwähnen ist noch, dass es eine chronische Verlaufsform gibt, die zwar nicht akut bedrohlich, doch langfristig deutlich behindernd sein kann. Sie heißt **CIDP (chronische inflammatorische demyelinisierende Polyneuropathie**) und wird langfristig mit Corticoiden und / oder Immunglobulinen behandelt.

2.13.1 Erscheinungsbild

Das klassische Bild eines GBS ist die „**aufsteigende Lähmung**", die distal beginnt und schließlich mehr oder weniger generalisiert. Früh fallen die Muskeleigenreflexe aus. Sensible Ausfälle fehlen oder sind sehr gering. Auch die Hirnnerven können mit befallen sein. Das Auftreten von **Schluckstörung** und / oder Dyspnoe bedingt oft die Notwendigkeit der Intubation und kontrollierten Beatmung auf der Intensivstation.

2.13.2 Ursachen

Es liegt eine Entmarkung der peripheren Nerven zugrunde, die durch eine Autoimmunreaktion hervorgerufen wird. In schweren Fällen wird auch das Axon geschädigt. Häufig geht dem Ausbruch ein Magen-Darm-Infekt voran, typischerweise ausgelöst von einer sog. Campylobacter-Infektion. Durch die Entmarkung verschlechtert sich die Leitfähigkeit der Nervenfaser, bis sie schließlich ganz ausfällt.

2.13.3 Diagnostik

Die Klinik weist den Weg. Gesichert wird die Diagnose durch den Nachweis von Störungen der Nervenleitung bei der Messung der Nervenleitgeschwindigkeit. Die Diagnose wird außerdem gestützt durch den Nachweis einer Eiweißvermehrung des Nervenwassers bei (fast) normaler Zellzahl. Dazu muss eine Lumbalpunktion erfolgen. Damit können auch erregerbedingte Entzündungen, z. B. eine Borreliose oder eine FSME-Neuritis, ausgeschlossen werden. Wichtig ist auch der Ausschluss von Rückenmarkserkrankungen (Bildgebung, Blasen-Mastdarm-Störung), die v. a. bei Fehlen spastischer Zeichen bei distaler Lokalisation eine GBS-ähnliche Symptomatik machen können.

2.13.4 Therapie

Das GBS ist eine potenziell lebensbedrohliche Erkrankung. Der Verlauf kann unvorhersehbar perakut sein. Außerdem können schwere Herzrhythmusstörungen auftreten. Die Neigung dazu lässt sich durch die Erfassung der Einschränkung der Herzfrequenzvarianz abschätzen. Daher sollte i. d. R. nach Diagnosestellung die Therapie auf der Intensivstation erfolgen.

Der Krankheitsverlauf kann durch die Gabe von Immunglobulinen über 5 Tage oder Plasmapheresen zwar nicht gestoppt, aber günstig beeinflusst werden. Schwer betroffene Patienten sollten also eine dieser Therapien erhalten, bei sehr leichten kann man einige Tage abwarten. Die Krankheit verläuft im Allgemeinen monophasisch, d. h. auf eine einmal eingetretene Besserung kann man sich auch verlassen. Bei den meisten Patienten ist eine ausgiebige Reha angezeigt.

2.14 Myasthenia gravis (MG)

Die Myasthenie ist eine der ersten Erkrankungen, deren Autoimmungenese geklärt werden konnte. So konnte auch bald eine wirksame Therapie etabliert werden. Für die Sprachtherapeutin ist sie insofern von Bedeutung, als Schluck-und Sprechstörungen im Verlauf immer auftreten können, oft das Warnsignal für eine krisenhafte Verschlechterung sind, und die Sprachtherapeutin beim Krisenmanagement und im Detail bei der Beurteilung der pharyngealen und laryngealen Funktion benötigt wird.

2.14.1 Erscheinungsbild

Bei den meisten Patienten beginnen die Beschwerden am Auge. Sie klagen über Doppelbilder und hängende Lider (Ptose). Später kommen dann Schwächen im Bereich des Kopfes und des Halses (Kopfheberschwäche) sowie der Schlundmuskulatur mit **Dysarthrie** und **Schluckstörung** hinzu, zuletzt auch noch an Rumpf und Extremitäten. Die Paresen fluktuieren stark und können für kurze Zeit auch ganz verschwinden.

Die Krankheit ist wegen der Aspirationsgefahr bzw. des **Bolustodes** lebensgefährlich.

Bei unzureichender Behandlung oder bei Hinzutreten einer allgemein schwächenden weiteren Erkrankung oder bei Einnahme muskelschwächender Medikamente kann eine krisenhafte Verschlechterung mit hochgradiger Aspirationsgefahr und Atemstörung eintreten (**myasthene Krise**), die eine intensivmedizinische Behandlung erforderlich macht.

2.14.2 Ursachen

Die Myasthenia gravis ist eine Erkrankung der neuromuskulären Synapse: Infolge einer Antikörperbildung gegen den postsynaptischen Acetyl-Cholin-Rezeptor (Acetylcholin ist „Transmitter" der neuromuskulären Erregung) kommt es zu einer Störung der Innervation, da der Reiz nicht mehr ausreichend zum Muskel gelangt. Folgen sind **Lähmungen,** die i. d. R. am Auge beginnen und später auf Kopf- und Schlundmuskulatur sowie Extremitäten übergreifen. Charakteristisch ist deren stark wechselnde Intensität, die auf die **erhöhte Ermüdbarkeit** dieses Übertragungssystems zurückzuführen ist. Das bedeutet, dass nach längerer Ruhe, v. a. morgens die Paresen gering ausgeprägt sein können oder gar fehlen, sie sich im Tagesverlauf oder nach längerer Belastung hingegen verschlimmern.

Häufig ist die Erkrankung mit einer Vergrößerung oder gar Geschwulst des Thymus (Thymom) verbunden, nach der immer gesucht werden muss.

2.14.3 Diagnostik

Der Verdacht wird aufgrund der wechselhaften Lähmungen und deren Provozierbarkeit durch vorausgehende Belastung erhoben. Typische Maßnahmen sind der Kopfhebertest und der Simpson-Test, bei dem der Patient einige Zeit konstant nach oben schauen muss. Eine Lidheberschwäche wird dadurch erst manifest oder verstärkt. Gesichert wird die Diagnose durch Zusatzuntersuchungen:

- **repetitive Nervenstimulation:**
  Nerv wird mit einer Frequenz von 3 Hz über mehrere Sekunden supramaximal stimuliert; da

bei jedem weiteren Reiz infolge der Ermüdbarkeit des Systems immer weniger Fasern überleiten, wird das abgeleitete Potenzial vom versorgten Muskel immer kleiner (Dekrement)

- **Tensilontest:**
  intravenöse Gabe des schnell wirksamen Acetylcholinesterasehemmers Edrophonimuchlorid (Tensilon®) erhöht die Konzentration des Transmitters im synaptischen Spalt, verbessert damit die Übertragung und hebt so die klinische Symptomatik wie auch das elektrische Dekrement für kurze Zeit auf
- **Nachweis von Autoantikörpern gegen den Acetylcholinrezeptor** oder andere in dem Bereich relevante Zellwandbestandteile (z. B. MUSK)
- Bildgebung des Thorax (CT, MR) ist zur Suche nach einer Thymusvergrößerung (Hyperplasie) oder einem Tumor (Thymom) immer angezeigt

2.14.4 Therapie

Die Therapie ist i. d. R. zweigleisig:

1. symptomatisch: Gabe eines Acetylcholinesterasehemmers (z. B. Pyridostigmin, Mestinon®) zur Verbesserung des Transmitterangebots im synaptischen Spalt
2. immunsuppressiv: da es sich bei der MG um eine klassische Autoimmunerkrankung handelt, ist als Dauertherapie eine wirksame Immunsuppression durchzuführen

Bei massiver Symptomatik, insbesondere in einer myasthenen Krise, sind schnell wirksame immunsuppressive Maßnahmen erforderlich. Eingesetzt werden dann eine **Plasmapherese** (Plasmaaustausch zur Entfernung der pathogenen Immunglobuline) oder die Gabe von hochdosierten Immunglobulinen intravenös (i. v.).

Ein Thymom muss operiert werden. Eine Thymushyperplasie sollte bei jungen Patienten entfernt werden, da die Symptomatik dadurch positiv beeinflusst wird, manchmal ganz verschwindet.

PRAXISTIPP

Die Myasthenia gravis ist eine der wenigen Krankheiten, bei denen übende Verfahren nicht sinnvoll sind: Übung führt zu Ermüdung und damit zur Verschlechterung von Symptomen.

2.15 Entzündliche Erkrankungen

2.15.1 Enzephalitis

DEFINITION

Die Enzephalitis ist eine Entzündung des Gehirns selbst. Die Symptome können daher denen anderer Hirnerkrankungen – z. B. eines Schlaganfalls – ähneln. Das Erkennen der wahren Ursache ist bei den behandelbaren Enzephalitiden (das sind leider nicht alle) sehr wichtig, um bleibende Schäden zu vermeiden. Oft ist auch die Hirnhaut mitbetroffen, so liegen dann Meningoenzephalitiden vor.

Erscheinungsbild

Virale Enzephalitiden gehen meist mit einer **akuten Persönlichkeitsveränderung** einher. Die Patienten sind oft verlangsamt oder agitiert, verwirrt, haben Gedächtnis-, Aufmerksamkeits- und Konzentrationsstörungen. Auch wahnhafte Symptome können vorkommen. Bei vielen Formen tritt früh eine **aphasische Störung** auf. Aber auch Paresen, eine Apraxie oder Ataxien (bei Kleinhirnbefall) können vorhanden sein. Sehr oft wird die Krankheit auch von einem epileptischen Anfall eingeleitet. Solche sind auch im Verlauf häufig zu sehen. Die Patienten haben Fieber und wirken allgemein schwer krank.

Bei einer autoimmun bedingten Enzephalitis treten die Veränderungen subakut über Wochen auf, Fieber fehlt meist. Die psychischen Symptome können ganz im Vordergrund stehen, sodass mitunter fälschlich eine rein psychiatrische Diagnose gestellt wird.

Ursachen

Enzephalitiden können erregerbedingt sein oder auf einem Autoimmunmechanismus beruhen:

1. häufigste Erreger sind Viren und unter diesen wieder das **Herpes simplex**- (HSV-E) und das **FSME-Virus** (Frühsommer-Meningo-Enzephalitis); letztere wird bekanntlich durch Zeckenstiche übertragen
2. in den letzten Jahren wurden zunehmend Autoimmunerkrankungen mit Antikörperbildung gegen Bestandteile von Neuronen identifiziert

Diagnostik

Die relativ schnell einsetzende Symptomatik mit psycho-organischen Symptomen, evtl. einer Aphasie, Paresen und epileptischen Anfällen in Verbindung mit Fieber und einem gestörten Allgemeinbefinden legt die Verdachtsdiagnose nahe.

Die Diagnose wird gesichert durch den Nachweis:

- einer entzündlichen Reaktion im **Nervenwasser** (mäßige Vermehrung der Lymphozyten, nur geringe Eiweißvermehrung)
- von Veränderungen im **EEG** (rhythmische Komplexe)
- im Fall der Herpes-simplex-Enzephalitis von MR-Signalstörungen im Temporallappen
- von Viren in der PCR (Polymerase-Kettenreaktion) oder Antikörpern im Nervenwasser

Vor der nötigen Lumbalpunktion sollte immer eine Bildgebung zum Ausschluss einer Raumforderung erfolgen.

Bei Verdacht auf eine autoimmun bedingte Enzephalitis muss eine breite Palette von Autoantikörpern in Serum und Nervenwasser gesucht werden. Viele dieser Autoantikörper sind Folgen einer Tumorerkrankung. Eine intensive Tumorsuche ist daher oft angezeigt.

Therapie

Enzephalitis-Patienten sollten auf einer „Wachstation" (je nach Beeinträchtigung kann das eine sog. Intermediate Care Station (IMC) oder eine Intensivstation sein) behandelt werden, um auf Komplikationen schnell reagieren zu können.

Bereits beim Verdacht einer Herpesenzephalitis muss eine Therapie mit dem intravenös zu verabreichenden Virustatikum Aciclovir (Zovirax®) erfolgen. Nur dadurch können schwere Folgeschäden verhindert werden.

Die FSME und die anderen viralen Enzephalitiden können nicht kausal behandelt werden, haben aber auch spontan eine viel bessere Prognose. Gegen FSME gibt es eine wirksame aktive Impfung. Diese sollte in Risikogebieten jeder erhalten, v. a. wenn er sich viel im Freien aufhält.

Autoimmun bedingte Enzephalitiden werden immunsuppressiv / modulierend mit Corticoiden, Immunglobulinen, Plasmapherese, Rituximab (monoklonaler Antikörper gegen B-Lymphozyten), oder klassischen Immunsuppressiva behandelt. Sie klingen meist innerhalb von Monaten bis Jahren wieder ab, v. a. wenn ein verursachender Tumor erfolgreich behandelt worden ist.

2.15.2 Meningitis

DEFINITION

Eine Meningitis ist eine i. d. R. erregerbedingte Entzündung der weichen Hirnhäute, mit und ohne Hirnbeteiligung. Die viralen Meningitiden sind meist gutartig und heilen von selbst aus. Die bakteriellen Meningitiden sind schwere, lebensbedrohliche Erkrankungen, die einer schnellstmöglichen Diagnosestellung und Therapie bedürfen.

Die Sprachtherapeutin wird meist nur in der Rehabilitationsklinik mit schwerst betroffenen Patienten zu tun haben.

Erscheinungsbild

Führendes Symptom ist der heftige Kopfschmerz in Verbindung mit allgemeinem Krankheitsgefühl und Fieber. Hinzu kommen oft Übelkeit mit Erbrechen sowie Lichtscheu. Das klassische Leitsymptom einer Meningitis ist die sog. **Nackensteifigkeit** (Meningismus), ein plötzliches „Einrasten" beim Versuch den Kopf zu beugen.

Doch Achtung: bei viralen Meningitiden oft, aber auch bei bakteriell bedingten kann das Zeichen fehlen, v. a. bei bewusstseinsgetrübten Patienten. Neben **Verwirrtheit** und **Verlangsamung** stellt die Bewusstseinstrübung das Zeichen einer schon fortgeschrittenen höchst bedrohlichen Krankheitsphase dar. Nach deren Eintreten verschlechtert sich die Prognose deutlich.

Ursachen

Mechanismus der Erregeransiedlung in den Hirnhäuten:

- über die Blutbahn gestreut, z. B. bei Herzklappenentzündung
- Durchwanderung bei Entzündungen in der Nähe:
  - Mittelohr-, Nasennebenhöhlen-, Bandscheibenentzündung
- neurochirurgische Operationen, Katheter in den Hirnwasserkammern

Erreger:

- Bakterien: Meningokokken, Pneumokokken, Listerien, Staphylokokken, Hämophilus influenzae, TBC („säurefeste Stäbchen“, Mycobacterium tuberculosis)
- Pilze: z. B. Candida, Kryptokokkus
- Viren: „unendlich“ viele, z. B. Herpes Zoster, FSME, Adenoviren

Diagnostik

Diese muss schnellstmöglich erfolgen: Die Diagnose wird gesichert durch den Nachweis entzündlicher Veränderungen (hohe Zellzahl, erhöhtes Eiweiß) im Nervenwasser und die Therapie optimiert durch die Bestimmung des Erregers in diesem. „Übliche Bakterien“, Mycobakterien, Pilze und Viren erzeugen ein unterschiedliches Muster an Veränderungen, sodass hierüber auch eine Einschätzung der Erregergruppe möglich ist. Eine dafür nötige **Lumbalpunktion** sollte aber nur erfolgen, wenn der Patient wach ist und man keinen Anhalt für einen erhöhten Hirndruck hat. Sonst muss vorher ein CCT zum Ausschluss von Hirnödem, Wasserkopf etc. durchgeführt werden.

Auf alle Fälle sollten nach dem Legen eines venösen Zugangs **Blutkulturen** abgenommen werden, die oft schon eine Erregerbestimmung ermöglichen.

Eine **Bildgebung (CCT)** sollte immer erfolgen, wenn nicht sofort, dann bald im Verlauf, um z. B. Entzündungen in der Nachbarschaft als Ursache zu entdecken.

Therapie

Die Therapie sollte im Fall einer bakteriellen Meningitis immer so schnell wie möglich einsetzen. Das bedeutet bei schwer betroffenen Patienten, v. a. bei bewusstseinsgetrübten, schon nach der Blutentnahme. Bei den anderen reicht es, nach der Lumbalpunktion und ggf. dem CCT damit zu beginnen, wenn die Stundengrenze nicht überschritten wird.

Die Therapie besteht in der gleichzeitigen Gabe eines geeigneten Breibandantibiotikums (meist Ceftriaxon) und von Cortison. Meningitispatienten müssen 24 Stunden isoliert werden. Solange besteht für Meningokokken Ansteckungsgefahr. Kontaktpersonen sollten eine antibiotische Prophylaxe erhalten; nicht mit einem Penicillin-Präparat, sondern mit Rifampicin (eigentlich auch ein Tbc-Mittel) oder Ciprofloxazin®.

Eine spezifische Therapie der viralen Meningitis existiert nicht. Bei meist benignem Verlauf steht die symptomatische Therapie ganz im Vordergrund. Lediglich bei Meningitis im Rahmen eines Zosters oder bei Verdacht auf Herpes-simplex-Virusinfektionen sollte Aciclovir gegeben werden.

Komplikationen

Bei Meningitiden können zahlreiche Komplikationen auftreten, die das Outcome verschlechtern:

- Wasserkopf (Hydrocephalus) durch Verlegung der Resorptionsstelle
  - evtl. Drainage / Shunt erforderlich
- Entzündung von Hirngefäßen mit der Folge von Schlaganfällen
- Eiteransammlung unter der Hirnhaut (Empyem) → Entlastungs-OP
- Hirnnervenlähmungen, v. a. des Hörnervs mit Hörminderung

2.15.3 Borreliose

Erscheinungsbild

Das klassische Erscheinungsbild einer Neuroborreliose ist die sog. **Meningopolyradikulitis Bannwarth**. Dabei kommt es zu heftigen Ischias-ähnlichen Schmerzen an Armen, Beinen oder auch am Rumpf, oft verbunden mit Lähmungen. Besonders typisch ist die nächtliche Verschlimmerung der Schmerzen. Die Fehldiagnose eines Bandscheibenvorfalls liegt nahe. Mitunter besteht zugleich eine leicht meningeale Reizung, sehr häufig jedoch eine **Fazialisparese,** seltener andere Hirnnervenlähmungen. Bei Weitem nicht immer geht dem die Primärmanifestation der Infektion, das **Erythema migrans,** eine von der Mitte aus verblassende, sich ausbreitende fleckige Rötung der Haut voran, die durch einen erfahrenen Diagnostiker leicht richtig eingeordnet wird.

Auf die sonstigen möglichen Manifestationen einer Borreliose, v. a. auch in Spätstadien, soll hier nicht näher eingegangen werden, da sie für die Sprachtherapie nicht sehr relevant sind.

Ursache

Die Borreliose (Synonym: **Lyme-Disease**) ist eine Infektionskrankheit durch **Spirochäten,** eben den Borrelien, von denen mehrere Untergruppen existieren. Die Krankheit wird durch **Zecken** (Ixodes ricinus) übertragen. Da immer mehr Risikogebiete mit befallenen Zecken entstehen, nimmt die Prävalenz zu. Ein Impfstoff liegt nicht vor.

KLINISCHER HINTERGRUND

Wichtig zur Prophylaxe sind das Tragen langer Hosen beim Streifen durch Gärten und Büsche (Zecken sind meist nicht auf Bäumen, sondern im Gras oder niedrigen Gebüsch). Außerdem sollte man sich nach Aufenthalt an den genannten Stellen nach Zecken absuchen (lassen). Im Gegensatz zum viralen Erreger der FSME werden die Borrelien erst nach 12–24 Stunden übertragen, da sie sich im Darm der Zecken befinden. Das rechtzeitige Entfernen kann also eine Infektion verhindern.

Diagnostik

Die verdächtige Klinik sollte Anlass für eine **Lumbalpunktion** sein. Eine Neuroborreliose kann nur sicher aus dem Nervenwasser diagnostiziert werden. Nur der kombinierte Nachweis von erhöhten Lymphozyten sowie einer Antikörperbildung gegen Borrelien im Nervenwasser sichert die Diagnose.

KLINISCHER HINTERGRUND

Problematisch ist die Verwertung von Antikörpern im Serum. Diese sind oft positiv, obwohl gar keine akute Erkrankung vorliegt. 20–30 % der Bevölkerung weisen nämlich eine sog. **stille Feiung** auf, d. h. sie haben sich infiziert ohne zu erkranken und tragen dann lebenslang Antikörper in sich. Die kritiklose Anwendung solcher Antikörpertests ist eine Hauptursache für eine falsche Borrelien-Diagnose. Bei sorgfältiger Wertung des Titerverlaufs der verschiedenen Typen ist die Untersuchung dennoch wertvoll – falls die damit verbundene Klinik passt.

Therapie

Die Therapie besteht aus der mind. 2-, (eher 3-)wöchigen Gabe eines geeigneten Antibiotikums (Cephalosporin parenteral etwas besser als Tetrazyklin oral). Anfänglich ist eine ausreichende Schmerzmittelgabe sicherzustellen. Die Krankheit hinterlässt keine Immunität trotz persistierenden Antikörpertiters, sodass Reinfektionen möglich sind.

2.15.4 Herpes Zoster

Erscheinungsbild

Es treten heftige segmentale Schmerzen auf, denen i. d. R. der typische entzündliche Bläschenausschlag in einem Hautsegment folgt. Zuvor sind Fehldiagnosen leicht möglich. *Aber* es gibt auch Fälle völlig ohne oder mit nur ganz geringem oder verborgenem Hautausschlag (Gesäßfalte). Besondere Lokalisationen sind der **Zoster ophthalmicus,** bei dem der Trigeminus-Stirnast befallen ist, der auch auf das Auge übergreifen kann, und der **Zoster oticus,** bei dem es häufig zu einer **Fazialisparese,** mitunter auch zu Hörminderung kommt. Daneben besteht meist allgemeines Krankheitsgefühl, **Kopfschmerzen** sind häufig, bei Übergreifen auf die Hirnhäute tritt Nackensteifigkeit auf.

Oft gesellen sich Lähmungen der von den Segmenten versorgten Muskeln hinzu.

Ursache

Die Zoster-Erkrankung (volkstümlich „**Gürtelrose**") ist eine Windpockenfolgeerkrankung, bei der das in Nervenzellen „ruhende" Virus aktiv wird und zu einer segmentalen Nervenentzündung mit bevorzugtem Befall der sensiblen Ganglien führt. Auch ein Übergreifen auf die Hirnhäute ist möglich. Meist liegt die Reaktivierung eines „ruhenden" Virus nach kindlicher Varizelleninfektion vor. Aber auch Ansteckungen bei Kindern mit Varizellen sind beschrieben. Wer Zoster hat ist für Kinder, die noch keine Windpocken gehabt haben, auf alle Fälle ansteckend.

Diagnose

Meist lässt sie sich aus dem **typischen Erscheinungsbild** stellen. Mitunter, besonders bei schweren Verläufen und zusätzlicher Meningitis, ist eine **Nervenwasseruntersuchung** mit Antikörperbestimmung sinnvoll, mit der sich die Diagnose schließlich sichern lässt. Fachspezifische Konsiluntersuchungen durch den Augen- bzw. den HNO-Arzt sind bei den angeführten Sonderfällen angezeigt.

Therapie

Zwar ist der Zoster in den meisten Fällen eine spontan abheilende Erkrankung mit guter Prognose. Es besteht aber zum einen die Gefahr, dass sich aus den akuten Schmerzen v. a. bei älteren Menschen eine langwierige **Zosterneuralgie** entwickelt, und sich zum anderen neurologische Ausfälle aller Art mitunter unvollständig zurückbilden. Das alles tritt unter einer antiviralen Therapie deutlich seltener ein, weshalb i. d. R. eine solche empfohlen wird. Bei sehr schweren Fällen und Zoster ophthalmicus / oticus wird man sich großzügig zu einer intravenösen Therapie mit Aciclovir entschließen. Ansonsten gibt man oral eher die Präparate Brivudin (Zostex®), Famciclovir (Famvir®) oder Valaciclovir, die besser wirken als orales Aciclovir und unkomplizierter in der Einnahme sind.

Wichtig ist eine konsequente Schmerztherapie auch mit der Gabe von Opioiden und Antiepileptika, was den Übergang in eine Postzosterneuralgie hemmt.

Bei neurologischen Ausfällen ist eine **Übungstherapie** sinnvoll, bei Zoster ophthalmicus auch lokale Aciclovirsalbe, bei Fazialisparese ein Uhrglasverband (➤ Kap. 12.4). Lokal empfiehlt sich das Auftragen einer antiseptischen Lotion.

2.16 Epilepsie

C. Tilz

DEFINITION

Epileptische Anfälle entstehen durch eine Dysbalance erregender und hemmender Einflüsse auf Nervenzellebene in Form einer übermäßigen Erregung bzw. verminderten Hemmung, sodass Nervenzellverbände unkontrolliert erregt werden.

Diese unkontrollierten Entladungen können sowohl kurzzeitig zwischen epileptischen Anfällen als auch während des Anfalls auftreten.

2.16.1 Erscheinungsbild

Je nach Ursache werden zwei große Gruppen epileptischer Anfälle unterteilt:

Fokale Anfälle

Bei fokalen Anfällen entsteht die **unkontrollierte Übererregung** in einer Region des Gehirns. Je nach Ursprungsregion des Anfalls manifestiert sich dieser klinisch auf unterschiedliche Weise: treten solche Anfälle z. B. in der motorischen Zentralregion auf, so machen sich fokale Anfälle durch motorische Entäußerungen des Gesichts oder eines Arms / Beins bemerkbar. Am häufigsten treten fokale Anfälle im **Schläfenlappen** auf. Bei einseitiger Sprachrepräsentation erfolgt die Verarbeitung der Sprachfunktion i. d. R. in der dominanten Hemisphäre, also beim Rechtshänder in der linken und beim Linkshänder in der rechten Hemisphäre. Bei Anfällen aus den inneren Strukturen des Schläfenlappens (Hippokampusregion) kommt es typischerweise zu einer allmählichen **Bewusstseinsstörung** mit Automatismen. Die Dauer solcher Anfälle beträgt ca. 30 Sekunden, wobei die Phase nach dem Anfall (**postiktale Dämmerphase**) oft die Dauer der Anfälle um ein Vielfaches überschreiten kann. Jeder fokale Anfall kann allerdings auch im Verlauf weitere Regionen des Gehirns „miterfassen" und sich je nach Ausmaß der Erregung bis hin zum sekundär generalisierten tonisch-klonischen Anfall entwickeln. **Iktale Sprachstörungen** im fokalen Anfall werden unterteilt in:

- Sprachstörungen mit vermehrter Sprachproduktion
- Sprachstörungen mit verminderter Sprachproduktion

Eine iktale Sprachproduktion im Anfall zeigt automatisiertes, oft perseverierendes Sprechen von Wörtern oder Sätzen und tritt bei Anfällen aus der nicht-dominanten Hemisphäre oder bei bilateralem Anfallsursprung auf. Im Unterschied dazu weist eine **postiktale aphasische Störung** auf einen Anfall aus der dominanten Hemisphäre hin. Störungen der Sprachproduktion können entweder als isoliertes Symptom auftreten oder kombiniert mit anderen klinischen Merkmalen. Von der Sprachstörung per se muss die Bewusstseinsstörung im Anfall abgegrenzt werden. Sprachstörungen im Anfall werden in verschiedene Unterformen untergliedert. Im Anfall werden folgende **Möglichkeiten des Sprach- und Sprechverlusts** unterschieden:

- durch Bewusstseinsstörung vorhandene fehlende Reagibilität im Rahmen eines Anfalls
- Sprechstörung durch eine Involvierung der Zungenmotorik durch die motorische Region der Zunge

2

- Involvierung der negativ motorischen Region im frontalen Kortex, die wesentlichen Einfluss in der Planung von motorischen und sprachlichen Handlungsabläufen spielt
- iktale Aphasie: klinisch ist der Patient hierbei kooperativ, die Sprache kommt i. d. R. langsam zurück; diese tritt häufig im Anfall paroxysmal, entweder im Rahmen einer paroxysmalen motorischen Aphasie (Ardila & Lopez 1988) oder als Wernicke-Aphasie auf; Lüders et al. (1988) fanden eine 3. Sprachregion temporal basal; bei einem Anfallsursprung im Gyrus temporalis inferior kommt es zu einem **Speech Arrest** bei erhaltenem Wortverständnis

DEFINITION

Speech Arrest ist eine meist vorübergehende Sprechstörung, eine „Sprechhemmung", bei der es zu Mutismus oder stark unflüssiger Sprachproduktion kommen kann. Das Sprachverständnis ist dabei nicht betroffen. Ursächlich sind fokale Anfälle in den für die Sprechmotorik relevanten Gehirnregionen.

Es kommt auch zu **Schluckstörungen** nach Anfällen:

- epileptische Anfälle können mit z. T. lebensbedrohlichen Komplikationen einhergehen; besonders zu beachten ist, dass es bei Anfällen mit Bewusstseinsstörungen, insbesondere generalisierten tonisch-klonischen Anfällen, zu einem Erlöschen lebenswichtiger Reflexe, insbesondere der Schluck- und Hustenreflexe kommen kann; daher ist die Aspirationsgefahr sowie die Gefahr des Ertrinkens eine der häufigsten Todesursachen bei Patienten mit häufigen tonisch-klonischen Anfällen

Primär generalisierte Anfälle

Im Unterschied zu fokalen Anfällen kommt es bei primär generalisierten Anfällen zu einer **Übererregung des gesamten Gehirns** vom ersten Moment. Generalisierte Anfälle können sich auf unterschiedliche klinische Arten bemerkbar machen, z. B. als **tonisch-klonischer Anfall,** als **Absence,** als **myoklonischer Anfall** oder als **atonischer Anfall** mit plötzlichem Tonusverlust der Muskulatur und schlagartigem Zusammensacken. Bei primär generalisierten Anfällen kommt es daher im Unterschied zu fokalen Anfällen zu keiner isolierten kortikalen Funktionsstörung mit entsprechender lokalisatorischer Bedeutung. Sprachstörungen im generalisierten Anfall treten somit nicht als mögliches isoliertes Symptom eines generalisierten Anfalls auf. Da die meisten primär generalisierten Anfälle mit einer Bewusstseinsstörung einhergehen, ist jedoch durch die Bewusstseinsstörung im Rahmen primär generalisierter Anfälle auch die Sprachfunktion nicht vorhanden.

2.16.2 Ursachen

Gemeinsam ist allen epileptischen Anfällen die bereits erwähnte Dysbalance zwischen hemmenden und erregenden Einflüssen auf Nervenzellebene. Diese kann durch eine Vielzahl verschiedener Ursachen entstehen: Bei fokalen Anfällen liegt häufig eine bildmorphologisch erkennbare strukturelle Ursache zugrunde, z. B. eine Narbe nach einem Schädel-Hirntrauma (➤ Kap. 2.2), einem Schlaganfall (➤ Kap. 2.1), einer Hirnblutung (➤ Kap. 2.1) oder einem Hirntumor (➤ Kap. 2.3). Ursache der Epilepsien, die im inneren Schläfenlappen entstehen, ist häufig eine Sklerose (Vernarbung) des Hippokampus (➤ Kap. 1.2.3). Bei primär generalisierten Anfällen ist meist keine ursächliche bildgebende Veränderung erkennbar. Die Übererregbarkeit auf Nervenzellebene betrifft das gesamte Gehirn auf einmal. Ursachen hierfür sind z. B. Ionenkanaldefekte, die zu verminderter Hemmung und gesteigerter Erregung auf Nervenzellebene führen.

2.16.3 Diagnostik

Für die korrekte Diagnose epileptischer Anfälle ist eine **detaillierte Anamnese** unerlässlich, um Informationen über klinische Details der Anfälle durch Betroffene und Angehörige zu erhalten. Die apparative Diagnostik umfasst zwei Säulen:

- einerseits die elektrophysiologische, insbesondere **EEG-Diagnostik**
- andererseits die **bildgebende Diagnostik**

Mit dem EEG (Elektroenzephalogramm) wird die Hirnstromaktivität gemessen. Obwohl die Methode bereits seit fast einem Jahrhundert verwendet wird, ermöglicht sie als einzige Methode den Nachweis von übererregten Nervenzellverbänden im Falle einer vorliegenden Epilepsie durch sog. „epilepsietypische Entladungen", sog. **Spikes** oder **Sharp waves.** Je nachdem, ob diese in einzelnen Regionen des Gehirns oder in allen Regionen gleichzeitig auftreten, ist mithilfe des EEGs die Unterscheidung zwischen fokalen und generalisierten Anfällen möglich. Der Nachweis epilepsietypischer Aktivität gelingt während eines ersten Routine-EEGs von 20-minütiger Dauer, allerdings nur in 20 % aller Epilepsien. Um die Sensitivität hierfür zu erhöhen, besteht die Möglichkeit wiederholter Ableitungen eines EEGs nach Schlafentzug oder einer Langzeitableitung mittels Video-EEG-Monitoring für mehrere Tage. Dabei werden Patienten simultan synchron Video- und EEG-überwacht, sodass sowohl das EEG während der Anfälle als auch im Intervall zwischen den Anfällen analysiert werden kann. Darüber hinaus werden die registrierten Anfälle klinisch beurteilt, wodurch man wertvolle Information über die Anfallsart und den Anfallsursprung bekommt.

Die bildgebende Diagnostik umfasst ein **MRT** (➤ Kap. 2.1.3) nach einem speziell für Epilepsiepatienten vorgesehen Protokoll. Hierbei ist u. a. auf die korrekte Schnittbildebene sowie eine entsprechende dünne Schichtdicke zu achten, da ansonsten epileptogene Läsionen in bis zu 80 % übersehen werden können.

2.16.4 Therapie

Die Behandlung epileptischer Anfälle erfolgt zunächst medikamentös. Medikamente gegen epileptische Anfälle (**Antikonvulsiva**) beseitigen nicht die Ursache der Epilepsie, sondern hemmen lediglich die Übererregung epileptischer Nervenzellverbände, sodass sie keine kausale Therapie darstellen. Trotz zahlreicher neu entwickelter Antikonvulsiva sind 20–30 % aller Epilepsien pharmakoresistent, also trotz ausreichend langer Behandlung mit Antikonvulsiva in ausreichender Dosis nicht zufriedenstellend behandelbar. Diese Patienten sind Kandidaten für einen epilepsiechirurgischen Eingriff. Ist allerdings die Anfallsursprungszone nicht zu lokalisieren oder in einem funktionell relevanten Kortexareal, so kommt eine epilepsiechirurgische Maßnahme nicht in Betracht. Als Alternativen stehen Methoden der Neurostimulation zur Verfügung:

- **Vagus-Nerv-Stimulation:** hierbei handelt es sich um eine seit 1995 zugelassene Behandlungsmethode, bei der durch die repetitive Stimulation des linken Nervus vagus (üblicherweise alle 5 Minuten für eine Dauer von 30 Sekunden) mittels eines Aggregates, das analog eines Herzschrittmachers in der linken Pectoralregion implantiert wird und über eine Sonde an den linken Nervus vagus (am Hals; ➤ Kap. 1.7) regelmäßige Impuls abgibt, eine anfallsunterdrückende Wirkung bei pharmakoresistenten Epilepsien erzielt werden kann; zusätzlich kann bei einem Anfall ein additiver Impuls mittels eines Magneten zur unmittelbaren Anfallsunterdrückung appliziert werden; die Ansprechrate ist unterschiedlich hoch, eine über 50 %-ige Reduktion der Anfallsfrequenz kann bei bis zu 40 % der Patienten erreicht werden
- **tiefe Hirnstimulation:** im Unterschied zur Vagus-Nerv-Stimulation erfolgt die Implantation für die tiefe Hirnstimulation direkt im Gehirn (Thalamus); der Schrittmacher selbst wird wie der Vagusstimulator pectoral implantiert; die Methode ist in Europa seit 2014 zugelassen; wie bei der Vagus-Nerv-Stimulation spricht nur ein Teil der Patienten auf die tiefe Hirnstimulation an

LITERATUR

Ardila A, Lopez MV. Paroxysmal aphasias. Epilepsia 1988;29(5):630–4.

Conrad B, Ceballos-Baumann AO. Bewegungsstörungen in der Neurologie. Stuttgart, New York: Thieme Verlag, 1996.

Fahn S, Elton R. Unified Parkinson's Disease Rating Scale. In: Fahn S, Marsden CD, Calne DB, Goldstein M (eds). Recent Developments in Parkinson's Disease. Florham Park, NJ: Macmillan Health Care Information 1987; 2: 153–304.

Gupta R, Connolly ES, Mayer S et al. Hemicraniectomy for massive middle cerebral artery territory infarction: a systematic review. Stroke 2004; 35: 539–543.

Hacke W, Kaste M, Bluhmki E, Brozman M, Davalos A, Guidetti D, Larrue V, Lees KR, Medeghri Z, Machnig T, Schneider D, von Kummer R, Wahlgren N, Toni D. Thrombolysis with alteplase 3 to 4.5 hours after acute ischemic stroke. N Engl J Med 2008; 359:1317–1329.

Hoehn M, Yahr M. Parkinsonism: onset, progression and mortality. Neurology 1967; 17 (5): 427–42.

Huff W, Ruhrmann S, Sitzer M. Diagnostik und Therapie der Depression nach Schlaganfall. Fortschr Neurol Psychiat 2001; 69: 581–591.

Kapfhammer HP. Poststroke-Depression: Diagnostik, Epidemiologie, Verlauf und Ätiopathogenese. J Neurochir Psychiatr 2011; 12 (3).

Kronenberg G et al. Exofocal dopaminergic degeneration as antidepressant target in mouse model of poststroke depression. Biol Psychiatry 2012; 72:273–281.

Lüders H (Hrsg). Epilepsy surgery. New York: Raven Press, 1992.

Mas J-L, Derumeaux G, Guillon B et al Patent Foramen Ovale Closure or Anticoagulation vs. Antiplatelets after Stroke. N Engl J Med 2017; 377:1011–21.

Mead GE et al. Selective serotonin reuptake inhibitors for stroke recovery. JAMA 2013; 310:1066–7.

Polman CH, Reingold SC, Banwell B et al. Diagnostic Criteria for Multiple Sclerosis: 2010 Revisions to the McDonald Criteria. Ann Neurol 2011; 69 (2): 292–302.

Saver J, Carroll J, Thaler D, Smalling R, MacDonald L, Marks D, Tirschwell D. Long-Term Outcomes of Patent Foramen Ovale Closure or Medical Therapy after Stroke. N Engl J Med 2017; 377:1022–32.

Stroke Unit Trialists' Collaboration. Organized inpatient (stroke unit) care for stroke. Cochrane Database Syst Rev 2007; 4: CD000197.

Teasdale G, Jennett B. Assessment of coma and impaired consciousness. A practical scale. Lancet 1974; 2:81–4.

Thomas SA, Lincoln NB. Predictors of Emotional Distress After Stroke. Stroke 2008; 39: 1240–1245.

Uhl E, Kreth FW, Elias B et al. Outcome and prognostic factors of hemicraniectomy for space occupying cerebral infarction. JNNP 2004; 75: 270–274.

Van Wijngaarden JDH, Dirks M, Huijsman R et al. Hospital rates of thrombolysis for acute ischemic stroke: the influence of organizational culture. Stroke 2009; 40: 3390–3392.

KAPITEL

3 Nicht-neurologische Begleiterkrankungen

C. Simon

In diesem Kapitel werden die häufigsten und für die Sprachtherapeutin relevanten Begleiterkrankungen der neurologischen und geriatrischen Patienten beschrieben. Sie sind insofern relevant, weil sie indirekte Auswirkungen auf die Therapie haben können, aber natürlich auch Teil der Diagnosen sind. So ist es wichtig zu wissen, ob ein Patient mit Schluckstörungen unter Diabetes mellitus (➤ Kap. 3.1.2) leidet. Der Bluthochdruck (➤ Kap. 3.1.1) sollte gerade im Akuthaus, aber auch in der Frührehabilitation oder Geriatrie im Blick behalten werden. Die Patienten sind weniger belastbar, zeigen Blutdruckspitzen bei Aufregung oder können bei zu niedrigem Blutdruck kollabieren.

3

Zunächst werden die internistischen Risikofaktoren für Schlaganfall aufgezählt (➤ Kap. 3.1), dann die kardiologischen Erkrankungen (➤ Kap. 3.2), die nicht zuletzt auch eine reduzierte Belastbarkeit nach sich ziehen können. Im letzten Teil (➤ Kap. 3.3) wird ein Blick auf die Komplikationen bei Patienten mit akutem Schlaganfall geworfen. Dazu gehört neben dem Delir (➤ Kap. 3.3.3) auch die post-stroke Depression (➤ Kap. 3.3.4). Beide haben Auswirkungen auf die Therapiefähigkeit des Patienten.

3.1 Internistische Erkrankungen

3.1.1 Arterielle Hypertonie

Unter Bluthochdruck oder arterieller Hypertonie versteht man eine Erkrankung des Gefäßsystems, bei der der Blutdruck dauerhaft zu hoch ist. **Grenzwert ist hier ein Blutdruck von 140 / 90 mm Hg**. Bei etwa 90 % der Patienten ist eine Ursache hierfür nicht zu erkennen. Man nennt dies **essenzielle Hypertonie**. In den verbliebenen 10 % liegt dem Bluthochdruck z. B. eine Nierenarterienstenose oder ein hormonbildender Tumor zugrunde.

Die Gefahr der arteriellen Hypertonie liegt darin, dass Gefäße geschädigt werden und darüber die Organe, die von den Gefäßen versorgt werden. Typische Folgeschäden sind: Schlaganfall, Herzinfarkt, Nierenfunktionsstörungen etc.

Die Therapie besteht im Allgemeinen in der **medikamentösen Blutdrucksenkung.** Medikamente in diesem Zusammenhang sind ACE-Hemmer, Sartane, Diuretika oder Betablocker. Bei stark übergewichtigen Patienten hilft eine deutliche Gewichtsabnahme. Auch regelmäßiger Ausdauersport und Beendigung eines Nikotinkonsums sind Maßnahmen gegen Bluthochdruck.

3.1.2 Diabetes mellitus

Diabetes mellitus ist eine chronische Stoffwechselerkrankung, die zu einem **erhöhten Blutzuckerspiegel** führt.

Der Diabetes mellitus schädigt sowohl kleine als auch große Gefäße (Mikro- bzw. Makroangiopathie). Durch die Mikroangiopathie kann es zu Netzhauterkrankungen des Auges (diabetische Retinopathie), der Nieren (diabetische Nephropathie) oder der Nerven (diabetische Neuropathie) kommen; durch die diabetische Makroangiopathie zu verschiedenen Herz-Kreislauf-Erkrankungen. Vor allem in Verbindung mit weiteren Risikofaktoren erhöht sich die Wahrscheinlichkeit für Erkrankungen wie:

- Schlaganfall
- koronare Herzerkrankung (KHK) und Herzinfarkt
- Durchblutungsstörungen der Beine (sog. periphere arterielle Verschlusskrankheit, pAVK)

3.2 Kardiologische Erkrankungen

3.2.1 Vorhofflimmern

Vorhofflimmern ist eine Herzrhythmusstörung. Charakteristisch ist ein anhaltend unregelmäßiger, meist deutlich beschleunigter Herzschlag. Die Häufigkeit von Vorhofflimmern nimmt mit dem Alter deutlich zu und erreicht bei 70- bis 80-Jährigen eine Häufigkeit bis zu 16 %. Vorhofflimmern wird oft gar nicht bemerkt – insbesondere das zu Beginn anfallsartig auftretende Vorhofflimmern (paroxysmales Vorhofflimmern).

Es ist an sich nicht lebensbedrohlich, birgt jedoch schwerwiegende Gefahren: Es drohen Komplikationen durch eine Thrombusbildung im Herzvorhof, der dann embolisch mit dem Blutstrom verschleppt wird, so dass eine **kardiogene Embolie** entsteht. 15 % aller Schlaganfälle sind so auf Vorhofflimmern zurückzuführen. Das Schlaganfallrisiko hängt vom

Alter und den Begleiterkrankungen ab. Ohne Blutgerinnungshemmung ist bei über 70-Jährigen mit einem Schlaganfall-Risiko von 20–30 % innerhalb von 5 Jahren zu rechnen. Bei jüngeren Menschen mit Vorhofflimmern ist das Schlaganfallrisiko deutlich geringer (etwa 1 % pro Jahr), wenn keine Herz- oder Begleiterkrankungen vorliegen. Diese Abhängigkeit von Alter, Geschlecht und zusätzlichen Erkrankungen spiegelt sich in einem speziellen Score wieder (sog. CHA_2DS_2-VASc Score). Diesen Score benutzt man, um das Risiko eines Schlaganfalls abzuschätzen. Ist dieses Risiko erhöht, besteht die Indikation zu einer oralen Antikoagulation mit Marcumar oder einem neuen Antikoagulanz. Hierbei muss das Hirninfarktrisiko gegen das Risiko einer Blutungskomplikation abgewogen werden.

3.2.2 Persistierendes Foramen ovale

Beim persistierenden Foramen ovale (PFO) handelt es sich um eine angeborene Verbindung zwischen dem rechten und linken Vorhof des Herzens. Diese Verbindung ist in der Embryonalzeit notwendig, um das Blut unter Umgehung der noch nicht funktionsfähigen Lunge aus dem venösen Kreislauf über den rechten in den linken Vorhof und dann in das arterielle System zu leiten. Bei etwa 75 % der Menschen schließt sich diese Verbindung nach der Geburt – bei den übrigen ca. 25 % bleibt sie offen. Laien übersetzen PFO bisweilen mit „Loch im Herzen“, was in Anbetracht dieser häufigen und im allgemeinen harmlosen anatomischen Variante inadäquat dramatisch und gefährlich klingt, wie etwas, was auf jeden Fall und ohne sonstige zusätzliche Kriterien umgehend verschlossen werden muss.

Für das Herz ist diese Kurzschlussverbindung ohne Krankheitsfolgen. Aus vielen wissenschaftlichen Untersuchungen ist jedoch bekannt, dass bei Hirninfarktpatienten, bei denen die Genese ungeklärt (kryptogener Hirninfarkt) ist, überproportional häufig ein PFO vorliegt. Der Mechanismus, über den es dann zu einem Hirninfarkt kommt, ist bislang ungeklärt. Ursächlich könnte bei einem PFO sein, dass Thrombusmaterial z. B. bei einer tiefen Beinvenenthrombose aus dem venösen in das arterielle System im Sinne einer paradoxen Embolie übertritt. Als alternative Ursache wird eine direkte intrakardiale Thrombusbildung bei zusätzlichem atrialem Septumaneurysma (ASA) oder eine niedrige Fließgeschwindigkeit innerhalb des PFO mit hieraus resultierender vermehrter Gerinnungsneigung diskutiert. Nach langjähriger Unsicherheit bzgl. der therapeutischen Konsequenz bei Vorliegen eines PFO bei Hirninfarktpatienten haben neuste Studien ergeben, dass bei Patienten mit kryptogenem Schlaganfall und PFO ein interventioneller Verschluss zu einer signifikanten Risikoreduktion bzgl. weiterer Hirninfarkte im Vergleich zu einer Behandlung mit blutverdünnenden Medikamenten führt (Saver et al. 2017; Mas et al. 2017).

3

3.3 Komplikationen in der Frühphase der Schlaganfallbehandlung

3.3.1 Infektionen

Typische Komplikation eines akuten Schlaganfalls ist aufgrund von Bettlägerigkeit, Schluckstörung mit Aspirationsgefahr und verminderter Vigilanz eine **bakterielle Pneumonie.** Wichtig ist ein frühzeitiges Dysphagie-Screening auf der Stroke Unit (➤ Kap. 11.4.3), aufmerksame Mundhygiene und ggf. die Ernährung über eine nasogastrale Sonde (➤ Kap. 11.5.3).

Bei etwa 10 % der Patienten kommt es zu einem **Harnwegsinfekt**. Prädisponierend ist hier eine Urinretention. Mehrfache Katheterisierung oder das Legen eines Blasenkatheters können notwendig werden.

Neben den genannten Ursachen besteht bei Patienten mit mittelschweren bis schweren Schlaganfällen ein **Immundepressionssyndrom**, zu dem es vermutlich aufgrund komplizierter Wechselwirkungen im Körper aufgrund der Hirnschädigung kommt.

Es sollte in beiden Fällen eine möglichst gezielte antibiotische Behandlung erfolgen. Eine prophylaktische Behandlung, also eine Gabe von Antibiotika ohne Vorliegen einer Infektion, sollte jedoch nicht erfolgen.

3.3.2 Hirndruck

Bei ausgedehnten Schlaganfällen in einer Hemisphäre, insbesondere aber bei solchen im Kleinhirn, kann es zu einer weiteren lebensgefährlichen Komplikation kommen, der Entwicklung einer Hirndrucksymptomatik auf dem Boden eines Ödems. Die Entwicklung dieses **Hirnödems** beginnt 24–48 Stunden – in

Einzelfällen auch bereits früher – nach einem Schlaganfall. Besonders jüngere Patienten mit kompletten Mediainfarkten erleiden häufig massive fokale Hirnschwellungen. Eine umschriebene Hirnvolumenzunahme führt zunächst zu einer Verlagerung der Hirnstrukturen mit Kompression der von der Ischämie zunächst noch nicht betroffenen Hirnareale. Dies führt im Verlauf häufig zu intrakraniellen Druckanstiegen, die nach 2–4 Tagen zur sog. **Einklemmung oder Herniation** und nachfolgend zum Tod führen können. Die Prognose dieser Patientengruppe ist bei konservativer Therapie mit einer Mortalität bis 80 % als sehr ungünstig einzuschätzen.

- **konservative Therapie:** die Grundversorgung der Patienten besteht aus einer Oberkörperhochlagerung (30°), ausreichender Schmerzbehandlung sowie Normalisierung der Körpertemperatur. Wenn sich hierunter eine Hirndrucksymptomatik entwickelt, kann eine **intravenöse Osmotherapie** z. B. mit Glycerol oder Mannitol erfolgen. Hierbei handelt es sich um hochkonzentrierte Lösungen, die intravenös gegeben werden. Das entstehende Ungleichgewicht der Konzentrationen führt dazu, dass Flüssigkeit aus dem Hirnödem entsprechend dem Konzentrationsgefälle in die Blutgefäße wandert und dadurch das Hirnödem abnimmt. Diese Behandlung hat im Allgemeinen aber nur eine vorübergehende oder aufschiebende Wirkung; es kann jedoch z. B. eine überbrückende Maßnahme bis zur Einleitung einer Operation sein. Bei beatmeten Patienten kann man eine **Hyperventilation** durchführen, also eine Beatmung mit erhöhter Atemfrequenz, wodurch der $pCO2$ gesenkt wird. Auch hier ist der Effekt nur kurzfristig. Kortikosteroide sind zur Behandlung des postischämischen Hirnödems nicht wirksam
- **dekompressive Kraniektomie:** in Studien, die eine operative Entlastung mit der konservativen Behandlung verglich, hat sich die **dekompressive Kraniektomie** als wirksam erwiesen. Hierbei wird großzügig Schädelknochen über dem ödematös aufgetriebenen Hirninfarkt entfernt, sodass sich der Druck nach außen entwickeln kann und nicht gegen die gesunde Hirnhälfte oder in Richtung Hirnstamm. Die Letalität wurde durch die Maßnahme von 70–80 % auf 20–40 % gesenkt, ohne den Anteil schwer behinderter Überlebender zu erhöhen (Gupta et al. 2004). Dies gilt auch für Patienten mit Aphasie. Eine eindeutige Altersgrenze als Kontraindikation kann derzeit noch nicht angegeben werden. Es ist jedoch mit einer schlechteren Prognose bei steigendem Alter der Patienten zu rechnen (Uhl et al. 2004). Wichtig ist, dass die Operation frühzeitig (< 48 Stunden, vermutlich besser noch früher) erfolgen sollte, da dies die Prognose bei Hirndruck verbessert. Patienten mit klinischen Zeichen der Einklemmung und komatöser Bewusstseinslage profitieren von der Operation i.d.R. nicht

Bei raumfordernden Kleinhirninfarkten sollte bei Liquorzirkulationsstörungen eine externe Ventrikeldrainage erfolgen. Bei drohender Hirnstammkompression ist eine zusätzliche dekompressive subokzipitale Kraniektomie sehr effektiv. Die Dekompression reduziert bei komatösen Patienten mit raumfordernden Kleinhirninfarkten die Letalität von 80 % auf 30 %. Außerdem verbleibt oft trotz anfänglicher hochgradiger Vigilanzstörung nur eine relativ geringe Behinderung, wobei diese im Allgemeinen vom Ausmaß der Hirnstammsymptomatik bestimmt wird.

3.3.3 Delirantes Syndrom

Unruhe und Verwirrtheit können einerseits direkte Folge eines Schlaganfalls sein. Andererseits sind delirante Symptome meist auf sekundäre Komplikationen wie **Fieber, Infektion, Exsikkose oder Substanzentzug** zurückzuführen.

Im Vordergrund der Behandlung sollte die Beseitigung oder Behandlung dieser Ursachen stehen. So sollten Infektionen antibiotisch behandelt, Fieber ggf. symptomatisch gesenkt, der Flüssigkeits- und Elektrolythaushalt ausgeglichen, Schmerzen und Luftnot behandelt werden. Außerdem sollten delirfördernde Faktoren vermieden werden. Das heißt, dass z. B. nachts auf geringeren Lichteinfall und mehr Ruhe geachtet werden sollte, mit dem Patienten klar und ruhig kommuniziert wird und der Patient z. B. Gelegenheit hat, sich anhand einer Wanduhr zu orientieren. Die Medikation sollte bzgl. potenziell delir-fördernder Medikamente kontrolliert und diese unter Beobachtung angeordnet werden. Sollten diese Maßnahmen nicht greifen, kommen sedierende oder antipsychotische Medikamente wie hoch- und niedrigpotente Neuroleptika, ggf. Benzodiazepine zur Anwendung.

3.3.4 Post-Stroke-Depression

Eine weitere Komplikation im Verlauf eines Schlaganfalls ist die Post-Stroke-Depression (PSD). Typische Symptome sind gedrückte Stimmung, Antriebsstörung, Lustlosigkeit, innere Leere, Gefühl der Wertlosigkeit, Interessenlosigkeit, Schlafstörungen, kognitive Beeinträchtigungen, Konzentrationsstörungen und Suizidalität. Diese Störung tritt bei ca. 30 % der Schlaganfallpatienten auf. Sie führt einerseits zu einer Minderung der Lebensqualität und vermehrter Belastung der Angehörigen. Darüber hinaus verschlechtern sich unter einer Post-Stroke-Depression Rehabilitationspotenzial und -prognose. Die Mortalität ist erhöht (Kapfhammer 2011).

Die Genese der Post-Stroke-Depression ist vermutlich gemischt organisch durch die Hirnschädigung (Kapfhammer 2011) und reaktiv als Reaktion auf das krisenhaft erlebte Ereignis des Schlaganfalls (Huff et al. 2001) begründet. Gegen eine rein reaktive Genese spricht, dass im Vergleich von Schlaganfallpatienten mit orthopädisch in gleichem Maße eingeschränkten Patienten bei letzteren eine Depression seltener auftritt. Außerdem können auch Patienten mit einer Anosognosie, also einer kognitiv bedingten Unfähigkeit ihre Krankheit zu erkennen (➤ Kap. 4.4), eine Depression entwickeln.

Relevant für das Auftreten der PSD sind Lokalisation und Größe des Schlaganfalls sowie das Ausmaß und Art der somatischen Ausfälle. Im Maus-Modell konnte bei depressiven Mäusen mit Schlaganfall häufiger eine links-frontale Schädigung festgestellt werden sowie eine Degeneration im mesolimbischen System (Kronenberg et al. 2012; ➤ Kap. 1).

Das Ausmaß der reaktiven Reaktion ist erwartungsgemäß abhängig von Primärpersönlichkeit und sozialer Situation. So wird eine Person, die in der Vergangenheit die Erfahrung gemacht hat, schwierige Situationen meistern und sich auf die Unterstützung ihrer Verwandten und Freunde verlassen zu können, anders reagieren als jemand, der sich bereits früher als hilflos empfunden hat und keine Unterstützung seines sozialen Umfelds hat (➤ Kap. 5.7). Daneben begünstigen eine Aphasie und der Schweregrad der daraus resultierenden sprachlichen Beeinträchtigungen die Entwicklung der PSD. So leiden mehr Patienten mit einer Aphasie unter einer PSD als Patienten ohne Aphasie. Ursächlich ist vermutlich, dass sich die eingeschränkte Sprachkompetenz auf alle Lebensbereiche von Beruf, Freizeit bis Familie auswirkt (Thomas 2008).

Die Therapie der PSD besteht in der Behandlung der sonstigen Schlaganfallsymptome mittels Sprach-, Physio- und Ergotherapie zur Verbesserung bzw. Kompensation der neurologischen Ausfälle. Außerdem benötigen die Patienten eine Tagesstrukturierung mit angemessenen Trainings- und Erholungsphasen. Psychotherapie kann unterstützend sein, falls keine höhergradigen kognitiven Defizite bestehen. In medikamentöser Hinsicht sind Antidepressiva vom Typ der SSRI indiziert (Mead et al. 2013). Eine prophylaktische medikamentöse Behandlung, also eine Behandlung zur Vorbeugung einer Depression, ist jedoch nicht indiziert. Ein wichtiger Punkt in der Behandlung der PSD ist die Angehörigenberatung, da hierdurch eine Überforderung reduziert und Unterstützung verstärkt werden kann.

LITERATUR

Gupta R, Connolly ES, Mayer S et al. Hemicraniectomy for massive middle cerebral artery territory infarction: a systematic review. Stroke 2004; 35: 539-543.

Huff W, Ruhrmann S, Sitzer M. Diagnostik und Therapie der Depression nach Schlaganfall. Fortschr Neurol Psychiat 2001; 69: 581-591.

Kapfhammer HP. Poststroke-Depression: Diagnostik, Epidemiologie, Verlauf und Ätiopathogenese. J Neurochir Psychiatr 2011; 12 (3): 254-261.

Kronenberg G et al. Exofocal dopaminergic degeneration as antidepressant target in mouse model of poststroke depression. Biol Psychiatry 2012; 72:273-281.

Mas J-L, Derumeaux G, Guillon B et al Patent Foramen Ovale Closure or Anticoagulation vs. Antiplatelets after Stroke. N Engl J Med 2017; 377:1011-21.

Mead GE et al. Selective serotonin reuptake inhibitors for stroke recovery. JAMA 2013; 310:1066-7.

Saver J, Carroll J, Thaler D, Smalling R, MacDonald L, Marks D, Tirschwell D. Long-Term Outcomes of Patent Foramen Ovale Closure or Medical Therapy after Stroke. N Engl J Med 2017; 377:1022-32.

Stroke Unit Trialists' Collaboration. Organized inpatient (stroke unit) care for stroke. Cochrane Database Syst Rev 2007; 4: CD000197.

Thomas SA, Lincoln NB. Predictors of Emotional Distress After Stroke. Stroke 2008; 39: 1240-1245.

Uhl E, Kreth FW, Elias B et al. Outcome and prognostic factors of hemicraniectomy for space occupying cerebral infarction. JNNP 2004; 75: 270-274.

3

KAPITEL

4

K. Eibl

Neuropsychologische Begleiterkrankungen

Bei Patienten mit Sprach-, Sprech- oder Schluckstörungen können zusätzliche kognitive Störungen auftreten, die im Rahmen der Hirnschädigung entstanden sind. Bei schweren Störungen verbleiben oft Defizite, die sich auf den Alltag auswirken. In vielen Fällen bilden sie sich im Rahmen der Spontanremission zurück, in anderen bleiben sie jedoch bestehen. Diese zusätzlichen kognitiven Defizite haben einen großen Einfluss auf die Therapiefähigkeit, die -motivation oder Störungseinsicht. Wenn z. B. räumliche (➤ Kap. 4.2) oder visuelle (➤ Kap. 4.1) Störungen vorliegen, ist die Sprachtherapeutin gefordert, diese in ihrer Therapie zu berücksichtigen, z. B. das Material anzupassen, indem die Schriftgröße verändert wird, die Arbeitsfläche einen klar abgesteckten Rahmen hat oder eher mit Realgegenständen anstatt mit Bildern gearbeitet wird. Wahrnehmungsstörungen i. S. eines Neglects (➤ Kap. 4.3) oder einer Anosognosie (➤ Kap. 4.4) wirken sich insbesondere auf den Verlauf von Schluckstörungen aus, da die Patienten wenig Einsicht zeigen, ihre Ess- oder Trinkgewohnheiten zu verändern. Aufmerksamkeitsstörungen (➤ Kap. 4.5) sind insbesondere bei flüssigen Aphasien zu beobachten und verstärken die Defizite im Sprachverständnis. Apraxien (➤ Kap. 4.6) führen zur Beeinträchtigung in den Aktivitäten des alltäglichen Lebens (ADL), z. B. Anziehen, Zähne putzen, Essen (Goldenberg 2017). Gedächtnisstörungen (➤ Kap. 4.7) können das Lernen behindern, Störungen der Exekutive (➤ Kap. 4.8) wirken sich in allen Alltagsbereichen aus. Nicht zuletzt können neurologische Patienten unter zusätzlichen psychischen Störungen leiden (➤ Kap. 4.9).

Die Sprachtherapeutin behandelt diese zusätzlichen neuropsychologischen Störungen nicht. Dies fällt in den Kompetenzbereich der Neuropsychologen und Ergotherapeuten. Es ist jedoch wichtig, dass sie diese Störungen kennt, ihre Symptomatik richtig einordnen und von sprachlichen Störungen differenzieren kann. Im Folgenden werden die wichtigsten neuropsychologischen Begleitstörungen vorgestellt und ihre Bedeutung für die Sprachtherapie herausgearbeitet.

4.1 Visuelle Störungen

Zentrale Störungen des Sehens sind von peripheren Störungen, die aufgrund von Schädigungen des Auges oder des Sehnervs vor dem Chiasma (Kreuzung der Sehbahnen zur kontralateralen Seite) entstehen, zu unterscheiden. **Zentrale visuelle Störungen** entstehen aufgrund von Läsionen der Sehbahnen hinter dem Chiasma oder von Läsionen im Sehzentrum, dem primären visuellen Kortex im Okzipitallappen bzw. ihren zulaufenden Bahnen. Dabei unterscheidet man zwischen „einfachen" Sehstörungen, bei denen das Sehen an sich beeinträchtigt ist, und „komplexen" Sehstörungen, bei denen durch die Beeinträchtigung des Sehens höhere kognitive Vorgänge nicht ablaufen können, z. B. die Objekterkennung.

4.1.1 Einfache zerebrale Sehstörungen

Die häufigste zentrale Sehstörung, nämlich 75 % aller zerebralen Fälle, ist die **homonyme Hemianopsie,** der Gesichtsfeldausfall. Wenn ein Schlaganfall im hinteren Stromgebiet der A. cerebri media (der A. cerebri posterior) auftritt, kommt es zu zentralen Sehstörungen. Dabei werden Gebiete in der Sehrinde im Okzipitallappen geschädigt. Es kommt zu Ausfällen des Gesichtsfelds der kontralateralen Seite.

DEFINITION

- **homonyme Hemianopsie:** das „Nicht-Sehen" des Gesichtsfeldes auf der Seite kontralateral zur Läsion, d. h. Ausfall des Gesichtsfeldes nach rechts bei linkshirniger Schädigung und umgekehrt; homonym steht dafür, dass der Ausfall auf beiden Augen gleich ist
- **homonyme Hemiamblyopie:** das „Schwach-Sehen"; hierbei ist das Sehen von Helligkeit und Bewegung erhalten, aber Formen und Farben können nicht unterschieden werden

Wenn die Augen auf einen Punkt fixiert sind, dann werden auf der Horizontalen 180 Grad überblickt, auf der Vertikalen 100 Grad. Bei einem Gesichtsfeldausfall (➤ Abb. 4.1) kann es zu einem kompletten Ausfall kommen, d. h. die Hälfte des Gesichtsfeldes zur Gegenseite der Hirnschädigung wird nicht gesehen. Bei einem inkompletten Ausfall kommt es zu einer Quadrantenanopsie, d. h. entweder der obere oder der untere Quadrant sind nicht mehr sichtbar.

Es ist wichtig zu wissen, dass der Punkt des schärfsten Sehens, die Fovea, bei einer Hemianopsie immer erhalten ist, da sie von Nervenfasern von

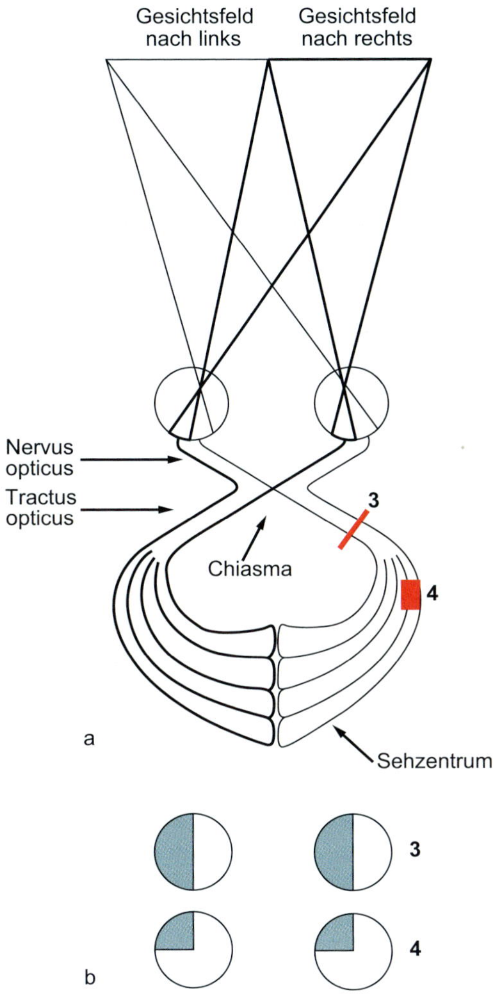

Abb. 4.1 Hemianopsie und Quadrantenanopsie [L231]

beiden Hemisphären innerviert wird. Somit reicht der Gesichtsfeldausfall nie ganz an die Mittellinie heran (Prosiegel & Böttger 2007).

Bei einer Hemianopsie kommt es häufig zu **Lesestörungen:** Bei linksseitigem Gesichtsfeldausfall werden Wort- und Satzanfänge ausgelassen bzw. der Zeilenanfang nicht gesehen. Bei rechtsseitigem Ausfall reduziert sich die Lesegeschwindigkeit, weil die Patienten nicht sehen, welche Buchstaben oder Wörter folgen. Wenn eine **Hemiamblyopie** vorliegt, können die Lesestörungen ebenso vorliegen, da v. a. Formen schlechter erkannt werden (Prosiegel & Böttger 2007).

EXKURS

Beim Lesen machen die Augen kleine, ruckartige Bewegungen, sog. Lesesakkaden und bleiben zwischendurch immer wieder stehen und fixieren. Während der Fixationsphase werden ca. 8 Grad asymmetrisch überblickt. Dabei werden bei einer Leserichtung von links nach rechts max. 3 Buchstaben gesehen, nach rechts max. 15. Somit ist eine Hemianopsie nach rechts ein größeres Handicap (Prosiegel & Böttger 2007).

Kommt es zu beidseitigen Schädigungen der A. cerebri posterior, z. B. nach einem Schädel-Hirn-Trauma, bei Tumoren oder nach einer zerebralen Hypoxie, tritt eine **zerebrale Blindheit** auf.

Beim **Balint-Syndrom** zeigen die Patienten wenig bis keine Augenbewegungen, sie haften mit ihrem Blick an einem Reiz, sie haben keinen Überblick, z. B. beim Lesen. Man spricht auch von „optischer Ataxie" (Prosiegel & Böttger 2007). Diese Störung führt gleichzeitig zur räumlichen Desorientierung und wird somit auch zu den Störungen der räumlichen Wahrnehmung (➤ Kap. 4.2) gezählt.

4

EXKURS

Balint-Syndrom

Dieses Syndrom umfasst einen vollkommenen Verlust der räumlichen Auffassung und visuo-konstruktiven Leistungen. Ursächlich sind bilaterale Infarkte in den parieto-okzipitalen Regionen (meist Grenzzoneninfarkte, ➤ Kap. 2.1.1; Prosiegel & Böttger 2007). Es ist zusätzlich durch eine **Simultanagnosie** und eine **Blickataxie** gekennzeichnet. Bei der Simultanagnosie ist der Patient nicht in der Lage, mehr als ein Objekt gleichzeitig zu sehen. Sein Blick „haftet" an einem ersten optischen Reiz. In Kombination mit der Blickataxie führt das zu einer stark gestörten Raumwahrnehmung, weil die Patienten nur Objekt für Objekt einzeln visuell wahrnehmen, diese aber nicht räumlich zueinander in Beziehung setzen können (Goldenberg 2017). Die Blickataxie führt zu einer unkoordinierten Blickwendung und Auge-Hand-Koordination (visuo-motorische Koordination). Das Balint-Syndrom ist sehr selten.

Eine weitere zerebrale Sehstörung ist die **reine Dyslexie,** auch Wortform-Alexie (*letter-by-letter reading*) oder periphere Dyslexie (➤ Kap. 7.4.1) genannt. Die Betroffenen sehen die Formen und Linien und können sie z. T. nicht als Grapheme erkennen. Es kommt zu häufigen Verwechslungen von Allographen (z. B. p und q, f und l, e und c). Das Schreiben ist dabei intakt, ebenso die graphematischen Input- und Output-Lexika sowie die Phonem-Graphem-Routen (➤ Kap. 7.3.2). Diese Patienten lesen Buchstabe für Buchstabe, es kommt zu häufigen Ratefehlern am Wortende, weil sie anhand des Wortanfangs meinen, die Wörter zu erkennen. Häufig treten eine rechtsseitige Hemianopsie und eine periphere Dyslexie gemeinsam auf (Goldenberg 2017).

Bei **Störungen der visuellen Exploration** kommt es zu einer gestörten Koordination der Augen- und Kopfbewegungen: Tritt ein visueller Reiz auf, wird der Ort des schärfsten Sehens (Fovea) zu diesem Reiz „hintransportiert", indem die Augen sich bewegen und sich dann der Kopf – koordiniert dazu – dreht. Die Augen können sich bis zu 40 Grad in beide Richtungen bewegen, mit der Kopfbewegung kann das Blickfeld erweitert werden. Störungen der visuellen Exploration (Suchen) finden sich bei Gesichtsfeldausfällen, aber auch bei einem visuellen Neglect (➤ Kap. 4.3), einer visuell-räumlichen Orientierungsstörung sowie beim Balint-Syndrom (➤ Kap. 4.1).

4.1.2 Komplexe zerebrale Sehstörungen

Beim Sehen passiert Folgendes: Ein Objekt, eine Person, eine Bewegung wird gesehen und es bzw. sie wird identifiziert. Es kann zu Störungen kommen, bei denen das Objekt zwar gesehen wird, aber nicht erkannt oder auch umgekehrt: das Objekt wird erkannt, z. B. aufgrund eines akustischen oder taktil-kinästhetischen Reizes, aber es wird nicht gesehen. Im ersten Fall spricht man von einer **Agnosie.** Es gibt viele verschiedene Ausprägungen der visuellen Agnosie, die sich z. T. nur auf einzelne Kategorien, z. B. Werkzeuge, Gesichter, Formen oder Farben beschränkt. Dabei ist z. B. bei einer **Formagnosie** bereits das Erkennen von Linien und Formen gestört und zwar selektiv. Die Patienten können Bilder und Zeichnungen nicht erkennen, aber sie können Hindernissen ausweichen, d. h. die visuell-räumliche Exploration ist erhalten. Sie können ein fertiges Bild nicht erkennen, aber wenn sie beim Zeichnen zuschauen, wissen sie, was es zeigt (Goldenberg 2017).

Grundsätzlich unterscheidet man zwischen einer **apperzeptiven Agnosie** und einer **assoziativen Agnosie.**

Apperzeptive Agnosie

Die apperzeptive Agnosie ist gekennzeichnet durch:

- Nicht-Erkennen der Eigenschaften eines Objekts
- Unfähigkeit, Einzelmerkmale zu einem Ganzen zusammenzusetzen
- Unfähigkeit, ähnliche Objekte zu differenzieren
- Unfähigkeit, Objekte aus verschiedenen Perspektiven (Objektkonstanz), z. B. Auto von vorne, Auto von der Seite zu erkennen

Patienten mit dieser Störung sind nicht in der Lage, einen Gegenstand oder ein Bild zu erkennen, weil sie nur die einzelnen Formen und Linien sehen, diesen aber keine Bedeutung zumessen können. Sie sehen nicht die charakteristischen Eigenschaften, z. B. die Schnurrbarthaare einer Katze im Gegensatz zu der Schnauze bei einem Hund. Aufgrund des geringen Kontrasts fällt es ihnen schwerer, Strichzeichnungen zu deuten als Fotografien. Sie sind aber sehr wohl in der Lage, Zeichnungen zu kopieren, auch wenn sie hinterher nicht wissen, welchen Gegenstand sie abgezeichnet haben. Auffällig ist zudem eine Störung der Objektkonstanz: Da diese Patienten nicht die charakteristischen Eigenschaften eines Objekts ausmachen können, sind Bilder des gleichen Objekts aus verschiedenen Blickwinkeln für sie jeweils verschiedene Objekte (Goldenberg 2017). Bei kompletten homonymen Hemianopsien kann es ähnlich schwierig sein, ein Objekt als Ganzes wahrzunehmen, weil es nur in Teilen gesehen wird. Hier hilft eine Verkleinerung der Abbildung, die vom gesamten restlichen Gesichtsfeld erfasst werden kann (Goldenberg 2017).

Assoziative Agnosie

Die assoziative Agnosie ist gekennzeichnet durch:

- erhaltenes Zuordnen von Objekt zu Objekt
- Erkennen von gleich – ungleich
- keine Verknüpfung von Objekt und Gebrauch
- keine Verknüpfung zur semantischen Bedeutung

Diese Form führt zu **Fehlbenennungen** der Objekte bei erhaltener Sprachproduktion. Ursächlich dafür kann ein gestörter Zugang zum semantischen Gedächtnis sein. Dies kann z. B. im Rahmen einer retrograden Amnesie (➤ Kap. 4.7) auftreten. Dann können die Betroffenen die Objekte auch nicht über andere Reize (akustisch, taktil) erkennen. Bei intaktem semantischem Gedächtnis ist teilweise noch semantisches Wissen über das Objekt vorhanden, sodass die Objekte Kategorien zugeordnet werden können. Ist nur die Verbindung zur Semantik gestört, erkennen die Patienten die Objekte aufgrund anderer Reize oder können zumindest die Kategorien benennen. In Zuordnungs- und Diskriminierungsaufgaben können sie das richtige Objekt heraussuchen. Interessanterweise machen sie bei weniger vertrauten Objekten oder Handlungen weniger Fehler. Wahrscheinlich, weil die Anzahl der Assoziationen bei Verben oder niederfrequenten Wörtern geringer ist (Goldenberg 2017). In schweren Fällen von assoziativer Objektagnosie wirken diese Patienten jedoch apraktisch, weil sie das Objekt zwar sehen, aber es aufgrund der fehlenden Verknüpfung zur Semantik nicht zu gebrauchen wissen (➤ Kap. 4.6).

Prosopagnosie

Eine Sonderform der visuellen Agnosie ist die Prosopagnosie, das gestörte **Erkennen von Gesichtern**. Dabei können die Patienten den Menschen am Gang, an der Stimme oder an der Kleidung erkennen, aber nicht am Gesicht. Sie können nicht sagen, ob die Person jung oder alt, männlich oder weiblich, hübsch oder weniger hübsch ist. In schweren Fällen können sie nicht einmal Menschen- von Tiergesichtern unterscheiden. Diese Patienten sehen den Mund, die Augen, die Nase, aber sie sind nicht fähig, diese Einzelteile zu einem Gesicht zusammenzusetzen. Diese Störung wird u. a. in dem populärwissenschaftlichen Buch des berühmten Neurologen Oliver Sacks beschrieben: „Der Mann, der seine Frau mit einem Hut verwechselte". Es ist nicht ganz klar zu unterscheiden, ob die Prosopagnosie eher eine apperzeptive oder assoziative Agnosie ist (Goldenberg 2017).

Achromatopsie

Eine weitere komplexe Sehstörung ist die **zerebrale Farbenblindheit.** Dabei sind die Bahnen, die die Farbwahrnehmung verarbeiten, betroffen. Die Patienten sehen die Welt nur noch „grau in grau" (Goldenberg 2017). Dabei ist die Wahrnehmung von Helligkeit, Bewegung und Formen erhalten. Manchmal können die Betroffenen noch erkennen, dass unterschiedliche Farben vorhanden sind. Bei einer **Farbagnosie** dagegen können die Patienten die Farben unterscheiden und sehen die Welt weiterhin bunt. Sie können nur nicht die Farben richtig benennen oder kategorisieren.

4.1.3 Bedeutung für die Sprachtherapie

Die visuellen Störungen wirken sich v. a. in den Bereichen Schriftsprache und Benennen aus. Die Sprachtherapeutin sollte bei einer **Hemianopsie** das schriftsprachliche Material entsprechend aufbereiten, sodass die visuelle Störung das eigentliche Üben des Lesens oder Schreibens nicht beeinflusst. So bieten sich Lesehilfen an, z. B. ein Lineal oder ein weißes Blatt Papier, mit dem die unteren Zeilen abgedeckt werden können. Wichtig ist v. a. ein Abstecken der Arbeitsfläche: Entweder zeigt die Therapeutin mit ihren Händen die Grenzen an oder sie nutzt eine neutral gefärbte Unterlage, die den Raum, auf dem das zu lesende oder benennende Material liegt, begrenzt. Die Therapie der **reinen Dyslexie** (➤ Kap. 7.6.1) besteht sowohl in einem Training der einzelnen Grapheme, als auch in Übungen zur ganzheitlichen Worterkennung, z. B. lexikalischem Entscheiden, wenn die Grapheme zwar gut erkannt, aber nicht integriert werde können (Ablinger & Domahs 2009). Das Auftreten von **visuellen Agnosien** könnte die Ursache für Störungen des visuellen Benennens bei Aphasie sein. Man spricht dann auch von **optischer Aphasie** (Beauvois 1982): Patienten mit Aphasie, die Objekte nach visueller Darbietung nicht benennen können, jedoch die Eigenschaften und die Handhabung kennen und bei gestischer oder taktiler Darbietung die Wortform abrufen können. Wichtig ist die Unterscheidung zwischen einer Wortabruf- bzw. Wortfindungsstörung im Rahmen der Aphasie und einer Benennstörung bei einer assoziativen Agnosie. Wie bereits oben beschrieben, gibt es Differenzierungsmerkmale wie den Verlust der Verknüpfung von Objekt und Gebrauch, der bei einer reinen Aphasie (ohne Apraxie) erhalten ist.

Eine **Prosopagnosie** liegt auch bei einer semantischen Demenz (➤ Kap. 15.2) vor und kann als diagnostisches Merkmal verwendet werden.

Das gestörte Benennen und Erkennen von Farben bei Aphasie ist sehr häufig zu beobachten, weil die Farbwörter eine geschlossene lexikalische Klasse sind, die selektiv gestört sein kann (Beauvois & Saillant 1985). Auch hier ist eine diagnostische Abklärung sinnvoll, wenn der Verdacht auf eine (zusätzliche) visuelle Störung vorliegt.

4.2 Räumliche Störungen

Hier geht es um die Wahrnehmung des Raumes, der Objekte in einem Raum und ihrer räumlichen Beziehung zueinander. Um den Raum um uns herum wahrzunehmen, um sich in ihm zu bewegen und um eine innere Vorstellung des Raumes und der Umgebung zu haben, müssen die Abstände zwischen dem eigenen Körper und einem Objekt oder zwischen Objekten erkannt werden. Es wird wahrgenommen, in welchem Winkel sich Objekte befinden, wie lang, wie groß und wie weit weg sie sind. Dabei zählt zum einen das Erkennen und Abschätzen räumlicher Beziehungen als auch das Wiedergeben, Abzeichnen oder Nachbauen von räumlichen und geometrischen Figuren oder Konstruktionen (Goldenberg 2017). Nicht nur über die visuelle Modalität, sondern auch über akustische, sensible, propriozeptive und vestibuläre Reize wird eine innere Repräsentation des Raumes gebildet (Prosiegel & Böttger 2007). Die räumliche Vorstellung wird multimodal gesteuert. Räumliche Aufgabenstellungen erfordern erhaltene Leistungen und ausreichende Kapazitäten des **visuo-spatialen Arbeitsgedächtnisses.**

4.2.1 Störungen der räumlich-perzeptiven Wahrnehmung

Patienten mit dieser Störung können die Objekte sehen und wahrnehmen, aber die räumliche Beziehung zwischen ihnen nicht richtig einschätzen. So kann es sein, dass sie einen Gegenstand greifen wollen, sich aber mit der Auge-Hand-Koordination verschätzen. Sie tun sich im Alltag v. a. schwer damit, sich anzuziehen, Treppen zu steigen oder eine analoge Uhr abzulesen (Prosiegel & Böttger 2007). Diese Patienten haben auch Probleme bei topografischen Vorstellungen (mentale Karten): So können sie z. B. die Anordnung der Möbel in einem Zimmer nicht perspektivisch darstellen oder sie können Städte auf einer Landkarte nicht einzeichnen (Goldenberg 2017). Bei einem Verlust der topografischen Orientierung verlaufen sich die Patienten im Krankenhaus oder – bei schweren Störungen – auch zu Hause. Sie tun sich schwer, Ordnung zu halten, viele Gegenstände liegen wild durcheinander, weil sie sie entweder aufgrund zusätzlicher Gesichtsfelddefekte nicht sehen und weil sie die Abstände nicht einschätzen können (Goldenberg 2017).

4.2.2 Visuo-konstruktive Störungen

Visuo-konstruktive Störungen sind z. B. bei der Alzheimer-Demenz ein charakteristisches Symptom (➤ Kap. 15.2) und werden oft in Demenz-Tests abgeprüft. Dabei sind die Patienten aufgefordert, eine Zeichnung eines dreidimensional dargestellten Würfels abzuzeichnen. Die visuo-konstruktiven Fähigkeiten ermöglichen es, ein räumliches Objekt in seine Einzelteile zu zerlegen, z. B. in geometrische Formen und Linien, um es dann entweder wieder als Zeichnung oder als Modell zu rekonstruieren. Hierbei zeigen sich v. a. Störungen in der Wiedergabe der Perspektive und die Unfähigkeit, Objekte mental in ihren räumlichen Aspekten zu manipulieren, z. B. ein liegendes A zu zeichnen oder eine Spiegelung oder Vergrößerung einer Zeichnung zu erkennen. Beim Schreiben zeigen sich diese Defizite auch darin, dass entweder die Anordnung der Buchstaben nicht in einer Linie ist bzw. die komplette Schreiblinie nach oben oder nach unten abweicht. Ähnliche Probleme zeigen sich im Alltag, wenn die Patienten ihren Rollstuhl nicht bedienen können oder das Messer verkehrt herum halten (Prosiegel & Böttger 2007).

4.2.3 Störungen der Körperwahrnehmung

Es kommt gerade bei rechtshirnigen Läsionen vor, dass der Patient eine gestörte räumliche Wahrnehmung von seinem eigenen Körper hat. Er kann sich nicht mehr an seinem Körperschema orientieren, man spricht von einer **Autotopagnosie** (Prosiegel & Böttger 2007), die u. a. zu einer Verwechslung von rechts und links führen kann.

Pusher-Syndrom

Beim sog. Pusher-Syndrom, das auffällig häufig nach rechtshirnigen Schädigungen auftritt, liegt womöglich eine Störung der subjektiven Haltungsvertikale vor.

Laut Studien verschiebt sich die Gerade um bis zu 18 Grad zur betroffenen Seite (Prosiegel & Böttger 2007). Dabei drücken (*pushen*) die Patienten ihren Körper zur betroffenen Seite, weil sie die Wahrnehmung haben, dass sie sonst schief stehen oder sitzen. Wenn man versucht, sie geradezurücken, dann drücken sie erst recht dagegen und wehren sich gegen eine vermeintliche Verschiebung nach rechts (bei linksseitiger Hemiparese).

4.2.4 Bedeutung für die Sprachtherapie

Die räumlichen Störungen treten in **Schreibübungen** zutage (Schreiben nach Diktat, spontanes Schreiben, Kopieren), wo ersichtlich ist, dass der Patient die Zeile verfehlt oder die Buchstaben nicht mehr korrekt kopiert bzw. schreibt. Häufig sind Patienten mit einer Aphasie aufgrund einer brachiofazialen Parese gezwungen, mit ihrer linken Hand (meist nicht die schreibdominante) zu schreiben. Das führt zu der Schwierigkeit, die Buchstaben aus einer anderen Perspektive zu schreiben. Gerade bei Blockbuchstaben erkennt man dabei, dass manche Patienten regelrecht „zeichnen" und die Linien eines A oder eines N nur mit Mühe gelingen. Eine Hilfe wäre hier, die Zeilen klar zu begrenzen. Einzelne Buchstaben können über die taktile und visuelle Modalität geübt werden (➤ Kap. 7.6.1).

Hinderlich sind v. a. visuo-konstruktive Störungen beim **Einsatz des Zeichnens** als Deblockierungsmethode (➤ Kap. 6.8.3). Sollten diese Defizite bekannt sein, ist vom Einsatz in der Aphasietherapie abzuraten.

Patienten, die pushen, kann man nur schwerlich in eine aufrechte Position bringen. Sie brauchen ganz viel Lagerungsmaterial zur Stabilisierung ihrer Körperhaltung. Insbesondere bei **Schluckstörungen** ist mangelnde Rumpfkontrolle hinderlich: Für ein sicheres, effektives Schlucken ist eine Aufrichtung des Beckens erforderlich. Diese Patienten rutschen leider immer wieder während der Essbegleitung zur Seite und nach unten in ihrem Stuhl oder Bett. Es erfordert eine gute Stabilisation des Kopfes, z. B. durch den seitlichen Kieferkontrollgriff, damit die Aufmerksamkeit auf das Schlucken gelenkt werden kann (➤ Kap. 11.5.4).

4.3 Neglect

Im Bereich der Wahrnehmung des eigenen Körpers, der eigenen Person und des Raumes, in dem man sich befindet, kann es zu schweren Störungen kommen, die häufig lange bestehen bleiben und die Therapiefähigkeit stark beeinträchtigen. Dabei handelt es sich um eine Störung der Aufmerksamkeit (➤ Kap. 4.5) und ihrer Lenkung auf Reize im extrapersonalen, im peripersonalen und im körpereigenen Raum (Goldenberg 2017). Die Wahrnehmung und Analyse von Reizen erfordert Aufmerksamkeit. Die räumliche Aufmerksamkeit kann weit oder eng gefasst sein, sie kann mehrere Objekte umfassen oder auch nur selektierte Details eines einzigen Objekts. Auch die Aufmerksamkeit auf den eigenen Körper kann mehr oder weniger groß, mehr oder weniger bewusst sein. Das Lenken der Aufmerksamkeit auf einen Reiz kann zu einer motorischen Reaktion führen, z. B. den Kopf in die Richtung drehen, aus der man seinen Namen gehört hat. Bei einer halbseitigen Vernachlässigung liegt daher v. a. eine Störung der Aufmerksamkeit (➤ Kap. 4.5) vor.

DEFINITION

Neglect bedeutet **halbseitige Vernachlässigung.** Neglect steht als Oberbegriff für die halbseitige Vernachlässigung verschiedener Modalitäten, die isoliert oder kombiniert betroffen sein können. Es gibt einen visuellen, akustischen, somatosensorischen und taktil-motorischen Neglect (Prosiegel & Böttger 2007).

Der Neglect (auch Hemineglect) ist eine besonders schwere Form der Wahrnehmungsstörung. Dabei verschiebt sich u. a. die Wahrnehmung der Körpermitte. Patienten mit Neglect sitzen häufig zur gesunden Seite geneigt, drehen den Kopf zur nicht-betroffenen Seite und haben die Augen weit zur nicht-betroffenen Seite gedreht, sodass sie den Gesprächspartner selten ansehen. Sie nehmen ihre Gliedmaßen auf der betroffenen Seite nicht wahr, der Arm hängt herab, der Fuß rutscht vom Trittbrett des Rollstuhls. Sie sehen nicht die Dinge, die auf der Seite der Vernachlässigung stehen, z. B. beim Essen, wenn sie das Besteck nicht finden oder den Nachtisch stehen lassen. Die Vernachlässigung setzt sich fort beim Waschen und Rasieren, beim Gehen stoßen sie an die Wand. Beim Lesen lassen sie die Wort- und Zeilenanfänge aus, beim Schreiben sammeln sich die

Buchstaben am Blattrand (Goldenberg 2017). Das Auftreten einer halbseitigen Vernachlässigung tritt in 85 % nach rechtshirnigen Schädigungen auf (Pedersen et al. 1997). Daher wird beispielhaft immer von der linken Seite als der betroffenen gesprochen.

KLINISCHER HINTERGRUND

Im Rahmen des Neglects wird als Erklärung für die Symptome der Vernachlässigung der Begriff **Extinktion** gebraucht. Dabei handelt es sich um das Löschen von Reizen, wenn sie bilateral präsentiert werden. So können Patienten in der Testung Reize von der Neglect-Seite her verarbeiten. Treten aber sowohl von rechts als auch von links Reize auf, löschen sie die von links kommenden und reagieren wieder nur auf die von rechts kommenden Reize. Besonders in der Akutphase zeigen sich die Extinktionsphänomene deutlich: Beim Überprüfen eines sensorischen, visuellen oder akustischen Neglects werden Berührungen, Finger oder Geräusche erst ein-, dann beidseitig präsentiert. Sobald z. B. mit den Fingern in beide Ohren geschnipst wird, gibt der Patient nur die gesunde Seite als Ziel an. Die Extinktion zeigt, dass die Aufmerksamkeit von der gesunden Seite bevorzugt wird und dass sie nur eingeschränkt zur Verfügung steht, nämlich für nur einen Reiz (Goldenberg 2017).

Visueller Neglect

Beim visuellen Neglect liegt keine primäre Sehstörung vor. Die Patienten haben den Kopf und die Augen zur gesunden Seite gewendet und schaffen es nur selten, beides bis zur Mittellinie zu drehen. Sie suchen (explorieren) visuell nur die rechte Seite des Raumes, des Tisches, des Tabletts ab, weil sie die linke Seite vernachlässigen. So kommt es, dass sie an Hindernisse stoßen, Personen übersehen, nur die Hälfte des Tellers leer essen und wenn sie gehfähig sind, hauptsächlich auf der rechten Seite des Gangs gehen.

Auditorischer Neglect

Hier verhält es sich so, dass die Betroffenen akustische Reize, die von der linken Seite kommen, nicht wahrnehmen bzw. ihre Aufmerksamkeit nicht darauf lenken können. Häufig reagieren sie also nicht auf Ansprache von links. Oder sie hören es zwar, richten aber ihre Antwort nach rechts in den Raum (Prosiegel & Böttger 2007). Dies erschwert die Kommunikation mit den Patienten, nicht zuletzt, weil auch kein Augenkontakt stattfindet. Der Untersucher kann nicht einschätzen, wieviel der Patient von dem Gespräch aufnimmt. Liegt zusätzlich eine Dysarthrie vor, hat der Patient eine schlechtere Wahrnehmung für seine Sprechweise und verändert sie dementsprechend nicht.

Taktil-motorischer Neglect

Bei dieser Form setzen die Patienten die Gliedmaßen der betroffenen Seite nicht ein, selbst wenn deren Funktion erhalten ist. Die Hand liegt dann schlaff auf dem Tisch oder der Bettdecke und sie nehmen nicht wahr, ob sie die rechte oder die linke Hand einsetzen. Sie benutzen immer nur die nichtbetroffene. Liegt jedoch eine Hemiparese vor, kann man nicht diagnostizieren, ob gleichzeitig eine halbseitige Vernachlässigung besteht. Selbst wenn die Lähmung nur inkomplett ist, würde ein motorischer Neglect die Rehabilitation erschweren, da der Patient die betroffene Seite nicht wahrnimmt oder womöglich eine Lähmung leugnet (➤ Kap. 4.4; Goldenberg 2017). Liegt keine Hemiparese vor, könnte der Patient seinen linken Arm heben, tut es aber nicht, weil der linke Arm für ihn nicht existiert. Bei Aufforderung hebt er z. B. stattdessen den rechten Arm. Er setzt den linken Arm auch nicht im Alltag ein, z. B. beim Vorbereiten des Essens oder Anziehen.

Somato-sensibler Neglect

Bei der sensiblen Form des Neglects spüren die Patienten ihre betroffene Seite nicht. D. h. sie merken gar nicht, ob sie in den linken Arm gekniffen werden oder ob es zu kalt ist. Temperatur, Druck, Schmerz werden auf der betroffenen Seite nicht wahrgenommen. Häufig hängt der betroffene Arm herab und wird vom Rollstuhl oder Bett eingeklemmt, wenn niemand aufpasst. Genauso verhält es sich mit dem Gesicht und einer gestörten fazialen und enoralen Sensibilität. Häufig liegt eine ausgeprägte faziale Parese mit einer Dysphagie vor, bei der die orale Phase aufgrund der Wahrnehmungsstörung eingeschränkt ist. Oft „stopfen" die Patienten das Essen in sich hinein, obwohl der Mund noch voll ist. Dabei fallen Essensreste wieder heraus. In der pharyngealen Phase spüren sie nicht, ob noch Residuen im Hals sind und unternehmen keine Anstrengung zu husten oder nachzuschlucken.

KLINISCHER HINTERGRUND

Eine weitere Erklärung für das Phänomen des Neglects ist die Diskussion darüber, warum die **Aufmerksamkeit** nach rechts gelenkt wird. Entweder es ist die Vernachlässigung und das nicht-Beachten der linken Seite oder es ist eine Bevorzugung der rechten Seite. So zeigen Patienten eine aktive Bevorzugung der rechten Seite, wenn sie z. B. motorische Aktionen ausführen. Geprüft wird dies häufig mit Durchstreichtests, Linien halbieren und Zeichnungen kopieren. Dabei verschieben sie ihre Zeichnungen aktiv weiter nach rechts. Andererseits zeigt sich die Vernachlässigung der linken Seite durch fehlende Reaktionen auf externe Reize, z. B. sensorische oder akustische Reize (Goldenberg 2017).

In der Therapie der halbseitigen Vernachlässigung liegt der Schwerpunkt auf der Verlagerung der Aufmerksamkeit, der extrapersonalen / räumlichen und der intrapersonalen / körperlichen zurück in die Mitte. Es wird versucht, u. a. über auditive und visuelle Reize, die Aufmerksamkeit des Patienten auf die betroffene Seite zu lenken. Gute Erfolge erzielt man mit tiergestützter Therapie. Wenn vorhanden und möglich, werden die eigenen Haustiere eingesetzt, um die Aufmerksamkeit des Patienten zu gewinnen. In einer Münchner Klinik wird mit Stallhasen gearbeitet, die auf das Bett oder den Tisch gesetzt werden. Das lebendige Tier ist ein starker Reiz und häufig reagieren die Patienten viel aktiver von beiden Seiten. Auch emotional beladene Stimuli durchbrechen häufig die vernachlässigte Seite und gewinnen Aufmerksamkeit (Goldenberg 2017).

4.3.1 Begleitstörungen bei Neglect

Viele zusätzliche neuropsychologische Störungen treten bei Patienten mit Neglect auf, die häufig nicht leicht zu diagnostizieren sind bzw. aufgrund derer ein Neglect womöglich nicht erkannt wird. Eine erste Differenzialdiagnose sollte eine **Hemianopsie** ausschließen. In der Akutphase sind ein visueller Neglect und eine Gesichtsfeldeinschränkung schwer zu unterscheiden, da beide eine Seite des Raumes nicht wahrnehmen oder an Hindernisse stoßen und Gegenstände übersehen. Liegt jedoch nur eine Hemianopsie vor, können die Patienten auf taktile oder akustische Reize reagieren, sie können einen Raum beschreiben und Figuren abzeichnen. Abgesehen davon haben sie ein gutes Störungsbewusstsein (Prosiegel & Böttger 2007). Aufgrund der Hirnläsion können jedoch beide Störungen gleichzeitig auftreten. Bei Patienten mit einer **Aphasie** ist es schwierig zu erkennen, ob ein Neglect vorliegt. Auch nach linkshirnigen Läsionen kann eine halbseitige Vernachlässigung auftreten, wenn auch meistens weniger stark ausgeprägt (Prosiegel & Böttger 2007). Die Aphasie, gerade wenn noch eine Apraxie hinzukommt, erschwert die Diagnostik. Die Patienten können sich verbal nicht mitteilen, verstehen die Aufforderungen nicht und haben oft nur die linke Hand zum Zeichnen zur Verfügung. Die Diagnostik sollte also sehr gezielt durchgeführt werden (Goldenberg 2017). Des Weiteren finden sich auch **räumlich-perzeptive** und **visuo-konstruktive Störungen** bei Neglect, die sich gegenseitig verstärken. Neben den Störungen der räumlichen Aufmerksamkeit zeigen Patienten mit Neglect häufig ein **gestörtes Zeitempfinden:** Sie verschätzen sich in der Wahrnehmung von Zeiträumen, z. B. empfinden sie Minuten als Stunden, in einer längeren Therapiesitzung verlieren sie plötzlich den Faden und die Aufmerksamkeit (Goldenberg 2017). Erschwerend kommt bei fast allen Patienten eine **Anosognosie** hinzu, eine mangelnde Krankheitswahrnehmung (➤ Kap. 4.4).

4.3.2 Bedeutung für die Sprachtherapie

Patienten mit einem Neglect haben i. d. R. einen rechtshirnigen Insult erlitten, sodass in den meisten Fällen v. a. eine **faziale Parese,** eine **Dysarthrie** und eine **Dysphagie** vorliegen. Gerade bei der Dysphagie äußert sich der Neglect in Störungen der Boluswahrnehmung (bis hin zur „Bolusagnosie"), sensiblen Störungen der orofazialen (Drooling) und pharyngealen Muskulatur (Residuen, Pooling) und in schweren Fällen stillen Aspirationen (➤ Kap. 11.1.3). Manche entwickeln eine Wahrnehmung für diese Symptome und lassen sich auf adaptive Maßnahmen ein, andere sind schwer zu belehren. Ähnlich verhält es sich bei der Sprechstörung: Die Patienten nehmen ihre verwaschene Artikulation selten wahr, sprechen häufig ungenau und sehr viel und müssen in der Therapie deutlich gebremst werden. Zum Glück remittieren sich diese meist kortikalen Dysarthrien häufig innerhalb der ersten Wochen, sodass die Sprechtherapie nicht weiter erforderlich ist (➤ Kap. 9.3.1).

Bei Patienten nach einem linkshirnigen Insult kommt es, seltener zwar, aber v. a. zusammen mit einer schweren Aphasie zu einem Neglect. Dieser erschwert die Sprachtherapie massiv, da die Patienten zum einen aufgrund dieser Wahrnehmungsstörung, zum anderen aufgrund ihrer Sprachverständnisstörung schwer zu lenken sind. Ihre Aufmerksamkeit hat nur eine kurze Spanne. Bild- oder Wortmaterial, welches ihnen präsentiert wird, nehmen sie nicht zur Kenntnis. Hier ist in der Akutphase v. a. das Arbeiten mit emotional aufgeladenen Themen hilfreich sowie ein intensives Lenken des Fokus auf einen Bereich. Hier bieten sich Realgegenstände an, da sie mehrere Modalitäten ansprechen (➤ Kap. 6.8.1).

4.4 Anosognosie

DEFINITION

- **Anosognosie:** nicht Wahrnehmen der Krankheit oder von Symptomen einer Krankheit
- **Anosodiaphorie:** Sorglosigkeit und Bagatellisierung gegenüber den Konsequenzen einer Krankheit

4.4.1 Erscheinungsbild

Die Anosognosie kann man übersetzen mit **nicht Wahrnehmen der Krankheit**. Diese fehlenden Wahrnehmung kann sich auf einzelne Symptome beziehen, die Halbseitenlähmung, die Aphasie, oder auch auf die Gesamtsituation. Das Negieren von Symptomen führt zu fehlender Störungseinsicht. Die Patienten erkennen die Konsequenzen ihrer Erkrankung nicht, sie bagatellisieren ihre Symptome, stehen ihnen eher sorglos oder auch indifferent gegenüber. Das bezeichnet man auch als **Anosodiaphorie.** Sie realisieren nicht, dass sie krank sind, womöglich eine Lähmung einer Körperhälfte, eine Dysarthrie und eine Dysphagie haben. Dies führt zu mangelnder Compliance: Die Patienten sehen eine therapeutische Intervention nicht als notwendig an bzw. verstehen oft nicht, was die Physio-, Ergo oder Sprachtherapeutin von ihnen möchte. Solche Störungen können sich sehr hartnäckig halten. Die Patienten wirken oft unverständig und ungehalten. Ein Zugang über die Vernunft ist häufig nicht möglich, denn in ihrer Wahrnehmung hat sich nichts verändert. Häufig fallen die Patienten aus dem Bett, wenn sie versuchen aufzustehen. Oder sie verschlucken sich massiv an Konsistenzen, die sie nicht schlucken können. Sie verbalisieren ihre mangelnde Krankheitseinsicht, indem sie z. B. hartnäckig behaupten „Ich bin nicht gelähmt" oder es geht so weit, dass sie den Bezug zu ihrem Körper verlieren (*loss of familiarity*) und behaupten, der Arm gehöre nicht ihnen (Prosiegel & Böttger 2007). Das Erkennen des Vorliegens einer Anosognosie ergibt sich aus der Anamnese und der klinischen Untersuchung. Dabei demonstriert man dem Patienten seine Defizite, indem man ihn z. B. auffordert, die linke Hand zu heben oder etwas mit der linken Hand zu greifen. Aus dem entsprechenden Verhalten und den Erklärungen für die Defizite, die der Patient präsentiert, ergeben sich die deutlichen klinischen Hinweise auf eine Nichtwahrnehmung oder Bagatellisierung seiner Defizite.

KLINISCHER HINTERGRUND

Durch langjährige Erfahrung mit unserem Körper wissen wir, wie er funktioniert. Wir haben ein Körperschema in unserem Kopf, von dem wir überzeugt sind. Auch wenn wir bewegungslos auf einem Sessel sitzen, wissen wir, dass sich die Beine bewegen können und dass wir aufstehen können, wenn wir wollen. Genauso verhält es sich mit den kognitiven Fähigkeiten und dem Gedächtnis: Wir haben eine Theorie von unserem Gedächtnis, wir wissen, was wir uns merken können, welche Fähigkeiten wir haben, und was wir uns zutrauen können. Auch visuelle und akustische Eindrücke können wir zwischen real und irreal differenzieren, wir verlassen uns auf unsere Sinne. Eine Hirnschädigung führt zu einer Veränderung dieser Theorien und Überzeugungen, denn sie verändert zum einen die tatsächlichen motorischen, kognitiven und sensorischen Fähigkeiten, zum anderen auch die Wahrnehmung derselben. Damit die Person mit einer Hirnschädigung diese Veränderungen annehmen und lernen kann, damit umzugehen, muss sie zunächst erkennen, dass sich etwas verändert hat. Die Anosognosie kann jedoch diese Erkenntnis behindern (Goldenberg 2017).

Das Vorliegen einer Anosognosie ist umso schwerwiegender, als sie oft mit einer halbseitigen Vernachlässigung einhergeht (➤ Kap. 4.3). Die Kombination einer gestörten Wahrnehmung einer Körperhälfte mit einer gestörten Wahrnehmung einer Erkrankung derselben Körperhälfte ist für die Rehabilitation ein großes Hindernis und prognostisch ungünstig.

KLINISCHER HINTERGRUND

Ursachen

Die Lokalisation der Anosognosie ist schwierig, da sie bei fast allen neuropsychologischen Störungen mit auftreten kann (Goldenberg 2017). Eine häufige Kombination besteht allerdings zwischen Hemineglect der linken Körperhälfte und Anosognosie. Sie kann auch bei linkshemisphärischen Schädigungen auftreten, ist dort aber selten beschrieben. Man geht davon aus, dass v.a. Schädigungen der rechten motorischen Rindenareale sowie Läsionen im temporoparietalen Gebiet eine Rolle spielen (Vocat et al. 2010).

Nichterkennen einer Halbseitenlähmung

Ein Patient nach Schlaganfall oder Hirnblutung liegt oft die ersten Tage im Bett und bewegt sich kaum. Dann kann es passieren, dass er seine Lähmungen in Arm oder Bein nicht bemerkt, weil er die Gliedmaßen kaum bewegen muss und weil sie vielleicht aufgrund von Infusionsnadeln oder Blutdruckmanschetten vermeintlich ruhiggestellt sind. Kommen noch ein Neglect und sensible Ausfälle der Extremitäten hinzu, kann man nachvollziehen, dass die Patienten ihre Lähmungserscheinungen nicht wahrnehmen. Es kann so weit gehen, dass sie behaupten, sie würden ihren Arm oder ihr Bein bewegen, nur weil sie die Intention haben, dies zu tun bzw. in der Untersuchung dazu aufgefordert werden. Sie „fühlen" die Bewegung, obwohl sie sie nicht sehen. Wenn sie darauf hingewiesen werden, dass sich der Arm doch gar nicht bewegt hätte, dann reden sie sich mit allgemeinen Erklärungen heraus (Goldenberg 2017).

Nichterkennen einer Aphasie

Bei schweren flüssigen Aphasien wie einer Wernicke-Aphasie mit phonematischem oder semantischem Jargon findet man ein ähnliches Verhalten: Die Patienten, die häufig auch eine Logorrhoe zeigen, haben kein Bewusstsein für ihre gestörte Sprache. Sie reden einfach drauflos, bemühen sich nicht um Korrekturen oder auch nicht darum, dass ihr Gesprächspartner sie versteht. Interessanterweise erkennen diese Patienten jedoch gestörte Sprache, wenn man sie ihnen vorspielt. Ein Ansatz in der Therapie von Jargon ist das Aufnehmen des Gesprochenen, um es dem Patienten widerzuspiegeln. Sobald sie die Sprache hören, nehmen sie die Paraphasien und Neologismen wahr. Sprechen sie selbst, haben sie vermutlich keine Kapazitäten für ein Monitoring ihrer eigenen Sprache übrig (Marshall 2006; Shuren et al 1995; ➤ Kap. 6.6).

4.4.2 Bedeutung für die Sprachtherapie

Um bei den Patienten eine Einsicht für ihre Störungen zu evozieren, muss man sie mit diesen konfrontieren. In der Physio- und Ergotherapie geschieht dies ohnehin, da die motorischen und sensiblen Ausfälle beübt und trainiert werden. Man kann noch einen Schritt weitergehen und tatsächlich Hindernisse einbauen, die den Patienten zwingen, indem er sich an ihnen stößt oder sie übersieht, sich mit seinen Defiziten auseinanderzusetzen. In der Sprachtherapie wird dem Patient frühzeitig sowohl in der Dysarthrie- als auch der Aphasietherapie ein Missverstehen signalisiert, indem er gestoppt wird, nachgefragt wird und deutlich gespiegelt wird, dass man ihn jetzt nicht verstanden hat. Bei phonematischem Jargon und ausgeprägten Paraphasien werden die Äußerungen aufgenommen oder aufgeschrieben und wieder vorgespielt bzw. gezeigt.

Bei Schluckstörungen ist eine Bewusstmachung der Defizite nicht gefahrlos durchzuführen. Bei erheblicher Aspirationsgefahr von Flüssigkeiten oder festen Konsistenzen kann man dem Patient diese natürlich nicht ohne Risiko verabreichen. Man kann jedoch, bei ausreichendem Hustenreflex, zumindest bei kleinen Schlucken demonstrieren, was passieren würde. Doch selbst das Husten an sich überzeugt die wenigsten Patienten mit einer ausgeprägten Dysphagie und gleichzeitiger Anosognosie. Hier ist eine restiutierende Therapie oft frustrierend, letztendlich muss auf adaptive Maßnahmen (Kostformanpassung, Schluckmenge, Flüssigkeiten andicken) zurückgegriffen werden.

Bei der **Konfrontation mit den Defiziten** muss ebenso konsequent wie behutsam vorgegangen werden. Der Patient – und seine Angehörigen – müssen lernen, mit dem körperlich und sozial veränderten Menschen umzugehen. Sie müssen langsam akzeptieren, dass das Leben nach dem Ereignis ein anderes sein wird. Sie müssen ihre Ziele realistischer stecken und das Ausmaß der Behinderung nach und nach nachvollziehen (können). Dazu ist ein besonderes Einfühlungsvermögen der Therapeuten und Ärzte erforderlich sowie die Wahl des richtigen Zeitpunkts (Goldenberg 2017). Eine Prognose in der Akutphase ist sicherlich verfrüht. Aber bereits in der Rehabilitationsphase sind regelmäßige Evaluationen des Erreichten mit Anpassung der Zielformulierungen angezeigt.

4.5 Aufmerksamkeitsstörungen

Die Aufmerksamkeit ist die wichtigste Basisleistung des Gehirns (Prosiegel & Böttger 2017). Sie wird gebraucht für alle anderen kognitiven Funktionen wie Gedächtnis (➤ Kap. 4.7), Sprache, exekutive Funktionen (➤ Kap. 4.8), für motorische Funktionen, die Orientierung im Raum und für die Zahlenverarbeitung (➤ Kap. 8). Somit werden die Aufmerksamkeitsleistungen sowohl für äußere als auch für innere Handlungen und Prozesse gebraucht. Die Intaktheit von den Funktionen der Aufmerksamkeit ist eine Voraussetzung für eine erfolgreiche Alltagsbewältigung (Sturm 2009). Aufmerksamkeitsdefizite machen 80 % aller neuropsychologischen Störungen nach einer Hirnschädigung aus (Prosiegel & Böttger 2007). Störungen der Aufmerksamkeit beeinflussen das Rehabilitationspotenzial wesentlich und können deutliche Einschränkungen in den Aktivitäten und der Teilhabe im Alltag haben (Sturm 2009). Grundsätzlich unterscheidet man zwischen:

- Aufmerksamkeitsintensität
- Aufmerksamkeitsselektivität
- räumlicher Orientierung

EXKURS

Reiz (Stimulus) und Wahrnehmung (Sensorik)

Mit unseren Sinnesorganen nehmen wir in unterschiedlichen Modalitäten Reize auf. Ein **Reiz** ist eine physikalische oder chemische Größe der inneren oder äußeren Umgebung, auf die eine Reaktion folgt. Die Empfindung eines Reizes von außen (Exterozeption) geschieht über unsere fünf Sinne. Die Empfindung eines Reizes von innen (Interozeption) umfasst die Propriozeption (Wahrnehmung über Körperposition und -bewegung) und die Viszerozeption (Wahrnehmung der Organe).

Die verschiedenen Modalitäten sind: visuell über das Auge, auditiv/auditorisch über das Ohr, gustatorisch über die Zunge, olfaktorisch über die Nase, taktil/haptisch über die Druckrezeptoren der Haut, thermisch über die Thermorezeptoren der Haut, vestibulär/kinästhetisch über die Rezeptoren in den Muskeln und Gelenken.

Die reine Sinnesempfindung wird erst über die **sensorische Integration** zu einer Wahrnehmung z. B. von einem Gegenstand, einem gehörten Wort.

Die Aufmerksamkeit steuert und filtert unsere Wahrnehmung der Reize von innen und außen.

4.5.1 Aufmerksamkeitsintensität

Die Aufmerksamkeitsintensität hat drei Bereiche: Alertness, Daueraufmerksamkeit, Vigilanz.

Alertness (tonische und phasische Wachheit)

Mit der **Alertness** ist die Aufmerksamkeitsaktivierung gemeint. Das bedeutet, eine Person ist wach und reagiert auf akustische, visuelle oder andere Reize. Bei der tonischen Wachheit handelt es sich um ein dauerhaftes Aktivierungsniveau der Aufmerksamkeit, welches Tagesschwankungen unterliegt und je nach Situation mal niedriger (z. B. nach dem Mittagessen) oder höher ist (z. B. in einer Prüfung). Die phasische Wachheit ist eine kurzfristige Steigerung der Aufmerksamkeit aufgrund von externen Warnreizen (z. B. wenn das Auto vor einem plötzlich bremst). Durch die Anhebung des Aktivierungsniveaus wird eine stärkere Fokussierung auf den externen Reiz gewährleistet. Das Gehirn versetzt sich so in gesteigerte Reaktionsbereitschaft. Störungen der tonisch-phasischen Aufmerksamkeitsaktivierung äußern sich in Schläfrigkeit, erhöhter Ermüdbarkeit, Benommenheit, verringerter Belastbarkeit, Desorientierung und Antriebslosigkeit (Prosiegel & Böttger 2007; Sturm 2009).

Informationsgeschwindigkeit

Die Verarbeitungsgeschwindigkeit von Informationen bestimmt die kognitive Leistungsgeschwindigkeit. Bei Störungen bemerkt man eine deutliche kognitive Verlangsamung (häufig als psychomotorische Verlangsamung beschrieben), z. B. eine verzögerte Reaktion auf Fragen oder Aufforderungen.

Daueraufmerksamkeit

Die **Daueraufmerksamkeit** umfasst die Fähigkeit, über einen langen Zeitraum auf eine hohe Reizfrequenz zu reagieren. Diese Fähigkeit ist z. B. bei Fließbandarbeit oder beim Lesen notwendig. Sie gewährleistet eine Konzentration bei anhaltend hoher Stimulation.

Vigilanz

Die **Vigilanz** ist eine Variante der Daueraufmerksamkeit und bedeutet einerseits längerfristige Wachheit und Aufmerksamkeit auf einem durchschnittlichen Aktivierungsniveau bei monotonen Reizen

(z. B. beim Autofahren auf der Autobahn), aber auch die Fähigkeit, bei plötzlich erhöhter Aktivierung, z. B. wenn man sich erschrickt, rasch zu reagieren.

EXKURS

Mit der Vigilanz wird die Wachheit des ARAS (aufsteigendes retikuläres aktivierendes System) im Hirnstamm bezeichnet. Diese erlebbaren Wachheitszustände lassen sich im EEG abbilden. Störungen der Vigilanz werden folgendermaßen abgestuft:

- Somnolenz: schläfrig, aber leicht erweckbar
- Sopor: tiefer Schlaf, reagiert nur auf Schmerzreize
- Koma: nicht erweckbar

Symptome der Störung der Vigilanz und Daueraufmerksamkeit sind rasche Ermüdbarkeit, verringerte Belastbarkeit und erhöhte Ablenkbarkeit durch äußere Reize oder auch innere Gedanken (Prosiegel & Böttger 2007).

4.5.2 Aufmerksamkeitsselektivität

Selektive Aufmerksamkeit

Die selektive Aufmerksamkeit befähigt dazu, die Aufmerksamkeit auf bestimmte Reize zu lenken und gleichzeitig andere Reize auszublenden. Das ist, was man landläufig als Konzentrationsfähigkeit bezeichnet. Dabei kann die Auswahl zielgerichtet sein und somit willkürlich bestimmt oder auch automatisch gelenkt werden, wenn der Reiz besondere Merkmale hat und dies einfordert, z. B. ein Rauchgeruch im Zimmer. Die selektive oder auch gerichtete Aufmerksamkeit befähigt dazu, relevante Reize, z. B. wenn man sich in einem Gespräch befindet, von irrelevanten Reizen, z. B. der Straßenlärm von draußen, zu trennen bzw. zu unterdrücken. Man spricht auch vom sog. Cocktail-Party-Effekt: Auf so einem Fest herrscht ein großer Lärmpegel und dennoch kann man sich mit jemandem unterhalten. Plötzlich vernimmt man seinen Namen, ohne dass man in der Nähe war oder seine Aufmerksamkeit bewusst dorthin gelenkt hat. Obwohl die Aufmerksamkeit beim Gesprächspartner ist, nimmt man den akustischen Reiz wahr und verarbeitet ihn. In diesem Fall ist der eigene Name der Auslöser für die Wahrnehmung des akustischen Reizes (Goldenberg 2007). Des Weiteren bietet sie die **kognitive Flexibilität**, schnell zwischen verschiedenen Sinneseindrücken und Informationsquellen zu wechseln. Eine Störung der selektiven Aufmerksamkeit zeigt sich in erhöhter **Interferenzanfälligkeit** und erhöhter **Ablenkbarkeit**. Ersteres zeigt sich, wenn sich z. B. relevante und irrelevante Reize sehr ähnlich sind. Dann kommt es zu einem Konflikt zwischen der automatisierten und der willkürlichen Reaktion. Ist diese Fähigkeit gestört, kann die Person bei den vielen Reize, die auf sie einströmen, oft nicht zwischen relevant und irrelevant differenzieren. Dies ist z. B. bei einer Demenz der Fall (➤ Kap. 15). Die Ablenkbarkeit äußert sich in einer mangelnden Reizfilterung. Die Störanfälligkeit für Lärm und externe Umweltreize ist sehr hoch. Sie können nicht ausgeblendet werden, wenn man sich auf etwas konzentrieren soll. Ebenso sind interne Ablenkungen wie Gedanken und Grübeleien hinderlich für das Lenken der Aufmerksamkeit. Auch dies findet man häufig bei Demenz und Depression (Prosiegel & Böttger 2007).

Geteilte Aufmerksamkeit

Die geteilte Aufmerksamkeit bedeutet gleichzeitige Aufmerksamkeit auf verschiedenen Kanälen, z. B. beim Multitasking. Es ist die Fähigkeit, sich gleichzeitig auf mehrere Reize zu konzentrieren, auch aus unterschiedlichen Sinnesmodalitäten, und auf sie reagieren zu können. Das Autofahren z. B. erfordert geteilte Aufmerksamkeit.

Jedoch ist die Menge an Reizen, die gleichzeitig verarbeitet werden können, begrenzt. Ab einem gewissen Punkt sind die Kapazitäten ausgelastet und es kommt zu Fehlern bzw. Störungen. In der Theorie der begrenzten Aufmerksamkeitskapazität (LCSS, *Limited Capacity Control System*) geht man davon aus, dass die Aufmerksamkeit die Informationen, die tatsächlich weiterverarbeitet werden sollen, filtert.

Bei Störungen dieser kognitiven Funktion ist es nicht mehr möglich, zwei Dinge gleichzeitig zu tun. Dies zeigen Patienten mit Aphasie ganz deutlich, indem sie stehenbleiben, wenn sie sprechen. Die Sprachverarbeitung erfordert soviel Kapazität an Aufmerksamkeit, dass für das Gehen, obwohl es ein automatisierter Vorgang ist, keine Reserven mehr da sind (Prosiegel & Böttger 2007; Sturm 2009).

Visuell-räumliche Aufmerksamkeit

Die visuell-räumliche Aufmerksamkeit ist letztlich die Fähigkeit, die Aufmerksamkeit im Raum zu lenken und zu verschieben. Das passiert durch offene (*overt spatial orienting*) oder verdeckte (*covered spatial orienting*) Verschiebung des Aufmerksamkeitsfokus (Sturm 2009). Dabei finden drei Prozesse statt: Man löst sich vom ersten Reiz (**disengage** – Gespräch), lenkt die Aufmerksamkeit zum zweiten Reiz (**shift** – Namen hören) und fokussiert sich auf den zweiten Reiz (**engage** – Nachbargespräch; Prosiegel & Böttger 2007; Sturm 2009; Goldenberg 2017). Bei einem Gespräch bedeutet eine offene räumliche Aufmerksamkeitsverschiebung: Die Person, die ihren Namen hört, wendet den Blick und den Kopf in die Richtung und hört dann dem Nachbargespräch zu. Macht sie es verdeckt, geht sie nur mit der mentalen Aufmerksamkeit in Richtung des akustischen Reizes, schaut aber weiterhin ihren Gesprächspartner an.

EXKURS

Man geht von einem Aufmerksamkeitsnetzwerk aus, welches vom Kortex (inferiorer Parietallappen, Frontalhirn und zingulärer Kortex) über den Thalamus und den Hirnstamm (Formatio reticularis mit ARAS) und wieder zurückgeht. Die rechte Hirnhälfte hat die Dominanz für die Daueraufmerksamkeit, während die selektive Aufmerksamkeit im lateralen Thalamuskern, dem Nucleus reticularis vermutet wird. Die geteilte Aufmerksamkeit wird v. a. im Gyrus cinguli und präfrontalen Kortex verarbeitet (Prosiegel & Böttger 2007).

4.5.3 Bedeutung für die Sprachtherapie

Störungen der Aufmerksamkeit wirken sich also auf fast alle kognitiven Funktionen aus. Sie sind außerdem sehr abhängig von den Faktoren Motivation, Stimmung, Schmerzen und Medikation. Man kennt es auch von gesunden Menschen, dass diese Faktoren einen großen Einfluss auf ihre kognitive Leistungsfähigkeit und Konzentration haben können. Das bedeutet für Patienten mit einer Aphasie, dass sie einen großen Anteil ihrer Aufmerksamkeit für die Sprachproduktion und das Sprachverständnis aufbringen müssen. Liegen dort zusätzlich noch Defizite vor, zeigen sie sich in einer deutlich reduzierten Belastbarkeit, in einer erhöhten Ablenkbarkeit und ausgeprägten Störanfälligkeit für Lärm, Geräusche oder auch Schmerzen und Unwohlsein. Dass Sprachtherapie immer in einer möglichst ruhigen Umgebung ohne viel Ablenkungsmöglichkeiten durch Fernseher, Radio, andere Personen, Gegenstände auf dem Tisch, stattfinden sollte, ist selbstverständlich. Das gleiche gilt für Patienten mit einer Dysarthrie oder Dysphagie. Der Fokus sollte auf dem Sprechen bzw. Schlucken liegen, nur dann können die Funktionen optimal trainiert werden.

PRAXISTIPP

In Rehakliniken und Praxen stehen Therapieräume zur Verfügung, die ein ruhiges, ungestörtes Arbeiten mit den Patienten ermöglichen. In Akuthäusern, auf Stroke Units und in Frührehabilitationseinrichtungen ist das eher die Ausnahme. Die Therapien finden regelhaft am Bett, im Krankenzimmer statt, nicht zuletzt, weil die Patienten noch am Monitor überwacht werden. Hier ist eine gute Absprache zwischen den Professionen erforderlich, um Störungen durch Untersuchungen oder Pflegepersonal und Angehörige am Nachbarbett auszuschließen. Wenn möglich, sollte die Tür geschlossen und ein Schild mit „Sprachtherapie – Bitte nicht stören" angebracht werden.

4.6 Apraxien

Eine Apraxie begegnet der Sprachtherapeutin häufig. Gerade im Zusammenhang mit Aphasien tritt diese Störung der Bewegungsabläufe auf. Die Sprechapraxie und bukkofaziale Apraxie werden in (➤ Kap. 10.1.1; ➤ Kap. 10.1.4) beschrieben. Hier soll es um die Gliedmaßenapraxie gehen.

DEFINITION

Eine **Apraxie** ist eine motorische Fehlhandlung bei erhaltener motorischer Funktion (Prosiegel & Böttger 2007). Die fehlerhafte motorische Aktion steht immer im Zusammenhang mit einer Handlung. Sie ist unabhängig davon, ob eine Lähmung vorhanden ist. Sie betrifft immer beide Seiten, die gesunde und die gelähmte (Goldenberg 2017).

Ursprünglich gab es die klassische Einteilung in die **ideatorische** und die **ideomotorische Apraxie** nach Liepmann (1908). Diese Bezeichnungen werden in der Praxis zwar noch immer häufig verwendet, entsprechen aber nicht mehr der aktuellen Forschungslage. Stattdessen sollten sie nach den gestörten Handlungen klassifiziert werden (Goldenberg 2008).

DEFINITION

- **ideatorische Apraxie:** nach Liepmann Störung auf der Ebene der Vorstellung; Störungen der Auswahl und der Abfolge von Bewegungen sowie Störungen des Objektgebrauchs; es handelt sich um einen Verlust des Wissens über den Gebrauch und die Funktion von Gegenständen
- **ideomotorische Apraxie:** Störung auf der Ebene der Ausführung; „Störung der sequentiellen Anordnung von Einzelbewegungen zu Bewegungsfolgen" (Prosiegel & Böttger 2007, S. 144)

Grundsätzlich betrifft die Apraxie drei Bereiche:

1. Werkzeug- und Objektgebrauch
2. Produktion kommunikativer Gesten
3. Imitation von Gesten (Goldenberg 2017)

Es gibt folgende Varianten:

- Gliedmaßen-Apraxie: betrifft die Bewegung von Armen, Beinen, Händen, Fingern und Füßen
- bukkofaziale Apraxie: betrifft die Bewegungen der orofazialen Muskulatur (➤ Kap. 10.1.4)
- Sprechapraxie: betrifft die Sprechbewegungen (➤ Kap. 10.1.1)

4.6.1 Gliedmaßen-Apraxie

Hier handelt es sich um eine Störung der Bewegungsplanung. Die Patienten haben ein Problem mit der Definition des Bewegungsziels, nicht mit der motorischen Ausführung an sich. Sie können Gegenstände greifen und auch feinmotorische Aufgaben wie Perlen aufziehen durchführen, wenn sie verstanden haben, was sie tun sollen (Goldenberg 2017). Die Apraxie tritt v. a. in der Testsituation zutage, während sie im Alltag bei spontanen und unwillkürlichen Bewegungen nicht auffällt. Denn: Manche Patienten können auf Aufforderung z. B. eine Geste wie Winken nicht ausführen, können sehr wohl aber spontan zum Abschied winken.

Probleme mit kommunikativen Gesten

Bei der Produktion von kommunikativen Gesten oder Gesten des Objektgebrauchs (Pantomime) kommt es zu **Parapraxien.** Das können sein:

- Überschussbewegung
- Substitution
- Auslassung
- Conduite d'approche
- Perseveration
- amorphe Bewegung (nicht einzuordnen)
- Body part as object / body part as function-Fehler (v. a. bei Pantomime)

(Prosiegel & Böttger 2007)

Patienten mit einer Aphasie können **sprachbegleitende Gesten** produzieren, tun sich jedoch schwerer, **sprachersetzende Gesten** zu produzieren. Bei den sprachbegleitenden Gesten ist es häufig aus der Situation heraus möglich, zu verstehen, was gemeint ist, weil sie z. B. Zeigegesten verwenden, meist in Kombination mit einem passenden mimischen Ausdruck. Kommunikative Gesten einzusetzen gelingt bei einer schweren Aphasie eher nicht (Huber et al. 2013). Häufig kommt es dabei zu stereotypen, undifferenzierten Bewegungen wie einem Hin-und Herwischen der Hand, Abzählen der Finger oder Zeichnen einer Figur in der Luft. Der Gesprächspartner kann daraus selten schließen, was gemeint ist.

Bei der Pantomime eines Objektgebrauchs fallen die Bewegungen häufig ebenso undifferenziert und stereotyp aus, wenn eine schwere Apraxie vorliegt. Ist die Störung etwas leichter ausgeprägt, kann man z. B. zumindest noch das Wissen um die Funktion erkennen, wenn sich der Patient mit den Fingern die Zähne putzt (anstatt mit der ihm dargebotenen Zahnbürste; Goldenberg 2017).

Probleme mit der Imitation von Gesten

Hier hängt die Leistung der Patienten von der Komplexität und Anordnung der Gesten ab. Sie können einfache Gesten, wie die Hand hochstrecken, i. d. R. gut nachmachen. Wenn es etwas komplizierter wird, wie z. B. die Hand senkrecht unter das Kinn halten, dann kommt es zu Suchbewegungen und Zögern. Erschwerend kommt hinzu, ob die Gesten eine Bedeutung haben – wie z. B. das Peace-Zeichen – oder nicht. Bedeutungsvolle Gesten können über die „tiefe" Route mit dem Weg über das semantische Gedächtnis abgerufen werden. Bedeutungslose müssen direkt imitiert werden. Ebenso hat die Position von Therapeut und Patient einen Einfluss auf die Imitation von Gesten: Sitzen sie sich gegenüber, muss der Patient die Geste spiegeln und aus seiner Körperperspektive nachmachen, außerdem zeitverzögert, was wiederum Ansprüche an das Arbeitsgedächtnis stellt. Sitzen sie aber nebeneinander und machen es gemeinsam, fällt es dem Patienten viel leichter (Goldenberg 2017).

Probleme mit dem Gebrauch von Werkzeugen und Objekten

Das Wissen um den Gebrauch von Werkzeugen und Objekten liegt im semantischen Gedächtnis. Dort ist abgespeichert, dass z. B. ein Kamm die Funktion hat, die Haare zu kämmen und dass die zugehörige motorische Aktion darin besteht, den Kamm über den Kopf zu führen (Goldenberg 2017). Jeder Gegenstand hat besondere strukturelle Merkmale, die seiner Funktion dienen. So kann man einen ähnlichen Gegenstand für die gleiche Funktion benutzen, z. B. eine Schale als Kaffeebecher, wenn gerade keiner zur Hand ist. Genauso ist das Wissen um die Handlung abgespeichert. Automatisierte Routinen wie Zähneputzen, Haare kämmen und Schuhe binden sind im prozeduralen Gedächtnis abgespeichert. Patienten mit Apraxie haben manchmal schon mit alltäglichen Gegenständen Probleme. Sie wissen das Besteck nicht zu gebrauchen, versuchen mit dem Messer zu löffeln oder kämmen sich mit der Zahnbürste. Sie wissen den Bleistift nicht richtig zu greifen oder wissen nicht, wie man ihn anspitzt.

Probleme mit sequenziellen Handlungsfolgen

Für bestimmte Handlungsabläufe, die mehrere Einzelhandlungen erfordern, z. B. Kaffee kochen oder Essen zubereiten, liegt ein sog. **Skript** vor. Eine Handlungsanweisung, die genau vorgibt, welche Handlung in welcher Reihenfolge stattzufinden hat (Goldenberg 2017). Patienten mit einer Apraxie können vielleicht die einzelnen motorischen Handlungen ausführen, aber nicht im Zusammenhang mit dem Ziel, Kaffee zu kochen. Sie schütten vielleicht den Kaffee direkt in die Kanne oder vergessen das Wasser. Oft ist die Reihenfolge der Einzelhandlungen verkehrt oder sie perseverieren bestimmte Handlungsschritte. In schweren Fällen kommt es zum Abbruch aufgrund von Ratlosigkeit (Prosiegel & Böttger 2007). Gerade Patienten mit einer schweren Aphasie zeigen hier viele Fehlhandlungen. Man vermutet, dass gerade mehrschrittige Handlungen an die sprachlichen Fähigkeiten gebunden sind (Hartmann et al. 2005).

EXKURS

„Schluckapraxie"?

Oft sieht man Störungen der oralen Vorbereitungsphase, bei denen die Patienten das Essen nicht zum Mund führen können oder im Mund nichts damit anzufangen wissen. Sie reagieren nicht auf den Bolus oder sind nicht in der Lage, das Essen vom Löffel abzustreifen. Dieses Phänomen sieht man auch bei Patienten mit Demenz. In diesem Zusammenhang spricht man manchmal von Apraxie. Der Begriff bzw. das Auftreten einer Schluckapraxie ist von Daniels (2000) erstmalig diskutiert worden. Man findet ihn insbesondere im Zusammenhang von Schluckstörungen bei Demenz (Secil, Arici, Incesu et al. 2016; ➤ Kap. 14.6.2).

4.6.2 Bedeutung für die Sprachtherapie

Die wesentlichen Konsequenzen für die Sprachtherapie ergeben sich aus den obigen Beschreibungen. Größtenteils handelt es sich um Patienten mit einer mehr oder minder schweren Aphasie, die gleichzeitig eine Apraxie zeigen. In erster Linie sind es die Ergotherapeuten, die im Rahmen des ADL-Trainings diese Störungen behandeln. Für die Sprachtherapie sind v. a. die bukkofazialen Apraxien wichtig, insbesondere im Zusammenhang mit der Behandlung der Sprechapraxie. Eine Apraxie kann sich z. B. auf die Nahrungsaufnahme auswirken: Die Patientin kann das Besteck nicht halten, sie weiß nicht, was sie mit dem Löffel anfangen soll. Es kommt vor, dass sich Patienten damit durch die Haare fahren oder versuchen, das Brot zu schneiden. Bereits das Halten des Bestecks kann problematisch sein. Hierbei kann die Sprachtherapeutin im Rahmen ihrer Essbegleitung den richtigen Gebrauch des Bestecks üben.

EXKURS

Gerstmann-Syndrom

Diese Störung ist beschrieben als eine Kombination von vier Komponenten: Agraphie, Akalkulie, Fingeragnosie (Verwechslung der Finger) und Rechts-Links-Störung. Sie ist lokalisiert im linken temporoparietalen Übergang (Marklager des Gyrus angularis). Gerstmann, der dieses Syndrom als Erster beschrieb, erklärte die Symptome durch eine Störung des Körperschemas, insbesondere der Finger, sowie durch eine räumliche Störung (Positionen beim Rechnen, visuokonstruktive Leistungen beim Schreiben). Die Existenz dieses Syndroms ist jedoch umstritten (Prosiegel & Böttger 2007; Goldenberg 2017).

4.7 Gedächtnisstörungen

Störungen des Gedächtnisses treten v. a. bei dementiellen Erkrankungen auf (➤ Kap. 15), können aber auch akut im Rahmen eines Schlaganfalls, eines Hirntumors, eines SHTs, einer Enzephalitis oder einer hypoxischen Hirnschädigung auftreten. Sie sind nach den Aufmerksamkeitsstörungen das zweithäufigste kognitive Defizit (50–60 % aller Patienten; Prosiegel & Böttger 2017). Es gibt nicht das *eine* Gedächtnis, man unterscheidet verschiedene Gedächtniskomponenten und -leistungen. Für die Sprachtherapeutin sind v. a. Störungen des Arbeitsgedächtnisses und des semantischen Gedächtnisses relevant, da sie sich auf die sprachlichen Leistungen auswirken.

4.7.1 Aufbau des Gedächtnisses

Man kann das Gedächtnis in zeitliche und inhaltliche Einheiten sowie nach der Art der Informationsverarbeitung unterteilen. Ursprünglich gab es ein **3-Speicher-Modell** des Gedächtnisses: Ein **sensorisches Gedächtnis** für die Aufnahme von Reizen, ein **Kurzzeitgedächtnis,** in dem für eine kurze Zeit (max. 60 Sek.) eine begrenzte Anzahl von Informationen gespeichert wurde, und ein **Langzeitgedächtnis,** in dem aufgenommene Informationen minuten- bis jahrelang gespeichert werden. Dieses Modell wurde abgelöst durch eine Vierteilung nach zeitlichen Aspekten:

- Ultrakurzzeitgedächtnis (Informationen werden nur für Millisekunden gehalten)
- Kurzzeitgedächtnis (max. 20 Sek. lange Speicherung)
- Langzeitgedächtnis
- Arbeitsgedächtnis (Verarbeiten und Aufrechterhalten von neuen Informationen sowie solchen, die aus dem Langzeitgedächtnis abgerufen wurden)

(Heidler 2015)

Die Bezeichnungen Kurzzeit- und **Arbeitsgedächtnis** werden z. T. synonym verwendet, was nicht ganz korrekt ist. Denn während das Kurzzeitgedächtnis nur für die kurzzeitige Speicherung von Informationen zuständig ist, finden im Arbeitsgedächtnis sowohl Speicherungs- als auch Verarbeitungsprozesse statt. Ein Teil des Langzeitgedächtnisses ist das **prospektive Gedächtnis.** Diese Einheit erlaubt es uns, Informationen zu speichern, die wir in der Zukunft brauchen, z. B. Termine. Eine weitere zeitliche Unterteilung in **Alt-** und **Neugedächtnis** betont die Dauer der Informationsspeicherung. Grundsätzlich wird in allen Gedächtnisarten zwischen sprachlichem und nicht-sprachlichem Material unterschieden. Das verbale Material umfasst Texte, Namen, Wörter, Sprache; das nonverbale Material u. a. Gesichter, Räume, Orte.

Inhaltlich unterscheidet man zwischen einem deklarativen / expliziten und einem nicht-deklarativen / impliziten / prozeduralen Gedächtnis (➤ Abb. 4.2). Während man die Inhalte des deklarativen Gedächtnisses sprachlich wiedergeben kann, ist das bei den impliziten nicht oder nur sehr schwer möglich.

Zum **deklarativen Gedächtnis** zählt man das **episodische bzw. autobiografische** Gedächtnis. Hier werden Ereignisse (und alles Wissen darüber) abgespeichert, die man persönlich erlebt hat, z. B. seine Biografie und seinen Lebenslauf. Die Informationen enthalten Fakten über Zeit und Ort der Erlebnisse, grob gesagt die „Erinnerungen“. Im **semantischen Gedächtnis** werden „öffentliche“ Fakten und Weltwissen abgespeichert. Hier landet das Schulwissen und semantisch-grammatikalisches Wissen (Markowitsch 1996), auch befindet sich hier das mentale Lexikon der Sprache. Beide Gedächtnisarten enthalten *„knowing what“* (Goldenberg 2017).

Im **prozeduralen Gedächtnis** sind **motorische und kognitive Fertigkeiten** abgespeichert, die man im Laufe seines Lebens erlernt hat. Häufig kann man nicht mehr sagen, wann und wo man es gelernt hat, man „kann“ es eben. Sie sind durch implizites Lernen erworben. Hierzu zählen z. B. Fahrrad fahren, Schwimmen, Schuhe binden oder ein Smartphone bedienen. Man kann diese Inhalte abrufen, ohne darüber nachzudenken. Hier sitzt das *„knowing how“* (Goldenberg 2017). Ebenso hierher gehört das *Priming*. Priming bedeutet „bahnen“, wird aber in der Neuropsychologie auch mit „grundieren“ übersetzt. Es erleichtert das Erinnern von ähnlich wahrgenommenen Reizen oder erlebten Situationen (Markowitsch 1996). Wir können z. B. aus nur wenigen Strichen einen Buchstaben erraten, weil wir implizit wissen, wie er aussieht. Ähnlich werden wir durch Priming emotional beeinflusst, wenn wir z. B. ein neues Lied im Radio hören und es zunächst

4

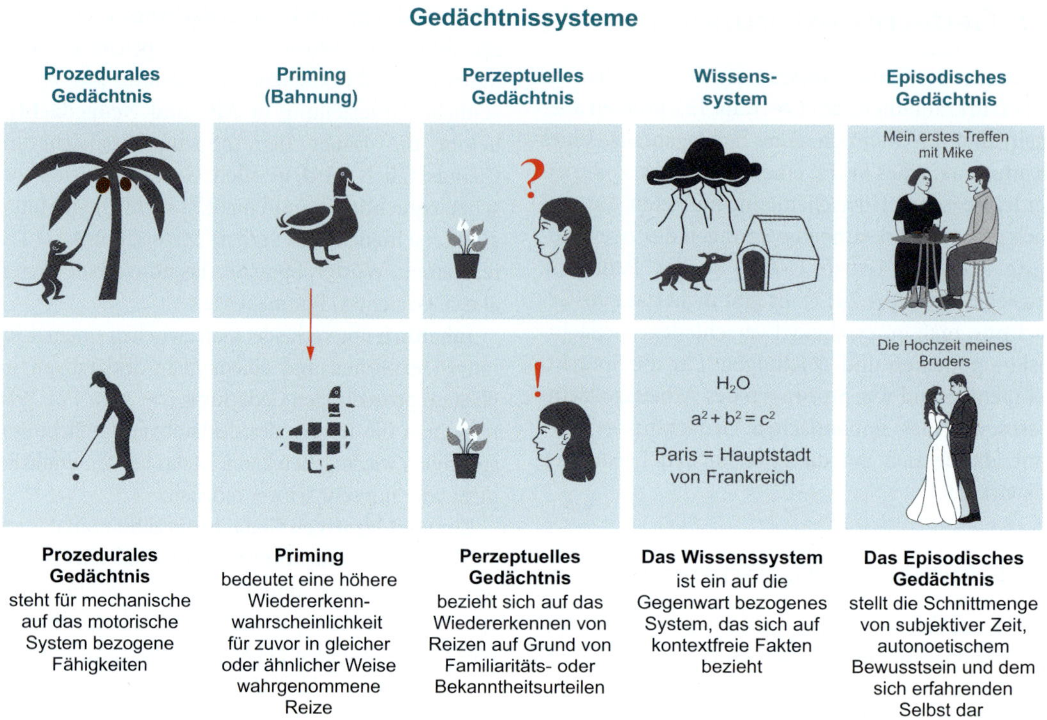
Gedächtnissysteme
Prozedurales Gedächtnis
Priming (Bahnung)
Perzeptuelles Gedächtnis
Wissens-system
Episodisches Gedächtnis
Mein erstes Treffen mit Mike
Die Hochzeit meines Bruders
?
!
H_2O
$a^2 + b^2 = c^2$
Paris = Hauptstadt von Frankreich
Prozedurales Gedächtnis steht für mechanische auf das motorische System bezogene Fähigkeiten
Priming bedeutet eine höhere Wiedererkenn-wahrscheinlichkeit für zuvor in gleicher oder ähnlicher Weise wahrgenommene Reize
Perzeptuelles Gedächtnis bezieht sich auf das Wiedererkennen von Reizen auf Grund von Familiaritäts- oder Bekanntheitsurteilen
Das Wissenssystem ist ein auf die Gegenwart bezogenes System, das sich auf kontextfreie Fakten bezieht
Das Episodisches Gedächtnis stellt die Schnittmenge von subjektiver Zeit, autonoetischem Bewusstsein und dem sich erfahrenden Selbst dar

Abb. 4.2 Gedächtniskomponenten [L231]

befremdlich finden, aber je öfter wir es hören, desto besser gefällt es uns (ebd.).

Sowohl das Arbeitsgedächtnis als auch das semantische Gedächtnis spielen bei der Sprachverarbeitung eine herausragende Rolle. Daher werden beide noch einmal genauer beschrieben.

Arbeitsgedächtnis

Das Arbeitsgedächtnis ist eine Einheit, bei der Informationen kurzfristig gespeichert werden, um sie weiter zu verarbeiten. Das Arbeitsgedächtnis hat eine begrenzte Kapazität. Eine normale Merkspanne für zählbare Informationseinheiten liegt bei 7+/-2, für räumliche Einheiten bei 5 (Goldenberg 2017). Das Arbeitsgedächtnis ist wesentlich für das Sprechen, aber auch für Kopfrechnen oder Handlungen, die eine temporäre Speicherung von Informationen, z. B. die Eingabe einer PIN, erfordern. Ein Modell des Arbeitsgedächtnisses (Baddeley & Hitch 1974; Baddeley 2000; ➤ Abb. 4.3) geht von einer **zentralen Exekutive** aus, die drei Subsysteme steuert:

- die **phonologische Schleife** mit dem phonologischen Kurzzeitspeicher, zuständig für sprachliche Informationen, und dem „artikulatorischen Kontrollprozess“ (Kiese-Himmel 2014), ein inneres Wiederholungssystem (*rehearsal system*), bei dem eine „stille Artikulation“ stattfindet, welches die verbalen Informationseinheiten dadurch länger verfügbar macht (Prosiegel & Böttger 2007)

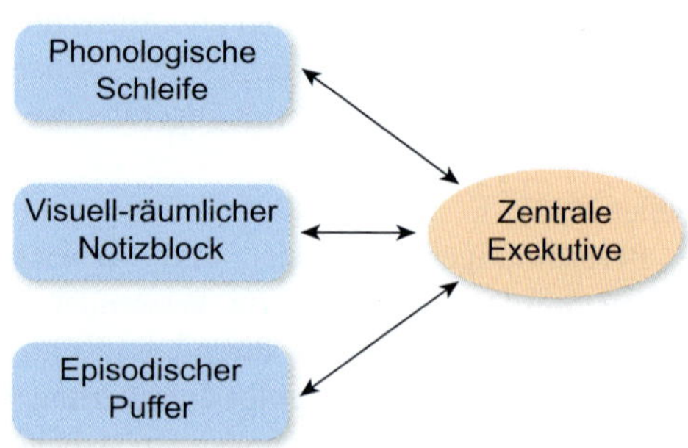

Abb. 4.3 Arbeitsgedächtnismodell nach Baddeley (2000) [L231]

- der sog. **räumlich-visuelle Notizblock** mit einem visuellen Kurzeitspeicher, zuständig für räumlich-visuelle Informationen
- der **episodische Buffer** ist zuständig für das kurzfristige Behalten von ganzen Szenen mit sprachlichen und nicht-sprachlichen Elementen, z. B. von ganzen Sätzen, kurzen Texten oder einer Filmsequenz

Die zentrale Exekutive kontrolliert und steuert die Verarbeitung in den Subsystemen. Sie sorgt für eine Verbindung zum Langzeitgedächtnis bzw. episodischem Gedächtnis (Goldenberg 2017). Lokalisiert wird das Arbeitsgedächtnis im präfrontalen Kortex.

Semantisches Gedächtnis

Im semantischen Gedächtnis wird allgemeines Wissen abgespeichert, auch die Bedeutung von Wörtern und Zeichen. Es umfasst das Weltwissen der Person, in dem Konzepte hinterlegt sind, die in Kategorien organisiert sind (Markowitsch 1996). Ein Wort, z. B. „Löwe" ruft gleichzeitig das gesammelte Wissen auf: Säugetier, lebt in Afrika, hat eine Mähne, ist gefährlich etc. Dabei ist dieses Wissen neutral und nicht durch persönliche Erfahrung gefärbt (wobei sich semantisches Wissen noch besser einprägt, wenn man eine entsprechende Erfahrung gemacht hat, z. B. eine Safari in Afrika, bei der man Löwen beobachtet hat). Störungen im semantischen Gedächtnis äußern sich u. a. in Wortfindungsstörungen (➤ Kap. 6.1.1). Hier sind auch die Informationen über Zusammenhänge zwischen Dingen und ihre Funktionen abgespeichert, z. B. dass man einen Löwen nicht streicheln sollte.

Für die Speicherung von semantischem Wissen werden zwei subkortikale Schaltkreise im limbischen System genannt: Der **Papezsche Schaltkreis** (mediale limbische Schleife) und die **basolaterale limbische Schleife** mit Beteiligung der Amygdala (Mandelkern). Letztere ist insbesondere für die Speicherung von emotional verknüpften Informationen (episodische Inhalte) zuständig, während erstere rein semantische Inhalte abspeichert (Markowitsch 1996). Die linkshirnige limbische Schleife ist v. a. für sprachliche Informationen, während die rechtshirnige limbische Schleife für bildliche Informationen zuständig ist (Goldenberg 2017).

4.7.2 Arten von Gedächtnisstörungen

Mnestische Störungen können verschiedene Gedächtnisleistungen betreffen:

- Aufnahme von Informationen, also das Lernen und Enkodieren von Informationen
- Behalten von Informationen, ihre Speicherung und Konsolidierung
- Abrufen von Informationen, ihre Reproduktion

DEFINITION

- **anterograde Amnesie:** Verlust der Erinnerung an alles, was nach einer Hirnschädigung passiert; Patienten können keine neuen Informationen mehr im episodischen oder semantischen Gedächtnis abspeichern, sie verfallen sofort wieder
- **retrograde Amnesie:** Verlust der Erinnerung an Geschehnisse vor der Hirnschädigung; je nach Schweregrad der Schädigung kann die Erinnerungslücke verschieden weit zurückreichen; zeitlich nahe Gedächtnisinhalte gehen zuerst verloren

(Goldenberg 2017)

Amnestische Syndrom (*pure amnesia*)

Hier liegt eine **isolierte Gedächtnisstörung** ohne Störungen der Aufmerksamkeit, des Arbeitsgedächtnisses oder der zentralen Kontrolle vor (➤ Kap. 4.8). Auch die Sprache ist erhalten. Es besteht immer auch eine **anterograde Amnesie** und – je nach Schweregrad – auch eine retrograde Amnesie. Erhalten ist das prozedurale Gedächtnis, was bedeutet, dass diese Patienten weiterhin in der Lage sind, neue Fertigkeiten zu lernen. Sie werden sich nur nicht daran erinnern. Sie sind z. B. in der Lage, Klavier spielen zu erlernen, glauben aber bei jeder Klavierstunde, dies wäre das erste Mal. Ihre Fortschritte sind dennoch zu sehen. Diese Patienten leben im „Früher". Sie können sich an ihre Vergangenheit erinnern und auch, wer sie sind, aber sie können keine neuen Informationen abspeichern. Alles, was seit der Hirnschädigung passiert ist, wissen sie nicht mehr. Natürlich gibt es hier auch Abstufungen und Varianten des Syndroms, bei denen die anterograde Amnesie nicht vollständig ist, bei denen zusätzlich retrograde Gedächtnisstörungen auftreten oder bei denen auch die zentrale Kontrolle mit gestört ist. Ist das der Fall, können **Plausibilitätskontrollen** nicht mehr stattfinden (➤ Kap. 4.8), z. B. beim Einschätzen der Tageszeit. Die Patienten haben keine zeitliche Orientierung, weil sie auch im Tagesverlauf keine Erinnerungen abspeichern. Normalerweise haben wir ein Zeitgefühl, weil der Tag in Einheiten wie Aufstehen, Frühstücken, Arbeit, Mittagessen usw. gegliedert ist. Manche Patienten können anhand des Tageslichts oder ihres Hungergefühls einschätzen, wie spät es ist und wie weit der Tag vorangeschritten ist. Fehlt ihnen aber diese Kontrollinstanz, die genau diese Indizien zur Herleitung nutzt, dann sind sie vollkommen desorientiert (Goldenberg 2017). In diesen Fällen kommt es zu **Konfabulationen**.

KLINISCHER HINTERGRUND

Beim amnestischen Syndrom kann man drei Arten von Patienten unterscheiden:

1. solche, die ein erhaltenes autobiografisches Gedächtnis haben und somit eine Idee von ihrer Identität und ihrem Lebenslauf
2. solche, die ein gestörtes autobiografisches Gedächtnis haben und somit einen Verlust ihrer Identität; das führt zu Orientierungslosigkeit, auch zu Angst und Aggression der Umwelt gegenüber oder zu Depression
3. solche, die keine Krankheitseinsicht, die eine Anosognosie für ihren Gedächtnisverlust haben und ihre Vergangenheit durch Konfabulationen herleiten; man nennt dies auch „*happy amnesia*" (Prosiegel & Böttger 2007) bzw. in Fällen von Gelassenheit auch „*indifférence amnesique*" (Goldenberg 2017)

Die Ursache für ein amnestisches Syndrom liegt in einer Schädigung und Unterbrechung eines oder beider Schaltkreise des limbischen Systems, nämlich einer Läsion im Thalamus, Hippokampus oder basalem Vorderhirn. Meist sind benachbarte Rindenfelder mitbetroffen, sodass Teile des Frontal- und des Temporallappens in Mitleidenschaft gezogen werden.

Transiente globale Amnesie (TGA)

Dies ist eine kurz andauernde (max. 24 Std), vollständige Desorientierung in Zeit, Ort und Person mit retrograder und anterograder Amnesie. Die Patienten zeichnen sich dadurch aus, dass sie in kurzen Abständen immer wieder dieselben Fragen stellen, z. B. „Wo bin ich hier? Was ist denn für ein Tag heute?". Dieses Syndrom bildet sich i. d. R. vollständig wieder zurück.

Orientierungsstörungen

Störungen der Orientierung betreffen die zeitlich-kalendarische, die örtlich-geografische, die personale und die situative Orientierung (Goldenberg 2017). Häufig treten sie beim Durchgangssyndrom und im Delir (➤ Kap. 3.3.3) oder auch in der Akutphase eines Schädel-Hirn-Traumas auf. Dabei halten sich Störungen zu Zeit und Ort am hartnäckigsten (Prosiegel & Böttger 2007). Die Patienten verkennen die Situation oder deuten sie neu um. Sie denken z. B., sie seien beim Nachbarn (und nicht im Krankenhaus). Es kommt zu **Konfabulationen,** die für die Patienten tatsächlich Realitätswert haben. So verlangte eine Patientin ihren Koffer, weil sie doch zum Bahnhof müsse, um zu ihrer Tochter nach Berlin zu fahren. Es kommt auch zu einem gestörten Zeitempfinden: entweder erleben die Patienten alles in Zeitraffer oder in Zeitlupe (Prosiegel & Böttger 2007).

DEFINITION

Konfabulationen sind falsch zusammengesetzte Erinnerungsbruchstücke und erlebte Episoden, die in einem falschen Kontext oder einer falschen Zeit wiedergegeben werden. Dadurch entstehen Erzählungen und Äußerungen, die zwar manchmal realistisch sein können, häufig jedoch auch unlogisch, die in der jeweiligen Situation auf jeden Fall unpassend und nicht plausibel sind. Sie sind ein Symptom gestörter zentraler Kontrolle (➤ Kap. 4.8.1; Goldenberg 2017).

Störungen des Arbeitsgedächtnisses

Störungen insbesondere des Subsystems phonologische Schleife findet man bei Patienten mit Aphasie. Dann zeigen sich Defizite beim Nachsprechen, z. B. in Form eines Längeneffekts, weil die Kapazität eingeschränkt ist oder in Form von phonematischen Fehlern, weil die Repräsentationen der Laute schneller verfallen (Corsten 2016). Oder sie zeigen sich in Form von semantischen Paraphasien, wenn die Bedeutung des Vorgesprochenen erfasst wurde, aber die phonetische Form dazu nicht im Speicher gehalten werden kann. Wenn zusätzlich Störungen der Phonematik aufgrund einer Sprechapraxie vorliegen, ist ein Nachsprechen kaum möglich, da das Subsystem bereits aufgrund der fehlerhaften stillen Artikulation falsch gebahnt wird (Aichert & Staiger 2010).

Störungen im Sprachverständnis, die auf eine verminderte Leistung des Arbeitsgedächtnisses zurückzuführen sind, offenbaren sich erst bei langen Sätzen und Aufforderungen. Dies wird u. a. im Token Test (➤ Kap. 6.7.4) abgeprüft.

Störungen des semantischen Gedächtnisses
Hier kommt es zum Verlust von Wissen über das Aussehen, die Eigenschaften und die Funktion von Gegenständen (Goldenberg 2017). Bei Störungen kommt es daher zu Wortfindungsstörungen, weil das Wissen über ein Objekt verlorengegangen ist und mit ihm die Verbindung zum Wort fehlt, außerdem zu Sprachverständnisstörungen. Patienten können manche Dinge auch nicht mehr benutzen, weil sie die Funktion nicht mehr kennen, z. B. bei einer assoziativen Agnosie (➤ Kap. 4.1.2).

4.7.3 Bedeutung für die Sprachtherapie

Patienten, die unter einem amnestischen Syndrom leiden, haben keine Sprachstörung. Patienten, die eine schwere Aphasie haben, lassen sich nicht neuropsychologisch testen, um herauszufinden, ob Gedächtnisstörungen vorliegen. Sofern eine modellorientierte Aphasiediagnostik möglich ist (➤ Kap. 6.7.5), lassen sich jedoch insbesondere Störungen von Arbeitsgedächtnis, phonologischem oder visuellem Buffer sowie Störungen des mentalen Lexikons herausfiltern.

Eher bedeutsam für die Sprachtherapie sind die nicht-aphasischen Kommunikationsstörungen (➤ Kap. 13.1), die sich durch Störungen der Pragmatik, Weitschweifigkeit und Konfabulationen auszeichnen. Diese treten sowohl nach SHT als auch bei der Alzheimer-Demenz (hier v. a. eine Störung des semantischen Gedächtnisses) (➤ Kap. 15.2), der semantischen Demenz (➤ Kap. 15.2) und bei diffusen Hirnschädigungen auf.

4.8 Exekutive Störungen

Störungen der Exekutivfunktionen sind vielfältig und können sich massiv auf den Alltag auswirken. Mit Exekutive ist die Ausführung und Steuerung von Handlungen gemeint, die eine kognitive Planung und Organisation erfordern.

DEFINITION

Exekutivfunktionen ist ein Oberbegriff für übergeordnete kognitive Funktionen, die v. a. das Antizipieren, Planen, Durchführen und Kontrollieren von Handlungen umfasst. Die Exekutive (zentrale Kontrolle) steuert unsere Aufmerksamkeit, sorgt für kognitive Flexibilität, koordiniert verschiedene Aufgaben und überprüft die Ergebnisse (Heidler 2015; Goldenberg 2017; Müller & Münte 2009).

Ohne diese zentrale Kontrolle kommt es zu Störungen und Fehlern im Handeln, Denken und sozialen Verhalten. Die exekutiven Funktionen sind abhängig von grundlegenden kognitiven Funktionen wie Gedächtnis, Wahrnehmung, Sprache und insbesondere dem Arbeitsgedächtnis (Müller & Münte 2009). Man spricht von zwei wesentlichen Eigenschaften der exekutiven Funktionen:

- **Flexibilität:** die Systeme der Wahrnehmung, Kognition und Motorik müssen sich jederzeit an wechselnde Aufgaben und Anforderungen anpassen können
- **Persistenz:** bestimmte Aufgaben-Sets müssen über einen längeren Zeitraum trotz Ablenkung aufrechterhalten werden

4.8.1 Modell der zentralen Kontrolle

Es gibt Handlungen im Alltag, die automatisch ablaufen und solche, die eine bewusste Kontrolle benötigen. Die Handlungen basieren auf Aktionsschemata, die parallel ablaufen können. Dadurch kann man mehrere Handlungen gleichzeitig ausführen, was allerdings auch zu Konflikten führen kann (Müller & Münte 2009).

In einer Modellvorstellung (➤ Abb. 4.4) der exekutiven Funktionen geht man von zwei Komponenten

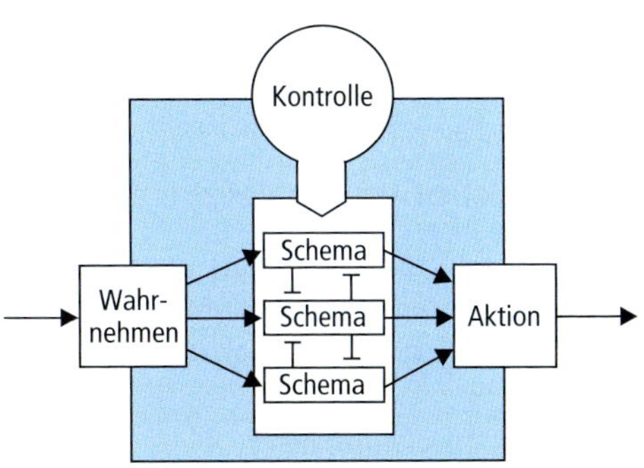

Abb. 4.4 Modell des Supervisory Attentional System [P150/01011]

aus: einem **Supervisory Attentional System (SAS)** und einem **Contention Scheduler (CS).**

- **Supervisory Attentional System (SAS**, Shallice 1982): ist ein zentrales überwachendes Aufmerksamkeitssystem, welches dafür sorgt, dass die Aufmerksamkeit auf die Handlungen gelenkt wird, die unerwartet, neu, problematisch, ungewohnt und außerhalb der Routine sind; es befähigt uns, in jeder Situation möglichst optimal zu handeln, Probleme zu lösen, Fehler zu erkennen und daraus zu lernen und sich an soziale Regeln zu halten; es hat nur eine begrenzte Verarbeitungskapazität (Müller & Münte 2009); in diesem Modell wird postuliert, dass jede Aktion auf einem Aktionsschema beruht, welches durch Umweltreize aktiviert wird; werden mehrere Aktionsschemata aktiviert, sorgt es für die Hemmung des nicht geeigneten oder des in der Situation irrelevanten; es sorgt dafür, dass auf Umweltreize in jeglicher Hinsicht adäquat reagiert wird: der Situation, den Personen, der Tageszeit, der Kultur angemessen, mit der angemessenen motorischen, sprachlichen und emotionalen Reaktion
- **Contention Scheduler (CS):** ist ein automatischer Prozessor, der für die Routinehandlungen zuständig ist; so gibt es Routinehandlungen, die wir täglich durchführen, die keiner zentralen Kontrolle bedürfen, z. B. Zähne putzen, ein Aktionsschema, welches beim Betreten des Badezimmers ausgelöst wird (Goldenberg 2017); stellen wir während des Zähneputzens aber fest, dass wir – wenn wir noch länger brauchen – zu spät zur Arbeit kommen, müssen wir das Aktionsschema wechseln und nach einer Lösung des Problems suchen, dafür springt das SAS ein; im Normalfall werden wir uns entweder beeilen und das Morgenritual beschleunigen *oder* wir schreiben eine kurze Nachricht an die Kollegen, dass wir später kommen

4.8.2 Funktionen der Exekutive

Die zentrale Kontrolle überwacht verschiedene Bereiche der Kognition (Aufmerksamkeit, Gedächtnis) und steuert unser soziales Verhalten.

Arbeitsgedächtnis kontrollieren

Wenn wir mehrere Handlungen gleichzeitig durchführen, z. B. einen Vortrag hören und mitschreiben, muss unsere Aufmerksamkeit zwischen beiden Aktionsschemata verteilt werden (Goldenberg 2017). Die Exekutive sorgt dafür, dass die Informationen gleichzeitig im Arbeitsgedächtnis behalten und verarbeitet werden und verteilt die Kapazität entsprechend.

Probleme lösen

Geraten wir in eine neue Situation, für die es noch keine Routinen und Aktionsschemata gibt, stehen wir vor einem Problem. Zunächst muss es als solches erkannt werden, dann werden im Kopf verschiedenen Aktionen durchgespielt (im Arbeitsgedächtnis gehalten), bevor eine Lösung ausgewählt wird (Goldenberg 2017).

Entscheidungen treffen

Wenn wir vor einer Entscheidung stehen, sind wir in der Lage, verschiedene Optionen zu durchdenken. Manchmal erfordert es das Durchbrechen der Routine. Es erfordert zudem die Fähigkeit, die Konsequenzen zu überdenken, die Risiken und den Nutzen einzuschätzen. Manchmal gibt es sehr viele Möglichkeiten, aus denen eine geeignete gewählt werden muss. Die zentrale Kontrolle koordiniert die verschiedenen Möglichkeiten, die zu einer Entscheidung führen. Das ist auch für Gesunde eine nicht immer einfache kognitive Leistung.

Soziale Regeln einhalten

Hiermit sind soziale Verhaltensweisen gemeint, die in einer Gesellschaft durch Konventionen festgelegt sind. Menschen, die versuchen, im Zusammenleben diese Konventionen einzuhalten, haben eine hohe soziale Kompetenz. Die Grenzen zwischen gesundem und pathologischem sozialen Verhalten sind jedoch fließend und nicht leicht zu diagnostizieren. So ist es z. B. unhöflich, jemandem, der hinter einem geht, die Tür vor der Nase zu schließen. Menschen, die genau dies tun, müssen keine hirnorganische Erkrankung haben, haben aber womöglich eine verminderte Hemmung dieser Aktionsschemata. In einem Gespräch ist es unkonventionell, den Sprecher zu unterbrechen, vom Thema abzuschweifen oder ohne Rücksicht auf den Hörer ausgiebige Monologe zu führen (vgl. Konversationsmaximen nach Grice, ➤ Kap. 15.5.4). Im Umgang mit anderen Menschen nehmen wir Rücksicht auf deren Einstellungen, Gefühle, Wünsche und Bedürfnisse.

Gefühlsausbrüche steuern

Starke Gefühle wie Wut oder Angst lassen sich schwerlich kontrollieren, weil sie elementare Reaktionen auf Umweltreize sind. Die zentrale Kontrolle kann die Gefühle nicht direkt beeinflussen, aber sie kann verhindern, dass unangemessene Handlungen ausgelöst werden. Wenn wir wütend auf jemanden sind, werfen wir nicht gleich mit Gegenständen, sondern werden vielleicht etwas lauter oder ziehen uns zurück, um dem anderen den Wutausbruch zu ersparen. Auch Appetit oder sexuelle Begierde sind elementare Emotionen, die beherrscht werden können (Goldenberg 2017).

Mitgefühl empfinden

Viele Menschen sind in der Lage, Empathie für die Gefühle der anderen zu zeigen. Sie lachen und weinen mit anderen, sie fühlen die Schmerzen, wenn der andere sich vor Schmerzen krümmt. Goldenberg (2017) erklärt die Empathie als ein Aktionsschema, welches durch die Wahrnehmung des Gefühls des Anderen das gleiche Gefühl bei sich selbst auslöst.

4.8.3 Dysexekutives Syndrom

Früher sprach man von „Frontalhirnsyndrom", da die Läsionen, die ein dysexekutives Syndrom auslösen, immer auf Schädigungen des präfrontalen Kortex und mit ihm verknüpfte Regionen zurückzuführen sind. Es kommt zu kognitiven Störungen der Aufmerksamkeit, des Arbeitsgedächtnisses, der kognitiven Flexibilität und des problemlösenden Denkens (Müller & Münte 2009). Häufig kommt es auch zu Persönlichkeitsveränderungen, weswegen die Abgrenzung zu einer psychischen Störung manchmal nicht einfach ist (Prosiegel & Böttger 2007).

Kognitive Störungen äußern sich in:

- **Störungen der Aufmerksamkeitslenkung:** Patienten sind schnell abgelenkt, vergessen, was sie ursprünglich tun wollten, kommen zu spät und sind unzuverlässig; die vielen Umweltreize, die auf sie einströmen und verschiedene Aktionsschemata auslösen, können sie nicht koordinieren; sie brechen Aufgaben ab, fangen immer wieder neu an, bringen nichts zu Ende; durch die große Ablenkbarkeit können sie zwischen relevanten und irrelevanten Reizen nicht unterscheiden; sie können kein Ziel verfolgen und keine Konsequenzen durchdenken; je nachdem, wie stark der äußere Reiz ist, wird das vorherige aktivierte Aktionsschema abgebrochen und das neue aktiviert; Beispiel: Es klingelt es an der Tür, während das Schnitzel in der Pfanne brät. Der Patient reagiert auf den neuen Reiz, indem er zur Tür läuft, ohne daran zu denken, die Herdplatte auszuschalten
- **Störungen des Arbeitsgedächtnisses:** Patienten sind nicht in der Lage, zwei Dinge gleichzeitig zu tun; sie können gemeinsame Aufgaben nicht koordinieren, z. B. ein Essen zubereiten
- **Störung der kognitiven Flexibilität:** bei dysexekutivem Syndrom findet man das Phänomen, dass ein einmal eingeschlagener Weg nicht mehr verlassen wird; die Patienten haften an einem Gedanken, auch wenn sie auf Alternativen aufmerksam gemacht werden; oder sie sind überfordert mit der Vielzahl an Alternativen und handeln gar nicht; Beispiel: Sie stellen z. B. beim Frühstück fest, dass der Kaffee ausgegangen ist. Was machen sie nun? Sie könnten Kaffee kaufen, ohne Kaffee frühstücken, ins Café zum Frühstücken gehen, die Nachbarin nach Kaffee fragen usw. Diese verschiedenen Alternativen gilt es durchzudenken und sich für eine zu entscheiden.
- **Störung des Problemlösens:** um ein Problem lösen zu können, muss es als solches auch erkannt werden; das obige Beispiel mit dem Zähneputzen erfordert, dass die Situation erkannt wird, dass man zu spät zur Arbeit kommt und dann nach einem Ausweg sucht; Patienten sind damit überfordert

Die Persönlichkeitsveränderung äußert sich in:

- **Verletzung sozialer Regeln:** Patienten beachten keine sozialen Hierarchien, zeigen sich distanzlos, drängeln sich durch, schreien über den Gang, unterbrechen andere bei Tätigkeiten oder Gesprächen, machen unsinnige Kommentare, nehmen keine Rücksicht auf Schwächere; im Gespräch reden sie einfach drauflos, scheren sich nicht um die Inhalte, reden „unverblümt", kümmern sich nicht um ihren Gesprächspartner und beantworten nicht dessen Fragen

4

- **gestörte emotionale Kontrolle:** viele Patienten nach Frontalhirnschädigung zeigen ein verändertes emotionales Verhalten; oft ist das Mitgefühl verlorengegangen, die Patienten zeigen sich egozentrisch, sie können sich nicht mehr in den anderen hineinversetzen, sind beleidigend und ungehalten; gerade die gestörte Impulskontrolle macht es für viele Angehörigen sehr schwer, mit dem veränderten Menschen umzugehen; es kann zu pathologischen Wutanfällen kommen, die nicht zu stoppen sind und ungehemmte Aggressionen zeigen
- **Störung des Antriebs:** Ausfall der zentralen Kontrolle führt dazu, dass der Betroffene nur noch auf Reize von außen reagiert; er hat keinen inneren Antrieb für Aktionen, auch, weil er die Reize nicht differenzieren kann und unfähig ist, Handlungen zu planen und zu durchdenken; das führt dazu, dass der Betroffene keine Initiative mehr ergreift, keine Pläne mehr macht, keine Interessen entwickelt; er haftet an Nebensächlichkeiten, an eingefahrenen Mustern; für die Angehörigen und Freunde ist diese Apathie ein schwerer Einschnitt, weil der Betroffene sich schwerlich für Aktionen motivieren lässt (Goldenberg 2017)

4

EXKURS

Der Fall des Phineas Gage

1848 erlitt der Eisenbahnarbeiter Phineas Gage bei einer Sprengung folgenden Unfall: Eine ca. 1 m lange Eisenstange bohrte sich von unten nach oben durch seine linke Gesichts-und Schädelhälfte und trat oben am Schädel wieder aus. Er überlebte diesen Unfall, war aber danach nicht mehr der Mann, der er mal war. Vor dem Unfall galt er als zuverlässig und verantwortungsvoll. Danach veränderte sich sein Verhalten: er wurde verantwortungslos, aggressiv und distanzlos. Er litt unter einem dysexekutivem Syndrom. Er starb vermutlich an einem epileptischen Anfall.

Man kann bei Veränderungen der Persönlichkeit zwischen Plus- und Minussymptomen unterscheiden:

- Plussymptome: Distanzlosigkeit, gestörte Impulskontrolle, verbal- und handlungsaggressives Verhalten, kindisches Verhalten
- Minussymptome: Antriebslosigkeit, Apathie, Gleichgültigkeit, fehlende Neugier

(Prosiegel & Böttger 2007)

Häufig ist es eine Kombination aus beiden Formen mit zusätzlicher Anosognosie.

Motorische Störungen äußern sich in:

- Diskrepanz zwischen der motorischen Aktion und der Intention: es kommt vor, dass Patienten eine motorische Aktion ausführen, die sie gar nicht wollen, z. B. das Greifen eines Gegenstands, sobald er vor sie hingestellt wird (Zwangsgreifen); oder sie führen keine motorische Aktion aus, obwohl sie dies könnten, z. B. beim motorischen Neglect, wenn ein Arm bei beidhändigen Aktivitäten nicht mit eingesetzt wird, obwohl keine Lähmung vorliegt
- motorische Perseverationen: Patienten sind nicht in der Lage, eine einmal gestartete motorische Handlung zu beenden, z. B. beim Schreiben perseverieren sie die Wellenlinien eines m oder n, oder sie hören gar nicht mehr auf zu schreiben, bis das Papier voll ist
- „Gebrauchsverhalten": Patienten fühlen sich gezwungen, sobald sie einen Gegenstand entdecken, ihn auch zu benutzen; so würden sie anfangen zu lochen, wenn man ihnen einen Locher hinstellt
- Imitationsverhalten: hier imitieren die Patienten die Gesten und Äußerungen ihres Gegenübers; sie finden sogar manchmal eine Erklärung dafür, wenn man sie darauf aufmerksam macht

(Goldenberg 2017)

4.8.4 Bedeutung für die Sprachtherapie

Bei linkshirnigen temporal-parietalen Schädigungen mit Frontalhirnbeteiligung kommt es oft zu einer unflüssigen Aphasie oder einer **transkortikal-motorischen Aphasie** (➤ Kap. 6.6). Goldenberg (2017) bezeichnet dieses Syndrom als ein „Zwischending zwischen dysexekutiver Störung und eigentlicher Sprachstörung" (S. 271). Hier kann man insbesondere eine Antriebsstörung sowie eine Entscheidungsschwäche bei der Wortwahl beobachten. Die Patienten initiieren von sich aus kein Gespräch. Sie sind in ihrer Kommunikation sehr reaktiv. Ein therapeutischer Ansatz hier ist, die Patienten immer wieder in einen Smalltalk zu verwickeln und sie insbesondere über persönliche Themen zum Sprechen zu bringen.

Exekutive Störungen bei Aphasie zeigen sich u. a. in einer Störung der Kontrolle des Arbeitsgedächtnisses: Viele Patienten sind nicht mehr in der Lage, zwei Dinge gleichzeitig zu tun. Frappierend auffällig ist es, wenn man sich im Gehen mit einem Patienten mit

Aphasie unterhält. Wenn er spricht, bleibt er stehen. Er braucht die gesamte Kapazität des Arbeitsgedächtnisses für seine Sprachproduktion oder anders gesagt, das Aktionsschema „Sprechen" hemmt das Aktionsschema „spazieren gehen" (Goldenberg 2017). Bei flüssigen Aphasien bemerkt man oft eine erhöhte Ablenkbarkeit und ein „Vergessen" der Instruktionen in der Therapie oder der Testung. So müssen die Aufgabenstellungen immer wiederholt werden, damit der Patient sie korrekt ausführt (Heidler 2015).

Motorische Imitationshandlungen finden sich in Form von **Echolalien,** z. B. bei transkortikal-sensorischer Aphasie (➤ Kap. 6.6).

FALLBEISPIEL

Ein Beispiel für eine motorische Perseveration

Beim Screening einer möglichen Schriftsprachestörung wurde ein Patient auf der Stroke Unit gebeten, den Satz „Heute scheint die Sonne" aufzuschreiben. Er begann oben links auf der DIN A4-Seite zu schreiben und zunächst sah es korrekt und unauffällig aus. Die Schrift war leserlich und gerade auf der unsichtbaren Zeile platziert. Allerdings hörte dieser Patient nicht mehr auf zu schreiben. Er füllte Zeile um Zeile mit immer mehr von den gleichen graphomotorischen Bewegungen. Zwischendurch war ein Wort zu erkennen, aber am Ende war das ganze Blatt vollgeschrieben mit lauter Wellenlinien, die einem n entsprungen sind. Wenn die Therapeutin ihn nicht gestoppt hätte, hätte er auf dem Tisch weitergeschrieben.

Veränderte Affektkontrolle und Distanzlosigkeit begegnen der Sprachtherapeutin häufig bei Patienten nach rechtshirniger Schädigung. Zusätzlich zu einer halbseitigen Vernachlässigung und einer Anosognosie kommt es zu asozialem Verhalten. Der Patient kann dadurch sehr rüde, beleidigend und ungehalten sein, was für die Therapeutin eine Herausforderung ist. Sie muss versuchen, dem Verhalten zum Trotz ruhig zu bleiben, die Grenzen aufzuzeigen und dennoch eine Beziehung zu dem Patienten aufzubauen. Eine professionelle Distanz ist wichtig, um solche Situationen zu steuern.

4.9 Weitere psychische Störungen

Als Folgen oder begleitend zu einer Hirnschädigung können zusätzliche psychische Störungen auftreten, die sich direkt auf die Rehabilitationsfähigkeit und -motivation der Patienten auswirken. Dies können Depressionen sein oder eine gestörte Impulskontrolle. Die Sprachtherapeutin muss sich dieser pathologischen Symptome bewusst sein.

So weiß man von Patienten mit Aphasie, dass sie häufiger eine **Poststroke Depression** entwickeln (Huber et al. 2013). Entweder aufgrund der Folgen der Kommunikationsstörung oder auch aufgrund der Ätiologie selbst (➤ Kap. 3.3.4).

Persönlichkeitsveränderungen bei Läsionen des Frontalhirns wurden bereits beschrieben (➤ Kap. 4.8.3). Oft treten in der Akutphase nach einem Schädel-Hirn-Trauma epileptische Anfälle auf, die wiederum Psychosen auslösen können (Prosiegel & Böttger 2007).

Pathologisches Lachen oder Weinen

Beim **pathologischen Lachen oder Weinen** machen die Patienten plötzlich diese Ausdrucksbewegungen, ohne dass es dafür einen entsprechenden Auslöser gibt. Sie können diese Ausdrücke nicht steuern und nicht stoppen. Sind sie einmal angestoßen, laufen die Programme ab. Dabei ist der Auslöser nicht der Affekt selbst, sondern kann auch einfach das Ansprechen mit dem Namen sein (Prosiegel & Böttger 2007). Manche Patienten zeigen nur eines, manche zeigen eine Mischung. Diese Störung trifft man häufig nach (beidseitigen) Läsionen der Verbindung zwischen Hirnstamm und Thalamus bei Patienten nach SHT, bei Multiinfarktsyndrom, bei ALS oder MS (Prosiegel & Böttger 2007).

Affektinkontinenz

Schwer zu unterscheiden ist das pathologische Lachen und Weinen von der **Affektinkontinenz**: hierbei sind die Auslöser tatsächlich eher traurige oder eher lustige Äußerungen oder Bilder, jedoch ist die Reaktion überschießend und unkontrollierbar heftig. Es kann auch ein schneller Wechsel zwischen Lachen und Weinen erfolgen. Die Störung tritt v. a. bei rechtshirnigen kortikalen Läsionen auf (Prosiegel & Böttger 2007). Den Patienten sind diese Gefühlsausbrüche zunächst immer sehr peinlich, im Verlauf finden sie sich damit ab. Häufig treten beide Formen gemeinsam auf.

Klüver-Bucy-Syndrom

Dies ist ein seltenes Syndrom bei bilateraler Schädigung des Schläfenlappens. Die Betroffenen haben eine **multimodale Agnosie,** zeigen eine **Plazidität** (Zahmheit), eine hohe **Ablenkbarkeit,** eine **Hypersexualität** und eine **Hyperoralität.** Das bedeutet, sie versuchen, sich alles in den Mund zu stecken, weil sie Essbares von Ungenießbarem nicht unterscheiden können. Es kann im Verlauf einer frontotemporalen Demenz entstehen. Man sieht das Syndrom in der Frühphase nach SHT oder einer HSV-Enzephalitis sowie nach hypoxischem Hirnschaden (Goldenberg 2017; Prosiegel & Böttger 2007; Heidler 2015).

LITERATUR

Ablinger I, Domahs F. Therapeutische Intervention bei reiner Alexie. Aphasie und verwandte Gebiete 2009; 1: 29–45.

Aichert I, Staiger A. Theoretische und therapeutische Aspekte der Sprechapraxie. Spektrum Patholinguistik 2010; 3:1–34.

Baddeley AD, Hitch GJ.Working memory. In: Bower GH (Hrsg). The psychology of learning and motivation: Advances in research and theory. Vol. 8. New York: Academic Press 1974: 47–89.

Baddeley AD. The episodic buffer: A new component of working memory? Trends in Cognitive Sciences 2000; 4 (11):417–423.

Beauvois FM. Optic aphasia; a process of interaction between vision and language. Philosophical Transactions of the Royal Society of London, 1982, B 298, 35–48.

Beauvois FM, Saillant B. Optic aphasia for colours and colour agnosia: A distinction between visual and visuo-verbal impairments in the processing of colours. Cognitive Neuropsychology 1985; 2: 1–48.

Corsten S. Modellorientierte Therapie phonologischer Störungen bei Aphasie. Spektrum Patholinguistik 2016; 9:1–26.

Daniels S. Swallowing Apraxia: a disorder of the praxis system? Dysphagia 2000; 15:159–166.

Goldenberg G. Apraxia. In: Goldenberg G, Miller B (Hrsg.). Handbook of Clinical Neurology, 3rd series, Volume 88: Neuropsychology and Behavioural Neurology. Edinburgh: Elsevier, 2008: 323–338.

Goldenberg G. Neuropsychologie. Grundlagen, Klink, Rehabilitation. 5. Aufl. München: Elsevier, 2017.

Hartmann K, Goldenberg G, Daumüller M, Hermsdörfer J. It takes the whole brain to make a cup of coffee: The neuropsychology of naturalistic actions involving technical devices. Neuropsychologia 2005; 43:625–637.

Huber W, Poeck K, Springer L. Klinik und Rehabiliation der Aphasie. 2. Aufl. Stuttgart: Thieme, 2013.

Kiese-Himmel C. Das verbale Arbeitsgedächtnis. Sprache-Stimme-Gehör 2014; 38: 10.

Liepmann H. Drei Aufsätze aus dem Apraxiegebiet. Berlin: Karger, 1908.

Markowitsch HJ. Neuropsychologie des menschlichen Gedächtnisses. Spektrum der Wissenschaft 1996; 52–61.

Marshall J. Jargon aphasia: What have we learned? Aphasiology 2006; 20: 387–410.

Müller SV, Münte TF. Störungen von Exekutivfunktionen. In: Sturm W, Hermann M, Münte TF (Hrsg.). Lehrbuch der Klinischen Neuropsychologie. 2. Aufl. Heidelberg: Spektrum Akademischer Verlag, 2009.

Pedersen PM, Jorgensen HS, Nakayama H, Raaschou HO, Olsen TS. Hemineglect in acute stroke – incidence and prognostic implications. The Copenhagen Stroke Study. Am J Phys Med Rehabil 1997; 76:122–127.

Prosiegel M, Böttger S. Neuropsychologische Störungen und ihre Rehabilitation. 4. Aufl. München: Pflaum Verlag, 2007.

Secil Y, Arici S, Incesu TK, et al. Dysphagia in Alzheimer´s Disease. Neurophysiologie Clinique / Clinical Neurophysiology 2016; 46(3):171–178.

Shallice T. Specific impairments of planning. Phil Trans R Soc Lond. B 1982; 298:199–209.

Shuren JE, Hammond CS, Maher LM, Rothi LFG, Heilman KM. Attention and anosognosia: the case of a jargon-aphasic patient with unawareness of language deficit. Neurology 1995; 45:376–378.

Sturm W. Aufmerksamkeitsstörungen. In: Sturm W, Hermann M, Münte TF (Hrsg.). Lehrbuch der Klinischen Neuropsychologie. 2. Aufl. Heidelberg: Spektrum Akademischer Verlag, 2009.

Vocat R, Staub F, Stroppini T, Vuilleumier P. Anosognosia for hemiplegia: a clinical-anatomical prospective study. Brain 2010; 133:3578–3597.

II Therapeutische Grundlagen

KAPITEL

5 Allgemeine Therapieprinzipien

K. Eibl

Sprachtherapie in der Neurologie, Geriatrie und Akutrehabilitation erfordert einen besonderen Umgang mit den Patienten und ihren Erkrankungen. Wie in jedem anderen Bereich der Sprachtherapie stellt man sich auf seine Klientel ein. Auf Kinder geht man anders zu als auf Erwachsene. Alte pflegebedürftige Menschen brauchen eine andere Zuwendung als Berufstätige oder rüstige Senioren. Im neurologischen und geriatrischen Bereich hat man es v. a. mit erwachsenen Menschen und zum Großteil auch mit älteren und sehr alten Menschen zu tun. Häufig sind deren sprachtherapierelevanten Defizite nicht die einzigen Probleme, mit denen die Patienten zu kämpfen haben. In den meisten Fällen liegen noch andere, z. T. schwerwiegendere Erkrankungen vor. Viele sind aufgrund der Grunderkrankung, eines Schlaganfalls oder einer fortgeschrittenen Parkinsonerkrankung, in ihrer Belastbarkeit geschwächt, sodass sie einer 30-minütigen Sprachtherapieeinheit nicht folgen können. Viele Erkrankungen sind progredient und durchlaufen verschiedene Phasen. Die Patienten werden durch die Krankheit plötzlich aus ihrem bisherigen Leben gerissen, es verändern sich die beruflichen, familiären und dadurch auch die sozialen und finanziellen Verhältnisse. Die Sprachtherapeutin muss diese unterschiedlichen Aspekte im Blick behalten und berücksichtigen, wenn sie mit neurologischen Patienten arbeitet. Zudem kommen häufig kognitive Beeinträchtigungen oder Persönlichkeitsveränderungen aufgrund der Erkrankung hinzu, vor deren Hintergrund das Verhalten der Patienten bewertet werden muss. Eine neurologische Erkrankung durchläuft verschiedene Phasen vom Beginn des Ereignisses, über die stationäre und ambulante Rehabilitation, eine mögliche berufliche Wiedereingliederung oder Pflegebedürftigkeit bis hin zur palliativen Situation.

Die Inhalte und Zielsetzungen der Sprachtherapie passen sich den verschiedenen **Therapiephasen** (➤ Kap. 5.1.2) an. Sprachtherapie sollte effektiv sein (➤ Kap. 5.1). Mit der **ICF,** der *International Classification of Functioning, Disability and Health* (➤ Kap. 5.2) und der Theorie des **Clinical Reasoning** (➤ Kap. 5.4) hat man zwei Instrumente, die dabei helfen, das eigene therapeutische Handeln zu planen, zu strukturieren und regelmäßig zu hinterfragen. Die Anwendung einer **evidenzbasierten Sprachtherapie** (➤ Kap. 5.3) unterstützt eine wirksamkeitsorientierte und wissenschaftlich fundierte Therapie. Mit dem Wissen über die herausfordernde **Kommunikation** mit neurologischen Patienten (➤ Kap. 5.5), die verschiedenen Phasen der **Krankheitsverarbeitung** (➤ Kap. 5.6) sowie wesentliche Aspekte einer **Angehörigenberatung** (➤ Kap. 5.7), kann die Sprachtherapeutin wichtige Unterstützung leisten und Hilfestellungen geben. Nicht zuletzt ist die **interdisziplinäre Zusammenarbeit** mit den Ärzten, der Pflege und den Kollegen der anderen therapeutischen Berufe, der Physio-, Ergo- und Psychotherapie sowie des Sozialdienstes unerlässlich bei der Behandlung von Menschen mit neurologischen Erkrankungen (➤ Kap. 5.2.2).

Dieses Kapitel erhebt keinen Anspruch auf Vollständigkeit. Es kann diese vielen wichtigen Themen nur kurz anreißen. Es sind jedoch aktuelle Themen und Aspekte, denen sich jeder Sprachtherapeut und jede Sprachtherapeutin stellen muss und die mittlerweile in den Lehrplänen der Fach(hoch)schulen und der Universitäten enthalten sind. Das Kapitel verfolgt den Zweck, einen Einblick in das Berufsbild und die therapeutische Arbeit als Sprachtherapeutin in der Neurologie oder Geriatrie zu geben sowie Denkanstöße für das eigene professionelle Selbstverständnis und Handeln zu liefern. Zur intensiven Auseinandersetzung mit den einzelnen Themen wird auf die entsprechende weiterführende Literatur in den Quellenangaben verwiesen.

5.1 Effektivität von Therapie

Aufgrund zahlreicher Studien und Meta-Analysen, insbesondere im Bereich der Aphasietherapie, ist bewiesen, dass Sprachtherapie effektiv und effizient ist, wenn sie bestimmte Faktoren wie Therapieintensität, Therapiephase und neurophysiologische Prinzipien wie die Plastizität und Reorganisation des Gehirns berücksichtigt (Bhogal, Teasell, Speechley 2003; Abel, Weiller, Huber et al. 2015; Breitenstein, Grewe, Flöel et al. 2017; Nakazora, Iwamoto, Kiyozuka et al. 2017).

Mittlerweile existieren genügend Ergebnisse, aus denen sich Vorgaben für die **Intensität** und **Frequenz der Therapie** ableiten lassen. Bhogal et al. (2003a, b) konnten zeigen, dass Aphasietherapie dann wirksam ist, wenn sie durchschnittlich 8 Stunden pro Woche über einen Zeitraum von 10–12 Wochen durchgeführt wird (Ziegler 2012). Für den ambulanten Bereich bedeutet das, dass insbesondere Intervalltherapien sinnvoll sind.

Nicht berücksichtigt bei diesen Vorgaben sind die tatsächlichen klinischen und ambulanten Therapiebedingungen: Selbst im stationären Rahmen lässt sich diese hohe Frequenz kaum umsetzen. Der Wirksamkeitsnachweis von Sprachtherapie hat zwar die Deutsche Rentenversicherung dazu bewogen, den Rehabilitationskliniken die Vorgaben zu machen, dass Patienten mit Sprach- und Sprechstörungen wöchentlich mind. 300 Minuten Sprachtherapie erhalten (➤ Kap. 5.1.1); aber was ist mit den anderen Patienten, die eben nicht mehr berufstätig sind, aber dennoch ein Recht auf Rehabilitation haben (Grötzbach 2017; Steiner 2016)?

In der Ambulanz sind die Patienten abhängig von der Verordnung durch den Arzt und den personellen und zeitlichen Kapazitäten der niedergelassenen Sprachtherapeuten.

Auf jeden Fall wird dazu geraten, möglichst frühzeitig mit der systematischen Sprachtherapie zu beginnen, also innerhalb der frühen Akutphase (➤ Kap. 5.1.2). Die Dauer richtet sich nach der Belastbarkeit des Patienten, 15–45 Minuten täglich sollten es mind. sein. In der störungsspezifischen Übungsphase finden idealerweise 5–10 Stunden Sprachtherapie pro Woche statt. Erst ab dieser hohen Frequenz konnten in der Aphasietherapie Verbesserungen signifikant nachgewiesen werden (Ziegler 2012; Grötzbach 2017).

Weitere Faktoren, die die Therapiewirksamkeit beeinflussen, sind Elemente aus den **Prinzipien des motorischen Lernens** (➤ Kap. 5.1.4): Eine hohe Anzahl an **Wiederholungen** sowie das *Shaping* der Aufgaben. Das bedeutet, dass die Aufgaben sich im Verlauf der Therapie in ihrem Schwierigkeitsgrad kontinuierlich steigern (Grötzbach 2017). Die Aufgaben sollten für den Patienten relevant sein und für ihn einen hohen Motivationsgehalt haben (*Design of Learning Situation,* Grötzbach 2017).

Neu diskutiert wird das **Prinzip des fehlerfreien Lernens:** Üblicherweise findet Lernen statt, indem aus Fehlern gelernt wird (*trial-and-error-learning*). Das Prinzip kommt aus der neuropsychologischen Rehabilitation, wo es in der Behandlung von Gedächtnisdefiziten eingesetzt wird. Mittlerweile hat es Eingang in die Sprachtherapie gefunden. Für die Aphasietherapie zeigen sich Hinweise, dass die Patienten von beiden Methoden, also fehlerhaftem und fehlerfreiem Lernen profitieren, dass sie aber die fehlerfreie Methode bevorzugen, weil sie weniger frustrierend ist (Raymer, Gonzales & Rothi 2018). Die Methode wird in ➤ Kap. 6.8.7 für die Aphasietherapie beschrieben.

Um die Effektivität der Aphasietherapie zu steigern, sollte die Sprachtherapeutin evidenzbasiert arbeiten. **Evidenzbasiertes Arbeiten** (➤ Kap. 5.3) bedeutet, nach den neusten Erkenntnissen zu arbeiten. Die Sprachtherapeutin bildet sich fortlaufend weiter und wendet neue und erprobte Ansätze und Methoden an. Das gilt für jedes Störungsbild. Im Bereich der Sprachtherapie nehmen Studien zur Wirksamkeit von Therapiemethoden und -ansätzen zu. Denn die Rehabilitation von Sprache als hochkomplex organisiertes System erfordert Maßnahmen, die auf fundiertem kognitiv-neuropsychologischen und linguistischem Wissen beruhen.

DEFINITION

- **Effektivität**: Ist das Maß der Wirksamkeit einer Therapie. Das Ergebnis einer Therapie wird mit dem vereinbarten Therapieziel verglichen. Idealerweise stimmen Ziel und Ergebnis überein.
- **Effizienz**: Ist das Maß der Wirtschaftlichkeit einer Therapie. Nach dem ökonomischen Maximalprinzip soll mit einer bestimmten Therapie ein maximaler Nutzen erzielt werden (Blanco & Mäder 1999). Das bedeutet, dass der personelle, zeitliche und materielle Aufwand in Bezug auf das Therapieziel gemessen wird.

5.1.1 Therapieintensität

Was bestimmt die Intensität einer Therapie? Zunächst einmal sind es die Faktoren **Therapiefrequenz, Therapiedauer** und **Therapiemenge**, aus denen Grötzbach & Beushausen (2017) ein **Sprachtherapie-Intensitätsmodell** entwickelt haben. Diese Parameter sind durch äußere Faktoren festgelegt, nämlich durch die personellen Ressourcen in Rehakliniken und Akuthäusern, die Verfügbarkeit ambulanter Therapieanbieter, der ärztlichen Verordnung und den Reha-Therapiestandards. Weitere Faktoren, die die Intensität einer Therapie bestimmen, sind (Baker 2012, zit. nach Grötzbach & Beushausen 2017):

- **Therapieart**: Inhalte der Therapie (Übungsblätter, Rollenspiele)
- **Therapiedosis**: Anzahl der Wiederholungen einer Übung

- **Therapiezeitraum**: Zeitraum, in dem die Therapie stattfindet (2 Wochen, 5 Monate)
- **Inter-Therapie-Intervall**: Zeit zwischen den Therapien, z. B. morgens und abends, jeden zweiten Tag
- **Shaping**: Steigerung des Schwierigkeitsgrades im Verlauf der Therapie

Diese fünf Parameter bilden die Säulen, die dann zu einem **Therapieergebnis** führen.

In der Aphasietherapie hat sich die Forderung nach einer hochfrequenten intensiven Therapie durchgesetzt und wird zumindest in den stationären Behandlungen, z. B. nach Vorgabe der Deutsche Rentenversicherung (DRV 2016), auch durchgeführt. Die DRV fordert in der Phase D 300 Minuten Sprachtherapie pro Woche für Patienten mit erworbenen Sprach, Sprech- und Schluckstörungen. In den DGN-Leitlinien für Aphasie (Ziegler 2012) werden 5–10 Stunden pro Woche gefordert. Für Dysarthrie gibt es keine konkreten Empfehlungen (Ackermann 2018), außer wenn das *Lee Silverman Voice Treatment* (LSVT, ➤ Kap. 9.6; ➤ Kap. 14.4.4) angewendet wird, das konkrete Vorgaben hat (viermal wöchentlich 50 Min., 4 Wochen lang). Für die Dysphagie liegen ebenfalls nur wenige Daten vor. Die DGN-Leitlinie gibt in der Akutphase 3- bis 5-mal wöchentlich vor (Prosiegel 2012; Carnaby, Hankey, Pizzi 2006).

Die Forderung nach einer hohen Frequenz ist gut, die praktische Umsetzung ist nicht so einfach. Letztendlich erreicht der Patient nur eine so hohe Therapieintensität, wenn die Einzeltherapie mit computergestützter Therapie und / oder Gruppentherapie sowie Eigenübungen ergänzt wird (Grötzbach & Beushausen 2017).

KLINISCHER HINTERGRUND

Eigenübungsaufgaben

- können für eine Erhöhung der Therapieintensität genutzt werden
- dienen der Vertiefung des in der Therapie gelernten
- können die Zeiten zwischen den Therapien überbrücken
- müssen klar und konkret formuliert sein:
  - Was soll der Patient erreichen?
  - Was soll geübt werden?
  - Wie oft soll geübt werden?
  - Worauf soll beim Üben geachtet werden?

Vage Aufforderungen wie „Das Schreiben Ihres Namens üben Sie bitte zu Hause" sind weniger effektiv als „Schreiben Sie bitte täglich 10x Ihren Vor- und Zunamen". (Frommelt & Grötzbach 2007)

5.1.2 Therapiephasen

In der Behandlung neurologischer Erkrankungen orientiert man sich entlang einer Zeitachse, die mitbestimmt, welche therapeutischen und rehabilitativen Maßnahmen geeignet sind und welche Zielsetzung die Therapie hat. Die Symptomatik einer neurologischen Erkrankung verändert sich mit ihrem Verlauf. Sie kann sich zurückbilden, stabil bleiben oder progredient voranschreiten. Spätfolgen eines Schlaganfalls können Ausbildungen von Spastiken, Verschlechterung der Schluckfähigkeit und vermehrte kognitive Defizite sein, die zu Beginn oder in der Postakutphase noch gar nicht vorhanden oder nicht so ausgeprägt waren. Eine Parkinson-Erkrankung (➤ Kap. 2.5) zeigt im Verlauf Sprech- und Schluckstörungen, die womöglich nicht mehr kompensierbar sind und andere therapeutische Interventionen als zu Beginn der Erkrankung verlangen.

Die gesetzlich festgelegten Rehabilitationsphasen spiegeln in etwa den zeitlichen Verlauf einer neurologischen Erkrankung wider.

KLINISCHER HINTERGRUND

Neurologische Rehabilitationsphasen nach BAR (Bundesarbeitsgemeinschaft Rehabilitation)

- Phase A: Akutphase im Krankenhaus
- Phase B: Frührehabilitation (Patient ist schwerstbetroffen mit stark beeinträchtigter Kooperationsfähigkeit)
- Phase C: weiterführende Rehabilitation (Patient ist weitgehend bewusstseinsklar, braucht noch Hilfe bei den ADLs (➤ Kap. 14.2.1), Ziel ist die Wiederherstellung der Selbstständigkeit im Alltag)
- Phase D: Anschlussheilbehandlung (AHB) (Patient ist selbstständig in den ADLs, hilft aktiv bei seiner Rehabilitation mit)
- Phase E: Nachsorge, soziale und berufliche Rehabilitation (Patient ist zu Hause, bekommt ambulante Therapien)
- Phase F: aktivierende, zustandserhaltende Langzeitpflege bei anhaltend hoher Pflegebedürftigkeit (z. B. Wachkoma-Pflege, Abbruch der Rehaphasen C und D, weil keine Fortschritte mehr erzielt werden konnten)

Die Patienten müssen nicht alle Phasen hintereinander durchlaufen, sie können z. B. auch direkt von der Akutphase A in die Anschlussheilbehandlung (AHB) oder Phase E übergeleitet werden.

5

KLINISCHER HINTERGRUND

Aktivitäten des täglichen Lebens (Activities of Daily Life, ADL)

Hierzu zählen: Waschen, Anziehen, Essen. Sowohl das Pflegepersonal als auch die Ergotherapeutin helfen dem Patienten beim Verrichten der grundlegenden Aktivitäten des täglichen Lebens. Beim Aufstehen, Anziehen, Zähne putzen, Gesicht waschen, Frühstücken. Dabei wird der Patient in seinen Bewegungen so unterstützt, dass sie physiologisch sind. Gleichzeitig sollen die Funktionen für diese Tätigkeiten wiederhergestellt werden, um möglichst schnell wieder Selbstständigkeit zu erlangen.

Am Beispiel Schlaganfall lassen sich die Therapiephasen verdeutlichen.

Verlaufsphasen bei Schlaganfall

Bei einem Schlaganfall spricht man im Allgemeinen von drei Verlaufsphasen:

1. Akutphase: Tag 1–30
2. Postakutphase / Konsolidierungsphase: Woche 5 bis Monat 12
3. chronische Phase: ab 1 Jahr post onset (nach Ereignis)

Die **Akutphase** eines Schlaganfalls ist gekennzeichnet durch eine hohe Fluktuation der Symptome. Das Gehirn kompensiert zunächst mit der nicht betroffenen Gehirnhälfte (Saur, Lange, Baumgärtner 2006). Somit können einige Funktionen zwar abgerufen, aber vielleicht nur unzureichend ausgeführt werden. Manche Funktionen erholen sich in den ersten Wochen aufgrund der **Spontanremission** (➤ Kap. 5.1.3). Man weiß, dass die betroffene Hemisphäre zunächst ihre neuronale Aktivität herunterfährt, um den Heilungsmechanismen Kapazitäten zu geben. Vergleichbar mit einem gebrochenen Bein, das man ruhigstellen muss, damit die Knochen heilen können. Dafür muss das andere Bein erst einmal mehr leisten. Somit ist das ganze Gehirn in seiner Leistungsfähigkeit eingeschränkt, welches sich auch in einer verminderten kognitiven Belastbarkeit zeigen kann. Die Patienten können sich häufig nicht sehr lange konzentrieren. Eine Therapieeinheit von 30 Minuten ist oft sehr anstrengend für die Patienten. Hinzu kommen die körperlichen Einschränkungen, z. B. eine Halbseitenlähmung, die eine gute aufrechte Sitzposition verhindert bzw. sehr anstrengend macht. Die wichtigsten Maßnahmen in der Akutphase von Schlaganfallpatienten sind:

- Diagnose einer Sprach-, Sprech- oder Schluckstörung
- Abklärung einer Dysphagie und Sicherstellung einer angemessenen Ernährungs- und Kostform
- Hilfe bei der Kommunikation von Grundbedürfnissen
- Unterstützung der neuronalen Rückbildungsprozesse durch angemessene sprachtherapeutische Übungen
- Behandlung fazialer und lingualer Paresen
- eine der Wachheit und Belastbarkeit angemessene Therapiedauer und -intensität
- Angehörigenberatung

FALLBEISPIEL

Eine akute Aphasie kann sich durch folgende fluktuierende Symptomatik äußern: Ein Patient ist am ersten Tag fast mutistisch, die Sprachproduktion ist sehr unflüssig, es ist keine verständliche Äußerung möglich. Am zweiten Tag kann er bereits seinen Namen sagen und einzelne hochfrequente Wörter lesen. Am dritten Tag spricht er plötzlich flüssig und kann seine persönlichen Daten nennen, Bildkarten benennen und einzelne Wörter schreiben. Die Sprachtherapeutin muss mit jedem Tag ihre Hypothesen bzgl. der zugrundliegenden Störung verändern und den Leistungen des Patienten anpassen (➤ Kap. 6.6.1).
Aus therapietheoretischen Überlegungen heraus und anhand von Studien zu sprachtherapeutischer Intervention in der Akutphase einer Aphasie schlagen Nobis-Bosch et al. (2013) vor, die Akutphase ebenfalls in eine frühe Akutphase (Tag 0–14) und eine späte Akutphase (Woche 3–4) zu unterteilen (➤ Kap. 6.8.1).

Die **Postakutphase/Konsolidierungsphase** eines Schlaganfalls ist gekennzeichnet durch ein stabiles Störungsbild mit noch deutlicher Dynamik. Man sieht leichte Verbesserungen von Woche zu Woche sowohl durch die Rückbildung der Symptomatik als auch durch die therapeutischen Interventionen. In dieser Phase findet die **funktionelle Reorganisation** des Gehirns statt. Die Patienten haben sich vom Blutdruck und Kreislauf her stabilisiert, sie sind mittlerweile ausreichend belastbar und können normalerweise 30–45 Minuten Sprachtherapie gut folgen. Im Idealfall befinden sie sich jetzt in einer Rehabilitationsmaßnahme, bei der täglich mehrere Therapien angeboten werden und dadurch eine hohe

Therapiefrequenz und -intensität gewährleistet ist. Die Inhalte der Sprachtherapie in dieser Phase sind:

- ausführliche Diagnostik zur genaueren Bestimmung des Störungsbildes und seiner Symptomatik
- störungsspezifisches Üben
- restituierende Maßnahmen
- erste Transferleistungen in den Alltag
- Gruppentherapien
- in-Vivo-Training
- Anbahnung einer Akzeptanz und realistischen Selbsteinschätzung in Bezug auf das Störungsbild
- Einbezug der Angehörigen in die Therapie

Die **chronische Phase** nach einem Schlaganfall ist gekennzeichnet durch ein stabiles Störungsbild. Sowohl die sprachtherapierelevanten Symptome sind jetzt unwiderruflich vorhanden als auch die körperlichen. Der Mensch ist insgesamt wieder „hergestellt" und „gesund", er ist aber vielleicht nicht mehr der Mensch, der er mal war. Die stationären rehabilitativen Maßnahmen sind durchlaufen worden, es liegt jetzt ein Grad der Behinderung vor, der womöglich bleiben wird. In dieser Phase geht es darum, den Status quo zu erhalten, die körperlichen und kognitiven Fähigkeiten zu erhalten und den Alltag und die Selbstständigkeit – so gut es geht – zu gestalten. In der chronischen Phase eines Störungsbildes (sei es eine Aphasie, Dysarthrie, Sprechapraxie oder Dysphagie) tritt das störungsspezifische Üben zugunsten von kommunikativ-pragmatischen und kompensatorischen Verfahren in den Hintergrund. Das Syndrom hat sich manifestiert, mögliche Verbesserungen einzelner Bereiche, die im letzten Jahr nicht eingetreten sind, können über spezielle Intervall- und Intensivtherapiemaßnahmen angegangen werden. Aber auch regelmäßige niedrigfrequente Therapie kann dies unterstützen. Viele Patienten haben es erreicht, in ihrem neuen Alltag gefestigt zu sein; sie versuchen, weiterhin möglichst viel Selbstständigkeit und Teilhabe zu erreichen. Die Sprachtherapeutin unterstützt sie und ihre Angehörigen in diesen Bemühungen. Sprachtherapeutische Inhalte und Maßnahmen der chronischen Phase sind:

- Fortführung der störungsspezifischen Übungen, wenn sie bisher zu Verbesserungen geführt haben
- kompensatorische und adaptive Maßnahmen
- Hilfsmittelversorgung, z. B. ein Talkpad (➤ Kap. 16)
- Beratung und Einbindung in Selbsthilfegruppen
- Aufrechterhaltung der vorhandenen Fähigkeiten und Funktionen

Die Sprachtherapeutin passt ihre Diagnostik und Therapie der jeweiligen Phase an (➤ Tab. 5.1).

5.1.3 Plastizität und Reorganisation des Gehirns

Die Sprachtherapie macht sich die Reorganisationsprozesse des Gehirns zunutze. Nach jedem Schlaganfall findet eine Spontanremission statt. Studien belegen, dass gezielte Sprachtherapie diese Rückbildungsprozesse unterstützen und Verbesserungen

Tab. 5.1 Verlaufsphasen nach Schlaganfall (Ziegler 2012; Nobis-Bosch et al. 2013)

Verlaufsphase	Spontanremissionsphase	Beschreibung
Aktivierungsphase	• frühe Akutphase: 0–14 Tage post onset • späte Akutphase: bis 4 Wochen post onset	in diesem Zeitraum werden die nicht geschädigten linkshemisphärischen Sprachareale deutlich weniger aktiviert und homologe Areale in der rechten Hemisphäre hochreguliert; dies führt i. d. R. zu Leistungsverbesserungen
Störungsspezifische Phase	• frühe Postakutphase: 1–6 Monate post onset • späte Postakutphase: 7–12 Monate post onset	deutliche Verbesserungen durch gezieltes störungsspezifisches Üben
Konsolidierungsphase	späte Postakutphase bis chronische Phase: 4- 12 Monate post onset	die rechtshemisphärische Aktivierung wird zurückgefahren und die linkshemisphärische Aktivierung nimmt wieder zu
Chronische Phase	ab 12 Monate post onset	Spontanremission ist abgeschlossen; intensives Üben kann dennoch zu Verbesserungen führen

erzielen kann, die darüber hinausgehen (Saur, Lange, Baumgärtner et al. 2006; Leitlinien DGN, Ziegler 2012). Während der Spontanremission finden drei wesentliche Vorgänge statt:

1. **Restitution**: temporär geschädigten Hirnareale erholen sich und nehmen ihre Arbeit wieder auf, die Funktion wird wiederhergestellt; dabei handelt es sich um eine Normalisierung des Funktionsstoffwechsels im Bereich der **ischämischen Penumbra** (Weniger 2006); funktionelle Beeinträchtigungen entstehen auch aufgrund von metabolischen Fernwirkungseffekten (**Diaschisis-Effekt**) in Regionen, die mit dem geschädigten Areal in Verbindung stehen; die Funktionen kommen mit der Spontanremission zurück
2. **Substitution**: benachbarte Hirnareale übernehmen die Funktion der geschädigten Gebiete, die sich nicht wieder erholen; die Leistungsverbesserung ist also Folge einer Mitaktivierung von Strukturen, die die Sprachverarbeitung unterstützen; die Sprachleistung ist dadurch zwar verbessert, aber weiterhin beeinträchtigt
3. **Kompensation**: die geschädigten Gebiete erholen sich nicht und ihre Funktion kann auch nicht von benachbarten Nervenzellen übernommen werden; stattdessen kompensieren weiter entfernte Gebiete die Ausfälle, wenn noch Reste des Sprachwissens vorhanden sind (Weniger 2006); zudem übernehmen homologe Areale der rechten bzw. nicht dominanten Hemisphäre die Sprachfunktionen; die Aphasie bleibt häufig schwergradig bestehen

Im Fall einer akuten Aphasie (➤ Kap. 6.6.1) z. B. sieht man Funktionsstörungen, die auf Diaschisis-Effekte sowie auf **Reperfusionsstörungen** der Penumbra zurückzuführen sind. Dazu gehören Begleitstörungen wie Störungen der Aufmerksamkeit (➤ Kap. 4.5), leichte Bewusstseinseintrübung, Anosognosie (➤ Kap. 4.4), Depression sowie Tendenzen zu Echolalie und Perserverationen (➤ Kap. 6.1.1).

DEFINITION

- **Diaschisis**: Ausbreitung einer Schädigung auf nicht direkt geschädigte Hirnareale, weil diese mit ihnen durch Afferenzen verbunden sind; dadurch entstehen vorübergehende Funktionsstörungen, die mit dem Heilungsprozess wieder abklingen
- **Penumbra**: der Bereich, der unmittelbar an die geschädigte Region angrenzt, dessen Zellen noch nicht zerstört sind, die aber in der Akutphase minderdurchblutet (Hypoperfusion) sind; deswegen gehört zur Erstintervention beim Schlaganfall die Wiederherstellung der Durchblutung; Ziel ist, diese Zellen durch eine Förderung der Durchblutung (Lyse, Blutdruck hochhalten) zu retten (➤ Kap. 2.1.4)
- **Reperfusion**: Wiederdurchblutung nach einer Unterbrechung, z. B. durch eine Läsion

In der Rehabilitation nutzt man die **Plastizität des Gehirns**, sich nach Verletzungen neu zu organisieren, neue Verbindungen auszubilden und Gehirnregionen für Funktionen zugänglich zu machen, die vorher an der geschädigten Stelle verarbeitet wurden. Diese Fähigkeit bleibt auch Jahre nach einer Schädigung noch erhalten, sodass auch in der chronischen Phase mit intensiven Therapiemaßnahmen noch Verbesserungen erzielt werden können (Meinzer, Darkow, Lindenberg et al. 2016).

DEFINITION

Plastizität des Gehirns

Als Plastizität bezeichnet man die Fähigkeit von Nervenzellen und ihren Verbindungen, untereinander sich zu verändern, zu wachsen oder zu schrumpfen, neue Verbindungen zu knüpfen und alte absterben zu lassen. Das führt zu neuen neuronalen Verbindungen und teilweise einem Umbau von Gehirnarealen. Ursachen sind sowohl Schädigungen von Verbindungen und Arealen als auch natürliche Lernprozesse, auschlaggebend können also sowohl interne als auch externe Einflüsse sein, z. B. durch neue Verhaltensweisen bedingt. Man unterscheidet zwischen **funktioneller Plastizität,** bei der es um die Stärkung oder den Abbau von synaptischen Verbindungen geht, und **struktureller Plastizität,** bei der es zu einem Umbau der Nervenzellen kommt, wenn neue Dendriten oder Axone aussprießen. Die Plastizität ist die Grundlage des Lernens.

Funktionelle Reorganisation

Dieser Begriff beschreibt die Umbauprozesse von Nervenzellen und ihren Verbindungen nach einer Hirnschädigung.

Die Gehirnforschung hat mehrere Prinzipien entdeckt, die für eine **Reorganisation** nach einer Hirnschädigung verantwortlich sind. Die Kenntnisse und Anwendung dieser Prinzipien führen zu

Tab. 5.2 Prinzipien der erfahrungsabhängigen Plastizität (Kleim & Jones 2008)

Nr	Prinzip	Beschreibung
1	Use it or lose it	langer Nichtgebrauch einer Gehirnfunktion führt zum Abbau der Nervenzellen
2	Use it and improve it	das Training einer spezifischen Hirnfunktion kann diese Funktion verbessern
3	Specificity	spezifisches Üben führt zu spezifischen Veränderungen, nicht durch Nachahmen oder passives Bewegen; nur die aktive Stimulation führt zu größeren plastischen Veränderungen
4	Repetition matters	nur häufige Wiederholungen führen zu Veränderungen; dabei ist die Anzahl abhängig von der zu erlernenden Fertigkeit, dem Ausmaß der Schädigung, der Dauer der Symptomatik und dem Alter
5	Intensity matters	eine hohe Trainingsintensität ist wichtig; nach transkranieller Magnetstimulation zeigen sich z. B. erst nach 1800 Impulsen Veränderungen in der Evozierung der Nervenpotenziale, nach 150 noch nicht
6	Time matters	Training sollte möglichst frühzeitig beginnen, wenn auch nicht zu früh; in der frühen Akutphase (Tag 1–14) reagiert das geschädigte Gehirn noch sehr sensibel, sodass eine Übererregung auch zu einem Absterben von Nervenzellen führen kann (Exzitotoxizität)
7	Salience matters	Trainingsinhalte sollten besonders auffällig und einprägend sein
8	Age matters	je jünger die Patienten, desto günstiger die Prognose aufgrund einer größeren Plastizität
9	Transference	Plastizität kann sich auf andere Bereiche ausdehnen, z. B. zeigt sich bei der peripher gesetzten pharyngealen Elektrostimulation eine Vergrößerung des entsprechenden kortikalen Areals fürs Schlucken
10	Interference	Plastizität als Resultat einer Erfahrung kann das Erlernen neuer Verhaltensweisen hemmen, z. B. wenn eine externe Stimulation (z. B. transkranielle Magnetstimulation tMS) ohne gleichzeitiges Training eingesetzt wird oder wenn die Patienten bereits durch bestimmte, i. d. R. einfachere Verhaltensweisen, kompensieren („schlechte Gewohnheit")

5

nachweisbaren Erfolgen in der neurologischen Rehabilitation sowohl in den motorischen Fähigkeiten wie Sprechen und Schlucken als auch den höheren kognitiven Funktionen wie Sprache. Die Plastizität des Gehirns ist die Grundlage für die Lernfähigkeit sowohl in einem gesunden Gehirn als auch nach Schädigungen. Kleim und Jones (2008) haben zehn Prinzipien der Voraussetzungen für plastische Prozesse im Gehirn formuliert (➤ Tab. 5.2), die sie anhand von Ergebnissen aus der humanmedizinischen und tierexperimentellen Forschung zusammengetragen haben. Für die neurologische Rehabilitation sind diese Prinzipien wegweisend.

5.1.4 Prinzipien des motorischen Lernens

Die Prinzipien des motorischen Lernens werden v. a. in der Sport- und Bewegungswissenschaft angewendet und lassen sich auch auf motorische Prozesse wie Sprechen und Schlucken sowie kognitive Prozesse wie Sprache übertragen (Beushausen & Grötzbach 2017). Hierbei handelt es sich um Prozesse des Erwerbs, Erhalts und der Veränderung von motorischen, sensorischen und kognitiven Strukturen (Maas, Robin, Austermann Hula et al. 2008). Sie sollten daher die Basis für sprachtherapeutische Interventionen sein. Mit motorischem Lernen sind **implizite Lernprozesse der beteiligten neuronalen Strukturen** gemeint. Aufgrund der neuronalen Plastizität reagiert das Gehirn auf neue Erfahrungen und lernt daraus. Diesen Effekt kann man durch gezielte Anwendung der Prinzipien des motorischen Lernens verstärken.

Es werden drei Phasen des Lernprozesses unterschieden:

- **Erwerb der Grobform**: beim ersten Ausführen einer Bewegung erfordert es eine hohe Konzentration und einen hohen Energieaufwand; es gibt noch keine Repräsentation für diesen Bewegungsablauf, sondern nur einen groben Entwurf
- **Erwerb der Feinform**: mit zunehmender Übung werden bereits Teilbewegungen aufgrund der sensorischen Informationen gespeichert, die

Konzentration und der Energieaufwand werden geringer; auch die Störanfälligkeit durch äußere Faktoren lässt nach
- **Automatisierung**: es bestehen jetzt fertige „Engramme" für die spezifische Bewegung, die räumlich-zeitliche Abstimmung ist optimal, Konzentrations- und Energieaufwand gering

Letztlich findet eine Speicherung der Bewegungsabläufe ab, es bilden sich sog. **Schemata**, die dann automatisch, ohne einen großen kognitiven Aufwand, abgerufen werden können. Die Inhalte und Trainingsitems sowie die zeitliche Strukturierung der Therapie orientieren sich an diesen Prinzipien. Man unterscheidet eine **Übungsphase**, in der die Items angeeignet, und eine **Transferphase**, in der sie stabilisiert werden. Ausschlaggebend für das Erlernen bzw. Anbahnen von z.B. artikulatorischen Mustern ist die Dauer, Intensität und Struktur der Übungsphase. Die Übungsphase kann gekennzeichnet sein durch:
- eine geringe oder hohe Anzahl an Sitzungen
- die Verteilung über einen kurzen oder längeren Zeitraum
- die Aufteilung der Inhalte: geblockt (die Behandlung eines bestimmten Zieles erfolgt am Stück) oder zufällig (d.h. verschiedene Behandlungsziele werden pro Sitzung bearbeitet)
- den Aufbau der Übungen: entweder konstant, mit immer derselben Struktur, oder variabel, sodass immer ein unterschiedlicher Input gegeben wird und unterschiedliche Reaktionen des Patienten gefordert sind

Die drei wesentlichen Prinzipien des motorischen Lernens sind eine **hohe Anzahl an Wiederholungen,** ein gezieltes **Lenken der Aufmerksamkeit auf das Ergebnis** und das Geben von **Feedback.** Die Patienten sollen sich z.B. vorstellen, wie sie den Laut artikulieren und sich nicht auf die Ausführung konzentrieren. Feedback spielt eine große Rolle beim Lernen. Dabei unterscheidet man zwischen **intrinsischem Feedback**: die sensorische Rückmeldung über die Sinnes- und Bewegungsorgane, und dem **extrinsischen Feedback**, welches durch die Therapeutin erfolgt. Wichtig sind dabei Art und Zeitpunkt des Feedbacks: Die Therapeutin kann das Ergebnis rückmelden (*feedback of knowledge*) *oder* die Art und Weise der Durchführung (*feedback of performance*). Sie kann es sofort und direkt rückmelden oder erst am Ende der Sitzung / Übung.

KLINISCHER HINTERGRUND

Feedback wird unterschieden in *feedback of knowledge* und *feedback of performance***.** Ersteres meldet das Ergebnis wieder, ob die Aufgabe korrekt oder inkorrekt ausgeführt wurde (**ergebnisorientiertes Feedback**). Zweites gibt Rückmeldung über die Art und Weise, wie die Aufgabe gelöst wurde, unabhängig vom Ergebnis (**durchführungsorientiertes Feedback**). Beide Formen unterstützen den Lernprozess, indem sie eine Verhaltensänderung herbeiführen wollen. Das ergebnisorientierte Feedback ist dann sinnvoll, wenn die Durchführung der Aufgabe klar ist. Durchführungsorientiertes Feedback unterstützt dagegen die Prozesse der Ergebnisfindung und fördert dadurch das Lernen. Wichtig ist auch der Zeitpunkt des Feedback-Gebens: ein gleichzeitiges Feedback ist sehr effektiv, führt aber nicht zur Nachhaltigkeit im Gegensatz zu einem Feedback, welches erst im Anschluss an die Übungen gegeben wurde (Maas et al. 2008; Grötzbach & Beushausen 2017).

Bei der Beschreibung der Aphasie, der sprechmotorischen Störungen sowie bei der Dysphagie werden die Prinzipien des motorischen Lernens erneut aufgegriffen (➤ Kap. 6; ➤ Kap. 9; ➤ Kap. 10; ➤ Kap. 11).

5.2 ICF in der Sprachtherapie

Die *International Classification of Functioning, Disability and Health***,** kurz ICF, ist eine Klassifikation von Krankheiten und deren Folgen für den Erkrankten. Sie ist von der Weltgesundheitsorganisation (WHO) 2001 verabschiedet worden und somit international verbindlich. Die Folgen einer Krankheit werden nicht nur bio-medizinisch erfasst, sondern auch im psychosozialen Zusammenhang. Die ICF hat mittlerweile Einzug in die sozialmedizinischen und therapeutischen Bereiche gefunden. Sie ist im Sozialgesetzbuch hinterlegt, die Anträge auf Rehabilitation basieren auf dieser Klassifikation, sie ist die Grundlage für die Verordnung von Heilmitteln und bildet die Basis für die Begutachtung durch den Medizinischen Dienst der Krankenversicherung (MDK; Grötzbach, Hollenweger, Iven 2014). Die ICF ist ein sehr hilfreiches Instrument für die Erfassung der Beeinträchtigung durch eine Erkrankung und die Strukturierung und inhaltliche Gestaltung der Rehabilitation. Der Schwerpunkt liegt dabei auf der ganzheitlichen Betrachtung eines Menschen, auf der

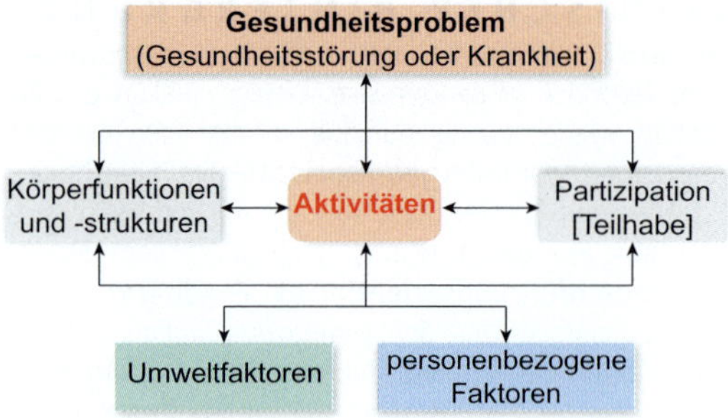

Abb. 5.1 ICF-Modell [L231]

biologischen, psychischen und sozialen Ebene (➤ Abb. 5.1). Im Gegensatz zur vorherigen ICDIH, der *International Classification of Impairments, Disability and Handicaps* von 1980, die v. a. störungsorientiert war und bei der die Beschreibung von Krankheit und Funktionsstörungen im Vordergrund stand, geht man nun anhand der vorhandenen Ressourcen vor, erfasst den Menschen auch in seinem Umfeld, seinen Lebensumständen und in seiner Persönlichkeit. Die ICF ist somit eine **patientenorientierte Klassifikation** von Krankheiten, die auch positive Auswirkungen auf die Diagnostik, Therapieplanung und Dokumentation in der Sprachtherapie hat. Die Sichtweise weg von den Defiziten hin zu den Ressourcen bedeutet auch eine neue **Definition von Gesundheit:** Der Mensch gilt dann als gesund, wenn er körperlich und psychisch gesund ist, wenn er seinen Alltag ohne gesundheitliche Probleme bewältigen kann und wenn er an allen seinen sozialen Lebensbereichen teilhaben kann. Behinderung bedeutet dementsprechend nicht nur die körperliche Einschränkung, sondern auch die Einschränkung im Alltag, im Umfeld und in der sozialen Teilhabe.

Mit dem Einzug der ICF in die Rehabilitation wird die Rolle der Sprachtherapeutin umfassender. Sie ist nicht mehr nur für die „Reparaturen" zuständig, sondern auch für eine z. B. „aphasiefreundliche" Umgebung (Tesak 2007, S. 96). Steiner formuliert es so: „Den Menschen in seiner Krankheit sehen und nicht die Krankheit im Menschen" (Steiner 2016, S. 16). Eine ganzheitliche Denkweise setzt sich durch und die Rehabilitation erfordert noch mehr eine **interdisziplinäre Herangehensweise,** die den Zielen der ICF gerecht werden kann.

Das bio-psyscho-soziale Modell von Gesundheit und Krankheit

Dieses Modell (➤ Abb. 5.1) stellt die Wechselwirkungen zwischen Krankheit, Aktivitäten und Teilhabe einerseits und die Kontextfaktoren der Umwelt und der persönlichen Situation andererseits dar. Demnach kann sich ein Gesundheitsproblem auf die Aktivitäten und Teilhabe auswirken, muss es aber nicht. Es können Teilhabe und Aktivitäten gestört sein, obwohl keine körperlichen Strukturen beeinträchtigt sind, z. B. bei einer psychischen Erkrankung. Das bedeutet, dass nicht immer alle im Modell gezeigten Faktoren betroffen sein müssen, man sollte aber im Umgang mit den Patienten immer alle Faktoren abklären.

Mit der ICF kann man ein Gesundheitsproblem klassifizieren und in seine einzelnen Aspekte zerlegen. Hierzu gibt es ein Kodierungssystem, welches die verschiedenen Ebenen als Buchstaben und Ziffern wiedergibt. Zunächst teilt sich die ICF in zwei Teile:

- Teil 1: Funktionsfähigkeit und Behinderung; unterschieden werden die Komponenten Körperfunktionen, Körperstrukturen, Aktivität und Partizipation
- Teil 2: Kontextfaktoren, aufgeteilt in die Umweltfaktoren und die personenbezogenen Faktoren

Insgesamt gibt es in der ICF 1454 Items:

- 493 Items für die Körperfunktionen (**Buchstabe b**)
- 310 für die Körperstrukturen (**Buchstabe s**)
- 393 für die Aktivität (**Buchstabe a**) und Partizipation (**Buchstabe p**)
- 258 für die Umweltfaktoren (**Buchstabe e**)

Die personenbezogenen Faktoren werden nicht kodiert, da sie zu individuell sind. Bei den Umweltfaktoren und personenbezogenen Faktoren werden zusätzlich **Förderfaktoren** (unterstützende Faktoren +) und **Barrieren** (hemmende Faktoren) unterschieden. Eine gute Familienanbindung und Angehörige, die sich kümmern, kann z. B. fördernd, während das Fehlen von Angehörigen oder Freunden hemmend sein kann. Die Komponenten Aktivität und Partizipation werden meist gemeinsam klassifiziert (**Buchstabe d**), da sie im Alltag schwer zu trennen sind. Die folgende Tabelle (➤ Tab. 5.3) definiert die einzelnen Komponenten der ICF.

Tab. 5.3 Definition der einzelnen Komponenten der ICF (nach BAR)

Komponente	Definition	Beispiel	Störung
Körperfunktion Kodierung bxxx	physiologische und psychische Funktionen des Körpersystems	• mentale Funktion • Sinnesfunktion und Schmerz • Stimm-und Sprechfunktion	• Funktionsschädigung (*impairment*) • Erschwernis einer Körperfunktion
Körperstruktur Kodierung sxxx	anatomische Teile des Körpers wie Organe und Gliedmaßen	• Strukturen des Nervensystems • Auge, Ohr und mit diesem im Zusammenhang stehende Strukturen • Strukturen, die an der Stimme und dem Sprechen beteiligt sind	• Strukturschädigung (*impairment*) • Beeinträchtigung oder Verlust des Organs
Aktivität Kodierung dxxx	Durchführung einer Aufgabe oder einer Handlung durch einen Menschen in einer bestimmten Situation	• bewusste sinnliche Wahrnehmung • tägliche Routine durchführen • Kommunizieren als Empfänger oder Sender	• Aktivität- oder Leistungsstörung (*activity limitations*) • Schwierigkeit bei der Durchführung der Handlung
Partizipation Kodierung dxxx	• einbezogen sein in eine Lebenssituation • Teil der Gesellschaft sein	• Lernen und Wissensanwendung • allgemeine Aufgaben und Anforderungen • Kommunikation	• Beeinträchtigung der Partizipation (*participation restrictions*) • Probleme im Ausüben der Teilhabe
Umweltfaktoren Kodierung exxx	• materielle, soziale und einstellungsbezogene Umwelt, in der Menschen leben • Faktoren außerhalb der Person	• Produkte und Technologien • Pflanzen, Tiere, Klima, Lärm, Luftqualität • Wohnungs-, Transport-, Gesundheitswesen	• Barrieren (*barriers*) (hindernde Bedingungen) • Förderfaktoren (*facilitators*) (unterstützende Bedingungen)
Personenbezogene Faktoren	Allgemeine und physische Merkmale, Eigenschaften, Persönlichkeit, Einstellungen	• Alter • Geschlecht • Bildung	• große soziokulturelle Unterschiede • werden nicht systematisch klassifiziert

Außer der Klassifikation der Beeinträchtigung nach den verschiedenen Komponenten kann man zusätzlich den Schweregrad mithilfe eines Bewertungssystems bestimmen. Die Ziffer des Kennwertes (*qualifier*, ➤ Tab. 5.4, ➤ Tab. 5.5) erscheint am Ende des Kodes nach einem Punkt, z. B. bxxxxx.2.

Die Schweregrad-Bewertung in Bezug auf die Körperfunktion ist jedoch laut Grötzbach et al. (2014) in der Sprachtherapie, v. a. der Aphasietherapie, eine rein subjektive Einschätzung, da es noch keine objektiven und standardisierten Verfahren zur Festlegung des Schweregrads von z. B. auditiven Sprachverständnisstörungen gibt.

Zur Erleichterung der Kodierung wurden inzwischen **ICF-Core-Sets** für bestimmte Störungsbilder zusammengestellt, die vorgegebene Kodierungen enthalten. Sie können das Störungsbild jedoch nicht vollständig abbilden und einige der aufgelisteten Items sind nicht für jeden Patienten relevant. Sie helfen auf jeden Fall für eine erste Klassifikation und ersparen die langwierige Suche in der kompletten

Tab. 5.4 ICF Kennwerte für Schweregradausprägung

Kennwert	Beschreibung	Ausprägung
xxx.0	Problem nicht vorhanden	0–4 %
xxx.1	Problem leicht ausgeprägt	5–24 %
xxx.2	Problem mäßig ausgeprägt	25–49 %
xxx.3	Problem erheblich ausgeprägt	50–95 %
xxx.4	Problem voll ausgeprägt	96–100 %
xxx.8	nicht spezifiziert	
xxx.9	nicht anwendbar	

5

Tab. 5.5 Beispiel für eine ICF-Kodierung

Komponente	Schädigung / Beeinträchtigung
Körperstruktur	• S110 Struktur des Gehirns • Mediateilinfarkt links
Körperfunktion	• b167 kognitiv-sprachliche Funktion • b167.4 Sprachverständnis, Problem voll ausgeprägt
Aktivität	• d350 Konversation • d310.4 Kommunizieren als Empfänger gesprochener Mitteilungen, Problem voll ausgeprägt
Partizipation	d760.3 Familienbeziehung, Problem erheblich ausgeprägt
Umweltfaktoren	e310 + 2 engster Familienkreis, Förderfaktor mäßig ausgeprägt

ICF. Für die Sprachtherapie existieren erst wenige Core-Sets für nicht alle Störungsbilder.

5

PRAXISTIPP

Die Sprachtherapeutin kann sich auch ohne Kodierung einen Überblick über das Gesundheitsproblem ihres Patienten machen, indem sie das Schema der ICF als Vorlage nimmt und für die einzelnen Komponenten Stichpunkte notiert. Auf der Homepage der BAR gibt es Fallbeispiele und Übungsbögen unter: www.bar-frankfurt.de/fileadmin/dateiliste/rehabilitation_und_teilhabe/Qualitaet_in_der_Reha/ICF/downloads/Fallbeispiel_11_Schlaganfall.pdf

Es ist wichtig sich zu vergegenwärtigen, dass die ICF in keiner Weise ein Diagnostik- oder Assessment-Instrument ist. Die ICF-Kodierung dient der Dokumentation und ganzheitlichen Erfassung eines Störungsbildes. Man kann mit ihr die Symptome beschreiben, aber nicht die Diagnose stellen. In manchen Fällen kann sie dem Patienten auch nicht gerecht werden. Viele Aktivitäten und Umweltfaktoren lassen sich nicht unbedingt in ein vorgefertigtes Schema einfügen. Das ist vielleicht auch gar nicht notwendig, da nicht alles kodiert werden muss (BAR 2016). Man kann dennoch das Ausmaß einer Beeinträchtigung beschreiben.

5.2.1 Formulierung von Therapiezielen

Die wichtigste Veränderung durch die ICF ist die veränderte Sichtweise auf Krankheiten und Störungen. Man behandelt nicht die Krankheit, sondern den Menschen, und zwar den Menschen mit seinen Aktivitäten, seinen Umweltfaktoren, seinen persönlichen Faktoren. Es geht nicht nur um die Wiederherstellung von Körperfunktionen, sondern um die **Rückgewinnung von Teilhabe** und Aktivitäten. Erst dann ist eine Therapie erfolgreich. Das bedeutet, dass die Therapiezielformulierung nicht am Störungsbild orientiert ist, sondern an den Bedürfnissen des Patienten. Das globale Therapieziel beinhaltet nicht die Wiederherstellung einer Funktion, sondern das Wiedererlangen der Teilhabe. Dies ist auch im Sinne des Gesetzgebers: Die Rehabilitation dient der „Förderung der Selbstbestimmung und gleichberechtigten Teilhabe am Leben in der Gesellschaft" (§1 SGB IX, zit. nach Grötzbach 2012, S. 18).

Hierzu bedarf es eines grundlegenden Umdenkens: Nicht die Sprachtherapeutin formuliert die Ziele, sondern sie hilft dem Patienten, seine Ziele selbst zu formulieren. Für die sprachtherapeutische Arbeit bedeutet das: Weg von einer **paternalistischen Zielsetzung,** hin zu einer **partizipativen Zielsetzung,** bei der der Patient mitbestimmt (Grötzbach 2010). Das Einsetzen von standardisierten Verfahren zur Diagnostik des Störungsbildes und von informellen Verfahren, z. B. Fragebögen oder Selbstauskunftsbögen, ist wichtig, um mehr über den Patienten und sein Umfeld zu erfahren (Grötzbach et al. 2014). Am wichtigsten im Anamnesegespräch mit dem Patienten ist jedoch dessen Erzählung (**Narration**). Hier erfährt man am meisten über ihn und über seine Teilhabeziele.

Man unterscheidet die Therapieziele nach den verschiedenen Komponenten der ICF in folgender Hierarchie:

- **Partizipationsziele**: sind langfristig (Monate oder Jahre) und beziehen sich auf die Lebenssituation; sie bestimmen die folgenden Aktivitäts- und Funktionsziele

- **Aktivitätsziele**: sind mittelfristig (z. B. bis Ende des Klinikaufenthaltes) und beziehen sich auf die Durchführung von Handlungen
- **Funktionsziele**: sind kurzfristig (z. B. innerhalb einer Woche) und beziehen sich auf einzelne Funktionen
- **Kontextziele**: sind mittelfristig und beziehen sich auf die Umwelt

Bei der Zielformulierung unterstützt die Sprachtherapeutin den Patienten. Denn auch für den Patienten ist es nicht einfach, Ziele zu formulieren. Viele Patienten sind es nicht gewohnt, in einem Krankenhaus oder einer Rehaklinik nach ihren Wünschen und Erwartungen befragt zu werden. Ihre Vorstellung von Rehabilitation basiert auf der Erwartung, wieder „gesund" zu werden, also z. B. wieder sprechen zu können, wieder alles essen und trinken zu können (Grötzbach 2012).

Für das Herausarbeiten von Therapiezielen nimmt sich die Sprachtherapeutin Zeit und bedient sich der Methode der **Narration,** der Erzählung: Damit ist gemeint, dass sie den Patienten erzählen lässt, was für ihn Gesundheit bedeutet, wie es zu der Erkrankung kam, welche Erwartungen er an die Rehabilitation hat usw. In diesem ausführlichen Anamnesegespräch erfährt sie von seinen persönlichen Lebensumständen, seinem Beruf und seinen bisherigen Aktivitäten. In dieser **Erzählung** verstecken sich die Teilhabeziele. Sie erfragt, welche Bereiche ihm wichtig sind und was er in der Therapie erreichen möchte. Dabei muss sie geschickt moderieren, um konkrete Ziele herauszufinden. Beispielfragen sind:

- „Woran haben Sie Freude im Leben?" (Teilhabe)
- „Was hindert Sie daran, das umzusetzen, was Ihnen Freude macht?" (Aktivitäten)
- „Worauf sind Ihre Beeinträchtigungen zurückzuführen?" (Körperfunktionen)
- „Was hat Ihnen auf dem Weg zur Gesundheit bislang genutzt bzw. geschadet?" (Kontextfaktoren)

(Grötzbach 2012, S. 19)

Auch bei schweren Aphasien ist es möglich herauszufinden, was die Wünsche und Erwartungen des Patienten sind, welche Aktivitäten ihm wichtig und was seine Teilhabeziele sind. Über Mimik, Gestik und Prosodie können die Betroffenen viel mitteilen. Persönliche Dinge können Hinweise auf Hobbys geben, die Angehörigen können in das Gespräch mit einbezogen werden.

Gemeinsam werden die Teilhabe- und Aktivitätsziele festgelegt und auch, wann ein Ziel als erreicht gilt. Es ist wichtig, den Patienten in den Zielsetzungsprozess und die Erfolgskontrolle mit einzubeziehen, um auch seine Zufriedenheit zu erfassen (Grötzbach et al. 2014). Dabei geht man immer von oben nach unten, also **top-down** vor: Zunächst wird die Teilhabe erfasst, dann die zugehörigen Aktivitäten, und dann die Funktion. Die Funktionsziele werden von der Sprachtherapeutin formuliert, insofern als sie Feinziele sind, die die Expertise und das Wissen um das Störungsbild erfordern, z. B. „Aussagesätze in SVO-Struktur formulieren", „die Phonem-Graphem-Korrespondenz einzelner Phoneme beherrschen".

Grundsätzlich sollten die Ziele immer klar definiert, kurz- als auch langfristig gesetzt und mit dem Patienten abgesprochen sein.

5

Zielformulierung nach SMART und RUMBA

Bei der Formulierung von Therapiezielen hält man sich entweder an die SMART-Regel:

- S (spezifisch, *specific*): das Ziel soll genau und verständlich formuliert sein
- M (messbar, *measurable*): der Anfangs- und Endpunkt muss definiert sein
- A (erreichbar, *achievable*): das Ziel sollte in einem bestimmten Zeitraum erreichbar sein
- R (bedeutsam, *relevant*): das Ziel sollte wichtig für den Patienten sein
- T (terminiert, *timed*): der Zeitraum für die Zielerreichung wird festgelegt

Oder an die RUMBA-Regel, die eine Variation der SMART-Regel ist:

- R (*relevant*): für den Patienten bedeutsam
- U (*understandable*): nachvollziehbar
- M (*measurable*): messbar
- B (*behavioural*): verhaltensorientiert
- A (*attainable*): erreichbar

Für eine Patientin mit Aphasie, die ihren Haushalt noch selbstständig führt, könnte man z. B. formulieren: „Am Ende der ersten Therapiewoche schreiben Sie einen Einkaufszettel mit fünf Lebensmitteln auf". Für einen Patienten mit Dysarthrie, der häufig mit der Bahn fährt, könnte folgendes formuliert werden:

„In 14 Tagen werden Sie am Reiseschalter der Bahn eine Verbindung von München nach Hamburg mit einer Sitzplatzreservierung anfragen".

Die Umsetzung der ICF in den therapeutischen Alltag in einem Akuthaus oder einer Frührehabilitation ist sicherlich wesentlich schwieriger als z. B. in einer Rehabilitationsklinik oder einer niedergelassenen Praxis. Dort hat sich zum einen das Störungsbild gefestigt und der Patient ist stabiler, zum anderen steht mehr Zeit für die Therapie zur Verfügung. Nicht zuletzt kann man den Patienten über einen längeren Zeitraum, über Monate oder auch Jahre begleiten. Eine ausführliche teilhabe-orientierte Zielformulierung auf einer Stroke Unit ist nicht so einfach umsetzbar, da in der Akutphase der Erkrankung noch gar nicht in vollem Ausmaß erkennbar ist, welche Störungen der Aktivitäten und Teilhabe auf den Patienten zukommen. Dort ist zunächst „Erste Hilfe" im Bereich der Körperfunktionen und Aktivitäten angezeigt. Insofern sind die Formulierungen von kurzfristigen Funktionszielen durchaus angebracht. Nichtsdestotrotz sind Ziele auf der Ebene der Teilhabe möglich, am ehesten mithilfe der Angehörigen. Hier wird eher **bottom-up** vorgegangen, von der Funktion ausgehend über die Aktivitäten bis hin zur Teilhabe.

Man kann die ICF-orientierte Therapiezielformulierung als einen Prozess sehen, der entlang einer Zeitachse stattfindet.

Ein wichtiger Aspekt bei der Arbeit mit festgelegten Therapiezielen ist die sog. **„Meisterungseinstellung"** (**Selbstwirksamkeitserwartung,** ➤ Kap. 5.6.4) des Patienten: Wenn er optimistisch und davon überzeugt ist, dass er das Ziel erreichen kann, trägt das wesentlich zu seinem Erfolg bei. Außerdem sollten die Ziele nicht zu einfach sein. Ein gewisser **Schwierigkeitsgrad,** sodass das Ziel gerade noch erreichbar ist, fördert ebenfalls den Erfolg. Nicht zuletzt ist konkretes spezifisches Feedback wichtig (Frommelt & Grötzbach 2007). Dazu braucht es klare Anweisungen und Instruktionen seitens der Therapeutin.

PRAXISTIPP

ICF Zielformulierungen bei Aphasie

Grundsätzlich impliziert ein Teilhabeziel mehrere Aktivitätsziele und die wiederum mehrere Funktionsziele. Exemplarisch ist jeweils nur eins genannt:

- Teilhabeziel: Rückkehr in den Beruf als Sekretärin
- Aktivitätsziel: Geschäftsbriefe schreiben mit dem PC
- Funktionsziel: Unterscheiden aller Buchstaben auf der Tastatur

Der Bundesverband für Aphasiker stellt eine Broschüre mit Beispielen von Aktivitätszielen in den Bereichen Weiterbildung, Familie, Straßenverkehr, Hobby und Lebensführung zur Verfügung. Erhältlich unter www.dbl-ev.de/service/meldungen/einzelansicht/article/aphasie-wort-fuer-wort-zurueck-ins-leben.html

ICF Zielformulierungen bei Dysarthrie

- Teilhabeziel: wieder mehr Zeit mit den Enkelkindern verbringen
- Aktivitätsziel: den Enkelkindern eine Geschichte vorlesen
- Funktionsziel: die Sprechlautstärke um 10 dB erhöhen

Zielerreichungsskalen

Man kann mit dem Patient gemeinsam bewerten, wie gut ein Ziel erreicht wurde. Das fördert die aktive Mitarbeit und Motivation des Patienten, die Ziele zu erreichen. So verstärkt man die Zusammenarbeit und fördert den partizipativen Ansatz. Hierzu kann man das **Goal Attainment Scaling (GAS**; Beushausen & Grötzbach 2011; Beushausen 2009b) verwenden. Es besteht aus 5 Stufen: von +2 (höchster Entwicklungsstand) bis -2 (niedrigster Entwicklungsstand; ➤ Tab. 5.6).

Wie das Erreichen des Ziels zu bewerten ist, wird vorher festgelegt. Also welche Faktoren erfüllt sein müssen, damit das Ziel ganz, teilweise oder nicht als erreicht gilt. Ein Beispiel für die Bewertung mit der GAS gibt Bauer (2015, S. 21) für eine Patientin mit Aphasie, Frau HT, der es wichtig war, wieder kleine Gespräche führen zu können. Die Zielformulierung für die Patientin Frau HT lautete: „Frau HT soll übliche Small Talks mit Bekannten mithilfe von weitgehend konventionalisierten (d. h. in ihrer Form stark verfestigten) Redewendungen flüssig meistern und inhaltlich mitgestalten können." Das Ziel wurde nach 14 Therapiesitzungen innerhalb von 4 Wochen mit der GAS anhand eines systematischen Beobachtungsprotokolls mit Videoaufzeichnung bewertet (➤ Tab. 5.7).

Letztlich erreichte Frau HT die Levels 0 und +, da sie die geübten Redewendungen syntaktisch korrekt realisieren konnte, bei ungeübten jedoch weiterhin Schwierigkeiten hatte.

Tab. 5.6 Goal Attainment Scale (GAS) (Beushausen 2009b, S. 74)

Skala	Definition
2: höchster Entwicklungsstand	Ziel zu 100 % erreicht
1: Entwicklungsstand höher als erwartet	Ziel zu 75 % erreicht
0: erwarteter Entwicklungsstand	Ziel zu 50 % erreicht
-1: Entwicklungsstand geringer als erwartet	Ziel zu 25 % erreicht
-2: niedrigster Entwicklungsstand	Ausgangszustand beibehalten

Tab. 5.7 Beispiel für GAS nach Bauer (2015, S. 21)

Leistungsstufe	Beschreibung
++	„Frau HT meistert geübte und ungeübte Small Talks mithilfe trainierter Redewendungen. Ihre Äußerungen sind phonematisch unauffällig und syntaktisch korrekt."
+	„Frau HT meistert geübte Small Talks mithilfe trainierter Redewendungen. Ihre Äußerungen sind phonematisch unauffällig und syntaktisch korrekt."
0 Ziel	„Frau HT meistert geübte Small Talks im normalen Format (konventionalisierte Frage – Gegenfrage; konventionalisierte Antworten) mithilfe trainierter Redewendungen, die syntaktisch korrekt realisiert werden, als Fragende wie als Antwortende."
-	„Frau HT meistert geübte Small Talks mithilfe trainierter Redewendungen als Antwortende (reaktiv)."
--Ausgangslage	„Frau HT verhält sich in Small-Talk-Situationen nur reaktiv (nur einsilbige Antworten) und hält damit das übliche Format (Frage-Gegenfrage) nicht ein. Sie versucht übliche Redewendungen (für Antworten) zu realisieren, scheitert aber an phonematischen Paraphasien und erfolglosen Selbstkorrekturversuchen. Ihre einsilbigen (adaptiv agrammatischen) Äußerungen empfindet sie als beschämend."

5.2.2 Interdisziplinäres Arbeiten

Die interdisziplinäre Zusammenarbeit ist gerade in der Neurologie und Geriatrie (➤ Kap. 14.2) von unschätzbarem Wert. Aufgrund der multiplen Symptomatik bei Patienten nach Schlaganfall oder mit neurologischen Erkrankungen muss ein Zusammenspiel der verschiedenen Disziplinen erfolgen. Die Therapiebereiche Physiotherapie, Ergotherapie und Neuropsychologie spielen dabei eine große Rolle. Aber auch die Ärzte und die Pflege sind über die Diagnosestellung hinaus weiterhin involviert. Die Ärzte müssen über Hilfsmittel, weitere instrumentelle Diagnostik und Medikamente entscheiden, die Pflege unterstützt den Patienten und fördert seine Selbstständigkeit im Bereich der Körperpflege. Selbst in der ambulanten Nachsorge ist ein interdisziplinärer Austausch nicht unrealistisch und sollte angestrebt werden. Wenn auch gemeinsame Therapieeinheiten schwieriger zu organisieren sind, so können sich die Therapeuten untereinander über die Zielsetzungen und Vorgehensweisen abstimmen und kooperieren. Wenn z. B. ein schwer betroffener Patient mit einer Hemiparese rechts dennoch zumindest seinen Namen und einzelne Wörter schreiben möchte, so können sich Ergo- und Sprachtherapeutin darüber abstimmen, dass dieselben Items geübt werden und worauf sie achten müssen.

Im Sinne der ICF ist sowohl eine multidisziplinäre als auch eine interdisziplinäre Zusammenarbeit gefordert.

DEFINITION

- **multidisziplinär:** verschiedenen Berufsgruppen haben ihr klar abgegrenztes Arbeitsfeld und ihre eigene Denkweise, sie tauschen sich vorwiegend innerhalb ihrer Gruppe aus; mit den anderen Berufsgruppen wird zusammengearbeitet
- **interdisziplinär:** verschiedenen Berufsgruppen arbeiten integrativ zusammen; dabei steht eine gemeinsame Fragestellung und Zielsetzung im Vordergrund; der Austausch findet zwischen allen Berufsgruppen statt

Da die Teilhabe- und Aktivitätenziele an oberster Stelle stehen, bleibt es nicht aus, dass alle zusammenarbeiten müssen, um diese zu erreichen. So braucht eine Chorsängerin mit einer Dysphonie, Doppelbildern und einer leichten Gangataxie die Sprach-, die Ergo- und die Physiotherapeutin, um zu erreichen, dass sie wieder im Chor stehen, ihre Noten haltend und lesend mitsingen kann (Grötzbach 2012). In einigen Rehakliniken, z. B. in Schaufling (Grötzbach et al. 2014) oder in Luzern in der Schweiz finden bereits nach ICF teilhabe-orientierte standardisierte Abläufe der Rehabilitation statt (Rentsch 2005). Dazu gehört ein Aufnahmeteam, bei dem der Patient mit allen Therapeuten zusammensitzt und gemeinsam die Ziele festgelegt werden. Dies ist natürlich sinnvoller, als wenn jeder Therapeut allein ein Anamnesegespräch führt.

FALLBEISPIEL

Umsetzung der ICF in der Rehabilitationsklinik in Schaufling

Tag 1: Anreisetag des Patienten
Aufnahme durch Ärzte und Pflege; Information über das Morgenteam; Anweisung, sich Gedanken über seine Rehabilitationsziele zu machen
Tag 2: Morgenteam
Patient trifft sein behandelndes Team; Therapieziele werden formuliert und in einen Therapieplan geschrieben; Team erstellt den Behandlungsplan anhand der Teilhabeziele; Funktionsziele werden in den Einzeltherapien festgelegt
Tag 7: Mittagsteam
behandelnde Team trifft sich (ohne den Patienten); Änderungen werden besprochen; eine mögliche Verlängerung der Reha wird diskutiert; Änderungen werden dem Patienten mitgeteilt
Eine Woche vor Entlassung: Entlassungsteam
Vergleich der Therapieergebnisse mit den Therapiezielen; Erstellung einer sozialmedizinischen Epikrise; evtl. Versorgung mit Hilfsmitteln; Erstellen von Eigenübungsaufgaben; Kontakte zu weiterbehandelnden Kollegen werden aufgenommen
(Grötzbach et al. 2014)

5.3 Evidenzbasierte Sprachtherapie

Für die Durchführung einer evidenzbasierten Sprachtherapie bedarf es seitens der Sprachtherapeutin eines Umdenkens: Eine regelmäßige Beschäftigung mit der aktuellen sprachtherapeutischen Literatur und Forschung (**externe Evidenz,** ➤ Kap. 5.3.1) sollte mit ihrer klinischen Praxis (**klinische Expertise,** ➤ Kap. 5.3.1) unter Berücksichtigung der Wünsche und Erwartungen der Patienten (**Patientenpräferenzen,** ➤ Kap. 5.3.1) kombiniert werden. Dabei kann nicht erwartet werden, dass sie sich in der gesamten wissenschaftlichen Literatur zu ihrem Thema auskennt. *Aber* es kann erwartet werden, dass sie sich bei besonderen Fragestellungen, die ihr in ihrer Therapie begegnen, auf die Suche nach Wirksamkeitsnachweisen macht, also ein **„problemorientiertes Vorgehen"** (Beushausen & Grötzbach 2011, S. 16) bevorzugt. Die evidenzbasierte Sprachtherapie beinhaltet auch das Wissen um die Quellen aktueller Studien und Kenntnisse in der Sprache der Statistik, um die Studienergebnisse und Wirksamkeitsnachweise – nämlich die externen Evidenzen – qualitativ einordnen zu können.

DEFINITION

Evidenzbasierte Medizin (EBM)

Evidenz: die Bedeutung ist aus dem Englischen übernommen und steht für Beweis, Beleg. Eine Evidenz kann eine bestimme Annahme (Hypothese) bestätigen (Verifizierung) oder nicht (Falsifizierung).
Handeln nach den Prinzipien der EBM bedeutet: Die Patienten werden nach der aktuellen wissenschaftlichen Datenlage behandelt, indem man das Wissen der klinischen Experten, z. B. Ärzte, Therapeuten, mit Evidenzen (Beweisen) aus der systematischen Forschung kombiniert (Beushausen & Grötzbach 2011).

Eine qualitätsorientierte Sprachtherapie sollte auf evidenzbasierten Therapieinhalten beruhen. Dies erwarten die Patienten, die Kostenträger und die Angehörigen. Die Sprachtherapeutin selbst sollte diese Erwartung an ihre Arbeit haben: Die sprachtherapeutischen Maßnahmen, die sie durchführt, sollten **effizient** und **effektiv** sein. Die Therapiemethoden, die die Sprachtherapeutin anwendet, sollten auf ihre **Wirksamkeit** hin geprüft worden sein.

DEFINITION

Evidenzbasierte Sprachtherapie

Der Begriff der evidenzbasierten Sprachtherapie leitet sich zum einen aus der **evidenzbasierten Medizin**, zum anderen aus der **evidenzbasierten Praxis** (➤ Kap. 5.3.1) ab. Die evidenzbasierte Sprachtherapie kombiniert Wissenschaftlichkeit mit klinischer Praxis.

Die Forderung nach der Anwendung von Therapiemethoden, die auf ihre Wirksamkeit hin geprüft sind, ist in der Praxis kaum erfüllt: Die sprachtherapeutische Forschung liegt noch weit hinter den Erwartungen, wie sie **Cochrane** (1972) vor über 30 Jahren für alle Medikamente, Therapiemethoden und -konzepte gefordert hat (vgl. folgender Exkurs). Es sind noch zu wenig Therapiemethoden einer Wirksamkeitsprüfung unterzogen worden. Dies bedeutet jedoch nicht, dass Therapiemethoden, die noch nicht geprüft wurden, unwirksam sind. Bis zum Beweis des Gegenteils dürfen und sollten sie weiter eingesetzt werden (Beushausen & Grötzbach 2011).

EXKURS

Cochrane Library

Der Arzt Sir Archibald Leman Cochrane (1909-1988) gilt als Gründer der evidenzbasierten Medizin (EBM). Aufgrund der Vielzahl an medizinischen Studien, ihrer unübersichtlichen Ordnung, schwierigen Zugänglichkeit und ihrer Unverständlichkeit für Laien (Patienten und Angehörige) forderte er 1972 folgende Maßnahmen:

- Entwicklung von Standards für Wirksamkeitsstudien
- jedes Medikament und jede Therapiemethode sollen auf ihre Wirksamkeit hin geprüft werden
- die Ergebnisse sollen auf eine verständliche Weise den Laien und Experten in einer Datenbank zugänglich gemacht werden
- die neuen Forschungserkenntnisse sollen schnell in den klinischen Alltag umgesetzt werden

(Beushausen & Grötzbach 2011)

Seitdem werden Übersichtsarbeiten, sog. **Reviews** erstellt. Sie stellen die Forschungsergebnisse von **randomisiert kontrollierten Studien** (*Randomised controlled Trial*, RCTs, ➤ Kap. 5.3.1) zusammen und machen sie so den Klinikern leichter zugänglich. Somit werden die Evidenzen zu einer bestimmten Fragestellung übersichtlicher dargestellt. Diese Reviews werden in der **Cochrane Library** veröffentlicht. Dort kann man neben dem kompletten Artikel und dem Abstract auch eine Zusammenfassung für Laien (*Plain Language Summaries*) herunterladen (➤ Kap. 5.3.1, Praxistipp).

5.3.1 Evidenzbasierte Praxis

Das Anwenden von Evidenzbasierter Praxis (EBP; ➤ Abb. 5.2) ist ein Zeichen für Therapiequalität: Es werden die Therapiemaßnahmen immer nach dem neusten wissenschaftlichen Stand mit der bestmöglichen Expertise der Therapeutin unter Einbeziehung der Wünsche und Erwartungen der Patienten durchgeführt. Dies ist gegenüber Kostenträgern ein wichtiges Argument (Beushausen & Grötzbach 2011), sie fordern:

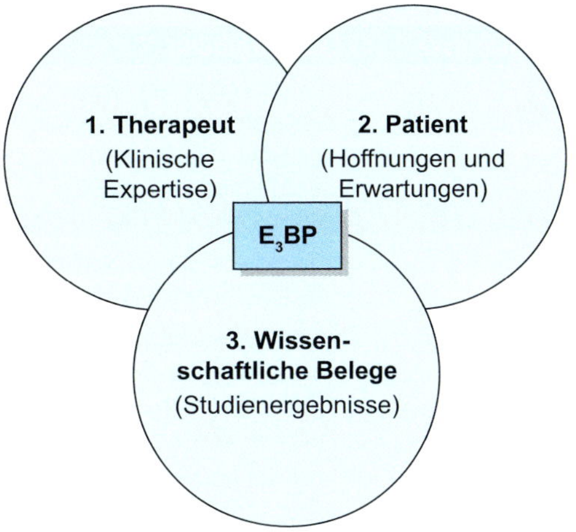

Abb. 5.2 EBP Modell [G792]

- SGB V, § 12(1): „Die Leistungen müssen ausreichend, zweckmäßig und wirtschaftlich sein; sie dürfen das Maß des Notwendigen nicht überschreiten."
- SGB V, §135a: Gesundheitsdienstleister sind „zur Sicherung und Weiterentwicklung der Qualität der von ihnen erbrachten Leistungen verpflichtet. Die Leistungen müssen dem jeweiligen Stand der wissenschaftlichen Erkenntnisse entsprechen und in der fachlich gebotenen Qualität erbracht werden."

DEFINITION

Evidenzbasierte Praxis (E_3BP, Dollaghan 2007)

Dieser Begriff umfasst drei Säulen, die in der Sprachtherapie in Diagnostik und Therapie berücksichtigt werden sollten, daher die tiefgestellte 3:

- externe Evidenz
- klinische Expertise der Sprachtherapeutin
- Patientenpräferenzen

Externe Evidenz

Die wissenschaftliche Literatur nach externer Evidenz zu durchforsten ist keine leichte Aufgabe. Man hat es mit verschiedenen Studienformen und -designs

Tab. 5.8 Evidenzklassen von Studien

Evidenzklasse	Beschreibung
Ia	ein systematisches Review/Meta-Analyse von mehreren methodisch hochwertigen randomisiert kontrollierten Studien (RCTs)
Ib	mindestens eine große, methodisch hochwertige RCT
IIa	mindestens eine methodisch hochwertige Studie ohne Randomisierung, z. B. eine Kohortenstudie
IIb	mehrere hochwertige Studien eines anderen Typs quasi-experimenteller Studien
III	mindestens eine hochwertige nicht-experimentelle Studie, z. B. prospektive Beobachtungsstudie, Fall-Kontroll-Studien
IV	Evidenz aufgrund von Expertenmeinungen, klinischer Erfahrungen angesehener Autoritäten, Kommissionen, beschreibende Studien

zu tun, die wiederum den Gütegrad der Evidenz (**Evidenzklasse;** ➤ Tab. 5.8) und somit den Grad der Empfehlung bestimmen. Dabei gilt: Je aufwändiger eine Methode ist, desto qualitativ wertvoller ist ihre Evidenz (Beushausen & Grötzbach 2011). Bestimmte **Studiendesigns**, z. B. die randomisierten kontrollierten Studien (RCTs), die v. a. in der Medizin eingesetzt werden, haben einen höheren Evidenzgrad und damit eine hochwertigere Aussagekraft als z. B. eine Einzelfallstudie. Das Studiendesign wird dabei durch die Fragestellung bestimmt. In der Sprachtherapieforschung gestalten sich Gruppenstudien schwierig, da kaum homogene Gruppen zu bilden sind. Hier setzen sich v. a. **multiple Einzelfallstudien** durch.

Man unterscheidet **drei grundsätzliche Formen** von Studiendesigns:

1. **experimentelle Studien:** Es wird ein Experiment durchgeführt, mit dem man eine Annahme (Hypothese) überprüfen möchte. Man möchte z. B. ein neues Therapiematerial testen (**Ursache** - **unabhängige Variable**). Dazu muss das Therapieziel (**Wirkung** - **abhängige Variable**) messbar sein. Beide Variablen werden also in einen **kausalen Zusammenhang** gesetzt. Dabei müssen drei Bedingungen erfüllt sein:
   a. es gibt mindestens zwei experimentelle Gruppen (Versuchsgruppe, Kontrollgruppe),
      i. die Versuchspersonen werden den Gruppen zufällig (**randomisiert**) zugewiesen,
      ii. die unabhängige Variable, also z. B. das Therapiematerial oder die Therapiemethode lassen sich kontrolliert einsetzen.
      iii. Gleichzeitig müssen die Störfaktoren (z. B. Uhrzeit, Ort, Untersucher) kontrolliert werden dadurch, dass man sie z. B. konstant hält.
      iv. Um noch weitere Störfaktoren oder Merkmale, z. B. Alter, Geschlecht, Abiturnote zu kontrollieren, kann man die Randomisierung der Versuchspersonen mit einer **Parallelisierung oder Matching** kombinieren: Hierbei wird zu jeder Person in der Versuchsgruppe eine Person mit ähnlichen Merkmalen in der Kontrollgruppe zugewiesen.
      v. Eine weitere Unterscheidung wird gemacht zwischen dem

      Laborexperiment: erlaubt eine komplette Kontrolle der Störvariablen, zeigt daher eine gute **interne Validität**, lässt sich aber nicht so leicht auf die Realität übertragen, hat daher eine schlechte **externe Validität**

      Feldexperiment: findet im natürlichen Umfeld der Versuchspersonen statt, z. B. im Kindergarten. Die Ergebnisse sind somit besser auf Situationen und Personen übertragbar (externe Validität)
2. **quasi-experimentelle Studien:** Es handelt sich ebenfalls um ein Experiment und die Überprüfung einer Hypothese, aber es findet keine Randomisierung der Versuchspersonen in den Gruppen statt. Dadurch sind die Ergebnisse schwieriger zu interpretieren, weil nicht alle Störvariablen kontrolliert sind. Hier handelt es sich eher um Feldexperimente, teilweise auch ohne Kontrollgruppe. Die Versuchspersonen in der Gruppe werden daher aufgrund von Alter, Geschlecht, einem bestimmten Syndrom oder

einer bestimmten Ätiologie parallelisiert. Die Ergebnisse lassen keine direkten kausalen Rückschlüsse auf die unabhängige Variable zu, sondern zeigen nur die Zusammenhänge zwischen den Messgrößen.

3. **nicht-experimentelle Studien:** Diese Studien sind personell und finanziell weniger aufwändig und daher weit verbreitet. Häufig handelt es sich um eine Befragung. Man unterscheidet hier zwischen **Längsschnitt-** und **Querschnittstudien:**
   a. Längsschnittstudie: dieselbe Erhebung wird zu verschiedenen Zeitpunkten durchgeführt
   b. Querschnittstudie: dieselbe Erhebung wird zum gleichen Zeitpunkt mit unterschiedlichen Gruppen durchgeführt

Aus diesen drei Studiendesigns ergeben sich verschiedene **Studientypen.** Zu den experimentellen Studien zählen:

- **randomisiert kontrollierte Studien** (*Randomised Controlled Trial,* RCT): RCTs sind eine bestimmte Studienform, die als „**Goldstandard**" für Wirksamkeitsnachweise gelten; dabei bedeutet „random" eine zufällige Zuordnung der Patienten und „kontrolliert", dass die Leistung zu Beginn und am Ende der Studie erfasst wird
- **Meta-Analyse von RCTs:** Überblicksarbeit, die nur RCTs auswerten (höchste Evidenzklasse)
- **systematischer Review:** Überblicksarbeit, die die Studien nach bestimmten Kriterien (systematisch) durchsucht, z. B. nach 1990, nur Patienten unter 70 etc. und dann alle wichtigen Ergebnisse zusammenfasst (höchste Evidenzklasse)
- **(Doppel-)Blind-Studien:** werden häufig bei der Medikamentenforschung eingesetzt; in der Sprachtherapie ist die doppelte Verblindung, also dass weder Studienleiter noch Versuchspersonen wissen, wer in welcher Gruppe ist, schwierig; hier versucht man durch Austausch der Untersucher eine Verblindung zu erzielen (verborgene Allokation), insbesondere indem der Untersucher, der die Vorher-Nachher-Diagnostik durchführt, nicht der Therapeut ist.

Zu den quasi-experimentellen Studien zählen:

- **Vorher-Nachher-Studien:** einfacher Versuchsaufbau mit einem Leistungsvergleich vor und nach einer Intervention; wird häufig als **Cross-Over-Design** konzipiert: hierbei werden zwei Methoden an zwei Gruppen getestet, nur in unterschiedlicher Reihenfolge
- **Einzelfallanalysen / multiple Einzelfallstudien:** hier werden nur bei einer Versuchsperson Werte gemessen, z. B. im Rahmen der Evaluation der Therapie; man kann auch eine Serie mit vielen Einzelfallanalysen erstellen

Zu den nicht-experimentellen Studien zählen:

- **Kohortenstudien:** reine Beobachtungsstudie, die kein Experiment durchführt; ist meist als Längsschnittstudie mit mind. zwei zeitlichen Messpunkten konzipiert; die **prospektive Variante** stellt die Hypothese auf und erhebt daraufhin die Daten; bei der **retrospektiven Variante** werden Datenbanken nach einer bestimmten Fragestellung durchforstet
- **katamnestische Untersuchungen:** hierbei geht es meist um die Frage nach der Nachhaltigkeit von Therapieerfolgen; es wird eine Datenerhebung zu Anfang einer Therapie, am Ende und dann noch einmal nach einem therapiefreien Intervall (meist 1 Jahr später) durchgeführt
- **Fallstudien:** dies ist eine Beschreibung eines bestimmten Falles, einer bestimmten Erkrankung oder eines bestimmten Konzepts; hierbei können sowohl qualitative als auch quantitative Aspekte aufgeführt werden

Die Qualität einer Studie wird in sechs Evidenzklassen (➤ Tab. 5.8), nach der AHRQ (*Agency for Health Care and Quality,* einer Organisation des amerikanischen Gesundheitswesens; Mehrholz 2010) eingeteilt.

Daraus ergibt sich dann eine Empfehlung für die Therapie, die in drei Grade eingeteilt wird (Mehrholz 2010; Beushausen & Grötzbach 2011):

- Empfehlungsgrad A: qualitativ hochwertige Evidenz, starke Empfehlung für die Verwendung in der Therapie
- Empfehlungsgrad B: Evidenz ist zu beachten, wird empfohlen
- Empfehlungsgrad C: schwache Empfehlung, Therapeutin entscheidet selbst, ob sie der Evidenz folgt

Die folgende Tabelle fasst alle Studientypen noch einmal für einen besseren Überblick zusammen (➤ Tab. 5.9).

5

Tab. 5.9 Überblick über Studientypen mit Evidenzklasse und Therapieempfehlung

Studiendesign	Studientyp	Evidenzklasse	Empfehlungsgrad
experimentell	RCT	Ia	A
	Meta-Analyse von RCTs	Ia	A
	systematischer Review	Ia	A
	(Doppel-)Blindstudie	Ib	A
quasi-experimentell	Vorher-Nachher-Studie / Crossover-Design	IIb	B
	Einzelfallanalyse / multiple Einzelfallstudie	III	B
nicht-experimentell	Kohortenstudie: • prospektiv • retrospektiv	IIa	B
	katamnestische Untersuchung	III	B
	Fallstudie	IV	C

DEFINITION

Kleines Glossar statistischer Begriffe

- **unabhängige Variable (uV)**: Ursache, Einflussgröße; eine durch den Untersucher manipulierte, veränderbare Stellgröße, z. B. die Art einer Therapieintervention
- **abhängige Variable (aV)**: Wirkung, Zielgröße; das Merkmal, welches durch die Untersuchung beeinflusst wird, z. B. das Therapieziel
- **Kausalität**: Verursachung; zwischen der Ursache X und der Wirkung Y muss ein Zusammenhang bestehen, wobei X Y vorausgeht (auch wenn Y auf X zurückwirken kann), dabei darf der Zusammenhang nicht durch andere Einflüsse Z bedingt sein
- **Objektivität**: eine Studie oder ein Test dürfen nicht durch den Untersucher beeinflussbar sein
- **Reliabilität**: Zuverlässigkeit der Aussage einer Studie oder eines Tests; gibt die Genauigkeit an; bei einer hohen Reliabilität kommt man immer wieder zum gleichen Ergebnis
- **Validität**: Gültigkeit der Aussage einer Studie oder eines Tests; inwieweit sie genau das misst, was sie messen soll:
  - **interne Validität**: Sicherstellen, dass die nur die unabhängige Variable die abhängige Variable beeinflusst, d. h. die Störvariablen sind kontrolliert und ausgeschaltet, z. B. in RCTs
  - **externe Validität**: bezeichnet die Generalisierbarkeit der Ergebnisse, zum einen auf Situationen, zum anderen auf Personen
- **Randomisierung**: Versuchspersonen werden den Versuchs- und Kontrollgruppen zufällig zugewiesen. Bei einer großen Stichprobe führt dies zur gleichen Verteilung (Mittelung) von möglichen Störgrößen, die nicht kontrolliert werden können
- **Verblindung (einfach, doppelt)**: Teilnehmer der Studie (Versuchsperson, Untersucher) wissen nicht, wer in welcher Gruppe ist
- **Parallelisierung / Matching**: Versuchsgruppen werden nach bestimmten Kriterien homogen gestaltet, z. B. Herkunft, Muttersprache, Testergebnisse, Schulabschluss
- **Signifikanz**: Verbesserung der Werte über dem Durchschnitt; eine Berechnung, ob die erreichten Unterschiede zwischen zwei Werten zufällig oder überzufällig (signifikant) entstanden sind; Signifikanztests machen Aussagen über die Wahrscheinlichkeit (probability- p-Wert). Je kleiner der p-Wert, desto höher die Signifikanz: < 0,05 = schwach, < 0,010 = stark, < 0,001 = hoch
- **Korrelation**: Zusammenhang zwischen zwei Merkmalen; positiv bedeutet, beide Merkmale verändern sich in die gleiche Richtung, z. B. nach oben; negativ bedeutet, beide Merkmale gehen in entgegengesetzte Richtungen; Korrelationskoeffizient liegt zwischen -1 und +1. 0 bedeutet keinen Zusammenhang
- **Baseline**: Ausgangslage einer Vorher-Nachher-Studie
- **Outcome**: Ergebnis einer Vorher-Nachher-Studie

Bei der Suche nach externer Evidenz wird ein 5-schrittiges Vorgehen vorgeschlagen, das sog. **PICO-Schema** (Klemme & Siegmann 2015; Beushausen & Grötzbach 2011). PICO steht für Patient, Intervention, Comparison, Outcome:

1. eine relevante, konkrete Frage formulieren
2. in Studien und Leitlinien nach der jeweils besten Evidenz recherchieren
3. die Ergebnisse kritisch bewerten

4. die Ergebnisse mit der eigenen Expertise und den Patientenerwartungen abgleichen und in der Therapie anwenden
5. die Behandlung daraufhin kritisch evaluieren

Da die Sprachtherapeutin im realistischen Fall selten die Zeit hat, eine umfangreiche Literaturrecherche durchzuführen, wird empfohlen, v. a. nach Übersichtsarbeiten, den **systematischen Reviews**, zu suchen (Borgelt & Kronenberger 2013). Diese Arbeiten haben den Vorteil, dass sie eine sehr hohe Evidenzstufe und bereits alle relevanten Studien zu einem Thema zusammengestellt haben, sodass die Recherche nach den einzelnen Artikeln entfällt. Dennoch sind auch diese Studien nicht vor qualitativen Mängeln gefeit: Die Leserin sollte überprüfen, ob die Auswahlkriterien klar definiert waren, in wie vielen Datenbanken gesucht wurde und wie die Beurteilung der methodischen Qualität der Studien ausfiel.

PRAXISTIPP

Online-Datenbanken

Die Recherche nach Studien und Artikeln erfolgt über das Internet, nur dann ist die Aktualität gewährleistet. Die Filterfunktionen erlauben, z. B. nur deutschsprachige Forschung oder nur Artikel aus den letzten zwei Jahren zu suchen. Es gibt allgemeine bio-medizinische Datenbanken, aber auch speziell sprachtherapeutische, z. B. SpeechBITE™. Viele Artikel sind frei zugänglich, dann ist dies vermerkt oder verlinkt, andere zeigen nur den Abstract. Volltexte sind z. B. über einen Bibliothekszugang an der Universität oder Fachhochschule verfügbar, in Großstädten evtl. auch über öffentliche Bibliotheken. Medizinische Zeitschriften sind häufig in manchen Kliniken vorhanden. Auf vielen Seiten kann man sich als Benutzer registrieren und dadurch Artikel-Anfragen an die Autoren stellen. Sollte die Therapeutin alle diese Möglichkeiten nicht haben, sind nur kostenpflichtige Downloads möglich. Hier eine kleine Auswahl:

- PubMed bzw. Medline: www.pubmed.de, eine der größten Datenbanken für Fachartikel und Publikationen aus dem bio-medizinischen Bereich
- EMBASE: www.embase.com, eine ähnliche große Datenbank von Elsevier, umfasst v. a. mehr europäische Forschung
- Cochrane Database: www.thecochranelibrary.com, u. a. gezielte Suche nach Cochrane Reviews möglich
- SpeechBITE™: www.speechbite.com, eine Plattform für rein sprachtherapeutische Forschung, die 2008 in Australien gestartet wurde
- Livivo: http://livivo.de, ein Suchportal für die sog. *Life Sciences* Medizin, Gesundheitswesen, Ernährung, Umwelt- und Agrarwissenschaften

Weitere Online-Plattformen sind:

- Homepage der ASHA (*American Speech and Hearing Association*), die häufig auch Eigenpublikationen, Leitlinien und Standards haben: www.asha.org
- dbl (Deutscher Bundesverband für Logopädie): www.evidenssst.org, eine Plattform für die angewandte evidenzbasierte Praxis

Klinische Expertise der Sprachtherapeutin

Die klinische Expertise der Sprachtherapeutin basiert zum einen auf ihrer **Ausbildung** und ihren **Fort- und Weiterbildungen;** zum anderen auf ihrer **Erfahrung,** die sie sich mit jedem Jahr ihrer Berufstätigkeit aneignet. Es kommt zu Spezialisierungen in bestimmten sprachtherapeutischen Bereichen, in denen sie besonders viel Wissen um das Störungsbild anhäuft. Die Erfahrung allein ist jedoch noch kein Kriterium für die Wirksamkeit einer Therapie (Beushausen 2014). Erst die Bereitschaft, sich auch mit Wissenschaft und Forschung auseinanderzusetzen und regelmäßig die Qualität ihrer Arbeit zu evaluieren, trägt zur EBP bei. Dabei wird eine ordentliche **Portion Skepsis** gegenüber neuen Diagnostikverfahren, Therapiemethoden und Therapiematerialien gefordert. Die therapeutische Entscheidungsfindung sollte auf den Prozessen des *Clinical Reasoning* beruhen (➤ Kap. 5.4). Eine gute Therapeutin besitzt des Weiteren **Fähigkeiten des Problemlösens**: Sie weiß um den Aufbau, die zeitliche und inhaltliche Struktur einer Therapie, sie ist in der Lage, die Methoden und Techniken der Situation und der Leistung des Patienten flexibel anzupassen. Ihre professionelle Haltung beruht auf ethischen Grundprinzipien und sie ist in der Lage **rational-emotive Entscheidungen** im Rahmen der Patientenversorgung zu treffen (Beushausen 2009b).

Ein nicht zu unterschätzender weiterer Aspekt der klinischen Expertise ist die **interpersonelle Fähigkeit,** mit den Patienten zu kommunizieren und eine therapeutische Beziehung zu ihnen aufzubauen. Dazu bedarf es bestimmter Persönlichkeitseigenschaften und sozialer Kompetenzen wie Einfühlungsvermögen, Analysefähigkeit, Zuhören und nicht zuletzt auch Humor (Dehn-Hindenberg 2008). Ein gutes Therapeutin-Patienten-Verhältnis trägt wesentlich auch zum Erfolg einer Therapie bei, indem der Patient sich gut aufgehoben fühlt und motiviert ist, der Therapie zu folgen (➤ Kap. 5.5).

Die klinische Expertise der Sprachtherapeutin setzt sich demnach aus den folgenden Fähigkeiten zusammen (Beushausen 2009b; Beushausen & Grötzbach 2011):

- **Fachwissen**: Kombination aus theoretischem Wissen und praktischer Erfahrung
- **problemlösende Fähigkeiten**: u. a. Therapie- und Zeitmanagement, Modifzierungstechniken, Entscheidungsvermögen und ethische Grundprinzipien
- **technische Fähigkeiten**: Wissen um Diagnostik- und Therapiematerial, deren Einsatz und Interpretation, Wissen um die Evaluation von Therapie
- **interpersonelle Fähigkeiten**: soziale und kommunikative Kompetenz

5

Patientenpräferenzen

Die dritte Säule der evidenzbasierten Sprachtherapie sind die Präferenzen der Patienten. Damit sind die **Erwartungen** und Vorstellungen, die Patienten mit sich bringen und an die Therapeutin und die sprachtherapeutische Therapie herantragen, gemeint.

Die Sprachtherapeutin versucht im Anamnesegespräch herauszufinden, was der Patient von der Therapie erwartet, wie er mit seiner Krankheit umgeht und welche Wünsche und Ziele er mit der Therapie verbindet. Diese Informationen, die sie aus dem Gespräch gewinnt, werden in gemeinsamen Therapiezielformulierungen miteinbezogen (➤ Kap. 5.2.1). Mögliche Fragestellungen sind (Grötzbach 2004):

- „Sie haben gesagt, dass alles wieder so werden soll wie vor dem Schlaganfall. Welche Dinge haben Sie denn vor dem Schlaganfall gerne gemacht?"
- „Sie haben gesagt, dass das Sprechen wieder richtig funktionieren soll. Wozu ist es Ihnen wichtig, wieder richtig sprechen zu können?"
- „Sie haben gesagt, dass Sie wieder gesund werden wollen. Was bedeutet gesund für Sie?"
- „Wenn Sie wieder zu Hause sind, welche Dinge möchten Sie gerne erledigen können?"

5.3.2 Leitlinien

Eine Leitlinie ist eine kurze Abhandlung über ein Störungsbild, z. B. Aphasie oder eine Erkrankung, z. B. periphere Fazialisparese, die als Orientierungshilfe für das therapeutische Handeln genutzt werden kann (Beushausen 2009b).

DEFINITION

In einer **Leitlinie** werden therapeutische Maßnahmen (Therapiemethoden und Medikamente) zu einem Störungsbild bzw. einer Erkrankung aufgelistet und nach der derzeitigen Studienlage bewertet. Sie gibt **Empfehlungen**, welche Methode, welches Medikament unter welchen Bedingungen angewendet werden soll. Eine Leitlinie ist nicht rechtlich verbindlich, sie empfiehlt nur.

Bei der Entwicklung einer Leitlinie sind verschiedene Experten beteiligt. Bevor eine Leitlinie veröffentlicht wird, werden deren Aussagen wiederum von Gremien der Fachgesellschaften geprüft und mit publizierter Literatur abgeglichen. Sie basiert demnach auf den neusten Forschungserkenntnissen und wird laufend aktualisiert und überprüft. Dadurch entstehen drei Entwicklungsstufen:

- Stufe 1: Experten einer Fachgesellschaft geben Empfehlungen, die von den Vorständen der Fachgesellschaften geprüft werden
- Stufe 2: es wird zusätzlich sowohl publizierte als auch noch nicht veröffentlichte Literatur berücksichtigt
- Stufe 3: es herrscht außerdem ein Konsens aller Gremien aller betroffenen Fachgesellschaften

Somit sind Leitlinien der Stufe 3 am wertvollsten. Neben einer kurzen Definition und Beschreibung des Störungsbildes werden die Ursachen aufgezählt. Daraufhin werden Empfehlungen bzgl. der Behandlung gegeben. Die Leitlinien geben somit einen guten Überblick über ein Störungsbild und berücksichtigen die aktuellen Forschungsergebnisse. Für viele Störungsbilder in der Sprachtherapie finden sich Leitlinien, die von den verschiedenen Fachgesellschaften verfasst werden, insbesondere von der Deutschen Gesellschaft für Neurologie (DGN), der Gesellschaft für Aphasieforschung und -behandlung (GAB) und der Deutschen Gesellschaft für Phoniatrie und Pädaudiologie (DGPP). Aufgrund der verschiedenen Entwicklungsstufen sollte die Sprachtherapeutin mind. alle zwei Jahre nach einer neueren Fassung einer Leitlinie suchen (Beushausen & Grötzbach 2011). Eine Auswahl von Leitlinien der DGN:

- Amyothrophe Lateralsklerose S1 (Stand 2014)
- Ataxien des Erwachsenenalters S1 (Stand 2018)
- Demenzen S3 (Stand 2016)
- Diagnostik und Therapie von Aufmerksamkeitsstörungen bei neurologischen Erkrankungen S2e (Stand 2012)
- Ischämischer Schlaganfall, Akuttherapie S1 (Stand 2012)
- Myasthenia gravis und Lambert-Eaton-Syndrom, Diagnostik und Therapie S2k (Stand 2014)
- Neurogene Dysphagien S1 (Stand 2012, wird derzeit überarbeitet)
- Neurogene Sprechstörungen (Dysarthrien) S1 (Stand 2018)
- Parkinson-Syndrom idiopathisch S3 (Stand 2016)
- Rehabilitation aphasischer Störungen nach Schlaganfall (inkl. Sprechapraxie) S1 (Stand 2012, wird derzeit überarbeitet)
- Therapie der idiopathischen Fazialisparese (Bell's Palsy) S2k (Stand 2017)
- Vaskuläre Demenzen S1 (2016)

Von der DGPP gibt es u.a. folgende Leitlinien für den Bereich Neurologie:

- LL Neurogene Sprech- und Stimmstörungen (Stand 2014)
- Positionspapier zu Schluckstörungen der DGHNO und DGPP (Stand 2015)
- S1 Leitlinie Stimmstörung (Stand 2011)
- S2k-Leitlinie Hypersalivation (Stand 2013)
- S3-Leitlinie Klinische Ernährung in der Neurologie (Stand 2013 Neurogene Dysphagie)
- Zugang zur Sprach-, Sprech- und Stimmtherapie (Stand 2014)

Sehr interessant und relevant für den Bereich Dysphagie sind die Leitlinien der Deutschen Gesellschaft für Ernährungsmedizin (DGEM) für die Bereiche klinische Ernährung in der Neurologie und Geriatrie (www.dgem.de/leitlinien).

Alle Leitlinien sind abrufbar bei der Arbeitsgemeinschaft der wissenschaftlichen medizinischen Fachgesellschaften unter www.awmf-online.de, außerdem bei den einzelnen Fachgesellschaften (www.dgn.org; www.dgpp.de).

5.3.3 Therapieevaluation

Die Sprachtherapeutin möchte wissen, ob ihre therapeutischen Interventionen bei dem Patienten zu einer Verbesserung führen. Oder sie möchte wissen, welche therapeutischen Maßnahmen dem Patienten weiterhelfen könnten und wie sie diese Verbesserungen am besten herbeiführen kann (Stadie & Schröder 2009). Hierzu bedient sie sich der **Wirksamkeitsprüfung** im Rahmen einer Therapieevaluation.

KLINISCHER HINTERGRUND

Wirksamkeitsprüfung in der Therapieforschung

Um die Wirksamkeit von Sprachtherapie z.B. nach Schlaganfall zu messen, müsste man ein Studiendesign erstellen, bei der eine Gruppe Sprachtherapie erhält, eine andere aber nicht. Dies ist aus rein ethischen Gründen nicht vertretbar, denn den Patienten stehen alle möglichen medizinischen und therapeutischen Maßnahmen rechtlich zu. Außerdem ist es fast unmöglich, eine homogene Gruppe zusammenzustellen. Um das Dilemma zu lösen, könnten beide Gruppen unterschiedliche Therapiemethoden erhalten. Somit wäre der ethisch-rechtliche Aspekt erfüllt. Eine Alternative zu kontrollierten, randomisierten Studien sind **(multiple) Einzelfallstudien** (Beushausen 2014). Dabei werden anhand der EbP in allen drei Evidenzbereichen (externe Evidenz, interne Evidenz, Patientenpräferenz) messbare Ziele formuliert, ein Studiendesign erstellt, z.B. Baseline vor Therapie – Therapie – Baseline nach Therapie, geeignetes Material ausgewählt, eine systematische Dokumentation und statistische Auswertung der Daten durchgeführt. Dabei kann der Einfluss der Spontanremission oder andere Störfaktoren durch eine Kontrollaufgabe kontrolliert werden. Kontrollierte Einzelfallstudien sind das bevorzugte Studiendesign in der kognitiven Neuropsychologie (➤ Kap. 7; ➤ Kap. 8).

Mit Evaluation ist die **Bewertung** gemeint. Die Evaluation untersucht den Nutzen und den Wert einer Therapie. Bewertet wird: Wie gut ist die Therapie? Dabei werden die Fragen gestellt: Was wird therapiert und warum? Wie wirksam sind die angewandten Therapieverfahren? Wie kann man die Therapie noch verbessern? (Beushausen & Grötzbach 2011; Bürki, Kempe, Kohler & Steiner 2011). Eine Evaluation sollte nützlich, durchführbar, fair und genau sein (Beushausen & Grötzbach 2011). Dabei werden zwei Formen der Evaluation unterschieden:

- **Prozessevaluation** (formative Evaluation): bewertet das pädagogisch-therapeutische Handeln (Bürki et al. 2011), insbesondere die Interaktion zwischen Therapeutin und Patient (Beushausen & Grötzbach 2011)
- **Ergebnisevaluation**: untersucht die Ergebnisse nach einer Intervention, bewertet die Therapieeffekte (ebd.)

Die Art der Evaluation kann mit unterschiedlichen Mitteln und Instrumenten erfolgen. Für die Sprachtherapie stehen verschiedene Verfahren zur Verfügung (Beushausen 2009b):

- objektive Verfahren: bildgebende Verfahren, akustische Verfahren
- subjektive Verfahren: Fragebögen, Schätzskalen
- qualitative Verfahren: Spontansprachanalysen, strukturierte Beobachtungen
- quantitative Verfahren: standardisierte und normierte Tests, validierte Fragebögen

5

Im Folgenden soll jedoch die Möglichkeit einer einzelfallorientierten Evaluation der Therapie vorgestellt werden.

Kontrollierte Einzelfalluntersuchung

In der medizinisch-therapeutischen Forschung bedient man sich zur **Wirksamkeitsprüfung** entweder Einzelfall- oder Gruppenstudien in randomisierten Designs. In der sprachtherapeutischen Forschung hat sich besonders die **kontrollierte Einzelfallforschung** durchgesetzt, da viele Faktoren und Störvariablen wie z. B. Spontanremission, besondere Zuwendung der Therapeutin oder eine allgemeine sprachliche Stimulierung in großen Gruppenstudien schwerlich kontrolliert werden können (Stadie & Schröder 2009). Zudem ist es nahezu unmöglich, homogene Gruppen zu bilden.

Das Ziel der Evaluation ist es, die kausalen Zusammenhänge aufzudecken, die zwischen einer bestimmten Therapiemaßnahme und signifikanten Verbesserungen oder Verschlechterungen der Leistungen des Patienten bestehen.

DEFINITION

Kausaler Zusammenhang

Nachweis im Sinn von Ursache und Wirkung, dass die nachgewiesenen Leistungsverbesserungen tatsächlich auf die untersuchte Intervention zurückzuführen sind (und nicht auf evtl. Störfaktoren; Beushausen & Grötzbach 2011; Stadie & Schröder 2009).

In der Evaluation der Therapie geht es also darum, **Therapieeffekte** nachzuweisen. Nicht nur für die Sprachtherapeutin, sondern auch für den Patienten und seine Bezugspersonen sowie den Gesetzgeber, der verlangt, dass Therapie effektiv und wirksam ist (➤ Kap. 5.3.).

Man unterscheidet folgende Therapieeffekte:

- **Übungseffekt:** Verbesserung der Leistung für geübte Items in der geübten Aufgabe
- **Generalisierungseffekt**: Verbesserung der Leistung für ungeübte Items in der geübten Aufgabe (die strukturell den geübten vergleichbar sind) oder die Verbesserung der geübten Items in einer ungeübten Aufgabe
- **Transfereffekt**: Verbesserung der Leistung auch im Alltag nachweisbar (Ebene der Aktivitäten)
- **Langzeiteffekt / Nachhaltigkeitseffekt**: Verbesserung der Leistung ist auch nach einiger Zeit (2 Wochen, 6 Monate, 1 Jahr) noch nachweisbar

Sollten sich Therapieeffekte zeigen, wäre dann noch zu untersuchen, ob die gleichen Therapiemaßnahmen ebenso effektiv bei anderen Patienten eingesetzt werden können bzw. ob die Effekte tatsächlich nur auf die Intervention oder auf die besondere Konstellation von Therapeut - Patient zurückzuführen waren (Stadie & Schröder 2009). Dies nennt man die **Replikation.**

Erfassung von Therapieeffekten

Jede Sprachtherapeutin kann mit relativ wenig Aufwand ihre Therapie evaluieren. Sie kann für jedes der vereinbarten Therapieziele ein kleines Studiendesign erstellen (➤ Tab. 5.10). Insbesondere im Bereich der Aphasietherapie bieten sich solche Vorgehensweisen an: Die Arbeit hier ist stark hypothesengeleitet und modellorientiert. Man hat es mit sehr konkreten Fragestellungen zu tun, z. B. Störung des Zugriffs auf das phonologische Output-Lexikon und das Therapiematerial kann sehr gut erstellt und kontrolliert werden. Aber auch im Bereich der Dysarthrie und Dysphonie lassen sich Behandlungserfolge über u. a. auditive und akustische Parameter messen, wenn man z. B. die Software PRAAT verwendet (➤ Kap. 9.5.4). Im Bereich der Dysphagie kann man Verbesserungen z. B. anhand der Einstufung von Kostformen, der Verwendung von Schätzskalen für Residuen durch instrumentelle Untersuchungen

Tab. 5.10 Checkliste für das Erstellen einer Einzelfalluntersuchung (Stadie & Schröder 2009)

Vorgehen	Checkliste
Untersuchungsplan entwerfen	• Überblick über erhaltene und gestörte Fähigkeiten schaffen • Schwerpunkt der therapeutischen Intervention setzen • Aufgaben und Instruktion festlegen • Kontrollaufgabe festlegen • Hilfestellung und Feedback bestimmen • Bewertung der Reaktionen festlegen
Material erstellen	• Items für Übungsaufgaben • Items für Kontrollaufgabe • Items für Ablenker • linguistische Parameter festlegen (z. B. Frequenz, Konkretheit, Wortlänge, Wortstruktur)
Protokoll für Reaktionen und Hilfen entwerfen	• quantitative Auswertung in korrekt/inkorrekt • qualitative Auswertung: Hilfestufen
Ergebnisse auswerten	• Baseline und Outcome vergleichen • statistische Berechnung für Signifikanzeffekte • Therapieeffekte bestimmen

(FEES, VFSS) oder der Bewertung mit der Penetrations-Aspirations-Skala nach Rosenbek messen (➤ Kap. 11.4.6).

Die Evaluation der therapeutischen Intervention wird danach bewertet, ob sich ein Übungseffekt zeigt, ob dieser Übungseffekt therapiespezifisch ist und ob sich Generalisierungseffekte zeigen.

Ein Untersuchungsplan kann im Sinn einer **Vorher-Nachher-Messung** aufgebaut werden. Man erhebt eine Eingangsbaseline, **Phase A,** führt daraufhin eine spezifische Therapieintervention durch, **Phase B,** und erhebt danach wieder einen Befund, **Phase A.** So erklärt sich der **Untersuchungsplan A-B-A**. Dieser kann variiert werden, indem eine Kontrollaufgabe hinzugenommen wird (➤ Abb. 5.3). Die Kontrollaufgabe steht in keinem Zusammenhang mit der Übungsaufgabe oder dem Therapieinhalt und Voraussetzung wäre, dass der Patient dort auch beeinträchtigte Leistungen zeigt. Wenn z. B. mündliches Benennen unter der Annahme einer Störung im Phonologischen Output Lexikon überprüft werden soll, dann könnte das Nach-

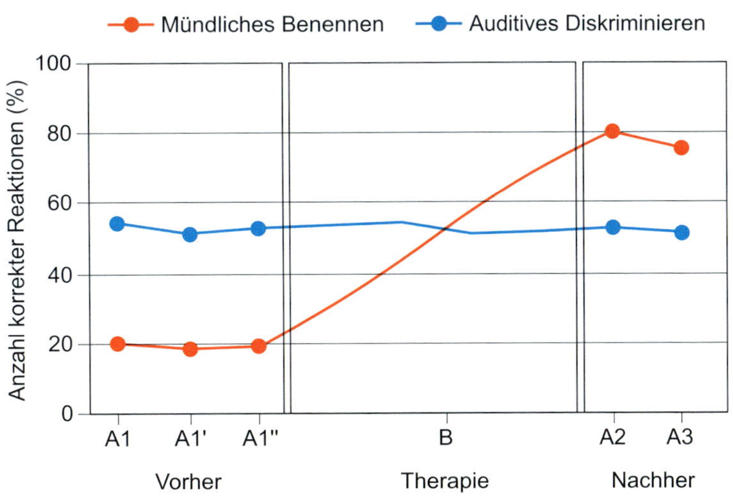

Abb. 5.3 Beispiel für einen A-B-A Untersuchungsplan mit Kontrollaufgabe [L143]

sprechen von Neologismen eine Kontrollaufgabe sein, da dabei das Phonologische Output Lexikon nicht involviert ist (vgl. Logogenmodell, ➤ Kap. 6.3.1). Der Vorteil des Einsatzes einer Kontrollaufgabe ist, dass mögliche Störvariablen ausgeschlossen werden können, wenn sich die geübte Leistung verbessert, die Kontrollleistung aber gleichbleibt. Somit sind die erzielten Verbesserungen kausal auf die Therapie zurückzuführen, man sieht einen **therapiespezifischen Effekt**.

Eine weitere Variation eines Untersuchungsplans wäre ein **gekreuztes Studiendesign:** Hier überprüft man zwei Therapieinterventionen. Eine Methode B plus eine zweite Methode C. Demnach führt man A-B-A-C-A durch (Stadie & Schröder 2009). Bei zwei Versuchspersonen (oder Versuchsgruppen) kann man zusätzlich die Reihenfolge der Therapieinterventionen variieren, das wäre dann A-C-A-B-A. Bei diesen Cross-over-Studien kann man die isolierte Wirkung einzelner Therapiemethoden messen oder Wechselwirkungen zwischen Interventionen erkennen.

Eine gekreuzte Untersuchung im Bereich Dysphagie (➤ Kap. 11) wäre z. B. die Überprüfung der Kehlkopfelevation sowie der Zungenretraktion mittels des Shaker-Manövers (B) und des Masako-Manövers (C). Die Baseline (A) wird mittels FEES und Biofeedback ermittelt. Anhand der Menge der Residuen in den Valleculae misst man den Erfolg des Masako-Manövers, anhand der Kurve im Biofeedbackgerät sieht man den Verlauf der Kehlkopfhebung. Interessant ist dabei die Frage, ob zum einen die Manöver zu den jeweiligen Verbesserungen führen und zum anderen, ob das Training der Kehlkopfelevation sich auch positiv auf die Residuen auswirkt bzw. umgekehrt, ob eine kräftigere Zungenretraktion die Kehlkopfhebung fördert (➤ Kap. 11.5.1, ➤ Kap. 11.5.2).

Erstellen eines Untersuchungsplans

Die Sprachtherapeutin hat zunächst einen neurolinguistischen Befund erhoben. Sie hat sich einen detaillierten Überblick über das Störungsbild ihres Patienten gemacht und bereits **Hypothesen über die zugrundeliegenden Ursachen** gebildet. Sie hat erkannt, welche Prozesse gestört und welche erhalten sind und sie setzt den Therapieschwerpunkt auf einen dieser gestörten Prozesse. Sie sucht nach Evidenzen für geeignete Aufgaben, die die Leistungen in diesem Prozess verbessern könnten und sie bestimmt, wie die Reaktionen bewertet werden (ab wann ist ein Item korrekt / inkorrekt, sind Wiederholungen zulässig, wann ist ein Item fertig geübt). Außerdem werden Hilfestellungen und Feedback festgelegt.

Der zweite Schritt ist das **Erstellen des Materials.** Dieses wird nach festgelegten Parametern strukturiert, z. B. Frequenz, Konkretheit, Wortlänge, Silbenstruktur, semantische Kategorie usw. Welche Parameter festgelegt werden, ist abhängig von der Fragestellung. Wenn phonematische Paraphasien behandelt werden sollen, dann spielen Wortlänge und Silbenstruktur eine wichtige Rolle. Geht es um semantische Paraphasien, sind die Frequenz oder der Grad der Vertrautheit relevant. Je nach Untersuchungsplan werden Items zum Üben und solche, die nicht geübt werden, gebraucht. Beide Listen sind in den festgelegten Parametern angeglichen. Für die Kontrollaufgabe, die nicht mit der Übungsaufgabe verwandt sein darf, kann auch ein Leistungstest aus einer Diagnostik verwendet werden. Sollen Hilfestellungen gegeben werden, braucht man dafür Material, ebenfalls für mögliche Ablenker.

Die **Reaktionen des Patienten** werden quantitativ und qualitativ ausgewertet. Ebenso werden die Hilfen protokolliert.

Der letzte Schritt ist die **Auswertung der Ergebnisse.** Die Daten der Nachher-Baseline (Outcome) werden mit denen der Vorher-Baseline verglichen und verrechnet. Um herauszufinden, ob es sich bei den Ergebnissen um signifikante Verbesserungen oder Verschlechterungen handelt, muss eine statistische Berechnung erfolgen. Hierfür eignet sich der **McNemar-Test**. Dieser Test ist besonders für Therapiestudien mit Vorher-Nachher-Untersuchungsdesign geeignet, da er nur Berechnungen von dichotomen (zweistufigen) Merkmalen vornimmt, z. B. korrekt / inkorrekt, vorhanden / nicht vorhanden. Dieser Test kann berechnen, ob signifikante Veränderungen eines solchen Merkmals stattgefunden haben. Dabei werden die Leistungen bei jedem Item miteinander verrechnet: Also die Verbesserungen (von inkorrekt zu korrekt) mit den Verschlechterungen (von korrekt zu inkorrekt). Wenn insgesamt mehr Verbesserungen stattgefunden haben und dieser Unterschied signifikant ist, dann sind die Verbesserungen überzufällig (Stadie & Schröder 2009). Der McNemar-Test kann online abgerufen werden unter www.graphpad.com/quickcalcs/McNemar1.cfm.

Stadie & Schröder (2009) bieten in ihrem Buch Beispiele für Dokumentations- und Protokollbögen, die bei der statistischen Auswertung helfen (ebd., S.46, 47).

EXKURS

Das Kriterium der Wirksamkeit vor dem Hintergrund der ICF

Bürki et al. (2011) plädieren ebenfalls für Einzelfallstudien in der Sprachtherapie, um die Wirksamkeit von Therapie darzustellen. Für sie ist „die Therapie nur individuell planbar" und daher der Therapieerfolg ebenso (S. 31). Das Kriterium *wirksam* sollte sich auf den Patienten beziehen, also auf seinen Alltag, seine Aktivitäten und seine Teilhabe, und nicht auf eine Norm oder Referenzgruppe. Es geht daher bei der Evaluation nicht um den Beweis eines wirksamen Vorgehens. Therapie ist ein komplexer Prozess, der mehr als nur Methoden und Techniken beinhaltet, er ist nicht nur „Ursache und Wirkung" (ebd.), sondern eine Interaktion der verschiedenen Therapieelemente wie u.a. die Beziehung zwischen Therapeutin und Patient, die Therapieerwartungen des Patienten und die Motivation.

5.3.4 Therapiedokumentation

Ein wesentlicher Bestandteil evidenzbasierten Handelns in der Sprachtherapie ist die Dokumentation des Therapieverlaufs und der Therapieergebnisse. Es sollte selbstverständlich sein, dass man seine Arbeit transparent macht, indem man sie ordentlich dokumentiert. Nicht zuletzt ist es ein Qualitätsmerkmal und Aushängeschild für die eigene Arbeit. Abgesehen davon ist es gesetzlich vorgeschrieben, alle medizinischen und therapeutischen Leistungen zu dokumentieren (Beushausen & Grötzbach 2011). Die Sprachtherapeutin schreibt einen **Aufnahmebefund**, eine **Verlaufsdokumentation** und einen **Abschlussbefund**. Zusätzlich kann sie Empfehlungen für z.B. Hilfsmittel schreiben oder Zwischenberichte und Gutachten an den Arzt bzw. die Krankenkasse weitergeben. Der dbl hat 2004 im Rahmen seines Qualitätsmanagements Dokumentationsleitlinien festgelegt, die alle Prozesse logopädischen Handelns umfassen: Diagnostik, Therapie, Beratung, Evaluation und Praxismanagement. Er stellt diese seinen Mitgliedern zur Verfügung. Giel (2005) hat einen umfassenden Ordner mit exemplarischen Dokumentationsbögen für die Sprachtherapie entwickelt. Dieser ist leider nur noch antiquarisch zu erwerben.

Eine Hilfe bei der Strukturierung von logopädischen Texten sind die aus England kommenden SOAP-Notes (Beushausen & Walther 2009):

- S (*subjective*): subjektive Angaben der Patienten
- O (*objective*): Diagnostik, Datensammlung
- A (*assessment*): Auswertung und Interpretation der Ergebnisse
- P (*plan*): Therapieplanung, Erstellen von Therapiezielen

Die sprachtherapeutische Dokumentation, insbesondere der Abschlussbefund, hat verschiedene Empfänger: Neben dem Patienten und seinen Angehörigen, dem zuständigen Arzt und den weiterbehandelnden Kollegen auch Beamte der Behörden (Krankenkasse, Rentenversicherung). Daher ist es wesentlich, dass sie in einer **für alle verständlichen und nachvollziehbaren Sprache** formuliert ist. Ein mit linguistischem Fachvokabular gespickter Bericht ist vielleicht für die Kollegin nachvollziehbar. Schon der Arzt kann damit wenig anfangen. Wichtig ist daher, die Ziele der Teilhabe und Aktivitäten zu nennen. Also z.B. „Herr M. kann wieder seinen Namen und seine Adresse schreiben" *statt* „Herr M. ist in der Lage, hochautomatisierte Graphemmuster selbstständig zu schreiben". Oder statt: „Es kommt zu regelmäßigem Drooling bei pürierten Konsistenzen" *lieber* „Frau F. kann pürierte Kost zu sich nehmen, auch wenn es dabei zu regelmäßigem Nahrungsaustritt aus dem linken Mundwinkel kommt".

Als Beispielgliederung für einen Therapiebericht schlagen Beushausen & Grötzbach (2011, S. 100) folgendes Schema vor:

1. demografische Angaben
2. Anamnese
3. Diagnose mit Angabe zur Diagnostik und den Ergebnissen
4. Therapieziele
5. Therapieeinheit
6. Therapieergebnisse
7. Epikrise / Prognose
8. weiteres Vorgehen / Maßnahmen / Prognose

5

5.4 Clinical Reasoning

Mit Clinical Reasoning sind **Denk- und Entscheidungsprozesse** gemeint, die die therapeutische Arbeit begleiten, steuern und unterstützen. Eine Sprachtherapeutin bekommt einen Patienten mit einer bestimmten Diagnose vom Arzt überwiesen. Daraufhin beginnt sie, Hypothesen über die möglichen Behandlungsschritte und Maßnahmen zu bilden, die notwendig sein könnten. Im Gespräch mit dem Patient und mit Kollegen eröffnen sich noch mehr Hypothesen und Denkvorgänge. Die Sprachtherapeutin trägt alle Informationen zusammen und trifft daraufhin ihre therapeutischen Entscheidungen (Beushausen 2010).

DEFINITION

Unter *Clinical Reasoning* sind „alle Denkprozesse von klinisch tätigen Personen, also Angehörigen der Medizin- und Gesundheitsberufe zu verstehen, die darauf abzielen, eine klinische Entscheidung zu treffen" (Klemme & Siegmann 2015, S. 20).
Gleichzeitig beinhaltet der Begriff „verschiedene wissenschaftliche Ansätze, den Entscheidungsprozess zu untersuchen, zu verstehen, zu klassifizieren und zu verbessern" (Beushausen 2010, S. 30).

Der Begriff wird vollständig aus dem Englischen übernommen und nicht übersetzt. Wörtlich bedeutet er so etwas wie „klinisches Urteilen", „klinisches Schlussfolgern". Er summiert die Hypothesenbildung, die Schlussfolgerungen, die Diagnosestellungen und die Entwicklung von Maßnahmen, die während einer Behandlung bzw. während des kompletten Kontakts mit dem Patienten stattfinden. Diese verschiedenen Denkprozesse sind zentral für das professionelle therapeutische Handeln. Und obwohl sie meist unbewusst ablaufen ist es doch möglich, sie transparent zu machen und somit das therapeutische Handeln zu optimieren. Der professionelle Umgang mit Patienten erfordert nicht nur das Fachwissen der Therapeutin, sondern auch ihre Fähigkeit, die Situation und den Menschen zu erfassen. Denn jeder Patient ist anders, jede Situation ist anders. Es geht auch um das Einbeziehen der Umgebung und die Interaktion nicht nur mit dem Patienten, sondern auch mit seinen Angehörigen oder betreuenden Personen. Auch das ist Teil des Clinical Reasoning.

Das Ziel des Clinical Reasoning ist die **Optimierung der Therapie** und die Anpassung der Therapie an den jeweils aktuellen Bedarf des Patienten. Clinical Reasoning beeinflusst den gesamten Therapieverlauf und macht die Therapie effektiver und effizienter.

Dies gilt v. a. im Zusammenhang mit der evidenzbasierten Therapie (➤ Kap. 5.3). Im Zuge der Akademisierung der therapeutischen Berufe und der damit einhergehenden zunehmenden Anerkennung ihrer Professionalität wird eine Kombination von evidenzbasierter Praxis mit Clinical Reasoning gefordert.

Ein erfolgreiches Clinical Reasoning basiert auf vier grundlegenden Fähigkeiten, die die **berufliche Handlungskompetenz** einer Therapeutin ausmachen (Pätzold 1999):

1. **Fachkompetenz**: Fähigkeiten und Kenntnisse das Fach betreffend
2. **Methodenkompetenz**: Fähigkeit, sich neue Kenntnisse und Fähigkeiten anzueignen
3. **Personalkompetenz**: Fähigkeit, sein eigenes Wissen und seine Fähigkeiten ständig zu reflektieren und zu überprüfen
4. **Sozialkompetenz**: Fähigkeit, mit anderen Menschen im Team zu kooperieren und zu kommunizieren

Um das Clinical Reasoning greifbarer, transparenter und lern- und lehrbarer zu machen, zerlegt man es in seine Grundelemente. Prozesse des Denkens sind sehr abstrakt und laufen häufig unbewusst ab. Man kann sie nicht von außen beobachten, sondern nur im Nachhinein durch Befragen und Analysieren von Situationen erfassen.

Die **Grundelemente** des Clinical Reasoning sind:

- **Kognition**: analytische und problemlösende Denken; dazu gehört auch das Sammeln der Daten und ihre Analyse, also die Diagnostik, Therapieplanung und Therapieausführung (Beushausen 2009b); diese Denkprozesse erfordern **Wissen,** sodass sich beide Elemente gegenseitig bedingen bzw. parallel ablaufen
- **Wissen**: gemeint ist fachspezifisches Wissen; dabei gelten nicht die Kenntnisse an sich, sondern die Fähigkeit, dieses Wissen in den entsprechenden Situationen einzusetzen; man unterscheidet daher zwischen **biomedizinischem Wissen** und **klinischem Wissen**, sozusagen dem theoretischen Fundament und der Erfahrung aus der Praxis
- **Metakognition**: ist beiden anderen Elementen übergeordnet; sie bezeichnet die **Reflexion** über

das eigene Handeln und die eigenen Entscheidungen und Schlussfolgerungen, die aufgrund von Kognition und Wissen gefällt wurden; die Metakognition setzt die Clinical Reasoning-Prozesse in Gang

EXKURS

Reflexion

Der Vorgang der Reflexion wird v. a. in der logopädischen Ausbildung eingesetzt, um die Studierenden für ihr therapeutisches Handeln, für die Interaktion zwischen ihnen und dem Patienten zu sensibilisieren. Sie sollen in der Lage sein, „eine aktuelle therapeutische Situation einzuschätzen, zu bewerten und Handlungsweisen an die Erfordernisse anzupassen" (Wanetschka 2011, S. 36).

5.4.1 Therapeutische Entscheidungsfindung

Es gibt zwei Strategien im therapeutischen Entscheidungsfindungsprozess, über die klinische Probleme erkannt, interpretiert und behandelt werden: das **hypothetisch-deduktive Vorgehen** und die **Mustererkennung.** Diese beiden Wege werden insbesondere bei der Diagnostik angewandt. Dabei macht es einen Unterschied, ob die Therapeutin viel Erfahrung hat und bereits „Expertin" *oder* ob sie eine Berufsanfängerin ist.

KLINISCHER HINTERGRUND

Modell des Kompetenzerwerbs (Dreyfus & Dreyfus 1980)

Die klinische Expertise einer Therapeutin basiert auf ihrem Wissen und ihrer Erfahrung. Mit zunehmender Erfahrung verändert sich ihr Blick auf Störungsbilder. Wo sie als Anfängerin noch eine „Summe von gleich wichtigen Einzelheiten" gesehen hat, erkennt sie als erfahrene Therapeutin oder Expertin gleich das Ganze (Rathey-Pötzke 2011, S. 21).

Es gibt fünf Leistungsstufen im Kompetenzerwerb:

1. Anfängerin
2. Fortgeschrittene
3. Fachkraft
4. erfahrene Fachkraft
5. Expertin

Hypothetisch-deduktives Reasoning

Die Therapeutin stellt aufgrund der ärztlichen Diagnose, der Anamnese und der Symptomatik erste Hypothesen bzgl. der zugrundeliegenden Störung auf. Diese Hypothesen werden anhand weiterer diagnostischer Maßnahmen wie standardisierter oder informeller Testverfahren getestet, bestätigt oder verworfen. Die Hypothesen werden evaluiert und einem Störungsbild zugeordnet, d. h. es wird vom allgemein bekannten Störungsbild auf den individuellen Fall geschlossen (Beushausen & Walther 2010).

Mustererkennung

Die Mustererkennung wird i. d. R. von erfahrenen Therapeutinnen angewendet. Sie haben bereits viele typische Fälle behandelt und somit „**Krankheitsskripte**" erworben. Diese Muster werden schneller erkannt, sobald typische Merkmale (*cues*) beim Patienten wahrgenommen werden. Die Diagnosestellung erfolgt anhand dieser Mustererkennung und ist dadurch wesentlich schneller (Beushausen & Walther 2010).

5.4.2 Formen des Clinical Reasoning

Man unterscheidet verschiedene Arten von Denkprozessen, um die Komplexität des Clinical Reasoning aufzubrechen. Diese verschiedenen Formen laufen alle gleichzeitig ab und stehen in Wechselwirkung zueinander. Mal dominiert die eine Form, mal die andere. Sie können auch auf unterschiedlichen Ebenen ablaufen. Die Beschäftigung mit Clinical Reasoning kommt vorrangig aus der Physio- und Ergotherapie. Für die Logopädie gibt es von Beushausen & Walther (2010) einen Ansatz, in dem das didaktische Reasoning ergänzt wurde.

- **scientific Reasoning / prozedurales Reasoning**: auf der Ebene Therapeut – Patient; die Ermittlung der therapeutischen Diagnose, bestimmt durch das fachliche Denken sowie Problemlösungsprozesse; hier kommen Fachwissen und klinische Expertise zusammen (Rathey-Pötzke 2011)
- **konditionales Reasoning**: auf der Ebene Therapeut – Patient – Angehöriger; hier geht es um ein zukunftsorientiertes Denken der Therapeutin sowie um die Erwartungen des Patienten an die Behandlung; es geht darum, ein möglichst realistisches Bild von der Zukunft des Patienten zu zeichnen
- **ethisches Reasoning**: auf der Ebene Therapeut – Patient; Denkprozesse, die aufgrund von Werten, Einstellungen und Haltungen ablaufen;

hier kommt es zu moralischen, politischen und ökonomischen Entscheidungen; die Medizinethik umfasst vier Prinzipien ethischen Handelns, das sog. **Georgetown Mantra:**
  - Autonomie: Selbstbestimmungsrecht des Patienten
  - nicht-Schaden: Prinzip der Schadensvermeidung
  - Fürsorge: Patientenwohl
  - Gleichheit: soziale Gerechtigkeit
- **pragmatisches Reasoning**: auf der Ebene Therapeut – Patient und Therapeut – Institution; hier ist das Denken sachlich ausgerichtet, auf die Rahmenbedingungen, die Räumlichkeiten, den Zeitrahmen, die finanziellen Möglichkeiten; es geht auch um die Motivation des Patienten und seine bisherigen Erfahrungen; hier spielen also Faktoren eine Rolle, die außerhalb der Therapeuten-Patienten-Beziehung liegen
- **interaktives Reasoning**: auf der Ebene Therapeut – Patient; hier geht es um den direkten Dialog mit dem Patienten, um den Austausch auf der Ebene von Wahrnehmungen und Gefühlen; man erfasst den Patient als ganze Person und soziales Wesen; Feiler (2003) nennt folgende Aspekte für eine gelingende Interaktion zwischen Therapeutin und Patient:
  - Akzeptanz des Patienten
  - Respekt
  - aktives Zuhören
  - Empathie
  - Herstellen einer Vertrauensbasis
  - Optimismus

  Hier ist die Therapeutin gefordert, mit Kommunikationsstrategien zu arbeiten und diese zu nutzen.
- **narratives Reasoning**: auf der Ebene Therapeut – Patient; diese Form ist ganz ähnlich der interaktiven; hier geht es um die Geschichten, die der Patient erzählt, die Geschichten, die die Therapeutin über andere Patienten erzählt und auch um die gemeinsame Geschichte, die sich in der Therapeutin-Patient-Beziehung entwickelt; bei der Narration erfährt man mehr als nur reine Informationen; man erfährt viel über die Denkweise, die Lebenseinstellung, die Wünsche und Erwartungen des Patienten (➤ Kap. 5.2.1)
- **didaktisches Reasoning**: auf der Ebene Therapeut – Patient; hier geht es um das Anleiten zu Verhaltensänderungen auf der kognitiven, emotionalen oder behavioralen Ebene und um die Vermittlungstechniken (Beushausen 2010)

Die Prozesse also, die durch Clinical Reasoning in Gang gesetzt werden, sind Teil des Selbstverständnisses und der Professionalität einer Sprachtherapeutin. Im folgenden Kapitel wird näher auf die Beziehung von Therapeutin und Patient eingegangen.

5.5 Kommunikation und Umgang mit neurologischen Patienten

Um an das vorangegangene Kapitel anzuknüpfen, geht es im Folgenden v. a. um die Interaktion zwischen Therapeutin und Patient. Dies ist eine grundsätzliche Herausforderung, egal in welchem sprachtherapeutischen Feld man sich bewegt. In der Neurologie und auch der Geriatrie wird die Interaktion durch pathologische Verhaltensmuster erschwert. Aufgrund der Schädigung des zentralen Nervensystems durch vielfältige Ursachen kann es auch zu Persönlichkeitsveränderungen und auffälligen Verhaltensweisen kommen, die als solche erkannt werden müssen und auf die besonders reagiert werden muss (➤ Kap. 4). Grundsätzlich erfordert die Arbeit mit Menschen eine **altruistische Einstellung:** eine Neugier auf fremde Menschen, keine Scheu vor fremden Situationen, ein großes Einfühlungsvermögen und Empathiefähigkeit, außerdem Gelassenheit im Umgang mit schwierigen Situationen und die Fähigkeit, über sich selbst lachen zu können und Situationen mit Humor zu entschärfen. Eine gute Therapeutin in der Neurologie braucht eine professionelle Freundlichkeit und Distanz zu ihren Patienten. Sie darf sich deren Schicksale nicht zu nah gehen lassen. Sie muss in der Lage sein, sich einerseits auf die Menschen einzulassen, andererseits ihre eigene Schutzmauer zu bewahren. Wenn man mit neurologischen und geriatrischen Patienten arbeitet, gerade im Akuthaus oder der Frührehabilitation, dann erlebt man nicht selten den Tod eines Patienten. Auch in der Ambulanz oder der konsiliarischen Arbeit in Pflege- und Altenheimen trifft man auf solche Situationen. Bei manchen Patienten ist es aus medizinischer Sicht relativ früh ersichtlich, dass nur noch palliative Maßnahmen durchgeführt werden. Aber es gibt auch Fälle, bei denen man sich engagiert und alle therapeutischen Methoden ausschöpft und die aufgrund anderer Faktoren sterben. Nicht zuletzt trifft man auch auf Patienten, die v. a. aufgrund einer onkologischen Erkrankung nur noch eine kurze Lebensdauer haben, bei denen die therapeutischen Maßnahmen rein adaptiv sind (➤ Kap. 17).

Eine gute Kommunikation zwischen Patient und Therapeutin ist abhängig von der Persönlichkeit der Therapeutin und ihrer Professionalität. Sie wendet bewusst oder unbewusst Strategien an, um die Interaktion möglichst erfolgreich zu gestalten. Das kann sie verbal oder auch nonverbal tun. Es hat etwas mit der therapeutischen Einstellung, der Körperhaltung und der Gesprächstechnik zu tun. Bei vielen erfahrenen Therapeutinnen ist das ein bereits automatisierter Prozess, der auch unbewusst abläuft. In ➤ Tab. 5.11 wird ein Überblick über mögliche therapeutische Strategien gegeben.

Tab. 5.11 Therapeutische Strategien (nach Schell & Schell 2008)

Bereich	Strategie	Erklärung
Körperhaltung	sich auf Augenhöhe zum Patienten positionieren	näher dran, um Empathie und Verständnis zu zeigen, oder weiter weg, um unabhängiges Handeln zu fördern
	fester Augenkontakt	den Patienten zur Interaktion einladen
	Gestikulieren	Einsatz von Hand-, Arm- und Kopfpositionen, um positive Zuwendung zu zeigen oder Feedback zu geben
Therapieinhalte	über Gesundheitszustand aufklären	Patient sollte ausreichend informiert sein, um einen Bezugsrahmen für seine Erwartungen zu haben
	Wahlmöglichkeiten schaffen	verschiedene Optionen anbieten, je nachdem, wieviel der Patient bewältigen kann
	Behandlung individualisieren	nach den Therapiezielen, aber auch den Vorlieben und Interessen des Patienten ausrichten
	Probleme gemeinsam lösen	Patient soll seine Probleme definieren und sich auf gemeinsame Lösungsansätze einlassen
	Erfolg strukturieren	Aktivitäten auswählen, die der Patient erfolgreich durchführen kann
Gesprächstechniken	Fragen stellen	zu den Gesundheitsproblemen, zu den Sorgen und den Wünschen
	Zuhören	Gespräch initiieren, Diskussionen weiterführen, genug Zeit zum Antworten geben
	Verhandeln	über Therapielänge, Therapieaufgaben, Mitarbeit fördern
	Ermutigen	Ergebnisse direkt oder anhand von Geschichten kommunizieren
	zwischen verschiedenen Gesprächsebenen wechseln	im Verlauf wechseln zwischen therapeutischer Arbeit und Humor, Smalltalk oder Geschichten, um Frustration, Spannung oder Unbehagen abzubauen
Entspannungstechniken	Small Talk	unverbindliches Plaudern, um Spannungen abzubauen, von Pausen abzulenken, den Druck wegnehmen
	Humor einsetzen	Witze und Scherze nutzen, um Spannungen abzubauen, abzulenken und die Mitarbeit aufrechtzuerhalten
	Persönliches erzählen	ein Bündnis schliessen, Geschichten zu Themen von allgemeinem Interesse austauschen
Therapeutische Haltung	„Geschenke" machen	mal etwas Besonderes tun, etwas, was über die Therapieinhalte hinausgeht
	verschiedene therapeutische „Persönlichkeiten" (personae) einsetzen	verschiedene Sprech- und Verhaltensweisen, verschiedene Autoritätsniveaus, Fachsprache, um Erwartungen des Patienten zu erfüllen

All diese Strategien:
- sind die Basis für therapeutisches Verhalten
- sind wesentlich für das Gelingen einer Interaktion mit den Patienten
- funktionieren sehr gut bei kognitiv gesunden Patienten bzw. Klienten
- gelten auch prinzipiell im Umgang mit neurologischen und geriatrischen Patienten

Aufgrund von verschiedenen Begleitsymptomen müssen die Strategien angepasst bzw. erweitert werden. Diese zusätzlichen Symptome können sein (➤ Kap. 4):
- Wahrnehmungsstörung
- Sprachstörung
- Delir, Desorientiertheit
- Demenz
- Aufmerksamkeitsstörung
- Persönlichkeitsstörung (z. B. bei Schädigungen des Frontalhirns)
- Anosognosie (fehlende Krankheitseinsicht)

Es gibt Patienten, die kennen sich nicht aus, sie wissen gar nicht, dass sie im Krankenhaus, einer Rehaklinik oder im Heim sind. Sie nehmen nur wenige Dinge wahr, lassen sich sehr schnell ablenken oder sind ungehalten, weil sie die Situation nicht verstehen. Viele sind aufgrund einer schweren Aphasie nicht in der Lage, alles Gesprochene zu verstehen. Sie verhalten sich distanzlos oder haben gar keine Störungseinsicht. Das fordert nicht nur die Sprachtherapeutin heraus. Es ist für alle beteiligten Berufsgruppen, die Ärzte, die Pflege, die Stationsassistenten, eine Herausforderung. Auf einer chirurgischen Station kann man an die Vernunft der Patienten appellieren, das Bett nicht zu verlassen. Auf der neurologischen Station ist es häufig ein Kampf mit unruhigen oder wahrnehmungsgestörten Patienten, sie im Bett zu halten, um Verletzungen zu vermeiden. Manche wollen aufstehen, obwohl eine Körperhälfte gelähmt ist. Oder der Patient mit der Aphasie versucht der Schwester etwas Dringendes mitzuteilen, bringt aber kaum ein verständliches Wort heraus. Häufig enden diese Interaktionen frustrierend für beide Seiten: Die Schwester kann nicht helfen, weil sie nicht versteht. Der Patient bleibt mit seinen unerfüllten Bedürfnissen zurück.

Viele dieser Symptome treten in der Akut-und Postakutphase auf, dennoch bilden sie sich nicht immer vollständig zurück. Die Residuen zeigen sich auch in der chronischen Phase, sodass ambulant tätige Sprachtherapeutinnen ebenfalls damit konfrontiert sind.

Damit die Interaktion zwischen medizinischem Personal und neurologischen Patienten erfolgreicher wird und gelingen kann, helfen folgende Strategien, die aufgrund von Erfahrungswerten zusammengestellt wurden (➤ Tab. 5.12).

Es ist wichtig, sich immer wieder bewusst zu machen, dass diese Patienten häufig nicht mit Absicht

Tab. 5.12 Therapeutische Strategien bei neurologischen Patienten

Strategie	Erläuterung
Ruhe schaffen	Radio, Fernseher ausschalten; wenn vorhanden, Paravent zwischen die Patienten setzen; Tür schließen; Schild: „Bitte nicht stören"
Thema eingrenzen	mit ja-nein-Fragen den Themenbereich abstecken
regelmäßig mit Namen ansprechen	Aufmerksamkeit lenken und halten
unverbindlichen Körperkontakt	an die Schulter oder Oberarm fassen; die Hand auf die Hand legen
Augenkontakt herstellen	Patient soll Therapeutin fokussieren; immer wieder dazu auffordern
klare, einfache Formulierungen	Aufforderungen kurz und prägnant formulieren
Vormachen	Aktivität vormachen, selbst ganz präsent sein, mit Realgegenständen arbeiten
behutsam vorgehen	Patient auf die Therapie vorbereiten; einen Rahmen schaffen; evtl. ein Ritual einführen
auf eine Sache konzentrieren	Aufmerksamkeit auf nur eine Sache lenken; nicht zuviel auf einmal verlangen
Geschichten akzeptieren	gerade bei Desorientiertheit oder Delir den Patienten nicht korrigieren, evtl. sanft in eine andere, realistischere Richtung lenken
Ruhe bewahren	nicht auf Aggressionen eingehen, sie durch Ablenkung umleiten bzw. abklingen lassen

dieses oder jenes Verhalten zeigen: Sie können nicht anders. Aufgrund der Hirnschädigung laufen einige kognitive Prozesse anders ab als vorher. Sie müssen Umwege gehen oder werden von anderen Regionen im Gehirn übernommen. Insofern braucht die Therapeutin im Umgang mit neurologischen Patienten ein fundiertes Verständnis über die Veränderungen, die nach einer Hirnschädigung ablaufen und über die möglichen Begleiterscheinungen, die eine neurologische Erkrankung mit sich bringt. Das Wissen um die Begleiterscheinungen bei neurologischen Erkrankungen (➤ Kap. 4) erleichtert den Umgang mit den Patienten.

5.6 Krankheitsverarbeitung

Menschen, die einen Schlaganfall erlitten haben oder die Diagnose einer progredienten Erkrankung wie Morbus Parkinson, Multiple Sklerose oder ALS erhalten, erleben dadurch eine **Lebenskrise.** Sie sehen sich plötzlich Veränderungen in ihrem Alltag, ihren Aktivitäten und ihrer Teilhabe gegenüber. Sie können vielleicht ihren Beruf nicht mehr ausüben, leiden unter Beschwerden, sind auf Hilfe bei der Verrichtung der alltäglichen Dinge wie Waschen, Anziehen und Toilettengang angewiesen. Auch für die Familie verändert sich das Leben. Es ist ein Einschnitt, der emotionale, physische, psychische sowie ökonomische und soziale Folgen für alle Beteiligten im Umfeld des Erkrankten nach sich zieht.

Der Betroffene ist damit konfrontiert, diese Krise zu bewältigen. Es muss eine Anpassung – eine Adaption – an die täglichen Erfordernisse des Lebens stattfinden. Es müssen nicht nur die Therapien, Krankenhausaufenthalte und Untersuchungen bewältigt werden, sondern auch die psychischen, emotionalen und psychosozialen Veränderungen. Die **Krankheitsverarbeitung** setzt spezifische kognitive und emotionale Prozesse in Gang. Synonyme Begriffe sind **Krankheitsbewältigung**, Krankheitsmanagement und **Coping**. In dem Begriff Krankheitsbewältigung liegt die Bedeutung, dass die Handlung erfolgreich abgeschlossen ist, während der Begriff der Krankheitsverarbeitung den Prozess beschreibt, der stattfindet (Kendel & Sieverding 2012).

Die Krankheitsverarbeitung erfolgt nicht sofort und ist nicht nur auf eine Strategie reduziert, sondern sie findet über einen langen Zeitraum statt – entsprechend der Dauer und Schwere der Erkrankung – und bewegt sich durch verschiedene Stadien und Strategien der Verarbeitung (Wendtner 1997).

DEFINITION

Krankheitsverarbeitung – Krankheitsbewältigung – Coping

Man spricht in der medizinischen Psychologie von **Coping** (engl.: mit etwas fertig werden). Coping bedeutet, die psychischen, physischen und sozialen Folgen einer Erkrankung zu bewältigen. Dabei bemüht man sich sowohl „innerpsychisch", also mit kognitiven und / oder emotionalen Strategien als auch durch aktives und zielgerichtetes Handeln (Harrer 1995; Wendtner 1997). Diese Verarbeitung ist ein Prozess zu unterschiedlichen Zeiten, mit verschiedenen Inhalten und verschiedenen Verhaltensweisen (Wendtner 1997).

5.6.1 Stress-Transaktionsmodell

Ein Schlaganfall oder die Diagnose einer chronischen Erkrankung löst eine Stressreaktion im Körper aus. Der Betroffene reagiert mit einer Bewertung der Situation entsprechend seiner situativen, emotionalen, sozialen und persönlichen Verfassung. Diese kognitiven Prozesse werden in dem **Stress-Transaktionsmodell** von Lazarus & Folkman (1984, ➤ Abb. 5.4) beschrieben: Auf einen Reiz (Stressor), in diesem Fall die Diagnose, folgt zunächst eine **primäre Bewertung** des **Ereignisses** als

1. irrelevant,
2. günstig und positiv oder
3. relevant und gefährlich

mit den Optionen Bedrohung, Herausforderung und Verlust. In einer **sekundären Bewertung** sieht die Person auf ihre verfügbaren **Ressourcen,** auf ihre Möglichkeiten und Fähigkeiten zur Stressbewältigung. Bei einem Mangel an Ressourcen kommt es zu Stress und Belastung. Wenn ausreichende Ressourcen vorhanden sind, finden verschiedene Coping-Strategien statt (➤ Kap. 5.6.2). Dabei können die Strategien adaptiv („Kampf") oder maladaptiv („Abwehr") sein (Beushausen 2009b; Fabry 2003). Beide Mechanismen sind wichtig und finden individuell unterschiedlich zu verschiedenen Zeiten statt. In einem letzten Schritt, der Krankheitsbewältigung, findet eine Neubewertung der Lebenssituation statt.

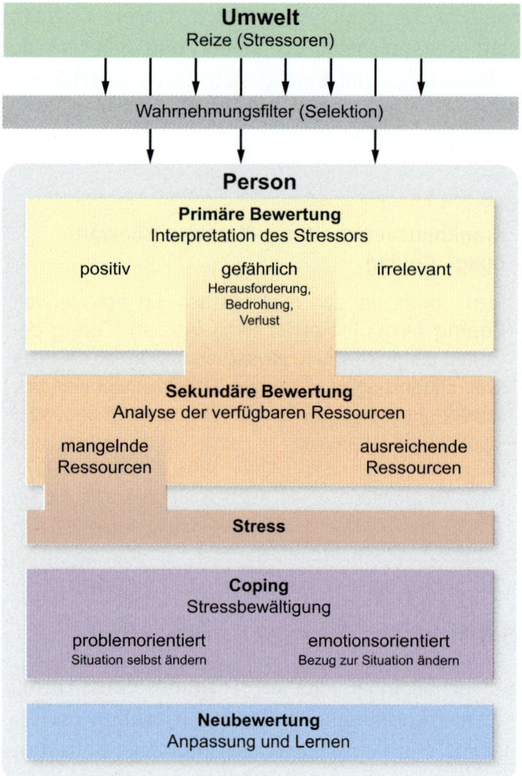

Abb. 5.4 Stress-Transaktionsmodell [L231]

Diese **Abwehrmechanismen** sind für die erste Phase wichtig, um für den Moment ein psychisches Gleichgewicht herzustellen, welches durch die Krise gestört wird. Sie wirken zunächst als Schutz. Man erkennt drei Formen von Abwehrmechanismen (Fabry 2003):

- **Veränderung der Wahrnehmung:** durch Verdrängen und Verleugnen der Situation und der Gefühle, z. B. „das war doch gar kein Schlaganfall, das wird schon wieder"; durch Verschieben und Projizieren auf andere Personen, z. B. „der Arzt hat nicht richtig untersucht", „meine Frau meint, ich sei schwer krank"
- **Veränderung der Bedeutung:** durch Rationalisieren und Intellektualisieren, z. B. „das war doch nur ein kleiner Schlaganfall, von dem erholen sich die meisten wieder"
- **Neutralisieren durch Gegenmaßnahmen:** durch betriebsames Handeln, z. B. verschiedene Heilmethoden und Heilmittel ausprobieren

Wie jemand auf eine schwere Erkrankung wie einen Schlaganfall oder eine neurologische Diagnose reagiert, ist individuell verschieden und hängt von verschiedenen Faktoren ab. Dazu zählen die Erkrankung selbst, die bisherigen Erfahrungen mit Krisen, die Selbstwahrnehmung (Hager & Ziegler 1998), der allgemeine Gesundheitszustand, die subjektive Bedeutsamkeit (Beushausen 2009b), aber auch das Alter, das Geschlecht, die Schulbildung, das soziale Umfeld und die äußeren Bedingungen der Rehabilitationsmöglichkeiten (Kremer 2004).

5.6.2 Formen des Coping

Coping-Strategien (➤ Tab. 5.13) sind entweder emotional, kognitiv oder handlungsorientiert. Es wird unterschieden zwischen einem aktiven **problemorientierten Coping,** welches das Problem durch Handeln und Sammeln von Informationen angeht oder einem **emotionsorientierten Coping,** welches insbesondere die eigenen Gefühle thematisiert (Beushausen 2009b). Dies kann positiv sein („Ich werde das schon schaffen!") oder auch angstgeprägt und resignierend, im schlimmsten Fall durch Alkohol- und Medikamentenkonsum. Viele Betroffene holen sich **soziale Unterstützung** bei Familie, Freunden, Kollegen oder Mitbetroffenen, während andere sich zurückziehen und meinen, mit dem Problem allein zurechtkommen zu müssen.

Ein häufig eingesetztes Instrument zur Erfassung der Bewältigungsstrategien von Patienten ist der **Freiburger Fragebogen zur Krankheitsverarbeitung** (FKV-LIS, ➤ Tab. 5.14) von Muthny (1989). Dies ist ein Selbsteinschätzungsbogen, der fünf Bewältigungsstrategien auflistet und skaliert:

Die Bewertung erfolgt auf einer 5-stufigen Ratingskala: 1 = gar nicht; 2 = wenig; 3 = mittelmäßig; 4 = ziemlich; 5 = sehr stark.

5.6.3 Phasen der Krankheitsverarbeitung

Der Patient durchläuft verschiedene Phasen der Krankheitsverarbeitung. Dieser Prozess ist individuell unterschiedlich und von Mensch zu Mensch anders ausgeprägt. Man vergleicht die Stadien der Krankheitsverarbeitung mit den Stadien im Trauerprozess, wenn man sich mit dem eigenen Sterben

Tab. 5.13 Coping Strategien (Fabry 2003; Heim et al 1983; Beushausen 2009b)

Coping Form	Strategie	Beispiel
handlungsbezogen passiv-maladaptiv	• aktives Vermeiden • sozialer Rückzug • Ablenkung durch Anpacken	• „Ich mache weiter, als wäre nichts passiert" • „Ich kämpfe für das, was ich will"
handlungsbezogen aktiv-adaptiv	• konstruktive Aktivität • konzentrierte Entspannung • Solidarisierung • die Krankheit angehen	• „Ich mache einen Plan, was ich tun kann" • „Ich rede mit jemanden, um mehr über die Situation zu erfahren"
kognitionsbezogen passiv-maladaptiv	• ablenken • grübeln • relativieren	• „Das ist mir im Moment wichtiger als die Krankheit" • „Ist es so oder doch nicht so ... ich komme davon nicht los" • „Ich denke, so schlimm ist es nicht"
kognitionsbezogen aktiv-adaptiv	• akzeptieren • Haltung bewahren • Sinngebung • Religiosität	• „Ich nehme mir vor, es besser zu machen" • „Ich entdeckte, was für mich wichtig ist im Leben" • „Jedem schlägt seine Stunde, aber Gott steht mir bei"
emotionsbezogen passiv-maladaptiv	• isolieren • resignieren • sich selbst beschuldigen • sich selbst bedauern	• „Das hat mich im Moment überhaupt nicht beunruhigt" • „Ich glaube, es hat alles keinen Sinn mehr" • „Ich wünsche mir, dass die Krankheit einfach weg ist" • „Warum gerade ich?"
emotionsbezogen aktiv-adaptiv	• Wut ausleben • Schuld zuweisen	• „Ich lasse meinen Gefühlen freien Lauf" • „Auf diesen Doktor habe ich eine Riesenwut"

Tab. 5.14 Aufbau Freiburger Fragebogen zur Krankheitsverarbeitung (Muthny 1989)

Teil	Bereich	Beispiel
FKV 1	depressive Verarbeitung	Selbstmitleid, Grübeln, Isolation
FKV 2	aktives Coping	Informationssuche, planvolles Vorgehen
FKV 3	Ablenkung und Selbstaufbau	Ablenkung, Abstand gewinnen, sich mehr gönnen
FVK 4	Religiosität und Sinnsuche	Trost im Glauben suchen, Sinn in der Krankheit sehen
FVK 5	Bagatellisierung und Wunschdenken	Tagträumen, Bedeutung herunterspielen

oder dem Sterben eines nahen Menschen auseinandersetzen muss (Hager & Ziegler 1998). In der Literatur werden meist fünf Phasen beschrieben (Kast 1989):

1. **Phase: Schock – Verleugnung**: Die Diagnose löst zunächst einen Schock aus. Die Betroffenen reagieren häufig mit Abwehr. Sie wollen es nicht wahrhaben und wehren ab. Das kann für die erste Zeit hilfreich sein, wenn die Betroffenen in dieser Phase verharren, verweigern sie womöglich die Behandlung. Aber in manchen Fällen, in denen jedoch lange nach einer Ursache gesucht wurde, kann die endgültige Diagnose auch beruhigend sein, insofern sie vielleicht nicht so schlimm wie gedacht ist.
2. **Phase: Aggression – Wut – Zorn**: Hier brechen die Emotionen auf. Der Betroffene möchte sich wehren, beschuldigt sich selbst oder auch andere, schimpft auf die Medizin und die Ärzte. Er ist gereizt und ungehalten, sodass auch sein Umfeld

darunter leidet. Seine Aggressionen und Ängste beziehen sich aber auf die Krankheit und nicht die Personen.
3. **Phase: Depression**: Es entstehen Enttäuschung und Frustration. Der Betroffene fragt sich, warum gerade ich. Sein Selbstwertgefühl ist nicht zuletzt aufgrund der körperlichen Einschränkungen beeinträchtigt. Die Gefahr, in eine Depression zu verfallen, ist vorhanden.
4. **Phase: Handeln und Verhandeln**: Die Betroffenen werden betriebsam. Sie besorgen sich alle Informationen über die Krankheit, versuchen alternative Heilmethoden, gehen das Problem „aktiv" an. Dabei verhandeln sie auch über die Diagnose an sich, ob die Ausprägung so richtig ist, ob die Behandlungen und Medikamente die richtigen sind.
5. **Phase: Akzeptanz und Normalisierung**: Die Betroffenen haben gelernt, mit ihrer Erkrankung umzugehen, sie können sie realistisch einschätzen und sie haben mit einer neuen Rollenverteilung und womöglich anderen Aktivitäten zurück in ihren Alltag gefunden. Diese Phase tritt nicht notwendigerweise ein und ist abhängig von der Persönlichkeit und den Ressourcen des Betroffenen.

Diese Prozesse müssen nicht alle ablaufen, haben keine festgelegte Reihenfolge und hängen jeweils vom Individuum ab. Sie lassen sich auch auf die Verarbeitung eines Schlaganfalls übertragen (Hager & Ziegler 1998). In der Akutphase bagatellisieren die Patienten oft ihre Lähmungen. Sie stehen unter Schock und versuchen über Verdrängung, sich nicht mit den Folgen des Ereignisses auseinanderzusetzen. Auch wenn sogar rasche Verbesserungen eintreten, nehmen sie es nicht wahr (Hager & Ziegler 1998). Dabei handelt es sich nicht um die pathologische Leugnung wie bei einer Anosognosie. Dieser Abwehrmechanismus ist zunächst ganz natürlich und sollte auch vom therapeutischen Team als solcher akzeptiert und respektiert werden (ebd.). Für eine erfolgreiche Krankheitsverarbeitung muss es dem Patienten allerdings gelingen, diese Abwehr- und Leugnungsphase zu verlassen, um sich aktiv den Herausforderungen, die die Erkrankung mit sich bringt, zu stellen. Wenn dann nach einigen Wochen deutlich wird, dass z. B. die Lähmung des Armes weiterhin besteht, treten emotionale Ausbrüche in Wut, Enttäuschung, Verzweiflung oder Hoffnungslosigkeit auf (Hager & Ziegler 1998). Hierbei kann es zu zwei unterschiedlichen Schuldzuweisungen kommen: eine depressive, die sich gegen sich selbst richtet und in einer Passivität und Resignation äußert, oder eine projektive, die die Schuld bei den Ärzten, der Institution oder den Therapeuten sucht. Auch die Angehörigen verfallen in diese Strategie und suchen die Schuld in den äußeren Bedingungen (zu wenig Therapieeinheiten, kein Bewegungsbad etc.; Hager & Ziegler 1998). In der Phase des Suchens und Sich-Trennens müssen die Patienten Entscheidungen treffen, wie sie ihr zukünftiges Leben gestalten wollen. Sie müssen Abschied nehmen von bestimmten Zielen, die sie sich gesetzt haben, z. B. beruflich oder sportlich und von bestimmten sozialen Rollen, als Familienoberhaupt, als Berufstätiger, als aktives Sportvereinsmitglied. Bei diesen Entscheidungen brauchen sie seitens der Ärzte und Therapeuten Unterstützung und Hilfe, jedoch keine „guten Ratschläge" (Hager & Ziegler 1998). Wenn die Krankheitsbewältigungsstrategien fruchten, dann schaffen es die Patienten, ein neues Lebens- und Selbstbild zu entwerfen, dem Leben wieder positive Dinge abzugewinnen und mit den veränderten Lebensumständen umzugehen.

Post-Stroke-Depression, Depression und Angstzustände

Bei vielen Schlaganfallpatienten kommt es direkt nach Ereignis (Post-Stroke-Depression, ➤ Kap. 3.3.4) und v. a. auch nach Jahren zu Depressionen und Angstzuständen. Insbesondere Patienten mit einer Aphasie haben ein hohes Risiko, an einer Post-Stroke-Depression zu erkranken, sowohl primär als auch sekundär (Corsten & Grewe 2017). Das bedeutet auch, dass viele Schlaganfallpatienten ihre Krankheitsverarbeitung mit einer depressiven Grundstimmung angehen (Kremer 2004). Hier gilt es, diese rechtzeitig zu erkennen und mit medizinischer und therapeutischer Hilfe entgegenzuwirken. Eine Studie hat gezeigt, dass die Depression sehr hartnäckig sein kann, dass sie in der Akutphase sehr hoch ist (bei 25 % der Patienten), nach 3 Monaten bei 31 % lag und dann in der Rehabilitationsphase auf 16 % abfällt, aber in der chronischen Phase (2 Jahre post onset) wieder auf das Ausgangsniveau gestiegen war (auf 29 %).

Eine andere Studie zeigte, wie wichtig es ist, den Patienten in der Akutphase in einem ablenkenden und selbstaufbauenden Coping aktiv zu unterstützen. Denn um eine bessere Krankheitsverarbeitung zu gewährleisten, sollte spätestens 3 Monate nach Schlaganfall das Verarbeiten in einem depressiven Modus vorbei sein (Kremer & Quednau 2002).

Depressionen behindern den Rehabilitationsverlauf und den Outcome der therapeutischen Maßnahmen. Man darf die psychischen Folgen eines Schlaganfalls nicht unterschätzen, diese sind oft größer als die physischen. Es ist also wichtig, die Folgen eines Schlaganfalls nicht nur auf der Seite der Körperfunktionen und -strukturen zu sehen, sondern v. a. auf der Seite der Aktivitäten und Teilhabe. Ein Patient mit Schlaganfall muss lernen, mit diesen Veränderungen umzugehen und sie zu bewältigen.

Organisch-bedingte psychische Störungen

Bei der Beurteilung der Depression nach Schlaganfall muss man jedoch versuchen, die psychischen Folgen von den organisch bedingten Folgen zu trennen, was häufig nicht einfach ist. Je nach Lokalisation eines Schlaganfalls kann es zu kognitiven und emotionalen Veränderungen kommen, die organisch bedingt sind. Dazu zählt man die neuropsychologischen Syndrome wie Wahrnehmungsstörungen, Anosognosie und Aufmerksamkeits- und Gedächtnisstörungen. Oft kommt es zu affektiven Störungen wie pathologischem Lachen oder Weinen, Frontalhirnsyndrom oder demenziellen Entwicklungen (Hager & Ziegler 1998; ➤ Kap. 4).

5.6.4 Therapeutische Unterstützung

Als Therapeutin ist man gefordert, sich Art und Stadium der Krankheitsbewältigung der Patienten zu stellen. Es ist wichtig, die unterschiedlichen Strategien als solche zu erkennen, das Stadium der Krankheitsverarbeitung auszumachen und entsprechend darauf zu reagieren und damit umzugehen. Dabei überschreitet sie nicht ihre fachlichen Kompetenzen, sondern bietet Unterstützung im Rahmen ihrer Tätigkeit an. Sie bietet den Patienten geeignete therapeutische Maßnahmen an, gibt ihnen kompensatorische Strategien an die Hand und bestärkt die Patienten in ihren erhaltenen Fähigkeiten und Ressourcen. Sollten die Patienten dennoch professionelle psychotherapeutische Hilfe benötigen, ist die Aufgabe der Sprachtherapeutin und des gesamten therapeutischen Teams, diese Patienten an die Psychologen zu verweisen.

Seitens des therapeutischen Teams gibt es viele Möglichkeiten, die Patienten in ihrer Krankheitsverarbeitung zu unterstützen:

- Phasen der Trauer zulassen
- eine zunehmend realistische Wahrnehmung der Defizite fördern
- Kränkung und Konfrontation mit den Defiziten vermeiden
- positive Verstärkung, bestätigen
- Angehörige einbeziehen und beraten
- Eigenverantwortung fördern
- Autonomie des Patienten stärken
- neue Perspektiven erarbeiten
- Gruppentherapie, Gruppenselbsterfahrung

(Hager & Ziegler 1998)

Letztendlich müssen alle Patienten ihre Krankheitsverarbeitung leisten, denn der Einfluss auf den Outcome der Therapie ist nicht zu unterschätzen. Das therapeutische Team ist angehalten, die Patienten in ihrer „Trauerarbeit“ zu unterstützen, d. h. auch Wut und Aggression zuzulassen, ebenso wie Leugnung in der Anfangsphase. Es ist wichtig, den Patienten regelmäßig in seinen Leistungen zu bestärken, ihm positives Feedback zu geben, zügig zur Selbstständigkeit zu verhelfen und ihm und seinen Angehörigen neue Perspektiven zu bieten (Hager & Ziegler 1998). Insbesondere Männer sind nach Schlaganfall anfällig für bagatellisierende Strategien, während Frauen eher depressives Verhalten zeigen (Kremer & Quednau 2002). Auch das Erkennen einer Post-Stroke-Depression ist Aufgabe des therapeutischen Teams sowie der frühe Einsatz von Unterstützung.

PRAXISTIPP

Es ist nicht selten, dass Patienten beim Anamnesegespräch oder in der Therapie anfangen zu weinen. Das erscheint zunächst für beide Seiten unangenehm. Die professionelle Therapeutin versucht in diesem Moment, den Gefühlen des Patienten freien Lauf zu lassen. Sie sollte ruhig bleiben, am besten zunächst schweigen und dem Patient das Gefühl vermitteln, dass es vollkommen in Ordnung ist, hier und jetzt zu weinen. Sie sollte auf keinen Fall Floskeln wie „Das wird schon wieder“ oder

5

„Das ist doch nicht so schlimm" verwenden. Denn die Situation ist für den Patient schlimm, er empfindet sie so, unabhängig davon, wie die Therapeutin die Situation im Vergleich zu anderen bewerten würde. Sie sollte Empathie zeigen, darauf eingehen und nachfragen, was genau er als „so schlimm" empfindet und dadurch die Situation für den Prozess der Krankheitsverarbeitung nutzen.
Tatsächlich erlebt man in der Praxis, dass in Anbetracht der Schicksale, die der Therapeutin begegnen, insgesamt viel zu wenig Patienten ihren Gefühlen freien Lauf lassen und schimpfen oder weinen.

Die Unterstützung der Therapeutin im Coping-Prozess besteht auch darin, den Patient positiv zu verstärken, bereits erzielte Fortschritte aufzuführen und auch die Angehörigen mit einzubeziehen und zu zeigen, was der Betroffene bereits alles wieder erlernt und welche Fähigkeiten er zurückgewonnen hat.

Letztlich hat die Rehabilitation auch zum Ziel, dem Patient seine Eigenverantwortung wieder zu übertragen, ihn in Richtung Selbstständigkeit und neuer Lebensperspektive zu fördern (Hager & Ziegler 1998).

5.6.5 Salutogenese

Im Gegensatz zur Lehre von der Entstehung von Krankheiten, der Pathogenese, bezeichnet der Begriff Salutogenese die Lehre von der Entstehung von Gesundheit.

DEFINITION

Salutogenese

Von griechisch Salus = Gesundheit. Der Begriff wurde 1979 von Aaron Antonovsky geprägt, der sich gefragt hat: Wie werden Menschen krank? Wie erhalten sie ihre Gesundheit? Auf welche Ressourcen greifen sie zurück? Wieso werden manche Menschen trotz krankheitsbedingender Einflüsse nicht krank?

In diesem Zusammenhang wird Gesundheit nicht als ein Zustand definiert, sondern als ein Prozess, ein Kontinuum, auf dem man sich zwischen Krankheit und Gesundheit bewegt.

Der Schlüssel zur Gesundheit liegt in einem starken Gefühl der Zuversicht, dem sog. **Sense of Coherence (SOC),** einem Kohärenzgefühl, welches drei Aspekte beinhaltet:

1. **Verstehen**: die Anforderungen an das Leben, an meinen Alltag sind absehbar und erklärbar
2. **Handhabe**: ich gestalte mein Leben, meinen Alltag selbst, ich habe genügend Ressourcen
3. **Sinn**: die Anstrengungen lohnen sich und geben meinem Leben einen Sinn

Der Begriff des **Kohärenzgefühls** ist ganz ähnlich dem Begriff der **Resilienz.**

DEFINITION

Resilienz ist die Widerstandsfähigkeit eines Menschen gegenüber Stressoren, den Herausforderungen und Anforderungen des Lebens. Manche Menschen fühlen sich schon bei kleinsten Stresssituationen überfordert und reagieren mit körperlichen Symptomen, während andere sehr viel mehr und länger belastbar sind.

Je stärker ausgeprägt das Kohärenzgefühl ist, desto besser ist der Mensch in der Lage, Krisen zu bewältigen und die Krankheitsverarbeitung erfolgreich zu durchlaufen. Diese Grundhaltung entsteht durch Lebenserfahrungen und eine gute soziale Einbindung und gefestigte Beziehungen.

Selbstwirksamkeitserwartung

Ein weiteres Konstrukt der Krankheitsverarbeitung ist die **Selbstwirksamkeitserwartung** (*self-efficacy*) oder wie Grötzbach (2011) es nennt die „Meisterungseinstellung" (➤ Kap. 5.2.1). Die Selbstwirksamkeitserwartung entscheidet darüber, wie eine Person sich einer Situation stellt, welchen Aufwand sie betreibt, welche Erwartungen sie an das Ergebnis hat und wie hoch ihre Motivation ist (Fabry 2003). Wenn z. B. ein Patient eine eher niedrige Selbstwirksamkeitserwartung hat, dann wird er sich dieser Aufgabe kaum widmen. In die Selbstwirksamkeitserwartung spielen mehrere Faktoren mit hinein:

- Zielsetzung: Wie leicht oder wie schwer ist die Aufgabe?
- Verhalten und Konsequenzen: Was erwarte ich als Ergebnis?
- Selbstbewertung: Welche Ressourcen habe ich zur Verfügung?
- emotionales Erleben: positive oder negative Einstellung
- Lebensgeschichte: bisherige Erfahrungen

(Fabry 2003; Corsten & Grewe 2017)

Dabei korreliert die Selbsteinschätzung der Selbstwirksamkeitserwartung häufig mit dem Erfolg. Man kann den Patienten also fragen, wie gut er meint, dass er diese Aufgabe bewältigen könnte (Fabry 2003).

5.7 Angehörigenberatung

Die Folgen neurogener Sprach-, Sprech- und Schluckstörungen betreffen nie nur den Patienten allein, sondern auch seine Bezugspersonen, die Angehörigen. Sprachstörungen werden daher auch als systemische Erkrankungen bezeichnet, weil sie das ganze psychosoziale System betreffen. Die Beratung der Patienten und Angehörigen erfolgt multidisziplinär. Jede Berufsgruppe unterstützt die Primär- und Sekundärbetroffenen auf ihrem Gebiet.

Die Ärzte leisten die medizinische Beratung hinsichtlich des Krankheitsverlaufs und der Prognose. Patienten sind häufig verunsichert, wie sie sich nach einem Schlaganfall verhalten sollen, die Fragen beziehen sich auf Ess- und Trinkgewohnheiten, Autofahren, Sport. Die Kollegen vom Sozialdienst kümmern sich um die sozialrechtlichen Belange, helfen bei der Hilfsmittelbeschaffung, Reha-Anträgen und Einstufungen des Pflegegrads.

Die Sprachtherapeutin wird schon früh, bereits in der Akutphase, mit den Ängsten und Verunsicherungen der Angehörigen konfrontiert. Ihre Aufgabe ist es zunächst, eine Wissensbasis in Bezug auf das Störungsbild, insbesondere bei einer Aphasie oder einer schweren Dysphagie, zu schaffen. Viele Angehörige sind überfordert mit der Situation, dass ihr Partner oder ihrer Partnerin plötzlich nicht mehr sprechen kann oder „wirres Zeug" redet. Sie verstehen nicht, was vorgeht und können sich nicht in den Betroffenen hineinversetzen. Es gibt auch Angehörige, die ganz auf das medizinische Personal vertrauen und wenig hinterfragen und die Situation erst einmal als gegeben hinnehmen. Oder sie haben bereits Erfahrungen mit Betroffenen mit Schlaganfall gemacht und eine entsprechend vorgefertigte Meinung. Wiederum andere meinen, dass sich die Störung innerhalb von kurzer Zeit wieder erholt und keine größeren Konsequenzen nach sich ziehen wird.

Die Angehörigenberatung muss Folgendes leisten:

- ausreichende Information über das Störungsbild
- realistische Einschätzung der Situation und Prognose
- Reduktion der Belastung und Verunsicherung
- Angebot von Strategien und Hilfen um Umgang mit dem Betroffenen

5.7.1 Vermitteln von Informationen über das Störungsbild

Häufig müssen Angehörige informiert und angeleitet werden, z. B. bei Betroffenen mit Dysphagie. Es werden Leckereien und Getränke mitgebracht, teilweise aus Unwissenheit, teilweise aus Unverständnis gegenüber den sprachtherapeutischen Maßnahmen. Das Verständnis für eine Sprachstörung lässt sich eher evozieren, da diese offensichtlich ist. Bei Schluckstörungen ist es schwieriger, da sie manchmal eben nicht so sichtbar sind. Zwar hustet der Patient immer wieder, aber „das hat er daheim auch schon immer gemacht". Bei Dysarthrien ist es v. a. der Betroffene selbst, der wenig Wahrnehmung für die Störung zeigt, denn auch Sprechen macht man „nebenbei", während das „Lallen" und die verwaschene Sprache den Angehörigen eher auffällt.

Die Sprachtherapeutin sollte also einfache, in klarer Sprache formulierte Erklärungen bereithalten, evtl. auch durch Unterstützung von Bildern. In schwierigen Situationen, z. B. wenn eine PEG-Anlage indiziert ist, sind die Angehörigen schnell abweisend und verunsichert. Häufig kommt die Aussage: „Das hat er / sie nie gewollt", „Das wollen wir auf keinen Fall". Hier sind sowohl Einfühlungsvermögen als auch stichhaltige Argumente in Zusammenarbeit mit den Ärzten gefordert, insbesondere, wenn es sich nicht um eine ethische, sondern eine rein medizinisch-therapeutisch indizierte Maßnahme handelt.

Für viele Störungsbilder gibt es Informationsbroschüren, die für Laien verständliche Erklärungen und Bilder enthalten. Wenn man das Gefühl hat, die Angehörigen wollen sich näher mit dem Thema auseinandersetzen, dann sind solche Ratgeber hilfreich. In vielen Kliniken existieren hausinterne Informationsblätter, die speziell auf die Patientenklientel zugeschnitten sind. Für Aphasie bietet der Bundesverband für die Rehabilitation von Aphasikern verschiedene Broschüren an. Für Dysphagie gibt es kleine Ratgeber von Firmen für Sondenkost (z. B. Fresenius, Nutricia).

5.7.2 Realistische Einschätzung der Situation und Prognose

Die Patienten, aber auch die Angehörigen, haben häufig eine unrealistische Vorstellung davon, wie sich ein Schlaganfall oder eine chronische Erkrankung entwickelt. Sie haben die Erwartung an die Rehabilitation, dass danach alles wieder so wird, wie es vorher war. Die Sprachtherapeutin sollte hier behutsam vorgehen und die Erwartungshaltung in eine realistische Richtung lenken. Einerseits kann sie aufgrund ihrer Erfahrung Aussagen machen, wie sich eine Erkrankung oder ein Störungsbild entwickelt. Andererseits muss sie innerhalb ihrer Kompetenzen bleiben und darf keine medizinische Begutachtung vornehmen. Sie sollte v. a. ehrlich und transparent bleiben, denn letztlich kann niemand den Verlauf genau voraussagen. Manchmal hilft es bereits, darauf hinzuweisen, dass sich eine Erholung von einem Schlaganfall über Monate hinziehen kann. Wenn die Angehörigen einigermaßen gefestigt sind, darf man auch sagen, dass weitere Verbesserungen zu erwarten sind, es aber nie wieder so wie vorher werden wird.

Im Verlauf der Erkrankung und mit dem Prozess der Krankheitsverarbeitung kann man die Angehörigen mehr in die Therapie einbeziehen. Ihre Unterstützung des Betroffenen wirkt sich meist sehr positiv auf die Therapie aus. Das Störungsbild hat sich gefestigt, die Strukturen zu Hause haben sich geordnet. Es gibt Angehörige, die sich gut auf den Betroffenen einlassen können, die die Krankheit akzeptiert haben und jetzt aktiv bei der Rehabilitation mithelfen. Man erlebt dies häufig bei Angehörigen von Patienten mit Morbus Parkinson, Multipler Sklerose oder Demenz. Viele sind in die Pflege involviert, wissen um die Risiken von Schluckstörungen und Gangunsicherheit. Diese Gruppe von Angehörigen ist meist sehr dankbar für zusätzliche Anregungen in Bezug auf Kostformen und Tipps für die Essbegleitung oder Kommunikation.

5.7.3 Reduktion von Belastung und Verunsicherungen

Wenn der Partner an einer Aphasie erkrankt, dann führt das zu einer Rollenverschiebung innerhalb der Familie. Es kann zu finanziellen Unsicherheiten und auch zu psychischen Erkrankungen bei den Sekundärbetroffenen kommen. Das alltägliche Leben zu Hause verändert sich, da sich die Kommunikation verändert hat. Die Patienten können ihre Bedürfnisse und Informationen nicht ausreichend vermitteln und die Angehörigen auch nicht, weil sie nicht verstanden werden. Die vielen Missverständnisse können eine Lebensgemeinschaft auf die Probe stellen. Leben noch Kinder im Haushalt, wird es umso komplizierter.

Für Angehörige ist die Aphasie eines Familienmitglieds eine große Belastung. So werden in manchen Kliniken Angehörigenseminare angeboten, die einen Austausch untereinander ermöglichen. Die Themen betreffen häufig:

- Verunsicherungen in Hinblick auf die Zukunft
- Schwierigkeiten mit der neuen Rollenverteilung
- finanzielle Ängste
- Partnerschaftsprobleme
- Schamgefühle und Angst, sich in der Öffentlichkeit zu zeigen
- Gefühl der Verpflichtung dem Betroffen gegenüber

(Huber et al. 2006)

Auch für Angehörige von Demenzerkrankten gibt es solche Angebote.

Die Sprachtherapeutin kann die Belastung der Angehörigen nicht verringern. Sie ist auch i. d. R. nicht für die psychosoziale Betreuung ausgebildet. Aber sie kann Empathie zeigen und zuhören. Sie kann manches Missverständnis ausräumen, indem sie genau über die vorhandenen Defizite und Fähigkeiten aufklärt. Und sie kann Beratungsangebote von Kliniken, Selbsthilfegruppen und Verbänden weiterleiten.

Die Angehörigen und Betroffenen sollten immer wieder angeregt werden, ihr Leben nicht durch die Erkrankung dominieren zu lassen. Sie sollten alte gemeinsame Aktivitäten wiederaufnehmen, ihren Freundes- und Bekanntenkreis pflegen und offen mit der Erkrankung umgehen. Die Erkrankung darf nicht ständig im Mittelpunkt der Aufmerksamkeit stehen, auch die Wünsche und Bedürfnisse der anderen Familienangehörigen sollten Beachtung finden. Die neuen Lebensumstände sollten im Verlauf akzeptiert und aufgrund dessen neue Lebensperspektiven gesehen und geplant werden.

5.7.4 Angebot von Strategien und Hilfen im Umgang mit den Betroffenen

Die Angehörigen sollten von Anfang an mit in die Therapie einbezogen werden. Hilfreich sind immer wieder Hospitationen in der Therapie, damit die Angehörigen sehen können, welche Inhalte die Therapie hat, wie die Zusammenarbeit funktioniert und welche Strategien die Therapeutin in der Kommunikation mit dem sprachgestörten Patienten anwendet. Für die Dysphagietherapie ist eine Beteiligung der Angehörigen sinnvoll, weil z. B. gemeinsame Mahlzeiten ein Teilhabeziel sind und die Ess- und Trinkgewohnheiten in Absprache mit den Angehörigen angepasst werden können.

Manche Angehörige unterstützen den Primärbetroffenen in seinem Bemühen um das Wiedererlangen der Selbstständigkeit. Sie geben ihm Zeit und Raum sich auszudrücken, sich zu bewegen und kleine Dinge zu verrichten. Andere wiederum stürzen sich in die Betreuung, wollen helfen und nehmen dem Patienten alles ab. In extremen Fällen sprechen sie auch für ihn. Diese Angehörigen gehen darin auf, diesen Menschen zu pflegen und sich um ihn zu kümmern.

Somit muss die Sprachtherapeutin die Beratung in beide Richtungen lenken können. Sie muss Tipps geben, um den Patienten noch mehr zu unterstützen und Anregungen, wie man ihm mehr Selbstständigkeit zurückgibt.

Im Bereich der Aphasietherapie gibt es Therapieansätze und Seminare für Betroffene und Angehörige, die auf eine Verbesserung der Kommunikation abzielen (Bongartz 1997; ➤ Kap. 6.8.8).

Tipps für den Umgang mit Menschen mit Aphasie

In Anlehnung an verschiedene Ratgeber und die Literatur (Lutz 2013; https://aphasiker.de/kommunikation-und-umgang-mit-aphasischen-menschen/; https://aphasie-unterfranken.de/zfa/aphasie/der-umgang-mit-aphasikern/) sind hier die wesentlichen Regeln für den Umgang und die Kommunikation mit Menschen mit Aphasie zusammengestellt.

Persönliche Grundhaltung

Voraussetzung für eine gelingende Kommunikation ist, dass sich beide Gesprächspartner aufeinander einstellen und motiviert sind. Ein Mensch mit Aphasie ist immer noch in erster Linie ein Mensch mit Werten, Erfahrungen, Wissen, Wünschen und Bedürfnissen. Er sollte respektvoll wie ein erwachsener Mensch behandelt werden und nicht wie ein Kind, das bevormundet wird. Der Betroffene sollte immer in die Gespräche mit einbezogen und es sollte nicht über seinen Kopf hinweg gesprochen werden.

Räumliche und zeitliche Bedingungen

Ein Gespräch sollte in einer ruhigen Umgebung stattfinden. Störfaktoren wie Radio und Fernseher sollten ausgeschaltet sein. Ablenkungen wie laute Gespräche im Hintergrund oder Verkehrslärm sollten vermieden werden. Ein Gespräch darf nicht unter Zeitdruck geführt werden. Menschen mit Aphasie brauchen mehr Zeit, um sich auszudrücken. Wichtig ist, dass der Gesprächspartner diese Pausen aushält und nicht vorschnell versucht, das Wort einzubringen.

Kommunikative Bedingungen

Während des Gesprächs Blickkontakt halten, Ruhe bewahren und geduldig sein. Gestik, Mimik und Körpersprache beider Beteiligter enthalten wichtige Zusatzinformationen. Wenn der gesunde Gesprächspartner etwas nicht versteht, dann sollte er das signalisieren und den aphasischen Gesprächspartner ermutigen, es mit anderen Mitteln (Aufschreiben, Zeichnen, Gestik) zu versuchen. Über Ja-/Nein-Fragen oder über Nachfragen („Meinst Du das?") kann Verständnissicherung stattfinden. Elementar ist der Inhalt des Gesagten und nicht die Form. Auch wenn der Mensch mit Aphasie phonematische oder semantische Paraphasien produziert oder der Satzbau inkorrekt ist, lässt sich der Inhalt des Gesagten häufig aus dem Zusammenhang schließen. Als Gesprächspartner verbessert man den Betroffenen nicht. Damit der Betroffene das Gesagte besser versteht, sollten die Äußerungen klar verständlich, in kurzen Sätzen formuliert sein. Die Aufmerksamkeit sollte eingefordert („Hör mal, Ludwig") und Themenwechsel angekündigt werden. Gerade das Hin- und Herspringen zwischen Themen bereitet den Betroffenen Probleme (➤ Kap. 6.1.6).

Tipps für den Umgang mit Menschen mit Dysarthrie

Viele der o. g. Strategien treffen auch auf Menschen mit Dysarthrie zu. Sie sind aufgrund ihrer Sprechweise stigmatisiert und haben dadurch in der Öffentlichkeit ein ebenso großes Handicap. Im Gegensatz zu Menschen mit Aphasie sind nicht die Sprachsystematik oder die Wortfindung das Problem der Kommunikation, sondern die Verständlichkeit und Natürlichkeit des Sprechens.

Persönliche Grundhaltung

Ein Mensch mit Dysarthrie wird häufig unterschätzt. Durch seine langsame Sprechweise, die ungenaue Artikulation und auffällige Phonation besteht die Gefahr, nicht als vollwertiger Gesprächspartner wahrgenommen zu werden. In der Öffentlichkeit werden Personen mit Dysarthrie z. T. als „alkoholisiert" eingeschätzt. Für viele Menschen mit Dysarthrie kommt eine Sprechanstrengung hinzu, die die Kommunikation beschwerlich macht. Auch hier gilt, dass diese Betroffenen als gleichwertige Gesprächspartner akzeptiert und respektiert werden. Viele Betroffene leiden unter ihrer Sprechweise. Ihnen sollte signalisiert werden, dass es nicht auf das *Wie* ankommt, sondern auf das *Was* des Gesprächs.

Räumliche und zeitliche Bedingungen

Der Raum sollte ruhig und lärmgeschützt sein. Da die Verständlichkeit einen wesentlichen Aspekt darstellt, sollten Störquellen abgeschaltet sein. Das Gespräch mit einem dysarthrischen Sprecher sollte ebenfalls nicht unter Zeitdruck geführt werden. Bei mehreren Personen sollte nicht durcheinander gesprochen werden.

Kommunikative Bedingungen

Ein Mensch mit Dysarthrie weiß, was er sagen möchte. Manchmal spricht er zu schnell, dabei verschluckt er einige Silben oder Wortteile oder seine Sprechweise ist so verlangsamt, dass es auch zu längeren Pausen kommen kann. Der Betroffene muss sich sehr auf seine Sprechweise konzentrieren, daher sollte der Gesprächspartner ihm die Zeit geben. Er sollte ihm aber rechtzeitig Nichtverstehen signalisieren. Hierzu muss er ihn kurz unterbrechen und über Nachfragen zur Verständnissicherung beitragen. Wenn die Verständlichkeit stark eingeschränkt ist, sollte der Betroffene ermutigt werden, das Wort aufzuschreiben oder den Satz umzuformulieren. Der gesunde Sprecher muss keine besonderen sprachlichen Strategien anwenden, er kann in normalen Sätzen mit normalem Satzbau mit dem Betroffenen reden. Liegen allerdings neuropsychologische Begleiterkrankungen vor, sollten lange und komplexe Äußerungen vermieden werden.

Tipps für den Umgang mit Menschen mit Dysphagie

Bei Schluckstörungen verhält es sich etwas anders. Hier hat man es mit einer konkreten Störung zu tun, die sich durch adaptive Maßnahmen wie Änderung der Kostform, besonderes Geschirr oder Besteck oder kompensatorische Maßnahmen wie Schluckmanöver meistens gut in den Griff bekommen lässt (➤ Kap. 11.5.2, 11.5.3). Die Schwierigkeit ist vielmehr, die Betroffenen und Angehörigen zu Hause dazu zu bringen, sich weiterhin an die Vorgaben der Sprachtherapeutin zu halten. Viele Patienten mit Dysphagie zeigen häufig eine mangelnde Störungseinsicht und „vergessen" das Gelernte, sobald sie allein sind. In einem Fall erzählte eine verzweifelte Angehörige, dass ihr Mann mit der Logopädin wunderbar essen und trinken könne, ohne sich zu verschlucken; dass er aber nachts aufsteht und den Kühlschrank plündert, ohne Rücksicht auf die verordnete Kostform oder den Einsatz einer Schlucktechnik. Die Konsequenz waren regelmäßige pulmonale Infekte, der Patient blieb unbelehrbar.

Patienten mit einer Dysphagie und ihre Angehörigen brauchen eine gute und ausführliche Aufklärung über die Risiken der Schluckstörung. Hilfreich ist ein für den Patienten zusammengestelltes Merkblatt mit Verhaltensweisen beim Essen und Trinken.

Persönliche Grundhaltung

Essen ist nicht nur wichtig, es ist eine soziale Aktivität. Es bedeutet für viele Menschen Lebensqualität, gut essen und trinken zu können. Patienten mit einer Dysphagie sollte man diese Genussfähigkeit nicht absprechen. Auch sollte man ihnen den Genuss nicht vorenthalten. Die Angehörigen (und das medizinische Personal) sollten zunächst viel Verständnis für den Unmut des Betroffenen aufbringen. Es ist leicht gesagt, dass Essen wichtig ist und der Mensch die Kalorien braucht, wenn man selbst nicht gezwungen ist, z. B. nur pürierte Kost zu sich zu nehmen.

Räumliche und zeitliche Bedingungen

Auch bei Schluckstörungen ist Ruhe während der Mahlzeiten angezeigt. Der Schluckvorgang geschieht nicht mehr so automatisch, er erfordert Konzentration und Aufmerksamkeit. Essen und Trinken finden nicht mehr nebenbei statt, sondern nehmen viel Zeit ein. Wenn ein Patient eine Schlucktechnik wie z. B. supraglottisches Schlucken konsequent anwendet, dann braucht er mehr Zeit für eine Mahlzeit. Unterhaltungen beim Essen können nur in die Pause zwischen die Schlucke gelegt werden. Idealerweise finden sie nach der Mahlzeit statt.

Ess- und Trinkregeln

Der Patient sollte kleine Schlucke / Bissen nehmen. Er sollte ausreichend lange kauen und Speise und Getränk nicht gleichzeitig nehmen. Die Angehörigen sollten respektieren, dass er länger für die Mahlzeiten braucht. Sie sollten ihn ebenfalls ermutigen, das Schluckmanöver oder die Reinigungstechnik anzuwenden. Wichtig ist, den Patient nicht zu bevormunden, sondern an seine Eigenverantwortung zu appellieren.

PRAXISTIPP

Weiterführende Literatur

Da dieses Kapitel nur eine grobe Übersicht über wichtige Themen der Arbeit mit neurologischen Patienten sowie des professionellen Handelns als Therapeutin geben konnte, wird auf die Quellenliteratur verwiesen. Die Autoren Holger Grötzbach und Ulla Beushausen befassen sich sehr viel mit diesem Themengebiet, sie machen sich insbesondere für berufspolitische und ausbildungsrelevante Themen stark. Von ihnen gibt es Veröffentlichungen zu den Themen ICF, Evidenzbasierte Therapie, Clinical Reasoning und Therapieintensität.

Zu den Themen Kommunikation und Umgang mit neurologischen Patienten und Angehörigenberatung findet man viel Material bei Berufsverbänden, Selbsthilfegruppen der einzelnen neurologischen Erkrankungen, Regionalverbänden der Aphasiker, der Schlaganfallhilfe und der Alzheimer-Gesellschaft.

LITERATUR

Abel S, Weiller C, Huber W, Willmes K, Specht K. Therapy-induced brain reorganization patterns in aphasia. Brain 2015, 138: 1097–1112. https://doi.org/10.1093/brain/awv022.

Ackermann H. DGN-Leitlinie Neurogene Sprechstörungen (Dysarthrien). 2018. www.dgn.org/leitlinien/3647-ll-030-103-neurogene-sprechstoerungen-dysarthrien-2018

Antonovsky A. Health, stress, and coping: New perspectives on mental and physical well-being. San Francisco: Jossey-Bass, 1979.

Aström M, Adolfsson R, Asplund K. Major depression in stroke patients. A 3-year longitudinal study. Stroke 1993; 24:976–982.

BAR. Bundesarbeitsgemeinschaft für Rehabilitation (BAR). ICF-Praxisleitfaden 2. Ausgabe 2016. www.bar-frankfurt.de, zuletzt abgerufen am 12.07.18.

BAR. Bundesarbeitsgemeinschaft für Rehabilitation (BAR). www.bar-frankfurt.de, zuletzt abgerufen am 12.07.18.

Bauer A. Zielerreichungsskalen in der ambulanten logopädischen Praxis. Aphasie und verwandte Gebiete 2015; 3: 20–24.

Beushausen U. Evidenz-basierte Praxis in der Logopädie – Mythos und Realität. Forum Logopädie 2005; 19(2): 6–11.

Beushausen U. Evidenzbasierte Praxis in der Lehre. Forum Logopädie 2009a; 23(5):28–33.

Beushausen U. Therapeutische Entscheidungsfindung in der Sprachtherapie. München: Elsevier, 2009b.

Beushausen U. Chancen und Risiken einer evidenz-basierten Sprachtherapie. Logos 2014; 22 (2): 96–104.

Beushausen U, Grötzbach H. Evidenzbasierte Sprachtherapie. Grundlagen und Praxis. München: Elsevier, 2011.

Beushausen U, Grötzbach H. Evidenzbasierte Sprachtherapie. 2. Aufl. Idstein: Schulz-Kirchner Verlag, 2018.

Beushausen U, Grötzbach H. „More is better!" – Intensität in der Sprachtherapie / Logopädie: Evidenzen zur Therapieintensität bei neurologischen und stimmtherapeutischen Interventionen. Forum Logopädie 2017; 31(5):28–35.

Beushausen U, Walther W. Clinical Reasoning in der Logopädie. Forum Logopädie 2010; 4: 30–37.

Bhogal Sk, Teasell RW, Speechley MR. Intensity of aphasia therapy, impact on recovery. Stroke 2003a; 34:987–993.

Bhogal SK, Teasell RM, Speechley MR. Intensity of Aphasia Therapy, impact on recovery. Stroke 2003b; 34: 987–993.

Blanco J, Mäder M. Dokumentation, Messung und Qualitätsmanagement. In: Frommelt P, Grötzbach H (Hrsg.). NeuroRehabilitation. Berlin: Blackwell, 1999. S. 629–644.

Bongartz R. Linguistisch-Pragmatische Aphasiediagnostik. Logos interdisziplinär 1997; 5:98–111.

Borgelt T, Kronenberger I. Literaturrecherche – Nein danke? Forum Logopädie 2013, 2 (27): 26–31.

Breitenstein C, Grewe T, Flöel A, Ziegler W, Springer L, Martus P et al. Intensive speech and language therapy in patients with chronic aphasia after stroke: a randomized, open-label, blinded-endpoint, controlled trial in a health care setting. The Lancet 2017; 389: 1528–1538.

Bühler F, Grötzbach H, Frommelt P. ICF-basierte Zieldefinition in der Neurorehabilitation. Neurologie & Rehabilitation 2005; 11(4): 204–211.

Bürki M, Kempe S, Kohler J, Steiner J. Logopädie und Wirksamkeit. Forum Logopädie 2011; 2 (25): 28–33.

Carnaby G, Hankey GJ, Pizzi J. Behavioural intervention for dysphagia in acute stroke: a randomised controlled trial. Lancet Neurol 2006; 5: 31–37.

Cochrane A. Effectiveness and Efficiency. Random reflections on Health services. London: Nuffield Provincial Hospitals Trust, 1972.

Corsten S, Grewe T. Logopädie in der Geriatrie. Stuttgart: Thieme Verlag, 2017.

Dehn-Hindenberg A. Patientenbedürfnisse in der Physiotherapie, Ergotherapie und Logopädie. Idstein: Schulz-Kirchner, 2008.

DIMDI (Hrsg.). ICF (Internationale Klassifikation der Funktionsfähigkeit, Behinderung und Gesundheit), Stand Oktober 2005. Genf: Deutsches Institut für Medizinische Dokumentation und Information, 2005.

Dollaghan C. The handbook for evidence-based practice in communication disorders. Baltimore: Paul H. Books, 2007.

Dreyfus SE, Dreyfus HL. A five-stage model of the mental acitivities involved in directed skill acquisition. Washington DC: Storming, 1980.

Fabry G. Krankheitsverarbeitung: Coping und Abwehr. Vorlesungsskript. Universität Freiburg, 2003. www.med-psych.uni-freiburg.de/vorlesung.php, zuletzt abgerufen am 12.07.18.

Feiler M. Die verschiedenen Formen des Klinischen Reasoning. In: Marotzki U, Jerosch-Herold C, Hack BM (Hrsg.). Klinisches Reasoning in der Ergotherapie. Berlin, Heidelberg: Springer Verlag, 2003, S. 7–97.

Frommelt P, Grötzbach H. Zielsetzung in der Schlaganfallrehabilitation. In: Dettmers CH et al. (Hrsg.) Schlaganfall Rehabilitation. Bad Honnef: Hippocampus, 2007.

Giel B. Dokumentationsbögen Sprachtherapie. Dortmund: modernes Lernen, 2005.

Grötzbach H. Zielsetzung in der Aphasietherapie. Forum Logopädie 2004; 18: 12–16.

Grötzbach H. Therapieziele definieren: paternalistisch oder partizipativ? L. O. G. O. S. interdisziplinär 2010; 18(2): 119–126.

Grötzbach H. Wiederherstellung der Gesundheit oder Teilhabe? Forum Logopädie 2012; 5 (26): 18–23.

Grötzbach H, Hollenweger Haskell J, Iven C (Hrsg.). ICF und ICF-CY in der Sprachtherapie. Idstein: Schulz-Kirchner, 2014.

Grötzbach H, Beushausen U. Intensität in der Sprachtherapie: Grundlagen. In: Grötzbach H (Hrsg.). Therapieintensität in der Sprachtherapie / Logopädie. Idstein: Schulz-Kirchner Verlag, 2017.

Hager K, Ziegler K. Stadien der Krankheitsverarbeitung nach einem Schlaganfall. Zeitschrift für Gerontologie und Geriatrie 1998; 31 (1): 9–15.

Haltenhof H, Krakow K, Zöfel P, Gudrun, Bühler KE. Krankheitsverarbeitung bei Morbus Parkinson. Nervenarzt 1:275–281, 2000.

Harrer M. 1995. Krankheitsverarbeitung (Coping). In: Frischenschlager O. et al. Lehrbuch der psychosozialen Medizin. Wien, New York: Springer, 1995: 409–426. www.psy-tirol.at/wp-content/uploads/2014/10/coping_harrer_1995.pdf.

Heim E, Augustiny KF, Blaser A. Krankheitsbewältigung (Coping) – ein integriertes Modell. Psychother med Psychol 1983; 33: 35–40.

Kallert THW. Ausgewählte Aspekte der Krankheitsverarbeitung und der psychotherapeutischen Behandlung von Schlaganfallpatienten. Rehabilitation 32: 99–106, 1993.

Kast V. Trauern. Phasen und Chancen des psychischen Prozesses. Kreuz Verlag: Stuttgart, 1989.

Kendel F, Sieverding M. Krankheitsverarbeitung – Coping. In: Brähler E, Strauß B (Hrsg.). Enzyklopädie der Psychologie, Themenbereich D, Praxisgebiete, Serie VIII, Medizinische Psychologie, Bd. 1. Göttingen: Hogrefe, 2012.

Kleim JA, Jones TA. Principles of experience-dependent neural plasticity. Implications for rehabilitation after brain damage. Journal of Speech, Language, and Hearing Research 2008; 51:225–239.

Klemme B, Siegmann G. Clinical Reasoning. Therapeutische Denkprozesse lernen. 2. Aufl. Stuttgart: Thieme Verlag, 2014.

Kremer R, Quednau K. Der Einfluss von Bewältigungsstrategien auf die Aktivitäten des täglichen Lebens. Eine Quer- und Längsschnittuntersuchung an Schlaganfallpatienten, Akt Neurol 29:30–35, 2002.

Kremer R. Der Einfluss der Seitigkeit des Hirninfarkts auf die Bewältigung der Schlaganfallfolgen. Psychother Psych Med 54: 298–302, 2004.

Lazarus RS, Folkman S. Stress, appraisal, and coping. New York: Springer, 1984.

Liepert J. Neurorehabilitation nach Schlaganfall: Überblick über die gegenwärtigen Konzepte und Ausblick in die Zukunft. Klinische Neurophysiologie 44: 223–234, 2013.

Lutz L. Das Schweigen verstehen. Über Aphasie. Berlin, Heidelberg: Springer Verlag, 2013.

Maas E, Robin DA, Austermann Hula SN, Freedmann SE, Wulf G, Ballard KJ et al. Principles of Motor Learnin in Treatment of Motor Speech Disorders. American J of Speech-Language Pathology 2008; 17: 277–298.

Mehrholz J. Wissenschaft erklärt: Evidenzstufen – Studien nach ihrer Qualität einordnen. Ergopraxis 2010; 6:14.

Meinzer M, Darkow R, Lindenberg R, Flöel A. Electrical stimulation of the motor cortex enhances treatment outcome in post-stroke aphasia. Brain. 2016 Apr;139(Pt 4):1152–63. doi: 10.1093/brain/aww002. Epub 2016 Feb 16.

Muthny FA. Freiburger Fragebogen zur Krankheitsverarbeitung, FKV. Weinheim: Beltz, 1989.

Nakazora T, Iwamoto K, Kiyozuka T, Arimoto H, Shirotani T, Domen K. Effectiveness of 7-day versus weekday-only rehabilitation for stroke patients in an acute-care hospital: a retrospective cohort study. Disability and Rehabilitation 2017; https://doi.org/10.1080/09638288.2017.1367964.

Pätzold G. Lernortkooperation – Stand und Perspektiven (mit Günter Walden). Berichte zur beruflichen Bildung. Heft 225. Hrsg vom Bundesinstitut für Berufsbildung. Bielefeld, 1999.

Prosiegel M. DGN-Leitlinie Neurogene Dysphagien. 2012. www.dgn.org/leitlinien/2433-ll-91-2012-neurogene-dysphagien.

Rathey-Pötzke B. Entscheidungen im Therapieprozess – wie machen wir das eigentlich? Forum Logopädie 2011; 5(25): 20–26.

Raymer AN, Gonzales Rothi LJ. Principles of Aphasia Rehabilitation. In: Raymer AN, Gonzales Rothi LJ (Hrsg.) The Oxford Handbook of Aphasia and Language Disorders. New York: Oxford University Press, 2018b.

Rentsch HP, Bucher PO. ICF in der Rehabilitation. Idstein: Schulz-Kirchner, 2005a.

Rentsch HP. Umsetzung der ICF in den praktischen Alltag auf der Neurorehabilitationsabteilung des Kantonsspitals Luzern. In: Rentsch HP, Bucher PO. ICF in der Rehabilitation. Idstein: Schulz-Kirchner, 2005b.

Saur D, Lange R, Baumgärtner A et al. Dynamics of language reorganization after stroke. Brain 2006; 129:1371–1384.

Scheidt CE, Schwind A. Zur Psychodynamik der Krankheitsverarbeitung bei Schlaganfall – Erfahrungen einer psychotherapeutischen Gruppe. Psychother Psychosom med Psychol 1992; 42:54–59.

Schell BAB, Schell JW. Clinical and professional reasoning in occupational therapy. Philadelphia: Wolters Kluwer Health / Lippincott Williams & Wilkins, 2008.

Spomedial. Motorisches Lernen. vmrz0100.vm.ruhr-uni-bochum.de/spomedial/content/e866/e2442/e6328/e6550/e6557/e6594/index_ger.html (zuletzt abgerufen am 05.12.18).

Stadie N, Schröder A. Kognitiv-orientierte Sprachtherapie. München: Urban & Fischer, 2009.

Steiner J (Hrsg). Aphasie im Kontext. Einführung in die Praxis des alltagsorientierten Empowerments. Bern: HfH Verlag, Bd. 38, 2016.

Tesak J (Hrsg.). Arbeiten zur Aphasie. Das Gesundheitsforum, Schulz-Kirchner, 2007.

Wanetschka V. Sherlock Holmes und Columbo in der Logopädie. Forum Logopädie 2011; 6(25): 32–39.

Wendtner F. Krankheitsbewältigung aus psychologischer Sicht. Vortrag. Mitteilungsblatt der Österreichischen Vereinigung Morbus Bechterew Nr. 55, 1997: 7–12. www.bechterew.de/?id=1139, zuletzt abgerufen am 05.12.18.

Wieck M, Beushausen U, Cramer R. Leitlinien in der Logopädie. Forum Logopädie 2005; 19(6):28–35.

Ziegler W. Rehabilitation aphasischer Störungen nach Schlaganfall. Leitlinien für Diagnostik und Therapie in der Neurologie. DGN, 2012. www.dgn.org/leitlinien/2434-ll-92-2012-rehabilitation-aphasischer-stoerungen-nach-schlaganfall, zuletzt abgerufen am 11.09.18.

III Neurologische Störungsbilder

KAPITEL

6

K. Eibl

Aphasie

Die Aphasie ist primär eine Sprachstörung, sekundär eine Kommunikationsstörung. Menschen mit Aphasie haben neben sprachsystematischen Defiziten (ICF-Ebene der Körperfunktionen, ➤ Kap. 5.2) v.a. eine Einschränkung in ihren Aktivitäten und ihrer Teilhabe am gesellschaftlichen Leben (ICF-Ebene der Aktivitäten und Teilhabe, ➤ Kap. 5.2). Kommunikation ist eine grundlegende Voraussetzung, um seinen Alltag selbstständig meistern zu können: Einkaufen gehen, Telefonate führen, Radio hören, Fernsehen, im Internet surfen, WhatsApp-Nachrichten schreiben und lesen – all diese Aktivitäten können bei Menschen mit Aphasie, je nach Schweregrad, nur noch mit Einschränkungen durchgeführt werden. Was vorher selbstverständlich war, ist nach dem Ereignis nur unter großer Anstrengung und Konzentration oder nur mit Hilfe durchzuführen. Eine Aphasie kann zur Berufsunfähigkeit führen und damit wirtschaftliche und soziale Folgen haben (ICF-Ebene der Kontextfaktoren, ➤ Kap. 5.2).

Dieses Kapitel beschreibt das Erscheinungsbild der Aphasie (➤ Kap. 6.1) mit den wesentlichen linguistischen Merkmalen der Spontansprache (➤ Kap. 6.1.1), des Sprachverstehens (➤ Kap. 6.1.2), den pragmatisch-kommunikativen Aspekten (➤ Kap. 6.1.3) sowie den Störungen der Schriftsprache (➤ Kap. 6.1.4), die separat im Kapitel zur Dyslexie und Dysgraphie (➤ Kap. 7) abgehandelt werden, und den Störungen der Zahlenverarbeitung (➤ Kap. 6.1.5), die ebenfalls ein eigenes Kapitel umfassen (➤ Kap. 8). Der Zusammenhang zwischen Sprache und Exekutivfunktionen wird kurz erläutert (➤ Kap. 6.1.6). Der Aphasie bei Mehrsprachigkeit (➤ Kap. 6.2) ist ein eigenes Unterkapitel gewidmet, da die Sprachtherapie in unserer globalisierten Welt immer häufiger mit der Thematik konfrontiert wird. Es folgen die Modelle der Sprachverarbeitung (➤ Kap. 6.3), die den theoretischen Hintergrund für die Symptomatik der Aphasie bilden. Nach einem kurzen Überblick zu den Ursachen von Aphasie (➤ Kap. 6.4) mit Angaben zu Prognose und Verlauf werden die möglichen Begleitstörungen aufgezählt (➤ Kap. 6.5). Ein Abriss über die Klassifikation von Aphasie (➤ Kap. 6.6) enthält geschichtliche Informationen zu den verschiedenen Schulen der Aphasiologie. Dann kommt das Kapitel zu Diagnostik (➤ Kap. 6.7), welches die Testverfahren für die Akutphase sowie die Postakut- und chronische Phase (➤ Kap. 6.7.4) auflistet. Die modellorientierten Verfahren (➤ Kap. 6.7.5) werden getrennt beschrieben. Ergänzt wird das Kapitel durch Diagnostikmöglichkeiten auf der funktionell-pragmatischen Ebene (➤ Kap. 6.7.6). Abgerundet wird das Thema Aphasie mit einem großen Block zu Therapie (➤ Kap. 6.8), in dem zunächst auf allgemeine Therapieprinzipien bei der Aphasietherapie (➤ Kap. 6.8.1) eingegangen wird, bevor die einzelnen Methoden und Ansätze beschrieben werden (➤ Kap. 6.8.2 bis ➤ Kap. 6.8.8), die jeweils auf ihre Evidenzbasierung geprüft sind.

Weiterführende Literatur zum Thema findet sich genügend. Leider gibt es kaum Neuheiten, vieles sind aktuelle Auflagen von älteren Werken. Einen guten Ein- und Überblick bieten Schneider, Wehmeyer & Grötzbach (2014) sowie Huber et al. (2013). LaPointe (2011) umfasst auch andere neurogen bedingte Sprachstörungen. Die Bücher von Tesak (1997, 2000, 2007) sind gute Grundlagenwerke insbesondere zur Aphasiologie (Neuauflage von Grande & Hußmann 2016) und zur Therapie. „Das Schweigen verstehen" von Lutz (2013) bringt sehr viele Beispiele und Anekdoten aus ihrer Praxis und vermittelt die Theorie ohne Fachsprache.

DEFINITION

Aphasie

Eine Aphasie ist eine erworbene Teilleistungsstörung des Systems Sprache als Folge einer umschriebenen Hirnschädigung. Das bedeutet, dass die Störung erst nach dem Abschluss des Spracherwerbs auftritt, dass bestimmte Gebiete im Gehirn geschädigt und dass die Bereiche Sprechen, Verstehen, Lesen und Schreiben in unterschiedlichem Maße eingeschränkt ist und alle linguistischen Ebenen der Sprache, Lexikon, Satzbau, Wortbildung und Lautstruktur betroffen sein können. Sie werden als Teilleistungsstörung beschrieben, weil sprachunabhängige Hirnleistungen im Regelfall nicht oder nur gering betroffen sind (Wallesch, Johannsen-Horbach & Bartels 2008). Umgekehrt können neuropsychologische Erkrankungen unabhängig von einer Aphasie auftreten (➤ Kap. 4).

Wie bereits oben beschrieben, ist neben der sprachsystematischen Störung v.a. der psychosoziale

Aspekt zu betonen, der mit einer Aphasie einhergeht. Manche Forscher definieren Aphasie daher auch als *„Familienkrankheit"* oder *„disruption of family life"* (LaPointe 2011b, S. 11).

Differenzialdiagnose

Eine Aphasie ist abzugrenzen von Sprechstörungen wie Dysarthrie (➤ Kap. 9), Sprechapraxie (➤ Kap. 10) und akinetischem Mutismus (schwere Sprechantriebsstörung, ➤ Kap. 13.2.1) sowie von Spracherwerbsstörungen und Sprachverlust bei Demenz (➤ Kap. 15).

6.1 Erscheinungsbild

Die Patienten beschreiben ihre Sprachstörung oft mit den Worten:

- „Die Wörter sind nicht da"
- „Morgens, wenn ich im Bett liege, kann ich alles sprechen, aber wenn ich dann aufstehe, dann geht es nicht mehr"
- „Ich wollte meine Katze rufen, aber es kam kein Laut aus meinem Mund"
- „Meine Frau hat mit mir gesprochen, aber ich habe nicht verstanden, was sie sagte"

Eine akute Aphasie führt in den ersten Minuten bis Stunden zu einer vorübergehenden Sprachlosigkeit (**transienter Mutismus**). Man fühlt sie nicht, sie verursacht keine Schmerzen, sie tritt ganz plötzlich auf. Das, was der Mensch äußert, kann seine Umwelt nicht verstehen und was die Umwelt äußert, kann er häufig nur bruchstückhaft verstehen.

In der akuten Phase kristallisieren sich i. d. R. zwei Patientengruppen heraus:

- In der einen Gruppe leiden die Patienten an einer schweren Sprechanstrengung mit einer verlangsamten Sprechgeschwindigkeit und vielen Pausen (**nicht-flüssige Spontansprache**). Das Sprechen ist für sie auch eine körperlich anstrengende Leistung, sodass die Patienten häufig nur wenige Minuten belastbar sind.
- In der anderen Gruppe findet man Patienten, die unablässig Laute und Wörter produzieren, dabei alles durcheinanderbringen und so damit beschäftigt sind, Sprache zu produzieren, dass sie um sich herum nichts mehr wahrnehmen (**flüssige Spontansprache** bis hin zu **Logorrhoe**). Die Pflegekräfte, Therapeuten oder Angehörigen, die sie ansprechen, dringen nicht zu ihnen durch. Die Patienten merken, dass etwas nicht stimmt, dass sie nicht verstanden und ihre Bedürfnisse und Fragen nicht beantwortet werden. Sie reagieren dadurch häufig abwehrend und verärgert.

Selten ist die Kommunikation mit einem Aphasiepatienten in den ersten Tagen nach Ereignis erfolgreich. Er stößt aufgrund der sprachsystematischen Defizite an seine Grenzen. Diese führen zu Missverständnissen, Verzögerungen, langen Pausen im Gespräch. Häufig kann er seine Bedürfnisse nicht mitteilen und umgekehrt die Anweisungen und Erklärungen der Ärzte und Pflegekräfte nicht verstehen. Zudem ist er nur wenig belastbar und leidet unter zusätzlichen Begleitstörungen (➤ Kap. 6.5; ➤ Kap. 4).

Trotz teilweise massiver sprachsystematischer Defizite haben Menschen mit Aphasie häufig eine erhaltene sog. **pragmatische Kompetenz**. Das bedeutet, dass sie die metasprachlichen Gesprächsregeln im Sinne der Konversationsmaximen nach Grice (➤ Kap. 15.5.4) wie Sprecherwechsel (*turn-taking*), Sprecherrollen, Sprechsituation einhalten können. Zudem können auch schwer betroffene Patienten die emotionale Färbung des Gesagten verstehen („emotionale Prosodie", Galletta & Barrett 2018) sowie nonverbale Kommunikationsmittel wie Mimik und Gestik entweder selbst einsetzen oder verstehen, vorausgesetzt, es liegt keine Apraxie vor (Kessler et al. 2003; Lutz 2011). Lutz (2011) berichtet von einem Patienten, der global aphasisch war und sich beim Fernsehen immer köstlich amüsierte: Er „verstand" anhand nonverbaler Zeichen der Mimik und Gestik.

Die emotionale Belastung und der Umgang mit der Erkrankung beeinflussen die Rehabilitation und letztendlich auch die Lebensqualität. Fast jeder zweite Patient mit Aphasie nach Schlaganfall entwickelt eine **Post-Stroke-Depression** (Kessler et al. 2003; ➤ Kap. 3.3.4). Die Ursache ist entweder primär eine neurobiologische Reaktion auf Schädigungen im linken fronto-temporalen Bereich des Gehirns oder sekundär eine allgemeine Reaktion auf die Hirnschädigung und die daraus resultierenden Störungen.

Auch Art, Ausmaß und Ort der Läsion in Verbindung mit der Persönlichkeit, den prämorbiden Verhaltensweisen und Aktivitäten und dem sozialen Netzwerk des Patienten beeinflussen die psychosoziale Situation und damit auch die Rehabilitation.

Sind die ersten Tage überstanden und hat die Spontanremission eingesetzt, wird die psychosoziale Situation dadurch „positiv beeinflusst“, dass die Sprachtherapeutin bereits Kontakt mit dem Patienten hatte. Sie hat ihm und seinen Angehörigen erklärt, was die Sprachstörung bedeutet und gezeigt, welche sprachlichen Ressourcen vorhanden sind.

In den folgenden Wochen der Rehabilitation in der postakuten Phase wird ein Schwerpunkt auf die sprachsystematische Therapie und den Umgang mit der Sprachstörung im alltäglichen Leben sowie die Grundsteine für einen Transfer in den Alltag gelegt.

6.1.1 Symptomatik der Spontansprache

Die aphasischen Fehler können in unterschiedlichem Ausmaß, Ausprägung und Kombination vorhanden sein. Sie finden sich auf allen linguistischen Ebenen: Phonologie, Morphologie, Syntax, Semantik (Grande & Hußmann 2016). Dabei bilden sich **typische komplexe Symptomkombinationen** (ebd.). Gleichzeitig bestehen kommunikative Defizite auf der pragmatisch-funktionalen Ebene, die sich v. a. in den Aktivitäten und der Teilhabe auswirken.

Die Spontansprache kann **flüssig** sein mit normaler oder überhöhter Sprechgeschwindigkeit oder **nicht-flüssig** mit reduzierter Sprechgeschwindigkeit, vielen Pausen und einer Sprechanstrengung. Es treten **Wortfindungsstörungen** auf: Der Patient produziert Umschreibungen oder Füllwörter wie „dingsda“ „sie wissen schon“. Es kommt zu Wortersetzungen (**semantischen Paraphasien**), Lautersetzungen (**phonematischen Paraphasien**) oder auch Wortneubildungen (**Neologismen**). Die Grammatik kann fehlerhaft sein durch falsche Funktionswörter und Flexionsformen und durch einen gestörten Satzbau: Satzteile fehlen (**Agrammatismus**) oder werden verdoppelt (**Paragrammatismus**). Außerdem können Floskeln oder inhaltsleere Phrasen und Wörter, die häufig wiederholt werden, auftreten (**Automatismen, recurring utterances, Stereotypien**).

FALLBEISPIEL

Beispiel 1: nicht-flüssige Aphasie

- Therapeutin (TH): Hmm. Ja ja … und wie finden Sie das Essen?
- (Patient): naja … Essen is halt … naja … Essen gibt's halt scho … aber … i ess ja … für mich ja alleine immer daheim, gel … da koch i immer scho …
- TH: Da kochen Sie?
- P: Ja … und des … muß halt essen, was da is
- TH: Hm. Wo essen Sie denn hier im Haus?
- P: Da … da … mit so … zusammen … mit so … wo die Leut da herin sind …
- TH: Hm. Es gibt hier nämlich mehrere Möglichkeiten, wo man essen … kann. Essen Sie oben?
- P: Oben, ja.
- TH: Ach, Sie essen oben?
- P: Ja, hmm … und da sind … festhafte und sowas …
- TH: Was sind da?
- P: festhafte … die wo man halt mit dene mit dene … äh … die sitzen so auf … die so … so halt so fritze so…
- TH: Ich weiß jetzt nicht, was Sie meinen.
- P: Ja, des sind so … äh … sche … so … so … wie soll'n sagen … so … fl… flei… so … so Freisitze so …
- TH: Freisitze?

Beispiel 2: flüssige Aphasie

- TH: Frau V., können Sie mir mal erzählen, was passiert ist?
- P: ich kann äh … ich sag jetzt was anders … i kann jetzt … wenn i jetz … zum Beispiel wenn i jetzt i geh ja jetz zu Ihnen … i hab ja diese Hengungen einfach einfach … i kann so wenn i jetz mit meine l. Leut daheim … wenn jetz mei Mann kommt oder so … kann i reden reden … i merk gar net … die ham gesagt … dir merkt dir merkt man dir ja gar nichts o … du kannst ja so gut leden reden … aber wenn i jetz bei andere Mensen Menschen spre… komischer Keise … das i mein jetz … i kann jetz fascht net reden … das kann i aber viel besser … aber … da hab i irgendwie a weng hesch heng ja wie sagt man denn … hemmangen.

In schweren Fällen ist die Spontansprache nicht mehr erkennbar, man spricht von **Jargon** (➤ Tab. 6.1). Der Jargon wird in semantisch, phonematisch und neologistisch eingeteilt. Bei Jargon liegt das Phänomen darin, dass die Patienten syntaktisch und i. d. R. auch phonotaktisch (Betonungsmuster der Sprache) wohlgeformte Äußerungen machen, die aber aufgrund der Häufung von

Tab. 6.1 Überblick Jargon

Symptom	Beschreibung
Jargon	häufig überschießende Sprachproduktion mit sinnlosen, unverständlichen phonematischen und / oder semantischen Paraphasien und Neologismen bei erkennbarer Satz- und Wortstruktur; wird unterteilt in semantischen, phonematischen und neologistischen Jargon, nach den vorherrschenden Abweichungen der Zielwörter
semantischer Jargon	Abfolge semantischer Paraphasien, inhaltsleerer Redefloskeln und Stereotypien, grammatikalisch verknüpft, aber inkohärent, inhaltsleer Beispiel Beschreibung Cookie-Theft-Bild (➤ Kap. 6.7.2): „Ja … da mach ich eine sa sauber alles, ne ne und d ist ein herz auch nun der macht auch mit mir helfen, dass mer sauber mache essen was, ne … was soll ich noch?"
phonematischer Jargon	fast jedes Inhaltswort in lautlicher Form verändert; Funktionswörter noch erkennbar; syntaktische Strukturen erkennbar; phonotaktische Regelmäßigkeiten noch bedingt erhalten; Phoneme der Muttersprache; kann wie ausländischer Akzent klingen Beispiel Benennen DER JUNGE FÜTTERT DEN HUND „Hmm. Ein schull, der schull oder irgendwie und der sch ... steht und schlißt für die Kinder der den waker ... u und schmückt das an die... die ... die kleinen dran zum ... zum wecken oder schneissen oder was. Ich weiß es nicht."
neologistischer Jargon	Nichtwörter und phonematische Neologismen, die keinen Bezug mehr erkennen lassen Beispiel (aus Huber et al. 1975): „Durch´n durch eine ...Chantos...durch eine...durch einen Nochre m.nutwie hatasen...das ist...ne Dicha hat ich seit krechte krichte...und dann wurde nach nachher dets weit wertig ferte dat gar nicht -...garnicht...gar nicht ese ... das macht nicht nur uman són böse das wirte doch so geben...wiedas so so assedan sós das kann man gar nicht sagen."

Neologismen und semantischen und / oder phonematischen Paraphasien nicht zu verstehen sind.

Die spontansprachlichen Symptome werden im Folgenden aufgeführt und auf den verschiedenen linguistischen Ebenen eingeordnet. Vorlagen für die Beschreibung aphasischer Spontansprache finden sich bei Bayer (1985) und Grande, Springer & Huber (2006). Die linguistischen Grundlagen werden vorausgesetzt. Eine Einführung in die Linguistik speziell für Sprachtherapeuten bietet z. B. Fischer (2009).

Sprachautomatismen

In schweren Fällen, z. B. im Falle einer globalen Aphasie (➤ Kap. 6.6) oder in der Akutphase einer Aphasie (➤ Kap. 6.6.1) ist die expressive Sprache häufig nur noch reduziert auf automatisierte, nicht-propositionale Äußerungen (➤ Tab. 6.2), sog. **Sprachautomatismen**. Diese sind als repetitiv-stereotyp gebrauchte Sprachelemente definiert (Blanken & De Bleser 2003). Oft erlebt man Patienten, die nur noch eine Silbe, ein Wort oder eine Phrase sprechen können, diese aber mit unterschiedlicher Betonung und Intonation (*recurring utterances*). Bei einer flüssigen Aphasie mit vielen semantischen und phonematischen Paraphasien hört man viele **Floskeln**, die den Sprachfluss am Laufen halten. Das Nachsprechen des Gehörten, die **Echolalie**, ist u. a. ein typisches Symptom der transkortikalen Aphasien (Huber et al. 2013; ➤ Kap. 6.6). Dabei sprechen die Patienten entweder wortwörtlich nach, was zu ihnen gesagt wurde, oder sie formulieren es für sich selbst um, z. B. fragt die Therapeutin: „Wie geht es Ihnen heute?" Daraufhin antwortet die Patientin: „Wie geht es mir heute?". Ein hartnäckig zu therapierendes Symptom sind die **Perseverationen**. Die Patienten „hängen" an einem Wort (oder Phrase) fest, sowohl mündlich als auch schriftlich und dieses Wort interveniert immer wieder mit den folgenden Äußerungen. Dies ist ein Phänomen gestörter Hemmung von bereits aktivierten Wortformen und Muster bzw. erfolgloser sprachlicher Verarbeitung.

EXKURS

Erklärungsansätze für Sprachautomatismen

Innerhalb der Dichotomie **propositionale Sprache** (also willentliche, intentionale Äußerungen) gegenüber **nicht-propositionaler Sprache** (festgelegte Wortfolgen wie Zählen von 1–10, die Wochentage,

6

Tab. 6.2 Symptome automatisierter Sprache

Symptom	Beschreibung
Automatismus	entweder neologistische Abfolge von Einzellauten und Silben oder beliebigen Wörtern und Phrasen, die weder lexikalisch noch syntaktisch in den sprachlichen Kontext passen, sind für den einzelnen Patienten charakteristisch, z. B. „dododo", „heute … komme ich nicht auf das Wort … heute … wenn ich was sagen will … heute"
Recurring utterance	Aneinanderreihung von inhaltsleeren Wörtern, Silben oder Phrasen, die fortlaufend produziert werden, können globale kommunikative Inhalte durch variable Intonation ausdrücken, z. B. „bin oma bin oma"
Stereotypie	inhaltsleere Phrasen und Redewendungen, die ständig wiederkehren, angemessen sind und in den sprachlichen Kontext passen, z. B. „Achja", „Und so weiter", „meine Güte"
Floskel	variieren in der Form, werden immer wieder – meist adäquat – eingesetzt, inhaltsarm, z. B. „weißt schon", „wie sagt man noch?"
Echolalie	mehr oder weniger wortwörtliches Wiederholen von der letzten Äußerung des Gesprächspartners, dabei werden i. d. R. Pronomina, Flexionen und Wortstellung dem veränderten Redekontext angepasst
Perseveration	Wiederholen von vorher selbst geäußerten oder gehörten sprachlichen Reaktionen, die ohne Zögern und Suchverhalten auftreten; treten auch beim Nachsprechen, Benennen und lauten Lesen auf

Begrüßungsfloskeln usw.) wird angenommen, dass Letztere v. a. **rechtshemisphärisch** verarbeitet werden (van Lancker Sidtis & Sidtis 2018). Eine akute Aphasie führt zur Aktivierung der sprachlichen Prozesse der rechten Hemisphäre bzw. bei schweren Aphasien kompensiert die rechte Hemisphäre (➤ Kap. 5.1.3). Dies kann die Anteile automatisierter Sprache erklären.
Dagegen steht die Annahme, dass das Entstehen automatisierter Sprache im Leveltschen Modell der Sprachproduktion (➤ Kap. 6.3) auf der Ebene des **artikulatorischen Buffers** verortet wird (Blanken 1991). Das typische Merkmal, nämlich die repetitiv-stereotype Form, ist allen Sprachautomatismen gemeinsam. Der Buffer stellt die phonologische Information wiederholt (repetitiv) zur Verfügung und zwar immer in derselben Form (stereotyp), weil entweder eine Schädigung im Buffer selbst einen Programmwechsel verhindert oder weiter oben gelegene Störungen den Buffer nicht mehr kontrollieren können (Blanken & De Bleser 2003).

Sprechverhalten und Phonetik

Wie bereits in ➤ Kap. 6.1 beschrieben, erkennt man bei Aphasie typische Verhaltensweisen beim Sprechen, die auf Begleitstörungen wie Dysarthrie (➤ Kap. 9) oder Sprechapraxie, (➤ Kap. 10), aber auch auf die phonologischen, morpho-syntaktischen und lexikalisch-semantischen Störungen zurückzuführen sind. Dazu gehören der **Redefluss,** die **Sprechgeschwindigkeit** und besondere Formen des Suchverhaltens, die sich insbesondere bei schweren Wortfindungsstörungen finden. Bei einer Aphasie kann es zu **phonetischen Fehlern** kommen: Aufgrund der **Sprechanstrengung** und der nicht-flüssigen Sprechweise kommt es auch zu **Dysprosodie** und gestörten Betonungsmustern. Diese Störungen sind auf der Ebene der Artikulation anzusiedeln.

Von **flüssig** spricht man, wenn mehr als fünf Wörter pro Phrase geäußert werden mit wenigen Unterbrechungen und bei normaler Sprechgeschwindigkeit, von **nicht-flüssig,** wenn weniger als fünf Wörter / Phrase geäußert werden, viele Unterbrechungen und eine verlangsamte Sprechgeschwindigkeit vorhanden sind (Huber et al. 2013).

Wenn das Sprechtempo sehr erhöht ist oder die Patienten schwallartig sprechen, nennt man das **Logorrhoe**. Das Gegenstück dazu ist der meist transiente **Mutismus**, das Verstummen, gerade in der Akutphase einer Aphasie und / oder Sprechapraxie (➤ Kap. 10).

EXKURS

Die **Dichotomie flüssige vs. nicht-flüssige Aphasie** ist international verbreitet. Dabei ist dieser Begriff der „Sprach- oder Sprechflüssigkeit" bei Weitem nicht einheitlich definiert. Im Englischen bedeutet der Begriff *„fluent"* u. a. eine Sprache, z. B. eine Fremdsprache gut zu beherrschen. Ebenso kann sich die *„fluency"* auf rein sprechmotorische Parameter wie Sprechgeschwindigkeit, Prosodie, Pausen und Artikulation beziehen. In Bezug auf Aphasie kommen noch zusätzliche Parameter wie Phrasenlänge, Sprechanstrengung, Wortwahl, Paraphasien und Stereotypien hinzu. Ursprünglich hat Wernicke (1874) diese Einteilung vorgenommen, da er zwei distinktive Gruppen von Menschen mit Aphasie anhand ihrer Spontansprache ausmachte: eine „flüssige" Gruppe mit schlechtem Sprachverständnis und einer Schädigung im Gebiet posterior zur Rolandischen Furche und eine „nicht-flüssige" Gruppe mit gutem Sprachverständnis mit einer Schädigung anterior zur Rolandischen Furche (➤ Kap. 1.2.1). Kerschensteiner, Poeck & Brunner (1972) griffen diese Einteilung wieder auf und identifizierten zwei Gruppen von Menschen mit Aphasie anhand folgender hierarchisch geordneter Parameter:

- Phrasenlänge
- Pausen
- Prosodie
- Sprechgeschwindigkeit
- Anstrengung

Die Sprechflüssigkeit ist demnach eingeschränkt bei rein sprechmotorischen Defiziten, wie sie bei einer Dysarthrie oder Sprechapraxie vorliegen, aber auch durch die sprachsystematischen Defizite: Wortfindungsstörungen, phonologische Störungen, semantische und syntaktische Defizite, die sich auf Pausensetzung und Phrasenlänge auswirken. Man spricht dann auch von *Sprach*anstrengung als Unterscheidung zur *Sprech*anstrengung (Huber et al. 2013).

Eine klare Einteilung in **flüssige** und **nicht-flüssige Aphasien** ist demnach oft nicht so einfach und unter den Kolleginnen uneinheitlich. Die Fluktuationen der Symptome in der Akutphase tragen wenig zu einer klaren Einteilung bei. Ebenso wenig die sprechmotorischen Probleme. Poeck hat bereits 1989 darauf hingewiesen, dass diese Dichotomie im Grunde hinfällig sei, weil sie weder von wissenschaftlichem Wert ist (aufgrund der uneinheitlichen Verwendung und der Streuung innerhalb der identifizierten Gruppen), noch praktikabel sei angesichts genügend anderer Klassifikationssysteme (McNeil & Copland 2011).

Tab. 6.3 Symptome des Sprechverhaltens (Huber et al. 2013; Schneider et al. 2014)

Symptom	Beschreibung
Redefluss	flüssig: ca. 5 Wörter / Phrase, wenig Unterbrechungen, Sprechtempo normal nicht-flüssig: < 5 Wörter / Phrase, viele Pausen, reduziertes Sprechtempo
Sprechanstrengung	sprechmotorische Schwierigkeiten bei Störungen der Artikulation, Phonation und Respiration, die den Sprachfluss verlangsamen
Dysprosodie	Abweichung der Sprechmelodie und des Sprechrhythmus, monotone Intonationskontur, Silbenlänge und -betonung gleich, gestörte Akzentsetzung
Sprachanstrengung	erschwerter Redefluss aufgrund von Wortfindungsstörungen, Probleme beim Ausdruck der Gedanken und der Formulierung von Sätzen
Sprechgeschwindigkeit	normal: >90 Wörter / Minute, langsam: 50 – 90 Wörter / Minute, sehr langsam < 50 Wörter / Minute (Pompino-Marschall 1995)
transienter Mutismus	tritt initial nach Ereignis auf, keinerlei lautsprachliche Äußerung möglich
Logorrhoe	überschießende Sprachproduktion mit erhöhtem Sprechtempo, meist inhaltsarm

Die Symptome des Sprechverhaltens bei Aphasie sind in ➤ Tab. 6.3 zusammengefasst.

Phonologie

Die **Phonologie** beschäftigt sich mit der kleinsten Einheit der Sprache – dem Laut bzw. dem **Phonem,** der kleinsten bedeutungsunterscheidenden Einheit. Weitere Inhalte sind die Silbenstruktur, die Abfolge von Lauten in einem Wort und die suprasegmentalen Elemente der Prosodie, Intonation und Betonung. Es kann zu segmentalen Fehlern bei der Auswahl und Sequenzierung von Phonemen kommen. Dabei entstehen **phonematische Paraphasien,** Lautersetzungen im Wort, bei denen ein oder mehrere Phoneme nicht denen des Zielwortes entsprechen, dieses aber noch erkannt wird. Diese Paraphasien werden wie folgt klassifiziert:

- Substitution (Ersetzung), z. B. „Quischungen" für QUITTUNGEN, „dann tetz (SETZ) ich mich an den PC"
- Elision (Auslassung), z. B. „das sind Mandanten … das sind Geschä(F)ts…leute"
- Addition (Hinzufügung), z. B. „Ja, des san nur muskeler muskelen de san scho geschrumpft" (für MUSKELN)

- Metathese (Umstellung), z. B., „rigaffe“ für GIRAFFE
- Assimilation (Anpassung), z. B. progressiv bei Vorwegnahme des nachfolgenden Phonems „kru… kru… lukrativ“ für LUKRATIV, z. B. regressiv bei Wiederholen des vorhergehenden Phonems „Büb… büb… büber… äh … bücher“

Wenn keine Ähnlichkeit mit dem Zielwort mehr erkennbar ist, spricht man von **phonologischem Neologismus,** z.B. „furse“ für TISCH. Ähnliche Phänomene finden sich auch in der Schriftsprache als phonematische Paralexien bzw. Paragraphien. Nicht selten kommt es zu Paraphasien, die ein lexikalisches Wort ergeben, aber phonologisch induziert sind. Diese werden als **formale Paraphasien** bezeichnet, z. B. „Wrack“ für FRACK. Von den phonologischen Fehlern abzugrenzen sind **phonetische Entstellungen**, bei denen es sich um Störungen der Artikulation handelt (s. o. Sprechverhalten).

6

EXKURS

Erklärungsansätze für phonologische Störungen

Phonematische Paraphasien können als Zugriffsstörung auf die phonologische Form interpretiert werden (Levelt et al. 1999; Roelofs 2004; Dittmann 1991). Beim lexikalischen Abruf wird ein sog. phonologischer Code aktiviert, der Informationen über die Segmente, ihre Abfolge und ihre metrische Struktur enthält (Corsten 2016). Formale Paraphasien entstehen beim versehentlichen Zugriff auf phonologische Nachbarn und seien typisch für eine Störung im phonologischen Ausgangslexikon (Berg 2005). Nullreaktionen oder semantische Umschreibungen können Ausdruck einer Repräsentationsstörung im phonologischen Ausgangslexikon sein (Moses, Nickels & Sheard 2004).

Wortfrequenz und Nachbarschaftsdichte spielen eine große Rolle, ebenso der Anlaut, der häufig korrekt abgerufen werden kann (Wilshire & Fisher 2004).

Störungen auf der postlexikalischen- phonologischen Enkodierungsebene führen häufig zum „tip-of-the-tongue" Phänomen: Die Patienten haben Informationen über die metrische Struktur, können aber die Wortform nicht abrufen (Aichert & Ziegler 2004). Ebenso zeigen sich hier die typischen phonematischen Paraphasien mit fehlerhafter Sequenz oder Substitution von Segmenten. Störungen auf dieser Ebene wirken sich auf alle expressiven Modalitäten aus (Spontansprache, Nachsprechen, Benennen, Lautes Lesen; Shallice, Rumiati, Zadini 2000). Bei den Fehlern zeigt sich ein Längeneffekt: je länger das Wort, desto fehleranfälliger; und ein Positionseffekt: gegen Wortende nehmen die Fehler zu (Berg 2005).

Eine Analyse der phonematischen Paraphasien findet in der Diagnostik statt, um die gestörten Wortformbildungsprozesse zu identifizieren (➤ Kap. 6.7). ➤ Tab. 6.4 fasst zusammen.

Tab. 6.4 Phonologische Störungen

Symptom	Definition
phonematische Paraphasie	Schwierigkeiten bei der Phonemauswahl und -sequenzierung im Wortabruf; mind. 50 % der Phoneme stimmen mit dem Zielwort überein Beispiele: KANONE „Kanole"
phonologischer Neologismus	Äußerung, bei der weniger als 50 % der Phoneme mit dem möglichen Zielwort übereinstimmen und keine Ähnlichkeit erkennbar ist Beispiele: SPATEN „spescher"; VORHÄNGE „vorgen"
formale Paraphasie	phonologische Paraphasie, bei der zufälligerweise ein real existierendes Wort entsteht Beispiele: HASE „und da hoppelt ein Halle … nein Hase"; STUHL „schwul"
Suchverhalten Conduite d'approche	phonologische, auch semantische, Annäherung an ein Zielwort in der Spontansprache oder beim Benennen und Nachsprechen Beispiel aus Huber et al. (1975): GEFANGENER MIT FUSSKETTEN „Klösen … Schlase ... Schlage ... Klause ... Glesen ... Kretten ... Kretten gebunden ... eingeschlagene eingeschlossene Kretten ... ein Kräusel ... ein Kräusliger ... ein Fänger … ein Verb ... ein Vergebrachener ... ein Fangener ... Gefangener."
Suchverhalten Conduite d'ecart	phonologisches (auch semantisches) Wegdriften vom Zielwort in der Spontansprache oder beim Benennen und Nachsprechen Beispiel aus Huber et al. (1975): TURMSPITZE „hier ist ein Türn ... Türn ... Türnspitz ... Türmspürze Türn ... die Turntuschpe ... die Kürnstücke."

Morphologie

Die **Morphologie** ist die Lehre von der Wortbildung (Komposition, Derivation) und Wortbeugung (Flexion). Die kleinste bedeutungstragende Einheit ist das **Morphem.** Es gibt freie Morpheme, die alleine stehen können, z. B. Artikel (*der* Mann), gebundene Morpheme, die Affixe, z. B. das Affix *-lich*, welches aus „Freund" „freund*lich*" macht und somit auch noch zu einer Veränderung der Wortart führt (vom Substantiv zum Adjektiv) oder z. B. das Steigerungssuffix *-er* von weit-*er* und Fugenmorpheme, z. B. das *Fugen -s* in Komposita, z. B. Einstand*s*essen. Bei grammatischen Morphemen wird unterschieden zwischen solchen, die eine grammatische Funktion übernehmen, z. B. Plural -s, und lexikalische Morphemen und solchen, die eine lexikalische Bedeutung haben und auch als Inhaltswörter auftreten können, also **Lexeme**, z. B. ein, Baum, schön.

Bei Aphasie kann es sowohl zu Störungen der Flexion als auch der Wortbildung kommen (Huber et al. 2013; ➤ Tab. 6.5). So werden Komposita vereinfacht, indem nur der Kopf genannt wird, z. B. „Schirm" für SONNENSCHIRM. Es kann zu Ersetzungen oder Auslassungen von Wortteilen kommen, z. B. „zuhänge" für VORHÄNGE, „da kommt der Geschäfte …" für GESCHÄFTSMANN. Bei der Flexion von Verben und Substantiven zeigen sich Störungen der Kennzeichnung von Person, Numerus, Tempus, Kasus und Genus durch Auslassungen oder Ersetzungen, z. B. „Sie weiß*en* was ich meine, oder?", „in unser*e* Haus".

Viele Flexionsfehler treten meist im Zusammenhang mit einer fehlerhaften Satzstruktur auf (vgl. nachfolgenden Abschnitt).

Tab. 6.5 Morphologische Störungen

Fehler	Beschreibung
Wortbildung (Komposition, Derivation)	Vereinfachung der morphologisch komplexen Wörter durch Auslassung Morphemersetzungen Beispiel: „Lebens*aus*stellung", Schnell*(...boot...)*kapitän",
Konjugation	Flexionsfehler zu Person, Numerus, Tempus Infinitivformen statt finiter Verbformen Beispiel: „In Landshut *du* auch *arbeiten, arbeiten,* ja, *du* zwei Tage *arbeiten*?"
Deklination	Flexionsfehler zu Kasus, Numerus, Genus Beispiel: „der hat Punkte*n* dran", „wischt *eine* Eimer ab"
Funktionswörter	Ersetzung, Auslassung Beispiel: „Also ich war a vier ä zwei Wochen waren *in* Krankenhaus"; „sind (…) Italien gefahren"

Syntax

Auf der Syntaxebene kommt es sowohl zu einer Vereinfachung der Satzstruktur als auch zu einer Verkomplizierung. Dabei werden z. B. einzelne Satzteile (Nominalphrase, Verbalphase, Präpositionalphrase usw.) ausgelassen, verschoben, ineinander verschränkt oder verdoppelt. Funktionswörter und Morpheme werden ausgelassen, hinzugefügt oder ersetzt (➤ Tab. 6.6).

Die zwei wesentlichen Erscheinungsformen syntaktischer Störungen sind der **Agrammatismus**, den man vorrangig den unflüssigen Aphasien zurechnet und der **Paragrammatismus**, der meist bei flüssigen Aphasien zu finden ist. Es kommt aber auch zu einem gleichzeitigen Auftreten beider Phänomene. Die ursprüngliche Zuordnung des Agrammatismus zur Broca-Aphasie (➤ Kap. 6.6) und des Paragrammatismus zur Wernicke-Aphasie (➤ Kap. 6.6) ist überholt.

Tab. 6.6 Syntaktische Störungen

Symptom	Beschreibung
Agrammatismus	„Telegrammstil"; Verwendung von Inhaltswörtern (Nomen, Verb, Adjektiv, Adverb), während Funktionswörter und Affixe fehlen oder inkonsistent auftreten; meist Ein- bis Zweiwort-Äußerungen, die nebeneinander gereiht sind (parataktische Verknüpfung); viele Satzabbrüche (vgl. Fallbeispiel)
Paragrammatismus	Störung der sequenziellen Organisation von Satzstrukturen; Satzverschränkungen (Interferenz von zwei Satzvarianten); Verdopplungen von (fakultativen) Satzteilen; Substitution von Funktionswörtern und Flexionen, Satzabbrüche (vgl. Fallbeispiel)

6

FALLBEISPIEL

Ein Ausschnitt aus einem Gespräch mit einem Patienten mit agrammatischer Sprachproduktion. Auffällig ist der Telegrammstil mit Infinitivkonstruktionen.
TH: und wann sind sie nach Bayern gekommen?
PAT: a fon Bayern a nach a Duisburg bin kommen . nach Duisburg
TH: mmh
PAT: war ich vielleicht vierzehn vierzehn Jahre al . verstehst! . dann af Bayern kommen . do mein Vater arbeiten do . in Bayern . aber war schon meine Vater . meine Vater war schon von Krieg kaputt . verstehn? . und Mutter schon . mit sechz . mit . sechsunddreißig Jahre sterben bei Granate erwischen . verstehn! . hätta no eine Bruder kriegen noch . aber gran granätte gra a–haben erwischt alle zwei.

FALLBEISPIEL

Beispiel für eine flüssige Spontansprache mit paragrammatischen Strukturen, insbesondere Verdopplung von Satzteilen, Wortiterationen, außerdem morphologische Fehler und Wortfindungsstörungen:
TherapeutIn: Und was haben Sie gelernt?
PatientIn: Steuergehilfin … und hab dann später noch … also das ist noch gar nicht so lange her … gelernt Buchhaltung … noch dazu gelernt … das machen dann so dass man noch n bissl tiefer in die Materie eingeht … und da n bissl mehr über die Arbeit weiß was was was … was man damit anfangen kann und … und und und … daß man n bissl was drüber weiß.

Die syntaktischen Defizite sind ein großer Schwerpunkt in der neurolinguistischen Forschung, da sie Hinweise auf die Sprachproduktionsmechanismen auch bei gesunden Sprechern liefern (➤ Kap. 6.3). Neben den syntaktischen Defiziten in der Sprachproduktion zeigen sich rezeptiv auch Verständnisdefizite bei komplexen syntaktischen Strukturen.

EXKURS

Erklärungsansätze für (morpho-)syntaktische Störungen

Eine zugrundeliegende linguistische Hypothese für die syntaktischen Defizite bei Agrammatismus ist die verlorene Fähigkeit, **thematische Rollen** (Agens, Patiens) den Satzteilen Subjekt und Objekt zuzuweisen (*mapping deficit hypothesis*; Schwartz, Linebarger, Saffran et al. 1987). Stattdessen orientieren sie sich bei der Produktion und dem Verständnis von Sätzen an den semantischen Eigenschaften Belebtheit und Potenz (Schwartz, Saffran & Marin 1980). So kann die Äußerung: „Mann Auto Garage" unterschiedlich interpretiert werden:

1. der Mann fährt das Auto in die Garage
2. der Mann hat sein Auto in der Garage
3. der Mann möchte sein Auto, welches in der Garage steht, usw

Umgekehrt gelingt die Interpretation des Satzes „Der Junge wird von dem Mädchen getreten" nicht, da nach der **kanonischen Satzstruktur SVO** interpretiert würde, in dem Fall tritt der Junge das Mädchen. Die Schwierigkeit hierin liegt in der **Reversibilität** bei zwei belebten Substantiven. Die Patienten setzen demnach eine Schlüsselwortstrategie ein, da sie keinen Zugriff auf die grammatischen Informationen haben. Grodzinsky formulierte in den 90er Jahren seine Hypothese des Verlusts von Spuren (*Trace Deletion Hypothesis, TDH*; Grodzinsky 1995). Dieser Ansatz stammt aus der Transformationsgrammatik von Chomsky (1981). Die TDH besagt im Wesentlichen folgendes: Für die Satzproduktion wird eine Tiefenstruktur generiert, die alle Satzteile und thematischen Rollen verteilt. Diese werden dann mit den Wortformen gefüllt, wobei die Position der Satzteile keine Rolle spielt, weil sie eine thematische Rolle zugewiesen bekommen haben. Wenn das Satzteil an eine andere Stelle bewegt wird, hinterlässt es eine Spur (*trace*) anhand derer die lexikalisch-grammatische Funktion erkennbar ist. Die *Trace Deletion Hypothese* besagt, dass diese Spuren nicht mehr sichtbar und mit ihnen die Information verlorengegangen ist. Das erklärt, warum Sätze mit einer nicht-kanonischen Struktur, Passivsätze, reversible Sätze, Relativsätze und ähnlich komplexe syntaktische Konstruktionen nicht korrekt gebildet bzw. verstanden werden. Die folgende Abbildung (➤ Abb. 6.1) soll dies verdeutlichen.

Eine weitere Erklärung bietet die **Theorie des Arbeitsgedächtnisses** von Baddeley (2000 ➤ Kap. 4.7.1). Die Forschung ist sich einig, dass sich bei allen Aphasieformen Defizite im Arbeitsgedächtnis finden und diese Probleme in der Satzverarbeitung verursachen (Maher 2008). Es wird angenommen, dass es die syntaktischen Formen an sich sind, die die Probleme verursachen oder die begrenzte Kapazität des Arbeitsgedächtnisses, welche bei bestimmten syntaktischen Konstruktionen schnell ausgereizt ist.

Im Rahmen des **Sprachproduktionsmodells von Garrett** (1980, 1988, ➤ Kap. 6.3.2) können die syntaktischen Fehler bereits auf der konzeptuellen Ebene entstehen, wenn keine Äußerung generiert werden kann, wie es bei unflüssigen Aphasien der Fall ist (➤ Kap. 6.6). Auf der Funktionsebene werden Derivationsaffixe und Flexionsmorpheme falsch eingesetzt oder substituiert, während auf der Positionsebene die Satzstruktur fehlerhaft wird.

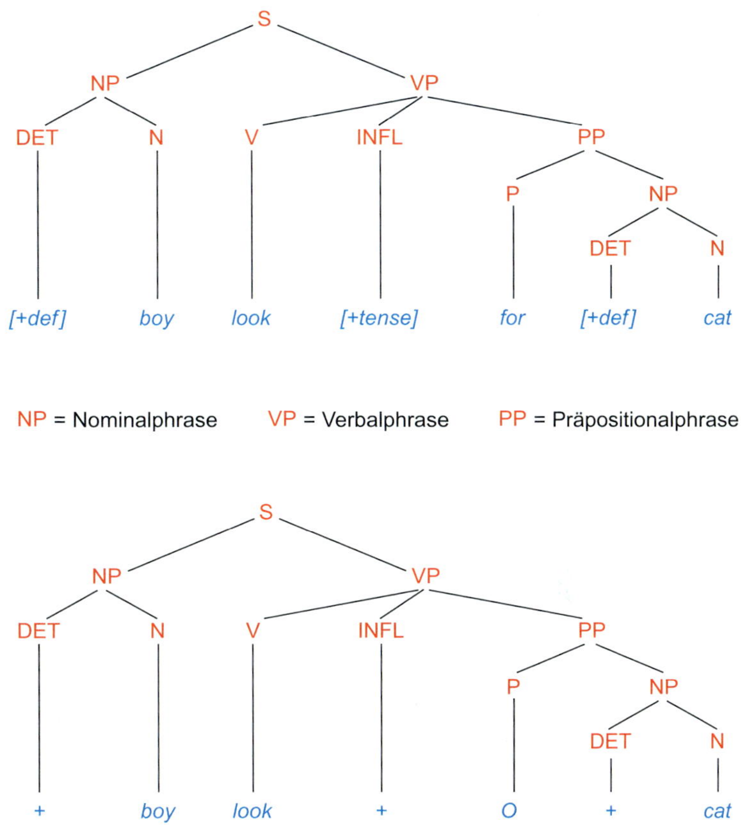

Abb. 6.1 Oberflächenstruktur eines korrekten und eines agrammatischen Satzes [L231]

Lexikon und Semantik

Wortfindungsstörungen (➤ Tab. 6.7) kommen bei allen Aphasien vor (➤ Kap. 6.6). Dabei handelt es sich um unterschiedliche Störungsprozesse, die diesen zugrunde liegen. Man geht entweder von einer **Repräsentationsstörung** aus, bei der die semantischen Konzepte (**Wortinhalt**) im Lexikon nicht abrufbar sind *oder* von einer **Zugriffsstörung**,

Tab. 6.7 Semantisch-lexikalische Störungen

Symptom	Beschreibung
Wortfindungsstörung	gestörter Abruf von Wortformen und/oder Wortbedeutungen, dadurch Pausen und Unterbrechungen im Redefluss Beispiele: BREZEL „zum essen … ke … käse"; TREPPE „zum laufen …"
semantische Paraphasie	fehlerhaftes Auftreten eines Wortes, das vom Zielwort abweicht und eine eine semantische Ähnlichkeit zeigt Beispiele: PELIKAN „Storch", PERÜCKE „Frisur"
semantischer Neologismus	Neubildung eines Wortes, meist als Kompositum Beispiele: KAMM „Haartelefon"; KEKSDOSE „Bierballen"
Nullreaktion	Wortabruf ist blockiert
syntagmatische Paraphasie	Satzfragment, Satz, Äußerung für das Zielwort Beipiele: „das gibt es lecker beim Bäcker" für BROT; „oh, das ist in Afrika" für LÖWE

bei der die semantischen Konzepte zwar abgerufen werden, aber nicht die entsprechende **Wortform** dazu. Die Repräsentationsstörung liegt auf der semantischen Ebene, die Zugriffsstörung auf der lexikalischen, der Ebene des **phonologischen** bzw. **graphematischen Ausgangslexikons** (➤ Kap. 6.3.1; Lorenz 2004), wenn es beim schriftlichen Benennen auftritt (➤ Kap. 7.3.2). Zugriffsstörungen führen zu Umschreibungen oder Suchverhalten. Das Suchverhalten zeigt sich z. B. in:

- langen Pausen, die mit Stöhnen oder emotionalen Äußerungen gefüllt werden
- Wiederholungen des gerade Gesagten
- Redefloskeln, die immer wieder benutzt werden
- Satzabbrüchen

(Huber et al. 2013)

Ferner zeigen viele Patienten mit Aphasie semantische Fehler, die zu Wortneuschöpfungen (**semantischen Paraphasien** oder **semantischen Neologismen**) führen können. Bei **semantischen Paraphasien** erkennt man eine Ähnlichkeit zum Zielwort. Bei nicht klassifizierbaren Fehlern ist keine Verbindung erkennbar. Bei schweren Störungen reihen sich vermeintliche sinnlose Wörter nebeneinander (vgl. vorigen Abschnitt, semantischer Jargon) oder es kommt zu **Nullreaktionen**, weil aufgrund einer Blockade gar kein Wort abgerufen werden kann. Wenn eine Umschreibung oder ein Satz für das Zielwort benutzt wird, spricht man auch von **syntagmatischer Paraphasie** (Tesak 2006), z. B. „Käfig für Fische" für AQUARIUM, „der kriegt eins auf die Nase" für BOXER.

6

Die lexikalischen Fehler, die beim Zugriff auftreten, geben Hinweise auf die Organisation des semantischen Systems (mentales Lexikon). Die Organisation und Strukturierung der Einträge innerhalb des mentalen Lexikons ist nach wie vor Gegenstand der Forschung. Die Wortinhalte sind nach **semantischen Beziehungen** strukturiert und miteinander verknüpft (Aitchinson 1997). Dabei spielen auch linguistische Parameter wie Wortfrequenz, Abbildbarkeit, Konkretheit und Wortart eine Rolle. Die Lexeme stehen einerseits in klassifikatorischen Relationen zueinander, also in **Über- oder Unterordnung** (Hyperonymie, z. B. Möbel; Hyponymie, z. B. Tisch), in **Koordination** (Kophyponymie, z. B. Tisch und Stuhl) oder auch in **Bedeutungsgleichzeit** (Synonymie, z. B. Lift und Fahrstuhl). Sie stehen aber auch in nicht-klassifikatorischen Relationen zueinander wie **Assoziationen** (z. B. Käse und Wein), **Bedeutungsnähe** (putzen und reinigen) und **Kollokationen** (treten häufig gemeinsam auf, z. B. Nacht und dunkel).

Entsprechend unterscheidet man die semantischen Paraphasien nach ihrer Struktur (Buckingham 1989):

- paradigmatisch (koordinativ): Ziel- und Ersatzwort stehen auf einer Ebene zueinander
  - z. B. Kohyponym: „Mann" für FRAU, „Stuhl" für TISCH
  - z. B. Synonym: „Aufzug" für FAHRSTUHL
  - z. B. Teil-Ganzes-Relation: „Ast" für BAUM
  - z. B. instrumentelle Relation: „Schlüssel" für TÜR
  - z. B. situative Relation: „Huhn" für EI, „Wasser" für NASS
- syntagmatisch: Ziel- und Ersatzwort stehen in einer hierarchischen Beziehung
  - z. B. Hyperonym (übergeordnet): „Tier" für IGEL; „Obst" für PFLAUME
  - z. B. Hyponym (untergeordnet): „Apfel" für die Kategorie OBST, „Hund" für die Kategorie TIERE

Insbesondere Netzwerkmodelle liefern **Erklärungsansätze** für die Organisation des mentalen Lexikons und die fehlerhaften Aktivierungen von Bedeutungen (➤ Kap. 6.3.2).

EXKURS

Erklärungsansätze für lexikalisch-semantische Störungen

Lorenz (2004) unterteilt nach Sichtung der Literatur entsprechend der Dichotomie Repräsentations- vs. Zugriffsstörung in **semantisch bedingte Abrufstörungen** und **postsemantisch bedingte Abrufstörungen**.

- Basierend auf dem **Logogenmodell** (➤ Kap. 6.3) bedeutet eine Störung im semantischen System, dass sowohl beim mündlichen als auch beim schriftlichen Benennen vergleichbare Fehler auftreten. Erwartet werden v. a. Nullreaktionen, semantische Paraphasien mit nur wenig semantisch relationierten Wörtern oder nicht klassifizierbare Paraphasien. Die Parameter Wortfrequenz, das Erwerbsalter und die Vorstellbarkeit der Begriffe wirken sich positiv auf die Benennleistung aus (Nickels & Howard 1995). Während bei leichteren Störungen eine Anlauthilfe zum Zielitem führen kann, weil noch genügend Aktivierung im phonologischen Ausgangslexikon über die semantischen Merkmale erreicht werden kann, profitieren schwer betroffene Patienten nicht mehr davon (Lorenz 2004).

- Nimmt man dagegen eine postsemantische Abrufstörung an, so kann die Ursache in einer gestörten Verbindung zwischen dem semantischen System und dem phonologischen Ausgangslexikon liegen oder im Lexikon selbst. Dann wäre nur das mündliche Benennen selektiv betroffen. Auch hier erwartet man eher Nullreaktionen oder semantische Paraphasien, die auch als Kompensation interpretiert werden können (Goodglass 1997; Nickels 2003). Der Betroffene merkt, dass er das richtige Wort nicht findet und „umschreibt" mit einem anderen, semantisch ähnlichen Wort.
  - Die Ursache für die Zugriffsstörung liegt in einem pathologisch erhöhten Schwellenwert für die Aktivierung der Wortformen (Blanken 1989), daher profitieren diese Patienten von Anlauthilfen.
  - Eine andere Ursache liegt dem sog. „Tip-of-the-tongue"-Phänomen zugrunde: Hier sind nicht die Schwellenwerte erhöht, sondern wahrscheinlich die Verbindung zwischen semantischem System und phonologischem Ausgangslexikon zu schwach (Kay & Ellis 1987). Die Patienten haben Zugriff auf Anlaut, manchmal auch die Silbenzahl und das Genus. Sie zeigen dann v.a. semantische oder phonologische Annäherungen an das Zielwort. Eine Anlauthilfe dagegen ist nicht wirksam (Blanken 1989).
- Nimmt man dagegen das **Sprachproduktionsmodell von Garrett** (1980, 1988; ➤ Kap. 6.3) als Grundlage, verortet man die semantisch bedingten Repräsentationsstörungen auf der funktionalen Ebene, während eine Zugriffsstörung mit fehlerhafter Auswahl der Wortform auf der positionalen Ebene angesetzt wird (Buckingham 1989).

Eine genaue Diagnostik und Analyse der semantisch-lexikalischen Fehler eines Patienten liefert Hinweise auf die zugrundeliegenden gestörten Prozesse und daher Ansätze für die Therapie (➤ Kap.6.7; ➤ Kap. 6.8).

Symptomatik auf Textebene

Auf der Textebene werden nochmal mehr sprachliche und kognitive Anforderungen an die Patienten gestellt. Damit man von einem Text sprechen kann, müssen folgende Bedingungen eingehalten werden:

- eine erkennbare thematische Struktur
- eine erkennbare handlungslogische Abfolge
- soll bestimmten Funktionen dienen (muss nicht verbalisiert sein)
- müssen einen Anfang und ein Ende haben

Damit diese Bedingungen erfüllt werden, müssen grammatische (Kohäsion), semantische und pragmatische Mittel (Kohärenz) eingesetzt werden.

DEFINITION

- **Text**: ist eine abgeschlossene mündliche oder schriftliche sprachliche Einheit / Kommunikationseinheit mit einer Folge von Sätzen und Propositionen, die einen formalen und inhaltlichen Zusammenhang haben
- **Proposition**: ist die Kernaussage eines Satzes, die entweder wahr oder falsch sein kann, eine Prädikat-Argument-Struktur, z. B. TRINKEN (Hans, Kaffee), unabhängig von der grammatischen Form des Satzes, nämlich Hans trinkt Kaffee. Trinkt Hans Kaffee? Hans, trink Kaffee!
- **Kohäsion**: ist der formale Textzusammenhang mit lexikalisch-semantischen und syntaktisch-morphologischen Mitteln, z. B. Wiederholung von Wörtern, Ellipsen, Vewendung von Pronomen, Konjunktionen u. Ä.
- **Kohärenz**: ist der Sinnzusammenhang eines Textes, der auf dem zugrundeliegenden Thema beruht, bezeichnet die inhaltliche, semantische und kognitive Strukturiertheit

(Bußmann 2002)

Auf Textebene müssen demnach grammatische und semantisch-inhaltliche Verknüpfungen stattfinden, damit dieser verstanden bzw. ein Thema zusammenhängend behandelt wird. Auf Textebene können folgende Faktoren den Schwierigkeitsgrad bestimmen:

- Zahl der Aussagen (Propositionen)
- syntaktische Struktur
- Wortfrequenz
- Textform (narrativer Text, technischer Text, Nachrichtentext)

Grundsätzlich halten sich Personen mit Aphasie an die o. g. Bedingungen bei der Produktion von Texten. Dabei sind die Satzstrukturen womöglich weniger komplex und der Informationsgehalt weniger (Grande & Hußmann 2016). Dies sind jedoch Konsequenzen aus Beeinträchtigungen der tieferen Ebenen. Typische Textproduktionen sind (Tesak 2000):

- Fragen beantworten
- Bildergeschichten beschreiben
- Nacherzählen von Geschichten
- Erzählen nach Vorgaben
- Geschichten fortsetzen
- freies Erzählen

FALLBEISPIEL

Bildbeschreibung Cookie Theft (Goodglass & Kaplan 1983)

1. „Ja, des spielt sich erstmal in der Küche ab,
2. die Mutter ä wäscht Geschirr ab
3. der ä ä Ablauf läuft über
4. ä die Kinder klettern auf den schwul und ä auf den Stuhl und versuchen da was zu naschen
5. der Stuhl ist anscheinend am Kippen–
6. es ist bißchen so ne ä Alptraum ä vorstellung für die für die Mutter
7. Ja. Des is des, was ich so auf Anhieb irgendwie mal erfassen würde"

Im Fallbeispiel gibt es einen Anfang und ein Ende (Propositionen 1 und 7), es wird der Reihe nach beschrieben, was passiert (2, 3, 4, 5), hinzu kommt noch eine Interpretation der Situation (6). Die Formulierungen sind teilweise vage („versuchen da was zu naschen") oder semantisch paraphasiert (Ablauf für WASCHBECKEN), es kommt auch zu einer phonematischen Paraphasie (/schwul/für STUHL. Dennoch gibt der Patient das Wesentliche der Situation auf dem Bild wieder.

6

6.1.2 Symptomatik des Sprachverstehens

Beim Verstehen kommt es zu Missverständnissen: Manche Patienten verstehen nur einzelne Wörter, erkennen aber die Funktionswörter nicht und können die Sätze nicht vollständig oder korrekt verarbeiten. Sie hangeln sich an Schlüsselwörtern entlang, der Satzzusammenhang erschließt sich ihnen nicht. Andere Patienten zeigen bereits schwere Sprachverständnisstörungen auf Wortebene. Wieder andere zeigen dagegen sehr gut erhaltene Sprachverständnisleistungen. Erschwerend für das Sprachverstehen sind Umgebungsgeräusche wie Fernseher, Radio oder weitere Personen im Raum, die sich unterhalten. Für das Sprachverständnis werden zudem Aufmerksamkeit (➤ Kap. 4.5), Konzentration und Gedächtnis gefordert (➤ Kap. 4.7; Grande & Hußmann 2016). Man vermutet v. a. bei Wernicke-Aphasie (➤ Kap. 6.6) eine gestörte Inhibition bei der Verarbeitung von gesprochener Sprache. Hierbei stauen sich bereits aktivierte Items auf, während neue hinzukommen (➤ Kap. 6.3).

Man unterscheidet zwischen **situativem, Wort-, Satz-** und **Textverständnis.** Mit situativem Sprachverständnis ist gemeint, dass aufgrund von der Situation, der Umgebung und evtl. der beteiligten Personen auf den Inhalt des Gesagten geschlossen werden kann. In Situationen wie z. B. die Visite am Krankenbett mit der neurologischen Untersuchung oder das Mittagessen mit der Frage nach einem Kaffee, reagieren und verhalten sich die Patienten meistens adäquat. Das Sprachverständnis auf Wort-, Satz- und Textebene setzt Verständnisleistungen auf allen linguistischen Ebenen voraus. Dem vorgeschaltet ist die **zentrale auditive Verarbeitung**: die akustisch-phonetische Analyse von Schall. Störungen in diesem Bereich sind auf eine **auditorische Agnosie,** die auch eine **Worttaubheit** zur Folge haben kann, zurückzuführen. Auf jeder linguistischen Ebene spielen unterschiedliche Einflussfaktoren eine Rolle, die das Verständnis unterstützen bzw. erschweren.

- phonologische Ebene: hier ist die Diskriminierung der Phoneme wesentlich für das Verständnis von z. B. „Mauer" oder „Bauer"
- lexikalisch-semantische Ebene: wenn Wortbedeutungen nicht richtig abgerufen werden können, kommt es zu Missverständnissen, z. B. bei Aufforderungen wie „Schließen sie die Augen" – Patient schließt den Mund
- morphologisch-syntaktische Ebene: Verständnis grammatischer Morpheme ist wesentlich für das Verstehen von Sätzen, insbesondere nicht-kanonischer Strukturen, reversibler Strukturen, Passivsätze etc.; viele Patienten wenden Schlüsselwortstrategie an, die in solchen Fällen aber nicht unbedingt zum Erfolg führt
- Textebene: Verständnis von Texten setzt das Verständnis auf den vorherigen Ebenen voraus; viele Menschen mit Aphasie nutzen Weltwissen und Schlüsselwortstrategien, um sich Texte zu erschließen (Grande & Hußmann 2016)

EXKURS

Erklärungsansätze für die Defizite im (auditiven) Sprachverstehen

finden sich in Modellen des auditiven Wortverstehens, wie z. B. dem Logogenmodell (➤ Kap. 6.3.1). Die Ursachen können auf **prälexikalischer Ebene** sein, bei der **auditiven Analyse**, dem Erkennen von distinkten Merkmalen von Phonemen, im **auditiven Input-Buffer** oder dem **phonologischen Eingangslexikon**. Analog zum Wortabruf unterscheidet man beim Wortverstehen auch zwischen **Repräsentationsstörung** und **Zugriffsstörung** auf die Semantik (Warrington & Shallice 1979; Warrington & Cipolotti 1996). Bei einer Repräsentationsstörung geht man von dem Verlust semantischer Merkmale aus, es können auch einzelne semantische Felder betroffen sein (vgl. Sprachabbau bei Demenz, ➤ Kap. 15.2). Bei den Fehlern zeigen sich u. a. Wortarteneffekte, z. B. belebt vs. unbelebt, konkret vs. abstrakt. Auch die Wortfrequenz hat einen positiven Einfluss auf die Aktivierung. Handelt es sich eher um eine Zugriffsstörung geht man von einer generell reduzierten Aktivierung der Lexeme aus, einer Fehlerinkonstanz und einer unzureichenden Hemmung bereits aktivierter Einträge zurück in den Ausgangszustand (Regenbrecht 2003). Allerdings ist diese Hypothese einer Repräsentations- bzw. Zugriffsstörung immer wieder auch Thema von Diskussionen (Rapp & Caramazza 2007). Manche Autoren gehen eher von Mischformen aus (ebd.).

6.1.3 Symptomatik auf der pragmatisch-kommunikativen Ebene

Diese Ebene wurde lange in den Beschreibungen einer Aphasie vernachlässigt, weil sie über die Sprachsystematik hinausgeht. Dennoch gewinnt sie im Rahmen der Entwicklung und Verbreitung der ICF immer mehr an Bedeutung. Hier geht es um die Symptomatik beim sprachlichen Handeln, die Störungen, die in der Kommunikation mit Menschen mit Aphasie auftreten. Dies betrifft eindeutig die ICF-Ebene der Teilhabe.

Kommunikation erfolgt auf verschiedenen Kanälen, nicht nur verbal. Wir kommunizieren mit unserer Körpersprache, unserer Mimik, unserem Tonfall, wir setzen Gesten ein oder zeigen auf Dinge. Menschen mit Aphasie haben im Regelfall keine Störung der Wahrnehmung von metasprachlichen Signalen. Ihre Störung liegt auf der sprachsystematischen Ebene und das kann dazu führen, dass sie in Gesprächen nicht als vollwertige Gesprächspartner akzeptiert werden. Da sie Probleme haben, ihre Gedanken in Worte zu fassen oder Informationen vollständig zu übermitteln, verlieren die Gesprächspartner möglicherweise die Geduld oder vermuten eine intellektuelle Störung. Umgekehrt kann das Problem auftreten, dass die Botschaften des Sprachgesunden nicht richtig verstanden werden.

Kommunikation funktioniert nur in beide Richtungen: Es gibt einen Sender und einen Empfänger. Eine erfolgreiche Kommunikation basiert u. a. darauf, dass Sender und Empfänger bereit sind, aufeinander zuzugehen.

Eine erfolgreiche sprachliche Interaktion hat vier Merkmale:

1. **Kooperativität** bedeutet, dass in einem Gespräch die Sprecher nicht allein für sich handeln, sondern sie produzieren gemeinsam mit allen Gesprächspartnern ein Produkt, nämlich das Gespräch. Durch die Aphasie verlagert sich die Zusammenarbeit. Es entsteht ein Ungleichgewicht, weil der Betroffene sich sprachlich nicht selbstständig ausdrücken kann und stark auf die Hilfe des Gesprächspartners angewiesen ist.
2. Die **Multimodalität** bedeutet Kommunikation über alle Kanäle. Bei einer Aphasie ist der verbale Kanal betroffen. Liegt zusätzlich eine Apraxie vor, sind auch gestische Handzeichen oder Pantomime erschwert. Der Betroffene hat außerdem noch seine Stimme, nonverbale lautliche Ausdrücke wie Räuspern, Lachen oder Brummen, er kann Gegenstände im Raum zeigen, Dinge aufzeichnen oder aufschreiben, er kann Mimik und Geräusche einsetzen, um seine kommunikativen Absichten mitzuteilen.
3. Die **kontextuelle Angemessenheit** besagt, dass nicht alles, was mündlich geäußert wird, der schriftsprachlichen Norm entspricht. Wir sprechen in Ellipsen, wir ergänzen Gesagtes mit Phrasen, wir benutzen Platzhalter und Demonstrativpronomen, wir brechen Sätze ab. Vielmehr werden in der gesprochenen Sprache häufig idiomatisierte Strukturen verwendet, die nur mit dem Bezug zur Situation verstanden werden können. Problematisch ist, dass in der Aphasiediagnostik, z. B. in der Spontansprachanalyse des AAT (➤ Kap. 6.7.2) v. a. vollständige und grammatikalisch wohlgeformte Konstruktionen eingefordert werden (z. B. beim Situationsbild beschreiben), die ohne Kontext sind und somit den Patienten überfordern.
4. Mit **Facework** ist gemeint, dass wir in Gesprächen nicht nur Informationen austauschen oder Handlungen einfordern, sondern auch immer die Beziehung zum Gesprächspartner ausdrücken und festigen wollen. Ein Gespräch ist somit nicht

nur eine sprachliche Interaktion, sondern auch eine soziale. Man zeigt sich gegenseitige Anerkennung und Respekt als Mitglieder der Gesellschaft. In der **sozialen Interaktion** wahren wir unser Gesicht, indem wir unsere Verhaltensweisen den Regeln des Zusammenlebens anpassen. So ist es auch im Gespräch: wir unterbrechen nicht oder verbessern den anderen, damit der sein Gesicht nicht verliert. Insofern haben es Menschen mit Aphasie schwerer, ihr Gesicht zu wahren. Sie können sich evtl. sprachlich nicht so differenziert ausdrücken, wie es die Konventionen verlangen. So können sie weder ihr eigenes, noch das des Gegenübers wahren.

(Bauer & Auer 2009)

Hat ein Gesprächspartner eine Aphasie, verschiebt und verändert das diese vier Merkmale und kann dadurch auch zum Scheitern eines Gesprächs führen.

I. d. R. sind Menschen mit Aphasie im Gespräch bemüht, sie sind aufmerksam und versuchen mit all ihren erhaltenen Mitteln sich mitzuteilen. Sie kennen die Gesprächsregeln, versuchen sie einzuhalten und können durch Mimik oder stimmlichen Ausdruck ihre Zustimmung, Abneigung, Zweifel oder Nichtverstehen kundtun (Huber et al. 2013). Dennoch sind Gespräche zwischen aphasischen und sprachgesunden Sprechern immer von Sequenzen des Nichtverstehens und des Missverstehens geprägt (Tesak 1997).

Die pragmatisch-kommunikativen Störungen (➤ Tab. 6.8), die bestehen, sind letztlich Folge der sprachsystematischen Defizite. Sie entstehen während des kommunikativen Handelns und während der sozialen Interaktion. Sie sind also nur im Zusammenhang mit den Gesprächspartnern und im situativen Kontext zu behandeln (➤ Kap. 6.8.4).

Tab. 6.8 Pragmatisch-kommunikative Störungen (Bauer & Auer 2009)

Fehler	Beschreibung
Kooperativität	sowohl als Sender als auch als Empfänger einer Botschaft nicht mehr autonom handlungsfähig
Multimodalität	Störung des verbalsprachlichen und schriftlichen Kanals, evtl. auch des gestischen Kanals
Kontextuelle Angemessenheit	keine grammatikalisch und/oder semantisch wohlgeformten Äußerungen möglich
Facework	Stigmatisierung durch die Aphasie

6.1.4 Störungen der Schriftsprache

Bei einer Aphasie können zusätzlich das Lesen (**Dyslexie**) und das Schreiben (**Dysgraphie**) betroffen sein. Die frühere Annahme, dass Aphasie immer auch eine mulitmodale Störung sei (Huber et al. 2013), wird in der kognitiven Neuropsychologie aufgrund von Studien der Einzelfallforschung nicht geteilt (Stadie et al. 2013). Nicht alle Modalitäten müssen gleichermaßen betroffen sein. Das trifft auch auf die lange vorherrschende Aussage zur Supramodalität zu: Die Fehler, die beim Lesen und Schreiben von Personen mit Aphasie gemacht werden, entsprechen nicht unbedingt den Fehlern in der gesprochenen Sprache (ebd.). Die Störungen der Schriftsprache werden deshalb ausführlich in ➤ Kap. 7 behandelt.

6.1.5 Störungen der Zahlenverarbeitung

Aufgrund einer Aphasie kann es zu Störungen der Zahlenverarbeitung kommen (**Akalkulie**). Hierbei kommt es zu Problemen im Umgang mit Geld oder Uhrzeiten und auch zu Störungen des Rechnens. Gerade beim Lesen und Schreiben von Zahlen treten Fehler auf. Die Akalkulie ist ein eigenes komplexes Störungsbild, ➤ Kap. 8 widmet sich diesem.

6.1.6 Sprache und Exekutivfunktionen

Sprache ist eine höhere kognitive Leistung. Sie kann aber nicht für sich allein operieren, sondern braucht andere, höhere kognitive Leistungen, um effizient zu funktionieren. Zu diesen anderen kognitiven Leistungen zählen die Aufmerksamkeit (➤ Kap. 4.5), das Arbeitsgedächtnis (➤ Kap. 4.7) und die sog. exekutiven Funktionen (➤ Kap. 4.8).

Die Exekutivfunktionen spielen eine große Rolle in der Kommunikation. Denn um zu kommunizieren, reicht eine korrekte sprachliche Leistung nicht aus. Es müssen auch metasprachliche Prozesse stattfinden, damit die Kommunikation erfolgreich ist. Diese metasprachlichen Prozesse sind Aufmerksamkeitsleistungen, Planungsfähigkeit, Fähigkeit zur

Inhibition und das Arbeitsgedächtnis (Spitzer, Grötzbach & Beushausen 2013). Diese kognitiven Fähigkeiten sind Teil der Exekutivfunktionen.

Wenn wir in einem Gespräch sind, wissen wir vorher nicht, was der andere sagen wird. Es kann sein, dass mitten im Gespräch ein Themawechsel stattfindet, dass das Gespräch unterbrochen und später wieder aufgenommen wird. Man befindet sich in der Kommunikation immer in neuen unbekannten Situationen, für die es noch kein festes Schema gibt. Nach der Modellvorstellung der Exekutivfunktionen braucht man die exekutive Kontrolle, um mit solchen neuen Situationen umzugehen (➤ Kap. 4.8.1).

Menschen mit Aphasie tun sich aber sehr schwer, sich flexibel in einem Gespräch zu verhalten, sie kommen mit schnellen Themenwechseln oder wechselnden Sprechern nicht zurecht und bleiben zurück.

Eine wichtige exekutive Funktion ist die kognitive Flexibilität, die **Umstellungsfähigkeit**: Sie befähigt, sich auf rasche Themenwechsel einzustellen, auf Missverständnisse zu reagieren oder sich auf alternative Kommunikationsmethoden umzustellen (Spitzer, Binofski, Willms et al. 2017).

Diese kognitive Flexibilität ist sehr häufig bei Menschen mit Aphasie gestört (ebd.; Spitzer, Grötzbach, Beushausen 2014). Die Umstellungsfähigkeit lässt sich z. B. im Regensburger Wortflüssigkeitstest (Aschenbrenner, Tucha, Lange 2000; ➤ Kap. 15.5.2) testen: Dort werden in einigen Untertests semantische und lexikalische Kategoriewechsel verlangt, also z. B. „Nennen Sie ein Tier und nennen Sie ein Kleidungsstück im Wechsel“, „Nennen Sie Wörter mit B und Wörter mit S“. Aphasische Patienten zeigen dort häufig unterdurchschnittliche Leistungen (Spitzer, Binofski, Willmes & Abel 2013).

Weitere Exekutivfunktionen, die für die Gesprächsfähigkeit eine wichtige Rolle spielen, sind:

- das **Arbeitsgedächtnis**: die Beiträge innerhalb eines Gesprächs mit einem oder mehreren Teilnehmern müssen geplant und kurzfristig gespeichert werden, um sie mit dem Langzeitgedächtnis abzugleichen
- das **Monitoring**: während wir sprechen, hören wir über die phonologische Schleife unsere innere Sprache; die Äußerungen werden ständig neu angepasst und reguliert
- die **Planungsfähigkeit**: die Äußerungen müssen geplant werden, damit sie verständlich und strukturiert sind

(Spitzer et al. 2013; Spitzer et al. 2017)

Für die Aphasietherapie bedeutet das, dass nicht nur rein sprachliche Fähigkeiten geübt werden müssen, sondern dass auch Elemente einer kognitiven Therapie mit einfließen sollten. Speziell für Aphasiepatienten existieren solche Methoden noch nicht. Angelehnt an die neuropsychologische Therapie von Exekutivfunktionen sollte die kognitive Therapie aus den drei folgenden Elementen bestehen:

- kognitive Übungen, z. B. Wortassoziationsaufgaben
- Strategien zur Selbstkontrolle und Selbstbeobachtung, z. B. durch Rollenspiele
- externe Hilfen, z. B. Notizbuch, Smartphone mit fertigen Skripten und Handlungsanweisungen

(Spitzer et al. 2013)

Spitzer et al. (2017) haben ein Konzept, die *Cognitive Flexibility in Aphasia Therapy* (CFAT), entwickelt, das vielversprechend ist.

6

6.2 Aphasie bei Mehrsprachigkeit

In Zeiten der Globalisierung wird die Sprachtherapeutin immer häufiger mit mehrsprachigen Patienten konfrontiert. Dabei wird Mehrsprachigkeit bzw. Bilingualismus weiter gefasst als die kompetente Beherrschung mehr als einer Sprache auf Muttersprachniveau.

DEFINITION

Bilingualismus

Eine Person wird als bilingual bezeichnet, wenn sie mehr als eine Sprache in ihrem Alltag nutzt. Dabei kann Sprache auch ein Dialekt sein (Fabbro 2001), z. B. Schweizerdeutsch und Hochdeutsch. Bilinguale Menschen erwerben und benutzen ihre Sprachen in unterschiedlichen Kontexten, mit unterschiedlichen Personen, zu unterschiedlichen Zwecken (ebd.) So kann ein Kind eines amerikanisch-italienischen Paares, welches in Deutschland aufwächst alle drei Sprachen anwenden, Italienisch und Englisch zuhause mit der Mutter respektive dem Vater, Deutsch in der Schule und mit den Freunden.
Nach dieser Definition sind mehr als die Hälfte der Menschen auf der Welt mehrsprachig (Grosjean 1982).

Paradis (1977) unterscheidet den Bilingualismus in drei Formen: Vermischend (*compound*), wenn zwei Sprachen gleichzeitig erlernt wurden, nebengeordnet (*coordinate*), wenn eine zweite Sprache in einer anderen Umgebung gelernt wird und untergeordnet (*subordinate*), wenn z. B. eine Fremdsprache in der Schule gelernt wird.

Eine Aphasie kann *eine* (selektive Aphasie) oder *alle* Sprachen des Betroffenen treffen (parallele Aphasie), das Erscheinungsbild kann ähnlich in den Sprachen sein oder sich unterscheiden (differenzielle Aphasie) und es können unterschiedliche Schweregrade vorliegen (Fabbro 2001). Es zeigt sich dabei eine Priorisierung hinsichtlich der Reihenfolge des Erwerbs der Sprache, der Nutzung, der Sprachkompetenz, des Umfelds sowie der linguistischen Struktur der betroffenen Sprachen und nicht zuletzt der Repräsentation im Gehirn (Paradis 1977). So erscheint die Muttersprache weniger anfällig, die am meisten benutzte Sprache lässt sich besser reaktivieren, die prämorbiden Sprachkenntnisse zeigen einen Einfluss auf die Erholung (Paradis 1977, 1993).

Man unterscheidet die Primärsprache bzw. die ersterworbene Sprache L1 von den danach erworbenen Sprachen (Sekundärsprache) L2, L3 usw. Die aphasische Symptomatik wird dabei genauso beschrieben wie bei monolingualen Sprechern, aber gerade in der Akut- und Postakutphase kommt es zu **Interferenzen** (➤ Tab. 6.9): die Sprachen L1, L2, L3 usw. beeinflussen sich gegenseitig und es kommt zu spezifischen Fehlern, die einerseits **interlingual** sind, also zwischen den Sprachen entstehen, andererseits **intralingual**, d. h. innerhalb einer Sprache (Paradis 2004; Alexiadis 2008; Bußmann 2002):

- interlinguale Interferenz:
  - Übertragung von L1 auf L2, L3
  - Übertragung von L2 auf L1, z. B. Vermischungen wie „Denglisch"
  - Übertragung von L2 auf L3, insbesondere, wenn beide eng verwandt sind, z. B. Spanisch und Portugiesisch
- intralinguale Interferenz: Übertragung bzw. Verallgemeinerung bestimmter Strukturen innerhalb der L2, z. B. das spanische / r /, welches in zwei Varianten vorkommt, / ɾ / und / r /, aber der Sprecher grundsätzlich immer nur eine verwendet – wird auch als Transfer oder Transferenz bezeichnet

Diese Interferenzphänomene werden den einzelnen linguistischen Ebenen zugeordnet:

- **phonologische Ebene**: hier konkurrieren zwei unterschiedliche phonetische Inventare, die unterschiedliche Verteilung von und Kombination mit Phonemen sowie unterschiedliche Betonungsmuster und Akzentsetzung miteinander
  - **Überdifferenzierung:** Übertragung des Phoneminventars der L1 auf die L2, z. B. / ç / und / x / im Deutschen werden unterschieden, in der L2, z. B. Spanisch gibt es jedoch nur / x /
  - **Unterdifferenzierung**: Übertragung von der L2 auf die L1, z. B. das / R / im Spanischen wird unterschieden, im Deutschen nicht
  - **Phonemersetzung:** wenn ein Phonem der L2 nicht in der L1 vorhanden ist, wird es durch ähnliche Phoneme ersetzt, z. B. / θ / und / ð / im Englischen vs. / s / bzw. / z / im Deutschen; ist das ersetzte Phonem gleichzeitig ein Phonem der L2, kann es zu Missverständnissen kommen, also z. B. [thing] wird als [sing] ausgesprochen
- **morphologische Ebene**: hier kann es z. B. zu Ähnlichkeiten von Wortstämmen kommen, die dann zu Konjugations- oder Deklinationsinterferenzen führen
  - *to arrive* (Englisch) und *arriver* (Französisch) gleichen sich im Wortstamm, ein morpholo-

Tab. 6.9 Interferenzphänomene bei Mehrsprachigkeit

Bereich	Phänomene
Phonologie	• Überdifferenzierung • Unterdifferenzierung • Phonemsubstitution
Morphologie	• Konjugationsfehler • Deklinationsfehler
Lexikon	• Direktübertragung/Wort-für-Wort Übersetzung • interlinguale Homographen • falsche Freunde • Genusfehler • metaphorische Ausdrucksfehler
Syntax	Übernahme syntaktischer Strukturen von der L1 in die L2 und umgekehrt

gischer Interferenzfehler wäre zu sagen **il arrives* (das -s der 3. Person Singular wird vom Englischen ins Französische übernommen)

- **syntaktische Ebene**: Übertragungen bestimmter Strukturen von der L1 in die L2 und umgekehrt:
  - syntaktische Priming Experimente zeigen, dass sich Strukturen über Sprachen hinweg beeinflussen: so produziert ein Sprecher des Spanischen einen Passivsatz, nachdem er einen Passivsatz im Englischen gehört hat (Verreyt 2013); dies ist ein Beleg für die Integration beider Sprachen auf der syntaktischen Ebene (ebd.)
  - die Verbendstellung in Nebensätzen im Deutschen (L1) führt zu fehlerhafter Bildung von Nebensätzen im Neugriechischen (L2): [er kommt nicht, weil er krank ist] wird dann im Neugriechischen zu [*gr.δεν έρχεται γιατὶ άρρωστος εἰναι] (*er kommt nicht, weil er krank ist) statt [er kommt nicht, weil er ist krank] (δεν έρχεται γιατὶ εἰναι άρρωστος) (Alexiadis 2004)
- **lexikalisch-semantische Ebene**:
  - **Direktübertragung / Wort-für-Wort-Übersetzung**: ein Lexem aus der L1 wird aus mangelnder Kenntnis einfach in die L2 übertragen, z. B. [handy] im Deutschen anstatt [mobile phone] im Englischen
  - **interlinguale Homographen**: zwei Wörter teilen sich dieselbe Schreibweise, haben aber unterschiedliche Bedeutungen, z. B. [room] auf Niederländisch „Sahne", auf Englisch „Raum" (Verreyt 2013)
  - **falsche Freunde:** wenn zwei Wörter von L1 und L2 sich in ihrer Wortform (auditiv oder visuell) ähneln, aber unterschiedliche Bedeutungen haben, z. B. to realize (Englisch für verwirklichen) und realisieren im Deutschen (i. S. von erkennen)
  - **Genusfehler**: das grammatische Geschlecht ist häufig nicht von L1 zu L2 oder umgekehrt übertragbar, es kommt zu falscher Artikelsetzung *die Kind, *la sol, *le lune
  - **metaphorische Ausdrücke:** hier kommt es häufig zu Missverständnissen, weil Redewendungen und Wortbedeutungen im übertragenden Sinne nicht übersetzt werden können, z. B. Deutsch [blau] für betrunken, aber Englisch [blue] für traurig
  - bilinguale Sprecher profitieren jedoch von Lexemen, die in beiden Sprachen eine ähnliche Wortform aufweisen und die gleiche Bedeutung haben, sog. **Stammverwandte** *(cognates)*, z. B. [haus] im Deutschen, [house] im Englischen

Wichtig für die Diagnostik und Therapie, aber auch Gegenstand der Forschung sind vor allem die **Rückbildungsprozesse** der Aphasie, die offenbaren, welche Sprachen mehr, welche weniger und in welchen Bereichen sie betroffen sind.

Paradis (1977) hat bei der Rückbildung sechs bestimmte Muster ausgemacht:

1. parallele Rückbildung: alle Sprachen erholen sich gleichzeitig und gleich gut
2. differenzielle Rückbildung: alle Sprachen bilden unterschiedlich zurück
3. selektive Rückbildung: eine Sprache erholt sich, die andere / n nicht
4. gemischte Rückbildung: die Patienten wechseln zwischen den Sprachen und / oder vermischen sie
5. antagonistische Rückbildung: eine Sprache remittiert sich gut, während die andere / n schlechter wird / werden
6. sukzessive Rückbildung: die Sprachen erholen sich nacheinander

(Fabbro 2001; Verreyt 2013)

Diese Muster können bei einem Patienten auftreten und während der Remissionsphase auch wechseln. Zudem hat die prämorbide Sprachbeherrschung einen Einfluss auf die Rückbildung (Paradis 1977). Die Restitution der Aphasie bei Mehrsprachigkeit (und sicherlich nicht nur dort) wird von vielen verschiedenen Faktoren beeinflusst (Paradis 2004; Alexiadis 2008; Fabbro 2001, Green 1998):

- linguistische Faktoren: Unterschiede zwischen den Sprachen, Strukturen, die fehleranfällig sind, Strukturen, die vermieden werden
- allgemeine Faktoren: Zeitpunkt des Spracherwerbs, Sprachkompetenz, Alter des Patienten, Größe der Läsion, Umgebungssprache
- kognitive Faktoren: gestörte kognitive Kontrolle stört die Hemmung und Aktivierung der Sprachen

6

EXKURS

Erklärungsansätze für die Repräsentation und Verarbeitung mehrerer Sprachen im Gehirn

Bis heute ist gibt es unterschiedliche Hypothesen, wie die verschiedenen Sprachen im Gehirn repräsentiert sind (Verreyt 2013). Es finden sich Belege sowohl für getrennte (Dehaene et al. 1997) als auch für gemeinsame Regionen (De Bleser et al. 2003) der Sprachrepräsentation. Folgende Hypothesen wurden formuliert:

- *Switch* Mechanismen: ein bilingualer Sprecher besitzt ein automatisches „Umschaltsystem", welches im Gyrus supramarginalis (➤ Kap. 1) vermutet wurde; diese These (Albert & Obler 1978) hat keinen Bestand mehr.
- Duale Systeme Hypothese: jede Sprache hat sein eigenes neuronales Netzwerk und ist separat abgespeichert; das würde selektive Aphasien erklären (Paradis 1993)
- Ausgebautes *(extended)* System Hypothese: alle Sprachen sind in einem großen neuronalen System vertreten, welches eine größere Menge an Phonemen, Morphemen und Lexemen aufweist, z. B. Kartoffel und *potatoe* und *pomme de terre*; basiert auf dem *Bilingual Interactive Activation Model* (Dijstra & van Heuven 1998); parallele Störungen würden damit verdeutlicht werden (ebd.)
- Subsystem Hypothese: es existiert ein einziges Sprachsystem, wird auch als Sprachkompetenz bezeichnet, innerhalb derer andere Sprachen als Subsysteme integriert sind, die eigene neuronale Netzwerke haben; mit dieser Annahme lassen sich die verschiedenen Restitutionsmuster abbilden (Paradis 1993)
- Verschmelzende (*amalgamated*) Hypothese (Verreyt 2013): anhand bildgebender Verfahren ist man sich einig, dass die Sprachen eines bilingualen Sprechers sowohl in gemeinsamen als auch in separaten Gehirnregionen abgespeichert sind; Einflussfaktoren sind zum einen das Alter des Spracherwerbs (vor oder nach dem 6. Lebensjahr) und die Sprachbeherrschung (*proficiency*; gleich gut in beiden Sprachen oder unterschiedliche Niveaus)

Dass mehrere Sprachen gleichzeitig verarbeitet werden können, wird anhand der **activation threshold hypothesis** (Paradis 1993) gezeigt: Ein bilingualer Sprecher ist in der Lage, während des Sprechens (und Hörens) eine Sprache zu aktivieren, während er die andere inhibiert, ohne dass es dabei zu Interferenzen kommt. Er kann aber auch beide Sprachen gleichzeitig aktivieren, und dadurch bewusst „gemischte" Äußerungen hervorbringen, z. B. „Ich esse am liebsten *cauliflower*." In manchen Regionen, z. B. Katalonien, wechseln die Sprecher ständig zwischen Spanisch und Katalanisch oder vermischen beide Sprachen (Verreyt 2013). Die Hypothese besagt, dass jedes Sprachelement (Engramm) einen bestimmten Schwellenwert besitzt, der von der Gebrauchshäufigkeit bestimmt wird. Je häufiger ein Wort / eine Sprache gebraucht wird, desto niedriger ist sein / ihr Schwellenwert. Bei der Sprachproduktion nimmt man höhere Schwellenwerte an als beim Sprachverständnis, da dieses durch externe Faktoren unterstützt werden kann. Das verdeutlicht z. B. das passive Beherrschen einer Sekundärsprache: Wenn man eine Fremdsprache selten benutzt, so versteht man sie meist noch gut, während das Sprechen schwerer fällt. Bereits 1895 wurde diese Beobachtung bei bilingualen Aphasikern von Pitres gemacht: Die Sprache, die am geläufigsten und am häufigsten gebraucht wird, erholt sich als erste.

Diese These wurde aufgenommen in das **Inhibitory Control Model** (Green 1998), welches postuliert, dass es einen Wettbewerb zwischen den Sprachen und den sprachlichen Anforderungen gibt. Anhand von Studien, die einen Wechsel zwischen den Sprachen beim Benennen testeten, zeigten sich längere Reaktionszeiten (*switch cost*) beim Benennen als beim Nachsprechen (Costa & Santesteban 2004). Je geringer der Unterschied in der Sprachbeherrschung, desto geringer der switch cost. Die Reaktionszeiten werden mit der geforderten Inhibition der nicht gebrauchten Sprache erklärt.

6.3 Modelle der Sprachverarbeitung

Für die Aphasietherapie ist die Kenntnis über die Modellierung von Sprache nicht nur theoretisch relevant, sondern bildet die Grundlage für eine fundierte modellorientierte Diagnostik und Therapie (➤ Kap. 6.7.5; ➤ Kap. 6.8.6; ➤ Kap. 7.3; ➤ Kap. 8.3.3).

Um die aphasische Symptomatik einordnen und erklären zu können, bedient man sich verschiedener Sprachverarbeitungsmodelle. Insbesondere in der Psycholinguistik, der Kognitiven Neuropsychologie, der Kognitiven Neurolinguistik und der Linguistischen Aphasiologie beschäftigt man sich mit einer modellhaften Darstellung der Sprachverarbeitung. Einige Forschung orientiert sich an der normalen Sprachproduktion und hier u. a. an der Erforschung von Versprechern. Es wird angenommen, dass gestörte Sprachverarbeitung den gleichen Prozessen unterliegt wie normale Sprachverarbeitung, z. B. im Rahmen der **Kontinuitätshypothese** (Dell et al. 1997). Die Kontinuitätshypothese besagt, dass normale und aphasische Sprachverarbeitung auf einem Kontinuum liegen: Die Versprecher, die Sprachgesunden unterlaufen, zeigen qualitativ keinen Unterschied zu aphasischen Fehlern. Aphasische Fehler entstehen nur häufiger und aufgrund einer Störung normaler, automatischer Prozesse der Sprachverarbeitung (Grande & Hußmann 2016). Die Ergebnisse aus der Forschung mit Sprachgesunden lassen sich also auf aphasische Sprache übertragen.

Gleichzeitig werden viele Erkenntnisse über die Sprachverarbeitung auch aus Studien mit Menschen mit Aphasie gewonnen. Diese helfen, die Modelle (z. B. das Logogenmodell, Patterson 1988; s. u.) weiter zu entwickeln.

Den Modellen der Sprachverarbeitung liegen zwei Grundannahmen zugrunde:

1. **Fraktionierung:** eine Hirnschädigung stört selektiv nur eine Komponente
2. **Transparenz:** eine erhaltene Leistung spiegelt die Funktion der nicht gestörten Komponenten wider

(Caramazza 1984)

Für die Diagnostik und Therapie von Aphasie geben Modelle der Sprachverarbeitung Hinweise auf Ursachen bestimmter Fehler und somit auch deren Behandlung. In den Kapiteln zu Diagnostik (➤ Kap. 6.7.5) und Therapie (➤ Kap. 6.8.6) wird der Gedanke wieder aufgegriffen.

In Bezug auf die Sprachverarbeitung gibt es drei Arten von Modellen:

- **serielle Modelle**
- **konnektionistische / interaktive Modelle**
- **hybride Modelle**

Serielle Modelle

Serielle Modelle sind entsprechend einem Flussdiagramm aufgebaut und werden auch *Bow-and-arrow*-Modelle genannt. Die Informationen fließen **unidirektional,** d. h. nur in eine Richtung. Sie unterliegen dem Prinzip der **Modularität,** d. h. es existieren einzelne, autonom arbeitende Module, die auf bestimmte Aufgaben spezialisiert sind und extrem schnell arbeiten. Ein Modul erhält einen **Input,** bestimmte Informationen, verarbeitet diesen entsprechend seiner Aufgabe und Funktion und gibt das Ergebnis an das nächste Modul als **Output** weiter.

Störungen der Sprachverarbeitung erklärt man hier entweder durch eine Störung in den Modulen selbst oder eine Verbindungsstörung, auch Routen oder Routinen genannt, zwischen ihnen.

Die seriellen Modelle beruhen auf Einzelfallstudien (➤ Kap. 5.3.3) der kognitiven Neuropsychologie und gehen davon aus, dass Sprache in Modulen organisiert ist, die selektiv gestört werden können, während andere erhalten bleiben. Man spricht dann von **Leistungsdissoziation.** So kann z. B. das mündliche Benennen stark gestört sein, während das schriftliche Benennen gut erhalten ist. Wenn man dann einen anderen Patienten findet, bei dem das Störungsmuster umgekehrt ist, spricht man von **doppelter Dissoziation**.

Der Ansatz der kognitiven Neuropsychologie hat vier Grundannahmen:

1. **funktionale Modularität**: Sprache ist eine Leistung, die auf verschiedene Module aufgeteilt ist; diese Module funktionieren eigenständig und können selektiv gestört sein
2. **anatomische Modularität**: Module haben ein anatomisches Korrelat; dabei sind nicht die klassischen Sprachareale Broca und Wernicke gemeint (➤ Kap. 1.8; ➤ Kap. 6.6), sondern umschriebene Areale, die die Funktion einer Komponente enthalten (sonst wäre keine selektive Störung möglich)
3. **Uniformität**: die in den Modellen postulierten Komponenten sind nicht theoretisch motiviert, sondern das Ergebnis von Forschung an Sprachgesunden und aphasischen Sprechern (Bartels 2006); der funktionelle Aufbau der Komponenten und Routen der Sprachverarbeitung ist bei allen Sprechern gleich, somit können die Ergebnisse von einer Person auf eine andere übertragen werden; ebenso ist die Sprachverarbeitung bei Gesunden und bei aphasischen Sprechern gleich (s. o.)
4. **Subtraktivität**: eine neurolinguistische Beeinträchtigung führt dazu, dass diese betroffene Komponente oder Route wegfällt oder nur noch reduziert arbeitet, auch im Rahmen der Reorganisation nach Hirnschädigung (➤ Kap. 5.1.3) werden keine neuen Komponenten oder Routen erschaffen

(Coltheart 2001)

Serielle Modelle sind z. B. **das Logogenmodell** (Patterson 1988) für die **Einzelwortverarbeitung** (s. u.) oder auch das **Satzproduktionsmodell von Garrett** (1980, 1988, s. u.).

KLINISCHER HINTERGRUND

Dissoziation und doppelte Dissoziation

In der kognitiven Neuropsychologie beruhen die Kenntnisse über die mentalen Fähigkeiten und Prozesse vorrangig auf Einzelfallstudien. So zeigen Patienten bei höheren kognitiven Funktionen sowohl erhaltene als auch gestörte Leistungen. Wenn die Leistung A intakt ist, die Leistung B aber gestört, nennt man das eine **Dissoziation,** z. B. kann bei einem Patienten mit Aphasie das Nachsprechen von Wörtern erhalten, das laute Lesen von Wörtern aber gestört sein. Findet man einen zweiten Patienten, bei dem das laute Lesen von Wörtern erhalten, das Nachsprechen von Wörtern aber gestört ist, nennt man das eine **doppelte Dissoziation.** Diese Leistungsdissoziationen geben Hinweise darauf, dass die kognitive Fähigkeit – in diesem Fall die Sprache – modular aufgebaut ist.
(Landerl et al. 2017)

6

Es wird Kritik an der modularen Sichtweise geäußert, da von einer Gleichheit der Architektur der Gehirne ausgegangen wird. An der Unabhängigkeit der einzelnen Module und ihrer Prozesse wird ebenfalls gezweifelt. Noch ist nicht klar, was tatsächlich in den Modulen passiert und wie sie miteinander agieren (Grande & Hußmann 2016). Zu guter Letzt steht die berechtigte Frage im Raum, inwiefern normale Sprachverarbeitung nach einem Insult überhaupt stattfindet. Arbeitet das Gehirn weiterhin „normal" oder spielen nicht auch Anpassung, Kompensation und eine neue neurale Organisation eine wichtige Rolle und verändern damit die Prozesse (McNeil & Copland 2011; ➤ Kap. 5.1.3)?

Konnektionistische Modelle

Die konnektionistischen (interaktiven) Modelle bilden auf eine abstrakte Weise die Netzwerke der Neuronen im Gehirn ab, jedoch nicht als eine 1:1 Entsprechung. Hier findet Sprachverarbeitung **parallel** statt, in einem Netz aus Neuronenknoten und -verbindungen. Die Knoten können sich gegenseitig aktivieren, aber auch inhibieren (hemmen). Sie sind hierarchisch auf verschiedenen Ebenen aufgebaut und die Informationen fließen bidirektional, also in beide Richtungen. Gleichzeitig sind die Ebenen parallel aktivierbar, man nennt das *spreading activation.* Die Aktivierung der Knoten unterliegt einem Schwellenwert, der erreicht werden muss. Die Schwellenwerte der Knoten sind unterschiedlich: je häufiger ein Knoten aktiviert wird, desto niedriger ist sein Schwellenwert. Der Vorteil der interaktiven Modelle liegt v. a. in der Abbildung von einzelnen sprachlichen Leistungen, z. B. Lesen oder Benennen.

In einem interaktiven Modell erklärt man aphasische Fehler entweder durch:

1. eine geringe Verbindungsstärke zwischen den Knoten
2. einen zu schnellen Verfall der Aktivierung
3. eine fehlerhafte Inhibition

Ein gutes **Beispiel** für die *spreading activation* ist das semantische Netzwerkmodell von Collins & Loftus (1975; S. 412; ➤ Abb. 6.2):

In diesem Netzwerkmodell sieht man, dass bestimmte Konzepte einander näher sind als andere und durch diese kürzeren Verbindungen schneller aktiviert werden können. So ist z. B. „orange" näher an „rot" als „Kirschen". **Semantische Paraphasien,** bei denen ein anderer Vertreter der gleichen Kategorie des gesuchten Wortes genannt wird, z. B. „Apfel" statt „Birne", lassen sich so erklären (➤ Kap. 6.1.1).

Hybride Modelle

In den hybriden Modellen nimmt man sowohl eine serielle als auch eine interaktive Sprachverarbeitung an. Diese Modelle kombinieren praktisch die Erkenntnisse aus beiden. Das Prinzip der Modularität bleibt, d. h. es werden autonome selbstständig arbeitende Komponenten postuliert, deren Verbindungen untereinander jedoch bidirektional sein können und denen eine parallele Aktivierung zugesprochen wird. Die hybriden Modelle eignen sich v. a. für die Darstellung von allgemeinen Prozessen der Sprachproduktion und des Sprachverstehens. Hier haben sich v. a. die Modelle von Levelt (1989, 1993) und Friederici (1987) bewährt.

Dass die Sprachverarbeitung parallel ablaufen muss und gleichzeitige Verarbeitungsschritte notwendig sind, zeigen zwei Fehlerarten, die sich bei einer rein seriellen Verarbeitung ansonsten nicht erklären ließen:

- *lexical bias effect* zugunsten der Lexikalität: wenn man sich verspricht, entsteht i. d. R. ein

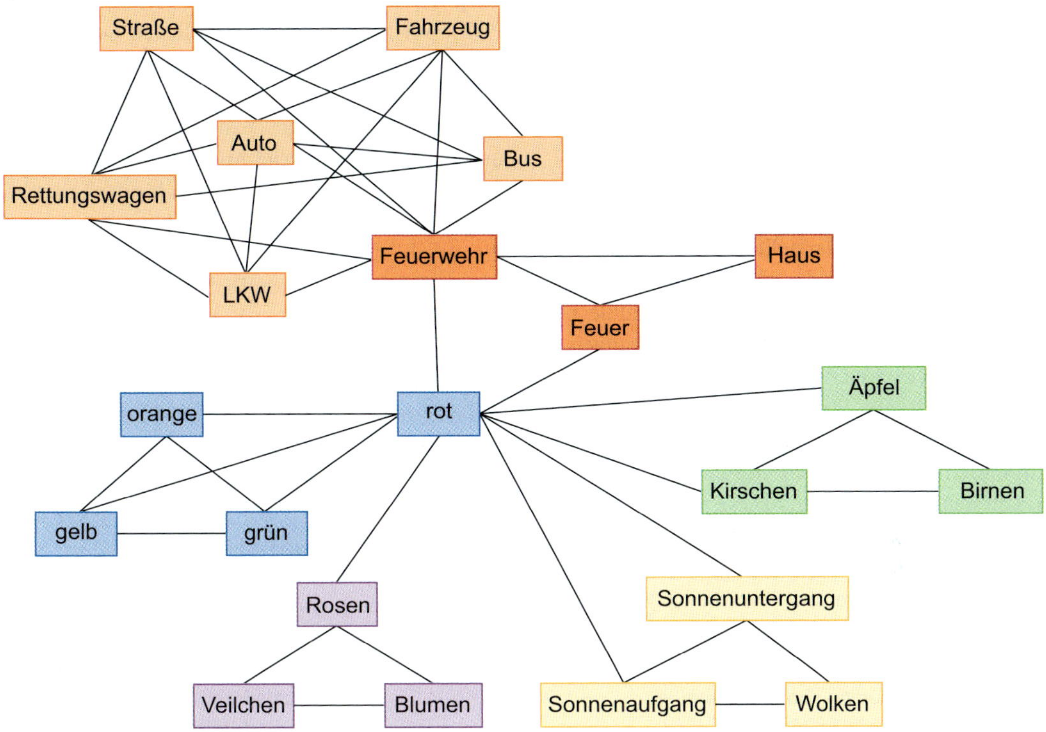

Abb. 6.2 Semantisches Netzwerkmodell [L143]

existierendes Wort, z. B. „Die gehen weg wie warme Sesseln" für SEMMELN, obwohl es statistisch anders zu erwarten wäre, z. B. „Selleln"

- *mixed error* (gemischter Fehler): Versprecher hat sowohl eine semantische als auch eine phonologische Ähnlichkeit zum Zielwort, z. B. „Kopf" für SCHOPF; es findet also eine gleichzeitige Aktivierung von semantischen und phonologischen Prozessen statt

Unabhängig vom Modell muss immer unterschieden werden, ob ein Prozess von oben nach unten – „**top-down**" – oder von unten nach oben – „**bottom-up**" – gesteuert ist bzw. abläuft:

- *top-down*: für die Verarbeitung der sprachlichen Struktur werden höhere oder übergeordnete Leistungen zusätzlich benötigt, im besonderen Weltwissen, Erfahrungen, Erwartungen, Kontext; dies ist z. B. beim Sprachverständnis häufig der Fall
- *bottom-up*: für die Verarbeitung der sprachlichen Struktur wird diese selbst benötigt, also der Laut, der Buchstabe, die Wortform, der Lexikoneintrag

6.3.1 Modelle der Einzelwortverarbeitung

Interactive Activation Model

In diesem parallel funktionierenden Modell nach McClelland & Rumelhart (1981) für visuelle Worterkennung wird mit Aktivierung und Inhibierung von verschiedenen Einheiten sowohl bottom-up als auch top-down gearbeitet. Das Modell hat drei Ebenen: Buchstabenmerkmale, Buchstaben und Wörter. Bei dem Input „Bank" z. B. werden alle Wörter, die mit „B" anfangen, aktiviert (z. B. Baum, Bus, Bett etc.) und alle, die nicht mit „B" anfangen, inhibiert. Gleichzeitig bewirkt die Aktivierung von „Bank" die Aktivierung des Buchstabens „B" und die Inhibierung von „D". Durch diese parallel ablaufenden Aktivierungen und Inhibierungen zwischen den drei Ebenen wird ein stabiler Zustand erreicht (*stable state*), bei dem nur noch die dem Zielwort entsprechenden Einheiten aktiviert sind und durch Erreichen eines bestimmten Schwellenwertes das Wort erkannt wird. In so einem Modell sind z. B. **formale Paraphasien** erklärbar (> Kap. 6.1.1; Blanken 1996).

Logogenmodell

Das **Logogenmodell** (Morton 1979, 1980; Patterson 1988; > Abb. 6.3) ist ein **serielles** Modell für die Einzelwortverarbeitung. Es liegt in verschiedenen Varianten und Darstellungen vor, aber das Grundgerüst ist immer das gleiche, ein klassisches *box-and-arrow*-Modell. Die einzelnen Module bilden sehr anschaulich die sprachlichen Leistungen in den vier Modalitäten Sprechen, Verstehen, Lesen und Schreiben ab. Das Logogen bezeichnet die Wortform.

In diesem Modell werden vier Lexika für die vier Modalitäten unterschieden. Diese Lexika sind die **Langzeitspeicher für Wortformen**. Das phonologische Eingangslexikon (phonologisches Inputlexikon, PIL) für die rezeptive Verarbeitung auditiver Wortformen (Verstehen), das phonologische Ausgangslexikon (phonologisches Output-Lexikon, POL), welches z. B. beim mündlichen Benennen die Wortformen aktiviert. Analog dazu gibt es für die Schriftsprache das graphematische Eingangslexikon (graphematische Input-Lexikon, GIL) für das Lesen und das graphematische Ausgangslexikon (graphematisches Output-Lexikon, GOL) für das Schreiben. In diesen Lexika gibt es zudem Subkomponenten für die verschiedenen Wortarten (Nomina, Verben, Adjektive, Funktionswörter; De Bleser, Cholewa, Stadie & Tabatabaie 2004). Durch die Modularität können selektive Störungen, z. B. erhaltenes lexikalisches Entscheiden bei gestörtem mündlichem Benennen, erklärt werden. Ein Parameter der Lexika ist die Frequenz (Vorkommenshäufigkeit). Wörter, die häufiger vorkommen, haben eine niedrigere Aktivierungsschwelle als seltener gebrauchte Wörter. Der Frequenzeffekt lässt sich damit erklären.

Zentral liegt das **semantische System**, in dem die Bedeutungsmerkmale abgespeichert sind. Eine Störung in diesem Modul führt zu Beeinträchtigungen

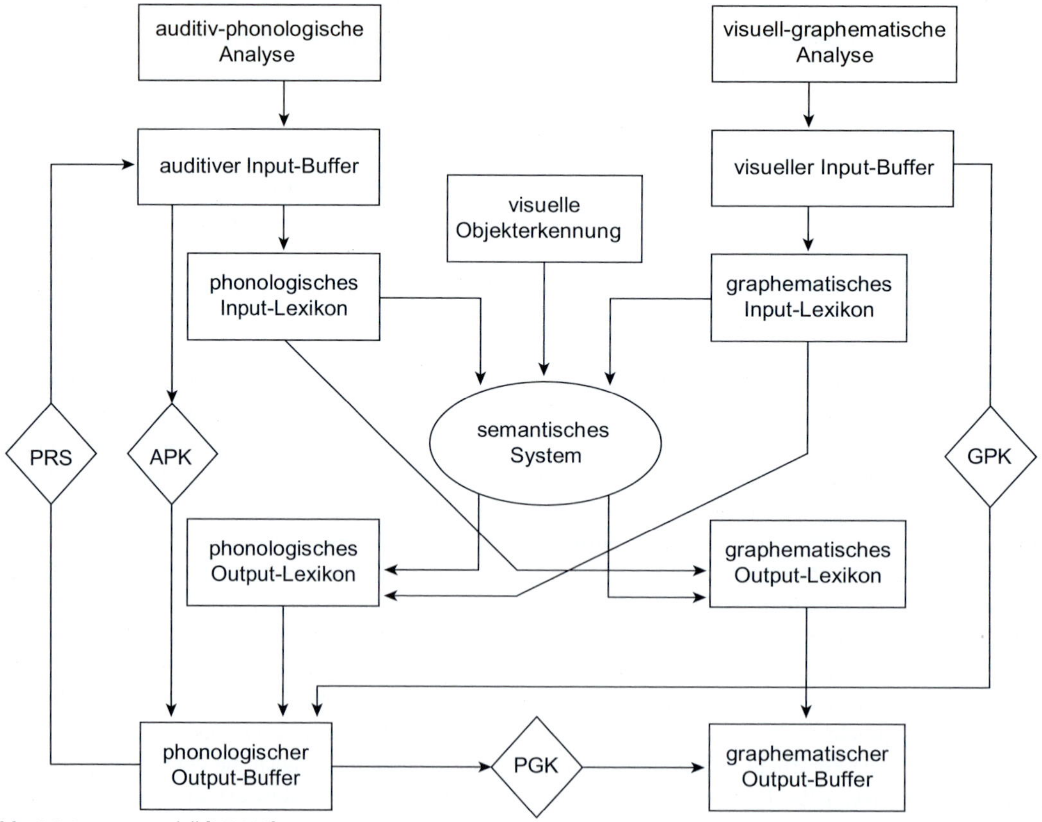

Abb. 6.3 Logogenmodell [M1011]

sowohl in den mündlichen als auch den schriftlichen Modalitäten, sowohl bei der Sprachrezeption als auch bei der Sprachproduktion. Schädigungen zeigen sich in **Konkretheits- und Wortarteneffekten** (Blanken 1996): Ein konkreter Begriff wie z. B. Zange hat deutlich semantisch spezifizierte Merkmale (Metall, kneifen, Griff) im Gegensatz zu einem abstrakten Begriff wie Langeweile, der in seiner Bedeutung komplexer ist. Probleme mit Wörtern der geschlossenen Klasse (Funktionswörter) zeigen sich, wenn Patienten nur über die Semantik verarbeiten: Die Funktionswörter haben nur einen sehr geringen semantischen Gehalt (Bartels 2006).

Den Lexika sind **Arbeitsgedächtnisspeicher** vorgeschaltet, die sog. **Buffer**. Diese dienen der Kurzzeitspeicherung der segmentalen Informationen. Sie halten die segmentalen Informationen solange aufrecht, bis das Wort erkannt bzw. gesprochen oder geschrieben wird. Um das Wort „Zange" zu erkennen, müssen die Phoneme / t͡s a ŋ ə / identifiziert und sequenziert werden. Störungen in diesen Komponenten zeigen sich in **Längen- und Positionseffekten**. Man weiß, dass die Segmente von links nach rechts verarbeitet werden (Dittmann 1991; Blanken 1996). Je länger das Wort oder der Neologismus, desto höher die Fehleranfälligkeit. Fehlerhäufungen können zu Wortbeginn oder Wortende auftreten, allerdings beschreibt Blanken (1996) einen Fall, bei dem die formalen Paraphasien v. a. den Stammvokal betrafen.

Zwischen den Komponenten verlaufen die **segmentalen (nicht-lexikalischen) und lexikalischen Verarbeitungsrouten**. Zu den segmentalen Verarbeitungsrouten zählen die APK (auditiv-phonologische-Korrespondenzroute) für das Nachsprechen, die PGK (Phonem-Graphem-Korrespondenzroute) für das Schreiben nach Diktat und die GPK (Graphem-Phonem-Korrespondenzroute) für das laute Lesen. Über diese nicht-lexikalischen Routen können Neologismen verarbeitet werden, da diese nicht in den Lexika zu finden sind, aber auch regelmäßige Wörter. Denn die Routen unterliegen sprachspezifischen Regelsystemen (De Bleser et al. 2004; ➤ Kap. 7.3.2). Unregelmäßige Wörter, z. B. Saal, würden zu orthographischen Fehlern wie *Sahl, *Sal führen, diese werden entweder über die semantisch-lexikalische Route oder die direkt-lexikalische Route (ohne Weg über das semantische System) geschrieben (➤ Kap. 7.3.2).

Als Voraussetzung für eine sprachsystematische Verarbeitung von Wörtern benötigt man zusätzlich noch **prälexikalische Erkennungssysteme**: die auditive Analyse für die Identifikation von Lauten und Phonemen, die visuelle Analyse für die Identifikation von Buchstaben und Graphemen und eine visuelle Objekterkennung für einen Zugriff auf die Semantik (vgl. visuelle Agnosie, ➤ Kap. 4.1.2).

Das Logogenmodell ist von diagnostischem und therapeutischem Wert für die Sprachtherapie, nicht zuletzt, weil viele modellorientierte Diagnostikverfahren wie z. B. LEMO 2.0 (Stadie, Cholewa & De Bleser 2013), Materialien für die neurolinguistische Aphasiediagnostik (Blanken 1996, 1999; Blanken, Döppler & Schlenck 1999), BOSU (Glindemann, Klintwort, Ziegler & Goldenberg 2002) und BIWOS (Benassi, Gödde & Richter 2012) darauf aufgebaut sind (➤ Kap. 6.7.5; ➤ Kap. 7.5.1).

6.3.2 Modelle der Satzverarbeitung

Hierzu zählen das **Sprachproduktionsmodell** von Levelt (1989, 1993), das **Modell der Satzproduktion** von Garrett (1980, 1988) sowie das **Parallel-Interface-Modell** von Friederici (1987).

Sprachproduktionsmodell von Levelt

Das von Levelt (1989, 1993) entwickelte Sprachproduktionsmodell (➤ Abb. 6.4) ist eine Art Synthese aus mehreren psycholinguistischen Modellen. Levelt hat verschiedene Daten und Erkenntnisse aus der Psycholinguistik und Versprecherforschung gesammelt und in dieses Modell integriert. Alle Komponenten arbeiten autonom, d. h. sie haben keinen Einfluss aufeinander. Wenn der *conceptualizer* eine präverbale Nachricht generiert hat, leitet er sie weiter zum *formulator,* welcher sie nicht, z. B. im Falle eines Fehlers, zurückleiten kann. Man spricht auch von einem **Zwei-Stufen-Modell**: In zwei Phasen und in zwei unabhängig voneinander arbeitenden Modulen findet der Lexikalisierungsprozess statt: erst die semantisch-syntaktische Aktivierung (Aktivierung und Auswahl der Lemmata), dann die phonologische Spezifizierung (Aktivierung der Lexeme und phonologische Enkodierung; Blanken 1996). Die Informationen fließen also nur in eine Richtung und laufen nacheinander ab (Diskretheit). Dies steht im Gegensatz zu einer parallelen Aktivation der

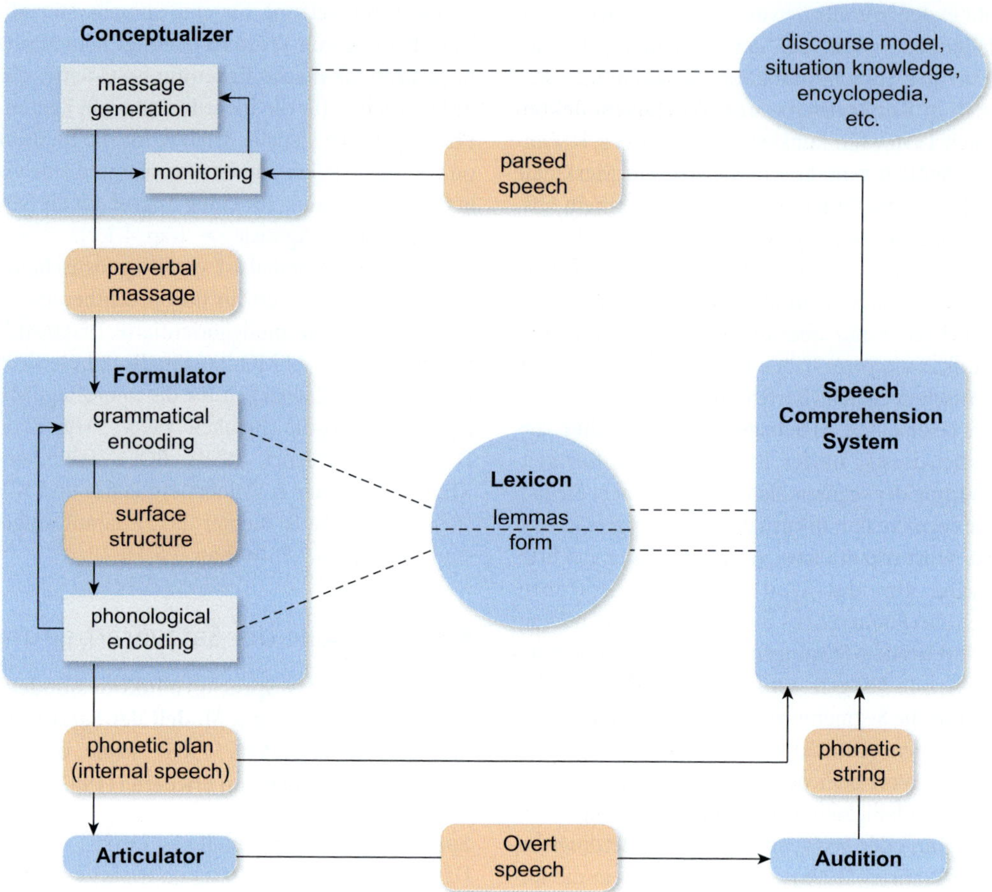

Abb. 6.4 Levelts Modell der Sprachproduktion und -rezeption [L231]

konnektionistischen Modelle (s.o; ebd.). Levelts Modell stellt einen theoretischen Sprecher dar, der eine Nachricht formuliert und gleichzeitig sich selbst überprüfen kann. Diese Selbstüberprüfung geschieht über das Sprachverständnissystem, welches zwar dargestellt, aber nicht weiter ausgearbeitet ist, da es hauptsächlich um die Sprachproduktion geht.

Anhand dieses Modells muss man sich den Vorgang des Sprechens folgendermaßen vorstellen:

Eine Nachricht, eine kommunikative Absicht, wird im *conceptualizer* generiert. Dies geschieht, indem das persönliche und enzyklopädische Wissen über die Welt und über den Diskurs an sich angezapft werden. Diese Nachricht ist zunächst nur ein Konzept und hat noch keine spezifisch sprachliche Form, daher ist sie *präverbal.* Dennoch muss sie die Form einer Proposition haben (*wenn X, dann Y*), damit der *formulator* die Nachricht verarbeiten kann. Die Nachrichtengenerierung ist somit **zweistufig**: Auf der Makroebene wird zunächst das kommunikative Ziel festgelegt und die dafür notwendigen Informationen abgerufen; auf der Mikroebene werden diese Informationen in die richtige propositionale Form gebracht.

Der *formulator* enthält zwei Ebenen der Enkodierung: die grammatische und die phonologische. Die präverbale Nachricht als Input wird umformuliert in einen phonetischen und artikulatorischen Plan als Output.

Der grammatische *encoder* ruft aus dem Lexikon die Lemmata ab, die in ihrer Bedeutung mit der Nachricht übereinstimmen. Die Lemmata enthalten aber nicht nur semantische Informationen, sondern auch syntaktische (z. B. wie viele Argumente das Verb nimmt), morphologische (ob es ein Stamm oder ein Affix ist) und phonologische. Letztere geben die Form (Silbenanzahl, Lautkombination, Akzent) vor, die für den phonologischen *encoder* wichtig ist.

Die grammatische Enkodierung besteht aus syntaktischen Bauprozessen. Wenn z.B. ein Verb aus dem Lexikon abgerufen wird, dann wird eine Verbalphrase konstruiert, bei einem Substantiv eine Nominalphrase usw. Am Ende dieser Prozesse entsteht eine **Oberflächenstruktur**: eine Reihenfolge von Lexemen, die in Phrasen gruppiert sind. Diese Oberflächenstruktur kann vom Typus Aussagesatz sein, z.B. Hans gibt Monika das Buch. Die Zwischenergebnisse der grammatischen Enkodierung werden im *syntactic buffer* gespeichert.

Die phonologische Enkodierung dient zur Erstellung von phonetischen Plänen für die einzelnen Lemmata und die Äußerung als Ganzes. Dazu wird die lexikalische Information über Morphologie und Phonologie der Lemmata aus dem Lexikon abgerufen, z.B. dass *Buch* ein Stammmorphem, einsilbig ist und mit / b / anfängt.

Der so generierte phonetische Plan ist der Input für den *articulator*. Er wird als **innere Sprache** bezeichnet, denn bis jetzt wurde noch nichts artikuliert. Dennoch hat der Sprecher eine Vorstellung von dem, was er sagen wird.

Im *articulator* wird schließlich der phonetische Plan ausgeführt, d.h. die Muskeln des Sprechapparates (Kehlkopf, Mundraum) werden gesteuert. Da der phonetische Plan bzw. die innere Sprache dem eigentlichen Sprechvorgang zeitlich meist voraus ist, werden die Informationen im *articulatory buffer* gespeichert.

Sowohl die interne als auch die gesprochene Sprache werden vom Sprachverständnissystem überwacht und kontrolliert.

In Levelts Modell ist die sog. **inkrementelle Sprachproduktion** ein wesentlicher Bestandteil: die Verarbeitung von Äußerungen findet schrittweise statt, teils autonom und daher seriell, teils parallel und daher interaktiv. Der Input eines Moduls wird bereits weitergeleitet, auch wenn die Äußerung noch nicht fertig zur Artikulation ist, sodass parallel bereits die nächste Äußerung geplant oder auch modifiziert werden kann. Denn das passiert beim Sprechen, dass wir unsere Sprechabsicht ändern und etwas anderes sagen, oder auf Zwischenbemerkungen des Gesprächspartners eingehen, sog. Einschübe machen können.

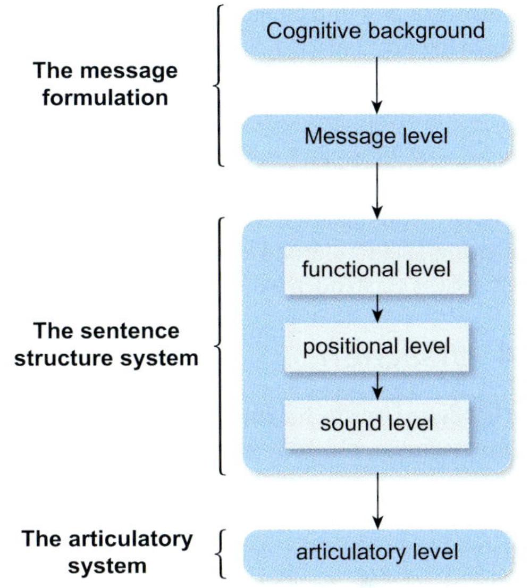

Abb. 6.5 Satzverarbeitungsmodell von Garrett (1980, 1988) [L231]

Satzproduktionsmodell von Garrett

Auch dieses Modell (➤ Abb. 6.5) arbeitet seriell. Auf verschiedenen Ebenen werden Repräsentationen erstellt und verarbeitet.

Auf der **Nachrichtenebene** *(message level)* wird eine Aussage in zunächst nichtsprachlichem Format konzipiert. Dies ist der Input für das Satzstruktursystem. Auf der **Funktionsebene** (*functional level)* des Modells wird die Tiefenstruktur des Satzes generiert: Das bedeutet, die lexikalischen Elemente werden in Phrasen organisiert und die thematischen Rollen festgelegt. Die syntaktische Struktur ist aber noch offen, ob es eine Frage, ein Passivsatz, ein Haupt- und Relativsatz werden, passiert auf der positionalen Ebene.

Die **Positionsebene** *(positional level*) enthält die phonologischen Repräsentationen der lexikalischen Elemente und den syntaktischen Rahmen. An dieser Stelle werden Funktionswörter und Affixe eingefügt. Erst wenn alles abgeschlossen ist, wird die Repräsentation an die **phonetische Ebene** (*sound level*) weitergegeben, die die artikulatorischen Prozesse in Gang setzt.

Parallel-Interface-Modell von Friederici

Dieses Modell (Friederici 1987) modelliert das Sprachverstehen. Dabei werden zwei Systeme angenommen, die einerseits unabhängig voneinander arbeiten, sich andererseits gegenseitig beeinflussen:

ein linguistisches und ein konzeptuelles System. Innerhalb des linguistischen Systems arbeiten die Module autonom, aber durch das *Interface* (praktisch eine Schnittstelle) zwischen beiden Systemen, werden alle Ergebnisse gleich an das konzeptuelle System weitergegeben. Es wird eine vollständige grammatische Repräsentation erzeugt, auch wenn eine Äußerung allein aufgrund des Kontextes oder des Weltwissens verstanden worden wäre.

6.4 Ursachen

Die häufigste Ursache für eine Aphasie ist die Durchblutungsstörung: Ca. 80 % aller Aphasien entstehen aufgrund eines Schlaganfalls (➤ Kap. 2.1). Weitere Ursachen für eine Aphasie sind Schädel-Hirn-Traumata (SHT) ➤ Kap. 2.2, entzündliche Prozesse wie Herpesenzephalitis ➤ Kap. 2.15.1, degenerative Erkrankungen wie die Alzheimer Demenz und Hirntumore (zusammen ca. 20 %; ➤ Tab. 6.10; ➤ Kap. 15.1; ➤ Kap. 2.3).

Prognose und Verlauf

Von den ca. 50.000 Neuerkrankungen pro Jahr leiden nach einem Jahr weiterhin 50 % an einer Aphasie (Huber et al. 2013).

Innerhalb des ersten Halbjahrs bilden sich bis zu ¾ der initialen aphasischen Störungen zurück, wenn diese etwa 1 Woche lang bestanden haben. Etwa ⅓ der akuten Aphasien bilden sich innerhalb der ersten 4 Wochen zurück. Wenn die Aphasie über 3 Wochen lang besteht, bildet sich nur ⅕ komplett zurück (Wallesch et al. 2008).

Grund dafür ist zum einen die **Spontanremission** (➤ Kap. 5.1.3), zum anderen die **sprachliche Reaktivierung** durch Therapeuten, Angehörige und Pflege. Ein weiterer Einflussfaktor sind sicherlich auch die medizinischen Akutmaßnahmen bei Schlaganfall: Mithilfe der Thrombolysetherapie oder der mechanischen Rekanalisation (➤ Kap. 2.1.4) ist es möglich, bei rechtzeitigem Erreichen des Krankenhauses, d. h. spätestens 4 Stunden nach Beginn der Symptomatik, die akute Symptomatik eines Schlaganfalls komplett oder teilweise rückgängig zu machen.

Eine Rückbildung kann auch noch bis zu einem Jahr nach Ereignis stattfinden (Huber et al. 2013). Subkortikal bedingte Aphasien haben i. d. R. eine bessere Prognose, da die strukturelle Schädigung nicht direkt im Sprachzentrum liegt (Schneider et al. 2014).

Faktoren, die die **Prognose** ungünstig beeinflussen, sind:

- Größe und Ausmaß der Schädigung
- Schwere zusätzlicher Begleitsymptome wie Hemiparese und / oder Neglect (➤ Kap. 4.3)
- zusätzliche neuropsychologische Defizite (Aufmerksamkeits-, Gedächtnisdefizite)
- internistische oder kardiologische Grunderkrankungen wie Diabetes mellitus, Nieren- oder Herzinsuffizienz

Die Prognose günstig beeinflussen kann das Vorhandensein eines funktionierenden sozialen Netzwerks, welches dem Patienten psychosoziale Stabilität geben und die intrinsische Motivation für eine Rehabilitation gewährleisten kann.

Unklaren Einfluss auf die Prognose haben das Alter, die prämorbiden Sprachfähigkeiten oder intellektuelle Prädispositionen (Frommelt & Lösslein 2010; Schneider et al. 2014; Tesak 1997). Die Angaben dazu sind widersprüchlich. Wallesch et al. (2008) haben gefunden, dass jüngere Patienten tendenziell leichtere Ausprägungen der Aphasien in der Rückbildung haben.

Tab. 6.10 Ursachen von Aphasie

Ursache	Häufigkeit
Schlaganfall im Gebiet der A. cerebri media (davon ca. 80 % ischämisch, ca. 20 % hämorrhagisch)	ca. 80 %
Schlaganfälle in den subkortikalen Bereichen	keine Zahlen
Schädel-Hirn-Trauma	< 10 %
Enzephalitis, Abszess	keine Zahlen
Hirntumore	< 5 %
rechtshirnige Schädigung	< 3 %

KLINISCHER HINTERGRUND

Inzidenz und Prävalenz

In Deutschland sind zu jedem Zeitpunkt ca. 100.000 Menschen an Aphasie erkrankt (Prävalenz). Jährlich kommt es zu ca. 50.000 Neuerkrankungen (Inzidenz) von denen sich 50 % der Aphasien innerhalb des ersten Jahres zurückbilden. 50 % der Betroffenen sind über 70 Jahre alt, 35 % sind 65–74 Jahre alt, 15 % der Betroffenen sind unter 64 Jahren (Engelter, Gostynski, Papa et al. 2006).

6.5 Begleitstörungen bei Aphasie

Eine Aphasie kann mit vielen Begleitstörungen (➢ Tab. 6.11) einhergehen. Dazu gehören motorische Probleme wie eine Halbseitenlähmung und eine Schluckstörung, aber auch kardiologische oder internistische Erkrankungen (➢ Kap. 3). Je nach Ort und Ausmaß der Schädigung treten zusätzlich neuropsychologische Störungen wie eine Hemianopsie, ein Neglect oder Aufmerksamkeits- und Gedächtnisdefizite auf (➢ Kap. 4).

6.6 Klassifikation

Die Klassifikation der Aphasien ist seit über 150 Jahren Thema der Forschung. Eine umfassende, sowohl für die Forschung als auch für den Kliniker relevante Klassifikation (und Definition) der Aphasien zu finden, daran wird ständig gearbeitet (McNeill & Pratt 2010). Unterschiedliche Modelle und Theorien liegen den verschiedenen Klassifikationen und Taxonomien der verschiedenen Schulen zugrunde. Viele sind historisch gewachsen und führen die Lehre von Broca, Wernicke und Lichtheim fort. Sie ist

Tab. 6.11 Begleitstörungen bei Aphasie

Bezeichnung	Beschreibung	Funktionsebene	Mögliche Folgen
Hemiparese/-plegie	Schwäche oder Lähmung des rechten Arms oder Beins	sensomotorisch	Unselbstständigkeit beim Waschen, Anziehen, Essen, Schreiben, Gehen, Toilettengang, rollstuhlpflichtig
faziale Parese	Schwäche oder Lähmung des 2. und 3. Asts des N. facialis	sensomotorisch	hängender Mundwinkel, Speichelfluss, *Drooling* beim Trinken, verwaschene Artikulation (➢ Kap. 12)
Dysphagie	Schluckstörung für feste und/oder flüssige Konsistenzen	sensomotorisch	angepasste Kost/künstliche Ernährung durch nasogastrale oder PEG-Sonde (➢ Kap. 11)
Dysarthrie/Sprechapraxie	Sprechstörung	motorisch	zusätzlich eingeschränkte Verständlichkeit (➢ Kap. 9; ➢ Kap. 10)
Hemianopsie	halbseitige oder viertelseitige (Quadrantenanopsie) Einschränkung des Gesichtsfeldes	kognitiv	Probleme beim Lesen, Unfallgefahr beim Gehen, Autofahren verboten (➢ Kap. 4.1)
Neglect	nicht-Wahrnehmung der betroffenen Körperhälfte; kann visuell, taktil, funktionell sein	kognitiv	eingeschränkte Störungseinsicht, erschwerte Rehabilitation (➢ Kap. 4.3)
Apraxie	Störung der Planung von Handlungsabläufen	kognitiv	Umgang mit alltäglichen Gegenständen (Besteck, Waschzeug) gestört, Unselbstständigkeit in den ADLs (➢ Kap. 5.1.2; ➢ Kap. 4.6)
Anosognosie	Nichterkennen eines krankhaften Zustands, fehlende Störungseinsicht	kognitiv	erschwerte Therapieeinsicht und Rehabilitation, mangelnde Compliance (➢ Kap. 4.4)
Akalkulie	Störung der Zahlenverarbeitung	kognitiv	Probleme beim Umgang mit Geld, Uhrzeit, Fahrplänen etc. (➢ Kap. 8)
Aufmerksamkeits-, Konzentrations-, Gedächtnisdefizite	Störungen der Merkfähigkeit	kognitiv	kann Therapieinhalten nur bedingt folgen, kurze Belastbarkeit, Perseverationen (➢ Kap. 4.5, ➢ Kap. 4.7)
Antriebsstörung	Störung der Bereitschaft, eine sprachliche und/oder motorische Handlung auszuführen	kognitiv	Patienten sind eher reaktiv, sprechen von sich aus wenig, verhalten sich sehr passiv (➢ Kap. 4.8)

demnach von historischem Wert und sollte nachvollzogen werden können.

Für die Sprachtherapeutin ist eine Klassifikation der Aphasie in ihrer Arbeit nur von **untergeordneter Relevanz**, denn sie liefert keine Schlüsse für die Therapie. Für die Kommunikation zwischen den Disziplinen jedoch erweist sie sich als hilfreich.

INTERDISZIPLINÄR

Die klassische Einteilung der Aphasien in Standard- und Nicht-Standardsyndrome ist deshalb sehr hilfreich, weil diese auch den Kolleginnen der anderen Disziplinen wie Medizin, Pflege, Physio-, Ergo- und Psychotherapie geläufig ist. Auch wenn die Syndrome in ihrer reinen Form nur sehr selten auftreten, zeigen sich bereits in der Postakutphase erste Tendenzen in die eine oder andere Richtung. So stellt sich die Bezeichnung der aphasischen Symptomatik im täglichen Umgang und interdisziplinären Gespräch als praktikabel heraus.

Man kann eine Aphasie nach ihrer **Ursache (Ätiologie)** klassifizieren, nach der **Lokalisation der Schädigung (Läsionsort),** danach ob sie **primär** oder **sekundär** entstanden ist, nach der **Flüssigkeit der Sprachproduktion** oder nach den **Leitsymptomen.** So erhält man verschiedene Klassifikationsmöglichkeiten (Kessler et al. 2003, S. 19; ➢ Tab. 6.12)

Tab. 6.12 Verschiedene Klassifikationen der Aphasie

Parameter	Aphasieform
Ätiologie	• vaskuläre Aphasie • traumatische Aphasie • tumorbedingte Aphasie • demenziell bedingte Aphasie
Läsionsort	• kortikale Aphasie • subkortikale Aphasie • thalamische Aphasie • striatocapsuläre Aphasie • gekreuzte Aphasie
Auftreten	• primäre Aphasie • sekundäre Aphasie (kognitive Aphasie)
Sprachproduktion und Sprechweise	• flüssige Aphasie • nicht-flüssige Aphasie
Läsionsort und Erscheinungsbild	• motorische (anteriore) Aphasie • sensorische (posteriore) Aphasie
Leitsymptome	Standard- und Nicht-Standardsyndrome

Am weitesten verbreitet und am häufigsten verwendet ist immer noch die neoklassische Einteilung in die **Standard-** und **Nicht-Standardsyndrome** (➢ Kap. 6.6), die auf dem klassischen konnektionistischem Modell von Wernicke und Lichtheim beruht. Dem zugrunde liegt die **Lokalisationshypothese,** nach der bestimmte Schädigungen in bestimmten Teilen der perisylvischen Sprachregion bestimmte Syndrome hervorrufen (➢ Kap. 1.8).

Mittlerweile hat in der Aphasiologie ein **Paradigmenwechsel** stattgefunden: weg vom Syndromansatz, hin zum **Einzelfallansatz.** Weg von syndromorientierten Gruppenstudien, hin zu modellorientierten Untersuchungen (Stadie, De Bleser & Cholewa 2013). Die Syndromklassifikation nach Leitsymptomen ist veraltet (Tesak 1997). Aber sie bietet nach wie vor den Rahmen für die Praxis, denn die Nomenklatur ist sicher verankert. Die mit den Syndromen verbundenen Muster sind nicht starr, sie sind vielmehr ein Leitsystem, an dem sich alle Professionen orientieren können. Man spricht heute vielmehr von **komplexen Symptomkombinationen** (Grande & Hußmann 2016).

EXKURS

Überblick über Taxonomien und Schulen der Aphasieforschung

Die Aphasieforschung ist über 150 Jahre alt. Viele Erklärungsansätze und Schulen haben sich in diesem Zeitraum entwickelt. Es ist eins der ältesten und meist erforschten Gebiete der Sprachtherapie (auch wenn die Dysphagieforschung ihr mittlerweile den Rang strittig macht). Es kommen immer neue Aphasieformen hinzu, z. B. die primär progredienten Aphasien von Mesulam (1982) oder die kognitive Dysphasie nach Heidler (2006) oder auch die Unterteilung in primäre und sekundäre bzw. zentrale und periphere Formen von Ardila (2010; ➢ Tab. 6.13). Klassifikation und Neuinterpretation der Syndrome sind ein ständiger Prozess der Forschungsergebnisse von Neurologie, Neuroanatomie, funktionellen Bildgebungsverfahren, (kognitiver) Neuropsychologie und Aphasiologie.

In Deutschland hat sich die **Aachener Schule,** die sich an der Bostoner Schule orientiert hat, behauptet und bewährt. Allein durch die standardisierte Diagnostik des **Aachener Aphasie Tests (AAT)** (1983; ➢ Kap. 6.7.4) lassen sich bis zu 80 % aller Aphasien nach Schlaganfall in die vier Standardsyndrome

Tab. 6.13 Überblick über Taxonomien und Schulen der Aphasieforschung

Forscher/Schule	Aphasieformen	Datenerhebung	Diagnostikmaterial
Broca (1865) Lokalisationslehre	Aphémie	durch Autopsie	
Wernicke (1874) klassische assoziative Schule	• sensorische Aphasie • motorische Aphasie • Leitungsaphasie	durch Autopsie und klinische Beobachtung	
Lichtheim (1885) Lokalisationslehre	• transkortikal-motorische Aphasie • transkortikal-sensorische Aphasie	Wernicke-Lichtheim-Modell	
Jackson (1835–1911) Marie (1906) holistische kognitive Schule		durch klinische Beobachtung	Sprache ist ganzheitlich im Gehirn organisiert und kann in emotionale und intellektuelle Sprache getrennt werden; letztere, die propositionale, sei bei Aphasie gestört
Luria (1964) holistische Schule	• sensorische (akustische) Aphasie • akustisch-mnestische Aphasie • semantische Aphasie • efferent (kinetische) motorische Aphasie • prämotorische Aphasie • afferente (apraktische) motorische Aphasie • frontal dynamische Aphasie	Soldaten mit Hirnverletzungen	
Bostoner Schule Benson (1979) Goodglass (1964) Goodglass, Kaplan & Barresi (2001)	• flüssig vs. nicht-flüssige Aphasie • globale Aphasie • Wernicke-Aphasie • Broca-Aphasie • anomische Aphasie • zentrale vs. perizentrale Aphasie	• klinische Beobachtung • funktionelle Bildgebung	• Boston Diagnostic Aphasia Examination • Western Aphasia Battery (Kertesz 2007)
Schuell Classification System Schuell (1974)	Aphasie Gruppe 1 bis Gruppe 5	empirische Analyse	
Aachener Schule Huber, Poeck, Weniger et al. (1983)	• globale Aphasie • Wernicke-Aphasie • Broca-Aphasie • amnestische Aphasie	• klinische Beobachtung • funktionelle Bildgebung	Aachener Aphasie Test
Mesulam (1982) Gorno-Tempini et al. (2004)	• primär progressive Aphasie • Logopenische Aphasie	• klinische Beobachtung • funktionelle Bildgebung	
Tesak (1997)	Individualsyndrom	klinische Beobachtung	Aphasie Check Liste
Heidler (2006)	• kognitive Aphasie • primäre Aphasie • sekundäre Aphasie	• klinische Beobachtung • Literaturrecherche • funktionelle Bildgebung	
Ardila (2010)	• primäre (zentrale) Aphasie (Wernicke-, Broca-Aphasie) • sekundäre (periphere) Aphasie (Leitungsaphasie, supplementäres motorisches Areal, SMA-Aphasie) • dysexekutive Aphasie (transkortikale Aphasien)	• klinische Beobachtung • funktionelle Bildgebung	

Tab. 6.14 Überblick über Leitsymptome und häufigste Lokalisation der Standard und Nicht-Standard-Aphasie-Syndrome (nach GAB & DGNKN Leitlinien 2000, Schneider et al. 2014)

Syndrom	Leitsymptome	Häufigste Lokalisation	Kommunikation
Standardsyndrome			
Globale Aphasie	• Recurring utterances • Sprachautomatismen	ausgedehnter Insult der perisylvischen Sprachregion, häufig sowohl Broca- als auch Wernicke-Areal betroffen	sehr schwer bis schwer gestört
Wernicke-Aphasie	• Paragrammatismus, Paraphasien, Jargon vorwiegend semantische Störung oder • vorwiegend phonologische Störung	Wernicke-Areal mit Gyrus angularis und Gyrus supramarginalis	bei Jargon schwer gestört, sonst schwer bis mittelgradig
Broca-Aphasie	• Agrammatismus, • kann mit Sprechapraxie (➤ Kap. 10) oder • Dysarthrie (➤ Kap. 9) assoziiert sein	über das Broca-Areal hinausgehende Läsion mit vorderer Insel, untere motorische Area und weiße Substanz	schwer bis mittelgradig gestört
Amnestische Aphasie	Wortfindungsstörungen	eher schwierig zu lokalisieren, häufig Parietallappen oder Temporallappen bzw. das Grenzgebiet zwischen beiden betroffen	mittelgradig bis leicht gestört
Nicht-Standard-Syndrome			
Leitungsaphasie	• herausragend gestörtes Nachsprechen • mit phonematischen Paraphasien und Suchverhalten, • stark reduzierte verbale Merkspanne	Unterbrechung der Bahnen des Faszikulus arcuatus, der beide Sprachareale verbindet	mittelgradig gestört
Transkortikal-motorische Aphasie	• herausragend gutes Nachsprechen • gutes auditives Sprachverständnis	Läsionen anterior zum Broca-Areal, ohne Schädigung desselben	mittelgradig bis stark gestört
Transkortikal-sensorische Aphasie	• herausragend gutes Nachsprechen • eingeschränktes auditives Sprachverständnis	Schädigung des temporoparietalen Bereichs, Wernicke-Areal erhalten	mittelgradig bis stark gestört
Transkortikal-gemischte Aphasie	• herausragend gutes Nachsprechen • eingeschränktes auditives Sprachverständnis	Schädigung der Verbindungen zwischen den Spracharealen und den umgebenden Hirnregionen	mittelgradig bis stark gestört
Nicht klassifizierbare Aphasie	lässt sich keinem der Syndrome zuordnen	variabel	je nach Ausprägung

einteilen (Huber et al. 2013; ➤ Tab. 6.14). Die restlichen sind entweder nicht klassifizierbar oder entfallen auf die Nicht-Standardsyndrome.

Sprachliche Fähigkeiten wie **Sprachfluss, auditives Sprachverständnis, Benennen** und **Nachsprechen** sind ebenfalls Parameter, anhand derer die Aphasien eingeteilt werden können, wie es das klassische Diagnoseschema der Bostoner Schule deutlich macht (➤ Abb. 6.6; ➤ Tab. 6.15).

Demnach geht man in der klinischen Beobachtung einen Algorithmus entlang, der eine Klassifikation der Aphasieform erlaubt (➤ Tab. 6.15).

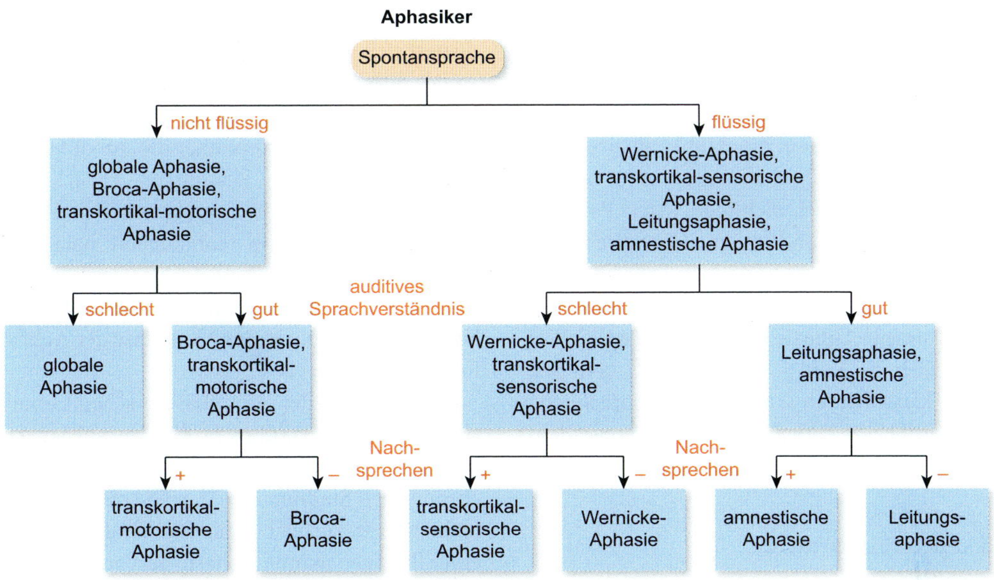

Abb. 6.6 Bostoner Diagnoseschema (Helm-Estabrooks & Albert 1991) [L231]

Natürlich ist kein Syndrom in der Realität in der Reinform zu finden. Und die Idee von bestehenden Syndromen ist veraltet, da zu viele Studien den Syndromansatz nicht bestätigen konnten (Stadie et al. 2013). Die Variabilität der Syndrome bewegt sich auf einem Kontinuum der Leitsymptomatik. Letztendlich ist die Einteilung in die Syndrome eine rein theoretische.

Neuere Modelle und Theorien aus der kognitiven Neuropsychologie beschreiben die Aphasie als einen **Symptomenkomplex,** was der Lokalisationstheorie entgegensteht. Die Modelle beruhen auf Einzelfallstudien und gehen davon aus, dass Sprache in Modulen organisiert ist, die einzeln gestört werden können, während andere erhalten bleiben (➤ Kap. 6.3). Tesak (1997, 2007b) schlägt vor, von einem **Individualsyndrom** zu sprechen. Er kritisiert das Festhalten an der neoklassischen Syndromeinteilung, da in der Realität nur selten Patienten tatsächlich ein einheitliches Bild eines Syndroms zeigen. Diese Bezeichnung soll betonen, dass die Zusammensetzung der Symptome und die

Tab. 6.15 Algorithmische Klassifikation der Aphasien (Raymer & Gonzales Rothi 2018a)

Syndrom	Sprechflüssigkeit	Auditives Sprachverständnis	Nachsprechen	Benennen
Broca	nicht-flüssig	erhalten	gestört	gestört
transkortikal-motorisch	nicht-flüssig	erhalten	erhalten	gestört
global	nicht-flüssig	gestört	gestört	gestört
gemischt-transkortikal	nicht-flüssig	gestört	erhalten	gestört
Wernicke	flüssig	gestört	gestört	gestört
transkortikal-sensorisch	flüssig	gestört	erhalten	gestört
Leitungsaphasie	flüssig	erhalten	gestört	gestört
amnestisch	flüssig	erhalten	erhalten	gestört

Schweregradausprägung derselben bei jedem Patienten anders sind. Dies führt zu einer individualisierten Herangehensweise an die Therapie, da nicht ein Syndrom therapiert wird, sondern die individuelle Symptomatik. Für die Klinik, insbesondere im Akuthaus, der Frührehabilitation oder auch in der Geriatrie ist es viel wichtiger, jeden Patienten einzeln zu betrachten und jegliche Hinweise auf pathologisches sprachliches Verhalten wahrzunehmen und als solches zu erkennen. So zielt z. B. das Diagnostikinstrument **Aphasie Check Liste (ACL)** (Kalbe et al. 2002; ➤ Kap. 6.7.4) darauf ab, kein Syndrom zu klassifizieren, sondern ein sprachliches Leistungsprofil des Patienten mit Schweregradeinteilung der verschiedenen Modalitäten zu erstellen.

6.6.1 Akute Aphasie

In der Akutphase der Sprachstörung ist die Symptomatik zu fluktuierend und instabil. Erst in der späten postakuten Phase, also nach ca. 4–6 Wochen, kristallisiert sich ein Symptomenkomplex heraus (Wallesch, Johannsen & Bartels 2008).

6

Im Unterschied zu den chronischen Aphasien zeigen sich bei einer akuten Aphasie v. a. die direkten Auswirkungen des zerebrovaskulären Geschehens (Ischämie oder Blutung). Bei einer chronischen Aphasie sieht man dagegen schon die Ergebnisse von Kompensation und Adaptation an die Störung.

Laut Wallesch et al. (2008, S. 158) „korreliert die Sprachstörung mit dem Ausmaß der Perfusionsstörung". Daraufhin erlauben sich die Autoren eine prognostische Einschätzung vorzunehmen: initial leichte Aphasien, die nur wenig Komplikationen zeigen, bilden sich eher zurück als initial schwere Aphasien, bei denen eine Prognose nicht möglich ist.

Oft koinzidiert eine akute Aphasie mit einer Sprechapraxie (➤ Kap. 10), die häufig eine gute Prognose hat, wenn kein ausgedehnter Mediainfarkt vorliegt.

Die **funktionellen Unterschiede** zwischen akuten und chronischen Aphasien lassen sich gut anhand der Pathophysiologie erklären:

Akute Aphasien zeigen in den ersten Stunden bis zu 6 Wochen nach Ereignis funktionelle Störungen, die über das geschädigte Gebiet hinausgehen aufgrund von Diaschisis-Effekten und Perfusionsstörungen in der Penumbra (➤ Kap. 5.1.3). Bei Aphasien, die bereits Monate bis Jahre bestehen, reduziert sich das Funktionsdefizit auf die betroffenen Areale aufgrund von Reorganisation und Kompensation über die Zeit (➤ Kap. 5.1.3). In der akuten Phase zeigen sich Symptome, die auf eine Aktivierung rechtshirniger Ressourcen zurückzuführen sind, während sich in der chronischen Phase die linkshirnigen Systeme reorganisiert haben. Nicht zuletzt sind neuropsychologische Defizite wie Störungen der Wahrnehmung und der Aufmerksamkeit auch vorrangig in der Akutphase der Aphasie zu finden (Wallesch et al. 2008).

Besonders in der Akutphase erscheint eine Einteilung in flüssige und nicht-flüssige Aphasien sinnvoll, denn diese Unterscheidung setzt sich auch im chronischen Stadium durch, sollte sich die Aphasie nicht vorher zurückbilden. Die Syndrome, die aus einer flüssigen akuten Aphasie hervorgehen, bleiben „flüssige" Syndrome wie Wernicke-Aphasie, transkortikal-sensorische Aphasie oder amnestische Aphasie. Umgekehrt werden unflüssige akute Aphasien v. a. zu Broca-Aphasien oder transkortikal-motorischen Aphasien (Wallesch et al. 2008).

Für eine erste orientierende Diagnostik ist sie daher zulässig, nicht aber für eine ausführliche neurolinguistische Beschreibung.

EXKURS

In einer Studie mit 67 Patienten, die 14 Tage nach Ereignis mit einer Halbform des AAT untersucht wurden, konnten Wallesch, Bak & Schulte-Mönting (1992) folgende Zuordnungen von gebündelten Symptomen (*Cluster*) finden:

1. leichte Aphasie mit Wortfindungsstörung
2. leichte Aphasie mit deutlicher Sprachverständnisstörung
3. flüssige Aphasie mit überwiegend phonematischen Paraphasien
4. Aphasie mit v. a. gestörten Nachsprechen („akute Leitungsaphasie")
5. nicht-flüssige Aphasie mit sehr gut erhaltenem Nachsprechen („akute transkortikal-motorische Aphasie")
6. schwere Aphasie mit gut erhaltenem Sprachverständnis („akute motorische Aphasie")
7. Aphasie mit schweren Störungen in allen Modalitäten („akute totale Aphasie")

Sie konnten aber im Verlauf keine Entsprechung in der chronischen Form finden. Nach 1 Jahr wurden noch 36 Patienten untersucht, davon hatten nur noch sieben eine deutliche sprachliche Beeinträchtigung und die gehörten zur 7. Zuordnung.

Wallesch et al. (2008) fanden in ihrer Untersuchung **instabile akute Syndrome,** die sich nur in der Anfangsphase finden, nicht mehr bei den chronischen Formen:

Akute transkortikal-motorische Aphasie

Hierfür typisch sind Läsionen der A. cerebri anterior mit Beteiligung der supplementär motorischen Area (SMA) oder ihrer Verbindungen zum dorsolateralen frontalen Kortex (➤ Kap. 1.2.1). Die Patienten zeigen eine Sprachantriebsstörung. Sie sind initial z. T. mutistisch und zeigen v. a. in der Spontansprache schwere expressive Störungen. Hingegen ist ihre Sprachproduktion umso besser, je weniger Wahlmöglichkeiten sie haben (➤ Kap. 4.8.4). Das erklärt das herausragend gute Nachsprechen. Vorlesen und Benennen sind ebenfalls meist gut erhalten. In der Rückbildung zeigen die Patienten sehr lange Antwortlatenzen.

Akute Leitungsaphasie

Diese Form ist durch eine fluktuierende flüssige und nicht-flüssige Spontansprache gekennzeichnet. Die Patienten zeigen flüssige Anteile bei Floskeln und wenn sie abgelenkt sind. Werden jedoch explizit sprachliche Leistungen verlangt, geschehen die typischen phonematischen Fehl-und Selbstkorrekturversuche, insbesondere beim Nachsprechen und lautem Vorlesen. Als Ursache werden gestörte Monitoring- und Kontrollprozesse genannt (Köhler, Bartels & Hermann 1998).

Akute Paraphasie

Die Autoren beschreiben eine dritte akute Form, die hauptsächlich bei subkortikalen Läsionen im linksseitigen ventrolateralen und anteromedianen Thalamus vorkommen (➤ Kap. 1.3). Sie zeichnen sich durch eine unflüssige Spontansprache mit ausgeprägten phonematischen (und auch semantischen) Paraphasien bei erhaltenem Sprachverständnis, Benennen und Syntax aus. Bei diesen Thalamusaphasien kommen häufig eine fluktuierende Aufmerksamkeit und Perseverationstendenz hinzu. Diese Patienten zeigen gute Leistungen im Token Test, beim Nachsprechen und in der Schriftsprache, dennoch persistiert die unflüssige paraphasische Spontansprache (Wallesch et al. 2008).

Nobis-Bosch et al. (2013) lehnen eine solche Einteilung ab, da sie für die Therapie keine Relevanz hat.

KLINISCHER HINTERGRUND

Motorische vs. sensorische Aphasie

Die Ärzte stellen ihre Diagnose anhand der Lokalisation und des klinischen Bildes eines Patienten. Sie sprechen häufig entweder von einer **motorischen Aphasie,** damit wird i. d. R. eine nicht-flüssige Aphasie mit Sprechanstrengung bei gut erhaltenem Sprachverständnis bezeichnet, oder von einer **sensorischen Aphasie,** bei der ein stark eingeschränktes auditives Sprachverständnis im Vordergrund steht. Die motorische Aphasie bezieht sich auf einen Schlaganfall im anterioren Bereich der Arteria cerebri media (im Temporallappen), während die sensorische Aphasie im posterioren Bereich der Arterie auftritt, also im Parietal- und Okzipitallappen. Beide Bezeichnungen sind für alle beteiligten Disziplinen hilfreich für eine erste Einschätzung und Diagnosestellung, z. B. auf der Stroke Unit, jedoch für die Sprachtherapeutin zu wenig differenziert. Insbesondere das Vorliegen einer Dysarthrie oder Sprechapraxie bedingt, dass die Sprachstörung als motorische Aphasie bezeichnet wird.

6.6.2 Restaphasie

Die Definition einer Restaphasie ist nicht ganz eindeutig und einheitlich. Von einer Restaphasie spricht man erst dann, wenn die aphasische Symptomatik sich soweit zurückgebildet hat, dass sie mit den gängigen Diagnostikmethoden (z. B. dem AAT, ➤ Kap. 6.7.4) nicht mehr erfasst werden kann. Im alltäglichen Gespräch scheinen sich die Menschen mit dieser Aphasieform gut zu behaupten. Ein Nichtwissender würde womöglich nicht merken, dass eine Sprachstörung vorliegt bzw. vorgelegen hat (Schneider et al. 2014). Dennoch klagen die Patienten über Anstrengung beim Führen eines Gesprächs, über Wortfindungsstörungen und darüber, dass die Sprache nicht mehr so sei wie früher. Die Sprachtherapeutin ist hier gefordert, mit entsprechenden sensitiven Screening-Methoden, die beschriebene Symptomatik zu objektivieren. Jaecks (2015) hat so ein Screening-Instrument entwickelt, welches sich v. a. an der Spontansprache orientiert. Sie stellt es in Zusammenhang mit ihrem Buch als Online-Material zur Verfügung.

DEFINITION

Eine **Restaphasie** liegt vor, wenn initial eine Aphasie bestand, im AAT als Ergebnis „keine Aphasie / Restsymptome" herauskommt und wenn im Restaphasie-Screening nach Jaecks (2014) eine Restaphasie als wahrscheinlich gilt.

Die Symptomatik einer Restaphasie zeigt sich u. a. in Defiziten bei der Textverarbeitung, in Wortfindungsstörungen und auf der pragmatisch-funktionalen Ebene (Jaecks 2014).

6.6.3 Sonderformen aphasischer Syndrome

Subkortikale Aphasien

Schädigungen in den subkortikalen Strukturen können auch in Aphasien resultieren, die ein besonderes Störungsmuster zeigen. Dabei unterscheidet man zwischen zwei Störungsmustern: Einer unflüssigen Form, der „**Wortstummheit**" bei erhaltener innerer Sprache, und der flüssigen Form, der „**Worttaubheit**". Insbesondere bei Schädigungen in den Kernen des linken Thalamus zeigen sich diese besonderen Symptome einer thalamischen Aphasie.

Thalamische Aphasie

Der Thalamus ist die Umschaltzentrale und Relaisstation für sensorische Informationen, die in den Kortex weitergeleitet werden. Er besteht aus mehreren Kernen, die unterschiedlichste Funktionen haben. Bei linksseitigen Läsionen kann es zu auffälligen sprachlichen Symptomen kommen (Heidler 2009): Die Spontansprache ist entweder stark reduziert bei schwerer Sprachantriebsstörung bis hin zu Mutismus oder genau entgegengesetzt flüssig mit vielen Paraphasien, teilweise mit Konfabulationen. Weitere typische Symptome sind:

- Anosognosie, Amnesie
- mittelgradig gestörtes auditives und visuelles Sprachverständnis
- semantische Paraphasien
- gut erhaltene syntaktische, schriftsprachliche und repetitive Fähigkeiten

Die Erklärung für die aphasischen Symptome ist, dass die thalamo-kortikalen afferenten Bahnen unterbrochen sind, dass es zu Diaschisis-Effekten kommt und dass aber auch die kognitiven Basisprozesse gestört sind (Heidler 2009).

Subkortikale Aphasien haben i. d. R. eine gute Prognose, da die sprachrelevanten Hirnregionen selbst erhalten sind.

Kognitive Dysphasie

Der Begriff **kognitive Dysphasie** geht auf Heidler (2006) zurück, die die Sprachstörungen bei Demenz und anderen kognitiven Störungen untersucht und klassifiziert hat. **Kognitive Dysphasien** sind zentral bedingte Sprachstörungen als Folge von primären Gedächtnis- und Aufmerksamkeitsdefiziten, z. B. nach rechtshemisphärischen Läsionen, bei dysexekutivem Syndrom nach SHT, bei generativer und vaskulärer Demenz (➤ Kap. 15.2), Hypoxie oder psychiatrischen Erkrankungen (2006). Der Begriff beinhaltet, dass die Sprachstörungen nicht primär auf eine Schädigung der Sprachregion zurückzuführen sind, sondern sekundär aufgrund von Defiziten in den anderen höheren kognitiven Funktionen wie Aufmerksamkeit, Gedächtnis, Konzentration (➤ Kap. 4) entstehen. Die Symptomatik einer kognitiven Dysphasie lässt sich jedoch mit den gleichen linguistischen Kriterien wie bei einer „reinen" Aphasie beschreiben. Die Diagnostik und Therapie erfordern zusätzlich neuropsychologische Testverfahren bzw. eine kognitiv ausgerichtete Sprachtherapie (➤ Kap. 15.6.3).

Primär progrediente Aphasie

Die Gruppe der primär progredienten Aphasien zählt zu den degenerativen Erkrankungen. Sie bilden eine Unterform der Demenz und unterteilen sich in eine flüssige, nicht-flüssige und logopenische Variante. Sie werden in ➤ Kap. 15 behandelt.

Gekreuzte Aphasie

Sehr selten (< 3 %; Kessler et al. 2003) kommt es auch zu einer Aphasie nach einer rechtshirnigen Schädigung durch einen ischämischen Insult oder Hirntumor. Hierbei handelt es sich meist um Patienten, die Linkshänder sind und deren Sprachdominanz rechtshemisphärisch angelegt ist oder auch um eine sog. **gekreuzte Aphasie,** die folgende Kriterien erfüllen muss (Joannette, Puel, Nespoulous et al. 1982):

- Patienten sind eindeutig Rechtshänder
- ihre Verwandten weisen keine Linkshändigkeit auf
- eindeutige rechtshirnige vaskuläre Schädigung liegt vor
- es liegt keine andere Hirnschädigung vor
- sprachlichen Auffälligkeiten zeigen eine ausgeprägte aphasische Symptomatik

6.6.4 Aphasie bei Kindern

Bei Kindern spricht man dann von Aphasie, wenn sie im Kindes- bzw. noch im Teenageralter aufgrund einer Hirnschädigung auftritt. Dabei kommt es zu einem vollständigen oder teilweisen Verlust der bis dahin erworbenen Sprachfähigkeiten. Da bei Kindern der Spracherwerb noch nicht abgeschlossen ist, erholen sie sich i. d. R. innerhalb des ersten Jahres (fast) vollständig von der Aphasie (Schröder & Stadie 2009). Das bedeutet aber nicht, dass sie in der Folge später z. B. schulische Probleme beim Schriftspracherwerb bzw. -gebrauch zeigen (Friede & Kubandt 2011). Den Betroffenen helfen Kompensationsmechanismen des Gehirns und Umstrukturierungen aufgrund der neuronalen Plastizität (➤ Kap. 5.1.3). Die häufigste Ursache für kindliche Aphasien sind SHTs, gefolgt von Tumoren und Infektionen, degenerativen Erkrankungen und nur selten durch Schlaganfälle (Rother 2005). Wichtig für die Diagnose einer kindlichen Aphasie ist die Abgrenzung zu einer Sprachentwicklungsstörung, einer Zweisprachigkeit oder prämorbiden sprachlichen Defiziten. Spezielle Diagnostikverfahren für Kinder gibt es nicht. Die Sprachtherapeutin muss auf das Material für Erwachsene bzw. Tests aus der Sprachentwicklungsdiagnostik zurückgreifen (Schröder & Stadie 2009). Für den Token Test liegen Werte ab einem Alter von 5 Jahren vor, mit ihm kann man zu 90 %-iger Sicherheit bestimmen, ob eine Aphasie vorliegt oder nicht (Gutbrod & Michel 1986). In der Therapie liegen die Schwerpunkte auf der Wiederherstellung der prämorbiden Sprachfähigkeiten sowie dem Erwerb neuer Sprachfähigkeiten, z. B. Schriftsprache, immer mit dem vorrangigen Ziel der Verbesserung der Kommunikation (Schröder & Stadie 2009; Friede & Kubandt 2011).

Auf kindliche Aphasien wird in diesem Buch nicht weiter eingegangen. Die hier zitierte Literatur umfasst Überblicksarbeiten zu Symptomatik, Verlauf, Diagnostik und Therapie.

6.7 Diagnostik

Die Aphasiediagnostik verfolgt verschiedene Ziele zu verschiedenen Zeitpunkten. In der Akut- und Postakutphase liegt der Schwerpunkt auf folgenden Fragen:

- Liegt eine Aphasie vor oder handelt es sich um eine nicht-aphasische Sprachstörung, eine Dysarthrie oder eine Sprechapraxie?
- Wie ist der Schweregrad der Aphasie?
- Lassen sich Leitsymptome herausfiltern?
- Welche sprachlichen Leistungen sind in welchem Ausmaß betroffen?
- Welche Modalitäten sind in welchem Ausmaß und im Vergleich untereinander betroffen?
- Wo finden sich Ressourcen?
- Liegen noch zusätzliche neuropsychologische Symptome vor?
- Wie ist die funktionale Kommunikationsfähigkeit?
- Wie wirkt sich die Aphasie auf den Alltag des Betroffenen aus?

Als Maßnahmen eignen sich, neben einer ausführlichen Anamnese, informelle Screeningverfahren und formelle Testverfahren (➤ Tab. 6.16). Während ein Screeningverfahren nur einen groben Überblick über die Störung geben kann, erhält man mit einem standardisierten umfangreichen Testverfahren ein genaues **linguistisches Profil,** mit dem die Therapieplanung begründet werden kann (Tesak 1997).

Diagnostische Ziele in der späteren Rehabilitationsphase sind:

- Hat sich die Aphasie verändert?
- Ist ein Einfluss der sprachtherapeutischen Intervention nachvollziehbar?
- Wie ist die Anpassung des Betroffenen an seine Erkrankung?
- Wie ist die Lebensqualität des Betroffenen, wie bewältigt er seinen Alltag?

(Huber et al. 2013)

Hier rücken v. a. kommunikationsorientierte Fragebögen zur Selbst-und Fremdeinschätzung in den Vordergrund, mit denen man das **kommunikative Profil** des Patienten erstellen kann.

6.7.1 Anamnese

Zunächst müssen die **medizinische** und die **soziale Situation** des Patienten erfasst werden. Aus den Vorbefunden sollte hervorgehen, welche Ursache die Aphasie hat und welche Nebendiagnosen und weiteren Erkrankungen vorliegen. Dies gibt Hinweise auf die körperliche und psychische Belastbarkeit des Patienten. In den medizinischen Unterlagen findet man Angaben zum Läsionsort, zur Medikation und zu möglichen Risikofaktoren. Bei einer Erstzuweisung ist die Diagnose einer Aphasie womöglich noch nicht verlässlich, daher sind alle Zusatzinformationen wichtig (Schneider et al. 2014).

In der **Anamnese** versucht die Sprachtherapeutin möglichst viele Informationen über den Beginn der Erkrankung und ihren Verlauf sowie über die Lebenssituation des Patienten zu sammeln. Wenn der Patient aufgrund der Aphasie nur wenig Auskünfte geben kann, befragt man die Ärzte und das Pflegepersonal bzw. die Angehörigen und die Bezugspersonen. Einen Anamnesebogen nach ICF zu neurogenen Sprach- und Sprechstörungen findet man unter diesem Link: 64842_02_ICF-Anamnesebogen-2.pdf. Oder auch bei Schütz (2013, www.reinhardt-verlag.de/_pdf_media/Leitfaden_Anamnesegespraech02398.pdf).

Typische Fragen im Erstkontakt sind:

- Wie hat das mit Ihrer Krankheit angefangen?
- Hat sich Ihr Sprechen oder Ihre Sprache verändert?
- Wie haben Sie gemerkt, dass etwas mit der Sprache nicht stimmt?
- Was genau ist anders beim Sprechen / beim Verstehen?
- Wie verhält es sich beim Lesen / Schreiben / Rechnen?
- Was bedeutet die Sprachstörung für Sie?
- Welche Erwartungen haben Sie an die Sprachtherapie?

Ähnliche Fragen sind auch Teil des semi-standardisierten Interviews im AAT (➤ Kap. 6.7.2).

Während des Gesprächs vernimmt die Untersucherin die Stimmung des Patienten, versucht, seine Fähigkeiten, seine Interessen und seine Ängste einzuschätzen (Lutz 2011). Gleichzeitig registriert sie seine sprachlichen Fähigkeiten und kann erkennen, ob überhaupt eine Aphasie vorliegt.

Bei schwer betroffenen oder mutistischen Patienten sind zwar kaum verbale Antworten zu elizitieren, dennoch erkennt die erfahrene Untersucherin bereits erste Strategien in den Äußerungsversuchen, notiert Floskeln oder Phrasen, die möglich sind. Sie nimmt Sprechanstrengung, Frustration oder Motivation wahr oder auch neuropsychologische Beeinträchtigungen wie eine Nichtwahrnehmung der Störung bei einer Anosognosie oder eine hohe Ablenkbarkeit.

In der Fremdanamnese mit den Angehörigen oder Bezugspersonen können weitere Beobachtungen bzgl. des Kommunikationsverhaltens sowie Erwartungen und Ziele thematisiert werden (Schneider et al. 2014).

Aufbauend auf Anamnese und Erstkontakt legt die Sprachtherapeutin das Vorgehen für die nächsten Sitzungen fest und entscheidet sich für oder gegen eine formelle Testung.

Insbesondere in den Fällen, bei denen die Diagnose einer Aphasie noch unklar ist und bei denen die Patienten subjektiv über sprachliche Defizite klagen, die im Gespräch jedoch nicht objektivierbar waren, empfiehlt sich eine standardisierte Testung.

EXKURS

Wie erhebe ich einen Befund?

- **Befragung**: eine freie Befragung im Rahmen der Anamnese oder in einem persönlichen Gespräch im Hinblick auf Therapieziele, Erkrankung, Erwartungen usw. oder ein standardisierter Fragebogen oder Interview zu speziellen Themen, z. B. CETI (➤ Kap. 6.7.6)
- **Beobachtung**: auf bestimmte Merkmale, Symptome, Verhaltensweisen hin, z. B. in der Interaktion zwischen Patienten und Angehörigen
- **Screening**: Instrument zur ersten Orientierung, zeitökonomisch durchführbar
- **standardisierter Test**: wissenschaftlich fundiertes Verfahren, welches klare Regeln der Durchführung, Auswertung und Interpretation enthält, die von verschiedenen Anwendern zum gleichen Ergebnis führen
- **Assessment**: Erfassung einer Störung auf mehreren Ebenen

(Beushausen 2007)

Anamnese bei Mehrsprachigkeit

Bei Patienten, die mehr als eine Sprache sprechen, muss zunächst herausgefunden werden, welches die Sprache ist, mit der er am besten vertraut ist. Welches ist seine Muttersprache, welches die Familiensprache, die Umgebungssprache, die Fremdsprache? Durch eine ausführliche Anamnese bzw. Fremdanamnese wird ermittelt, wie die prämorbiden Kompetenzen in den jeweiligen Sprachen waren. Ebenfalls wird erfasst, welche Sprache als Therapiesprache in Frage kommt. Dies muss nicht unbedingt die L1 sein, dies kann auch die L2 sein, je nach Präferenz des Patienten bzw. seinen individuellen Therapiezielen und je nach Sprache der Therapeutin. In der Akutphase ist die Sprachtherapeutin meistens auf die Angehörigen angewiesen, die ihr viele Informationen geben können und insbesondere als Übersetzer hilfreich sein können.

LEAP-Questionnaire

Ein geeignetes Instrument für die Erfassung der prämorbiden Sprachfähigkeiten ist der *Language Experience and Proficiency Questionnaire* (**LEAP-Q**) (Marian, Blumenfeld, Kaushanskaya 2007), ein ausführlicher Fragebogen, der vom Patienten selbst oder seinen Angehörigen ausgefüllt werden kann. Er ist in mehreren Sprachen verfügbar unter https://bilingualism.northwestern.edu/leapq/ In dem Fragebogen werden die Einflussfaktoren der Mehrsprachigkeit abgefragt, u. a.

- Alter des Spracherwerbs
- Form des Spracherwerbs
- früherer und jetziger Kontakt mit der Sprache
- jetziger Sprachgebrauch

Erfasst werden die L1, die Sprache, die zuerst gelernt wurde (und die nicht unbedingt besser beherrscht wird) und die L2 (Marian et al. 2007). Erprobt und genormt wurde der Fragebogen anhand gesunder mehrsprachiger Sprecher (ebd.). Eine Erweiterung auf aphasische Sprecher liegt nicht vor, dennoch wird der LEAP-Q in Ermangelung von Alternativen auch hier eingesetzt (Leboukou, Gleichgerrcht, McGrattan et al. 2015).

Z-MAS

Die Zürcher Leitfragen zur Mehrsprachigkeit bei Aphasie von Steiner (2012) bieten ein Gerüst für eine ausführliche Anamnese bei mehrsprachigen Patienten. Es handelt sich um Fragen zur Herkunft, zur Bildungssprache, zur Sprachkompetenz und Sprachperformanz sowie zum Sprachverlust. Er ist online abrufbar unter www.hfh.ch/fileadmin/files/documents/Dokumente_Expertenwissenonline/Sprache_und_Demenz/Z-MAS_Anamnese_Mehrsprachigkeit_Aphasie_HfH_nb.pdf

BAT Anamnese

Im ersten Teil des *Bilingual Aphasia Test (BAT)* (Paradis & Libben 1987; ➤ Kap. 6.7.4) findet ein ausführliches Anamnesegespräch mit dem Patienten bzw. zusammen mit seinen Angehörigen bzgl. seiner Mehrsprachigkeit statt. Insgesamt sind es 50 Fragen, die versuchen, alle Aspekte der Mehrsprachigkeit zu beleuchten.

6.7.2 Spontansprachanalyse

Spontansprachbeobachtung

Der Beobachtung der Spontansprache kommt eine große Rolle zu. Hierbei werden zunächst Auffälligkeiten notiert, die auf die zugrundeliegende Schwere der Störung hinweisen können. Liegt ein **Mutismus** vor, was häufig gerade in den ersten Stunden bis Tagen der Fall sein kann, so sollte über Ausschlussverfahren geprüft werden, welche Ursache dem zugrunde liegt. Der Mutismus kann Ausdruck einer schweren Sprechantriebsstörung sein, wie er bei transkortikalen Aphasien, einer schwerer Sprechapraxie oder einer sehr schweren Aphasie zu finden ist. Nicht selten ist es eine Kombination aus allen drei (Nobis-Bosch et al. 2013). Über die Prüfung von Sprachverständnis und Schriftsprache sowie die kommunikative Stimulierung können die entsprechenden Schlüsse gezogen werden. Ein weiteres auffallendes Merkmal ist die **Flüssigkeit der Sprachproduktion.** Sie wird häufig als einziges diagnostisches Kriterium in der Akutphase verwendet, was aber der Gesamtsymptomatik nicht gerecht wird. Das Vorliegen von sog. **repetitiven sprachlichen Symptomen** wie Automatismen und *recurring utterances* deutet auf eine sprachliche Enthemmung hin, da diese unkontrolliert geäußert werden. In schweren Fällen zeigt sich flüssiger **Jargon.** Ebenfalls sollten syntaktische Auffälligkeiten beschrieben werden. Während Patienten mit einer flüssigen Sprachproduktion eher zu Paragrammatismus tendieren, gibt es auch das Phänomen des **akuten Agrammatismus**, der initial aufgrund einer transienten Zugriffsstörung und verringerter Speicherkapazität besteht, sich aber i. d. R. – im Gegensatz zum chronischen Agrammatismus – gut erholt.

Auswertung nach den Bewertungskriterien des AAT

Die Bewertung der Spontansprache nach den AAT-Kriterien orientiert sich am Syndromansatz (➤ Kap. 6.6). Es werden die Bereiche Kommunikationsverhalten, Artikulation und Prosodie, automatisierte Sprache, semantische Struktur, phonematische Struktur und syntaktische Struktur auf sechs Stufen beurteilt von 0 = sehr schwere Störung bis 5 = keine Störung. Die Beschreibung innerhalb der Stufen ist rein defizitorientiert, verdeutlicht aber gleichzeitig

6

die Leitsymptome der Aphasie. Die Einteilung ist sehr grob und lässt einen großen Interpretationsspielraum für die Untersucherin (Barthel 2005). Dabei werden Merkmale in Gruppen unter einen Punktwert summiert, was selten zu übereinstimmenden Bewertungen unterschiedlicher Untersucherinnen führt. z. B. umfasst Punktwert 2 der semantischen Struktur die Beschreibung sehr viele semantische Paraphasien und / oder semantische Neologismen und / oder sehr viele inhaltsleere, oft kommunikativ nicht adäquate Redefloskeln. Die Kriterien sind weniger geeignet, um geringe Verbesserungen in der Spontansprache und Fortschritte in der Therapie abzubilden, die klinisch sichtbar, aber anhand dieser Skala nicht evaluierbar sind, da sie mindestens eine Verbesserung um zwei Punkte verlangt (ebd.).

Der Bewertungsbogen ist neben dem AAT (Huber et al. 1983) auch Teil des BIAS bzw. BIAS A & R (Richter et al. 2006; Richter & Hielscher-Fastabend 2018).

Aachener Spontansprachanalyse (ASPA)

Die ASPA (Hußmann, Grande, Bay, Christoph et al. 2006) ist ein computergestütztes Verfahren für die Transkription von Spontansprache. Das Programm nimmt eine ausführliche Transkription vor und analysiert die Äußerungen nach normalsprachlichen Kriterien und nicht nach pathologischen Mustern (Huber et al. 2013). Die Bewertungsbereiche sind:

- Wortebene: Anzahl aller geäußerten Items (Wörter, Neologismen, Interjektionen), Unterscheidung der Wortklassen (Inhaltswörter / Funktionswörter)
- Satzebene: mittlere Phasenlänge, Vollständigkeit von Sätzen, Komplexität von Sätzen, Unterscheidung zwischen vollständigen und unvollständigen Phrasen und Ellipsen
- Prosodie und Sprechfluss: Anzahl der Pausen, Wortwiederholungen, skandierendes Sprechen

Dazu wird ein Transkript einer Spontansprachesequenz erstellt und in das Programm eingegeben, Dafür analysiert das Programm ziemlich schnell neben den lexikalischen Parametern v. a. die syntaktischen Auffälligkeiten. Durch die ausführliche Analyse hat die Sprachtherapeutin eine fundierte Grundlage für die Auswahl der Therapieziele und -inhalte.

Die Evaluierung der ASPA nach **Gütekriterien** befindet sich noch in der Überprüfungsphase. Eine Studie (Barthel 2005) erbrachte bereits ausreichende Werte der Objektivität, Reliabilität und Validität. So wurde mit 93 % eine hohe Interrater-Reliabilität, mit 98 % eine hohe Intraraterreliabilität gemessen. Die Retest-Reliabilität war gut. Die Validität war für manche Variablen nur zufriedenstellend, sie konnten aber zwischen Aphasikern und den sprachgesunden Kontrollen unterscheiden. Die Variablen aber in den Bereichen Sprechfluss (Anzahl der Pausen), Neologismen (Versprecher der Kontrollen zählten mit hinein) und Wortvariabilität innerhalb der geschlossenen Klasse zeigten keine Unterschiede (Barthel 2005).

Eine weitere Studie (Hussmann, Grande, Meffert et al. 2012) zeigte, dass die ASPA auch für die Evaluation des Therapieverlaufs geeignet sei, da sie eine gute Sensitivität bei der Erfassung von Veränderungen im Sprachprofil zeige.

Die Anwendung des ASPA in der alltäglichen therapeutischen Praxis ist aus zeitökonomischen Gründen (noch) eher schwierig, da die Erstellung und Eingabe des Transkripts relativ zeitaufwändig sind (Barthel 2005).

PRAXISTIPP

Die Sprachtherapeutin wird im Normalfall kein computergestütztes Programm zur **Transkription von Spontansprache** zur Verfügung haben. Sie muss sich daher gängiger Transkriptionsverfahren bedienen. Wichtig bei der Transkription von gesprochener Sprache ist, dass derjenige, der die Aufnahme nicht zur Verfügung hat, sich anhand des Transkripts das Gespräch akustisch vorstellen kann. Je nach Zweck und Ziel einer Transkription kann das mehr oder weniger aufwändig sein. Geht es um die phonologisch-phonematischen Fehler, ist phonetische Umschrift unerlässlich. Steht die Syntax im Vordergrund, sollten die Phrasen gekennzeichnet werden usw. Wichtig ist, das Transkript mit einer Legende zu versehen.

Zur Verfügung steht z. B. das international anerkannte Verfahren **GAT** (Gesprächsanalytisches Transkriptionssystem), welches auch in einer neueren Version GAT 2 vorhanden ist. Die Verfahren sind im Internet zu finden, z. B. www.ph-freiburg.de/fileadmin/dateien/fakultaet1/psychologie/Uploads/wirtz/Henning-Kahmann/Hagemann_Henle_2014_Transkribieren_nach_GAT_2.pdf bzw. www.gespraechsforschung-ozs.de/heft2009/px-gat2.pdf

Bongartz (1998) verwendet in seinem Buch die **Aachener Transkriptionskonventionen,** die dort im Anhang abgedruckt sind (ebd, S. 102 / 103).

6.7.3 Informelle Screeningverfahren

Ein informelles Screeningverfahren liegt häufig als hausinterner Standard vor. Solange sich das Sprachtherapeutenteam über die Interpretation einig ist, ist nichts dagegen einzuwenden. Es beinhaltet meistens eine Beurteilung der Kommunikationsfähigkeit, eine Beobachtung der Spontansprache, das Abfragen automatisierter Sprache wie Reihensprechen von Wochentagen und Zahlen von 1–10, das Benennen, das Nachsprechen, evtl. das Prüfen der Wortflüssigkeit, Lesen und Schreiben auf Wort- und Satzebene.

Inhalte können sein:

- Benennen: Überprüfung der Wortfindung, z. B. mit Bildern aus dem frequenzkontrollierten Bildmaterial von Snodgrass & Vanderwart (1980) oder aus dem Logotherapia-Material (Engl, Kotten, Ohlendorf et al. 1996)
- Bildbeschreibung: Überprüfung der Semi-Spontansprache, z. B. anhand des Cookie-Theft-Bildes (Goodglass & Kaplan 1983)
- Nachsprechen: Überprüfung der Nachsprechleistung von Wörtern und Sätzen, z. B. mit Wortlisten aus dem NAT-Material (➤ Kap. 6.8.5)
- Lesen und Schreiben: auf Wort- und Satzbebene, z. B. der Schriftspracheteil aus dem AAT (Huber et al. 1983; ➤ Kap 6.7.4)
- Ausführen von Anweisungen: Überprüfung des Sprachverständnisses, z. B. „Zeigen Sie auf die Tür!"

Bei der Auswahl des Materials sollten Überlegungen zu den Parametern Wortfrequenz, Konkretheit, artikulatorische bzw. graphematische Komplexität und Bildqualität (Foto vs. Strichzeichnungen, farbig vs. schwarz-weiß) stattfinden.

Die besten Hinweise auf die **Kommunikationsfähigkeit** bekommt die Sprachtherapeutin, wenn sie den Patienten beobachtet: Wie kommuniziert er mit den Therapeuten, der Pflege, den Ärzten, dem Zimmernachbarn? Wie kommuniziert er mit seinen Angehörigen? Gibt es Unterschiede? Welche nonverbalen Fähigkeiten zeigt er? Kann er sich emotional mitteilen über Stimme, Mimik, Gestik? Ist er ungeduldig oder ruhig? Nutzt er von sich aus alternative Formen der Kommunikation? Dabei werden die Ressourcen und noch vorhandenen Fähigkeiten deutlich und können gerade in der Akutphase wertvoll sein.

International wurde für Patienten auf der Stroke Unit z. B. mit dem *Aphasia Rapid Test ART* (Arzuar, Leger, Arbizu et a. 2013) ein bedside-Verfahren vorgestellt, welches – ähnlich wie ein standardisiertes Schluckscreening (➤ Kap. 11.4.3 – auch von Pflegepersonen durchgeführt werden kann und in unter drei Minuten feststellt, ob eine Aphasie vorliegt oder nicht. Es ist mehr ein Fragebogen mit der Ausführung von zwei einfachen und einer komplexen Aufforderung, dem Nachsprechen und Benennen von jeweils drei Wörtern und einem Test der semantischen Wortflüssigkeit (Tiere aufzählen innerhalb einer Minute). Das ART ist so konzipiert, dass es leicht in andere Sprachen übertragen werden kann. Er ersetzt aber keine sprachtherapeutische Diagnostik. Der Fragebogen steht online zur Verfügung (https://dx.doi.org/10.1007%2Fs00415-013-6943-x). Für das Deutsche liegt m. W. noch keine Version vor.

Ein ähnliches Ziel verfolgt die *Quick Aphasia Battery QAB* (Wilson, Eriksson, Schneck & Lucanie 2018). Sie lässt sich in unter 15 Minuten durchführen und will die Lücke schließen zwischen schnellen Screenings, die die Aphasie nur grob erfassen und ausführlichen Testungen, die viel Zeit einnehmen. Sie ist ebenfalls online verfügbar (https://dx.doi.org/10.1007%2Fs00415-013-6943-x).

6.7.4 Formelle Test- und Screeningverfahren

Im Folgenden werden die in Deutschland verfügbaren formellen und informellen Test- und Screeningverfahren für die Aphasie aufgeführt. Die Verfahren sind nach ihrer Anwendbarkeit in der jeweiligen Therapiephase geordnet, wobei manche Verfahren sowohl für die Akut- als auch für die Postakutphase sowie für die chronische Phase konstruiert sind. Um die Qualität eines Verfahrens zu beurteilen, werden dessen Gütekriterien beschrieben: Je besser diese ausfallen, desto hochwertiger ist das Verfahren. Die nachfolgende Tabelle (➤ Tab. 6.16) gibt zunächst einen Überblick über alle beschriebenen Verfahren.

DEFINITION

Anhand folgender Testgütekriterien werden Testverfahren in ihrer Qualität bemessen.

Diese drei Hauptkriterien stehen in Abhängigkeit zueinander:

- **Objektivität:** sagt etwas über die Unabhängigkeit des Tests vom Untersucher aus; die Durchführung, Auswertung und Interpretation müssen unabhängig sein und dürfen nicht vom Untersucher beeinflusst werden; dazu müssen die Anleitungen und möglichen Antworten festgelegt sein, sodass jeder, der den Test durchführt, ihn genau gleich durchführt und zu den gleichen Ergebnissen gelangt

- **Reliabilität:** sagt etwas über die Zuverlässigkeit und Genauigkeit des Tests aus; der Test sollte auch bei mehrmaligem Durchführen bei denselben Probanden zu denselben Ergebnissen kommen (Retestreliabilität), er sollte eine innere Konsistenz haben, d. h. eine Messgenauigkeit der Items in dem Test, die gegeneinander berechnet werden können, und er sollte eine Parallelreliabilität haben im Vergleich mit anderen Tests, die ähnliche Items überprüfen
- **Validität:** gibt die Gültigkeit eines Tests an, dass er genau das misst, was er messen soll; die Konstruktvalidität besagt, dass das zugrundeliegende Konstrukt, z. B. ein Sprachverarbeitungsmodell, aus dem Hypothesen abgeleitet wurden, sich in den Ergebnissen widerspiegelt und dadurch bestätigt wird

Ein Nebenkriterium für die Güte eines Tests:

- **Normierung:** um die Leistung eines Menschen mit der eines anderen Menschen zu vergleichen, braucht man Normwerte; diese werden in einer möglichst großen, randomisierten Stichprobe erhoben; die Daten werden erhoben, gemittelt und Streuungswerte ermittelt, anhand derer man die Einzelleistung einordnen kann, nämlich überdurchschnittlich, durchschnittlich oder unterdurchschnittlich
- **Standardisierung:** bezeichnet den genau geregelten Ablauf einer Datenerhebung und Auswertung, d. h. eine einheitliche Durchführung, Auswertung und Interpretation eines Testverfahrens

(Beushausen 2007)

Tab. 6.16 Überblick über Test- und Screeningverfahren

Test	Phase	Durchführung	Gütekriterien	Besonderheiten
AABT	nur akut~	15–40 Min.	• standardisiert • normiert	prüft die sprachliche Stimulierbarkeit
AST	nur akut~	15–20 Min.	normiert	handlich, bedside geeignet
BIAS	nur akut~	30–40 Min.	standardisiert	• Schweregradbestimmung • Stimulierbarkeit
ACL	ab akut~	ca. 45 Min.	• standardisiert • normiert	• kognitiver Teil • individuelles Leistungsprofil
KAP	ab akut~	ca. 30 Min.	standardisiert	• Realgegenstände • fakultative Teile
AAT	ab postakut~	60–90 Min.	• standardisiert • normiert	• Syndromklassifikation • Token Test
BIAS A&R	ab akut~	30–40 Min	• standardisiert • normiert	Erweiterung zum BIAS
BAT	ab postakut~	30–60 Min	fürs Deutsche noch nicht vorliegend	• für mehrsprachige Aphasiker • sprachspezifisch und sprachübergreifend
LEMO 2.0	ab postakut~	pro Test ca. 5–10 Min	Einzelfallanalyse	• Einzelwortverarbeitung • Logogenmodell
BOSU	ab akut~	ca. 20 Min	nicht standardisiert	• semantische Fähigkeiten • semantisches Gedächtnis
Neurolinguist. Aphasiediagnostik	ab postakut~	ca. 30–40 Min	Informelles Verfahren	• detaillierte Zusatzdiagnostik • systematische Fehleranalyse
Sätze verstehen	ab postakut~	ca. 20-45 Min	normiert	• nur Sprachverständnis • nur Satzebene
SAPS	ab postakut~	k.A.	größtenteils empirisch abgesichert	• individuelles Sprachprofil • direkte Übertragung auf Therapieinhalte
BIWOS	ab postakut~	30–45 Min	standardisiert	für Restaphasien

Letztendlich stehen der Sprachtherapeutin genügend Testmaterialien zur Verfügung, aus denen sie das passende heraussuchen muss. Die Diagnostik muss auf den Patienten und seine Bedürfnisse abgestimmt sein, damit sie die Informationen liefert, die für die Therapie benötigt werden. Wichtig ist, dass eine standardisierte Testung immer erst nach einer ausführlichen Anamnese und Beobachtung / Analyse der Spontansprache durchgeführt wird.

Auswahlkriterien für oder gegen ein bestimmtes Diagnostikinstrument sind:

- allgemeine Überlegungen:
  - Ist der Patient für eine Testung ausreichend belastbar? Ist die ausführliche Testung zu diesem Zeitpunkt sinnvoll?
  - Wie lange bleibt der Patient zur Behandlung? Sollte die Zeit eher für therapeutische Interventionen genutzt werden?
  - Welche Erwartungen werden an die Ergebnisse gestellt? Schweregradbestimmung? Syndrombestimmung? Überblick über die Störungsschwerpunkte gewinnen?
- neurolinguistische Überlegungen:
  - Welche Modalitäten / Bereiche benötigen eine genauere Untersuchung? Sprachverständnis? Schriftsprache? Syntax?
  - Wie genau sollen diese Bereiche untersucht werden? Modellorientierte Diagnostik?
- patientenspezifische Überlegungen:
  - Welche Erwartungen / Wünsche hat der Patient an die Therapie?
  - Welche Modalitäten / Bereiche sind ihm besonders wichtig?

Testverfahren in der Akutphase

Aufgrund der hohen Fluktuation der Symptomatik in den ersten Tagen nach Ereignis ist eine syndromorientierte Diagnostik nicht sinnvoll. Daher greift die Sprachtherapeutin je nach Belastbarkeit des Patienten auf informelle Verlaufsbeobachtungen, Screeningverfahren oder standardisierte Tests zurück (Nobis-Bosch et al. 2013). Sehr gebräuchlich in der Akutphase sind Screeningverfahren, die nur einzelne Testteile von standardisierten Verfahren einsetzen, und die individuell an den Patienten angepasst werden können. Viele Kliniker haben ihr eigenes Screeningverfahren zusammengestellt, mit dem sie einen ersten Eindruck von der Sprachstörung ihrer Patienten bekommen können. Gerade in den ersten Stunden und Tagen nach Ereignis sind die Patienten zum einen nicht sehr belastbar und zum anderen häufig noch von neuropsychologischen Defiziten (➤ Kap. 4) überlagert, sodass eine vollständige Testung oft nicht durchführbar ist.

Aachener Aphasie Bedside Test (AABT)

Der AABT (Biniek 1993) war eines der ersten deutschsprachigen Verfahren für die Akutphase. Er besteht aus sechs Untertests plus Analyse des Kommunikationsverhaltens allgemein und der Spontansprache (➤ Tab. 6.17).

Das Besondere am AABT ist, dass noch keine gezielte Überprüfung der einzelnen sprachlichen Modalitäten im Vordergrund steht, sondern vielmehr die Stimulierbarkeit der sprachlichen Fähigkeiten. Gleichzeitig werden Begleitstörungen wie Dysarthrie

Tab. 6.17 Untertests des AABT (Biniek 1993)

Untertest	Beschreibung / Beispiel
Globales Kommunikationsverhalten	Beobachtung bei Begrüßung und Verabschiedung von Blickkontakt, Händedruck, Sprache, Mimik, Gestik
Spontansprache	ca. 10 Min. Interview über Krankheit, Familie, Hobbys
Blick- und Kopfbewegungen (BLIKO)	z. B. „Schauen Sie auf Ihre Füße"
Mundmotorik und bukkofaziale Apraxie (MUMO)	z. B. Oberlippe ablecken, Räuspern
Artikulation und Phonation	z. B. Diadochokinese / papapa /, Tonhaltedauer / a /, / u /
Singen, Reihensprechen, Floskeln (SIREI)	z. B. „Hänschen klein" singen, Wochentage, „Auf Wiedersehen"
Identifizieren von Objekten (IDENT)	der Untersucher hat vier Realgegenstände dabei (Tasse, Messer, Gabel, Teller), z. B. „Nehmen Sie das Messer"
Benennen (BENENN)	insgesamt zehn Strichzeichnungen, z. B. Kette

6

oder Sprechapraxie erfasst. Pro Untertest gibt es eine vierstufige Stimulierung. Zuerst erfolgt die verbale Aufforderung, dann eine Wiederholung der verbalen Aufforderung, daraufhin wird die Bewegung vorgemacht, zum Schluss noch einmal und evtl. zusätzlich taktil oder situativ stimuliert. Je nach Durchführbarkeit (Abbruchkriterien liegen in jedem Testteil vor) dauert der Test 15–40 Minuten.

Auswertung: Für jeden Untertest gibt es Normwerte, anhand derer man den Schweregrad bestimmen kann. Da dieser Test auch für den Verlauf akuter Aphasien konzipiert ist, gibt es insgesamt sieben Messpunkte zwischen dem zweiten und dem 22. Tag nach Ereignis.

Gütekriterien: Der Test ist standardisiert und normiert. Er hat eine hohe Auswertungsobjektivität (96,1), eine hohe Reliabilität für die innere Konsistenz der Untertests (0,911–0,970) sowie eine gute Konstruktvalidität (Nobis-Bosch et al. 2013).

Dieser Test eignet sich besonders für schwer bis mittelschwer betroffene Patienten und für die Verlaufskontrolle innerhalb der ersten Wochen.

6

Aphasie Schnell Test (AST)

Der AST (Kroker 2000, ➤ Tab. 6.18) basiert auf dem britischen Frenchay Aphasia Screening Test FAST (Enderby & Crow 1996) und soll ein möglichst zeitökonomisches Instrument für das Erfassen einer Aphasie sein. Die Durchführungsdauer liegt bei ca. 15–20 Minuten. Das Screening kann auch von nichtsprachtherapeutischem Personal durchgeführt werden. In sechs Untertests werden anhand einer Berglandschaftsszene auf der einen Seite und geometrischen Formen auf der anderen Seite folgende sprachlichen Leistungen geprüft:

Tab. 6.18 Untertests des AST (Kroker 2000)

Untertest	Beschreibung / Beispiel
Verstehen 1 (Berglandschaft)	„Zeigen Sie mir die Männer, die sich begrüßen!"
Verstehen 2 (geometrische Figuren)	„Zeigen Sie mir den Kreis und das Quadrat!"
Ausdruck 1 (Berglandschaft)	„Beschreiben Sie das Bild!"
Ausdruck 2 (Wortflüssigkeit)	„Nennen Sie innerhalb 1 Minute ganz viele Tiere, die Ihnen einfallen!"
Lesen / Lesesinnverständnis (Berglandschaft)	ein Wort bzw. Satz wird gezeigt, Patient liest laut vor und zeigt dann das entsprechende Objekt bzw. Situation dazu
Schreiben (Berglandschaft)	der Patient soll das Bild schriftlich beschreiben, wenn das nicht geht, seinen Namen und das Wort „Hund" schreiben

Der Test kann bei schweren expressiven Störungen ohne den Teil „Ausdruck 1 + 2" bzw. bei schweren schriftsprachlichen Störungen ohne den schriftsprachlichen Teil durchgeführt werden. Er wurde an Patienten normiert, die zwischen Tag 1 und 28 nach Ereignis waren.

Auswertung: Die Punkte werden addiert und in einer Liste Prozenträngen zugeordnet, die den Schweregrad der Aphasie bestimmen.

Gütekriterien: Der Wert der Objektivität von 0,80 zeigt eine hohe Durchführungsobjektivität. Die Reliabilität zeigt eine hohe Retestreliabilität mit 0,94. Die Validität ist annehmbar bis gut. Der Test differenziert aphasische Störungen (Beushausen 2007).

Der AST ist tatsächlich ein sehr handliches Instrument (es umfasst eine dünne DIN A4 Mappe, die Wortkarten sind befestigt), welches leicht zu handhaben und ideal für bedside Untersuchungen ist. Es vermittelt einen ersten Eindruck vom Schweregrad und von den Schwerpunkten der Sprachstörung, geht aber nicht tiefer auf die sprachsystematischen Defizite ein. Nicht so gelungen ist die visuelle Aufbereitung der Berglandschaft: Manche Dinge sind sehr klein gezeichnet in einem inhomogenen Stil. Viele ältere Patienten und solche mit Visusstörungen haben Probleme, das Bild zu erkennen.

Bielefelder Aphasie Screening (BIAS)

Der BIAS (Richter, Wittler & Hielscher-Fastabend 2006) ist ein standardisierter Test für schwere bis leichte Aphasien, der sowohl eine Schweregradeinteilung vornimmt als auch sprachsystematische Defizite aufdeckt. Zudem überprüft er die Stimulierbarkeit durch Hilfen und somit eine gute Basis für die Therapieplanung.

Der Test überprüft alle Modalitäten, Wortflüssigkeit und automatisierte Sprache. Zu Anfang steht eine Spontansprachanalyse mittels eines 5–10-minütigen Interviews. Dieses wird anhand der sechs-

Tab. 6.19 Untertests des BIAS (Richter et al. 2006)

Untertests	Beschreibung
Auditives Sprachverständnis	1. auditive Wort-Bild-Zuordnung 2. auditive Satz-Bild-Zuordnung 3. Entscheidungsfragen „Ist eine Zitrone süß"
Automatisierte Sprache	1. Reihensprechen (Wochentage, Zahlen 1–10) 2. Sprichwörter ergänzen „Was du heute kannst besorgen, ..." 3. Floskeln nachsprechen „Guten Appetit"
Elizitierte mündliche Sprachproduktion	1. Benennen von Gegenständen (Fotos) 2. Beschreiben von Situationsbildern 3. Wortflüssigkeitsaufgaben (semantisch „Tiere, Supermarkt", phonologisch „R")
Schriftsprache	1. Wort-Bild-Zuordnung 2. lautes Lesen „Plantage" 3. Schreiben nach Diktat „Augenlid"

stufigen Skala des Kommunikationsverhaltens des AAT (Huber et al. 1983, ➤ Kap. 6.7.4) bewertet. Der Test ist in vier Teile gegliedert: auditives Sprachverständnis, automatisierte Sprache, elizitierte mündliche Sprachproduktion und Schriftsprache. Die einzelnen Aufgaben zeigt ➤ Tab. 6.19.

Die Durchführungsdauer beträgt 30–40 Minuten, es sind Abbruchkriterien festgelegt. Die Durchführung ist erleichtert durch Instruktionsangaben vor jedem Testteil sowie Beispielaufgaben. Bei den expressiven Aufgaben werden Stimulierungshilfen vorgegeben, z. B. beim Benennen eine semantische und – wenn keine Reaktion kommt – eine phonologische. Bewertet werden nur richtige (mit / ohne Hilfe) oder falsche Reaktion, auch wenn die richtige Reaktion qualitativ in spontan, Wiederholung, Unsicherheit und Selbstkorrektur klassifiziert werden kann. Die Punktwerte werden summiert und in Prozentwerte umgerechnet, die wiederum Prozenträngen zugeordnet werden. Am Ende erhält man ein Leistungsprofil, welches vorne auf dem Protokollbogen eingezeichnet werden kann, außerdem eine Schweregradeinteilung. Eine Syndromklassifikation wird nicht vorgenommen.

Gütekriterien: Die Durchführungsobjektivität ist hoch, ebenso die Interpretationsobjektivität zur Bestimmung und Schweregradeinteilung einer Aphasie. Die Reliabilität zeigt eine innere Konsistenz von 0,983 und eine Retest-Reliabilität von bis zu 0,97. Die innere Validität im Vergleich zu AABT und AST zeigt hohe Korrelationen (Nobis-Bosch et al. 2013).

Der Test ist geeignet, Aphasien von Nicht-Aphasien zu differenzieren sowie Verlaufskontrollen durchzuführen. Der Untersuchungsordner ist kompakt und auch für bedside-Untersuchungen geeignet. Das Bildmaterial bei den Situationsbildern ist leider nicht ganz eindeutig: eine Unterscheidung von Mann und Frau ist aufgrund der ähnlichen Haarlänge schwierig. Man merkt die Unsicherheit insbesondere bei älteren Patienten.

Aphasie Check Liste (ACL)

Die ACL (Kalbe, Reinhold, Ender & Kessler 2002) ist sowohl für die Akut- als auch für die postakute und chronische Phase normiert. Daher wird sie an dieser Stelle beschrieben. Die ACL ist eine umfassende Testung aller sprachlichen Modalitäten und enthält entgegen aller anderen Testverfahren einen kognitiven Teil, der neuropsychologische Begleitstörungen aufdecken soll. In diesem kognitiven Teil werden Gedächtnis, Aufmerksamkeit und logisches Denken überprüft. Des Weiteren wird die Zahlenverarbeitung überprüft. Die ACL hat den Anspruch, sich von der Syndromklassifikation zu lösen und erstellt daher in der Auswertung ein rein linguistisches Profil im Sinne eines Individualsyndroms nach Tesak (1997, 2007b).

Die Untertests der ACL werden in ➤ Tab. 6.20 vorgestellt.

Die Durchführung ist durch Instruktionen eindeutig. Es gibt keine Abbruchkriterien und die Reihenfolge der Untertests ist einzuhalten. Da die ACL so umfangreich ist, werden pro Testteil nur 2–6 Items überprüft, diese auch noch nach Wortart kontrolliert. Die Dauer der Durchführung wird mit 30 Minuten angegeben, in der Praxis sind es eher ca. 45 Minuten. Auch die Auswertung braucht ca. eine ½ Stunde, wobei keine langwierige Einarbeitung notwendig ist (Beushausen 2007).

Mit der Auswertung erhält man klare Aussagen zu Aphasie / keine Aphasie, dem Schweregrad der Aphasie (schwer, mittel, leicht) und ob weitere neuropsychologische Testungen erforderlich sind. Im

Tab. 6.20 Untertests der ACL (Kalbe et al. 2002)

Untertest	Beschreibung
Reihensprechen	Zählen 1–15, Wochentage
Befolgen von Handlungsanweisungen	„Klopfen Sie auf den Tisch!"
Farb-Figur-Test	„Zeigen Sie den roten Kreis"
Wortgenerierungsaufgabe	semantisch „Supermarkt", phonologisch „B"
Mündliches Benennen	Nomen, Verben, Sätze, z.B. „Der Mann trägt eine Kiste"
Lautes Lesen / Lesesinnverständnis	Nomen, Verben, Sätze, Zahlen, Pseudowörter
Auditives Sprachverständnis	Nomen, Verben, Sätze
Schreiben nach Diktat	Nomen, Verben, Sätze, Zahlen, Pseudowörter
Nachsprechen	Nomen, Verben, Sätze, Zahlen, Pseudowörter
Rating der verbalen Kommunikationsfähigkeit	Skala von 0–3 „keine Störung – schwere Störung"
Kognitionsteil	
Nonverbaler Gedächtnistest	unmittelbares und verzögertes Zeigen von geometrischen Figuren
Aufmerksamkeitstest	Durchstreichtest
Logische Reihen	Fehler in logischer Reihe von geometrischen Figuren finden

Kognitionsteil sind Cut-Off-Werte angegeben, unterhalb derer eine Beeinträchtigung vorliegt. Er bietet zumindest eine Orientierung, ersetzt natürlich keine vollwertige neuropsychologische Testung.

Gütekriterien: Da der Test in Durchführung und Auswertung standardisiert ist, ist die Objektivität erfüllt. Die Retestreliabilität liegt im mittleren bis hohen Bereich und die durchschnittliche Korrelation zwischen den Tests (Gesamthomogenität) ist mit .45 zufriedenstellend. Bei der Validität zeigten sich hohe Korrelationen zwischen AAT und ACL, somit liegt eine gute Konstruktvalidität vor (Beushausen 2007).

Die ACL ist für alle neurologischen Patienten geeignet, da sie eine Aphasie deutlich klassifiziert und Aussagen zu einzelnen sprachlichen Bereichen macht, z.B. ob eine isolierte Alexie / Agraphie vorliegt. Sie erfasst die wesentlichen sprachlichen und neuropsychologischen Defizite. Aufgrund der geringen Itemzahl sind Rückschlüsse auf therapeutische Maßnahmen nicht möglich.

Kurze Aphasieprüfung (KAP)

Die KAP (Lang, Dehm, Dehm, Leuschner 1999) soll unter zeitökonomischen Gesichtspunkten eine Aphasie klassifizieren, in Syndrome einteilen und ihren Verlauf überprüfen. Auch sie ist sowohl für die Akut- als auch für die chronische Phase konzipiert. Sie überprüft alle sprachlichen Modalitäten in elf Untertests, von denen einige fakultativ sind und bei verminderter Belastbarkeit weggelassen werden bzw. umgekehrt als Screening verwendet werden können.

Als Material braucht man neben den Arbeitsblättern und Protokollbögen auch folgende Realgegenstände: Bleistift, Radiergummi, Brille, Sicherheitsnadel, Armbanduhr, Telefon bzw. Radio. Man sollte für die Spontansprache, Nachsprechen, Benennen und lautes Lesen ein Aufnahmegerät verwenden.

Der Testaufbau wird in ➤ Tab. 6.21 gezeigt.

Die Durchführung der KAP erfordert eine ausreichende Einarbeitung, danach lässt sie sich zügig auch am Krankenbett innerhalb von 30 Minuten anwenden. Dabei soll eine möglichst entspannte Atmosphäre hergestellt werden (Beushausen 2007). Direkte Instruktionen sind nicht vorgeben. Es dürfen immer wieder Hilfen eingesetzt werden. Abbruchkriterien sind fünf Nullreaktionen in Folge.

Die Auswertung der Spontansprache erfolgt auf einem Protokollbogen, der Angaben zu Sprachfluss, Syntax, Semantik, Phonematik, Sprachverständnis, Sprechstörungen und Iterationsphänomen vorgibt. Die Untertests werden summiert und dann T-Werten, Prozenträngen und Stanine-Werten zugeordnet. Aus der Analyse der Spontansprache und den

T-Werten wird eine Syndromklassifikation vorgenommen:

- aphasische Haupttypen
- transkortikale Aphasieformen
- Leitungsaphasie
- Restaphasie
- unklassifizierbare Aphasie

(Beushausen 2007)

Gütekriterien: Die Durchführungsobjektivität liegt mit 0.82 hoch. Die Retestreliabilität wurde innerhalb von drei Tagen ermittelt. Sie lag bei 0,93, also sehr hoch. Die Validität wurde anhand der Übereinstimmung von klinischem Urteil und KAP und AAT überprüft. Die Übereinstimmung lag bei 79 % bei acht möglichen und 97 % bei vier möglichen Syndromklassifikationen. Die KAP erfasst die leichten Aphasien weniger, sie klassifiziert sie bereits als Restaphasie, während der AAT diese als amnestisch klassifiziert.

Die KAP lässt sich gut als Screening einsetzen, auch wenn sie dafür eher aufwändig und nicht genügend aussagekräftig ist (Beushausen 2007). Die Syndromklassifikation für die Akutphase ist hinfällig, insbesondere, wenn sie eher auf klinische Beobachtung zurückzuführen ist (Nobis-Bosch et al. 2013). Bemängelt werden das Material – die Abbildungen sind schwer zu erkennen, das Papier ist minderwertig und nicht laminiert – und die Protokollbögen, die unübersichtlich und fehlerhaft sind (Beushausen, 2007; Nobis-Bosch et al. 2013).

Testverfahren in der postakuten und chronischen Phase

Für die postakute und chronische Phase haben wir im deutschsprachigen Raum als standardisierte und normierte Tests für die sprachsystematische Diagnostik den Aachener Aphasie Test (AAT, Huber, Poeck, Weniger & Willmes 1983), die ACL (Kalbe et al. 2002), die KAP (Lang et al. 1999) und eine Reha-Version des BIAS (Richter & Hielscher-Fastabend 2018). Für mehrsprachige Aphasiker gibt es den BAT (Paradis 1987).

Aachener Aphasie Test (AAT)

Der AAT (Huber et al. 1983) war lange Zeit das einzige Instrument für die Erfassung von sprachsystematischen Störungen in Deutschland und ist nach wie vor das einzige Instrument, welches sicher eine Syndromklassifikation ergibt. Er basiert auf der klassischen assoziativen Syndromlehre (➤ Kap 6.6) und geht von Leitsymptomen der Aphasieformen aus. Entsprechend werden die Leistungen in die Standard- und Nicht-Standardsyndrome bzw. nichtklassifizierbare Aphasien eingeordnet.

Der AAT besteht aus sechs Untertests, die alle sprachliche Modalitäten abdecken. Ein Subtest des AAT ist der Token Test (Orgass 1976a, b), der auch isoliert (evtl. zusammen mit dem Subtest Schriftsprache) durchgeführt werden kann, wenn es nur

6

Tab. 6.21 Untertests der KAP (Lang et al. 1999)

Untertest	Beschreibung
Vier-Objekte-behalten (fakultativ)	vier Objekte behalten bzw. Wörter merken: „Rauch, Gelb, Fuß, Neun"
Spontansprache	4-minütiges Interview (semi-standardisiert)
Token Test (verkürzt auf 10 Items)	„Zeigen Sie das große weiße Viereck und das kleine rote Viereck"
Nachsprechen	Buchstaben, Wörter, Ellipsen, Sätze
Reihensprechen (fakultativ)	Zahlen, Wochentage
Abschreiben (fakultativ, wird nicht bewertet)	Buchstaben, Zahlen, Zeichen
Diktatschreiben	Buchstaben, Wörter, Sätze
Lautes Lesen	Buchstaben, Wörter, Sätze, Zahl
Sprachverständnis	auf Realgegenstände zeigen, Handlungsanweisungen befolgen Mundmotorik ausführen („Wackeln Sie mit der Zunge hin und her")
Benennen	Realgegenstände, Anordnungen beschreiben, z. B. Hände falten; zwei Bleistifte, die sich kreuzen
Lesesinnverständnis	Fragen, Handlungsaufforderungen

darum geht, die Unterscheidung Aphasie/keine Aphasie zu treffen.

KLINISCHER HINTERGRUND

Token Test

Der Token Test besteht aus fünf Teilen, die sich im Schwierigkeitsgrad steigern. Pro Testteil gibt es zehn Aufgaben. Die max. Punktzahl ist 50. Die Aufgaben bestehen darin, farbige Rechtecke und Kreise zu zeigen. Es gibt insgesamt fünf Farben. Im ersten Teil lauten die Instruktionen z. B. „Zeigen sie das rote Viereck", im zweiten Teil „Zeigen Sie den großen gelben Kreis", im dritten Teil „Zeigen Sie das große rote Viereck und den kleinen weißen Kreis" usw. Der Test wird abgebrochen, wenn der Patient in einem Testteil zehn Fehler macht. Die Punktwerte werden alterskorrigiert, ab dem 45. Lebensjahr in 5-Jahres-Intervallen mit jeweils einem Punkt Abzug.
Der Token Test kann zur Auslese zwischen Patienten mit und ohne Aphasie eingesetzt werden, da Patienten mit einer Aphasie (unabhängig vom Syndrom) deutlich mehr Fehler machen. Gleichzeitig spiegelt er den Schweregrad einer Aphasie wider:

- 50 Punkte: schwerste Aphasie
- 41–49 Punkte: schwere Aphasie
- 22–40 Punkte: mittlere Aphasie
- 7–21 Punkte: leichte Aphasie
- bei 0–6 Punkte: keine oder nur minimale Aphasie

(Schneider et al. 2014; Huber et al. 1983)

Der AAT beginnt mit einem semi-standardisierten 10-minütigen Interview mit Fragen zur Krankheit, Familie, Beruf und Freizeit. Dieses sollte aufgezeichnet und transkribiert werden. Die Spontansprache wird anhand der Kriterien Kommunikationsverhalten, Artikulation und Prosodie, automatisierte Sprache sowie semantische, phonematische und syntaktische Struktur bewertet (➤ Kap. 6.7.4). Die Kriterien werden auch im BIAS (➤ Kap. 6.7.3) verwendet.

Alle Untertests des AAT sind in ➤ Tab. 6.22 aufgeführt und kurz beschrieben.

Die Durchführung des AAT ist festgelegt: Die Reihenfolge der Untertests sollte eingehalten werden, es gibt eindeutige Instruktionen für jeden Teil sowie Abbruchkriterien. Idealerweise sollte er in einer Sitzung durchgeführt werden, aber das ist aufgrund der Dauer von mind. 60–90 Minuten selten möglich. Gerade bei schwer betroffenen Patienten verlängert sich die Durchführungsdauer. Wenn Patienten bettlägerig sind, ist dies ein Ausschlusskriterium (Beushausen 2007).

Die **Auswertung** besteht aus der Summierung der Punktzahlen pro Untertest. Dabei gibt es eine 4-stufige Bewertung pro Testteil von 0–3 Punkten. Korrekte zügige Antworten erhalten 3 Punkte, Unsicherheiten, Wiederholungen, Selbstkorrekturen und Ähnlichkeit mit der Zielform werden mit 2 Punkten bewertet. 1 Punkt bekommen Reaktionen, nur noch zu ⅓ mit der Zielform übereinstimmt, 0 Punkte Nullreaktion und komplett falsche Antworten. Die Handanweisung des AAT gibt Beispiele und Vorgaben für die Bewertung der einzelnen Untertests. Die erreichte Gesamtpunktzahl kann dann in Tabellen in Prozentränge, Stanine-Werte, Terzile und T-Werte übersetzt werden. Die Werte des Token Tests und der Spontansprache werden auf dem Protokollbogen notiert. Für die komplette Auswertung nutzt man am einfachsten die AAT-Auswertungssoftware, die dann das Leistungsprofil und Syndrom errechnet. Ansonsten ist man auf die Tabellen in der Handanweisung angewiesen.

Gütekriterien: Die Durchführungsobjektivität ist gegeben. Die Interrater-Reliabilität liegt bei 80 %. Die Retestreliabilität liegt zwischen .83 und .99, ist also gut. Die Konstruktvalidität ist sehr gut, die Untertests erfassen tatsächlich die sprachspezifi-

Tab. 6.22 Untertests des AAT (Huber et al. 1983)

Untertest	Beschreibung
Spontansprache	10-minütiges Interview mit Fragen zu Krankheit, Familie, Beruf, Hobby
Token Test	fünf Untertests mit Aufgaben zum Zeigen von farbigen Vierecken und Kreisen
Nachsprechen	Laute, Wörter (ein-, zweisilbig), Lehn- und Fremdwörter, Komposita, Sätze
Schriftsprache	drei Teile: lautes Lesen von Wörtern und Sätzen, Zusammensetzen von Wörtern und Sätzen mit Buchstaben-/Wortplättchen, Schreiben nach Diktat von Wörtern und Sätzen
Benennen	Nomina, Farbadjektive, Komposita, Situationsbilder
Sprachverständnis	zwei Teile: auditives Sprachverständnis für Wörter und Sätze, Lesesinnverständnis für Wörter und Sätze

schen Merkmale der verschiedenen Modalitäten. Ebenso differenziert der AAT gut zwischen Aphasie und keine Aphasie, 92,2 % der Probanden wurden korrekt eingestuft. 85,8 % der Probanden konnten einem der vier Standardsyndrome zugeordnet werden. Der AAT ist anhand von 376 aphasischen und 100 nicht-aphasischen Kontrollpatienten normiert wurden. Alle hatten eine vaskuläre Ätiologie, waren unter 70 Jahre alt (Beushausen 2007).

Der AAT ist ein sehr strenges und gut validiertes Verfahren zur Erfassung von aphasischen Störungen. Es sollte 4 – 6 Wochen nach Ereignis und zur Verlaufskontrolle jährlich durchgeführt werden. Für schwer betroffene Patienten ist er nicht gut geeignet, da die Aufgaben teilweise sehr anspruchsvoll und die Untertests meist nicht durchführbar sind. Das Bildmaterial besteht aus Strichzeichnungen und bei manchen Items, z. B. Rollschuh oder bestimmten Situationsbildern, scheint der Test aufgrund des Erscheinens vor 35 Jahren nicht mehr zeitgemäß.

Aufgrund der hervorragenden psychometrischen Absicherung ist der AAT jedoch immer noch alternativlos (Schneider et al. 2014). In Bezug auf Schweregrad und Ausmaß der aphasischen Störungen ist er gerade im ambulanten Bereich wertvoll.

Supplemente zum Aachener Aphasie Test (AAT-S)

Die Forschungsgruppen in Aachen entwickeln regelmäßig neue Tests und Screenings für verschiedene Teilbereiche der Aphasie. Diese AAT-Supplemente kursierten bisher als unveröffentlichte Versionen durch Kliniken und Praxen. Jetzt wurden fünf Supplemente zu einem Diagnostikordner zusammengefasst und sind auf dem Weg zur Veröffentlichung (Huber & Willmes-von-Hinckeldey in Vorb.). Der Ordner umfasst:

1. Benennen: Erkennen modalitätsspezifischer Benennstörungen
2. lexikalisches Diskriminieren: Dissoziationen zwischen Ebenen des lexikalischen Diskriminierens
3. Lesen: Erkennen von Dissoziationen zwischen Routen des Wortlesens
4. Satzverständnis: Beeinträchtigungen des Satzverstehens als Folge von eingeschränkten heuristischen Strategien
5. Verstehen von Texten: Beeinträchtigung der propositionalen Rekonstruktion und der Wiedergabe von Redewendungen, von Nacherzählungen, von Texten

Sie sollen bei spezifischen Fragestellungen eingesetzt werden, um die Diagnose verfeinern und Therapiemethoden planen zu können.

Bielefelder Aphasie Screening Akut und Reha (BIAS A&R)

Das BiAS Reha (Richter & Hielscher-Fastabend 2018) ist eine Erweiterung des Bielefelder Aphasie Screenings für die Akutphase (➤ Kap. 6.7.4). Es umfasst dieselben Leistungsbereiche wie bisher, wurde aber um folgende weitere Bereiche erweitert:

1. Nachsprechen von Wörtern und Sätzen
2. Lesesinnverständnis für Sätze
3. Lesesinnverständnis für Entscheidungsfragen
4. lautes Lesen von Sätzen

Die Bereiche auditives Sprachverständnis, Lesesinnverständnis und lautes Lesen von Wörtern wurden um einige Items ergänzt. Die Idee der Erweiterung des BIAS war, auch die Leistungen in der postakuten Phase erfassen zu können und somit auch zur Verlaufsdiagnostik beizutragen. Die Testdauer für den BIAS Reha wird auf 30 – 40 Minuten veranschlagt.

Gütekriterien: Die Testgüte wurde anhand von 104 Aphasiepatienten der postakuten Phase und 24 Aphasiepatienten der chronischen Phase mit einer Kontrollgruppe von 60 Sprachgesunden normiert. Die Objektivität ist gut für die Durchführung, Auswertung und Interpretation der Ergebnisse. Die interne Konsistenz des gesamten Tests hat mit .987 (Cronbachs alpha) einen sehr guten Wert. Auch die Retest-Reliabilität zeigt, ähnlich zum BIAS der Akutphase, sehr gute Korrelationen. Die BIAS-R ist also für wiederholte Testungen geeignet. Die Validität in den Bereichen Konstruktvalidität und Kriterienvalidität ist als gut berechnet worden (Richter & Hielscher-Fastabend 2018).

Das BIAS Reha ist eine Option der Diagnostik für postakute Aphasiepatienten, die gerade am Übergang zur störungsspezifischen Phase sind. Die Items sind teilweise eher leicht, wie die Autoren selbst schreiben, da sie aus der BIAS Akut übernommen wurden, um eine Verlaufsdiagnostik zu ermöglich.

Testverfahren bei Mehrsprachigkeit

Patienten, die bilingual sind, sollten idealerweise in allen ihren Sprachen getestet werden, um zu ermitteln, wie die Kompetenzen und Defizite verteilt sind, unabhängig davon, wie sie die Sprachen benutzen (Paradis 2004).

Bilingualer Aphasie Test (BAT)

Mit dem BAT (Paradis & Libben 1987) hat die Sprachtherapeutin die Möglichkeit, bei zwei- oder mehrsprachigen Patienten ein Störungsprofil zu ermitteln, auch um festzustellen, welches die Therapiesprache sein sollte. Der Test ist in 60 Sprachen erhältlich und steht zum kostenlosen Download zur Verfügung (www.mcgill.ca/linguistics/research/bat/). Das Besondere am BAT ist, dass er die kulturellen und sprachlichen Unterschiede berücksichtigt. Es wurden also nicht nur Übersetzungen angefertigt. Es gibt jeweils eine Lang-und eine Kurzversion, mit denen alle Modalitäten überprüft werden. Der Diagnostik geht ein Fragebogen über den Hintergrund der Zweisprachigkeit voraus, seit wann der Patient die zweite Sprache spricht, wie er sie erworben hat und in welchen Situationen er die Zweitsprache spricht (➤ Kap. 6.7.1). Im sprachspezifischen Teil wird nur eine Sprache überprüft, während im sprachübergreifenden Teil die Fähigkeiten der Übersetzung zwischen den Sprachen geprüft werden.

Gütekriterien: In dem Handbuch des BAT (Paradis & Libben 1987) finden sich die theoretischen Grundlagen zu Aufbau und Struktur der Items sowie Standardisierung und Gütekriterien. Der Test sollte in jeder Sprache validiert werden, bislang liegt m. W. keine deutsche Standardisierung vor.

Der BAT ist eine Alternative zum z. B. AAT oder BIAS R. Er ist in seiner Langversion sehr zeitaufwändig sowohl in der Durchführung als auch in der Auswertung. Er kann laut der Autoren auch „portionsweise" durchgeführt werden. Oder man beschränkt sich auf das Screening.

EXKURS

„Theragnostik"

Luise Lutz (1996, S. 169) beschreibt eine sehr behutsame Vorgehensweise für die erste Therapiesitzung mit einem Menschen mit Aphasie. Nachdem die Sprachtherapeutin die notwendigen anamnestischen Daten eingeholt und bereits Erstkontakt mit dem Patienten gehabt hat, konfrontiert sie ihn nicht mit einem dicken Diagnostikordner, sondern führt noch einmal ein ausführliches Gespräch, währenddessen sie ihn Realgegenstände, die er dabeihat, benennen lässt, ein paar Wörter (Namen von Familienangehörigen, letzter Urlaubsort) und Sätze aufschreiben und ein paar Wortkarten lesen lässt. Dabei erforscht sie die sprachlichen Fähigkeiten des Patienten, ohne ihn zu belasten. Sie versucht herauszufinden:

- Wieviel versteht er? Einfache Aufforderungen? Komplexere Fragen?
- Was kann er sagen? Seine persönlichen Daten? Der Bericht vom letzten Urlaub?
- Kann er schreiben? Seinen Namen, ein paar Sätze, eine kurze Geschichte?
- Kann er lesen? Einzelne Wörter, Sätze, Zeitungstext?

Ziel ist es, eine Beziehung zum Patienten aufzubauen, ihn nicht zu belasten und ihm gleichzeitig die Möglichkeit geben, zu erfahren, dass trotz der Sprachstörung ein Gespräch möglich ist.

6.7.5 Modellorientierte Testverfahren

Zusätzliche Testinstrumente, deren Grundlage Modelle der Sprachverarbeitung sind, helfen bestimmte Aspekte der Symptomatik eines Patienten mit Aphasie genauer zu untersuchen, um die Therapiemaßnahmen zu bestimmen.

Diese modellorientierte Diagnostik und Therapie ist die Basis der **kognitiv orientierten Sprachtherapie** (Stadie & Schröder 2009). Die kognitiv orientierte Sprachtherapie ist hypothesengeleitet und basiert auf einem zugrundeliegenden Sprachverarbeitungsmodell, z. B. dem Logogenmodell. Eine Sprachstörung wird demnach anhand von gestörten Sprachverarbeitungsprozessen in diesem Modell definiert. Die Diagnostik ist ein Kreislauf des Erstellens von Hypothesen über die zugrundeliegende Sprachstörung und deren Überprüfung, ggf. ihrem Verwerfen oder Weiterentwickeln (Nickels 2008). Mit diesem **hypothesengeleiteten Vorgehen** entfernt man sich vom Syndromansatz und der Annahme von Leitsymptomen oder Symptombündeln. Vielmehr steht der einzelne Patient mit seinem ganz spezifischen Störungsmuster im Sinne eines Einzelfallansatzes oder auch des Individualsyndroms im Vordergrund.

Unter den in Deutschland verfügbaren modellorientierten Untersuchungsverfahren für die Wortverarbeitung sind hervorzuheben:

- LEMO 2.0 (Lexikon modellorientiert, Stadie, Cholewa, De Bleser 2013)
- Bogenhausener Semantik-Untersuchung BOSU (Glindemann, Klintwort, Ziegler & Goldenberg 2002)

- Materialien zur neurolinguistischen Aphasiediagnostik von Blanken (1996, 1999) und Blanken und Kollegen (Blanken et al. 1999)
- Sätze verstehen (Burchert, Lorenz, Schröder et al. 2011)
- Sprachsystematisches Aphasiescreening SAPS (Blömer, Pesch, Willmes et al. 2013; Chwalek, Krzok & Niemann 2013)
- Boston Naming Test BNT (Kaplan, Goodglass, Weintraub 1976)
- Bielefelder Wortfindungsscreening BIWOS (Benassi, Gödde & Richter 2012)

Hier werden nicht nur quantitative Aspekte betrachtet (Fehleranzahl und Schwergrad), sondern v. a. die qualitativen Merkmale der Symptomatik (z. B. Zugriffs- vs. Repräsentationsstörung). Die Ergebnisse werden in einem Modell eingeordnet.

Lexikon Modellorientiert (LEMO 2.0)

LEMO 2.0 (Stadie, Cholewa, & De Bleser 2013) ist ein Verfahren zur Überprüfung der Wortverarbeitung bei Aphasie, Dyslexie und Dysgraphie. Es ist unabhängig von Art und Ort der Läsion und basiert auf dem Einzelfallansatz und dem Logogenmodell (➤ Kap. 6.3.1). Das bedeutet, die aphasische Symptomatik wird in diesem Modell eingeordnet und zeigt so Störungen in einzelnen Komponenten oder Routen an. LEMO 2.0 umfasst insgesamt 33 Tests, die in 14 zentrale und 19 vertiefende Tests eingeteilt sind. Überprüft werden die Bereiche: Diskriminieren, lexikalisches Entscheiden, Nachsprechen, Lesen, Schreiben, Sprachverständnis und Benennen (➤ Tab. 6.23). Das Material besteht aus insgesamt 40 monomorphematischen Wörtern und 40 Neologismen sowie Adjektiven und Funktionswörtern. Diese sind nach den linguistischen Kriterien Wortlänge, Silbenstruktur, Wortfrequenz und Konkretheit kontrolliert.

Die zentralen Tests identifizieren erhaltene und beeinträchtigte Leistungen einzelner Komponenten bzw. Routen, die vertiefenden Tests können die Befunde noch erhärten oder als Alternative eingesetzt werden (Stadie et al. 2013).

Es werden nicht alle Tests durchgeführt, sondern die Sprachtherapeutin bestimmt anhand ihrer

Tab. 6.23 Untertests LEMO 2.0 (Stadie et al. 2013)

Bereich	Zentrale Tests (1-14)	Vertiefende Tests (V1-V19)
Diskriminieren	• auditiv Neologismenpaare • visuell Neologismenpaare	• Auditiv Wortpaare • visuell Wortpaare
Lexikalisches Entscheiden	• auditiv Wort / Neologismus • visuell Wort / Neologismus	• visuell Wort / pseudohomophoner Neologismus
Nachsprechen	• Neologismen • Wörter	• Fremdwörter • Nomina, Adjektive, Funktionswörter • Wörter mit umgekehrter Phonemabfolge • Wörter mit Hinzufügung des Artikels
Lesen	• lautes Lesen Neologismen • lautes Lesen regelmäßige und unregelmäßige Wörter	• lautes Lesen regelmäßige Wörter • lautes Lesen Nomina, Adjektive, Funktionswörter • internes Lesen mit lexikal. Entscheiden phonologisches Wort / Neologismus • Reime finden nach orthografischer Vorgabe
Schreiben nach Diktat	• Schreiben nach Diktat Neologismen • regelmäßige und unregelmäßige Wörter	• Nomina, Adjektive, Funktionswörter
Sprachverständnis	• auditiv Wort-Bild-Zuordnen • visuell Wort-Bild-Zuordnen	• auditiv Synonymie-Entscheiden • visuell Synonymie-Entscheiden • auditiv Synonymie-Entscheiden mit semant. Ablenker • visuell Synonymie-Entscheiden mit semant. Ablenker • Wort-Bild-Zuordnen homophone Allographen
Benennen	• mündlich • schriftlich	• Reime finden nach Bildvorgabe • schriftlich homophone Allographen

Hypothese der zugrundeliegenden Störung, welche Tests sie mit dem Patienten durchführt.

Die Auswertung erfolgt quantitativ und qualitativ. Die Fehler in den Subtests werden summiert und in ein Leistungsprofil übertragen. Dabei werden sie als normale, beeinträchtigte oder Leistung im Ratebereich berechnet. Qualitativ werden Frequenz- oder Konkretheitseffekte dargestellt und es können Dissoziationen zwischen den Aufgaben und Modalitäten festgestellt werden.

Gütekriterien: Der Test ist nicht normiert und nicht standardisiert. Jedes Ergebnis ist eine Einzelfallanalyse (Stadie et al, 2013). Er eignet sich besonders auch für die Überprüfung der schriftsprachlichen Fähigkeiten (➤ Kap. 7.5).

Der Einsatz von LEMO 2.0 sollte **hypothesengeleitet** sein. Es macht keinen Sinn, allein aus (zeit-) ökonomischen Gründen, alle Tests durchzuführen. Die Sprachtherapeutin braucht fundierte Kenntnisse der modellorientierten Sichtweise der kognitiven Neuropsychologie und muss in der Lage sein, die Leistungen des Patienten in ein Modell der Sprachverarbeitung einzuordnen.

Bogenhausener Semantik-Untersuchung (BOSU)

Die BOSU (Glindemann et al. 2002) ist eine Überprüfung der semantischen Fähigkeiten und des semantischen Gedächtnisses. Sie ist nicht allein für aphasische Patienten konzipiert, sie kann auch bei anderen neurologischen Patienten, z. B. mit Demenz und Verdacht auf semantische Defizite, eingesetzt werden. Die Autoren legen folgende Kontraindikationen fest:

- schlechte Aufmerksamkeit
- visuelle Störungen, Agnosie, Hemianopsie, Neglect
- schlechtes Sprachverständnis

Die Untersuchung hat fünf Untertests (➤ Tab. 6.24), die nicht alle sprachliches Wissen erfordern.

Grundlage der BOSU ist das Logogenmodell (➤ Kap. 6.3.1) sowie die Theorie über das semantische Gedächtnis (➤ Kap. 4.7), welche ausführlich im Manual erläutert wird. Störungen beim semantischen Zuordnen, z. B. die Merkmale, Farbe und Funktion eines bestimmten Objektes in einer Auswahl aus ähnlichen Objekten zu erkennen, deuten auf Störungen im semantischen Gedächtnis hin. Die Autoren haben drei Annahmen über den Zusammenhang von semantischen Störungen bei Aphasie und semantischem Gedächtnis (Beushausen 2007):

- die Störung des semantischen Zuordnens ist häufig, aber nicht immer bei Aphasie vorhanden
- die Störung des semantischen Zuordnens ist ein eigenständiges Problem
- eine Aphasie und ein gestörter Zugriff auf die Semantik beeinflussen sich gegenseitig

Tab. 6.24 Untertests der BOSU (Glindemann et al. 2002)

Untertest	Beschreibung
Zuordnen	Zuordnen von Objekten in Situationen
Sortieren	von Objekten nach semantischen Hauptmerkmalen
Sortieren	von Objekten nach semantischen Nebenmerkmalen
Sortieren	von geschriebenen Wörtern (Nomina, Verben; Adjektiva)
Sortieren	von Objekten nach Farben

Es gibt keine klaren Instruktionen bei der Durchführung der BOSU, vom Patienten werden keine expressiven sprachlichen Leistungen verlangt. Abbruchkriterien sind nicht vorgegeben, zu jedem Untertest gibt es zwei Übungsbeispiele.

Die Auswertung erfolgt auf dem Protokollbogen. Dort stehen Cut-off-Werte, die angeben, ob ein Untertest auffällig war. In der Übersicht erkennt man, wie schwerwiegend die Probleme des Patienten sind (Beushausen 2007).

Gütekriterien: Die Untersuchung ist nicht standardisiert. Die innere Konsistenz der gesamten Untersuchung ist mit .90 hoch. Die Validität der Untertests ist gegeben, die Korrelation zum anglo-amerikanischen Pyramids-and-Palm-Trees-Test (Howard & Patterson 1992) war signifikant (Beushausen 2007).

Die BOSU ist eine schnell durchzuführende (ca. 20 Min.) Untersuchung der Semantik, die sowohl bei aphasischen als auch bei nicht-aphasischen oder dementen Patienten gut eingesetzt werden kann und brauchbare Ergebnisse liefert.

Materialien zur neurolinguistischen Aphasiediagnostik

Die folgenden vier Tests beziehen sich ebenfalls auf das Logogenmodell. Sie untersuchen nur die Einzelwortebene, eignen sich aber gut als Ergänzung zu

LEMO 2.0, auch weil das Wortmaterial teilweise nach anderen linguistischen Parametern kontrolliert ist bzw. zwei-bis dreisilbige Wörter enthält. Für spezielle Fragen in der Diagnostik im Verlauf der Therapie kann man die einzelnen Tests heranziehen, sie sollten aber nicht als Erstdiagnostik verwendet werden (Beushausen 2007). Keine dieser Untersuchungen sind normiert oder standardisiert, sie gelten also als **informelle Verfahren**.

Auditives Sprachverständnis: Wortformen

In dem Test Wortformen (Blanken 1999) wird die lexikalisch-phonologische Verarbeitung geprüft. Ausgangspunkt sind Störungen im auditiven Sprachverständnis. Die Untersuchung filtert die linguistischen Störungsparameter heraus. Es sind insgesamt 150 Items, kontrolliert nach segmentalem Kontrast auf Phonemebene und nach Addition / Deletion auf der Ebene der Wortformen, die randomisiert angeboten werden. Die Aufgabe ist eine auditive Wort-Bild-Zuordnung bei einer Auswahl von drei Items (ein naher, ein ferner phonologischer Ablenker), z. B. „Puder (Zielwort), Ruder (Ablenker 1), Nudel (Ablenker 2)". Um die Unterschiede zwischen einer Verarbeitungsstörung auf der Phonem- oder der Wortformebene herauszufinden, müssen alle 150 Items geprüft werden. Wichtig bei der Durchführung ist, dass der Untersucher die Wörter deutlich in normaler Lautstärke spricht und der Patient ihm nicht von den Lippen ablesen kann (Beushausen 2007). Mit schwerhörigen Patienten ist diese Prüfung nur bedingt durchführbar. Die Durchführungsdauer liegt bei ca. 30 Minuten.

Die Auswertung erfolgt quantitativ und qualitativ. Die Reaktionen des Patienten werden in korrekt, Zeigen naher Ablenker, Zeigen entfernter Ablenker, Nullreaktionen und Selbstkorrektur eingeteilt. Die Protokollbögen sind dem Material entsprechend strukturiert, sodass auf einen Blick ersichtlich ist, welche Einflussfaktoren eine Rolle spielen: Lautkategorie (Konsonant / Vokal), Silbenanzahl, Wortposition. Die Fehlerhäufung zeigt den Störungsschwerpunkt an (Blanken 1999).

Für Patienten, bei denen der Störungsschwerpunkt auf dem Wortverständnis liegt und für die man gezielte Therapiematerialien zusammenstellen möchte, eignet sich diese Untersuchung sehr gut.

Tab. 6.25 Untertests der neurolinguistischen Aphasiediagnostik „Wortbedeutungen"

Teil	Beschreibung
Teil A	je 20 Items auditiv und visuell mit drei Ablenkern ohne semantischen Zusammenhang, z. B. „Becher" – Traktor, Tomate, Kommode
Teil B	je 40 Items auditiv und visuell mit einem semantisch nahen, einem semantisch entfernten und einem ohne semantische Ähnlichkeit, z. B. „Hobel" – Feile, Zange, Giraffe
Teil C	je 20 Items auditiv und visuell mit fünf Ablenkern der gleichen Kategorie, z. B. „Kanu" – Tanker, Fähre, Dampfer, Segelboot, Ruderboot

Auditives / visuelles Sprachverständnis: Wortbedeutungen

Dieser Band kann gut in Kombination mit dem Test „Wortformen" für die Abklärung einer Wortverständnisstörung eingesetzt werden. Er prüft eine mögliche Störung im semantischen System entweder über den auditiven oder den visuellen Kanal. Die Untersuchung ist in drei Teile gegliedert (A, B, C), die sich im Schwierigkeitsgrad steigern (➤ Tab. 6.25). Somit sollen sowohl sehr schwere als auch sehr leichte Defizite erkannt werden. Die Teile können auch einzeln eingesetzt werden.

Der Untersucher gibt das Wort auditiv vor bzw. der Patient liest das Zielwort, welches auf dem Testblatt abgedruckt ist, leise und zeigt dann auf das entsprechende Bild. Bei auditiver Vorgabe darf das Item wiederholt werden, bei visueller Vorgabe kann der Patient die ganze Zeit über mitlesen.

Die Auswertung der Teile kann einzeln erfolgen. Es werden folgende Reaktionen protokolliert: korrekt, Zeigen des Ablenkers (weit, nah, ohne Ähnlichkeit), Nullreaktion und Selbstkorrektur. Diese wird in richtig und falsch unterteilt. Als Ergebnis sieht man eher leichte oder schwere Störungen und auch, ob es modalitätsspezifische Unterschiede gibt.

Wortproduktionsprüfung

Dieser Test (Blanken, Döppler, Schlenck 1999) ist eine umfangreiche Sammlung von acht Untersuchungen, die die reine Sprachproduktion sowie die Transkodierungsleistung von Input- zu Output-Routen prüfen. Das Material besteht aus 60 Nomina und 60 Pseudowörtern, die anhand der Wortlänge, der Wortfrequenz und der Silbenkomplexität kontrolliert sind.

Tab. 6.26 Untertests der Wortproduktionsprüfung (Blanken et al. 2000)

Untertest	Beschreibung
Mündliches Benennen	60 Nomina, z. B. Flasche, Zylinder, Propeller, Mikrofon
Schriftliches Benennen	60 Nomina, z. B. Flasche, Zylinder, Propeller, Mikrofon
Lautes Lesen	Wörter und Pseudowörter, z. B. letnomap, jimm, schöhl
Schreiben nach Diktat	Wörter und Pseudowörter, z. B. klanten, petokall
Nachsprechen	Wörter und Pseudowörter, z. B. Krokodil, Brezel, Tomate

Die Untertests sind in ➤ Tab. 6.26 aufgeführt.

Die Reaktionen werden protokolliert und transkribiert. Die Protokollbögen ermöglichen eine Klassifikation der Fehler anhand der o. g. Einflussfaktoren und ob eher semantische oder lexikalische Fehler auftreten. Insbesondere die phonematischen Fehler lassen sich sehr gut systematisch erfassen. Auch hier lassen sich Dissoziationen zwischen den Modalitäten ausmachen.

6

Sätze verstehen

Dieses Material (Burchert, Lorenz, Schröder et al. 2011) überprüft gezielt Störungen im Satzverständnis bei Patienten mit gut erhaltenem Wortverständnis. Ziel ist es, die syntaktischen Störungen soweit einzugrenzen, dass sie gezielt behandelt werden können. Das Material besteht aus Satz-Bild-Zuordnungsaufgaben. Es gibt drei Untersuchungsteile:

1. Eingangsdiagnostik: überprüft anhand von semantisch irreversiblen kurzen und langen Aussagesätzen, ob das Wortverständnis und das Kurzzeitgedächtnis für die folgenden Teile ausreichend sind, z. B. Die Frau wickelt das Kind (kurz). Die schlanke Frau wickelt das nasse Kind im kahlen Zimmer (lang).
2. Kerndiagnostik: semantisch reversible Aussagesätze kontrolliert nach Wortstellung, morphologische Markierung und syntaktischer Komplexität, z. B. Der Vater sucht den Sohn. Den Sohn sucht der Vater.
3. vertiefende Diagnostik: z. B. Das ist der dicke Vater, der den Sohn sucht. Der Vater, der den Sohn sucht, ist dick.

Die Sätze sind anhand der Kriterien der Reversibilität, Wortstellung, Morphologie und Komplexität konzipiert.

Gütekriterien: Das Material wurde in zwei Altersgruppen (20 – 49 Jahre, 50 – 80 Jahre) und einer Kontrollgruppe normiert. Die Ergebnisse werden altersnormiert klassifiziert in unbeeinträchtigte, leicht beeinträchtigte und schwer beeinträchtigte Leistung.

Dieses Testverfahren ist eins der wenigen, das nur auf Satzebene operiert. Zudem wird strukturiert die syntaktische Verstehensleistung abgefragt, was in anderen Testverfahren nur rudimentär erfolgt.

Sprachsystematisches Aphasiescreening (SAPS)

Das SAPS (Blömer, Pesch, Willmes et al. 2013; Chwalek, Krzok & Niemann 2013) ist ein Screening zur Erstellung eines individuellen Sprachprofils bei Personen mit Aphasie auf den Ebenen Phonetik / Phonologie, Lexikon / Semantik und Morphologie / Syntax. Die Aufgaben sind sowohl rezeptiv als auch expressiv und zeigen ansteigende Schwierigkeitsgrade. Ziel dieser Diagnostik ist es, direkt aus dem Störungsprofil die Therapie ableiten zu können (Blömert et al. 2013; Krozk, Rieger, Niemann et al. 2017).

Das Screening hat zwei Module (rezeptiv und expressiv) in je drei Anforderungsstufen: niedrig, mittel und hoch (➤ Tab. 6.27). So ergeben sich 18 Aufgaben (Zellen).

Die Items in den Modulen teilen sich zu gleichen Teilen in Trainings- und Kontrollitems. Die Neuerung in diesem Verfahren liegt in seiner direkten Übertragung auf Therapieinhalte, indem die auffälligen Bereiche (Zellen) aus der SAPS für eine Therapie sowie ein Eigentraining (auch PC-gestützt) zu Hause eingesetzt werden können. Das Eigentraining umfasst ebenso unterschiedliche Anforderungsstufen (Chwalek, Krzok & Niemann 2013).

Gütekriterien: Die Konstruktion des Tests ist empirisch abgesichert. Er zeigt signifikante Veränderungen der Leistungen der Patienten an und aus dem Störungsprofil lassen sich Therapieschwerpunkte ableiten (Abel, Huber, Longoni et al. 2013).

Die Veröffentlichung des Screenings ist für 2018 angekündigt (Abel et al. 2013), beim Verfassen dieses Buches lag eine publizierte Version noch nicht vor.

Tab. 6.27 Überblick über den Aufbau der SAPS

Stufe	Rezeptiv	Expressiv	Rezeptiv	Expressiv	Rezeptiv	Expressiv
Ebene	sublexikalisch	sublexikalisch	lexikalisch	lexikalisch	mor-pho-syntaktisch	mor-pho-syntaktisch
Niedrig	Silbendiskrimination	Nachsprechen einfache einsilbige Pseudowörter	Wort-Bild-Zuordnung	• Benennen • einsilbig • hochfrequent	• Agensauswahl • Agens-Erst-Sätze	• Bildbeschreibung • Objekt-Verb-Phrase
Mittel	einfache Phonemidentifikation	Nachsprechen einfache zweisilbige Pseudowörter	• Synonymie • Entscheidung	• Benennen • zweisilbig • mittelfrequent	• Agensauswahl • Agens-Zweit-Sätze • einfach	• Bildbeschreibung • Subjekt-Verb-Objekt-Sätze
Hoch	komplexe Phonemidentifikation	Nachsprechen komplexe zweisilbige Pseudowörter	• Merkmal • Entscheidung	• Benennen • mehrsilbig • niedrig-frequent	• Agensauswahl • Agens-Zweit-Sätze • schwierig	• Bildbeschreibung • Satzvervollständigung

Boston Naming Test (BNT)

Der BNT (Kaplan, Goodglass & Weintraub 1976) war ursprünglich Teil der *Boston Diagnostic Aphasia Examination BDAE*, wird aber häufig allein zum mündlichen Benennen oder als Teil der Demenz-Diagnostik CERAD plus eingesetzt (➤ Kap. 15.5.2). Er besteht ursprünglich aus 60 Items, meist wird die Kurzform mit 15–30 Items verwendet. Diese umfasst sehr seltene Wörter wie TONSUR, HARFE, SEXTANT. Die Bilder sind Strichzeichnungen.

Durchführung: Der Patient hat 20 Sekunden Zeit für ein spontanes Benennen, danach dürfen semantische und phonematische Hinweise gegeben werden. Gezählt werden die richtigen spontanen Antworten und die nach semantischen / phonematischen Cues.

Gütekriterien: Der Test wurde in vielen verschiedenen Populationen evaluiert, u. a. auch bei Patienten mit Demenz, Epilepsie oder Morbus Parkinson. Die Retest-Reliabilität zeigte sich gut über alle Patientengruppen verteilt (Spreen & Risser 1998).

Der Test kann eingesetzt werden, um Wortfindungsstörungen zu detektieren bzw. ausführlicher zu diagnostizieren.

Bielefelder Wortfindungsscreening (BIWOS)

Das BIWOS (Benassi, Gödde & Richter 2012) ist ein Screening der Wortfindung für leichte und Restaphasien in der postakuten Phase. Es soll zwischen Aphasie und keiner Aphasie unterscheiden und den Störungsschwerpunkt bei Wortfindungsstörungen bestimmen: Ob eher ein semantisches oder ein lexikalisches Problem vorliegt. Es überprüft das mündliche Benennen in zehn Untertests, die einerseits einen semantischen, andererseits einen lexikalischen Schwerpunkt haben. Die Untertests sind:

1. Antonyme
2. freies Reimen
3. Hyperonyme
4. lexikalische Wortflüssigkeit
5. semantische Merkmalsanalyse
6. kategoriespezifisches Reimen
7. Synonyme
8. Wortkomposition
9. semantische Wortflüssigkeit
10. Benennen nach Definitionsvorgabe

Die Items sind sowohl mono- als auch polymorphematisch (auch Komposita) und nach den Parametern Wortart, Wortfrequenz, Konkretheit, Kategorie belebt / unbelebt sowie Typikalität kontrolliert (Benassi et al. 2012). Mit Typikalität ist die Ähnlichkeit des Items zu einem prototypischen Vertreter einer Kategorie gemeint, also z. B. Hund als typisches Tier.

Die Durchführung dauert ca. 30–45 Minuten. Für die Auswertung liegen Cut-off- und Normwerte vor, die eine Schweregradbestimmung möglich machen.

Gütekriterien: Die Reliabilität des gesamten BIWOS liegt bei .823. Die Validität ist gegeben, 97,1 %

der Probanden, die als aphasisch eingestuft waren, wurden im Test als solche klassifiziert.

Mit diesem Material liegt ein modellorientiertes ausführliches Verfahren zur Erfassung von semantisch-lexikalischen Defiziten vor.

6.7.6 Funktionell-pragmatische Diagnostik

Die ICF hat bereits Einzug in das therapeutische Handeln genommen. Die Diagnostik auf den ICF-Ebenen der Aktivitäten und Teilhabe gewinnt immer mehr an Bedeutung, denn die Zurückgewinnung der Partizipation ist das oberste Ziel der Aphasietherapie. Der Aspekt der Kommunikationsfähigkeit wird aber in den meisten Aphasiediagnostiken nicht überprüft, außer vielleicht im Rahmen einer Spontansprachanalyse. Aber nicht erst in der chronischen Phase stellt sich die Frage der Alltagsbewältigung. Bereits in der Akutphase sind die kommunikativen Fähigkeiten von übergeordneter Bedeutung, denn die Patienten sind noch im Schockzustand des Ereignisses und wollen und müssen sich mitteilen können.

Zur Analyse der kommunikativen Fähigkeiten und Strategien stehen verschiedene **direkte und indirekte Verfahren** zur Verfügung: Analysen von Interviews oder Gesprächen (APPLS), Fragebögen zur Selbst- und Fremdeinschätzung der kommunikativen Fähigkeiten (CETI, CAL, FASA, Z-DD, ALQUI, PKF), Rollenspiele (ANELT) und nun auch zwei neue Screeningverfahren (KOPS, SCENARIO). Es werden ständig neue Verfahren entwickelt, daher wird hier kein Anspruch auf Vollständigkeit erhoben.

Die Diagnostik sollte grundsätzlich immer auch auf die Kommunikation ausgerichtet sein. Dazu bietet es sich an, die Gespräche zwischen Untersucherin und Patient aufzuzeichnen und unter folgenden Gesichtspunkten zu analysieren:

- Was hat der Patient verstanden?
- Wie hat er im Gespräch reagiert?
- Welche sprachlichen Fehlleistungen treten auf?

(Bauer & Kaiser 1989)

Eine zugrundeliegende Annahme ist, dass die sprachlichen Fehlleistungen unterschiedliche Ursachen haben können, sie können rein linguistisch begründet sein, aber auch funktional-pragmatisch induziert.

Linguistisch-pragmatische Aphasiediagnostik (APPLS)

Dies ist die deutsche Fassung des **Assessment Protocol of Pragmatic-Linguistic Skills** (APPLS; Gerber & Gurland 1989, dt. Bongartz 1997, 1998). Es ist ein konversationsanalytisches Verfahren, welches erfassen möchte, wie sich die sprachsystematischen und kognitiven Beeinträchtigungen auf die Alltagsgespräche auswirken und welche Strategien die Primär- und die Sekundärbetroffenen einsetzen, um ein erfolgreiches Gespräch zu führen (Bongartz 1998). Diagnostikziele sind (Bongartz 1998, S. 31):

- Identifikation der Gesprächsteile, in denen aufgrund von Wortfindungs- oder Sprachverständnisstörungen kommunikative *Breakdowns* auftreten
- Überprüfung der neurolinguistischen Hypothesen (aufgrund der vorangegangenen Aphasiediagnostik) der zugrundeliegenden Sprachverarbeitungsstörung
- Analyse der effektiven und ineffektiven Problemlöse- und **Repair-Strategien,** die vom Betroffenen und dem Gesprächspartner eingesetzt werden

Dazu werden zwei Gespräche aufgezeichnet und transkribiert: Ein Gespräch des Betroffenen einem Bekannten (z. B. Lebensgefährtin) und ein Gespräch mit einem Unbekannten, z. B. der Untersucherin. Die Schwierigkeit bei Gesprächen mit Unbekannten ist u. a., dass keine gemeinsame Wissensbasis vorhanden ist.

EXKURS

Konversationsanalyse

Die Konversationsanalyse untersucht Alltagsgespräche nach den zugrundeliegenden Regeln, die die sprachliche Interaktion steuern. Dabei werden immer Sequenzen betrachtet, also keine isolierte Äußerung. Gespräche sind nach folgenden Prinzipien organisiert:

- **Sprecherwechsel** *(turn taking)*: wenn ein Redebeitrag beendet wird, kennzeichnen Signale (sprachlich oder nichtsprachlich), dass ein anderer Redner an der Reihe ist; das kann festgelegt sein, z. B. in der Schule, oder sich im Gespräch ergeben; es funktioniert in der Nahkommunikation wie beim Telefonieren (Bongartz 1998)
- **Paarsequenzen**: ein Gespräch besteht immer aus dialogischen Sequenzen, die aufeinander folgen; typisch sind Frage / Antwort oder Gruß / Gegengruß
- **lokale Kohärenz**: die Äußerungen in einem Gespräch beziehen sich i. d. R. immer aufeinander, entweder direkt oder mit Einschüben

- **Präferenzorganisation**: die Äußerungen sind geordnet nach bevorzugt und nicht bevorzugt, d. h. wenn jemand eine Einladung ausspricht, präferiert er als Anwort eine Annahme, keine Ablehnung; der bevorzugte zweite Teil einer Sequenz erfüllt die Erwartung des Sprechers
- **Reparaturen**: während einer Äußerung kann es zu Versprechern, Wortfindungsstörungen, Fehlversuchen, Verzögerungen, Wiederholungen und Pausen kommen; diese *breakdowns* werden vom Sprecher bemerkt und entweder sofort oder in folgenden Sequenzen repariert; das Aufdecken und Auflösen von Fehlern erfordert eine hohe linguistische Kompetenz; die *repairs* werden unterteilt in:
  - selbst-initiierte Selbstreparatur
  - fremd-initiierte Selbstreparatur
  - selbst-initiierte Fremdreparatur
  - fremd-initiierte Fremdreparatur

Für die Konversationsanalyse von Gesprächen zwischen aphasischen und nicht-aphasischen Sprechern sind insbesondere diese Repair-Sequenzen von hohem Interesse, da sie aufgrund der sprachsystematischen Defizite besonders häufig den Gesprächsverlauf bestimmen (Sacks, Schleghoff & Jefferson 1974, zit. nach Bongartz 1998)

Beide Gespräche werden dann einer **Mikro- und einer Makroanalyse** unterzogen. Bei der Mikroanalyse werden die *breakdowns* notiert, die nach linguistischen Merkmalen (Phonologie, Syntax, Semantik, Lexikon) und nach pragmatischen Merkmalen (u. a. kontextuelle Irrelevanz, Störungen der Themenaufrechterhaltung, des Sprecherwechsels) protokolliert werden. Die Makroanalyse identifiziert die **Breakdown-Repair-Sequenzen** (➤ Tab. 6.28), die Gesprächsabschnitte, in denen ein *breakdown* auftritt bis hin zu seiner Auflösung. Dabei werden die Strategien beider Gesprächspartner notiert, die dabei eingesetzt werden.

Außerdem werden erfolgreiche Gesprächsabschnitte dokumentiert, ebenfalls nach linguistischen und pragmatischen Gesichtspunkten.

Das Ergebnis dieser ausführlichen Gesprächsanalyse ergibt ein kommunikatives Profil mit den wesentlichen linguistischen und pragmatischen Fehlern und den wesentlichen erfolgreichen und erfolglosen Strategien. Darauf baut dann eine Kommunikationstherapie auf, die Strategien und Hilfestellungen für die Interaktion zwischen Betroffenem und Angehöriger trainiert (➤ Kap. 6.8.4).

Tab. 6.28 Beispiele für Breakdown-Repair-Sequenzen (Bongartz 1998, S. 42f.)

Untersuchungsprotokoll der linguistisch-pragmatischen Fertigkeiten bei Aphasie
Strategien des Patienten (Herr M) (Verbesserungsversuche):
Wiederholen der Gesprächspartneräußerung: Frau M: … Für 14 Tagen fahren mer Herr M: Äh ooh zwei Wochen?
Strategien des Gesprächspartners (Frau M) (Repair-Signale)
Bitten um spezifischere Informationen: Frau M: Zwei Wochen oder drei Wochen?
Gesprächsanweisung: Herr M: Naja klar, dra klatt drei Wochen, aber wehe nicht (hebt die Hand, zeigt zwei Finger) Frau M: Du zeigst Zwei und meinst Drei.

Dieses Verfahren der Konversationsanalyse ist sehr zeitaufwändig und nicht validiert. Gespräche sind so individuell, immer abhängig vom Kontext, vom Thema und vom Gesprächspartner und somit nicht repräsentativ. Eine quantitative Auswertung – auch wenn sie in diesem Verfahren versucht wird – ist noch nicht ausgereift, um reliable Daten zu produzieren (Bongartz 1998).

Eine solch aufwändige Vorgehensweise ist sicherlich nicht für jeden Patienten geeignet und erfordert eine gute Motivation und Zusammenarbeit sowohl vom Betroffenen als auch seinen Bezugspersonen. Wenn sich die Sprachtherapeutin jedoch die Mühe macht und Patienten und Angehörige zu ihr kommen, die sich im Alltag nur schwer miteinander verständigen können und das ändern wollen, so ist dieser Ansatz sehr wertvoll.

Der Untersuchungsbogen findet sich im Anhang des Buches von Bongartz (1998).

Communicative Effectiveness Index (CETI)

Der CETI (dt. Fassung Schlenck & Schlenck 1994) ist ein Einschätzungsbogen mit 16 Aussagen zur Kommunikationsfähigkeit des Primärbetroffenen, der vom Angehörigen ausgefüllt werden soll. Die Aussagen sollen auf einer visuellen Skala zwischen „kann er absolut nicht" und „kann er so gut wie vor der Erkrankung" beurteilt werden. Beispiele zeigt ➤ Tab. 6.29.

Tab. 6.29 Beispiele aus dem CETI (Schlenck & Schlenck 1994)

Bitte beurteilen Sie bei Ihrem Angehörigen folgende Fähigkeiten: Wie gut kann er
an Unterhaltungen teilnehmen, in denen es um ihn geht
den Namen von jemanden aussprechen, der vor ihm steht
an einem Gespräch mit Fremden teilnehmen

Der Bogen bezieht sich v. a. auf die Sprachperformanz des Betroffenen im Alltag und den Veränderungen, die sich im Verlauf ergeben.

Bei dieser indirekten Vorgehensweise wird die Beobachtung durch die Bezugspersonen gemacht, die dadurch vielleicht auch mal genauer hinzuschauen, wie die Kommunikation letztendlich im Alltag funktioniert.

Communicative activity Log (CAL)

Der CAL (Neininger 2002) besteht aus vier Teilen: Einem qualitativen, den der Primärbetroffene ausfüllt, zwei quantitativen, die ebenfalls der Primärbetroffene selbst ausfüllt und einer qualitativen Außenbeurteilung durch einen Sekundärbetroffenen. Die quantitativen Aussagen beziehen sich im Bogen 1 auf Aktivitäten, während die Einschätzung im zweiten Bogen auf die Ergebnisse von Interaktionen abzielt (Missverständnisse, Fehler beim Lesen und Rechnen).

Jeder Einschätzungsbogen wird mit einer 6-stufigen Skala bewertet: bei der qualitativen Beurteilung von 0 = nie bis 5 = so gut wie früher, bei der quantitativen Skala 0 = nie bis 5 = so oft wie früher und bei der Fremdbeurteilung 0 = nie bis 5 = unbeeinträchtigt. Die erzielten Punktwerte werden pro Bogen addiert.

In ➤ Tab. 6.30 finden sich Beispiele aus jedem Bogen.

Im CAL werden ganz viele alltägliche sprachliche (mündliche und schriftliche, produktive und rezeptive) Handlungssituationen abgefragt. Die Teilung in qualitativ und quantitativ lässt eine gute Einschätzung des kommunikativen Verhaltens zu. Ebenfalls sinnvoll ist die Trennung in Selbst- und Fremdeinschätzung.

Tab. 6.30 Beispiele aus dem CAL (Neininger 2002)

Communicativ activity log
Qualitativ Selbsteinschätzung
Wie gut und flüssig sprechen Sie mit *einem* Freund / Familienmitglied? • nie: 0 • sehr schlecht: 1 • mit vielen Problemen: 2 • mit Problemen: 3 • fast so gut wie früher: 4 • so gut wie früher: 5
Quantitativ Selbsteinschätzung
Wie oft telefonieren Sie? • nie: 0 • fast nie: 1 • sehr viel weniger als früher: 2 • weniger als früher: 3 • fast so oft wie früher. 4 • so oft wie früher: 5
Quantitativ 2 Selbsteinschätzung
Wie oft missverstehen Sie, wenn Sie Zeitungsartikel lesen? • nie: 0 • fast nie: 1 • sehr viel weniger als früher: 2 • weniger als früher: 3 • fast so oft wie früher: 4 • so oft wie früher: 5
Qualitativ Fremdeinschätzung
Wie gut versteht der Patient den Therapeuten? • nie: 0 • sehr schlecht: 1 • mit vielen Problemen: 2 • mit Problemen: 3 • fast unbeeinträchtigt: 4 • unbeeinträchtigt: 5

Fragebogen zu den Auswirkungen der Sprachstörungen auf die Alltagskommunikation (FASA)

Dieser Fragebogen, kurz FASA (Bongartz 1998) ist ebenfalls ein Instrument, um die Auswirkungen im Alltag aus Sicht der Sekundärbetroffenen herauszufinden. Er ist unterteilt in die Bereiche:

- Verstehen (10 Fragen)
- Sprechen (15 Fragen)
- Gespräch („heute", 19 Fragen)
- Gespräch („früher", 19 Fragen)
- Kommunikationsstrategien (2 Fragen mit multiplen Antwortaussagen)
- Alltagsaktivitäten („heute", 14 Fragen)
- Alltagsaktivitäten („früher", 14 Fragen)
- Kommunikationsbedürfnisse (10 Fragen mit offenen Antwortmöglichkeiten)

Mit „heute“ und „früher“ ist die Zeit seit bzw. vor dem Schlaganfall gemeint. Die Kommunikationsstrategien fragen einerseits ab, wie sich der Betroffene bei Wortfindungsstörungen verhält, ob er selbstständig z. B. den ersten Buchstaben sagt, eine Geste einsetzt oder ob er um Hilfe bittet, andererseits seine Strategien bei Nichtverstehen. Der Bogen umfasst also insgesamt 70 Fragen und deckt sowohl die sprachlichen Fähigkeiten als auch die kommunikativen Strategien und Bedürfnisse ab. Die Fragen können in einer 7-stufigen Bewertung angekreuzt werden: „immer“, „sehr oft“, „oft“, „manchmal“, „selten“, „sehr selten“, „nie“. Wenn sich der Angehörige nicht sicher ist, dann kann er auch „weiß nicht“ ankreuzen. Der Bogen kann in Ruhe zu Hause ausgefüllt werden und muss auch nicht alle Teile umfassen (Bongartz 1998). In ➤ Tab. 6.31 sind ein paar Beispiele aufgeführt.

Der Fragebogen findet sich im Anhang von Bongartz (1998) und ist auf der Homepage der Aphasie Suisse als PDF abrufbar (www.aphasie.org).

Mit seinen insgesamt 70 Fragen ist der FASA natürlich sehr umfangreich. Fraglich ist auch, wie wichtig die Informationen über das frühere Kommunikationsverhalten sind. Letztlich sollte der Einsatz dieses Instruments den individuellen Gegebenheiten und Bedürfnissen angepasst werden.

Aachener Lebensqualitätsinventar (ALQUI)

Der ALQUI (Engell, Hütter, Willmes & Huber 2003) ist ein multidimensionales Fragebogeninstrument mit Selbst- und Fremdeinschätzung und beruht auf dem *Sickness Impact Profile (SIP)*. Er wurde ursprünglich für Patienten mit Hirnschädigung entwickelt und ist dann für Patienten mit Aphasie adaptiert worden. Bei der Version für Menschen mit Aphasie wurde Bildmaterial verwendet, um die sprachlichen Anforderungen so gering wie möglich zu halten. Das zugrundeliegende Konzept des ALQUI ist das der **gesundheitsbezogenen Lebensqualität** *(Health Related Quality of Life HRQOL)*. Die Betroffenen sollen eine Einschätzung ihrer Lebensqualität in Bezug auf physische, psychosoziale und emotionale Faktoren vornehmen. Dabei wird ihnen ein Bild gezeigt, z. B. eine Frau sitzt allein auf einer Parkbank mit der Überschrift „bin häufig allein“ und der Patient bewertet mit „Ja, das stimmt“ (Daumen hoch), „Nein, das stimmt nicht“ (Daumen runter). Als nächsten Schritt bewertet der Patient diese Antwort mit „egal“, „schlimm“, „sehr schlimm“, die jeweils mit Smiley-Piktogrammen dargestellt werden. Insgesamt werden elf Dimensionen erfasst:

- physische Dimension: Autonomie, Beweglichkeit, Hausarbeit, Mobilität
- psychosoziale Dimensionen: soziale Aktivität, soziale Kontakte, Familienbeziehungen, Freizeitaktivitäten, Kommunikation
- aphasiespezifische Dimensionen: Sprache und Sprechen, kognitive Kapazität

(Engell et al. 2003; Hütter & Gilsbach 2003; Huber et al. 2013)

Der ALQUI nimmt im Vergleich zu den anderen Fragebögen auch die physischen Komponenten mit

Tab. 6.31 Beispiele aus dem FASA (Bongartz 1998)

Teil	Beispiel
A Verstehen	der / die Aphasiker / in versteht einfache Fragen, Anweisungen und Stellungnahmen, z. B. „Gib mir das Salz", „Bist Du hungrig?", „ich fühl mich nicht gut", …
B Sprechen	der / die Aphasiker / in verwendet einzelne Wörter, um sich mitzuteilen
C I Gespräch „heute"	der / die Aphasiker / in bleibt im Gespräch beim Thema
C II Gespräch „früher"	der / die Aphasiker / in dachte sich Gesprächsthemen aus
D Kommunikationsstrategien	der / die Aphasiker / in umschreibt das gesuchte Wort (z. B. „kann man mit schreiben" für Stift)
E I Alltagsaktivitäten „heute"	der / die Aphasiker / in geht ans Telefon, wenn es klingelt
E I Alltagsaktivitäten „früher"	der / die Aphasiker / in ging ans Telefon, wenn es klingelte
E II Kommunikationsbedürfnisse	In welcher Umgebung spricht Ihr / e Ehepartner / in am besten? Wie hat sich das Mitteilungsbedürfnis Ihres / r aphasischen Ehepartner / in nach dem Schlaganfall verändert?

auf. Viele Patienten leiden zusätzlich zur Sprachstörung unter Lähmungen und körperlichen Einschränkungen. Diese wiederum beeinflussen auch ihre Teilhabe. Insgesamt geht dieser Bogen über die sprachliche Dimension hinaus.

Partner Kommunikation Fragebogen (PKF)

Der PKF (Blomert 1993; dt. Schütz & de Langen 2010) bietet eine Evaluations- und Verlaufsmessung der verbalen Kommunikationsfähigkeit durch den Partner des Betroffenen. Er sollte erst eingesetzt werden, sobald der Patient mind. 4 Wochen zu Hause in seiner Alltagsumgebung verbracht hat. Der Beurteilende sollte in engem Kontakt zum Betroffenen stehen. Dabei werden nur die rein verbalen Fähigkeiten abgefragt. Gestische, mimische oder alternative Kommunikationsmethoden werden nicht gezählt. Insgesamt werden 46 Situationen aufgezählt. Der Partner soll anhand von einer 5-stufigen Skala bewerten, wie gut sich der aphasische Sprecher mündlich in diesen Situationen behaupten kann (➤ Tab. 6.32).

Der PKF untersucht nur die mündliche Kommunikationsfähigkeit und zwar nur über die Bezugsperson, die jedoch in engem Kontakt zum Betroffenen stehen muss. Er kann als Baseline- und auch als Verlaufsuntersuchung anhand der oben beschriebenen Voraussetzungen eingesetzt werden. Eine psychometrische Evaluation findet man bei Schütz (2012).

Der Fragebogen ist ebenfalls auf der Homepage der Aphasie Suisse abrufbar (www.aphasie.org).

Tab. 6.32 Beispiel aus dem PKF (Schütz & de Langen 2010)

Geben Sie bitte an, inwiefern *Sie* finden, dass Ihr Partner in einer Situation in der Lage ist, *sprachlich* deutlich zu machen, was er / sie meint. Es geht also *nicht* darum, was Ihr Partner mit Hilfe von Gebärden oder Gesichtsausdruck deutlich machen kann.
Die Nachbarn sitzen draußen in der Sonne. Kann Ihr Partner ein Gespräch mit ihnen beginnen?
1 nein, gelingt nie
2 nein, gelingt meistens nicht
3 gelingt manchmal, manchmal nicht
4 ja, gelingt meistens
5 gelingt immer

Zürcher Demenz Diagnostik (Z-DD)

Die Z-DD (Steiner 2008) enthält verschiedene Frage- sowie Selbst- und Fremdeinschätzungsbögen, die das Sprachverhalten im Alltag und in der Interaktion beleuchten. Für Aphasiepatienten eignen sich insbesondere Z-PASA (Zürcher Protokollbogen Anamnese: Sprachabbau im Alter), Z-CADA (Zürcher Checkliste für Alltagsdialoge) und Z-FAKA (Zürcher Fragebogen zur Aktivität und Kommunikation im Alltag). Alle Bögen sind in ➤ Kap. 15.5.4 beschrieben und werden hier nicht näher erläutert.

Amsterdam Nijmegen Everyday Language Test (ANELT)

Der ANELT (Blomert & Buslach 1994, ➤ Tab. 6.33) ist ein Test mit Rollenspielen, bei denen der Patient kommunikativ handeln soll. Er bekommt eine Situation vorgegeben, z. B. einen Schuh zum Reparieren bringen, die er ausagieren soll. Dabei stehen ihm auch Realgegenstände zur Verfügung. Andere Beispiele sind: einen Fernseher kaufen, einen Termin absagen und einen Bekannten zum Besuch einladen (Huber et al. 2013). Es gibt zwei Parallelversionen mit je zehn Situationen. Die Leistung des Patienten wird nach inhaltlicher und akustischer Verständlichkeit auf einer Skala von 0 = unverständlich bis 4 = vollständig verständlich bewertet.

Der ANELT ist ein international anerkannter und bewährter Test, der auch psychometrisch abgesichert ist. Im Gegensatz zu den Fragebögen wird hier direkt die Kommunikationsfähigkeit des Betroffenen getestet. Er ist ebenfalls geeignet, den Therapieverlauf zu evaluieren (Steiner & Brunner 2009).

SZENARIO Test

Der Szenario Test (Nobis-Bosch, Bruehl, Krzok, Jakob 2020) kommt aus den Niederlanden (van der

Tab. 6.33 Beispiele aus dem ANELT (Blomert & Buslach 1994)

Alltagssituation (Übungsbeispiel)
Untersucher: „Sie sind bei einem neuen Friseur und Sie sind an der Reihe. Ich bin der Friseur. Was sagen Sie zu mir?"
Untersucher: „Sie stehen mit Ihren Einkäufen an der Kasse eines Supermarktes. Als das Fräulein alle Waren eingetippt hat und sie zahlen müssen, merken Sie, dass Sie kein Portemonnaie dabeihaben. Was sagen Sie?"

Tab. 6.34 Beispiel aus dem Szenario-Test (van der Meulen & van de Sandt-Koenderman 2008)

Situation: Beim Arzt
Sie gehen zum Arzt, weil Sie seit Wochen einen schlimmen Husten haben. Der Arzt fragt Sie: „Wie kann ich Ihnen helfen?"
Der Arzt sagt Ihnen, in einer Woche zur Kontrolle zu kommen. Sie gehen zur Rezeption und machen einen Termin aus.
Daraufhin gehen Sie in die Apotheke, um ihr Rezept eines Hustensirups abzuholen. Es gibt ein Problem: Sie bekommen Tabletten anstatt eines Sirups.

Meulen & van de Sandt-Koenderman 2008, ➤ Tab. 6.34) und wurde jetzt ins Deutsche übertragen. Mit dem Test wird gemessen, wie Menschen mit Aphasie in der Lage sind, kommunikative Strategien erfolgreich im Alltag einzusetzen. Dabei werden alle Modalitäten mit einbezogen – d. h. nicht nur verbale, sondern insbesondere auch nonverbale wie Gestik, Mimik, Zeichnen, Schreiben und Kommunikationshilfen – und bewertet. Er umfasst sechs alltägliche dialogische Situationen, z. B. beim Arzt, im Restaurant, beim Einkaufen mit jeweils drei Gesprächssequenzen. Die Situationen sind mit Bildmaterial versehen. Die Untersucherin kann den Patienten mit standardisierten Hilfen unterstützen. Dabei wird wie folgt vorgegangen: Wenn der Patient keine Informationen geben kann, wird er zunächst aufgefordert, eine andere Modalität einzusetzen; wenn das nicht hilft, werden Ja / Nein-Fragen gestellt. Kann er jedoch teilweise Informationen vermitteln, werden zunächst offene Fragen und dann geschlossene Ja / Nein-Fragen gestellt.

Die Auswertung enthält eine 4-stufige Skala von 0 Punkten = es konnte keine Information vermittelt werden, die Ja / Nein-Fragen wurden inadäquat beantwortet bis 3 Punkte = vollständige Informationsvermittlung, keine Unterstützung notwendig.

Der deutsche Test ist evaluiert und standardisiert. Eine Normierung steht noch aus. Er lässt sich innerhalb von 60 Minuten durchführen und auswerten.

Der Test ist v. a. für schwer betroffene Patienten konzipiert, die expressiv stark eingeschränkt sind, kann aber auch bei allen anderen Formen und Schweregraden eingesetzt werden. Er zeigt innerhalb kurzer Zeit, welcher Kommunikationstyp der Betroffene ist: Setzt er alternative Kommunikationsstrategien ein? Wenn ja, welche und wie erfolgreich ist er damit?

Eigene Erfahrungen mit dem Test liegen nicht vor.

Kommunikativ-pragmatisches Screening (KOPS)

Das KOPS (Glindemann & Ziegler 2017; Glindemann, Zeller & Ziegler 2018) ist ein weiteres neues Diagnostikverfahren, welches die sprachlichen und nichtsprachlichen kommunikativen Fähigkeiten von aphasischen Personen sowohl expressiv als auch rezeptiv erfasst. Es besteht aus neun Untertests mit insgesamt 44 Aufgaben (➤ Tab. 6.35).

In der Durchführung finden dialogische Interaktionen zwischen Untersucher und Patient statt, bei denen auch festgelegte Hilfen stufenweise gegeben werden dürfen. Die Hilfen sind in drei Stufen gegliedert, z. B. in Untertest 1:

- Hilfestufe 1: Wiederholung des Zielsatzes (erneute Aufmerksamkeitsaktivierung)
- Hilfestufe 2: der Untersucher vollzieht eine Pantomime des Zielobjekts
- Hilfestufe 3: der Untersucher zeichnet das Objekt auf

Die Bewertung erfolgt sowohl quantitativ als auch qualitativ und bietet eine genauere Analyse des Einsatzes von nonverbalen Mitteln wie Gesten und Zeichnen.

Die allgemeinen Bewertungskriterien sind in ➤ Tab. 6.36 zusammengefasst.

Das KOPS wurde in der multizentrischen GAB-Versorgungsstudie FCET2CE (Baumgärtner, Grewe, Ziegler et al. 2013; Breitenstein, Grewe, Flöel et al. 2014) als sekundäres Outcome-Maß mit eingesetzt. In einer kleinen Stichprobe mit 20 Patienten zeigte sich eine gute Reliabilität mit Cronbachs Alpha von 0,91. In Korrelation mit den AAT-Untertests zeigten sich hoch signifikante Korrelationen.

Die Entwicklung dieses Materials zeigt, wie wichtig der Blick über den neurolinguistischen Tellerrand hinaus auf die nonverbalen, pragmatischen und kommunikativen Fähigkeiten der Betroffenen ist. Es ist als Ergänzung zu sprachsystematischen Diagnostiken gedacht, auch um den Schwerpunkt der Therapie gerade bei Patienten mit chronischer Aphasie hin zu kommunikativen Leistungen zu verlagern (Glindemann et al. 2018).

Tab. 6.35 Untertests des KOPS (Glindemann & Ziegler 2017)

Untertest	Beschreibung
Wortverständnis im Kontext	*rezeptiv*: Wort-Bild-Zuordnung anhand eines Aussagesatzes, z. B. „Die Mutter braucht in letzter Zeit beim Lesen eine Brille" Das Zielwort ist immer in Endstellung, die Bildauswahl enthält neun Bilder
Objektbenennen im strukturierten PACE-Setting	*expressiv*: Patient soll ein Objekt auf einem Bild benennen, wenn er es verbal nicht abrufen kann, wird er ermutigt, eine andere Modalität (schreiben, zeichnen, zeigen) zu probieren
Basale kommunikative Handlungen: Zustimmung / Verneinung	einfache Ja / Nein-Fragen; zur Beantwortung liegt ein Blatt mit „Ja / Nein" vor, z. B. „Tragen Sie eine Armbanduhr"
Vermitteln persönlicher Informationen	Beantwortung offener Fragen zur Person, z. B. „Wie ist Ihr Vorname?" Patient darf sprechen, zeigen, schreiben etc.
Vermitteln allgemeiner Informationen	Beantwortung offener Fragen zu allgemeinen Bereichen wie Sport, Ernährung, Hobby, z. B. „Was ist Ihre Lieblingsspeise"
Komplexe kommunikative Handlungen: Einzelhandlungen	je zwei Einladungen, Entschuldigungen, Terminabsprachen z. B. „Sie möchten am Telefon einen Frisörtermin für nächsten Dienstag ausmachen. Was sagen Sie?"
Komplexe kommunikative Handlungen: Rollenspiele	Vorgabe einer Situation, bei denen zwei Interaktionen gefordert sind, z. B. „Sie haben im ICE eine Reservierung für einen Fensterplatz gebucht. Als Sie zu ihrem Platz 34 in Wagen 22 kommen, sitzt dort ein anderer Fahrgast. Stellen Sie sich vor, dass ich dieser Fahrgast bin. Was sagen Sie?" Als Reaktion auf die Äußerung des Patienten sagt der Untersucher: „Es gibt so viele Plätze in diesem Zug, da werden Sie nicht darauf bestehen, gerade hier zu sitzen."
Wegbeschreibungen generieren	interaktive Aufgabe: der Patient soll einen vorgegebenen Weg von fünf Straßen so beschreiben, dass der Untersucher diesen in einen Stadtplan einzeichnen kann
Wegbeschreibungen verstehen und rekonstruieren	*interaktive Aufgabe*: der Patient soll einen vom Untersucher vorgegeben Weg in einen Stadtplan einzeichnen. Der Weg umfasst fünf Straßen und Landmarken wie Stadion oder Dom

Tab. 6.36 Allgemeine Bewertungskriterien des KOPS (Glindemann & Ziegler 2017, S. 104)

Punkte	Kommunikativ-pragmatische und sprachliche Leistungen
5	auf Anhieb gelöst (z. B. korrekte Objektreferenz oder die erfragte Berufsangabe)
4	erfolgreich nach allgemeiner Rückmeldung gelöst
3	nach allgemeiner und spezifischer Rückmeldung gelöst
2	nach allgemeiner und spezifischer Rückmeldung teilweise gelöst
1	nach allgemeiner und spezifischer Rückmeldung nicht gelöst
0	ohne aufmerksame und zielgerichtete Zuwendung zur Aufgabe

PRAXISTIPP

Kommunikativ-pragmatisches Therapiematerial

Im Rahmen der FCET2CE-Studie (Breitenstein et al. 2014) bildete das ESKOPA-TM Therapiematerial den Leitfaden für das therapeutische Vorgehen. Das Therapiemanual „Evidenzbasierte sprachsystematische und kommunikativ-pragmatische Aphasietherapie" basiert auf den Screeningverfahren KOPS (Glindemann et al. 2018) und SAPS (Blömer et al. 2013). Es ist systematisch gegliedert nach den sprachlichen Ebenen (Phonologie, Lexikon, Morphologie, Syntax), den Modalitäten (rezeptiv und expressiv) sowie nach Schwierigkeitsgraden. Derzeit gibt es nur Fortbildungen dazu, eine Veröffentlichung ist geplant.

6.8 Therapie

Die Behandlung der Aphasie verlangt ein ausführliches Wissen der neurofunktionellen und linguistischen Grundlagen. Zudem betrachtet sie den

Menschen und seine Kommunikation als Ganzes. Denn die Sprachtherapeutin behandelt die Fähigkeiten eines Menschen, mit seiner Umwelt zu kommunizieren. Auf den ICF-Ebenen der Aktivität und Teilhabe hat die Sprachstörung eine Konsequenz für die Familie und für das soziale und berufliche Umfeld des Betroffenen. Dazu muss die Sprachtherapeutin gemäß den Vorgaben der ICF (➤ Kap. 5.2) auch die Umwelt und das soziale Gefüge des Patienten analysieren, seine kommunikativen Bedürfnisse erfassen und gemeinsam Ziele mit ihm festlegen.

Die Aphasietherapie unterscheidet sich stark von den Dysarthrie- oder Dysphagietherapien sowie Therapien von Hirnnervenlähmungen. Hier geht es um Sprache und Kommunikation, um Fähigkeiten, die nicht allein auf motorischen Prozessen beruhen, die nicht durch Hilfsmittel behandelbar oder gar ersetzbar sind. Die Sprache eines Menschen spiegelt auch seine Persönlichkeit wieder, der Mensch drückt sich durch seine Sprache aus. Die Wortwahl und der Satzbau unterliegen nicht starren Vorgaben, sondern sind produktiv, kreativ und individuell. Mit den Prozessen der Sprache ist der Mensch in der Lage, unendlich viele Wörter zu bilden und sie in unendlich vielen Variationen zu verknüpfen, um sich mitzuteilen. Anders bei einer Störung des Sprechens: Hier sind die Regeln für die Aussprache festgelegt, die Funktionsweise von Atmung und Phonation klar erklärbar und mit eindeutigen Methoden behandelbar.

Diese individuelle Sprachvielfalt und damit auch die Bandbreite ihrer Störungen bedingen, dass Aphasietherapie immer nur individuell sein kann. Es gibt kein Patentrezept für ein bestimmtes Aphasiesyndrom oder eine Störung des Sprachverständnisses. Aus der Vielzahl an Therapieansätzen, -methoden und -material, muss die Sprachtherapeutin für jeden Patienten immer wieder neu auswählen. Sowohl für einzelne Therapieabschnitte als auch innerhalb von Therapiesitzungen. Nicht jeder Ansatz ist für jeden Patienten geeignet, nicht jeder Ansatz funktioniert bei jedem Patienten gleich und nicht jeder Patient ist immer in jeder Sitzung gleich.

Dieses Kapitel gibt einen Überblick über die Prinzipien der Aphasietherapie (➤ Kap. 6.8.1) und die verschiedenen Therapieansätze (➤ Kap. 6.8.2 bis ➤ Kap. 6.8.8) mit Methoden und Material.

EXKURS

Allgemeine Therapieüberlegungen (Steiner 2016)

Der Paradigmenwechsel in der Aphasietherapie beruht auf vier theoretischen Strömungen:
1. Salutogenese
2. Shared Decision Making (SDM)
3. evidenzbasierte Therapie (EBP)
4. Kontextorientierung (ICF)

Mit der Salutogenese (➤ Kap. 5.6.5) wird der Schwerpunkt auf die Ressourcen und Fähigkeiten des Menschen gelegt. Es geht hier um seine Lebensqualität: „Aphasietherapie ist ein Angebot für den Menschen in seiner Lebenswelt" (Steiner 2016, S. 17). Wie sind die Förderfaktoren, wie sind die Barrieren in seiner Umwelt? Wie ist sein Selbstbild? In welchem Ausmaß besitzt er Resilienz? *Shared Decision Making* (SDM) heißt Einbeziehung der Betroffenen in die Zielformulierung. Die Verantwortung für die Therapie und die Therapieerfolge liegt auf beiden Seiten. Die Therapie sollte eher partnerschaftlich gestaltet als paternalistisch bestimmt werden. Die Patientenpräferenzen und Transparenz für alle Involvierten spielen hier eine große Rolle. Handeln im Sinne der evidenzbasierten Sprachtherapie ist ein großes Ziel, also externe Evidenz, klinische Expertise und Wünsche des Patienten in Einklang zu bringen. Problematisch ist noch die unzureichende Evidenz im Bereich der aphasietherapeutischen Methoden und die Schwierigkeit akut Betroffener, ihre Wünsche und Ziele zu formulieren. Steiner (2016) schlägt daher vor, eher von Qualität als Evidenz zu sprechen, von qualitativer Therapie im Sinne einer ständigen Verbesserung der eigenen Expertise.

Die Therapie sollte kontextorientiert sein: sie sollte ganzheitlich und lebensbedeutsam sein. Die Ziele müssen kontextorientiert formuliert sein, der Therapieerfolg bemisst sich an der Wiederherstellung der „Teilhabe am privaten und gesellschaftlichen Leben" oder über „eine Neudefinition der sprachlich-kommunikativen Aktivität" (Steiner 2016, S. 16). Kontextorientierte Therapie heißt: „Den Menschen in seiner Krankheit sehen und nicht die Krankheit im Menschen" (ebd.)

Die Sprachtherapie soll die Betroffenen befähigen, ihre Kommunikationsmöglichkeiten wiederzugewinnen und sie in ihrem Alltag wieder zu festigen. Sie sollen sie „bekräftigen" im Sinne des **Empowerments**: Sinn, Kontakt, Sicherheit, Konstanz geben. „Therapie ist eine befristete rationale, aber auch eine emotionale Begleitung" (Steiner 2016, S. 27).

6.8.1 Allgemeine Therapieprinzipien

Mit der Einführung der ICF findet ein Paradigmenwechsel in der Aphasietherapie statt: Weg von einer rein sprachsystematisch und störungsorientierten Therapie, hin zu einer teilhabe-orientierten Therapie, die über das Störungsbild hinaus die kontextbezogenen Faktoren des Patienten einbezieht. Das Stichwort heißt: **kontext-sensitive Therapie.**

Die Betrachtung der **Defizite** bedeutet gleichzeitig die Erfassung der **Ressourcen,** beides bewegt sich auf einem Kontinuum (Steiner 2017). Die Wiederherstellung der Kommunikationsfähigkeit, des selbstständigen kommunikativen Handelns im gesellschaftlichen Rahmen ist oberstes Ziel. Das bedeutet, dass die Therapeutin auch über den Tellerrand hinaus auf den Patienten sehen muss. Ihre Haltung in der Therapie sollte von einem **Menschenbild** geprägt sein, welches den Menschen, der vor ihr sitzt, annimmt, ihm Respekt entgegenbringt, ihn nicht etikettiert, ihm Zeit gibt, seine subjektiven Bedürfnisse vor die objektiven Notwendigkeiten stellt und ihn in die Therapie mit einbezieht. Therapie in diesem Sinne ist **Begleitung.**

Therapieziele

Jedem sprachtherapeutischen Handeln ist das Ziel übergeordnet, die kommunikativen Fähigkeiten des Patienten wiederherzustellen, zu kompensieren oder zu adaptieren.

Eine gute Therapie ist immer zielgerichtet, messbar, evidenzbasiert und orientiert sich an den ICF-Komponenten Körperfunktion, Aktivität, Partizipation (➤ Kap. 5.2). Die Sprachtherapeutin analysiert also zum einen die sprachsystematischen Fähigkeiten des Patienten – auf der phonologischen, semantischen, syntaktischen und pragmatischen Ebene – zum anderen ermittelt sie gemeinsam mit ihm, welche kommunikativen Ziele im Sinne der Aktivität und Teilhabe im Vordergrund stehen sollen.

Die Therapieziele werden mit dem Patienten zusammen festgelegt (➤ Kap. 5.2.1). Sie richten sich aber auch nach Schweregrad, Verlauf, Dauer der Erkrankung, den Bedürfnissen und erhaltenen Fähigkeiten des Patienten.

Ziele auf der Ebene der Partizipation

- berufliche Wiedereingliederung
- Selbstständigkeit beim Einkaufen
- Ausüben eines Ehrenamts

Ziele auf der Ebene der Aktivitäten

- alltägliche sprachliche Handlungen ausführen können, z. B. Small Talk führen, Postkarte schreiben, Märchen vorlesen, Smartphone bedienen
- berufliche sprachliche Handlungen durchführen können, z. B. E-Mails lesen und schreiben, Abläufe organisieren, Telefonate führen

Ziele auf der Ebene der Körperfunktion

- Reorganisation des Sprachsystems
- Reaktivierung einzelner sprachlicher Funktionen
- Einsatz von kommunikativen Ersatzstrategien
- Wiedererlernen von laut- und schriftsprachlichen Fähigkeiten
- Anpassung an die Sprachstörung

Für die frühe Akutphase muss die Sprachtherapeutin jedoch häufig von dieser Vorgabe abweichen: Die Patienten sind meist noch nicht belastbar oder auch nicht in der Lage, für sich Ziele zu formulieren. In den ersten Tagen nach Ereignis ist zunächst **Erste Hilfe** angebracht: Die Sprachtherapeutin ist v. a. da, um das Ausmaß der Sprachstörung zu erfassen und den Patienten und seine Angehörigen zu informieren und beraten. Häufig stehen neuropsychologische und medizinische Begleitsymptome im Vordergrund, die die Sprachstörung überlagern und eine richtige Therapiesitzung noch nicht möglich machen. Der Patient und seine Angehörigen brauchen Unterstützung um zu verstehen, was mit ihm passiert.

Therapieplanung

Die Aphasietherapie beginnt so früh wie möglich. Bereits in der Akutphase sind therapeutische Interventionen, die die Reorganisation der neuronalen Verbindungen unterstützen, von großer Bedeutung. Die Spontanremission findet v. a. in den ersten Wochen bis zu einem Jahr statt. Während in der Akutphase eine **Aktivierungsbehandlung** stattfindet, wo es v. a. um die Stimulierung und Bahnung der expressiven Leistungen sowie die Hemmung von pathologischen Mechanismen wie Perseverationen geht, beginnt man in der Postakutphase mit der **störungsspezifischen,** insbesondere auch der **modellgeleiteten Therapie.** In der chronischen Phase geht es dann um die **Konsolidierung** der erhaltenen und geförderten sprachlichen Leistungen und deren Transfer in den Alltag des Patienten.

WIRKSAMKEITSNACHWEIS

Laut den **Leitlinien** (Ziegler 2012) hat eine Metaanalyse von 55 Studien gezeigt (Robey 1998), dass Sprachtherapie, die bereits in der Akutphase beginnt und intensiv durchgeführt wird, die rein durch die Spontanremission erwartbaren Effekte nahezu verdoppeln kann.

Die deutschlandweit durchgeführte Studie zur Wirksamkeit von Aphasietherapie bei postakuter und chronischer Aphasie (p. o. > 6 Monate) **„FCET2EC"** konnte nachweisen, dass intensive Intervalltherapie nachhaltig effektiv ist. Die Patienten erhielten 3 Wochen lang mind. zehn Stunden Einzel- und Gruppentherapie plus mind. eine Stunde Eigenübungen zu Hause. Die Ergebnisse zeigten Transfereffekt bei nicht geübten Situationen und waren auch nach 6 Monaten noch nachweisbar (Breitenstein, Grewe, Flöel et al. 2014; Baumgärtner, Grewe, Ziegler et al. 2013).

Therapiedauer

Früher gab es die Meinung, dass eine Aphasietherapie nicht länger als 2 Jahre dauern sollte (Huber et al. 2006). Die vielen Wirksamkeitsstudien zeigen aber auch Leistungsverbesserungen in der chronischen Phase, bei intensiver Therapie, selbst nach Jahren (Breitenstein et al. 2017; Bhogal et al. 2003a, 2003b). Wie lange man eine Therapie fortführt, kann nicht allein nach dem Willen der Betroffenen und ihrer Angehörigen bestimmt werden. Es sollten regelmäßig Leistungsüberprüfungen stattfinden, die den Therapieverlauf evaluieren. Damit sind nicht unbedingt die standardisierten Aphasietestverfahren gemeint, denn die können in vielen Fällen schwerer Aphasie diese kleinen Verbesserungsschritte nicht erfassen. Hier bieten sich individuell erstellte Therapieevaluationen (➤ Kap. 5.3.3) sowie Fragebögen zu Kommunikation und Lebensqualität an (➤ Kap. 6.7.6).

Wenn sich aufgrund von schweren lernbehindernden kognitiven Defiziten partout keine Verbesserungen mehr erzielen lassen, ist v. a. seitens der Betroffenen und ihrer Bezugspersonen die Einsicht gefordert, dass Sprachtherapie im engeren Sinne nicht mehr das geeignete Mittel für die Verbesserung der psychosozialen Situation ist (Weniger 2006). Vielmehr muss spätestens dann eine Neuorientierung stattfinden und akzeptiert werden, dass die funktionale Behinderung bleiben wird. Die Sprachtherapeutin kann diesen Prozess mit kompensatorischen Maßnahmen unterstützen. Eine regelmäßige Sprachtherapie kann in diesen Fällen allein zur Aufrechterhaltung des Leistungsniveaus sinnvoll sein.

Prinzipien der Aphasietherapie

Man kann einige Grundregeln formulieren, die in der Therapie mit Patienten mit Aphasie berücksichtigt werden sollten, egal, welche Therapiemethode benutzt oder welcher Therapieansatz angewendet wird.

Für die Therapie generell gilt:

- *ausführliche hypothesengeleitete neurolinguistische Diagnostik*: Störungsbild erkennen und beschreiben können
- *Begleiterkrankungen berücksichtigen:* verminderte Belastbarkeit, Probleme mit Konzentration oder Gedächtnis
- *prämorbide Sprachfähigkeiten berücksichtigen*: die Übungen dem sprachlichen Niveau anpassen
- *früher Beginn*: bereits in der Akutphase
- *den Patienten als erwachsenen Menschen behandeln*: erwachsenengerechtes Therapiematerial einsetzen
- *ressourcenorientiertes Arbeiten*: weniger die Defizite betonen
- *Funktion steht vor Form:* das Ergebnis ist entscheidend, auch wenn der Weg dahin über inkorrekt realisierte sprachliche Einheiten ging; es ist nicht das Ziel, dass die Patienten wieder grammatikalisch vollständig richtige Äußerungen produzieren können, die kommunikative Aktivität steht im Vordergrund
- *Aktivität statt Passivität*: das, was der Patient kann, soll er auch tun bzw. seinen Zielen entsprechend umsetzen
- *Prinzipien des motorischen Lernens*: Repetition, Variation, Shaping, Motivation; die Übungen häufig wiederholen, aber auch variieren; den Schwierigkeitsgrad anpassen und für den Patienten sinnvoll Inhalte und Übungen gestalten
- *„entspannte Konzentration"* (Lutz 1996, S. 180): damit meint Lutz, dass die Patienten sich in der Therapie in die Aufgaben mit Freude vertiefen sollen; es soll kein verbissenes angestrengtes Konzentrieren sein, was häufig nicht zum Erfolg führt; den Patienten wird durch Ablenkung der Fokus von der Sprachproduktion genommen
- *Selbstständigkeit und Selbstkontrolle fördern*: „Aphasiker müssen ihre eigenen Therapeuten

werden“ (Tesak 2000, S. 113); viele Patienten stützen sich sehr stark auf ihre Therapeutin; gerade bei dauerhaften Therapien werden Therapeutin und Patient ein eingespieltes Team; der Patient akzeptiert dann auch ungern einen Therapeutenwechsel

- *Angehörige mit einbeziehen*: von Anfang an; die Angehörigen immer mal wieder in der Therapie hospitieren lassen; sie haben manchmal ganz falsche Vorstellungen von den therapeutischen Interventionen; gleichzeitig sind sie die besten „Sprachförderer“, weil sie die meiste Zeit mit dem Patienten verbringen und ihn im Alltag unterstützen können, die gelernten Strategien aus der Therapie umzusetzen (Lutz 1996)
- *Akzeptanz für den veränderten Zustand erarbeiten*: dies ist ein Prozess der Krankheitsverarbeitung (➤ Kap. 5.6), den die Patienten durchlaufen müssen; die Wahrscheinlichkeit, dass sie ihre prämorbiden Sprachfähigkeiten wiedererlangen, ist sehr gering; eine Neuorientierung und Sinnfindung ist daher wichtig (Steiner 2017)

(Tesak 2000; Lutz 1996)

Die Abläufe innerhalb einer Therapiesitzung unterliegen ebenfalls bestimmten Regeln und sollten einer groben festen Struktur folgen, innerhalb derer die Abschnitte flexibel gestaltet und auch mal variiert werden können. Dazu gehören auch kurze, eingeschobene **Gesprächsabschnitte** am Anfang, in der Mitte oder am Ende der Sitzung. Sie dienen zum einen dem Warmwerden, zum anderen dem Beziehungsaufbau Therapeut - Patient und nicht zuletzt der Transferüberprüfung der sprachlichen Leistungen. Zentral sind die **Übungsabschnitte,** die generell den Haupt- und Mittelteil einer Sitzung ausmachen. Dann folgt der Abschluss mit einer **Reflexion** über das Gelernte und Geleistete und ein **positives Feedback** mit einer kurzen Zusammenfassung. Je nach Beanspruchung und Leistung des Patienten sollten auch kleine **Entspannungsabschnitte** eingebaut werden, z. B. ein kurzes Ablenken während einer Aufgabe, wenn die Therapeutin merkt, der Patient hängt fest (Lutz 2011).

➤ Tab. 6.37 zeigt die Struktur einer Therapiesitzung.

Therapie in der Aktivierungsphase

Die Sprachtherapeutin auf der Stroke Unit kann sich zunächst anhand der **Spontansprache** orientieren. Die Spontansprache eines Patienten mit einer akuten Aphasie sollte ausführlich analysiert werden, denn dort erhält man erste Hinweise auf erhaltene und gestörte Fähigkeiten in allen sprachlichen Ebenen (➤ Kap. 6.7.2). Das Aphasie-Screening sollte außerdem Nachsprechen, Benennen, Schreiben und Sprachverständnis abprüfen (➤ Kap. 6.7.3). Viele akute Aphasien bilden sich in den ersten Tagen bis 6 Wochen fast vollständig zurück (Weniger 2006; Huber et al. 2006). Diese Rückbildung kann man gezielt durch **sprachaktivierende und mulitmodal stimulierende,** die Spontanremission unterstützende Maßnahmen fördern, die die Umbauprozesse in den Hirnregionen ansprechen. Nachdem in den ersten Tagen nach Ereignis die homologen rechtshirnigen Areale die Funktion der ausgefallenen Sprachareale übernehmen, sind z. B. **hochautomatisierte Sprachphrasen** wie die Wochentage, Zählreihen, Kinderreime und -lieder häufig abrufbar. Auch emotionale Sprache wie Flüche oder Ausrufe gelingen den Patienten in den ersten Tagen eher als nüchterne Benennleistungen oder Bildbeschreibungen (Springer 2008). Die Sprachtherapeutin kann automatisierte Sprache nutzen, um z. B. einen Small Talk mit Floskeln zu führen (Nobis-Bosch

Tab. 6.37 Überblick über die Phasen einer Therapiesitzung (Tesak 2000; Lutz 2011; Steiner 2017)

Phase	Inhalte
Beginn	Begrüßung, Small Talk, Aufwärmen
Orientierung / Metakommunikation	Überblick über die Inhalte geben, Ziele wiederholen
Übung / Kommunikation	konkretes Üben
Entspannung	kurzes Ablenken, vom Thema abschweifen
Gespräch	Aufbau der Beziehung, Anwendung des Geübten
Abschluss	Metakommunikation: Reflexion, positives Feedback

et al. 2013). Gerade bei schweren akuten, nicht-flüssigen Aphasien ist es für die Patienten motivierend, wenn sie merken, dass die Sprache noch da ist. Sie können vielleicht ein Lied mitsingen oder die Wochentage mitsprechen. Über Gestik und Mimik können Begrüßungsfloskeln und Verabschiedungen elizitiert werden: Dem Patienten die Hand reichen, in die Augen schauen und rhythmisch „Auf Wiedersehen" intonieren. Hier gelingt es häufig, dass der Patient mit einstimmt – ein positives Erlebnis für beide. Gleichzeitig muss überschießende Sprachproduktion wie **Perseverationen**, **Logorrhoe** und **Jargon gehemmt** und unterbunden werden, sodass sich keine falschen Muster einprägen (Nobis-Bosch et al. 2013). Nobis-Bosch et al. (2013) geben ausführliche Anregungen und Tipps für die Therapie der akuten Aphasie.

Geeignete Therapiemethoden für die Aktivierungsphase sind die **Melodic Intonation Therapie (MIT,** Albert, Sparks & Helm 1973), die **Deblockierungsmethode** nach Weigl (1979) und die **auditive Stimulierung** nach Schuell (1974) (➤ Kap. 6.8.3).

Therapie in der störungsspezifischen Übungsphase

In der postakuten Phase beginnt das **sprachsystematische** und **symptomorientierte Arbeiten** mit dem Patienten. Zum einen kann durch die Diagnostik (➤ Kap. 6.7) das zugrundeliegende Aphasiesyndrom bzw. sein **Individualsyndrom** ermittelt werden. Zum anderen können spätestens jetzt mit dem Patienten zusammen die genauen Therapieziele formuliert und bestimmt werden, an welchen Defiziten im Einzelnen gearbeitet werden soll. Die Fragen, die gestellt werden müssen, sind:

- Welche sprachlichen Defizite beeinträchtigen die kommunikativen Fähigkeiten des Patienten so sehr, dass er seine Bedürfnisse nicht äußern kann?
- Was ist dem Patienten jetzt in diesem Moment und für die nächsten … Wochen wichtig? Was stört ihn am meisten?
- Welche Defizite sind realistisch behandelbar in dem festgelegten Zeitraum?
- Welche Hilfestellungen brauchen die Angehörigen in dieser Zeit?

In dieser Phase werden die linguistischen Schwerpunkte und Inhalte der Therapie definiert.

In den letzten Jahren ist eine neue technische Methode aufgekommen, die transkranielle Magnetstimulation (TMS), die langsam auch Verbreitung in manchen logopädischen Praxen findet. Die bisherigen Studienergebnisse sind vielversprechend, insbesondere für Patienten in der postakuten oder chronischen Phase.

EXKURS

Stimulation

Transkranielle Magnetstimulation (TMS)

Die TMS kommt aus der Hirnforschung und erobert immer mehr Gebiete der Therapie und Rehabilitation (u. a. bei Depressionen). Dabei werden über eine Magnetspule elektrische Impulse in bestimmte Regionen der Großhirnhemisphäre geleitet, um diese zu erregen oder zu hemmen. In kleinen Studien mit Patienten mit postakuter oder chronischer Aphasie zeigten sich nach einer zweiwöchigen Behandlung mit 8–10 Sitzungen signifikante Verbesserungen in der Benennleistung (Ziegler 2012). Allerdings sind diese Ergebnisse bei den geringen Fallzahlen nur als vorläufig zu sehen (ebd.).

Transkranielle Gleichstromstimulation (tDCS)

Die tDCS kommt ebenfalls aus der Hirnforschung und hat mittlerweile Einzug in logopädische Praxen als Therapieoption gehalten. Mit zwei Elektroden auf der Kopfhaut wird Gleichstrom angebracht, der die neuronale Aktivität anregen soll. Diese Methode ist sehr einfach anzuwenden, angenehmer als die TMS und zeigt auch keine Nebenwirkungen. Erste Studien zeigen zwar Verbesserungseffekte, allerdings so gering, dass man noch nicht von Wirksamkeit sprechen kann (Ziegler 2012).

Therapie in der chronischen Phase

Auch in der chronischen Phase, wenn sich die Aphasie stabilisiert hat und die neurologischen Reorganisationsprozesse nur sehr langsam ablaufen, ist Therapie weiterhin sinnvoll und kann auch noch zu signifikanten Verbesserungen führen. Der Schwerpunkt in dieser Phase der Konsolidierung liegt auf dem **Transfer des Geübten in den Alltag.** Die Sprachtherapeutin unterstützt den Betroffenen, seinen Alltag mit seinen kommunikativen Mitteln zu bewältigen. Regelmäßige ambulante Therapie kann die Patienten dabei unterstützen und begleiten. Sinnvoll sind Intervalltherapien, wie sie in bestimmten Aphasiker-Zentren oder Aphasie-Stationen angeboten werden. Dort verbringen die Betroffenen, meist zusammen mit ihren Angehörigen, 2–4

Wochen und bekommen intensive, hochfrequente Einzel- und Gruppentherapien.

EXKURS

Pharmakologische Therapie bei Aphasie

Es wurden viele Studien durchgeführt, um die **neuroprotektive Wirksamkeit** von Medikamenten auf die Sprachstörung zu überprüfen. Die Substanzen sollen dabei auf das betroffene Gewebe in der Penumbra (➤ Kap. 5.2) einwirken unter der Annahme, dass eine verbesserte Durchblutung und ein verbesserter Funktionsstoffwechsel der Nervenzellen die Sprachverarbeitungsleistung verbessern kann (Weniger 2006). Getestet wurden die Substanzen Amphetamine, Levodopa, Pirecetam, Donecipil, Bromocriptin, Memantin. In den meisten Studien zeigten sich zwar Verbesserungseffekte, aber vorrangig nur während der Medikamenteneinnahme und in Kombination mit Sprachtherapie. Wenn sie abgesetzt wurden, zeigten sich keine Leistungsverbesserungen oder nachhaltige Effekte. Bei Donecipil traten Nebenwirkungen wie Reizbarkeit und epileptische Anfälle auf. Bei Amphetaminen und Bromocriptin zeigten sich nur Verbesserungen in der Sprechmotorik. (Weniger 2006; DGN LL Ziegler 2012).
Insofern sind die Ergebnisse noch sehr umstritten und weisen noch nicht auf einen möglichen sinnvollen Einsatz in der Aphasietherapie hin.

6

6.8.2 Therapieansätze

Aufgrund der langen Tradition von Aphasietherapie gibt es eine Vielzahl an Therapieansätzen, die mit der Zeit entwickelt wurden und dabei immer die neusten Erkenntnisse aus der Hirn-, der Verhaltens- und der Sprachforschung mit einbeziehen. In der Aphasietherapie findet immer eine Mischung aus verschiedenen Ansätzen statt, je nach Zielsetzung, Schweregrad, Krankheitsphase und Patientenpräferenzen (Tesak 2000; Lutz 2011).

Es werden unterschiedliche Therapieansätze beschrieben, die unterschiedliche Schwerpunkte setzen. Die Sprachtherapeutin nutzt immer eine Synthese aus den verschiedenen Ansätzen, denn sie wird mit jedem Patienten aktivierend und stimulierend, neurolinguistisch fundiert, modellorientiert sowie pragmatisch-linguistisch arbeiten. Neuste Erkenntnisse aus der Lerntheorie runden eine gute Therapie ab.

➤ Tab. 6.38 gibt einen Überblick über die verschiedenen Therapieansätze.

6.8.3 Stimulationsansatz/ Modalitätenansatz

Die Therapie soll sowohl sprachliche als auch nichtsprachliche Anregungen schaffen. Diese Ansätze sind sinnvoll in der Aktivierungsphase, es spricht aber nichts dagegen, sie auch in der chronischen Phase einzusetzen, um restliche Sprachfähigkeiten zu stimulieren.

Melodische Intonationstherapie (MIT)

Geeignet für schwer betroffene Patienten, v. a. unflüssige Aphasien mit Sprechapraxie und gutem Sprachverständnis, Aktivierungsphase

Ziel Aktivierung der rechten Hemisphäre durch Musik und Rhythmus; den Patienten über rhythmisches Sprechen zurück zu flüssigem Sprechen bringen

Ablauf Übersetzt normale in intonisierende Sprache mit zwei Tonhöhen (hoch und tief) und zwei Tondauern (lang und kurz), z. B. „Aufwachen“ „Guten Morgen“ „Setzen Sie sich“ Die Therapeutin singt vor und klopft den Rhythmus mit der Hand. Der Patient klopft mit und intoniert später selbst weiter. Übergang in Sprechgesang bis hin zu normalem Sprechen. 4-Stufen-Programm mit steigendem Schwierigkeitsgrad.

1. nicht-sprachliche Anbahnung von Rhythmus, Ton und Betonung über Summen und Klopfen
2. Anbahnung kurzer Wörter und Phrasen, Therapeutin macht vor, Patient macht mit, mit schrittweiser Reduktion des Inputs der Therapeutin
3. weitere Reduktion der Hilfen, Ausbau der Phrasen, z. B. „Wie geht es Ihnen?“; „Nehmen Sie den Stift“
4. Intonisierung wird zugunsten einer normalen Sprechintonation zurückgefahren, das Nachsprechen wird verzögert, die Hilfen werden abgebaut, Patient soll willkürlich ohne Hilfe die Phrasen abrufen können

Wichtig dabei ist, dass es nicht um korrekte Artikulation, sondern um inhaltliche Korrektheit geht (Nobis-Bosch et al. 2013).

Material Alltagsfloskeln, Small Talk, melodische Intonation, rhythmisches Klopfen mit dem Finger

Evidenz Einzelfallstudien zeigten gute Ergebnisse bei Patienten mit schwerer Aphasie und Sprechapraxie (Albert et al. 1973; Keith & Aronson 1975). Es

Tab. 6.38 Überblick über die verschiedenen Therapieansätze

Therapieansatz	Beschreibung	Beispielmethoden	Geeignet für
Stimulations-/ Modalitätenansatz	Reaktivierung sprachlicher Fähigkeiten durch intensive auditorische, visuelle und taktil-kinästhetische Stimulation	• MIT (Albert, Sparks & Helm 1973) • Deblockierungsmethode (Weigl 1979) • Auditive Stimulierung (Schuell 1974) • SIPARI® (Jungbluth et al. 2014) • MODAK (Lutz 2016)	• Aktivierungsphase • Konsolidierungsphase • schwere Aphasien mit/ohne Sprechapraxie
neurolinguistischer Ansatz	Therapie der Semantik, der Lexik, der Phonologie, der Syntax sowohl auf Wort-, auf Satz- und auf Textebene. Üben linguistischer Einheiten, um korrekte Äußerungen zu produzieren und zu verstehen	• MODAK (Lutz 2016) • Mapping-Therapie (Rochon et al. 2005) • HOT (Weigl & Reddemann-Tschaikner 2002) • Übungen mit dem NAT-Material	• störungsspezifsche Phase • leichte, mittelschwere und schwere Aphasien
modellorientierter Ansatz	Behandlung zugrundeliegender sprachlicher Prozesse, die entsprechend einer Modellvorstellung gestört oder erhalten sind	• Kognitiv orientierte Sprachtherapie (Stadie & Schröder 2009) • REST (Schlenck et al. 1995)	• störungsspezifische Phase • leichte und mittelschwere Aphasien • Agrammatismus • Dyslexie/Dysgraphie • Akalkulie
pragmatisch-kommunikativer Ansatz	• Fördern des kommunikativen Verhaltens • Therapieprinzip Funktion vor Form • multimodale Übungen zur Kommunikation mit Einsatz von Gestik, Mimik, nonverbalen Ausdrucksmitteln	• PACE (Davis & Wilcox 1985) • VAT (Helm-Estabrooks et al. 1982) • Skripttraining (Hopper & Holland 1998) • AOT (Götze & Höfer 1999) • APT (Grönke & Mebus 2011)	• alle Verlaufsphasen • alle Schweregrade • Angehörigentraining • Gruppentherapie (Masoud 2009)
lerntheoretischer Ansatz	Berücksichtigung der neuro-physiologischen und neuro-psychologischen Prozesse des Lernens	• CIAT (Pulvermüller et al. 2001; Neininger et al. 2004) • Fehlerfreies Lernen (Baddeley & Wilson 1994) • Komplexitätsansatz (Thomson et al. 2003)	• alle Verlaufsphasen • alle Schweregrade
systemisch-holistischer Ansatz	Betrachtung des ganzen Menschen mit seinem Wesen und in seiner Umwelt Aphasietherapie „im Kontext" (vgl. Exkurs Allgemeine Therapie-überlegungen)	• Angehörigentraining nach Bongartz (1998) • Narrativ-biografischer Ansatz (Corsten et al. 2011) • PAKT (Roth 1989) • systemische Beratung (nur durch geschulte Sprachtherapeuten)	• alle Verlaufsphasen • alle Schweregrade • Angehörigentraining • Gruppentherapie

zeigt sich aber die Tendenz, dass die Patienten v.a. von der Rhythmisierung der Sprache und weniger vom Singen profitieren (Nobis-Bosch et al. 2013). Bei Patienten mit verbesserter Sprachproduktion war deutlich mehr Aktivierung der rechten Hirnhälfte zu beobachten (Maher 2018).

Deblockierungsmethode

Geeignet für Aktivierungsphase, mittelschwer bis schwer betroffene Patienten mit expressiven Restfunktionen

Ziel Aktivierung kurzzeitig *nicht* verfügbarer Modalitäten über verfügbare Modalitäten. Der

6

Hintergrund ist, eine Verbindung zwischen den erhaltenen und gestörten Leistungen zu bilden, davon ausgehend, dass das sprachliche Wissen noch vorhanden ist.

Ablauf Die Übungen sind streng aufgebaut. Es wird immer eine erhaltene Leistung vorgeschaltet. Wenn z. B. das Nachsprechen erhalten wird, kann es dem beeinträchtigten Benennen vorausgehen. Unterschieden wird zwischen einer einfachen Deblockierung und einer Kettendeblockierung.

Einfache Deblockierung Das semantische Feld „Kleidung“ soll erarbeitet werden. Der Patient kann „Hose“ nicht benennen, aber er kann laut Lesen. Also bekommt er zunächst die Wortkarten für „Bluse“, „Socken“, „Hemd“ zum lauten Lesen und soll danach noch einmal das Bild „Hose“ benennen.

Kettendeblockierung Nachdem der Patient das Wort „Hose“ benannt hat, kann er es auch lesen und schreiben.

Material Die Deblockierungsmethode funktioniert auf Wort- und auf Satzebene. Damit es nicht schematisch wird, müssen die Items für die Deblockierung immer anders präsentiert und in der Reihenfolge variiert werden. Bewährt hat sich auch die Kopplung von Handlungsgesten mit den Wörtern. Auf der Satzebene werden kurze Phrasen und Sätze verwendet.

Evidenz es liegen keine Wirksamkeitsstudien vor

Auditive Stimulierung

Geeignet für Patienten mit leichter bis mittelschwerer Aphasie

Ziel Diese Methode von Schuell aus den 70er Jahren basiert auf der Annahme, dass der Zugriff auf sprachliche Leistungen bei erhaltener sprachlicher Kompetenz erschwert ist (Nobis-Bosch et al. 2013). Über auditive und multimodale Aktivierung sollen sprachliche Reaktionen evoziert werden, die nicht unbedingt korrekt sein müssen.

Ablauf Dem Patienten werden Bild- und Wortkarten vorgelegt, die einen Bezug zum Patient oder seiner Umgebung (Krankenzimmer) haben. Die Therapeutin zeigt auf das Bild und spricht langsam und deutlich. Dies wiederholt sie bis zu 20 Mal. Der Patient ist aufgefordert, das Wort nachzusprechen. Wenn das gelingt, wird zum nächsten Bild übergegangen. Die Übungen werden ausgebaut auf kurze Phrasen und Floskeln immer mit Bild- und Wortunterstützung.

Material Wort-und Bildkarten einfacher, alltäglicher Objekte oder auch persönlicher Gegenstände

Evidenz zeigte sich erfolgreich bei unterschiedlichen Schweregraden, allerdings weniger in der chronischen Phase (Basso, Capitani, Vignolo 1979)

SIPARI®

Geeignet für schwer expressiv betroffene Aphasie-Patienten mit / ohne Sprechapraxie, Konsolidierungsphase

Ziel Anbahnung expressiver Sprache über Melodie, Musik und Rhythmus

Ablauf SIPARI® steht für Singen, Intonation, Prosodie, Atmung, Rhythmus, Improvisation. Dabei wird stufenweise vorgegangen, um nach und nach das Sprechen und die Sprache zu erarbeiten. Die menschliche Stimme als auch Instrumente werden dabei eingesetzt. Die Autorin betont, dass das Singen von Liedern nicht Therapiebestandteil ist und dass die Patienten auch nicht musikalisch sein müssen. Es werden Vokale, Silben, Wörter und Sätze gesungen und getrommelt und schrittweise ins Sprechen übergegangen. Die Methode eignet sich als Einzel-, aber auch als Gruppentherapie. Eigenübungen für zu Hause runden das Programm ab.

Material Stimme, Instrumente

Der Einsatz dieser Methode ist nur nach einem Training und Zertifizierung durch die Autorin Dr. Jungbluth möglich.

Evidenz Die Studie von Jungbluth et al. (2014) zeigte bei drei Patienten mit chronischer Aphasie und Sprechapraxie signifikante Verbesserung von sprachlichen und sprechmotorischen Leistungen sowie eine angestiegene Aktivierung der sprachdominanten Hemisphäre

MODAK

Geeignet für leichte bis schwer betroffene Patienten mit flüssiger und unflüssiger Aphasie

Ziel über multimodales Stimulieren und Deblockierung die sprachlichen Strukturen anbahnen und lenken

Ablauf MODAK steht für Modalitäten-Aktivierung in der Aphasietherapie (Lutz 2016). Es besteht aus einem Grundprogramm mit einfachen syntaktischen Phrasen (Objekt-Verb „Kaffee trinken“; Objekt-Objekt-Verb, intransitives Verb), welches erweitert werden kann (Satzerweiterung, Arbeit mit Texten,

Arbeit mit Zahlen). Das Grundprogramm besteht aus acht Stufen. Ausgangspunkt sind vier Situationsbilder, die auf dem Tisch präsentiert werden:

1. Bilder zeigen – auditives Sprachverständnis „Zeigen Sie mir trinkt Kaffee"
2. Satzstreifen zuordnen – lauten Lesen
3. Satzstreifen zurückgeben – Lesesinnverständnis „Geben Sie mir trinkt Kaffee"
4. Bilder zurückgeben – auditives Sprachverständnis „Geben Sie mir trinkt Kaffee"
5. Wort legen – Schriftsprache: Buchstaben nach Vorgabe zusammensetzen
6. Wort abschreiben und Vokal einsetzen – Schriftsprache: Wort kopieren, Vokal wurde entfernt
7. Wort selbstständig schreiben – Schriftsprache: verzögertes Kopieren
8. Dialog – auditives Sprachverständnis, Benennen, Spontansprache TH: „Der Mann trinkt etwas. Trinkt er Bier?" – P: „Nein, Kaffee." – TH: „Trinken Sie auch Kaffee?" – „P: Ja, freilich" – TH: „Wie trinken Sie denn Ihren Kaffee?" – P: … usw.

Material Es besteht aus gezeichneten Situationsbildern, die eindeutig eine Handlung zeigen. Das Material ist nach linguistischen Kriterien in vier Gruppen geordnet: Gruppe 1: Verben ohne Objekt, „duscht", „bügelt"; Gruppe 2: transitive Verben ohne Artikel „putzt Fenster", „kocht Suppe"; Gruppe 3: Verben mit Objekt und Artikel „putzt die Zähne", „packt den Koffer"; Gruppe 4: Verben mit zwei Objekten „schiebt den Kuchen in den Ofen", „wirft Steine ins Wasser".

Evidenz Bisher keine empirische Überprüfung. Aus eigener Erfahrung zeigt sich diese Methode den Patienten sehr zugänglich, es gelingt meist, in einer Therapiesitzung im Bereich Dialog, sprachliche Reaktionen zu elizitieren, die am Anfang der Sitzung noch nicht möglich waren. Die Patienten erleben dadurch kleine Erfolgserlebnisse.

Aktivierende Übungen

Auch ohne explizit nach einer Methode vorzugehen, kann die Sprachtherapeutin insbesondere in der Aktivierungsphase kreativ sein und auf die Fähigkeiten des Patienten eingehen. Als Übungen zur Anbahnung expressiver Sprache eignen sich:

- automatisierte Sprache: Wochentage, Zählen
- Floskeln rhythmisch intonisiert: „Guten Morgen, Wie geht es Ihnen?", „Auf Wiedersehen", gestisch und mimisch unterstützt
- Kinderlieder, Kinderreime
- Vaterunser, Gebete
- Sprichwörter ergänzen
- Gesten und Mimik einsetzen

Gerade in der akuten Phase treten vermehrt Perseverationen und Automatismen auf, die unbedingt **gehemmt** werden müssen:

- Automatismen und recurring utterances verbal und taktil stoppen – Augenkontakt, mit der Hand an die Schulter fassen
- Aufmerksamkeit gewinnen und lenken – ruhige Umgebung
- bei Perseverationen ablenken, Stimulus wechseln, gemeinsam lesen / sprechen
- bei Automatismen vorerst nur rezeptiv arbeiten
- rhythmisches Sprechen, Sprechgesang

Bei schweren Störungen ist zunächst eine kompensatorische Anbahnung einer Ja / Nein-Verständigung angezeigt. Dies kann mit Gesten, Wort- oder Farbkarten unterstützt werden. Auch Zeigetafeln können zunächst eingesetzt werden.

Evidenz Eine multimodale Stimulierung bei schweren Störungen und in der Aktivierungsphase ist sinnvoll (Nobis-Bosch et al. 2013), um die rechtshemisphärische Unterstützung zu fördern. Gerade rhythmisierte Phrasen und Singen helfen dabei (Ozdemir, Norton, Schlaug & Shared 2006). Gestische Bewegungen können den Wortabruf unterstützen (Rose & Sussmilch 2008).

6.8.4 Pragmatisch-kommunikativer Ansatz

Im Vordergrund der Therapie steht die Kommunikation. Die Inhalte sind weniger sprachsystematische Aufgaben als kommunikative. Dies können Rollenspiele und dialogische Übungen sein. In diese Kategorie gehören auch Gruppentherapien und Angehörigentrainings (Bongartz 1998).

Promoting Aphasics Communicative Effectiveness (PACE)

Geeignet für alle Formen von Aphasie, alle Verlaufsphasen

Ziel Kommunikationsmöglichkeiten des Patienten optimieren, alle Kommunikationskanäle ausschöpfen und ihn befähigen, möglichst selbstständig zu kommunizieren

Ablauf PACE basiert auf vier Prinzipien:
1. Therapeut und Patient sind gleichwertige Kommunikationsteilnehmer
2. es erfolgt der Austausch neuer Informationen
3. alle Kommunikationsmittel sind erlaubt
4. natürliche Feedback Mechanismen und turn-taking Sequenzen treten auf

Patient und Therapeut sitzen um einen Tisch. In der Mitte liegt ein Kartenstapel mit entweder Bildern oder Wörtern. Eine Person zieht eine Karte und beschreibt sie der anderen Person, die sie nicht sehen darf. So werden alltägliche Situationen nachgeahmt, in denen kommuniziert wird, ohne vorher zu wissen, was jemand erzählen wird. Bei schwer betroffenen Patienten sind jeweils gleiche Bildpaare vorhanden, damit der Patient sein Verstehen über das Zeigen der gleichen Karte anzeigen kann.

Das PACE Setting kann natürlich in vielfältiger Form abgewandelt werden, indem man die Stimuli schwieriger oder personenbezogener macht. Man kann es auch mit einem neurolinguistischen Ansatz kombinieren (Glindemann & Springer 1989; Springer, Glindemann, Huber & Willmes 1991), indem man z. B. semantische Felder mittels Wortkarten, Bildkarten und Realgegenständen erarbeitet.

PACE eignet sich auch hervorragend für die Gruppentherapie. Seitens des Patienten zeigt sich eine hohe Akzeptanz.

Material Im Set sind schwarz-weiß-Situationsbilder. Geeignet ist jedes Bild- und Wortmaterial, Memory-Sets, MODAK-Bilder, Bilder aus der ELA-Serie, Realgegenstände.

Evidenz Im modifizierten PACE-Ansatz (Springer et al. 1991), der sprachsystematisches Training und Feedback integriert, zeigten sich Verbesserungen sowohl beim Benennen als auch in der verbalen Kommunikationsfähigkeit im Vergleich zum klassischen PACE-Ansatz.

Visual Action Therapy (VAT)

Geeignet für schwer betroffene Patienten mit globaler Aphasie mit leichter / ohne Apraxie

Ziel Dies ist ein rein nonverbaler Ansatz, bei dem symbolische Gesten für Alltagsobjekte trainiert werden. Die gestische Kommunikation sollte unabhängig von der verbalen genutzt werden. Die Annahme dahinter ist, dass die Steuerung der Hand- und Armmotorik einfacher als die der Artikulation ist, dass eine einseitige Bewegungskontrolle möglich ist und dass sie besser sichtbar sind. Gleichzeitig wird das konzeptuelle Wissen vermittelt, dass eine Geste, ein Bild für das echte Objekt steht

Ablauf Das Programm ist in drei Leveln mit jeweils 12 Schritten hierarchisch aufgebaut. Alle Instruktionen und Hilfen werden nonverbal gegeben. Wichtig ist, dass erst zur nächsten Stufe gegangen wird, wenn die vorherige zu 100 % gemeistert wurde. Daher wird zu Anfang jeder Sitzung eine Wiederholung durchgeführt.

- **Level I**, *Schritt 1*: **Linien nachfahren** – Die Hand des Patienten wird auf einem weißen unlinierten Papier mit einem Stift nachgefahren, dann die Hand der Therapeutin. Danach soll der Patient zwei Objekte auf Papier nachfahren. Alle vier Bilder werden präsentiert, der Patient soll die zwei Objekte den Zeichnungen zuordnen, dann legt jeder seine Hand auf die entsprechende Zeichnung.
- Wenn ein Patient diese erste Übung auch nicht mit Hilfen (Zeichnung ausmalen, kolorieren) durchführen kann, ist die Methode für ihn nicht geeignet.
- *Schritt 2*: **Zuordnen** – erst die Gegenstände den großen Bildern, dann die großen Bilder den Gegenständen, dann soll der Patient nur auf das Objekt zeigen, dessen Bild die Therapeutin hochhält und umgekehrt
- *Schritt 3*: Zuordnen – in der gleichen Reihenfolge wie in Schritt 2, werden diesmal die kleinen Bilder zugeordnet
- *Schritt 4*: **Objekte benutzen** – die Therapeutin demonstriert die Funktion eines Objekts mithilfe eines kontextuellen *Prompts* (ein weiterer Gegenstand, der die Funktion deutlich macht, z. B. Holzblock mit Nagel), z. B. Nagel einschlagen und der Patient soll imitieren, wenn er das Objekt bekommt
- *Schritt 5*: **Einführen der Action Picture Card** – die Therapeutin macht es vor, der Patient imitiert
- *Schritt 6*: Ausführen der Geste nach Bildvorlage – die Objekte und ihre Prompts liegen vor dem Patienten, die Therapeutin zeigt die Action Card und der Patient soll die Geste mit dem Objekt ausführen.
- *Schritt 7, 8, 9, 10*: **Einführen der pantomimischen Geste,** Erkennen der Gesten anhand der Objekte; Produzieren der Gesten

- *Schritt 11, 12*: Gesten für nicht vorhandene Objekte lernen und produzieren – die Objekte werden in einer Kiste versteckt (paarweise), die Therapeutin deutet auf die Kiste und macht die Geste vor, im nächsten Schritt wird ein Objekt aus der Kiste hervorgeholt und der Patient muss die Geste für das versteckte Objekt zeigen.
- In **Level II** werden die Realgegenstände durch die Action Picture Cards ersetzt, in **Level III** durch die kleinen Bildkarten.

Material Acht Realgegenstände, die man einhändig benutzen kann (Rasierer, Telefon, Tasse, Spielzeugpistole, Säge, Hammer, Schraubenzieher, Tafelradierer). Übrigens: Die Methode ist aus den 80er Jahren aus den USA – die Gegenstände sollten entsprechend der Zeit und den Bedürfnissen des Patienten angepasst werden. Acht große farbige Zeichnungen der Objekte, acht kleine farbige Zeichnungen, acht Zeichnungen, die eine Person zeigen, die die Objekte benutzt (Action Picture Card).

Evidenz Die Wirksamkeit der Methode konnte nicht überzeugend gezeigt werden (Helm et al. 1982; Springer 1986). Aber als Fazit kann man Empfehlungen für ein Gestentraining aussprechen (Nobis-Bosch et al. 2013).

Skripttraining

Geeignet für mittelschwere bis schwer betroffene Aphasiepatienten, jede Phase

Ziel Ausbau der verbalen Kommunikationsfähigkeit in vorgegebenen Alltagssituationen durch das Einüben von **Skripts:** Vorhersagbare sprachliche Äußerungen in alltäglichen Interaktionen. Dabei werden die Situationen als Ganzes geübt und nicht in ihre Einzelteile (Sätze, Wörter) zerlegt – ganzheitlicher Ansatz zur Behandlung von Teilhabe.

Ablauf Eingliedrige und mehrgliedrige Skripts (Monolog, Dialog), individuell auf den Patienten abzielend, z. B. Apotheke, Frisör, Konfirmation des Enkelkinds. Dabei sollten die Monologe (Geschichten aus der Biografie) nicht mehr als 8 – 15 Äußerungen enthalten, die Dialoge (Routinesituationen) nicht mehr als acht Turns. Die Sprecher-Turns werden auf Papierstreifen geschrieben und durchgespielt (Schütz 2013). Der Patient ist aufgefordert, diese Skripts auch daheim immer wieder zu üben.

Material Alltagssituationen, die für den Patienten relevant sind.

Evidenz Es zeigten sich Verbesserungen in einer gesteigerten Sprachproduktion der geübten Wörter und im Sprechtempo (Youmans, Holland, Munoz & Bourgeois 2005), aber auch Verbesserungen der allgemeinen Kommunikationsfähigkeit und mehr Zuversicht der Patienten in ihre sprachlichen Fähigkeiten (Cherney, Halper, Holland & Cole 2008).

Alltagsorientierte Therapie (AOT)

Geeignet für leichte bis schwer betroffenen Patienten, alle Verlaufsphasen, insbesondere postakute Phase

Ziel Wurde als interdisziplinäres Rehabilitationskonzept entwickelt, im stationären Rahmen v. a. als Gruppentherapie. Dabei bedeutet alltagsorientiert, dass es zu Hause weitergeführt wird, der Patient da abgeholt wird, wo er steht (Coopmanns 2007). In der Einzel-AOT werden mit dem Patienten alltägliche Situationen geübt, sodass ein Transfer der Therapieinhalte aus der Rehabilitation in den tatsächlichen Alltag stattfindet (Götze & Höfer 1999).

Ablauf Gemeinsam mit dem Patienten (evtl. mithilfe der Bezugspersonen) ein Alltagsziel festlegen. Was will der Patient? Was braucht der Patient? Beispiel: Er möchte im Café einen Cappuccino bestellen und nach der Rechnung fragen können. Dann werden Funktionsübungen, Eigenübungen und Rollenspiele in der Therapie durchgeführt, um dieses Ziel zu erreichen. In einem letzten Schritt zur Zielüberprüfung wird der Patient zu Hause besucht (bzw. im Café getroffen), um die reale Situation mit ihm durchzuspielen.

Material Alltagssituationen

Evidenz Die AOT wurde im Josef Bergmann Aphasie-Zentrum in Vechta in Zusammenarbeit von Sprach- und Ergotherapeuten eingeführt. Eine AOT-Sitzung dauert 120 Minuten, in denen mit den Patienten alltagsrelevante Situationen erarbeitet werden, die dann auch ein konkretes Ergebnis (Salat fürs Abendessen, Seminarzeitung) erbringen. Eine erste kleine Datenerhebung (Rilling et al. 2010) zeigt positive Ergebnisse. Die Validierung des Therapiekonzeptes wird fortgeführt.

Partizipationstraining in der Aphasietherapie (APT)

Geeignet für unflüssige Aphasiepatienten mit Aufmerksamkeitsstörungen

Ziel Dieser neuropragmatische Ansatz zielt auf die Behandlung der kognitiven Begleitstörung, umso besser sprachliche Fähigkeiten aktivieren zu können. Dabei wird von einem Netzwerkmodell ausgegangen, bei dem alle höheren kognitiven Funktionen miteinander agieren und sich gegenseitig aktivieren (Grönke 2012). Die Autoren sprechen von dem alert-Prinzip. Das alert-Prinzip soll die Verbindung von Aufmerksamkeit und Sprache herstellen. Dazu bedienen sie sich Grundsätzen wie Motivation, hohe Redundanz, multimodale Stimulierung, kontextuelle Übungen, motorische Übungen und Varianz der Methoden in der Therapie.

Ablauf Mit dem Patienten wird ein Aktivitätsziel festgelegt, z. B. am Postschalter Briefmarken kaufen. Daraufhin werden sprachsystematische Übungen mit assoziativen Übungen abgewechselt (Wo kann man Postkarten hinschicken? Welche anderen Arten von Post gibt es?), dann auch mit Themenwechseln und Rollenspielen. Ziel ist es, eine alltagsnahe Kommunikation zu erreichen, indem die kognitiven Fähigkeiten des Patienten in unterschiedlichster Form angeregt werden.

Material 30 alltagsnahe Situationen in Wort- und Bildkarten, Anregungen zu Funktionsübungen und Rollenspielen.

Evidenz Dieser Ansatz ist als Ergänzung zu sprachsystematischer Therapie gedacht, indem er die kommunikative Seite betont und den Transfer des Gelernten in die Spontansprache unterstützt (Grönke & Mebus 2011). Eine Einzelfallstudie (Evers 2013) hat erste Daten zur Wirksamkeit erhoben, die Verbesserungen im Kommunikationsverhalten zeigt.

Kommunikative Sprachübungsspiele nach Pulvermüller

Pulvermüller (1990) hat bestimmte Kriterien für kommunikative Übungen für Menschen mit Aphasie aufgestellt, die er in seinen Sprachübungsspielen umsetzt. Wichtig ist dabei v. a., dass die Übungen alltagsnah sind und sprachliche Äußerungen trainiert werden, die tatsächlich im Alltag vorkommen, die für den Patienten relevant sind, die kommunikative Ziele und Intentionen ausdrücken und die ihm helfen, für den Alltag effektive Strategien zu entwickeln. Die Sprachübungsspiele sind relativ simpel gestaltet, haben aber einen großen Effekt, weil kleine alltägliche Handlungen simuliert werden.

Karten-hergeben-Spiel

Dieses Spiel ist für Betroffenen mit einer globalen Aphasie geeignet. Ähnlich wie im PACE-Setting besteht das Material aus einem Memoryspiel mit 15 – 30 Karten. Therapeutin und Patient sitzen sich gegenüber, ein Sichtschutz steht zwischen ihnen. Einer fängt an und fordert eine Karte ein, der andere kann sie ihm geben oder auch verweigern und sagen, er hätte sie nicht oder will sie nicht hergeben. So geht es hin und her, bis alle Karten einmal durchgespielt wurden.

Weg-beschreiben-Spiel

Dieses Spiel ist für Betroffene mit leichter bis mittelschwerer flüssiger Aphasie gedacht. Es kann in Zweierteams oder auch in einer Gruppe gespielt werden. Ziel ist das Erklären einer Wegbeschreibung anhand eines Stadtplans, den jeder vor sich liegen hat. Der Stadtplan sollte schematisch und mit klaren Anhaltspunkten wie Bahnhof, Kaufhaus oder Post versehen sein. Ein roter Punkt markiert den Standort. Die Therapeutin erklärt, die Patienten zeichnen den Weg ein.

Kommentieren-Spiel

Die Therapeutin liest einen Erzähltext vor und fordert währenddessen den zuhörenden Betroffenen immer wieder auf, etwas an der Geschichte zu kommentieren oder nachzufragen. Die Idee dabei ist, dass für Menschen mit Broca-Aphasie, die sich nur schwer ausdrücken können, dies eine häufige Situation ist, denn in den meisten Fällen werden sie in die Rolle des Zuhörers gedrängt und häufig gelingt es nicht, den Gedanken zu vermitteln.

Gemeinsam-Planen-Spiel

In diesem Gruppentherapie-Spiel geht es darum, sich gemeinsam über Vorschläge auszutauschen, die aus der Gruppe kommen. Hier sind alle Mitspieler gleich, die Therapeutin übernimmt keine führende Rolle. Als Material dient das Spiel „Sympathie“ von Ravensburger – ein Kennenlernspiel. Dabei werden fünf Situationsbilder mit Freizeithandlungen in die Mitte gelegt und jeder überlegt, welche Reihenfolge der Handlung ihm am wichtigsten ist oder was er oder sie am liebsten davon macht.

Dieses Spiel ist für leichte Aphasien gedacht.

Evidenz: Speziell für diese Spiele werden keine Evidenzen genannt (Neininger 2002).

6

Computergestützte Therapie

Ziel Kommunikative Übungen, die als Eigenübungen zuhause durchgeführt werden können

- **DiaTrain** (www.diatrain.eu): App mit kurzen Videosequenzen von alltäglichen Dialogen, anhand derer in verschiedenen Hilfestufen v. a. die kommunikativen Fähigkeiten trainiert werden können

Evidenz In einer Studie mit fünf Patienten mit chronischer Aphasie, die 10 Tage lang 3 Stunden täglich mit der App übten und 4 Wochen und 6 Monate später untersucht wurden, zeigten sich Verbesserungen in der Qualität und Quantität der Produktion von Wörtern aus den Skripts. Die Teilnehmer hoben hervor, dass sie Verbesserungen in ihren kommunikativen Fähigkeiten und ihrem sprachlichen Ausdruck erlebten und mehr Zuversicht fühlten (Bilda 2011).

6.8.5 Neurolinguistischer Ansatz

Hier hat die Sprachtherapeutin eine breite Auswahl an Therapiemethoden und -material, die sich auf die verschiedenen linguistischen Ebenen beziehen. Sie kann kreativ sein und die Störungen der Semantik, der Phonologie, der Morphologie und der Syntax gezielt in allen Modalitäten Sprechen, Verstehen, Lesen und Schreiben behandeln.

Mapping-Therapie

Geeignet für unflüssige Aphasien mit Problemen in Satzproduktion und -verständnis von komplexen syntaktischen Strukturen

Ziel Die Behandlung des Agrammatismus. Die Zuweisung der thematischen Rollen im Satz (also AGENS, PATIENS, THEMA) lernen, um komplexe Sätze (Objektrelativsätze, Subjektrelativsätze, Passivsätze) verstehen und produzieren zu können. Beruht auf der Mapping Defizit Hypothese bei Agrammatismus (➤ Kap. 6.1).

Ablauf Dem Patienten werden Situationsbilder gezeigt, anhand derer er verschiedene Satzkonstruktionen bilden soll. Die Untersucherin unterstützt durch verschiedene Hilfen. Beispiel für einen aktiven Aussagesatz: DIE KRANKENSCHWESTER JAGT DEN GROSSEN LEHRER. Die Untersucherin erklärt worum es geht: „Dies ist ein Bild übers Jagen. Das Verb im Satz ist ‚jagt'. In diesem Bild ist derjenige, der gejagt wird, der große Lehrer (THEMA), diejenige, die jagt, ist die Krankenschwester (AGENS). Bilden Sie bitte einen Satz der mit der Krankenschwester anfängt!" (Rochon, Laird, Bose et al. 2005). Wenn der Satz produziert wurde, werden die thematischen Rollen auf Wortkarten geschrieben und den Personen auf dem Bild zugeordnet.

Material Fotos mit Handlungen, Symbole für die thematischen Rollen.

Die Mapping-Therapie kann in unterschiedlichen Schwierigkeitsgraden durchgeführt werden, sowohl für das Satzverständnis als auch für die Satzproduktion. Sie eignet sich auch für den Komplexitätsansatz (➤ Kap. 6.8.7), indem komplexe Strukturen trainiert werden, um einfachere Strukturen mit zu behandeln (Schröder 2013).

Evidenz Sowohl Saffran, Schwartz, Fink et al. (1994) als auch Rochon et al. (2005) zeigen in ihren Studien mit acht respektive drei Patienten, dass sich alle sowohl in der Sprachproduktion als auch im Satzverständnis überzufällig verbessern, dies auch auf nicht geübte Sätze übertragen und in einem Follow up die Leistung erhalten können. Die Methode zeigt sich insbesondere bei Patienten mit eindeutigem Agrammatismus wirksam.

Handlungsorientierter Ansatz (HOT)

Geeignet für Der für die Kindertherapie entwickelte Ansatz ist für leichte bis schwere Aphasien in der störungsspezifischen und chronischen Phase, aber auch bei Demenz geeignet (➤ Kap. 15.6.3).

Ziel Verbesserung von Sprachverständnis, Wortschatz, Satzbau, Artikulation. Die Annahme ist, dass Sprechen und Handeln zusammengehören. Dabei geht es um die Sequenzierung von Handlungen und ihre Zielgerichtetheit. Die Handlungen werden sprachlich begleitet. Dabei wird die sprachliche Form von den Fähigkeiten des Patienten bestimmt.

Ablauf Es werden **Skripte** von alltäglichen Handlungen erstellt. Dabei gibt es fünf Phasen:

1. Vorstellen der Materialien / Zutaten und benennen, z. B. Brot, Butter, Käse, Messer, Brett
2. die Materialien den Bildkarten zuordnen
3. Handlungsschritte planen durch Beschreiben, z. B. (Brotscheiben) abschneiden, (Käse) abschneiden, (Brot) belegen
4. Handlung durchführen
5. Versprachlichung der Handlung anhand der Bildkarten, z. B. zwei Scheiben Brot abschneiden,

den Käse mit dem Messer abschneiden, die Brotscheibe mit Käse belegen

Material Bildkarten (Fotos) und Schriftkarten mit Nomina, Verben und Sätzen. Der Materialband „Sprechen und Handeln“ (Gutzwiler & Rutschmann 2011) bietet fertige Skripte mit Foto-, Wort- und Satzkarten speziell für den Einsatz in der Aphasietherapie an.

Evidenz Es sind für den Bereich Aphasie oder Demenz keine bekannt.

Computergestützte Therapie

Geeignet für: leichte bis schwere Aphasien, jede Verlaufsphase

Ziel Mit computergestützten Übungen auf dem PC oder Tablet können insbesondere Eigenübungen zu Hause durchgeführt werden. Dies erhöht die Therapieintensität, wenn die Patienten zusätzlich mind. eine Stunde täglich üben. Die Übungen sollten vorher von der Sprachtherapeutin ausgewählt und mit den Patienten durchgeführt werden. Die Auswahl der Programme ist mittlerweile sehr groß. Sie bieten gleichzeitig eine Leistungskontrolle an, sodass Verlauf und Lernerfolge kontrolliert werden können.

Ablauf Eine Software oder App wird auf dem PC / Tablet des Patienten installiert. Die Programme sind i. d. R. selbsterklärend. Die Darbietung ist auditiv und visuell möglich.

Material Es gibt semantische Übungen (Wort-Bild-Zuordnung, Schrift-Bild-Zuordnung, semantisches Kategorisieren, semantisches Assoziieren etc.), syntaktische Übungen (Satz-Bild-Zuordnung, Satzbildung usw.), Sprechübungen usw. Manche dieser Apps können kostenlos heruntergeladen werden. Gängige Aphasie-Softwareprogramme, die im Internet zu finden sind:

- **Aphasiaware** (www.aphasiaware.de): verschiedene sprachsystematische Übungen auf Wort- und Satzebene mit Fotos und Zeichnungen, schriftsprachliche Übungen
- **Lingware 5.6** (www.phoenixsoftware.de): über 30 Übungsreihen mit Fotos, Videos, Möglichkeit der Lautwiedergabe und -aufzeichnung
- **ReVivo** (www.aphasie.com): bietet über Video-Mundbilder Übungen zum Sprechen von Lauten und Worten an

Evidenz: Laut den Leitlinien gibt es noch keine vergleichenden Therapiestudien, aber Nobis-Bosch et al. (2011) haben in einer Cross-over Studie nachweisen können, dass sich durch zusätzliches PC-Training linguistische und sprachliche Fähigkeiten verbesserten (Ziegler 2012)

Teletherapie

Computergestützte Teletherapie ist eine weitere Möglichkeit, Patienten zu Hause in ihren Eigenübungen zu unterstützen. Dabei sind Therapeutin und Patient über ein klinikinternes Netzwerk miteinander vernetzt, sodass eine regelmäßige Supervision und Evaluierung der Therapie stattfinden kann. Das Patientenmanagementsystem **EvoCare** bietet dazu das Übungsprogramm **EvoLing** (Seewald, Lederhofer, Rupp et al. 2004). Die Patienten werden so nahtlos von der stationären in die ambulante Rehabilitation überführt. Für zu Hause wird ihnen eine Patientenstation EvoLinos zur Verfügung gestellt, die mit einem Touchscreen für eine bedienerfreundliche Oberfläche verbunden ist. Die Übungen passen sich automatisch dem Leistungsniveau des Patienten an (Sünderhof, Rupp & Tesak 2008).

Neurolinguistische Aphasietherapie (NAT)

Geeignet für alle Schweregrade, alle Verlaufsphasen

Ziel Sprachsystematische Übungen auf allen linguistischen Ebenen mit streng kontrolliertem Material (nach Konkretheit, Silbenzahl, Silbenkomplexität, Wortklasse, semantischer Kategorie usw.). Es stehen eine ganze Reihe von Übungsordnern zur Verfügung, aus denen die Sprachtherapeutin gezielt die Übungen heraussuchen kann, die für den Patienten geeignet sind.

Ablauf Das NAT-Material besteht aus DIN A4 Übungsblättern, die man gemeinsam mit dem Patienten durchführen oder als angeleitete Eigenübungen mitgeben kann.

Material Es gibt acht verschiedene Bände:

1. lexikalisch-semantische Störungen
2. Agrammatismus
3. lexikalisch-phonematische Störungen
4. Bild-semantische Störungen
5. Bild-phonematische Störungen
6. Satzergänzung
7. Störungen der lexikalisch-semantischen Verbverarbeitung
8. Störungen der Verarbeitung von Nomina Komposita

Nach einer ausführlichen linguistischen Diagnostik ist es möglich, gezielt Übungen aus diesem Material auszuwählen, um selektiv einzelne Strukturen, z. B. phonematische Paraphasien mit vorrangig Metathesen, zu behandeln.

Evidenz Sprachsystematische Ansätze zeigen sich in der postakuten Phase in der Verbesserung sprachlicher Leistungen kommunikativen Ansätzen überlegen; insbesondere eine gezielte semantische oder phonologische Therapie führt zu Verbesserungen in diesen Bereichen (Huber et al. 2013).

Neurolinguistische Übungen

Sprachsystematische und linguistische Kenntnisse sind die Voraussetzung für eine zielgerichtete Aphasietherapie. Unabhängig von dem übergeordneten Ziel der Wiederherstellung der Kommunikationsfähigkeit, sind auch Funktionsübungen auf den einzelnen linguistischen Ebenen von großer Bedeutung und wesentlich für die störungsspezifische Übungsphase. Die Patienten selbst haben ein großes Interesse daran, wieder grammatikalisch korrekt formulierte Äußerungen produzieren zu können. Die Kompetenz der Sprachtherapeutin besteht darin, anhand linguistischer und nicht-linguistischer Parameter auf den Patienten individuell zugeschnittene Übungen zusammen zu stellen. Dabei orientiert sie sich an dem durch die Diagnostik erstellten neurolinguistischen Störungsprofil. Eine mögliche Vorgehensweise, um die richtigen Übungen zu finden, ist die Beantwortung folgender Fragen am Beispiel einer Wortfindungsstörung:

- Was muss trainiert werden, um den Wortabruf zu verbessern?
- Welche Übungen sind geeignet, genau dieses Problem zu bearbeiten?
- Wo liegt die zugrundeliegende Störung? z. B. im semantischen System oder im phonologischen Ausgangslexikon?
- Ist es eine Zugriffs- oder eine Repräsentationsstörung? Behandele ich die semantischen Einträge oder die lexikalische Form?
- Gibt es evidenzbasierte Verfahren, die z. B. den Zugriff auf die lexikalische Form fördern?
- Auf welchem Niveau soll trainiert werden? Auf Wortebene? Auf Satzebene? Auf Textebene?
- Kann schriftsprachliche Unterstützung eingesetzt werden?
- Welche Hilfen sind geeignet, den Wortabruf zu fördern?
- Welches Feedback (➤ Kap. 5.1.4) ist geeignet, um den Patienten zu unterstützen?
- Welches Material ist geeignet? Wortkarten, Bildkarten, Realgegenstände?
- Welche Eigenübungen können konzipiert werden?

Mit der Beantwortung dieser Fragen schnürt man ein Übungspaket, z. B. „Training der semantischen Einträge“ mit z. B. folgenden Übungen, nachdem man die Literatur nach Studien für ein semantisches Training durchforstet hat:

- auditives / visuelles Wort-Bild-Zuordnen (lexikalisch-semantischer Ansatz)
- Assoziieren von Begriffen (Ansatz semantische Beziehungen)
- Begriffe sortieren nach Hyperonymität, Hyponymität, Synomymität, Antonymität, etc. (Ansatz semantische Merkmale)
- Benennen (lexikalisch-semantischer Ansatz)
- Sätze ergänzen (Ansatz semantischer Kontext)

Als Hilfen werden z. B. festgelegt:

1. Begriff Umschreiben
2. Nennen eines semantischen Merkmals
3. Nennen des Anlauts
4. Vorgabe des Begriffs

Die Sprachtherapeutin gibt während der Übungen sowohl ergebnisorientiertes als auch durchführungsorientiertes Feedback.

Grundsätzliche Überlegungen für Übungen zum Sprachverständnis

Das Verstehen sprachlicher Äußerungen ist von linguistischen und nicht-linguistischen Faktoren abhängig. Diese sollten bei den Übungen berücksichtigt werden (Tesak 2000). Diese Faktoren bestimmten den Schwierigkeitsgrad und die Effektivität der Übungen.

Linguistische Faktoren sind:

- Wortfrequenz
- Wortklasse
- Wortlänge
- Satzlänge
- Konkretheit
- Eindeutigkeit
- Plausibilität

6

Nicht-linguistische Faktoren, die ebenfalls den Schwierigkeitsgrad beeinflussen, sind:
- Anzahl der Auswahlmöglichkeiten
- Art der Auswahlmöglichkeiten (semantische, phonematische Ablenker)

Weitere Faktoren, die sich auf das Verständnis gesprochener Sprache auswirken, sind kognitive Faktoren wie Aufmerksamkeit, Arbeitsgedächtnis, externe Faktoren wie Hintergrundgeräusche und personelle Faktoren wie die Hörfähigkeit und die Tagesform (Tesak 2000).

Grundsätzliche Überlegungen für Übungen zur Sprachproduktion

Bei der Produktion gesprochener Sprache gibt es ebenfalls Einflussfaktoren, die sich auf das Ergebnis auswirken können.

Linguistische Faktoren sind:
- Wortlänge
- Wortklasse
- Silbenkomplexität
- Betonungsmuster
- morphologische Struktur
  - Gegenwart - Vergangenheit
  - transitiv - intransitiv
- syntaktische Struktur
  - aktiv - passiv
  - Hauptsätze - Nebensätze
  - Grundwortstellung SPO - Topikalisierung
  - nicht reversibel - reversibel
- semantische Struktur
  - plausibel -nicht plausibel

Nicht-linguistische Faktoren sind auch hier die Aufmerksamkeit und das Arbeitsgedächtnis, aber auch die Motivation und die Relevanz der Äußerungen für den Patienten.

Tesak (2000) hat in seinem Buch Grundlagen der Aphasietherapie ein Kompendium an Übungen zusammengetragen, die hier nicht wiedergegeben werden können. Viele Übungen und Übungsideen finden sich ebenfalls auf www.madoo.net.

Therapieverfahren bei Mehrsprachigkeit

Grundsätzlich gelten für bilinguale Sprecher dieselben Therapieprinzipien und Therapiekonzepte wie für monolinguale Sprecher. Sofern es die Therapiekonzepte auch in anderen Sprachen gibt oder sie zu übertragen sind, lassen sie sich ohne weiteres anwenden. Welche Sprache als Therapiesprache gewählt wird, hängt meistens zunächst von der Therapeutin und der Umgebung ab. In den wenigsten Fällen wird sie die L1 des Patienten (ausreichend gut) sprechen, um die Therapie in dieser durchzuführen.

Wichtige Aspekte bei der mehrsprachigen Therapie sind:
- sprachsystematischen Eigenschaften beider Sprachen berücksichtigen
- auf sprachsystematische (phonologische, lexikalische, syntaktische) Gemeinsamkeiten und Unterschiede eingehen: je ähnlicher sie sich sind, desto eher können Generalisierungseffekte auftreten (Kiran & Edmonds 2004)
- Therapie zunächst nur in einer Sprache durchführen

Evidenz Es zeigen sich *cross language transfer effects* (CLT), also die Übertragung von Verbesserungen von einer Sprache in die andere, die nicht behandelt wurde, insbesondere im Bereich des Lexikons und des Lesens (*Cognate therapy*, Kiran & Edmonds 2004). Es zeigen sich sogar Verbesserungen, wenn gerade die weniger dominante Sprache (L2) behandelt wird (Edmonds & Kiran 2006). Die CLT Effekte lassen sich in den meisten Fällen nachweisen, sind jedoch abhängig von verschiedenen Faktoren, wie ein Überblick über die bisherigen Studien dazu zeigt (Ansaldo & Saidi 2014):
- Wortart
- strukturelle linguistische Überschneidungen der Sprachen
- Therapieansatz
- prä- und postmorbide Sprachkompetenzen aller Sprachen
- kognitiver Status

6.8.6 Modellorientierter Ansatz

Dieser Ansatz setzt an den zugrundeliegenden Prozessen an, die gestört oder erhalten sind. Vor allem bei den Schriftsprachestörungen (➤ Kap. 7), der Akalkulie (➤ Kap. 8) und in der Behandlung des Agrammatismus (z. B. REST) werden diese Ansätze bevorzugt verfolgt. Sie eignen sich für die Therapie in der störungsspezifischen Phase. Die Sprachtherapeutin sollte mit den zugrundeliegenden Modellen gut vertraut sein (➤ Kap. 6.3).

Reduzierte Syntax Therapie (REST)

Geeignet für schwer betroffene Patienten mit Agrammatismus und gut erhaltenem Benennen für hochfrequente Nomina und Verben, auch schriftsprachliche Fähigkeiten sind von Vorteil

Ziel Es werden Strukturen erarbeitet, die zwar nicht syntaktisch vollständig, aber inhaltlich korrekt sind. Sie vermeiden insbesondere die agrammatischen Probleme mit Funktionswörtern. So kann der Patient seine syntaktischen Defizite im Alltag durch einfachere Strukturen kompensieren. Die REST basiert auf dem Sprachproduktionsmodell nach Garrett (1980, 1988, ➤ Kap. 6.3.2).

Ablauf Die Behandlung ist in 5 Phasen eingeteilt, in denen die reduzierten Strukturen erarbeitet werden.

- *Phase 1*: Erarbeiten von Zwei-Konstituenten-Phrasen, z. B. Infinitiv-Objekt-Phrase, Adverb-Verb-Phrase. Zunächst mit einem engen semantischen Zusammenhang, z. B. Kaffee trinken, Blumen gießen, lange geschlafen, viel gegessen. Später auch mit Variation: Kaffee kochen, Blumen pflücken. Dabei werden kleine Dialoge geübt: „Katrin will heute Kaffee trinken. Was will Katrin heute tun?“ Gleichzeitig werden früh auch Perfekt-Formen eingeführt, z. B. Kaffee getrunken, München gefahren. Syntaktische Strukturen: NP-V-Phrasen; AP-V-Phrase
- *Phase 2*: Präpositionalphrasen erarbeiten, z. B. „nach Berlin gefahren“, „aus München gekommen“. Syntaktische Strukturen: PP-V-Phrase
- *Phase 3*: Wird erst durchgeführt, wenn die Strukturen aus den vorhergehenden Phasen sicher sind. Manche Patienten erreichen diese Phase aber auch nicht. Hier werden die Strukturen umfangreicher, z. B. Thomas geduscht, Katrin Kuchen gegessen, Hermann laut gelacht. Syntaktische Strukturen: NP-V, NP-NP-V, NP-AV-V, NP-PP-V
- *Phase 4*: Freie Ergänzungen und Änderung der Wortstellung, z. B. Katrin Kuchen in München gegessen, Im Hotel Thomas lange geduscht. Syntaktische Strukturen: AP / PP- … – … -V
- *Phase 5*: Erarbeitung von transitiven Verben, die zwei Objekte nehmen können, z. B. Katrin Thomas Kuchen geschenkt. Syntaktische Strukturen: … - NP - NP - V -…

Material Bildkarten mit Objekten, Handlungen und Situationen, die Nomina und Verben sind in der Handanweisung vorgegeben. Sehr gut eignen sich die MODAK oder LOGOTHERAPIA-Bilder.

Evidenz In einer Therapiestudie mit 11 Patienten zeigten sich signifikante Verbesserungen der Spontansprache, die auch noch bei drei von vier untersuchten Patienten nach einem Jahr anhielten (Springer, Huber, Schlenck et al. 2000).

Modellorientierte Aphasietherapie (MOAT)

Geeignet für Chronische Aphasien

Ziel Die MOAT ist eine intensive Einzeltherapie, die auf einer hypothesengeleiteten modellorientierten Diagnostik basiert (Barthel 2005). Sie integriert Inhalte verschiedener Therapieansätze (linguistischer Ansatz, modellbasierter Ansatz, Strategieansatz, kommunikativer Ansatz) und Angehörigenarbeit. Dabei werden die Prinzipien des motorischen Lernens, das Shaping und die Intensität angewendet. Ziel der MOAT ist eine Verbesserung von insbesondere den verbalen expressiven Fähigkeiten und der Kommunikationsfähigkeit bei chronischen Aphasien.

Ablauf Die MOAT findet drei Stunden täglich über einen Zeitraum von 10 Tagen statt (Barthel 2005). Abhängig vom Störungsbild und den Ergebnissen der modellgeleiteten Diagnostik werden entsprechende Übungen gezielt ausgewählt, z. B. im Bereich Semantik Erarbeitung semantischer Unterschiede, Beurteilung semantischer Beziehungen, klassische Wort-Bild-Zuordnung, Benennen. Dabei werden Schwierigkeitsgrad und Material kontrolliert und angepasst und in allen Modalitäten geübt.

Evidenz Barthel (2005) konnte in ihrer Studie signifikante Verbesserungen nachweisen (im AAT, CETI und LEMO 2.0), die sich auch nach einem halben Jahr noch zeigten. Die Ergebnisse weisen klar auf mehr Einsatz von Intensivtherapien hin.

Modellorientierte Übungen

Um modellorientiert zu arbeiten, muss eine entsprechende Diagnostik (➤ Kap. 6.7.5) vorausgegangen sein. Nur dann kann ein bestimmtes Modul oder eine bestimmte Route im Sprachmodell behandelt werden.

Beispiel Wortabrufstörung Zugriffstörung auf den lexikalischen Eintrag im phonologischen Output-Lexikon

Ziel: Vermitteln von Deblockierungstechniken, von Umwegstrategien, Anwendung dieser Umwegstrategien im Alltag

Ablauf: Self-Cueing durch Umschreibungen, Generalisierungen oder Einsatz anderer Modalitäten

Material: Wörter, Bildkarten nach Frequenz und Konkretheit kontrolliert

Beispiel Wortfindungsstörung Störung auf die Repräsentation im phonologischen Output-Lexikon

Ziel: Aufbau eines Basislexikons mit Inhaltswörtern, Reaktivierung der Einträge im phonologischen Output-Lexikon, Anwendung der erarbeiteten Inhaltswörter im Alltag

Ablauf: Benennen alltagsnaher Inhaltswörter mit multimodaler Unterstützung, z. B. Schriftbild, Nachsprechen; im Verlauf die Hilfen abbauen

Material: Bildkarten, Wortkarten kontrolliert nach Frequenz, Abbildbarkeit, Konkretheit

(Beispiele: von der Heide & Bartels 2002)

6

6.8.7 Lerntheoretischer Ansatz

In den letzten Jahren haben Einflüsse aus den Erkenntnissen der allgemeinen Verhaltensforschung und der kognitiven Neuropsychologie zugenommen. Daraus sind Ansätze entstanden, die sich u. a. auf die Prinzipien des motorischen Lernens beziehen (➤ Kap. 5.1.4). Hierzu zählen Ansätze wie das Fehlerfreie Lernen, die Constraint-Induced Therapie und der Komplexitätsansatz.

Constraint-Induced Aphasia Therapy (CIAT)

Geeignet für schwer betroffene Patienten in der chronischen Phase

Ziel Reorganisation der neuronalen Strukturen durch intensives Training anhand der Prinzipien der Neuroplastizität (➤ Kap. 5.1.3). Dabei steht *constraint-induced* für den ausschließlichen Gebrauch der Modalität Sprechen, alle alternativen Kommunikationskanäle werden unterbunden. Die CIAT ist angelehnt an die *motorische constraint-induced movement therapy*, CIMT. Drei Prinzipien sind wichtig:

- Intensivierung: massives Üben, mehrere Stunden am Tag
- Fokussierung: Hilfsmittel entsprechend der sprachlichen Leistung des Patienten
- Verhaltensrelevanz: die Übungen in der Therapie sollten für den Alltag relevant sein

Ablauf CIAT ist eine Gruppentherapie mit dem Therapeuten und Co-Therapeuten sowie zwei bis drei Patienten. Die Basis ist das Karten-hergeben-Spiel von Pulvermüller (1990). Alle Personen sitzen um einen Tisch, auf dem ein Sichtschutz aufgebaut ist. Ein Spieler fragt einen anderen nach einer bestimmten Karte – er darf nur gesprochene Sprache verwenden. Der Therapeut ist Mitspieler und kann demnach nicht helfen. Dafür ist der Co-Therapeut zuständig: Er springt bei Blockaden ein und unterstützt den jeweiligen Patienten durch Anregungen. Die Spielzüge sind nach Schwierigkeitsgrad gestaffelt. Zunächst werden einfache Formulierungen gefordert, z. B. „Wer hat Hase?", dann „Haben Sie den Hasen?", dann „Herr Meier, haben Sie den Hasen?" usw.

Material Es wird nur mit Bildkarten gearbeitet, damit die Schriftsprache ausgeblendet wird. Die Bildkarten sind in sechs Schwierigkeitsgrade eingeteilt, nach Wortfrequenz, dann Minimalpaare „Mund - Mond", dann Farbwörter und -bezeichnungen „blaue Wolke", dann Anzahlen „vier Stühle", zuletzt Handlungen, z. B. die PACE Situationsbilder. Pro Set gibt es 30 Karten, also 15 Paare.

Evidenz Ist die einzige Therapiemethode, die auch in den Leitlinien genannt wird, die tatsächlich signifikante Therapieeffekte der mittleren Evidenzstufe nachweisen kann. Allerdings wird der Effekt weniger der Methode, als vielmehr der hohen Intensität zugeschrieben. Die Verbesserungen zeigen sich im Wortabruf und der Sprachproduktion, die Frage ist, ob grammatische Prozesse im Sprachverständnis ebenso verbessert werden (Maher 2018).

Komplexitätsansatz

Geeignet für alle Verlaufsphasen, alle Schweregrade

Ziel Die Grundannahme ist, dass man komplexe, schwierige Strukturen übt, um einen Generalisierungseffekt auf einfachere ungeübte Strukturen zu erreichen. Die Hypothese ist, dass die einfachen Strukturen eine Teilmenge der komplexen Strukturen sind, während das umgekehrt nicht der Fall ist: einfachere Strukturen wirken sich nicht auf komplexere Strukturen aus (Thomson 2007; Heide 2015). Dieser Ansatz geht also entgegengesetzt der üblichen didaktischen Vorgehensweise vom Leichten zum Schweren, vom Konkreten zum Abstrakten (Heide 2015). Entwickelt wurde er im Bereich der Syntax (*complexity account of treatment efficacy* CATE, Thomson, Shapiro, Kiran & Sobecks 2003), wo sich gezeigt hat, dass die Patienten Generalisiserungseffekte auf leichtere Strukturen zeigen, wenn sie die schwierigen zuerst üben. Dabei gilt dieser Ansatz für semantische, phonologische und syntaktische Strukturen und zeigte auch in der Behandlung der Sprechapraxie deutliche Erfolge (ebd.). Funktionieren kann diese Methode nur, wenn das nicht geübte Material leichter ist als das geübte und wenn dabei dieselben sprachlichen Verarbeitungsprozesse gefordert werden (ebd.). Dazu muss natürlich anhand von linguistischen Kriterien definiert werden, was ist „komplex", was ist „einfach". Im Bereich der Syntax sind z. B. Passivsätze (Der Junge wird von dem Mädchen getreten) schwieriger zu verarbeiten als Aktivsätze (Das Mädchen tritt den Jungen).

Ablauf Zusammen mit dem Patienten werden Strukturen ausgewählt, die für ihn wichtig, relevant und alltagsnah sind.

Material Das Material muss nach linguistischen Kriterien ausgewählt und strukturiert werden. Man braucht einen Satz komplexes Material zum Üben und einen Satz einfaches Material derselben Struktur zum Überprüfen.

Evidenz Es gibt Einzelfall- und Gruppenstudien, die signifikante Verbesserungen in den geübten Strukturen gezeigt haben, für Syntax (Thomson et al. 2003), Semantik (Sandberg & Kiran 2014) und Phonologie (Thomson 2007).

Fehlerfreies Lernen

Geeignet für alle Verlaufsphasen, jeden Schweregrad

Ziel Die Patienten sollen lernen ohne Fehler zu machen. Im Gegensatz zum normalen Vorgang in der Therapie, über Versuch-und-Irrtum zu lernen, indem die Therapeutin nach und nach mehr Hilfen gibt, geschieht es hier umgekehrt. Der Patient soll möglichst gar keine Fehler machen, damit diese nicht gelernt werden. Der Ansatz kommt aus der Neuropsychologie zur Behandlung von Gedächtnisstörungen (Baddeley & Wilson 1994) und beruht auf der Hebbschen Regel, dass sich die Verbindungen zwischen den Neuronen verstärken, je öfter sie gemeinsam aktiviert werden. So können sich bei einer Hirnschädigung auch fehlerhafte Assoziationen verstärken, weil die Kontrollmechanismen nicht korrekt arbeiten (Busch & Heide 2011). Das fehlerfreie Lernen ist eine Herangehensweise an die Aufgabengestaltung in der Therapie (ebd.)

Ablauf Es gibt mehrere Methoden in der Aphasietherapie, die Busch & Heide (2011) zusammengetragen haben. Eine davon wird hier dargestellt:

Methode der Vanishing cues (Abel, Schultz, Radermacher et al. 2005): Wird auch als Rückwärtsverkettung oder abnehmende Hilfen beschrieben. Die Zielvorgabe wird zu Beginn der Übung gegeben, z. B. das Benennen von Apfel. Die Therapeutin spricht es vor, der Patient spricht es nach. Dann gibt sie nur den Anlaut „Ap…", dann eine Umschreibung „Dies ist keine Birne, sondern …", am Ende gibt sie keine Hilfe mehr (Busch & Heide 2012).

Material Es kann auf Wort- oder Satzebene gearbeitet werden. Wichtig ist die strikte Einhaltung der Methode.

Evidenz Bisher gibt es keine Studien, die eine Überlegenheit dieses Ansatzes im Vergleich zum Trial-and-Error-Ansatz zeigen. Die Patienten zeigen Verbesserungen nach beiden Behandlungsmethoden. Es zeigte sich aber eine bessere Akzeptanz gegenüber dem fehlerfreien Lernen, wahrscheinlich, weil es weniger frustrierend wirkt. Insbesondere Studien zum Wortabruf vergleichen die Ansätze. So haben Schuchard & Middleton (2018) gefunden, dass fehlerfreies Lernen bei Abrufstörungen aus dem phonologischen Output-Lexikon erfolgreich ist, während bei semantischen Zugriffstörungen diese Methode nicht greift, wahrscheinlich, weil durch das Nachsprechen die lexikalisch-phonologischen Verbindungen gestärkt werden.

6.8.8 Systemischer/holistischer Ansatz

Der systemische Ansatz ist ein kontext-orientierter Ansatz. Dies entspricht den Überlegungen, die zu Anfang des Kapitels (➤ Kap. 6.8) getroffen wurden: Die Aphasietherapie kann sich nicht loslösen von der Persönlichkeit und Identität des Betroffenen, denn diese drückt sich durch Sprache aus. Die Sprachtherapie kann sich nur im Kontext des Betroffenen bewegen, sie muss ihm helfen, wieder eine

Neuorientierung in seinem Leben zu finden und mit der sprachlichen Behinderung einen neuen Sinn zu finden (Steiner 2016). In diese Kategorie gehören demnach auch psychotherapeutische Ansätze, die jedoch außerhalb der fachlichen Kompetenz der Sprachtherapeutin liegen. Im Bereich der Angehörigen-Beratung gibt es jedoch einige Methoden, die sich speziell den Bedürfnissen der „Aphasie"-Familie widmen. Im Folgenden werden zwei vorgestellt.

Die Wirksamkeit dieser Methoden bemisst sich letztlich an einer verbesserten Kommunikation zwischen den Primärbetroffenen und ihren Angehörigen. Dies kann sich in Fragebögen wiederspiegeln. Für beide unten beschriebenen Ansätze sind m.W. keine Evidenzstudien durchgeführt worden.

Partner-Aphasiker-Kommunikations-Training (PAKT)

Geeignet für leichte bis schwer betroffene Patienten mit Aphasie mit einigermaßen gutem Sprachverständnis mit ihren Angehörigen

Ziel Gedacht als Ergänzung zur Aphasietherapie, um den Familien kommunikative Strategien zu demonstrieren und mitzugeben. Dabei werden Themen behandelt, die im Alltag schwierig sind oder waren.

Ablauf Die Gruppen bestehen aus dem Primärbetroffenem, seinem Angehörigen, der Sprachtherapeutin und einem PAKT-Therapeut. Es werden Rollenspiele durchgespielt, in denen der Patient und sein Angehöriger sich selbst spielen. Wenn sie nicht weiterkommen, übernehmen die Therapeuten in einem Rollentausch und demonstrieren, wie sich eine schwierige kommunikative Situation auflösen lässt. Erlaubt sind alle möglichen Kommunikationsmittel, der Einsatz von Schildern, Hilfsmitteln. Ziel ist eine erfolgreiche Kommunikation unabhängig von der Form (Roth 1989).

Material Situationen zu Hause oder unterwegs, bei denen es zu kommunikativen Schwierigkeiten und Misserfolgen kam.

Angehörigentraining nach Bongartz

Geeignet für leichte bis schwer betroffene Patienten mit Aphasie mit ihren Angehörigen

Ziel Behandlung von kommunikativen Missverständnissen zu Hause im Umgang miteinander. Gezieltes Angehen von sich wiederholenden Gesprächssituationen, die zu einem Zusammenbruch der Kommunikation geführt haben. Basiert auf der linguistisch-pragmatischen Aphasiediagnostik (Bongartz 1997; ➤ Kap. 6.7.6)

Ablauf Der Patient und seine Angehörige führen ein Gespräch, welches aufgezeichnet wird. Der Untersucher analysiert dieses Gespräch nach den Strategien, die beide einsetzen, wenn z.B. ein Missverständnis auftritt oder eine Blockade. Anhand der ausführlichen Analyse kann der Untersucher Hilfestellungen und Strategien anbieten, die beide Gesprächspartner nutzen können. Es können auch neue Themen angesprochen werden, z.B. die Planung einer Urlaubsreise, die dann unter der Moderation und Hilfestellung des Untersuchers in einem Gespräch stattfinden.

Material Situationen zu Hause oder unterwegs, bei denen es zu kommunikativen Schwierigkeiten und Misserfolgen kam; Themen, die besprochen werden müssen.

LITERATUR

Abel S, Huber W, Longoni F, Schlenck KJ, Springer L & Willmes K. Das sprachsystematische Aphasiescreening (SAPS). Manuskript in Vorbereitung, 2013.

Abel S, Schultz A, Radermacher I, Willmes K & Huber W. Decreasing and increasing cues in naming therapy for aphasia. Aphasiology 2005; 19 (9): 831–848.

Aichert I, Ziegler W. Segmental and metrical encoding in aphasia: Two case reports. Aphasiology 2004; 18(12):1201–1211.

Aitchinson J. Wörter im Kopf: Eine Einführung in das mentale Lexikon. Konzepte der Sprach-und Literaturwissenschaft Bd. 56. De Gruyter, 1997.

Albert ML, Obler LK (1978). The Bilingual Brain. New York: Academic Press, 1978.

Albert ML, Sparks RW, Helm NA. Melodic intonation therapy for aphasia. Arch Neurol 1973; 29(2): 130–131.

Alexiadis G. Zwischensprachliche Interferenzerscheinungen innerhalb der kontrastiven Linguistik und der Neurolinguistik am Beispiel Deutsch-Neugriechisch. Dissertation, Universität Augsburg, 2008.

Ansaldo AI, Saidi LG. Aphasia therapy in the age of globalisation: Cross-linguistic therapy effects in bilingual aphasia. Behavioural Neurology Journal 2014; doi:10.1155/2014/603085.

Ardila A, Ostrosky-Solis F (Hrsg.) Brain Organization of Language and Cognitive Processes. New York: Plenum Press., 1989.

Ardila A. A proposed reinterpretation and reclassification of aphasic syndromes. Aphasiology 2010; 24:3, 363–394

DOI: 10.1080/02687030802553704. Zuletzt abgerufen am 18.07.18.

Azuar C, Leger A, Arbizu C, Henry-Amar F, Chomel-Giullaume S, Samson Y. The Aphasia Rapid Test: an NIHSS-like aphasia test. J Neurol. 2013; 260(8): 2110–2117.

Baddeley AD. The episodic buffer: A new component of working memory? Trends in Cognitive Sciences 2000; 4 (11):417–423.

Baddeley, A. & Wilson, B. A. (1994). When implicit learning fails: Amnesia and the problem of error elimination. *Neuropsychologia, 31*, 53–68.

Bartels H. LEMO: Diagnostik bei verbalen und schriftsprachlichen Wortverarbeitungsstörungen. Reader zur Fortbildung, Bad Gögging, 2006.

Barthel G. Modellorientierte Aphasietherapie und Aachener Sprachanalyse: Evaluation bei Patienten mit chronischer Aphasie. Dissertation. Universität Konstanz, 2005. https://kops.uni-konstanz.de/bitstream/handle/123456789/11021/Barthel.pdf?sequence=1&isAllowed=y (zuletzt abgerufen am 06.12.18).

Barthel G. Modellorientierte Sprachtherapie und Aachener Sprachanalyse: Evaluation bei Patienten mit chronischer Aphasie. Dissertation, Universität Konstanz, 2005.

Basso A, Capitani E, Vignolo LA. Influence of Rehabilitation on Language Skills in Aphasic Patients. Arch Neurol 1979; 36:190–196.

Bauer A, Auer P. Aphasie im Alltag. Stuttgart: Thieme, 2009.

Bauer A, Kaiser G. Verbesserungshandlungen in der sprachlichen Interaktion zwischen Aphasikern und Sprachgesunden: Ein deskriptiv-interpretatives Verfahren ihrer Analyse für diagnostische Zwecke. In: Roth VM (Hrsg.) Kommunikation trotz gestörter Sprache: Aphasie-Demenz-Schizophrenie. Tübingen: Günter Narr Verlag, 1989.

Baumgärtner A, Grewe T, Ziegler W et al. FCET2EC (From controlled clinical trial to everyday communication): How effective is intensive integrative therapy for chronic aphasia under routine clinical conditions? A randomized controlled trial. Trials 2013; 14: 308.

Baumgärtner A. Mixed Transcortical Aphasia: Repetition without Meaning. In: Raymer AN, Gonzales Rothi LJ (Hrsg.) The Oxford Handbook of Aphasia and Language Disorders. New York: Oxford University Press, 2018.

Bayer J. Die linguistische Bewertung aphasischer Spontansprache. Eine Anleitung für die Praxis. In: Springer L, Kattenbeck G (Hrsg.). Aphasie. München: tuduv Verlag, 1985: 9–46.

Beeson PM, Rising K. Acquired Dysgraphias: Mechanisms of Writing. Raymer AN, Gonzales Rothi LJ (Hrsg.) The Oxford Handbook of Aphasia and Language Disorders. New York: Oxford University Press, 2018.

Benson DF. Aphasia, alexia, and agraphia. New York: Churchill Livingston, 1979.

Berg A. A structural account of phonological paraphasia. Brain & Language 2005; 94(3):104–129.

Berthier M. Transcortical Aphasias. Hove: Psychology Press, 1979.

Beushausen U. Testhandbuch Sprache. Bern: Verlag Hans Huber, 2007.

Beushausen U., Grötzbach H. Evidenzbasierte Sprachtherapie. München: Urban & Fischer, 2011.

Bhogal SK, Teasell RM, Foley NC, Speechley MR. Rehabilitation of aphasia: more is better. Topics in Stroke Rehabilitation 2003a; 10: 66–76.

Bhogal SK, Teasell RM, Speechley MR. Intensity of Aphasia Therapy, impact on recovery. Stroke 2003b; 34: 987–993.

Bilda K. Video-based conversational script training for aphasia: A therapy study. Aphasiology 2011; 25(2); 191–201.

Blanken G, De Bleser R. Sprachverarbeitung bei „flüssiger" globaler Aphasie. In: Ostermann F (Hrsg.). Ohne Worte. Sprachverarbeitung und Therapie bei globaler Aphasie. Dortmund: Borgmann, 2003.

Blanken G, Dittmann J, Grimm H et al. (Hrsg.). Linguistic disorders and pathologies. An international Handbook. Berlin: de Gruyter, 1993.

Blanken G. (Hrsg.) Einführung in die linguistische Aphasiologie: Theorie und Praxis. Freiburg: Hochschul-Verlag, 1991.

Blanken G. Psycholinguistische Modelle der Sprachproduktion und neurolinguistische Diagnostik. Neurolinguistik 1996; 10(1):29–62.

Blanken G. Wortfindungsstörungen und verbales Lernen bei Aphasie: eine Einzelfallstudie. Neurolinguistik 1989; 2: 107–126.

Blömer F, Pesch A, Willmes K, Huber W, Springer L, Abel S. Das sprachsystematische Aphasiescreening (SAPS): Konstruktionseigenschaften und erste Evaluierung. Zeitschrift für Neuropsychologie 2013; 24: 139–148.

Blomert L. Afasie Partner Vragenlisjt (APV). Endreport project Dutch Aphasia Foundation: Amsterdam, 1993.

Bongartz R. Kommunikationstherapie mit Aphasikern und Angehörigen. Grundlagen – Methoden – Materialien. Stuttgart: Thieme Verlag, 1998.

Brazis PW, Masdeu JC, Biller J. Localization in Clinical Neurology. 7. Aufl. Philadelphia: Wolters Kluwer, 2017.

Breitenstein C, Grewe T, Flöel A et al. Wie wirksam ist eine intensive Aphasietherapie unter regulären klinischen Bedingungen? Die deutschlandweite Aphasieversorgungsstudie FCET2EC, Sprache, Stimme, Gehör 2014; 38: 14–19.

Buckingham HW. Mechanisms underlying aphasic transformations. In: Ardila A, Ostrosky-Solis F (Hrsg.). Brain Organization of Language and Cognitive Processes. New York, Berlin: Springer, 1989: 123–145.

Bundesverband für die Rehabilitation der Aphasiker e.V. (BRA). http://www.aphasiker.de

Busch T, Heide J. Fehlerfreies Lernen als Methode der Aphasietherapie: Theoretische Grundlagen, praktische Umsetzung und aktuelle Befunde zur Wirksamkeit. Spektrum Patholinguistik 2011; 4: 209–215.

Bußmann H. Lexikon der Sprachwissenschaft. 3. Aufl. Stuttgart: Kröner, 20021990.

Caplan D. Language. Structure, processing, and disorders. Cambridge: MIT Press, 1992.

Caramazza A. The logic of neuropsychological research and the problem of patient classification in aphasia. Brain & Language 1984; 1984; 21:9–20.

Cherney L, Halper A, Holland A, Cole R. Computerized script training for aphasia: Preliminary results. American Journal of Speech-Language Pathology 2008; 17: 19–34.
Chomsky N. Lectures on Government and Binding. Foris: Dordrecht, 1981.
Chwalek V, Niemann K, Krzok F et al. Sprachsystematisches Aphasiescreening (SAPS): Test-Revalidierung und Entwicklung eines Eigentrainings. Sprache Stimme Gehör 2013; 37 (1): 26–28.
Claros-Salinas D. Texte Verstehen. EKN-Materialien für die Rehabilitation. Bd. 3. Dortmund: Borgmann, 1993.
Code C. Language, Aphasia and the Right Hemisphere. John Wiley & Sons Ltd, 1987.
Coltheart M. Assumptions and methods in cognitive neuropsychology. In: Rapp B (Hrsg.). Handbook of cognitive neuropsychology. What deficits reveal about the human mind. Ann Arbor: Psychology Press, 2001. pp. 3–22.
Coopmanns J. Alltagsrelevante Aphasietherapie. Forum Logopädie 2007; 21 (1): 6–13.
Corsten S, Hardering F, Bröckel M. Der Biografisch-narrative Ansatz in der Intervention bei Aphasie – Ein innovatives Konzept für die logopädische (Gruppen-)Arbeit. Forum Logopädie 2011; 25(6):6–11.
Corsten S. Modellorientierte Therapie phonologische Störungen bei Aphasie. Spektrum Patholinguistik 2016; (9): 1–26.
Costa A, Santesteban M. Lexical access in bilingual speech production: Evidence from language switching in highly proficient bilinguals and L2 learners. Journal of Memory and Language 2004; 50: 591–511.
Crosson B, Bohsali A, Raymer AM. Transcortical Motor Aphasia. In: Raymer AN, Gonzales Rothi LJ (Hrsg.) The Oxford Handbook of Aphasia and Language Disorders. New York: Oxford University Press, 2018.
Davis GA, Wilcox MJ. Adult Aphasia Rehabilitation: Applied Pragmatics. San Diego: College-Hill Press, 1985.
Davis GA, Wilcox MJ. Incorporating parameters of natural conversation in aphasia treatment. In: Chapey (Hrsg). Language Intervention strategies in Adult Aphasia. Baltimore: Williams & Wilkins, 1981: 169–193.
De Bleser R, Cholewa J, Stadie N, Tabatabaie S, LEMO. Lexikon modellorientiert. München: Urban & Fischer, 2004.
De Bleser R, Dupont P, Postler J, Bormans G, Speelman D, Mortelmans L, Debrock M. The organisation of the bilingual lexicon: a PET study. Journal of Neurolinguistics 2003; 16(4–5): 439–456.
De Langen E. Sprache und Gehirn. Nicht im Lehrbuch. Seminarskript. November 2012.
De Langen-Müller U. Angehörigenarbeit bei Aphasie: Brauchen oder können Laien Therapie? Sprache – Stimme – Gehör 2015; 39:123–128.
Dehaene S, Dupoux E, Mehler J, Cohen L, Paulesu E, Perani D, LeBihan D (1997). Anatomical variability in the cortical representation of first and second language. Neuroreport 1997; 8(17): 3809–3815.
Dell GS, Schwartz MF, Martin N, Saffran EM, Gagnon DA. Lexical access in aphasic and nonaphasic speakers. Psychological Review 1997; 104 (4): 801–838.
Dijkstra T, van Heuven WJ. The BIA model and bilingual word recognition. In: Grainger J, Jacobs AM (Hrsg.), Localist connectionist approaches to human cognition. Mahwah, NJ: Lawrence Erlbaum Associates, 1998: 189–226.
DIMDI (Deutsches Institut für Medizinische Dokumentataion und Information) (Hrsg.) (2005): Die Internationale Klassifikation der Funktionsfähigkeit, Behinderung und Gesundheit – ICF. DIMDI, Genf. www.dimdi.de/dynamic/de/klassifikationen/icf/index.html. Zuletzt abgerufen am 17.07.18.
Dittmann J. Phonematische Störungen bei Aphasie. In: Blanken G (Hrsg). Einführung in die linguistische Aphasiologie. Freiburg: Hochschul-Verlag, 1991:43–88.
Eckold M, Helmenstein T. Die Bad Schwalbacher Schriftprobe: Validität und Reliabilität. European Journal of Geriatrics 2007; 9(3):125–129.
Edmonds L, Kiran S. Effect of semantic naming treatment on crosslinguistic generalization in bilingual aphasia. Journal of Speech, Language, and Hearing Research 2006; 49: 729–748.
Emerick, LL, Haynes WO. Diagnosis and Evaluation in Speech Pathology. 3. Aufl. Englewood Cliffs: Prentice-Hall, 1986.
Enderby P, Crow E. Frenchay Aphasia Screening Test: validity and comparability. Disabil Rehabil. 1996; 18(5):238–40.
Enderby PM, Wood VA, Wade OT, Langton Hewer R. The Frenchay aphasia screening test: a short, simple test for aphasia appropriate for non-specialists. Int J Rehab Res. 1987; 8: 166–170.
Engell B, Hütter BO, Willmer K, Huber W. Quality of Life in aphasia: Validation of a pictorial self-rating procedure. Aphasiology 2003; 17(4): 383–396.
Engelter ST, Gostynski M, Papa S, Frei M, Born C, Ajdacic-Gross V et al. Epidemiology of Aphasia attributable to First Ischemic Stroke: Incidence, Severity, Fluency, Etiology and Thrombolysis. Stroke 2006; 37: 1379–1384.
Evers J. Partizipation in Diagnostik und Intervention bei Aphasie. Sprache-Stimme-Gehör 2013; 37:155–156.
Fischer R. Linguistik für Sprachtherapeuten. Köln: Prolog, 2009.
Friede S, Kubandt M. Diagnostik der Aphasie bei Kindern und Jugendlichen. Überblick, Möglichkeiten und Grenzen. Forum Logopädie 2011; 6:18–25.
Friederici A. Kognitive Strukturen des Sprachverstehens. Berlin: Springer Verlag, 1987.
Frommelt P, Lösslein H. NeuroRehabilitation: Ein Praxisbuch für interdisziplinäre Teams. 3.Aufl. Berlin, Heidelberg: Springer Verlag, 2010.
GAB & DGNKN Leitlinien. Gesellschaft für Aphasieforschung und -behandlung (GAB), Deutsche Gesellschaft für Neurotraumatologie und Klinische Neuropsychologie (DGNKN). Qualitätskriterien und Standards für die Therapie von Patienten mit erworbenen neurogenen

Störungen der Sprache (Aphasie) und des Sprechens (Dysarthrie). Leitlinien 2000. www.aphasiegesellschaft.de/files/6013/6268/2690/LL_2000_GAB_DGNKN.pdf. Zuletzt abgerufen am 18.07.18
Galletta EE, Barrett AM. Global Aphasia. In: Raymer AN, Gonzales Rothi LJ (Hrsg.) The Oxford Handbook of Aphasia and Language Disorders. New York: Oxford University Press, 2018.
Garrett M. Levels of Processing in Language Production. In: Butterworth B (Hrsg). Language Production Vol.1, Speech and Talk. London: Academic Press, 1980.
Garrett M. Processing in language production. In: Newmeyer FJ (Hrsg.) Linguistics. The Cambridge Survey. Vol 3: Psychological and biological aspects. Cambridge: CUP, 1988: 69–96.
Gerber S, Gurland GB. Applied pragmatics in the assessment of aphasia. Seminars in Speech and Language 1989; 10: 263–281.
Glindemann R, Springer L. PACE Therapie und sprachsystematische Übungen. Ein integrativer Vorschlag zur Aphasietherapie. Sprache-Stimme-Gehör 1989; 4 (13): 188–192.
Glindemann R, Ziegler W. Kommunikativ-pragmatisches Screening (KOPS). Ein Untersuchungsinstrument für Patienten mit Aphasie. Sprache Stimme Gehör 2017; 41(02):102–107.
Goldenberg G. Neuropsychologie. Grundlagen, Klinik, Rehabilitation. 3. Aufl. München: Urban & Fischer, 2002.
Goodglass H, Kaplan E. The Assessment of Aphasia and related disorders. 2. Aufl. San Diego: Lea & Febiger, 1983.
Goodglass H. Stages of lexical retrieval. Aphasiology 1998; 12: 287–298.
Grande M, Hußmann K. Einführung in die Aphasiologie. 3.Aufl. Stuttgart: Thieme Verlag, 2016.
Grande M, Springer L, Huber W. Richtlinien für die Transkription mit dem Programm ASPA (Aachener Sprachanalyse). Sprache-Stimme-Gehör 2006; 30 (4): 179–185.
Green DW. Mental control of the bilingual lexico-semantic system. Bilingualism-Language and Cognition 1998; 1: 67–82.
Greenwald ML. Wernicke's Aphasia: Auditory Processing and Comprehension. In: Raymer AN, Gonzales Rothi LJ (Hrsg.) The Oxford Handbook of Aphasia and Language Disorders. New York: Oxford University Press, 2018.
Grodzinsky Y. A restrictive theory of agrammatic comprehension. Brain and Language 1995; 50:27–51.
Grönke C. APT – Partizipationstraining in der Aphasietherapie mit dem alert-Prinzip. Forum Logopädie 2012 6(26):12–17.
Grosjean F. Life with two languages: An introduction to bilingualism. Cambridge, MA: Harvard University Press, 1982.
Grötzbach H, Beushausen U. Intensität in der Sprachtherapie: Grundlagen. In: Grötzbach H (Hrsg.). Therapieintensität in der Sprachtherapie / Logopädie. Idstein: Schulz-Kirchner Verlag, 2017.
Grötzbach H, Hollenweger Haskell J, Iven C. Die ICF- und ICF-CY. Umsetzung und Anwendung in der logopädischen Praxis. Idstein: Schulz-Kirchner, 2014.
Grötzbach H, Iven C. Einführung in die ICF. ICF in der Sprachtherapie. Idstein: Schulz-Kirchner, 2009.
Grötzbach H. Evidenzbasierte Aphasietherapie. In: Tesak J (Hrsg). Arbeiten zur Aphasie. Idstein: Schulz-Kirchner Verlag, 2007.
Gutbrod K, Michel M. Zur klinischen Validität des Token Tests bei hirngeschädigten Kindern mit und ohne Aphasie. Diagnostica 1986; 2: 118–128.
Harnish SM. Anomia and Anomic Aphasia: Implications for Lexical Processing. In: Raymer AN, Gonzales Rothi LJ (Hrsg.) The Oxford Handbook of Aphasia and Language Disorders. New York: Oxford University Press, 2018.
Heide, J. (2015) „Mach's Dir nicht zu einfach" – Die Behandlung einer Satzproduktionsstörung im Rahmen des Komplexitätsansatzes. Sprachtherapie aktuell: Schwerpunktthema: Aus der Praxis für die Praxis 2: e2015–08; doi: 10.14620/stadbs150908
Heidler MD. Die Rolle des Kleinhirns für Sprechen, Sprache, Kognition und Affekt. Logos interdisziplinär 2013; 21(3):197–204.
Heidler MD. Kognitive Dysphasien. Frankfurt a.M.: Lang, 2006.
Heidler MD. Thalamische Aphasien: Ätiologie und Erscheinungsformen von Sprachverarbeitungsstörungen nach Thalamusläsionen. Zeitschrift für Neuropsychologie 2009, DOI: 10.1024/1016–264X.20.2.127
Helm-Estabrooks N, Fitzpatrick P, Barresi B. Visual Action Therapy for Global Aphasics. J Speech Hear Disord 1982; 47:385–389.
Helm-Estabrooks, N, Ramsberger, G. Treatment of agrammatism in long-term Broca's aphasia. British Journal of Disorders of Communication 1986. 21, 39–45.
Hickok G, Poeppel D. The Cortical Organization of Speech Processing. Cognition. Nature reviews Neuroscience 2007; 8(5):393–402.
Höhle B. Aphasie und Sprachproduktion: Sprachstörungen bei Broca- und Wernicke Aphasikern. Opladen: Westdt. Verlag, 1995.
Hopper T, Holland A. Situation-specific Training for Adults with Aphasia: an Example. Aphasiology 1998; 12(19):933–944.
Howard D, Patterson KE. The Pyramids and Palm Trees Test: A test of semantic access from words and pictures. Thames Valley Test Company, 1992.
Huber W, Poeck K, Springer L. Klinik und Rehabilitation der Aphasie. 2. Aufl. Forum Logopädie, Stuttgart: Thieme, 2013.
Huber W, Stachowiak FJ, Poeck K et al. Die Wernicke-Aphasie. Klinisches Bild und Überlegungen zur neurolinguistischen Struktur. J. Neurology 1975; 210, 77–97.
Huber W., Poeck K., Weniger D. Aphasie. In: Poeck K. (Hrsg.) Klinische Neuropsychologie, 2. Aufl., Stuttgart: Thieme, 89–132, 1989.

Hussmann K, Grande M, Meffert E, Christoph S, Piefke M, Willmes K, Huber W. Computer-assisted analysis of spontaneous speech: quantification of basic parameters in aphasic and unimpaired language. Clin Linguist Phon 2012; 26(8): 661–680.

Hütter BO, Gilsbach JM. ALQI Aachener Lebensqualitätsinventar. In: Schuhmacher J, Klaiberg A, Brähler E (Hrsg.). Diagnostische Verfahren zu Lebensqualität und Wohlbefinden. Göttingen: Hogrefe, 2003.

Jaecks P. Restaphasie. Stuttgart: Thieme, 2015.

Joanette Y, Puel M, Nespoulous JL, Rascol A, Lecours AR. (1982) Aphasie croisee chez les droitiers: 1. Revue de la litterature. Revue Neurologique 1982; 138: 575–586.

Jungbluth M, Huber W, Mais C, Schnitker R. Paving the Way for Speech: Voice-Training-Induced Plasticity in Chronic Aphasia and Apraxia of Speech – Three Single Cases Neural Plasticity 2014, Article ID 841982, http://dx.doi.org/10.1155/2014/841982, zuletzt abgerufen am 18.07.18.

Kaplan E, Goodglass H, Weintraub S. The Boston Naming Test, Boston: Veterans Administration, 1976.

Karnath HO, Hartje W, Ziegler W (Hrsg.) Kognitive Neurologie. Stuttgart: Thieme, 2006.

Karnath HO, Their P. (Hrsg.) Kognitive Neurowissenschaften. 3. Aufl. Heidelberg: Springer, 2012.

Kay J., Ellis A. A cognitive neuropsychological case study of anomia: implications for psychological models of word retrieval. Brain 1987; 110: 613–629.

Keith RL, Aronson AE. Singing as therapy for Apraxia of Speech and Aphasia: Report of Case. Brain Lang 1975; 2:483–488.

Kerschensteiner M, Poeck K, Brunner E. The fluency-nonfluency dimension in the classification of aphasic speech. Cortex 1972; 8: 233–247.

Kerschensteiner M, Poeck K, Huber W, Stachowiak FJ, Weniger D. Die Broca Aphasie. Journal of Neurology 1978; 217:223–242.

Kessler J, Kalbe E, Heiss WD. Sprachstörungen – Phänomenologie, Diagnostik und Therapie der Aphasie. Bremen: Uni-Med, 2003.

Kiran, S., & Edmonds, L.A. (2004). Effect of semantic naming treatment on crosslinguistic generalization in bilingual aphasia. Brain and Language, 91(1), 75–77.

Köhler K, Bartels C, Hermann M et al. Conduction aphasia – 11 classic cases. Aphasiology 1998; 12: 865–884.

Kotten A. Lexikalische Störungen bei Aphasie. Stuttgart: Thieme, 1999.

Krozk F, Rieger V, Niemann K et al. The novel language-systematic aphasia screening SAPS: screening-based therapy in combination with computerised home training. Int. Journ Language & Communication Disorders 2017; 53 (2). DOI:10.1111/1460-6984.12350.

Kümmerer D. Die Neurobiologie der Sprache. Forum Logopädie 2015; 5(29):12–16.

Landerl K, Vogel S, Kaufmann L. Dyskalkulie. Modelle, Diagnostik, Intervention. 3. Aufl. München, Basel: Ernst Reinhardt Verlag, 2017.

LaPointe LL (Hrsg.). Aphasia and Related Neurogenic Language Disorders. 4. Aufl., New York: Thieme Medical, 2011a.

LaPointe LL. Humanistic Basics: Adaptation, Accomodation and Aristos. In: LaPointe LL (Hrsg). Aphasia and Related Neurogenic Language Disorders. 4. Aufl., New York: Thieme Medical, 2011b.

Leboukou A, Gleichgerrcht E, McGrattan K, Bachman DL, Adams RJ, Bonilha A. Aphasia in multilingual individuals: The importance of bedside premorbid language proficiency assessment. eNeurologicalSci 2015; 1(1): 1–2.

Lesser R, Milroy L. Linguistics and Aphasia. Psycholinguistic and pragmatic aspects of intervention. London: Longman, 1993.

Levelt WJM, Roelofs A, Meyer AS. A theory of lexical access in speech production. Behavioural and Brain Sciences 1999; 22(1): 1–75.

Levelt WJM. Speaking: From Intention to Articulation. Cambrigde: MIT-Press, 1989.

Levelt WJM. The architecture of normal language use. In: Blanken G, Dittmann J, Grimm H, Marshall JC, Wallesch CW (Hrsg.). Linguistic disorders and pathologies. A international handbook. Berlin: De Gruyter, 1993: 1–15.

Lorenz A. Die Behandlung von Wortabrufstörungen bei Aphasie: eine methodenvergleichende Studie zum Bildbenennen. Inaugural-Dissertation. Humanwissenschaftliche Fakultät. Universität Potsdam, 2004.

Lorenzen B, Murray LL. Bilingual Aphasia: A Theoretical and Clinical Review. American Journal of Speech-Language Pathology 2008; 17: 299–317.

Lutz L. Das Schweigen verstehen: Über Aphasie. 4.Auflage. Berlin, Heidelberg: Springer, 2011.

Lutz L. Das Schweigen verstehen. Hamburg: Springer, 1996.

Maher LM. Broca's Aphasia and Grammatical Processing. In: Raymer AN, Gonzales Rothi LJ (Hrsg.) The Oxford Handbook of Aphasia and Language Disorders. New York: Oxford University Press, 2018.

Marian V, Blumenfeld HK, Kaushanskaya M. The Language Experience and Proficiency Questionnaire (LEAP-Q): Assessing Language Profiles in Bilinguals and Multilinguals. Journal of Speech, Language, and Hearing Research 2007; 50:940–967.

Masoud V. Gruppentherapie bei neurologischen Sprachstörungen. Stuttgart: Thieme, 2009.

McClelland JL, Rumelhart DE. An interactive Activation Model of Context Effects in Letter Perception: Part 1. An Account of Basic Findings. Psychological Review 1981; 88:375–407.

McNeil MR, Copland DA. Aphasia Theory, Models, and Classification. In: LaPointe LL (Hrsg). Aphasia and Related Neurogenic Language Disorders. 4. Aufl., New York: Thieme Medical, 2011.

McNeill MR, Pratt SR. Defining Aphasia: Some theoretical and clinical implications of operating from a formal definition. Aphasiology 2010; 15(10): 901–911.

Mehrholz J. Frühe Sprachtherapie nach Schlaganfall ohne deutlichen Einfluss auf die Kommunikationsfähigkeit. Neuroreha 2012; 3:106–107.
Morton J. Facilitation in Word Recognition: Experiments Causing Change in the Logogen Model. Processing of Visible Language. NATOCS Vol. 13. 1979: 259–268.
Morton J. The logogen model and orthographic structure. In: Firth U (Hrsg.). Cognitive Processes in Spelling. London: Academic Press, 1980.
Moses MS, Nickels LA, Sheard C. Disentangling the web: Neologistic perseverative errors in jargon aphasia. Neurocase 2004; 10(6):452–461.
Müller SV. Exekutivfunktion und Sprache. Sprache – Stimme – Gehör 2017; 41:179–183.
Murdoch BE. Acquired Speech and Language Disorders. 2. Aufl. Chichester: Wiley-Blackwell, 2010.
Neininger B, Pulvermüller F, Elbert T, Rockstroh B, Mohr B. Intensivierung, Fokussierung und Verhaltensrelevanz als Prinzipien der Neuropsychologischen Rehabilitation und ihre Implementierung in der Therapie der chronischen Aphasie. Z neuropsychol 2004; 15:219–232.
Neininger B. Sprachverarbeitung außerhalb der klassischen Sprachzentren. Dissertation zur Erlangung des Dr. rer.nat. University of Konstanz. kops.ub.uni-konstanz.de/volltexte/2002/879/pdf/neininger-02.pdf. Zuletzt abgerufen am 18.07.18
Nickels L, Howard D. Aphasic naming: what matters? Neuropsychologia 1995; 33: 1281–1303.
Nickels L. The Hypothesis testing approach to the assessment of language. In B. Stemmer & H. A. Whitaker (Hrsg.), Handbook of the neuroscience of language. Amsterdam: London: Elsevier. 2088: 13–22.
Nickels L. Words fail me: symptoms and causes of naming breakdown in aphasia. In: Berndt RS (Hrsg.). Handbook of Neuropsychology, Vol 2: Language and Aphasia (2. Aufl) Amsterdam: Elsevier Science, 2003.
Nobis-Bosch R, Bruehl S, Krzok F, Jakob H. Szenario Test. Hofheim: NAT Verlag, 2020.
Nobis-Bosch R, Rubi-Fessen I, Biniek R, Springer L. Diagnostik und Therapie der akuten Aphasie. Forum Logopädie, Stuttgart: Thieme, 2013.
Nobis-Bosch R, Springer L, Radermacher I et al. Supervised home training of dialogue skills in chronic aphasia: a randomized parallel group study. J Speech Lang Hear Res 2011; 54: 1118–1136.
Orgass B. Eine Revision des Token Tests I. Vereinfachung der Auswertung, Itemanalyse und Einführung einer Alterskorrektur. Diagnostica 1976a; 22:70–87.
Orgass B. Eine Revision des Token Tests II. Validätsnachweis, Normierung und Standardisierung. Diagnostica 1976b; 22:141–156.
Ozdemir E, Norton A, Schlaug G. Shared and distinct neural correlates of singing and speaking. NeuroImage 2006; 33:628–681.
Paradis M, Libben G. The assessment of bilingual aphasia. Hillsdale: Erlbaum, 1987.
Paradis M. (Hrsg.). Foundations of Aphasia Rehabilitation. Oxford: Pergamon Press, 1993.
Paradis M. A neurolinguistics theory of bilingualism. Amsterdam, Philadelphia: John Benjamins PV, 2004.
Paradis, M. (1977): Bilingualism and aphasia. In: Studies in Neurolinguistics, Vol. 3. Hg. H. Whitaker. New York: Academis Press, 65–121.
Paradis, M. (1993a). Linguistic, psycholinguistic, and neurolinguistic aspects of 'interference' in bilin- gual speakers: The activation threshold hypothesis. *International Journal of Psycholinguistics,* **9,** 133–145.
Patterson JP. Aphasia Assessment. In: Raymer AN, Gonzales Rothi LJ (Hrsg.) The Oxford Handbook of Aphasia and Language Disorders. New York: Oxford University Press, 2018.
Patterson KE. Acquired Disorders of spelling. In: Denes G, Semenza C, Bissiachi P (Hrsg.). Perspectives on Cognitive Neuropsychology. London: Lawrence Erlbaum, 1988.
Pedersen PM, Vinter K, Olsen TS. Aphasia after stroke: type, severity and prognosis. Cerebrovascular Diseases 2004; 17:35–43.
Peschke C. Der dorsale Strom in der auditorisch-motorischen Integration beim Sprechen: Untersuchungen mit der funktionellen Magnetresonanztomographie. Spektrum Patholinguistik 2010; 3: 59–70.
Pitres A. Etude sur l'aphasie chez les polyglottes. Revue de Médicine 1895; 15:873–899.
Poeck K (Hrsg.). Klinische Neuropsychologie. Stuttgart: Thieme, 1989.
Poeck K, Kerschensteiner M, Stachowiak FJ, Huber W. Die Aphasien. Act.neurol. 1975; 2:159–169.
Pompino-Marschall B. Einführung in die Phonetik. Berlin: De Gruyter, 1995.
Pöppel D, Hickok G. Towards a new neuroanatomy of language. Cognition 2004; 92:1–12.
Prigatano GP. Neuropsychologische Rehabilitation: Grundlagen und Praxis. Heidelberg: Springer, 2004.
Pulvermüller F, Neininger B, Elbert T, Mohr B, Rockstroh B, Koebbel P, Taub E. Constraint-induced therapy of chronic aphasia after stroke. Stroke 2001; 32:1621–1626.
Pulvermüller F. Aphasische Kommunikation: Grundlagen ihrer Analyse und Therapie. In: Roth VM (Hrsg). Sprachtherapie. 2. Aufl. Tübingen: Gunter Narr Verlag, 1990.
Rapp B, Caramazza A. On the Distinction between Deficits of Access and Deficits of Storage: A Question of Theory. Cognitive Neuropsychology 2007; 10(2):113–141.
Raymer AN, Gonzales Rothi LJ. Aphasia Syndromes: Introduction and Value in Clinical Practice. In: Raymer AN, Gonzales Rothi LJ (Hrsg.) The Oxford Handbook of Aphasia and Language Disorders. New York: Oxford University Press, 2018a.
Raymer AN, Gonzales Rothi LJ. Principles of Aphasia Rehabilitation. In: Raymer AN, Gonzales Rothi LJ (Hrsg.) The Oxford Handbook of Aphasia and Language Disorders. New York: Oxford University Press, 2018b.
Reilly J, Martin N. Semantic Processing in Transcortical Sensory Aphasia. In: Raymer AN, Gonzales Rothi LJ (Hrsg.)

The Oxford Handbook of Aphasia and Language Disorders. New York: Oxford University Press, 2018.
Rentsch HP, Bucher PO (Hrsg.). ICF in der Rehabilitation. Idstein: Schulz-Kirchner, 2005.
Rickheit G, Mellies R, Winneken A (Hrsg.). Linguistische Aspekte der Sprachtherapie. Forschung und Intervention bei Sprachstörungen. Opladen: Westdt. Verlag, 1992.
Riedel B. Texte für die neurologische Rehabilitation. Hofheim: NAT Verlag, 2001.
Riley EA, Brookshire CE, Kendall DL. Acquired Alexias: Mechanisms of Reading. In: Raymer AN, Gonzales Rothi LJ (Hrsg.) The Oxford Handbook of Aphasia and Language Disorders. New York: Oxford University Press, 2018.
Rilling E, Wilken R, Wismann K et al. Alltagsorientierte Therapie – ein interdisziplinäres, gruppentherapeutisches Angebot von Sprach- und Ergotherapie im Aphasie-Zentrum, Vechta-Langförden. Spektrum Patholinguistik 2010; 3: 181–186.
Robey RR. A meta-analysis of clinical outcomes in the treatment of aphasia. J Speech Lang Hear Res 1998; 41:172–187.
Rochon E, Laird L, Bose A, Scofield J. Mapping therapy for sentence production impairments in nonfluent aphasia. Neuropsychological Rehabilitation 2005; 15 (1): 1–36.
Roelofs A. Error biases in spoken word planning and monitoring by aphasic and nonaphasic speakers: Comment on Rapp and Goldrick 2000. Psychological Review 2004; 111(2):561–572.
Rose M, Sussmilch G. The effects of semantic and gesture treatments on verb retrieval and verb use in aphasia. Aphasiology 2008; 22:691–706.
Roth VM (Hrsg.). Kommunikation trotz gestörter Sprache. Aphasie – Demenz-Schizophrenie. Tübingen: Günter Narr Verlag, 1989.
Rother A. Kindliche Aphasie. L.O.G.O.S. Interdisziplinär 2005; 2:90–92.
Rupp E. Sprache und Gehirn. In: Braun O, Lüdtke U (Hrsg.). Sprache und Kommunikation. Stuttgart: Kohlhammer, 2012.
Sandberg C, Kiran S. How justice can affect jury: training abstract words promotes generalisation to concrete words in patients with aphasia. Neuropsychological Rehabil 2014; 24(5): 738–769.
Sarno, MT (Hrsg.). Acquired Aphasia. 2. Aufl. San Diego: Academic Press, 1991.
Saur D, Lange R, Baumgärtner A, Schraknepper V, Willmes K, Rijntjes M, Weiller C. Dynamics of language reorganization after stroke. Brain 2006; 129: 1371–1384.
Schindelmeiser J. Anatomie und Physiologie für Sprachtherapeuten. München: Elsevier, 2008.
Schindelmeiser J. Neurologie für Sprachtherapeuten. München: Elsevier, 2008.
Schlenck D, Schlenck KJ. Beratung und Betreuung von Angehörigen aphasischer Patienten. L.O.G.O.S. interdisziplinär 1994; 2 (2): 90–97.
Schneider B, Hansen H. Teilhabe im Fokus von Aphasie-Evaluation. Sprache – Stimme – Gehör 2015; 39:118–122.
Schneider B, Wehmeyer M, Grötzbach H. Aphasie. Wege aus dem Sprachdschungel. 6. Aufl., Stuttgart: Thieme, 2014.
Schöler M., Grötzbach H. Aphasie. Wege aus dem Sprachdschungel. Berlin: Springer, 2002.
Schröder A. Diagnostik und Therapie von syntaktischen Störungen bei Aphasie. Spektrum Patholinguistik 2013; 6: 87–98. www.researchgate.net/publication/298217242_Diagnostik_und_Therapie_von_syntaktischen_Storungen_bei_Aphasie. Zuletzt abgerufen am 18.07.18.
Schröder C, Stadie N. Kindliche Aphasie: Eine Fallbeschreibung. Die Sprachheilarbeit 2009; 4:146–157.
Schuchard J, Middleton EL. The Roles of Retrieval Practice Versus Errorless Learning in Strengthening Lexical Access in Aphasia. J Speech Hear Lang Res 2018; 61 (7):1700–1717. doi: 10.1044/2018_JSLHR-L-17-035.
Schuell H. Aphasia theory and therapy: Selected papers and lectures of Hildred Schuell. Baltimore: University Press, 1974.
Schütz S, de Langen E. Der Partner-Kommunikations-Fragebogen (PKF). Ein pragmatisch-funktionales Messverfahren in der Aphasiediagnostik. Die Sprachheilarbeit 2010; 6:282–290.
Schütz S. Angehörigenbefragung in der Aphasiediagnostik. Marburg: tectum Verlag, 2012.
Schütz S. Kommunikationsorientierte Therapie bei Aphasie. München, Basel: Ernst Reinhardt Verlag, 2013.
Schwartz MF, Linebarger MC, Saffran EM, Pate DS. Syntactic transparency and sentence interpretation in aphasia. Language and Cognitive Processes 1987; 2: 85–113.
Schwartz MF, Saffran EM, Fink RB, Myers JL, Martin N. Mapping therapy: A treatment program for agrammatism. Aphasiology 1994; 8:19–54.
Schwartz MF, Saffran EM, Marin OSM. The word order problem in agrammatism I: comprehension. Brain and Language 1980; 10:249–262.
Seewald B, Lederhofer C, Rupp E, Schupp W. Computergestützte Aphasiebehandlung: Das Konzept der EvoCare-Therapie. Forum Logopädie 2004: 2 (18), 24–29.
Shallice T, Rumiati RI, Zadini A. The selective impairment of the phonological output buffer. Cognitive Neuropsychology 2000; 17(6):517–546.
Spitzer L, Binofski F, Willmes K, Abel S. Exekutivfunktionen bei Aphasie: Entwicklung und Evaluation eines neuen Therapiekonzeptes zur Verbesserung der Umstellungsfähigkeit bei Aphasie. Sprache – Stimme – Gehör 2017; 41:204–211.
Spitzer L, Grötzbach H, Beushausen U. Störungen der Exekutivfunktionen bei Aphasie. Forum Logopädie 2013; 6(27): 24–29.
Spreen O, Risser AH. Assessing Aphasia. In: Sarno MT (Hrsg.) Acquired Aphasia. 3. Aufl. Academic Press, 1998: 71–156.
Springer L, Glindemann R, Huber W, Willmes K. How efficacious is pace-therapy when "language systematic training" is incorporated? Aphasiology 1991; 5 (4):391–399.
Springer L, Huber W, Schlenck K et al. Agrammatism: Deficit or compensation? Consequences for aphasia therapy. Neuropsychol Rehabil 2000; 10: 279–309.

Springer L. Erfahrungen mit der Visual Action Therapy (VAT). In: Springer L, Kattenbeck G (Hrsg.). Aphasie. München: tuduv, 1986.
Springer L. Therapeutic Approaches in Aphasia Therapy. In: Stemmer B, Whitaker H (Hrsg.). Handbook of the Neuroscience of Language. London: Elsevier, 2008: 397–406.
Stachowiak FJ, Huber W, Kerscheinsteiner M, Poeck K, Weniger D. Die globale Aphasie. Journal of Neurology 1977; 214 (2): 75–87.
Stadie N, Schröder A. Kognitiv orientierte Sprachtherapie. Methoden, Material und Evaluation für Aphasie, Dyslexie und Dysgrafie. München: Elsevier, 2009.
Stadie, N., Cholewa, J., De Bleser R. LEMO 2.0 Lexikon modellorientiert. Diagnostik für Aphasie, Dyslexie und Dysgrafie. Hofheim: NAT-Verlag, 2013.
Steiner J, Brunner C. Dialogisch orientierte Verfahren in der Aphasiediagnostik. SAL-Bulletin 2009; 134:17–32.
Steiner J, Rodenkirch S. Start Smart Parts. Kontextbezogene Therapieplanung. In: Steiner J (Hrsg.). Aphasie im Kontext. Einführung in die Praxis des alltagsorientierten Empowerments. Bern: HfH Verlag, Bd. 38, 2016.
Steiner J. Aphasie auf dem Weg zum Kontext. In: Steiner J (Hrsg.). Aphasie im Kontext. Einführung in die Praxis des alltagsorientierten Empowerments. Bern: HfH Verlag, Bd. 38, 2016.
Steiner J. Zürcher Leitfragen zur Mehrsprachigkeit bei Aphasie von Steiner. www.hfh.ch/fileadmin/files/documents/Dokumente_Expertenwissenonline/Sprache_und_Demenz/Z-MAS_Anamnese_Mehrsprachigkeit_Aphasie_HfH_nb.pdf (zuletzte abgerufen am 06.12.18)
Stielow A, Stenneken P. Der Beitrag exekutiver und sprachlicher Teilleistungen in semantischen und formal-lexikalischen Wortflüssigkeitsaufgaben. Sprache – Stimme – Gehör 2017; 41:197–203.
Sturm W, Herrmann M, Münte TF (Hrsg.). Lehrbuch der Klinischen Neuropsychologie. Grundlagen, Methoden, Diagnostik, Therapie. 2. Aufl. Heidelberg: Spektrum Akademischer Verlag, 2009.
Sünderhof S, Rupp E, Tesak J. Supervidierte Teletherapie bei Aphasie: Eine BMBF-Studie. Forum Logopädie 2008; 1 (22): 32–34.
Tesak J. (Hrsg.). Arbeiten zur Aphasie. Das Gesundheitsforum, Schulz-Kirchner, 2007a.
Tesak J. Das Individualsyndrom in der Aphasie. In: Tesak J (Hrsg.) Arbeiten zur Aphasie. Idstein: Schulz-Kirchner Verlag, 2007b.
Tesak J. Einführung in die Aphasiologie. 2. Aufl., Stuttgart: Thieme, 1997.
Tesak J . Grundlagen der Aphasietherapie. 2. Aufl. Idstein: Schulz-Kirchner, 2000.
Tesak J. ICF und Aphasie. In: Tesak J (Hrsg.). Arbeiten zur Aphasie. Idstein: Schulz-Kirchner Verlag, 2007c.
Thompson CK. Complexity in Language Learning and Treatment. American Journal of Speech-Language Pathology 20017; 16, 3–5.
Thomson CK, Shapiro LP, Kiran S, Sobecks J. The role of syntactic complexity in treatment of sentence deficits in agrammatic aphasia: the complexity account of treatment efficacy (CATE). J Speech Lang Hear Res 2003; 46(3):591–607.
Van de Meulen I, van de Sandt-Koenderman M. Scenario Test. Overall communication in severe aphasia. Vortrag auf der BKL Summer School 2008. www.bkl-ev.de/sommerschule/pdf/Sandt-Koenderman.pdf. Zuletzt abgerufen am 18.07.18.
Van Lancker Sidtis D, Sidtis JJ. Cortical-subcortical production of formulaic language: A review of linguistic, brain disorder, and functional imaging studies leading to a production model. Brain Cogn 2018; 126: 53–64. DOI: 10.1016/j.bandc.2018.08.003.
Verreyt N. The underlying mechanisms of selective and differential recovery in bilingual aphasia. Inaugural-Dissertation, Universität Gent, 2013.
Von der Heide B, Bartels H. Modellorientierte Aphasietherapie – Ziele und Methoden. Seminarskript zum Workshop auf den Würzburger Aphasietagen 21.–23.2.2002.
Wallesch CW, Bak T, Schulte-Möning. Acute aphasia – patterns and prognosis. Aphasiology 1992; 4:133–154.
Wallesch CW, Johannsen-Horbach H, Bartels C. Akute vaskuläre Aphasien. Sprache – Stimme – Gehör 2008; 32: 157–163.
Warrington EK, Cipolotti L. Word comprehension: The distinction between refractory and storage impairments. Brain 1996; 119: 611–625.
Warrington EK, Shallice T. Semantic access dyslexia. Brain 1979; 102: 43–63.
Weigl I. Neuropsychologische und neurolinguistische Grundlagen eines Programms zur Rehabilitation aphasischer Störungen. In: Peuser G. (Hrsg.). Studien zur Sprachtherapie. München: Fink, 1979: 491–514.
Weniger D. Aphasie. In: Karnath HO, Hartje W, Ziegler W. Kognitive Neurologie. Stuttgart, New York: Thieme Verlag, 2006.
Wilshire CE, Fisher CA. „Phonological" dysphasia: A cross-modal phonological impairment affecting repetition, production and comprehension. Cognitive Neuropsychology 2004; 21(2/3/4): 187–210.
Wilshire CE. Conduction Aphasia: Impaired Phonological Processing. In: Raymer AN, Gonzales Rothi LJ (Hrsg.) The Oxford Handbook of Aphasia and Language Disorders. New York: Oxford University Press, 2018.
Wilson SM, Eriksson DK, Schneck SM, Lucanie JM. A quick aphasia battery for efficient, reliable, and multidimensional assessment of language function. Plos One 2018; 13(2): e0192773.
Wittler M. Rückbildungsprozesse in der Akut- und Postakutphase von Aphasien. Forum Logopädie 2009; 6(23):12–18.
Youmans, G. Holland, A., Munoz, M. & Bourgeois, M. (2005). Script training and automaticity in two individuals with aphasia. Aphasiology, 19, 435–450.
Ziegler W. Rehabilitation aphasischer Störungen nach Schlaganfall. DGN (Deutsche Gesellschaft für Neurologie) Leitlinien für Diagnostik und Therapie in der Neurologie.

Kapitel Rehabilitation, 2012. www.dgn.org/leitlinien/2434-II-92–2012-rehabilitation-aphasischer-stoerungen-nach-schlaganfall. Zuletzt abgerufen am 18.07.18.

Ziegler W. Wirksamkeit der transkraniellen Gleichstromstimulation nicht erwiesen. Sprache – Stimme – Gehör 2016; 40:159–16.

Diagnostikmaterial

AABT - Biniek R . Akute Aphasien. 2. Aufl., Stuttgart: Thieme, 1997.

AAT - Huber W, Poeck K, Weniger D. Der Aachener Aphasie Test (AAT). Göttingen: Hogrefe, 1983.

AAT-Supplemente - Huber W, Willmes-von-Hinckeldey K. AAT-S Supplemente zum Aachener Aphasie Test. In Vorbereitung.

ACL - Kalbe E, Reinhold N, Ender U. Aphasie-Check-Liste (ACL). Köln: Prolog, 2002.

ALQUI - Hütter BO, Gilsbach JM. ALQI Aachener Lebensqualitätsinventar. In: Schuhmacher J, Klaiberg A, Brähler E (Hrsg.). Diagnostische Verfahren zu Lebensqualität und Wohlbefinden. Göttingen: Hogrefe, 2003.

ANELT - Blomert L, Buslach DC. Amsterdam-Nijmegen Everyday Language Test (ANELT) – Deutsche Fassung. Lisse, Niederlande: Swets & Zeitlinger, 1994.

APPLS - Bongartz R. Linguistisch-Pragmatische Aphasiediagnostik. Logos interdisziplinär 1997; 5: 98 – 111.

ASPA - Hußmann K, Grande M, Bay E, Christoph S, Springer L, Piefke M, Huber W. Aachener Sprachanalyse (ASPA): Computergestützte Analyse von Spontansprache anhand von linguistischen Basisparametern. Sprache Stimme Gehör 2006; 30(3): 95–102. DOI: 10.1055/s-2006–947245.

AST - Kroker U. Aphasie-Schnell-Test (AST). Leverkusen: Steiner, 2000.

BAT - Paradis M. Bilingual Aphasia Test BAT. www.mcgill.ca/linguistics/research/bat/. Zuletzt abgerufen am 18.07.18.

Benennbatterie - Blanken G, Druks J, Masterson J. Benennbatterie für Aktion und Objekte. Hofheim: NAT Verlag, 2003.

BIAS - Richter K, Wittler M, Hielscher-Fastabend M. BIAS (Bielefelder Aphasie Screening). Hofheim: NAT, 2006.

BIAS A & R - Richter K, Hielscher-Fastabend M. BIAS A&R. Bielefelder Aphasie Screening Akut und Reha. Hofheim: NAT Verlag, 2018. in Vorb.

BIWOS - Benassi A, Gödde V, Richter K. Bielefelder Wortfindungsscreening für leichte Aphasien. Hofheim: NAT Verlag, 2012.

BNT - Kaplan E, Goodglass H, Weintraub S. The Boston Naming Test, Boston: Veterans Administration, 1976.

BOSU - Glindemann R, Klintwort D, Ziegler W, Goldenberg G. Die Bogenhausener Semantik-Untersuchung (BOSU). München: Urban& Fischer, 2000.

KAP - Lang C, Dehm A, Dehm B & Leuschner T. Kurze Aphasieprüfung. Frankfurt: Swets, 1999.

KOPS - Glindemann R, Zeller C, Ziegler W. KOPS Kommunikativ-pragmatisches Screening für Patienten mit Aphasie. Hofheim: NAT-Verlag, 2018.

LEMO 2.0 - Stadie, N., Cholewa, J., De Bleser R. LEMO 2.0 Lexikon modellorientiert. Diagnostik für Aphasie, Dyslexie und Dysgrafie. Hofheim: NAT-Verlag, 2013.

Pyramids and Palm Trees Test - Howard D, Patterson KE. The Pyramids and Palm Trees Test: A test of semantic access from words and pictures. Thames Valley Test Company, 1992.

RWT - Aschenbrenner S, Tucher O, Lange KW. RWT Regensburger Wortflüssigkeitstest. Handanweisung. Göttingen: Hogrefe, 2000.

SAPS - Abel S, Huber W, Longoni F, Schlenck KJ, Springer L & Willmes K. Das sprachsystematische Aphasiescreening (SAPS). Manuskript in Vorbereitung, 2013.

SZENARIO - Nobis-Bosch R, Abel S, Krzok F, Jakob H. Szenario-Test. Hofheim: NAT Verlag, vorauss. Mitte 2019Juli 2018.

Wortbedeutungen - Blanken G. Materialien zu neurolinguistischen Aphasiediagnostik: Auditives Sprachverständnis: Wortbedeutungen. Visuelles Sprachverständnis: Wortbedeutungen. Hofheim: NAT-Verlag, 1996.

Wortformen - Blanken G. Materialien zu neurolinguistischen Aphasiediagnostik Auditives Sprachverständnis: Wortformen. Hofheim: NAT-Verlag, 1999.

Wortproduktionsprüfung - Blanken G, Döppler R, Schlenck KJ. Wortproduktionsprüfung. Hofheim: NAT-Verlag, 1999.

Therapiematerial

Stadie N, Schröder A. Kognitiv orientierte Sprachtherapie. Methoden, Material und Evaluation für Aphasie, Dyslexie und Dysgrafie. München: Elsevier, 2009.

Action - Bastiaanse R, Bung F, Perk Y. Action. Hofheim: NAT Verlag, 2004.

AOT - Götze R, Höfer B (Hrsg.). AOT – Alltagsorientierte Therapie bei Patienten mit erworbener Hirnschädigung. Stuttgart: Thieme, 1999.

APT - Grönke C, Mebus M. AphasiePartizipationsTraining. ICF-basierte Übungen für pragmatisch-kommunikative Alltagsfertigkeiten. Idstein: Schulz-Kirchner, 2011.

Arbeitsbuch Aphasie - Franke U. Arbeitsbuch Aphasie. 8. Aufl. München. Elsevier, 2015.

BILDMATERIAL - Gröne B, Engl EM, Kotten A, Ohlendorf J, Poser E. Bildmaterial zum Sprachverständnis. Übungen zu Phonologie, Semantik und Syntax. EKN-Materialien für die Rehabilitation. Bd. 11. Dortmund: Borgmann, 2000.

BILDMATERIAL - Snodgrass JG, Vanderwart M. A Standardized Set of 260 Pictures: Norms for Name Agreement, Image Agreement, Familiarity, and Visual Complexity. Journal of Experimental Psychology: Human Learning and Memory 1980; 6 (2): 174–215.

BILEX - Richter K, Knepel K, Neubert C, Zeh-Hau M. BILEX. Bielefelder Therapiematerial zum lexikalischen Wortabruf. Hofheim: NAT-Verlag, 2014.

ELA FOTOSERIE - Stark J. Everyday Life Activities Photo Series. Bonn: Phönix Software, 1992–1997.

HOT - Gutzwiler S, Rutschmann T. Sprechen und Handeln. Schaffhausen: Schubi, 2011.

HOT - Weigl I, Reddemann-Tschaikner M. HOT-ein handlungsorientierter Ansatz. Für Kinder mit Sprachentwicklungsstörungen. Stuttgart: Thieme Verlag, 2002.

KOMMUNIKATION - Bongartz R. Kommunikationstherapie mit Aphasikern und Angehörigen. Grundlagen – Methoden – Materialien. Stuttgart: Thieme Verlag, 1998.

KOMPLEXE SÄTZE - Schröder A, Lorenz A, Burchert F, Stadie N. KOMPLEXE SÄTZE. Störungen der Satzproduktion: Materialien für Diagnostik, Therapie und Evaluation. Hofheim: NAT-Verlag, 2009.

Logotherapia - Engl EM, Kotten A, Ohlendorf I, Poser E. Sprachübungen zur Aphasiebehandlung. 4 Teile. Logotherapia Bd. 1.5. Aufl. Berlin: Marhold, 1996.

www.madoo.net. Internetforum zum Austausch von Therapiematerialien unter Kollegen (zuletzt abgerufen am 06.12.18)

MODAK - Lutz L. MODAK – Modalitätenaktivierung in der Aphasietherapie. Ein Therapieprogramm. Berlin: Springer, 1997.

PHONOLOGIE - Fechtelpeter A, Göddenhenrich S, von Hinckeldey S, Spitzer H. Therapiematerial zur Behandlung phonematischer Störungen. Stuttgart: Gustav Fischer Verlag, 1994.

REST - Schlenck C, Schlenck KJ, Springer L. Die Behandlung des schweren Agrammatismus. Reduzierte Syntax-Therapie (REST). Stuttgart: Thieme, 1995.

TEXTE - Riedel B. Texte für die neurologische Rehabilitation. Hofheim: NAT Verlag, 2001.

Texte verstehen - Claros-Salinas D. Texte Verstehen. EKN-Materialien für die Rehabilitation. Bd. 3. Dortmund: Borgmann, 1993.

Ther-A-PHon - Corsten S, Mende M. Ther-A-PHon. Therapieprogramm für aphasisch-phonologische Störungen. Hofheim: NAT-Verlag, 2011.

Zahlen - Lauer N. Alltagsorientierter Umgang mit Zahlen. Eine Übungssammlung für Menschen mit neurologisch bedingten Problemen bei Zahlenverarbeitung und Rechnen. Köln: ProLog, 2011.

KAPITEL

7

K. Eibl

Dyslexie und Dysgraphie

Bei einer Aphasie können auch zentrale Störungen der Schriftsprache vorliegen. Umgekehrt jedoch gibt es einige Formen von Schriftsprachestörungen, z. B. die reine Dyslexie und die reine Dysgraphie, die unabhängig von einer Aphasie auftreten können. Dieses Kapitel widmet sich vorrangig den zentralen Lese- und Schreibstörungen, denn diese sind Gegenstand der Sprachtherapie.

Dabei wird zunächst auf das Erscheinungsbild von Dyslexie und Dysgraphie eingegangen (➤ Kap. 7.1), die Fehlermuster beschrieben und auf die Besonderheiten der schriftsprachlichen Kodierung (➤ Kap. 7.1.3) eingegangen. Nach einem kurzen Überblick über die Ursachen (➤ Kap. 7.2) werden die zugrundeliegenden Sprachmodelle (➤ Kap. 7.3) mit den Verarbeitungsrouten für das Lesen und das Schreiben beschrieben. In ➤ Kap. 7.4 geht es um die Klassifikation der Schriftsprachestörungen in periphere und zentrale Formen. ➤ Kap. 7.5 widmet sich den verschiedenen Diagnostikmöglichkeiten. Die Therapieansätze werden in ➤ Kap. 7.6 aufgeführt.

DEFINITION

Die Bezeichnungen **Dyslexie / Dysgraphie** und **Alexie / Agraphie** werden nicht einheitlich verwendet. Man findet beide Bezeichnungen für die erworbenen Schriftsprachestörungen, während für die entwicklungsbedingten grundsätzlich die Vorsilbe Dys- verwendet wird. Manche Autoren unterscheiden auch zwischen einer partiellen Störung (Vorsilbe Dys-) oder einer kompletten Störung (Vorsilbe A-), insbesondere im angloamerikanischen Raum.

Im Folgenden werden die Bezeichnungen Dyslexie bzw. Dysgraphie für die Beschreibungen der erworbenen Störungen der Schriftsprache verwendet. Dies entspricht der Nomenklatur der modellorientierten kognitiven Neuropsychologie (De Bleser 1991; Costard 2011).

7.1 Erscheinungsbild

Die klassische neuroanatomische Sichtweise der Supramodalität von Aphasien führte zu der Behauptung: „Aphasische Patienten lesen und schreiben wie sie sprechen“ (Huber 1997, S. 169). Eine Aphasie sei eine supramodale Störung des zentralen Sprachsystems und beträfe daher alle Modalitäten, wenn auch in unterschiedlichem Ausmaß. Dabei wurden das Lesen und Schreiben den sekundären Verarbeitungswegen von Sprache zugeschrieben. Sprechen und Verstehen waren dieser Ansicht nach die primären sprachlichen Verarbeitungsprozesse, die Hörbahn und der Hörkortex die peripheren Zugangswege. Entsprechend sind die peripheren Zugangswege für das Lesen und Schreiben die Sehbahn und der Sehkortex sowie der motorische Kortex und die Bahnen für die Bewegungen von Hand- und Armmuskulatur (Huber 1997). Die Aussagen über die Supramodalität der Störungen ist heute nicht mehr zutreffend.

KLINISCHER HINTERGRUND

Autonomie vs. Dependenzhypothese

Die *Dependenzhypothese* der klassischen Aphasiologie besagt, dass die Schriftsprache von der Lautsprache abhängig ist, dass die Schrift nur ein Abbild der Laute ist. Die Laute einer Sprache werden in ihrer Schrift „visualisiert“. Dass die Schrift erst nach der lautlichen Sprache erworben wird, ist ein Argument dafür (Costard 2011; Huber 1997).

Die *Autonomiehypothese* besagt, dass Laut- und Schriftsprache zwei unabhängige Systeme und Modalitäten darstellen und dass die Schrift über ihre eigenen theoretischen Grundlagen und Einheiten verfügt, um Sprache auszudrücken (ebd.).

Die kognitiv-neuropsychologische Forschung über die erworbenen Störungen der Schriftsprache basiert vorrangig auf Einzelfallstudien. In diesen wurden bestimmte Fehlermuster entdeckt, basierend darauf wurden Modelle des Lesens und Schreibens in den 70er und 80er Jahren entwickelt. Dabei werden für die Schriftsprache notwendige **autonom-arbeitende Module** angenommen, die **selektiv gestört** werden können.

Störungen des Lesens und Schreibens können jedoch auch im peripheren Bereich entstehen, nämlich aufgrund von Sehstörungen bzw. graphomotorischen Störungen oder Störungen der Verarbeitung bei der Integration von sprachlichem Wissen.

Lesen und Schreiben werden in der Kindheit erworben. Sie bilden im Verlauf automatisierte Routen aus, die i.d.R. auf Strategien beruhen, die selbst entwickelt oder erlernt wurden (Huber 1997). Diese individuellen Lese- und Schreibmuster führen zu individuellen Fehlermustern bei Schriftsprachestörungen (Schneider et al. 2014; Riley, Brookshire & Kendall 2018).

7

Die typischen Fehler, die bei einer Störung des Lesens und Schreibens auftreten, werden analog zu denen der Lautsprache klassifiziert.

7.1.1 Fehlermuster bei Dyslexie

- **phonematische Paralexie:** Elision, Substitution, Addition oder Metathese eines Buchstabens und / oder Graphems, z. B. [ta:t] für TAL
- **phonematischer Neologismus:** lautliche Veränderung, wodurch ein Zielwort nicht mehr erkennbar ist, z. B. [kolvaʁ] für KLAVIER
- **semantische Paralexie:** Ersetzung eines Wortes durch ein inhaltlich ähnliches, z. B. [uʁl͡aubɐ] für TOURIST, [hamɐ] für BEIL
- **morphematische Paralexie:** Veränderung der morphosyntaktischen Wortstuktur, z. B. Infinitivform statt flektierter Form, z. B. [ʃwImən] für GESCHWOMMEN, Nominalisierungen von Adjektiven, z. B. [gɔt] für GÖTTLICH; Kompositumteile oder Morpheme des Zielwortes werden mit neuen Segmenten kombiniert, z. B. [gəbuʁtən] für GEBOREN, [kynstən] für KÜNSTLER
- **formale (visuelle) Paralexie**: das produzierte Wort sieht dem Zielwort sehr ähnlich, z. B. [kasə] für KASTE, [wʊɐst] für Durst
- **Reversionsfehler:** Verwechslung von ähnlichen oder *enantiomorphen* Buchstaben, die durch Kippung oder Rotation die Form eines anderen Graphems annehmen können, z. B. <d> für <b> <p> für <q>, z. B. [gadə] für GABE, [rapə] für PAPPE
- **Regularisierungsfehler**: fehlerhafte Anwendung der Graphem-Phonem-Korrespondenz auf irreguläre Wörter, z. B. [blamagə] für BLAMAGE, BUS wird als [bu:s] gelesen (auch als **Korrespondenzfehler** bezeichnet)
- **nicht-klassifzierbare Fehler**: Fehler, die keiner Kategorie zugeordnet werden können, z. B. [krɔkabylʊs] für KROKODIL

7.1.2 Fehlermuster bei Dysgraphie

- **graphematische Paragraphie:** Elision, Substitution, Addition oder Metathese eines Buchstabens und / oder Graphems oder von Graphemgruppen, z. B. <Prücke> statt PERÜCKE, <Hogel> für HOBEL
- **semantische Paragraphie:** Schreiben semantisch verwandter Wörter, z. B. <Wasser> für SEE
- **formale Paragraphie:** Schreiben eines Wortes, welches visuelle Ähnlichkeit mit dem Zielwort zeigt, z. B. <Wall> für WAL
- **Regularisierungsfehler:** ein orthographisch unregelmäßiges Wort wird vereinheitlicht, z. B. CHEF wird als <scheff> geschrieben, WAL als <Waal> – wird auch als **orthographische Paragraphie** bezeichnet
- **Neographie:** schriftlicher Neologismus, z. B. <scheimenen> für SCHLÜSSEL

Bestimmte Dyslexie- und Dysgraphiesyndrome führen zu bestimmten Fehlern (➤ Kap. 7.4) je nach gestörter bzw. erhaltener Lese- bzw. Schreibroute (Schneider et al. 2014; Tesak 2005).

EXKURS

Fehler bei funktionalem (sozialen) Halbanalphabetismus (de Langen 2003, Costard 2011)

Mit funktionalem Halbanalphabetismus sind Schriftsprachstörungen gemeint, die sekundär aufgrund der schulischen Laufbahn oder der sozialen und kulturellen Verhältnisse entstanden sind. Man geht von einem Kontinuum zwischen mangelhaften Kenntnissen des Lesens und Schreibens und Unsicherheiten in der Rechtschreibung aus.

In der schriftsprachlichen Testung findet man häufig Patientenreaktionen, die eher auf solche Probleme als auf eine erworbene Dyslexie / Dysgraphie schließen lassen, insbesondere, wenn die restlichen sprachlichen Leistungen nicht auf eine zentrale Sprachstörung hinweisen:

- phonographisches Konvertieren: schreiben wie man spricht, z. B. <Patzienten>, <heufig>
- Probleme mit Homophonen, z. B. <wahr> für WAR, <wirt> für WIRD
- Verstöße gegen die orthographischen Regeln bei vokalbedingter Einzel- bzw. Doppelkonsonanz, z. B. <bager> für BAGGER, <Mettall> für METALL und bei Vokallänge, z. B. <Thal> für TAL, <Sal> für SAAL
- dialektal geprägte Schreibweise, z. B. <gude> für GUTE

7.1.3 Transkodierung der Laut- zur Schriftsprache

Zwischen lautsprachlicher und schriftsprachlicher Wortform gibt es eine willkürlich durch Konventionen festgelegte Übertragung, deren Regeln im Schriftspracherwerb gelernt werden müssen, die

Graphem-Phonem-Korrespondenz-Regeln (GPK-Regeln) bzw. die Phonem-Graphem-Korrespondenz-Regeln (PGK-Regeln).

Das Deutsche ist im Vergleich zum Englischen oder Französischen in Bezug auf die PGK-Regeln eine sehr regelhafte und konsistente Sprache. Die Schreibweise eines Wortes lässt sich aufgrund der Regeln gut vorhersagen (Costard 2011). Die Orthographie wird als transparent bezeichnet, da sie die phonologische Struktur wiederspiegelt (ebd.). Dabei wird unterschieden zwischen einer **direkten Konvertierung** von Phonem zu Graphem, z. B. bei [bana:nə] - <banane>, [tomatə] - <tomate> und **keiner direkten Konvertierung,** z. B. [ʃpa:tən] - <spaten>. Damit ist gemeint, dass einige Phoneme eine 1:1-Entsprechung als Graphem haben, wie z. B. die meisten Konsonaten, während die Vokallänge z. B. durch verschiedene Grapheme wiedergegeben werden kann, also [a:] als <a>, <ah>, oder <aa> oder das Phonem [sch] als <sch>, z. B. in SCHULE oder SCHWAN, aber auch als <s> in SPATEN, STUHL.

DEFINITION

- **Graphemik**: Beschreibung eines Schriftsystems mit seinen Regularitäten bzgl. der bedeutungsunterscheidenden und morphologisch-syntaktischen Funktion ihrer Einheiten, der Grapheme, sowie ihrer Beziehung zur Lautsprache (Graphem-Phonem-Korrespondenz)
- **Orthographie**: Rechtschreibung, legt die allgemein gültige Schriftnorm fest (unabhängig von den graphematischen Möglichkeiten)
- **Graph**: kleinste schriftliche realisierte Einheit, ein einzelner Buchstabe, der unterschiedlich realisiert werden kann (groß, klein, kursiv, in Handschrift, z. B. d, D, *d*, D usw.)
- **Graphem**: kleinste bedeutungsunterscheidende, distinktive Einheit (analog zu Phonem)
- **Allograph**: unterschiedlichen Ausprägungen eines Graphems, z. B. <aa>, <a>, <ah> für /a/
- **Bigraph, Trigraph**: Grapheme aus zwei bzw. drei Buchstaben, z. B. <ch> für [ç] und <sch> für [ʃ]
- **enantiomorph**: visuelle Ähnlichkeit zweier Buchstaben, z. B. <b> vs. <d>, <p> vs. <q>, <E> vs. <F> usw.

(Costard, 2011; Bußmann 1990)

Im Deutschen existiert kein eindeutiges 1:1-Verhältnis von Graphemen zu Phonemen. Es können mehrere Grapheme einem Phonem zugeordnet sein und umgekehrt mehrere Phoneme einem Graphem (Costard 2011). Beispiele dafür sind:

- dem Phonem / k / entsprechen <k> in Kopf, <g> in Tag, <ck> in Sack, <q> in Quelle
- dem Graphem <ch> entsprechen die Phoneme [ç] in „ich“, [x] in „ach“, [k] in „Chor“

Die Phonem-Graphem-Korrespondenzregeln können bei Dyslexie und Dysgraphie gestört sein, sodass eine segmentale Analyse eines Wortes nicht möglich ist. In diesem Fall können z. B. Pseudowörter oder unbekannte Wörter nicht gelesen werden. Die Variabilität der Grapheme für ein einzelnes Phonem führt gerade beim Schreiben zu vielen Fehlern, z. B. „Augenlied“ für <augenlid>. Denn die reine Anwendung der PGK-Regeln führt nicht immer zur orthographisch korrekten Schreibweise. Hierfür ist immer der Bezug zum Lexikon notwendig, in dem unregelmäßige und unmarkierte Schreibweisen hinterlegt sind.

7.2 Ursachen

Grundsätzlich sind dieselben Ursachen verantwortlich wie für die Aphasien (➤ Kap. 6). Wenn die zentrale Sprachverarbeitung betroffen ist, dann als Folge eines Schlaganfalls, einer Blutung, eines Tumors, eines Schädel-Hirn-Traumas oder z. B. einer Enzephalitis. Bei den Demenzen treten ebenfalls im Verlauf Störungen der Schriftsprache auf (➤ Kap. 15).

Die Ursachen für die zentralen Schriftsprachestörungen werden aus heutiger Sicht nicht mehr einzelnen Läsionsorten zugeschrieben. Gleichfalls werden die verschiedenen Formen nicht bestimmten Aphasiesyndromen zugeordnet. Stattdessen werden die Störungen des Lesens und Schreibens modelltheoretisch beschrieben (Schneider et al. 2014; De Bleser 1991; Costard 2011; ➤ Kap. 7.3). Außer bei den peripheren Formen deuten Aktivierungsstudien darauf hin, dass das Lesen und Schreiben in größeren, überwiegend linkshemispärischen Netzwerken abläuft (De Bleser 2009).

Bei den peripheren Dyslexien hat man ein Gebiet im linken occipito-temporalen Kortex ausfindig gemacht, welches „Visual Word Form Area VWFA“ getauft wurde (Riley et al. 2018). Später hat man diesem Gebiet nicht mehr nur abstrakte Repräsentationen von visuellen Wortformen zugeschrieben, sondern die Funktion der Integration von basalen visuellen Informationen in höhere Verarbeitungsebenen (ebd.). Bei den zentralen Dyslexien ist es aufgrund der hohen Variabilität der prämorbiden Lesefähigkeiten und der Variabilität der Läsionsorte kaum möglich, eine Korrelation zu finden, zumindest jetzt noch nicht (ebd.).

7.3 Kognitive Modelle des Lesens und Schreibens

Den Störungen der Schriftsprache liegen Modelle der Dualen-Route-Hypothese wie das Logogenmodell so wie konnektionistische Modelle zugrunde (➤ Kap. 7.3.1; ➤ Kap. 6.3.1). In einem konnektionistischen Modell wird nicht von autonom arbeitenden Modulen ausgegangen, sondern von einer Interaktion und Kooperation einzelner, unterschiedlich aktivierter Knoten in einem einheitlichen System (De Bleser 2009). Die meiste Literatur und Forschung zu Dyslexie und Dysgraphie basiert jedoch auf der **Dualen-Route-Hypothese** und die meisten Störungsbilder lassen sich anhand dieser erklären sowie Therapieansätze für sie ableiten (Costard 2011).

7.3.1 Konnektionistisches Modell

In einem konnektionistischen Modell (z. B. Seidenberg & McClelland 1989, ➤ Kap. 6.3.1) wird ein Netzwerk von Orthographie, Phonologie und Semantik angenommen. Das Lesen findet nur über eine einzige lexikalische Route statt. Dabei interagieren die einzelnen Module, die über Knoten miteinander verbunden sind. Das Lesen ist ein Prozess, der sowohl bottom-up als auch top-down abläuft. Bei der Wortverarbeitung wird in alle drei Richtungen nach ähnlichen Merkmalen gesucht und abgeglichen. Es liegen also keine festen Regeln zugrunde, sondern die Information über die Einheiten Phoneme, Morpheme, Buchstaben und Wörter, die mit dem Spracherwerb über die Zeit erworben und erweitert wird. Die Modelle sind also flexibel und können „lernen“ (Costard 2011). Beim Lesen eines Wortes wird die graphematische Repräsentation abgerufen, indem nach einer Ähnlichkeit mit vorherigen orthographischen Kontexten gesucht, dann mit einer Bedeutung assoziiert wird und zuletzt mit einem Phonemmuster, welches häufig mit dem Graphemmuster verbunden wird, um das Wort auszusprechen (Riley et al. 2018). Zugrunde liegen also statistische und probabilistische Berechnungen, nach denen bestimmte Buchstaben häufig in bestimmten Kombinationen und in bestimmten Positionen vorkommen (Costard 2011).

Mit so einem Modell können die lexikalisch-semantische und die lexikalisch-nichtsemantische Route erklärt werden (➤ Kap. 7.3.2). Die Einflüsse von Kontext und Wortfrequenz lassen sich ebenfalls gut darstellen. Schwieriger ist die Darstellung des Lesens von Pseudowörtern (Riley et al. 2018).

7.3.2 Logogenmodell

Nach der **Duale-Route-Hypothese,** die seit den 80er Jahren vorherrscht, gibt es zwei Routen, wie Schriftsprache verarbeitet wird: eine **einzelheitliche (segmentale)** und eine **ganzheitliche (lexikalische)** (De Bleser 1991). Sprachgesunde benutzen grundsätzlich eine Kombination beider Routen, was zu einer effizienten Verarbeitung von Schriftsprache führt. Im Logogenmodell werden diese Routen abgebildet (➤ Abb. 7.1).

Die **ganzheitliche Route** wird bei hochfrequenten, überlernten und vertrauten Wörtern sowie Wörtern der geschlossenen Klasse verwendet. Bei der ganzheitlichen Route werden die Wörter auf einmal erfasst, eine mühsame Buchstabe-für-Buchstabe-Strategie ist bei Wörtern wie „Mann“, „der“ oder „ich“ nicht mehr notwendig. Aber auch Wörter wie „Celle“, „Cello“ und „City“ müssen zunächst lexikalisch erfasst sein, bevor sie richtig (laut) gelesen werden können (Lutz 1996). Beim Lesen lernen werden Wörter mit Lautformen verknüpft. Dabei wachsen die graphematischen Lexika (Eingangs-und Ausgangslexikon) mit der Zeit und mit der Übung. Geübte Leser und Schreiber haben daher einen größeren ganzheitlichen Wortschatz (Costard 2011). Dazu zählen auch Fachbegriffe und spezielle Ausdrücke, z. B. „Paraphasie“ oder „sprachsystematisch“. Dabei spielen der Kontext und die Erwartung eine große Rolle. In einem Satzzusammenhang wie „Der Frühling war gekommen und die ersten Tu...“ würde man das Wort „Tulpen“ erwarten und nicht „Tuchhändler“. Sollte der Satz tatsächlich so weitergehen: „Der Frühling war gekommen und die ersten

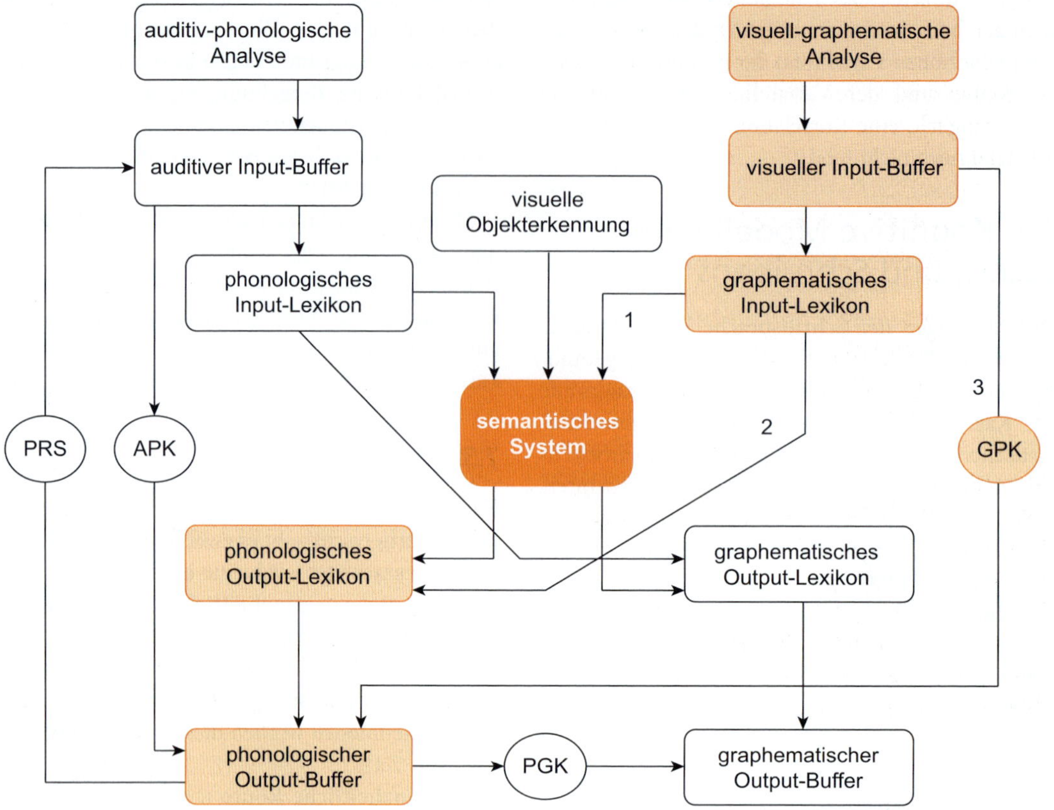

Abb. 7.1 Logogenmodell Leserouten [L143]

Tuchhändler kamen in die Stadt", würde der Leser an der Stelle kurz von der ganzheitlichen Route abweichen und die segmentale Route einschlagen, um das Graphem <ch> zu erfassen, der zweite Teil des Wortes („händler") kann wiederum ganzheitlich gelesen werden. Die ganzheitliche Route hat direkten Zugriff auf das Lexikon und verwandelt graphematische Wortformen in lexikalisch-semantische bzw. aktiviert direkt die graphematischen Wortengramme für die motorische Planung des Schreibens (Huber 1997). Die lexikalische Route ist insofern auch die schnellste Route.

In vielen Modellen wird längst auch eine dritte Route angenommen: die **direkt-lexikalische Route.** Auch hier findet eine ganzheitliche Wortverarbeitung statt, aber unter Umgehung der Semantik. Versuche mit gesunden Lesern zeigten, dass diese unregelmäßig buchstabierte Wörter schneller sprechen können, als dass sie deren Bedeutung erfassen (Schwartz, Saffran & Marin 1980; Ellis & Young 1991). Das passiert auch bei Unkonzentriertheit, dass der Leser die Wörter erkennt und verarbeitet, sie womöglich vorliest, aber ihre Bedeutung erst danach erkennt bzw. abruft.

Die **einzelheitliche Route** dagegen verarbeitet die Segmente einzeln nach ihren graphematischen Merkmalen und ordnet sie den Phonemen zu (Graphem-Phonem-Korrespondenz) bzw. beim Schreiben umgekehrt: die Phonemen werden in Grapheme umgewandet (PGK; ➤ Kap. 7.1.3; Huber 1997; Schneider et al. 2014). Dabei wird visuell Buchstabe für Buchstabe erfasst und in graphematische Einheiten übersetzt, die wiederum die entsprechende Lautform aktivieren. Bei der PGK wird einem Laut oder einer Lautkombination ein oder mehrere Grapheme zugeordnet. Über die segmentalen Routen können nur regelmäßige Wörter korrekt gelesen und geschrieben werden.

Das sequenzielle Lesen und Schreiben wird benutzt bei:

- nicht bekannten Wörtern, z. B. „kovalent“
- Pseudowörtern, z. B. „retalte“
- sehr langen Wörtern, z. B. „Heilmittelrichtlinienkatalogskriterien“

Bei unregelmäßigen Wörtern würde es ohne Unterstützung aus den Lexika zu Übergeneralisierungen kommen (Regularisierungsfehler), z. B. würde OUTSOURCEN als <autsorssen> geschrieben und als [o.utsʊʁ͡tstsən] gelesen werden.

Man spricht auch von analytischem Lesen oder regelgeleiteter Strategie, weil jedes Wort in seine Einzelteile zerlegt wird und entsprechend der Graphem-Phonem-Korrespondenzregeln (➤ Kap. 7.1.3) gelesen oder geschrieben wird (De Langen 1989).

Beide Routen werden im Schriftspracherwerb parallel erworben, reifen mit der Zeit und werden dadurch gefestigt und sicher (Costard 2011). Viele Einzelfalluntersuchungen bei Dyslexie und Dysgraphie haben gezeigt, dass beide Lese- bzw. -Schreibrouten selektiv gestört oder erhalten sein können (Huber 1997).

Leserouten im Logogenmodell

- Route 1: lexikalisch-semantische Route (über das semantische System)
- Route 2: lexikalische Route (umgeht das semantische System)
- Route 3: nicht-lexikalische Route (Verarbeitung über die Graphem-Phonem-Konversion)

(Danz & Lauer 2001)

Bei der **ersten Route** wird zunächst in der **visuell-graphematischen Analyse** erkannt, dass die Zeichen Buchstaben sind, unabhängig davon, wie sie geschrieben sind (groß oder klein, Druck- oder Schreibschrift). Hier werden sie als einzelne Segmente erkannt. Im **visuellen Input-Buffer** werden diese Informationen solange gehalten, bis im **graphematischen Input-Lexikon** der orthographische Eintrag abgerufen wird. Dies ist bereits eine ganzheitliche Verarbeitung. Der Eintrag wird zum **semantischen System** weitergeleitet, wo die Wortbedeutung abgerufen wird. Die Informationen werden von dort aus weiter zum **phonologischen Output Lexikon** geschickt. Dort findet ein Abgleich der Wortbedeutung mit dem phonologischen Eintrag statt, der wiederum über den **phonologischen Ausgangsspeicher** weiter an die artikulatorischen Prozesse geleitet wird. Das erkannte Wort wird dann laut vorgelesen. Dies ist die sog. „tiefe“ Verarbeitung beim Lesen.

Bei der **Route 2** gelangt das visuell erkannte Wort direkt vom graphematischen Input-Lexikon zum phonologischen Output-Lexikon. Das semantische System wird umgangen, d. h. es wird keine Bedeutung für das Wort abgerufen. Das kann passieren bei Wörtern, deren Bedeutung dem Leser nicht klar ist oder die sich nur über den Kontext erschließen lassen (Danz & Lauer 2001). Oder der Leser ist unaufmerksam und liest einen Text, ohne zunächst den Sinn der Wörter zu erfassen (Costard 2011). Es können nur Wörter über die direkt-lexikalische Route gelesen werden, die auch in den Lexika vorhanden sind, d. h. es müssen existierende Wörter der Sprache(n) sein, die der Sprecher kennt und beherrscht.

Bei der **dritten Route** werden sowohl die Lexika als auch zunächst das semantische System umgangen. Hier werden direkt die Konversionen von Graphemen zu Phonemen benutzt. Dies wird auch als „oberflächliche“ Verarbeitung bezeichnet. Diese Lesestrategie ist die **regelgeleitete Strategie,** da die Übersetzung eines oder mehrerer Grapheme zu einem Phonem den Regeln der Sprache unterworfen ist. Diese Route wird bei völlig fremden, neuen Wörtern eingesetzt, bei Wörtern einer anderen Sprache und auch bei Pseudowörtern (Danz & Lauer 2011). Die Bedeutung des gelesenen Wortes wird über den Weg der **phonologischen Rückkopplungsschleife (PRS)** erkannt. Das Gehörte gelangt über den auditiven Input-Buffer und das phonologische Input-Lexikon zum semantischen System, wenn es ein existierendes Wort der bekannten Sprache ist.

Sprachgesunde nutzen immer eine Kombination aus allen drei Routen, diese interagieren miteinander (de Langen 1989; Danz & Lauer 2001), laufen aber unabhängig voneinander parallel ab (De Bleser 2009; Costard 2011). Das bedeutet, dass je nach sprachlichem Input eine Route schneller als die andere ist und deren Ergebnis dann an den phonologischen Output Buffer weitergegeben wird.

EXKURS

Bei den Verarbeitungsprozessen unterscheidet man zwischen einer **diskreten** und einer **kaskadierenden Verarbeitung**. Bei der diskreten Verarbeitung erfolgt die Weitergabe einer Information von einem Modul zum nächsten erst, wenn alle notwendigen Informationen gesammelt wurden und ein **Logogen** aktiviert wurde.
Die kaskadierende Verabeitung wird Im **Dual-Route-Cascaded Model** (DRC; Coltheart, Rastle, Perry & Langdon 2001) angenommen. Dort gibt es keine Schwellenwerte. Beide Routen laufen parallel ab. Dabei werden bereits Teilinformationen für das folgende Modul bereitgestellt und nicht abgewartet, bis eine vollständige Repräsentation abgerufen wurde (Costard 2011). Dabei erhält die GPK-Route über assoziative Verbindungen auch Informationen über das Lexikon aus dem semantischen System. Die Route, die schneller ist, „gewinnt" die Worterkennung.

Lautes Lesen

1. **visuelle Analyse:** hier wird zunächst analysiert, ob es sich bei den Symbolen um Buchstaben, also Graphen, handelt oder nicht; der Graph wird erkannt und es wird gesehen, an welcher Position er steht; kurze Wörter werden „auf einen Blick" erkannt. An dieser Stelle im Modell werden Graphen erkannt und einer Graphemkategorie zugeordnet; denn egal, wie der Buchstabe geschrieben wird – klein „d", groß „D", kursiv „*d*" – wird er als <d> erkannt (Costard 2011)
2. **visueller Input-Buffer:** der Speicher wird gebraucht, um die gesammelte Information lang genug zu speichern, dass der Eintrag im graphematischen Input-Lexikon gesucht wird oder bis entschieden werden kann, ob es ein Wort oder Nicht-Wort ist (De Bleser et al. 2004)
3. **graphematisches Input-Lexikon:** dieses Modul enthält orthographische Wortformen, Morpheme und Silben. Hier wird die Information vom visuellen Input-Buffer aufgenommen und die Entscheidung zwischen Wörtern und Pseudowörtern getroffen. Haupteinflussfaktor der Worterkennung ist die Wortfrequenz
4. **semantisches System:** hier sind die Wortbedeutungen hinterlegt, aber weder die phonologische noch die graphematische Form; die direkten Verbindungen von den Input-Lexika führen zu einer Aktivierung der Bedeutung und zwar unbewusst und automatisch (Ellis & Young 1991)
5. **phonologisches Output-Lexikon:** hier sind die Einträge von Wortformen, die zum Aussprechen nötig sind, gespeichert; die phonologische Wortform enthält Informationen zur Anzahl der Phoneme, der Silbenstruktur und des Wortakzents; das phonologische Wissen über ein Wort ist meist sehr konkret abrufbar
6. **phonologischer Output-Buffer:** in diesem Kurzzeitspeicher werden die phonologischen Informationen über die Phoneme und die Phonemsequenzen so lange gehalten, wie sie zur Artikulation gebraucht werden. Hier nimmt man auch eine phonologische Schleife an, ein „inneres" Sprechen, welches die Speicherung unterstützt über die sog. **phonologische Rückkopplungsschleife** (De Bleser 2004; Costard 2011)

Schreibrouten im Logogenmodell

Analog zu den Leserouten hat man beim Schreiben ebenfalls drei Routen zur Verfügung (➤ Abb. 7.2):

- Route 1: semantisch-lexikalische Route
- Route 2: direkt-lexikalische Route
- Route 3: segmentale Route

Handelt es sich um regelmäßige Wörter, können alle drei Routen eingesetzt werden. Handelt es sich um unregelmäßige Wörter, muss die lexikalische Route genommen werden, entweder mit oder ohne das semantische System. Bei Nichtwörtern kann man nur über die segmentale Phonem-Graphem-Korrespondenz-Route gehen.

Schreiben

1. **semantisches System**: Abruf einer Bedeutung, z. B. beim schriftlichen Benennen
2. **graphematisches Output-Lexikon**: die vom semantischen System aktivierte Bedeutung erhält hier ihre orthographische Wortform; je inkonsistenter und intransparenter eine Sprache ist, desto größer ist dieses Lexikon (Tesak 1997)
3. **graphematischer Output-Buffer**: der Kurzzeit-Speicher kodiert die entsprechende Reihenfolge der Grapheme
4. **neuromuskuläre Ausführung**: ist im Logogenmodell nicht als eigenes Modul spezifiziert

Zwischen graphematischem Output-Buffer und der neuromuskulären Ausführung werden noch zwei Ebenen angenommen: eine Graphem-Allograph-

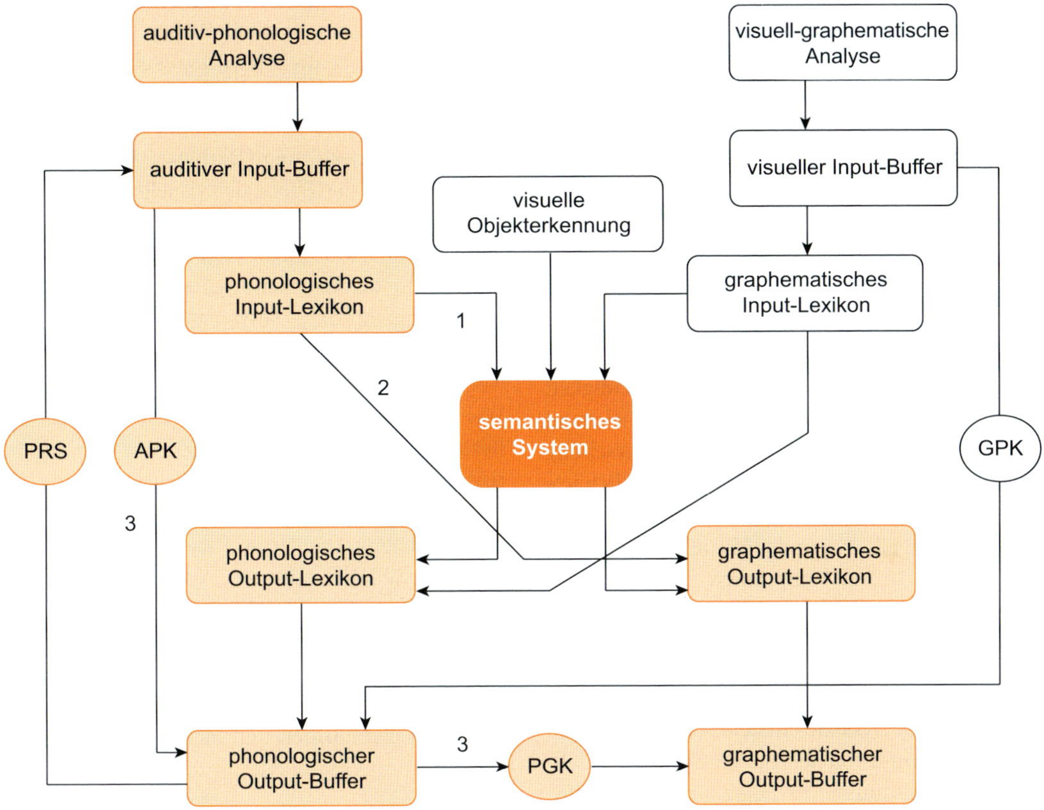

Abb. 7.2 Schreibrouten im Logogenmodell [L143]

Konversion und eine Ebene für die Enkodierung graphisch-motorischer Muster, die dann an die neuromuskuläre Ausführung geschickt werden (Tesak 1997). Periphere Dysgraphien können hier ihren Ursprung haben.

Schreiben nach Diktat

1. **auditive Analyse**: Erkennen, dass es sich um Sprachlaute handelt
2. **auditiver Input-Buffer**: erkannte Lautkette wird zwischengespeichert und dann weiter ans phonologische Input-Lexikon geleitet
3. **phonologisches Input-Lexikon**: der phonologische Eintrag wird abgerufen und jetzt entweder direkt zum graphematischen Output-Lexikon geschickt (Route 2), *oder* erst zum semantischen System (Route 1) und dann zum graphematischen Output-Lexikon *oder* direkt zum **phonologischen Output-Lexikon** zum Abruf des Eintrags, der dann über die PGK weiterverarbeitet wird (Route 2)
4. **semantisches System**: Eintrag aus dem phonologischen Input-Lexikon wird mit einer Bedeutung versehen und dann weitergeleitet
5. **graphematisches Output-Lexikon**: hier wird die orthographische Wortform aktiviert
6. **graphematischer Output-Buffer**: Reihenfolge der Grapheme wird abgerufen und dann an die graphomotorische Ausführung geschickt

Schreiben nach der segmentalen Route

Handelt es sich z. B. um Pseudowörter, wird über die segmentale Route (Route 3) geschrieben.

1. **auditive Analyse**: die Sprachlaute werden erkannt
2. **auditiver Input-Buffer**: die Sprachlaute werden zwischengespeichert
3. **auditiv-phonologische Konversion (APK)**: die Laute werden in Phoneme umgewandelt
4. **phonologischer Output-Buffer**: die Phoneme werden zwischengespeichert

5. **Phonem-Graphem-Korrespondenzroute (PGK)**: die Phoneme werden in Grapheme umgewandelt
6. **graphematischer Output-Buffer**: Die Grapheme werden zwischengespeichert, in Reihenfolge gebracht und weiter an die graphomotorische Ausführung geleitet

7.4 Klassifikation

Grundsätzlich werden die Dyslexien und Dysgraphien in periphere und zentrale Störungen eingeteilt. Dabei herrscht in der Literatur Uneinigkeit über die Anzahl und die Bezeichnungen. Viele sind historisch gewachsen und zu Beginn der Forschung gab es unterschiedliche Terminologien – ähnlich wie bei den Aphasien – nach Lokalisation (z. B. frontale, occipitale, parietal-temporale Alexie nach Benson 1979) oder nach den Symptomen (Wortblindheit nach Kussmaul 1877).

7.4.1 Periphere Dyslexien

Bis auf die reine Dyslexie entstehen die peripheren Dyslexien aufgrund von neuropsychologischen Defiziten und sind somit nicht Folge einer Sprachstörung. Infolgedessen sind sie nicht Gegenstand der Sprachtherapie bzw. es überschneiden sich hier die Disziplinen Sprachtherapie, Neurospsychologie und Ergotherapie. Dennoch sind sie für die Differenzialdiagnostik wichtig zu kennen. Die Behandlung der reinen Dyslexie kann von der Sprachtherapeutin mit behandelt werden. Sie ist jedoch sehr selten.

Reine Dyslexie

Diese Störung wird auch als „Wortblindheit", „Alexie ohne Agraphie", „buchstabierendes Lesen (*Letter-by-letter-Reading*)" oder „Wortformalexie (*literal Alexia*)" bezeichnet. Es handelt sich hier um eine Störung der visuellen Wahrnehmung von Wörtern als Abfolge von Buchstaben. Die Patienten lesen Buchstabe für Buchstabe. Sie können ein Wort nicht als Ganzes erfassen, sie lesen zunächst ein „H", dann ein „u", dann ein „n", dann ein „d", sie buchstabieren also das Wort H-u-n-d. Es fehlt die Verbindung zwischen der visuellen Analyse und dem Abruf der Grapheme, was den Leseprozess sehr mühsam macht. In der Regel erkennen die Patienten die Buchstaben, häufig kommt es aber auch zu Verwechslungsfehlern von ähnlichen Graphen wie <b-d>, <p-q>, <g-d> usw. (Riley et al. 2018; Goldenberg 2017). Sie ist häufig mit einer Hemianopsie nach rechts assoziiert, diese ist aber nicht die Ursache für die Lesestörung (De Bleser 1991). Die Störung wird auf der Ebene der visuellen Analyse vermutet: Die Patienten können die Buchstaben nicht als Grapheme, Morpheme oder Silben erkennen. Mit der Störung der visuellen Analyse haben sie letztlich keinen Zugang zum Lesesystem.

Neglect-Dyslexie

Wie der Name schon sagt, tritt diese Form bei dem Bestehen eines Neglects auf und zwar sowohl nach rechts- wie nach linksseitiger Hirnschädigung. Dabei produzieren die Patienten Paralexien entweder am Wortbeginn (bei Neglect nach links), z. B. „Tanne" statt KANNE, oder am Wortende (bei Neglect nach rechts, welcher häufiger auftritt), z. B. „wann" statt WAND. Dabei spielen Wortlänge und -art keine Rolle (De Bleser 1991; Riley et al. 2018). Diese Aufmerksamkeitsstörung bezieht sich nur auf orthographische Formen und nicht auf eine generelle visuelle Aufmerksamkeitsstörung (Riley et al. 2018).

Agnostische Dyslexie

Hier handelt es sich um ein vornehmlich neuropsychologisches Defizit der räumlichen Wahrnehmung für Buchstaben. Beim Lesen treten häufig Vertauschungen und Antizipationen von Buchstaben auf. Die Patienten sind nicht in der Lage, die Position der einzelnen Buchstaben auseinanderzuhalten. Sie interferieren miteinander, z. B. HEISSE TASSE wird zu „teisse tasse" oder HUBSCHRAUBER zu „Schubschrauber" (Riley et al 2018). Die Patienten können die Buchstaben nicht simultan wahrnehmen, sondern höchstens einzeln (De Bleser 1991). Auch hier ist die Störung auf der Ebene der visuellen Analyse anzusiedeln und auf den Zugriff auf die lexikalischen Routen.

7.4.2 Zentrale Dyslexien

Die zentralen Störungen des Lesens begegnen der Sprachtherapeutin bei der Diagnostik der Aphasie. Nach dem Syndromansatz würde man die folgenden Dyslexieformen den einzelnen Aphasiesyndromen zuordnen. Dies ist vor dem Hintergrund eines modellorientierten Ansatzes jedoch hinfällig. Wie bei allen neurologischen Störungsbildern finden sich in der Praxis immer Mischformen.

Oberflächendyslexie

Die Störung ist gekennzeichnet durch eine ausschließliche Verwendung der segmentalen Route. Die Patienten lesen „an der Oberfläche". Sie lesen Graphem für Graphem und bemerken oft nicht, ob es Wörter oder Nichtwörter sind, die sie dabei produzieren.

Das Auffälligste beim Lesen sind die **Regularisierungsfehler**, z. B. [ga:ra:gə] oder [bu:s]. Durch die 1:1-Übertragung von Graphem zu Phonem sprechen die Patienten die Wörter zunächst nach den G-P-K-Regeln aus, z. B. [r͡aimplant͡atsion] anstatt [re.implant͡atsion]. Über die phonologische Rückkopplung erkennen manche ihren Fehler und korrigieren ihn evtl. Ausschließlich über die phonologische Rückkopplung ist auch ein Zugang zur Bedeutung möglich (von der Heide & Bartels 2004). Hinzu kommen Betonungsfehler, z. B. [hu:mɔɐ] für HUMOR. Orthographisch regelmäßige Wörter und Pseudowörter können i.d.R. gelesen werden. Mit zunehmender Wortlänge machen die Patienten mehr Fehler. Wortkategorie, Frequenz oder semantische Merkmale zeigen keinen Einfluss. Häufig sind es Patienten mit flüssigen Aphasien, die diese Form der Dyslexie zeigen. Weitere Fehlertpyen, die diese Patienten zeigen, sind phonematische Paralexien, bei schweren Störungen auch phonematische Neologismen. Diese Fehlertypen kommen u. a. aufgrund des Längeneffekts zustande: je länger das Wort, desto länger muss es im visuellen Input-Buffer bzw. im phonologischen Output-Buffer gehalten werden, dabei können Phonemfehler auftreten. Auch kann eine unzureichende visuelle Analyse ursächlich für eine falsche Phonemauswahl sein (Ellis & Young 1991; de Langen 1989).

Die Oberflächendyslexie wird als nicht-lexikalische Dyslexie klassifiziert (De Bleser 1991). Sie ist im Deutschen aufgrund der transparenten Phonem-Graphem-Korrespondenz nicht so eindeutig zu diagnostizieren wie z. B. im Englischen mit seiner unregelmäßigen Orthographie (von der Heide & Bartels 2004). Als zugrundeliegende Ursachen wird eine Störung oder ein Ausfall der lexikalischen Routen angenommen. Das führt zu zwei Untertypen (De Bleser 1991):

- Typ 1: präsemantische Störung – hier ist der Zugriff auf die Semantik gestört und die Bedeutung, die abgerufen wird, bezieht sich auf die produzierte phonologische Form
- Typ 2: postsemantische Störung – die semantisch-lexikalische Route ist aktivierbar, aber der Zugriff auf die phonologische Form nicht, die Patienten verstehen das Wort, auch wenn sie es falsch oder regularisiert gelesen haben

Tiefendyslexie

Bei dieser Form lesen die Patienten vorrangig über die lexikalisch-semantische Route. Sie haben keinen Zugriff auf die Graphem-Phonem-Korrespondenz-Route und die direkte lexikalische Route. Sie sind auf die semantischen Informationen angewiesen. Dementsprechend können sie keine Pseudowörter lesen und müssen bei Funktionswörtern raten. Je abstrakter ein Wort, desto fehleranfälliger. Neben dem Konkretheitseffekt liegt auch ein Wortkategorieeffekt vor: Substantive werden besser als Adjektive, diese besser als Verben und jene besser als Funktionswörter gelesen. Bei der Tiefendyslexie können mehrere Störungen zugrundeliegen: Es kann eine Störung im Zugriff vom graphematischen Input-Lexikon auf das semantische System vorliegen. Dann haben die Patienten deutliche Probleme im Lesesinnverständnis, während das auditive Sprachverständnis erhalten ist. Oder es liegt eine supramodale Störung im semantischen System vor, die sowohl das Sprachverständnis als auch die Benennleistung beeinträchtigt. Eine andere Gruppe kann eine Zugriffsstörung auf das phonologische Output-Lexikon haben, dadurch Probleme beim mündlichen Benennen, aber nicht im Sprachverständnis (De Bleser 2009). Häufige Fehlerarten bei Tiefendyslexie:

- semantische Paralexien: z. B. „Tourist" für URLAUBER, „Prinz" für KÖNIG
- visuelle Paralexien: z. B. „Gitarre" statt GIGANT
- morphologische Paralexien: z. B. „schreiben" für geschrieben
- visuell induzierte semantische Paralexien: z. B. „Orchester" für SYMPATHIE, welches vermeintlich als SYMPHONIE erkannt wurde

Die Tiefendyslexie ist v. a. mit unflüssigen Aphasien assoziiert (de Langen 1989).

7

Phonologische Dyslexie

Die phonologische Dyslexie ist eine lexikalische Dyslexie und hat Ähnlichkeit mit der Tiefendyslexie, sie ist nur weniger komplex. Hier sind beide lexikalischen Routen bei einer Störung der G-P-K-Route erhalten, d. h. die Patienten können i.d.R. gut lesen, haben ein gutes Sprachverständnis und produzieren keine semantischen Paralexien. Das Hauptmerkmal ist die Unfähigkeit, Pseudowörter zu lesen. Die zugrundeliegenden Ursachen können sein:

- G-P-K-Route ist nicht aktivierbar und das zeigt sich in Nullreaktionen, Substitutionen, Auslassungen und Lexikalisierungen
- G-P-K-Route ist erhalten, aber das Ergebnis kann nicht im phonologischen Buffer gehalten werden
- G-P-K-Regeln sind nicht aktivierbar

(De Bleser 1991, 2009)

Direkte Dyslexie

Eine Lesestörung in dieser seltenen Form äußert sich in erhaltenem lauten Lesen von regelmäßigen und unregelmäßigen Wörtern ohne Lesesinnverständnis. Nur über die phonologische Rückkopplung haben sie die Möglichkeit, die Semantik abzurufen (von der Heide & Bartels 2004). Für diese Patienten sind die lexikalisch-semantische Route und die G-P-K-Route nicht verfügbar. Sie zeigen generell eine schwere semantische Störung. Nichtwörter können nicht gelesen werden.

Globale Dyslexie

Analog zur globalen Aphasie kann man auch im Bereich der Schriftsprache von einem Störungsbild reden, bei dem die Patienten nur in der Lage sind, kurze, hochfrequente, konkrete Nomina zu lesen. Sie zeigen alle Fehlertypen wie Nullreaktionen, phonematische Paralexien und eine gestörte G-P-K-Route. Diese Form wird v. a. von de Langen (1989) beschrieben, De Bleser (1991, 2009) greift sie nicht auf.

Die globale Alexie ist mit einer globalen Aphasie, einer schweren Wernicke-Aphasie oder einer transkortikal-sensorischen Aphasie assoziiert (de Langen 1989).

Die hier vorgestellten Dyslexieformen sind in ➤ Tab. 7.1 noch einmal als Übersicht dargestellt. In der Praxis finden sich jedoch v. a. gemischte Dyslexien,

Tab. 7.1 Übersicht der zentralen Formen von Dyslexie (De Bleser 1991)

	Oberflächendyslexie	Tiefendyslexie	Phonologische Dyslexie	Direkte Dyslexie	Globale Dyslexie
periphere visuelle Analyse	erhalten	erhalten	erhalten	erhalten	erhalten
Route 1 (lex.-sem.)	gestörter Zugriff auf präsemantischen Input oder postsemantischen Output	• gestörter Input zur Semantik • gestörte Semantik • gestörter Output von Semantik	erhalten	gestört	gestört
Route 2 (lex.)	gestört	gestört	erhalten	erhalten	gestört
Route 3 (GPK)	erhalten	gestört	gestörte GPK oder gestörter phonologischer Buffer	gestört	gestört
Hauptsymptome	• Regularisierungen unregelmäßiger Wörter • phonematische Paralexien • Betonungsfehler	• semantische Paralexien • Konkretheitseffekt • Wortarteneffekt	Lesen von regelmäßigen und unregelmäßigen Wörtern möglich	fehlendes Lesesinnverständnis bei erhaltenem Lesen von regelmäßigen und unregelmäßigen Wörtern	hochfrequente kurze, konkrete Nomina können gelesen werden
Pseudowörter	können gelesen werden	können nicht gelesen werden	können nicht gelesen werden	können nicht gelesen werden	können nicht gelesen werden

d. h. es kommt selten zu einem kompletten Ausfall einer Route, es finden sich meist noch Teilleistungen aller Routen.

7.4.3 Periphere Dysgraphien

Apraktische Dysgraphie / Reine Dysgraphie

Die Patienten haben Probleme, die Buchstaben zu realisieren (➤ Abb. 7.3). Es wird auf eine gestörte Repräsentation der graphomotorischen Programmierung bei erhaltener motorischer Funktion zurückgeführt – ähnlich wie bei einer Sprechapraxie (Beeson & Rising 2018). Bei den Paragraphien kommt es zu Substitutionen oder auch zur Produktion nicht als Buchstaben erkennbarer Zeichen wie Kringel oder Striche, während sie die Wörter buchstabieren können (De Bleser 2009; Goldenberg 2017). Die Motorik an sich ist erhalten, die Patienten können die Buchstaben kopieren. Diese Form muss nicht mit einer Aphasie oder Dyslexie einhergehen, daher kann sie auch als reine Dysgraphie bezeichnet werden.

Allographische Dysgraphie

Die Patienten haben keinen Zugriff auf die visuellen Formen der Buchstaben (Allographen), sie zeigen häufig Probleme mit der Groß- und Kleinschreibung, während das Buchstabieren erhalten ist. So buchstabieren Patienten ein Wort zwar richtig, können aber beim Schreiben die korrekten Buchstaben nicht abrufen. Manche Patienten können trotzdem auf einer Tastatur schreiben, wenn nur die Form des Buchstabens nicht generiert werden kann. Die meisten zeigen jedoch sowohl Probleme beim Abruf der Buchstaben als auch ihrer Realisierung. Die allographische Dysgraphie tritt selten isoliert auf, häufig ist sie auch Teil einer zentralen Dysgraphie, wo es dann zu einer Mischung aus falscher Selektion des Buchstabens mit falscher Schreibweise kommt (Beeson & Rising 2018).

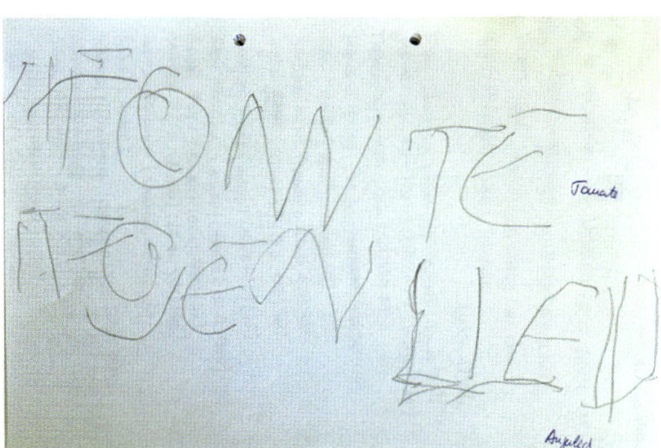

Abb. 7.3 Beispiel für eine apraktische Dysgraphie [M1011]

7.4.4 Zentrale Dysgraphien

Die Störungen des Schreibens werden auch anhand der drei Routen im Logogenmodell beschrieben. So gibt es eine nicht-lexikalische und zwei lexikalische Formen.

Oberflächendysgraphie

Im Gegensatz zum Lesen, lässt sich eine Oberflächendysgraphie einfacher erkennen, da die Regularisierungsfehler beim Schreiben auffälliger sind. So kommt es z. B. zu graphematischen Paragraphien wie „Schtern“ für STERN, „Montasche“ für MONTAGE usw. Bei einer Häufung solcher Regelfehler, wie sie auch Kinder im Schreiberwerb machen, spricht man von **orthographischer Agraphie** (Huber 1997). Die häufigsten graphematischen Paragraphien äußern sich in segmentalen Fehlern mit Ersetzungen, Auslassungen, Hinzufügungen von Graphemen. Beispiele sind: „Gorke“ für GURKE, „Nargel“ für NAGEL (ebd., S. 179). Ähnlich wie bei der Lesestörung steigt die Fehleranfälligkeit mit der Wortlänge. Bei Vorliegen einer Schriftsprachestörung mit ausgeprägter phonologischer Fehlersystematik sollte immer überprüft werden, ob nicht eine allgemeine phonologische Störung vorliegt.

Tiefendysgraphie

Diese Form findet man bei unflüssigen Aphasien oder zurückgebildeter globaler Aphasie. Die Patienten nutzen die ganzheitliche Route zum Schreiben. Es zeigen sich semantische Paragraphien, Abbruchphänomene und graphematische Paragraphien. Pseudowörter nach Diktat können nicht geschrieben werden. Je konkreter und bildhafter das Wort, desto weniger Fehler. Abstrakte Wörter und Funktionswörter bereiten größere Probleme (Grande & Hußmann 2016). Bei dieser Form zeigt sich kein Orthographie-Effekt, d. h. man findet keine falsche phonetische oder orthographische Schreibweise wie bei der Oberflächendysgraphie (De Bleser 1991;

Huber 1997). Man geht davon aus, dass die Wörter als visuelle oder graphematische Einheit erkannt werden, denn die Patienten können die Wörter auch vertikal oder spiegelbildlich schreiben (Huber 1997). De Langen (1989) bezeichnet diese Form als **wortkategorielle Agraphie.**

Phonologische Dysgraphie

Die phonologische Dysgraphie zeichnet sich dadurch aus, dass Nichtwörter nicht geschrieben werden können. Die Phonem-Graphem-Korrespondenz-Route ist gestört. Das lexikalische Entscheiden dagegen ist erhalten und Wörter können von Pseudowörtern differenziert werden. Beim Versuch, Pseudowörter zu schreiben, passieren visuell oder phonologisch induzierte semantische Paragraphien, z. B. „Segel" für SEGER, „Vase" für VASE (Huber 1997).

Globale Dysgraphie

Die Patienten haben eine schwere Störung des Schreibens, häufig gelingt nicht einmal mehr der Name. Einzelne Buchstaben sind noch abrufbar, werden aber nicht selten perserviert. Das Kopieren gelingt nur mit viel Mühe. Es kommt zu häufigen Abbruchphänomenen (Schneider et al. 2014).

➤ Tab. 7.2 gibt einen Überblick über die zentralen Dysgraphieformen.

7

7.5 Diagnostik

7.5.1 Modellorientierte Diagnostik

LEMO 2.0

Die Diagnostik der zentralen Schriftsprachestörungen findet modellorientiert statt. Im deutschsprachigen Raum steht dafür die Testbatterie Lemo 2.0 (Stadie, Cholewa, De Bleser 2013) zur Verfügung.

Durch die speziellen Aufgabenstellungen können gezielt einzelne Routen und Module im Logogen-Modell untersucht werden. Lemo 2.0 (Stadie, Cholewa, de Bleser 2013) wird im Kapitel zur Diagnostik bei Aphasie (➤ Kap. 6.7.5) beschrieben. Die Tests können für bestimmte Fragestellungen eingesetzt werden:

Überprüfung der visuellen Analyse:
- Diskriminieren von Neologismen visuell
- Diskriminieren von Wörtern visuell

Überprüfung des graphematischen Input-Lexikons:
- lexikalisches Entscheiden Wort / Neologismus visuell
- lexikalisches Entscheiden Wort / pseudohomophoner Neologismus visuell

Überprüfung des semantischen Zugangs:
- visuelles Wort / Bild Zuordnen

Überprüfung der Semantik:
- visuelles Synonymie Entscheiden

Tab. 7.2 Übersicht der zentralen Dysgraphieformen

	Oberflächendysgraphie	Tiefendysgraphie	Phonologische Dysgraphie	Globale Dysgraphie
Repräsentation der Grapheme als Engramme	erhalten	erhalten	erhalten	erhalten
Route 1 (lex.-sem.)	gestört	erhalten	gestört	gestört
Route 2 (lexikal.)	gestört	gestört	erhalten	gestört
Route 3 (PGK)	erhalten	gestört	gestört	gestört
Hauptmerkmale	orthographische Paragraphien	• semantische Paragraphien • Pseudowörter können nicht geschrieben werden	• Pseudowörter können nicht geschrieben werden • lexikalisches Entscheiden erhalten • phonologisch induzierte semantische Paragraphien	• nur einzelne Buchstaben können geschrieben werden • Tendenz zu Perseverationen • Abbruchphänomene

- visuelles Synonymie-Entscheiden mit sem. Ablenker

Überprüfung des Zugangs von der Semantik zum graphematischen Output-Lexikon:
- schriftliches Benennen
- Wort-Bild-Zuordnung: homophone Allographen

Überprüfung der Graphem-Phonem-Korrespondenz-Route:
- Lesen von Neologismen
- Lesen von regelmäßigen und unregelmäßigen Wörtern
- Lesen von Nomina, Adjektiven, Funktionswörtern

Überprüfung der Phonem-Graphem-Korrespondenz-Route:
- Schreiben nach Diktat von Neologismen
- Schreiben nach Diktat von regelmäßigen und unregelmäßigen Wörtern
- Schreiben nach Diktat von Nomina, Adjektiven, Funktionswörtern

Die komplette Testbatterie wird selten durchgeführt. Das ist nicht zielführend und auch viel zu belastend für den Patienten. Wie in jeder Diagnostik wird ein hypothesengeleitetes Vorgehen empfohlen (Schröder & Stadie 2009): Welche Komponente / n im Lese- bzw. Schreibprozess könnte / n betroffen sein? Welche Komponente / n erscheinen erhalten?

Alle gängigen Aphasietests enthalten Untertests zur Schriftsprache (➤ Kap. 6.7.4; ➤ Kap. 6.7.5). Sie geben zumindest Hinweise auf vorliegende Störungen des Lesens oder Schreibens, bieten damit aber noch keine Therapieansätze. Somit sind weiterführende Untersuchungen sinnvoll.

Materialien zur neurolinguistischen Aphasiediagnostik: Wortproduktionsprüfung

Auch dieses Testverfahren ist modellorientiert und untersucht die Leistungen beim lauten Lesen, schriftlichen Benennen und Schreiben nach Diktat auf Wortebene (Blanken, Döppler, Schlenck 2000). Das Material ist linguistisch kontrolliert. Die Items sind nach Wortlänge, Frequenz und Wortstruktur zusammengestellt (➤ Kap. 6.7.5).

7.5.2 Neurolinguistische Diagnostik

Neurolinguistische Untersuchung der Schriftsprache

De Langen (1985) hat einen Diagnostikentwurf vorgelegt, der in 24 Untertests das Lesen und Schreiben überprüft (➤ Tab. 7.3). Die Tests überprüfen die Verarbeitung von Buchstaben, Graphemen, Phonemen, Wörtern, Sätzen und Text. Die Aufgaben erfordern das Identifizieren von vorgesprochenen Wörtern in Sätzen, von vorgesprochenen Phonemen in einer Liste mit Graphemen. Es wird das Lesesinnverständnis auf Textebene überprüft sowie eine freie schriftliche Textproduktion verlangt. Buchstaben sollten taktil und kinästethisch benannt werden, Wörter nach auditiver oder schriftlicher Vorgabe buchstabiert werden.

Die Untersuchung ist sehr umfangreich, fragt dadurch möglichst viele Faktoren ab, u. a.:
- Ab welchem Schwierigkeitsniveau treten gehäuft Fehler auf (Buchstabe, Wort, Satz, Text)?
- Gibt es Wortkategorie-, Wortlängen-, Worthäufigkeitseffekte?
- Kann der Patient Wörter ganzheitlich verarbeiten?
- Kann der Patient die G-P-K-Route verwenden?
- Welche Fehlertypen treten gehäuft auf?
- Kann sich der Patient spontan selbst korrigieren?
- Wie gut ist das Lesesinnverständnis?

Tab. 7.3 Beispiele aus der Neurolinguistischen Untersuchung der Schriftsprache nach de Langen (1985)

Aufgabe	Beispiel
1. Lautes Lesen von einzelnen Wörtern	bis, Bus, seit, Zeit, weil, weit, jeder, Leder, Bestimmung, Brotmesser
3. Vorgesprochene Wörter buchstabieren	Hammer, neben, sitzen, herrlich, Gelegenheit
13. Personalien schreiben	Vorname, Familienname, Straße und Hausnummer, Ort (mit PLZ), Geburtsdatum
14. Schreiben nach Diktat	mit, Mut, kein, Bein, gegen, Segen, hinter, weinte, Haftpflicht, Topfpflanze
21. Korrekturfähigkeit	Kint (Kind), Lats (Last), wiel (weil), Stain (Stein), strak (stark), Teater (Theater), schlim (schlimm), Pilozist (Polizist)

7

Neurolinguistische Aufgabensammlung zur Erfassung schriftsprachlicher Leistungen

Eine ebenfalls sehr umfangreiche Diagnostik hat Reitz (1994) vorgestellt. Die Aufgabensammlung umfasst Basis- und Vertiefungsaufgaben zum Lesen und Schreiben von Einzelwörtern, Sätzen und Texten (➤ Tab. 7.4). Dabei hat sie Aufgaben aus bestehenden Sammlungen (AAT Supplement, De Langen 1985) kombiniert mit Aufgaben aus verschiedenen Untersuchungen der Schriftspracheforschung. Die 10 Basisaufgaben untersuchen im ersten Teil das laute Lesen und das Lesesinnverständnis, im zweiten Teil das Schreiben nach Diktat und freies Schreiben. Daraufhin gibt es noch 22 Vertiefungsaufgaben, die die schriftsprachlichen Verarbeitungsprozesse beim Lesen und Schreiben. detailliert überprüfen (Reitz 1994).

AAT Supplement LESEN

Diese Aufgabensammlung (Poeck & Göddenhenrich 1988) überprüft die drei Leserouten graphematisch-phonologisch, lexikalisch-phonologisch und lexikalisch-semantisch anhand von fünf Aufgabengruppen. ➤ Tab. 7.5 zeigt die Verteilung der vorhersagbaren Leistungen.

Neben der ausführlichen Untersuchung von verschiedenen Leistungen in unterschiedlichen Aufgaben sollte v. a. auch eine **Verhaltensbeobachtung** stattfinden (de Langen 1989):

- Wendet der Patient Umwegleistungen an?
- Wie ist sein Selbstkorrekturverhalten?
- Wie ist die Geschwindigkeit der Bearbeitung?
- Wie ist die Reaktion auf Hilfestellungen?

Hier sammelt die Sprachtherapeutin wertvolle Hinweise für die Therapie.

Tab. 7.4 Aufgabenbeispiele aus der neurolinguistischen Aufgabensammlung nach Reitz (1994)

Vertiefungsaufgaben LESEN	Aufgaben
Graphem-Phonem-Konvertierung	Zuordnen von gleichen Buchstaben Buchstaben benennen
Lexikalisch-phonologisches Verarbeiten	Lexikalisches Entscheiden Erkennen gleicher Wörter Über phonemtische Ähnlichkeiten entscheiden
Lexikalisch-semantisches Verarbeiten	Wort-Bild-Zuordnung Wort-Wort-Zuordnung Bewerten von richtigen oder falschen Aussagesätzen

KLINISCHER HINTERGRUND

Phonologisches und linguistisches Bewusstsein

Entsprechend dem Duale-Route-Modell gibt es zwei Wege der Verarbeitung von Schriftsprache: Die regelgeleitete, also die phonologische (einzelheitliche) und die nicht-regelgeleitete, die lexikalisch-semantische (ganzheitliche). Bei einer Hirnschädigung können diese Strategien selektiv gestört sein, sodass nur die eine oder andere zur Verfügung steht. Häufig kommt es jedoch zu Überschneidungen oder Restfähigkeiten. Bei einer Aphasie wird man immer einer Mischform der Schriftsprachestörung finden. So wird zwar eine Route bevorzugt, die andere könnte aber als **Umwegleistung** eingesetzt werden (wenn auch nicht erfolgreich).

Für die Anwendung der regelgeleiteten Strategie muss ein **phonologisches Bewusstsein** vorhanden sein:

- die einzelnen Phoneme eines gesprochenen Worts sollten analysiert werden können
- ein Wort sollte auf der Basis von Phonemen zusammengestellt werden können
- die Lautposition in einem Wort sollte bestimmt werden können

Voraussetzung für das phonologische Bewusstsein, also die Fähigkeit, eine auditive Vorgabe in ein abstraktes Element (Phonem, Graphem) zu segmentieren, ist ein **linguistisches Bewusstsein,** d. h. „die Fähigkeit, über bestimmte Formaspekte der Sprache reflektieren zu können" (de Langen 1989, S. 84). Bei Kindern mit Schriftspracherwerbsstörungen und bei Analphabeten weiß man, dass dieses Bewusstsein noch nicht entwickelt ist. Naheliegend ist, dass dies auch bei Patienten mit einer Hirnschädigung gestört ist. Für die Therapie folgt aus diesen Überlegungen, dass beide Routen trainiert werden sollten, sowohl das ganzheitliche Erkennen von Wörtern, als auch die phonologischen Leistungen und die Regeln der Graphem-Phonem-Korrespondenz.

Eigenes Screening für die Überprüfung des Lesens

Hat man LEMO nicht zur Verfügung, kann man auch eigene Aufgaben zusammenstellen (Riley et al. 2018), die die verschiedenen Komponenten beim Lesen im Duale-Route-Modell überprüfen.

Um den Zugriff auf das graphematische Input-Lexikon zu überprüfen, eignet sich eine lexikalische Entscheidungsaufgabe:

Tab. 7.5 Leistungsvorhersagen im AAT Supplement Lesen (Huber 1997, S. 190)

Aufgabengruppe	Graph.-phonemat.	Lexikal.-phonolog.	Lexikal.-semant.
1. Lexikalisches Entscheiden	stark gestört / nicht möglich	wenig gestört / gut möglich	wenig gestört / gut möglich
2. Lautes Lesen: Pseudowörter • Wörter hoch vs. niedrigfrequent • Wörter konkret vs. abstrakt	wenig gestört / gut möglich • gleich • gleich	stark gestört / nicht möglich • verschieden • gleich	stark gestört / nicht möglich • verschieden • verschieden
3. Morphologisches Beurteilen (Artikel zeigen)	stark gestört / nicht möglich	wenig gestört / gut möglich	stark gestört / nicht möglich
4. Ähnlichkeiten Erkennen: a. bei phonematisch ähnlichen Wörtern b. bei semantisch ähnlichen Wörtern	wenig gestört / gut möglich stark gestört / nicht möglich	wenig gestört / gut möglich stark gestört / nicht möglich	stark gestört / nicht möglich wenig gestört / gut möglich
5. Bedeutungen beschreiben	stark gestört / nicht möglich	stark gestört / nicht möglich	wenig gestört / gut möglich

- das Wortmaterial besteht aus Wörtern und Nichtwörtern, die eine legale oder illegale Schreibweise haben, z. B. <Flug>, <Fläg>, <Flvg>
- und aus Wörtern mit einer irregulären Schreibweise, z. B. <Primel>
- es ist nach Wortfrequenz kontrolliert

Für die Zugriffsüberprüfung auf das semantische System eignen sich:

- Wort-Wort-Zuordnungsaufgaben, z. B. ein Wort einer bestimmten semantischen Kategorie zuzuordnen, z. B. <Apfel> zu <Obst>
  oder
- Wort-Bild-Zuordnungsaufgaben, ein Wort einer Auswahl von Bildern zuordnen
- semantisches Sortieren: die Wortkarten liegen verstreut auf dem Tisch und sollen in die einzelnen Kategorien Obst, Möbel, Fahrzeuge etc. sortiert werden
- auditives Wort-Definition-Zuordnen, z. B. <Banane> zu „Es ist gelb und krumm"

Für die Überprüfung der nicht-lexikalischen Route:

- Grapheme segmentieren: visuell dargebotene Wörter und Nichtwörter sollen in einzelne Grapheme oder Silben zerlegt werden, z. B. <Schule> in <sch>, <u>, <l>, <e>, <Omnibus> in <Om> <ni> und <bus>, <annolag> in <an> <no> und <lag>
- Graphem-Phonem-Korrespondenz: Darbietung einzelner Grapheme, die der Patient als Phonem wiedergeben soll, z. B. <sch> als [ʃ], <sp> als [ʃp]
- visuelles lexikalisches Entscheiden bei Pseudohomophonen, z. B. ob <stain> und <stein> oder <chor> und <koa> gleich ausgesprochen werden
- phonologisches Blending, z. B. <b> + <e> + <t> = [bɛt], <ba> + <na> + <ne> = [bana:nə]

Eigenes Screening für die Überprüfung des Schreibens

Da beim Schreiben die Phonologie eine wesentliche Rolle spielt (vgl. Klinischer Hintergrund), sollten die phonologischen Fähigkeiten überprüft werden (Beeson & Rising 2018), z. B. durch:

- Korrespondenz von Laut zu Buchstabe: z. B. [a:] zu <a>, <ah>, <aa>
- Phoneme segmentieren: „Sagen Sie ‚Katze'. Sagen sie den ersten Laut!"
- Phoneme weglassen: „Sagen Sie ‚Katze'. Jetzt lassen Sie den ersten Laut weg!"
- Phoneme ersetzen: „Sagen Sie ‚Katze'. Jetzt ersetzen Sie das [k] mit einem [t]!"

Für die Überprüfung der lexikalischen Routen und der graphematischen Lexika eignen sich:

- Schreiben nach Diktat: Wörter nach Regelmäßigkeit, Frequenz und Länge kontrolliert
- schriftliches Benennen: von Bildkarten oder Objekten

7.5.3 Diagnostik peripherer Dyslexie/Dysgraphie

Um zu erkennen, ob es sich um eine zentrale oder periphere Störung der Schriftsprache handelt, sollten folgende Faktoren abgeklärt werden (de Langen 1989):
- **periphere und zentrale Hör- und Sehleistung**: Liegt eine Hypakusis vor? Liegt eine Hemianopsie oder ein visueller Neglect vor? Liegen auditive oder visuelle Verarbeitungsstörungen i. S. einer Agnosie vor?
- **Handmotorik**: Gibt es motorische Einschränkungen, die das Schreiben beeinträchtigen könnten?
- **räumlich-konstruktiven Fähigkeiten**: Liegt eine Apraxie vor? Liegt eine räumlich-konstruktive Agnosie vor?
- **sprechmotorische Leistung**: Wie ist das Nachsprechen, mündliche Benennen? Liegt eine Sprechapraxie vor?

Als Ausschlussdiagnostik für eine visuelle Störung sind folgende Aufgaben geeignet:
- **Zuordnen von Formen**: aus einer Auswahl von Nonsense-Formen sollen zwei gleiche herausgesucht werden
- **Zuordnen von Buchstaben**: aus einer Auswahl von Buchstaben sollen zwei in Größe und Schriftart gleiche gefunden werden
- **Zuordnen von Graphemen**: aus einer Auswahl von Buchstaben in Groß- und Kleinschrift und unterschiedlicher Schriftart sollen zwei gleiche entdeckt werden
- **Erkennen von Buchstaben**: echte und unechte Buchstaben werden in Spiegelschrift präsentiert, die richtigen sollen gefunden werden
- **Testteile aus der BORB** (*Birmingham Object Recognition Battery*, Riddoch & Humphreys 1993): ein Assessment mit 14 Tests für die Diagnostik von visuellen Störungen der Objekterkennung und des Benennens. Testteile sind u. a. Längen zuordnen, Größen zuordnen, Dinge aus dem Kopf zeichnen, Bilder kopieren

(Riley et al. 2018):

Bei Verdacht auf eine periphere Dysgraphie eignen sich Aufgaben zur Überprüfung der Graphomotorik:
- Kopieren von Wörtern
- Umwandlung von Buchstaben von Groß- zu Kleinschreibung und umgekehrt

(Beeson & Rising 2018)

Um die zugrundeliegenden Störungsprozesse für die Schriftsprachestörung zu erkennen, können folgende Aufgaben durchgeführt werden:
- Einzelbuchstaben diskriminieren und identifizieren: aus einer Auswahl von Buchstaben und / oder Formen sollen vorgegebene Buchstaben gefunden werden
- Einzelbuchstaben benennen
- Erkennen eines Zielbuchstabens in Abhängigkeit von der Position im Stimulus: Vorgabe eines Buchstabens am Anfang, in der Mitte oder am Ende eines Wortes, z. B. <Panzer>, <Apfel>, <Sirup>
- Lesen von Wörtern mit steigender Buchstabenzahl mit Aufnahme der Antwortzeit: bei peripherer Dyslexie liegt ein deutlich verlangsamtes Lesetempo vor, je länger die Wörter sind
- Lesen von gleichzeitig dargebotenen Wortpaaren: z. B. <schwarz - weiß>
- Lesen von spontan und nach Diktat geschriebenen Äußerungen
- Lesesinnverständnis sowie semantische Kategorisierungsaufgaben bei uneingeschränkter bzw. reduzierter Darbietungszeit

(De Bleser 2009)

7.6 Therapie

Im Folgenden werden die Therapiemaßnahmen nicht nach Störungsbild, sondern nach gestörter Route bzw. Modul aufgeführt. Da es in der Realität immer zu Mischformen kommt, muss die Therapie stark modellgeleitet sein. Bei Stadie & Schröder (2009) findet man sehr viele Studien zu Störungen des Lesens und des Schreibens im Detail beschrieben (Hypothese, Methode, Ziel, Hilfen, Ergebnisse), so dass die Therapiemaßnahmen sehr gut nachvollzogen werden können.

7.6.1 Therapie der subgraphematischen Prozesse

Wenn die Probleme bereits auf der Stufe der visuellen Erkennung und Diskriminierung von Buchstaben von anderen Zeichen liegt, dann liegt i. d. R. eine reine Alexie vor. Bei zentralen Dyslexien zeigen sich hier keine Auffälligkeiten.

Visuelle Analyse

Ziel der Therapie ist das Erkennen und Diskriminieren von einzelnen Buchstaben. Bei schweren Störungen können womöglich auch nichtsprachliche Zeichen nicht erkannt werden (von der Heide & Bartels 2004). Übungsaufgaben werden dann nach visueller Komplexität strukturiert, wobei mit dem größtmöglichen Kontrast angefangen und dann nach und nach der Kontrast minimiert wird:

- Diskriminieren von visuellen Stimuli: gleich - nicht gleich
- Diskriminieren von Buchstaben: gleich - nicht gleich
- Erkennen von einzelnen Buchstaben innerhalb von nicht-sprachlichen Zeichen
- taktil-kinästhetische Unterstützung beim Erkennen von Buchstaben: Buchstaben in der Hand nachfahren, 3D-Buchstaben

Graphemanalyse

Wenn die Patienten bereits einzelne Buchstaben identifizieren und benennen können, geht man auf die Graphemebene und arbeitet ausschließlich mit sprachlichem Material (von der Heide & Bartels 2004):

- Diskriminieren von Graph - Neograph (nicht-existierender Buchstabe)
- Identifizieren von Neographen innerhalb von Buchstabenketten
- Diskriminieren von enantiomorphen Buchstaben (Graphen, die durch Spiegelung oder Drehung einen anderen Graphen ergeben): gleich - nicht gleich

Wortanalyse

Wenn die Patienten bereits ganze Wörter identifizieren können, dann arbeitet man mit:

- schneller Worterkennung (tachistoskopisches Lesen): ein Wort wird nur ganz kurz gezeigt, um es zu lesen (kann man am PC erstellen)
- Erkennen von Wörtern in Buchstabenreihen, z. B. WPEKDIJEURBUCHWKELÖSÜ

Bei reiner Alexie konzentriert sich die Therapie auf die Identifizierung der Grapheme und die Anbahnung des ganzheitlichen Lesens, um das Lesetempo zu erhöhen (Riley et al. 2018).

7.6.2 Therapie der segmentalen Route

Die einzelheitliche Verarbeitung beim Lesen ist eine häufige Strategie bei Patienten, die vorrangig über die lexikalischen Routen lesen, die aber natürlich im Alltag immer wieder auf Wörter wie Produkt- oder Eigennamen stoßen, die sie sich mühsam zu erschließen suchen (von der Heide & Bartels 2004). Ein Training der segmentalen Route zeigt in der Literatur gute Erfolge (Bachy-Langedock & de Partz 1989).

Graphem-Phonem-Korrespondenzregeln

Eine erfolgreiche Methode, die Graphem-Phonem-Korrespondenz wieder zu aktivieren, ist die sog. **„Merkwortmethode" (Lexical-Code-Strategie;** De Bleser 2009), bei der ein Merkwortalphabet (➤ Abb. 7.4) mit dem Patienten erarbeitet wird (von der Heide & Bartels 2004):

- **Merkwortalphabet erstellen:** die Grapheme werden einzeln erarbeitet, indem man ein individuelles, vom Patient erstelltes Alphabet konzipiert (von der Heide & Bartels 2004)
  - *Schritt 1*: Patient assoziiert zu jedem Graphem einige Wörter, zu denen der Therapeut drei bis vier skizzenhafte Zeichnungen anfertigt

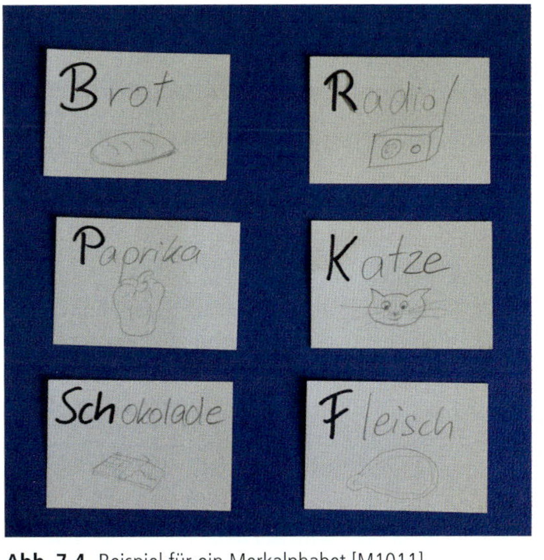

Abb. 7.4 Beispiel für ein Merkalphabet [M1011]

- *Schritt 2*: nach einer Ablenkungsphase wird der Patient aufgefordert, die Skizzen zu benennen; welches er am schnellsten und sichersten benennt, wird der „Kandidat“: das Graphem und die Skizze werden auf eine Karteikarte übertragen
- *Schritt 3*: bisher erarbeiteten Karten werden gemischt und der Patient spricht sich immer vor (dabei ist sowohl die lautliche als auch die buchstabierende Form erlaubt), also z. B. „A wie Apfel“, „D wie Dackel“, „K wie Katze“; Patient soll diese Übung mehrmals täglich durchführen
- *Schritt 4*: möglichst früh sollten die bisher trainierten Grapheme in sog. „Blending“-Übungen eingesetzt werden; idealerweise arbeitet man hier mit Neologismen, sodass kein Einfluss der Semantik die Übung stören kann; so kann man mit Silben mit einfacher CVC-Struktur beginnen, z. B. AVA, VA, KA, KAVA etc.

Für die Phonem-Graphem-Korrespondenz beim Schreiben kann man dieses Alphabet genauso nutzen, indem man zunächst mit diesen individuell erarbeiteten Graphemen übt.

Evidenz: De Partz (1986) beschreibt eine Einzelfallstudie mit dem Einsatz der Merkwortmethode bei Tiefendyslexie. Bachy-Langedock & de Partz (1989) beschreiben einen Patienten mit Tiefendyslexie, der nach der Behandlung langsam, aber korrekt lesen konnte, dabei verwendete er für die Funktionswörter und Verben die GPK-Route.

Einzelheitliches Lesen von Wörtern

Hier eine Auswahl an Übungen für die segmentale Route beim Lesen:

- Graphem-Wort-Assoziationsaufgaben: Nennen Sie mir Wörter, die mit N anfangen!
- Lautidentifikation:
  - innerhalb einzelner Laute: aus einer Reihe von Lauten einen vorgegebenen Laut heraushören
  - in der Abfolge von Wörtern: Wörter vorlesen, der Patient soll einen Laut identifizieren, ob er am Anfang, in der Mitte oder am Ende eines Wortes auftritt
- phonemisches Benennen von Graphemen: einen Buchstaben oder eine Buchstabenfolge zeigen und nach dem Laut dazu fragen
- Zusammenziehen von Phonemen (Blending): Wörter aus den abgebildeten Graphemen bilden
- Übungen mit Wörtern (kontrolliert nach Wortlänge und Wortkategorie):
  - einzelne Wörter durch ein Lesefenster lesen
  - Korrektur fehlerhafter Wörter, z. B. „Schtein“ für STEIN, „Käche“ für KÜCHE
  - Palindrome lesen, z. B. NEBEL - LEBEN, REGEN - NEGER
  - Wort-Bild-Zuordnung: zwei Bilder und ein Wort werden angeboten. Hier ist eine Schwierigkeitshierarchie möglich, z. B. weite graphematische Kontraste (HOSE - LAMM), enge graphematische Kontraste (HOSE - NASE), homophone Allographen (SAITE - SEITE) und Minimalpaare (WANNE - TANNE)

Evidenz: Die Methode des Blending zeigte sich erfolgreich bei Mitchum & Berndt (1991). Phonologische Methoden wie das Segmentieren, das Lautidentifizieren und Graphemassoziieren war wirksam bei Berndt & Mitchum (1994).

Einzelheitliches Schreiben von Wörtern

Aufgaben, die die segmentale Route beim Schreiben fördern:

- Kopieren und Schreiben von Graphemen und Wörtern
- Graphem-Wort-Assoziationsaufgaben: Schreiben Sie ein Wort, das mit M anfängt!
- Anagramme: Ordnen von Buchstaben oder Silben zu Wörtern
- Lückenergänzung, z. B. „K_ind“, „Aut_“, „Ele_ant“: es können die Grapheme vorgegeben werden oder auch selbstständig gesucht werden müssen
- Schreiben nach Diktat: einzelne Buchstaben, Silben, Wörter
- Scrabble: mit einer vorgegebenen Auswahl an Buchstaben sollen Wörter gebildet werden
- Kreuzworträtsel ausfüllen: viele Patienten tun dies gerne und führen diese Aktivität häufig als einzige Schreibleistung im Alltag an; beim Kreuzworträtsel lösen sind jedoch zusätzlich semantische Gedächtnisfähigkeiten notwendig

Evidenz: Kiran (2005) trainierte das Schreiben von regelmäßigen Wörtern mittels Schreiben nach Diktat, schriftlichem Benennen, Buchstabieren und mündlichem Benennen bei drei Patienten mit Aphasie. Zwei von diesen verbesserten sich beim Schreiben nach Diktat auch bei unbekanntem Material, alle verbesserten sich beim schriftlichen Benennen und Buchstabieren.

WIRKSAMKEITSNACHWEIS

De Bleser (2009), Costard (2011), von der Heide & Bartels (2004) und Stadie & Schröder (2009) führen verschiedene Studien zum Training der segmentalen Route an. Die meisten zeigten deutliche Verbesserungen der einzelheitlichen Lese- bzw. Schreibleistung, einen Transfereffekt auf ungeübtes Material und eine Abnahme der semantischen Paralexien, weil die Patienten aufgrund des Erkennens von Buchstaben die korrekten semantischen Einträge aktivieren können.

7.6.3 Therapie der ganzheitlichen Route

Ein Ausfall der lexikalisch-semantischen Route, z. B. bei der Oberflächendyslexie und -dysgraphie, kann unterschiedliche Ursachen haben (➤ Kap. 7.5). Danach werden die therapeutischen Strategien ausgesucht.

Zugriff auf das graphematische Input-Lexikon

Bei den folgenden Aufgaben muss die Therapeutin den Schwierigkeitsgrad bestimmen, in dem die Übungswörter linguistisch nach Kategorie, Länge, semantischer und orthographischer Ähnlichkeit, Konkretheit vs. Abstraktheit und Frequenz kontrolliert werden. Dabei ist nicht erforderlich und auch nicht erwünscht, dass die Wörter verstanden oder laut gelesen werden (von der Heide & Bartels 2004):

- Aufgaben zum lexikalischen Entscheiden: Wort - Nichtwort
- tachistoskopisches Lesen: am Computer werden Wörter nur ganz kurz dargeboten, die Dauer ist entscheidend und kann variiert werden
- Identifizieren von Wörtern in Buchstabenketten, z. B. EDHKERÖLKSCHWEINWERUDS
- Wortidentifikationsaufgaben in Wortreihen, Sätzen und Texten (visuell)
- Korrekturen von falsch geschriebenen Wörtern
- Lesen von irregulären Wörtern mit Bildunterstützung: Wörter werden auf Bildkarten geschrieben
- Lesen von Akronymen, z. B. NATO, NASA, HIV, die in eine Liste mit realen Wörtern integriert sind, z. B. NASS, HIT, DORT

Evidenz: Coltheart & Byng (1989) zeigen Evidenzen für die Therapie bei Oberflächendyslexie mittels Lesen von regelmäßigen und unregelmäßigen Wörtern. Ebenso Weekes & Coltheart (1996).

Zugriff auf das graphematische Output-Lexikon

Hier gelten dieselben Bestimmungen für das Zusammenstellen von Übungsmaterial. Wortart, Wortfrequenz, Wortlänge, orthographische Ähnlichkeit und Konkretheit werden kontrolliert.

- visuelle Wort- Bild-Zuordnung
- Schreiben von unregelmäßigen Wörtern mit Bildunterstützung
- Schreiben nach Diktat von homophonen Wörtern
- verzögertes Abschreiben
- schriftliches Benennen
- Sortieren von Bildern nach Initialgraphemen

Evidenz: Schmalzl & Nickels (2006) untersuchten das Schreiben nach Diktat von unregelmäßigen Wörtern mit und ohne bildliche Unterstützung bei einer Patientin mit Oberflächendysgraphie. Sie profitierte von der Methode mit der Bildunterstützung, der Effekt hielt auch 2 Monate später noch an.

Zugriff auf die Semantik

Hier müssen die Wörter sowohl nach der Frequenz als auch nach dem semantischen Gehalt kontrolliert werden, um einen Übungseffekt zu erzielen:

- Wort-Bild-Zuordnung: je größer die semantische Ähnlichkeit, desto schwieriger
- Wortformdiskriminationsaufgaben (*Odd-One-Out*): Entscheiden, welches Wort nicht in eine Gruppe von drei oder vier Wörtern passt, z. B. Tisch, Stuhl, Schrank, Bus
- Lesen mit Laufschrift: auch diese Übung lässt sich gut am PC realisieren
- Schriftliches Benennen

Evidenz: Hillis (1998) führte eine Behandlung mit schriftlichem Benennen bei einer Patientin mit schwerer semantischer Störung durch. Sie verbesserte sich signifikant in den geübten Items, zeigte allerdings keine Generalisierungseffekt (Stadie & Schröder 2009).

ORLA (Oral Reading for Language in Aphasia)

ORLA bedeutet wiederholtes lautes Lesen von Sätzen, um die phonologischen und semantischen Routen zu stabilisieren. Dabei wird auf Satzebene geübt, um gleichzeitig die Intonation und die Prosodie zu fördern (Cherney 1995).

Evidenz: Cherney (1995) untersuchte zwei chronische nichtflüssige Aphasiker, die in 10 Sitzungen insgesamt 90 Sätze in Gruppen á 30 Sätzen übten. Beide verbesserten sich deutlich in ihrer Leseleistung, konnten dies aber nicht auf ungeübtes Material übertragen. 2010 untersuchte sie dann den Unterschied, ob die Sätze von einem Computer oder einer Sprachtherapeutin vorgesprochen werden: Es machte keinen, die Patienten profitierten ebenso von einer niedrigfrequenten Therapie (ein bis drei Mal die Woche) mit einem Computer (Cherney 2010).

Funktionswörter

Funktionswörter sind schwierig zu lesen, wenn die ganzheitliche Route nicht funktioniert. Dadurch, dass sie nur einen geringen semantischen Gehalt haben, lassen sie sich am ehesten über die direkt-lexikalische Route abrufen (von der Heide & Bartels 2004). Als Übung dafür bietet sich die **tachistoskopische Darbietung** mit gleichzeitigem Vorsprechen des Wortes an.

Evidenz: Zwei Patienten mit phonologischer Dyslexie trainierten das Lesen von Funktionswörtern und Verben und zeigten überdurchschnittliche Verbesserungen in ihrer Lesefähigkeit (Friedman, Sample & Nitzberg Lott 2002).

Lexikalisch-buchstabierende Behandlung (CART)

Bei schweren globalen Dysgraphien und bei Tiefendysgraphie setzt man diese Behandlungsmethode ein. Bei der **CART** (*Copy and Recall Treatment*, Beeson & Rising 2018) werden gemeinsam mit dem Patient besondere Schlüsselwörter aus den Bereichen Lieblingsessen, Namen der Familienmitglieder, Haushaltsgeräte, Hobbys usw. gesammelt. Sie sollten für den Patient relevant sein. Ziel der Behandlung ist es, die graphematische Repräsentation dieses Vokabulars zu stärken. Begonnen wird mit 20 Items, die in fünf Gruppen aufgeteilt werden:

- **Schritt 1**: Benennen des Zielitems, z. B. Computer; wenn der Patient das Bild korrekt benennt, soll er das Wort zunächst buchstabieren, dann aufschreiben, wenn er es richtig schreibt, wird zum nächsten Item übergegangen, wenn er es inkorrekt buchstabiert, dann geht man zu Schritt 2
- **Schritt 2**: ein handschriftliches Wortbild „Computer“ wird gezeigt, der Patient soll das Wort kopieren; macht er es korrekt, kopiert er es noch weitere 2 Mal, macht er es inkorrekt, wird das Wortbild noch einmal vorgelegt
- **Schritt 3**: Wortbild wird verdeckt, die Bildkarte erneut gezeigt; der Patient wird aufgefordert, das Wort Computer noch einmal zu schreiben; wenn er es inkorrekt schreibt, wird zurück zum Kopieren des Wortes gegangen
- **Eigenübungen**: Patient soll täglich die geübten Wörter mehrfach kopieren (mit Bild- und Wortunterstützung); eine Testseite enthält nur die Bilder und der Patient schreibt die Wörter aus dem Gedächtnis

Diese Methode kann auch für Patienten mit Oberflächendysgraphie eingesetzt werden, um unregelmäßige Wörter zu trainieren, die ja häufig anhand der phonologischen Regeln und nicht der orthographischen Konvention geschrieben werden.

Evidenz: Beeson & Rising (2018) beschreiben eine Einzelfallstudie, Mrs T, die mit der CART-Methode behandelt wurde. Mrs T war global aphasisch und dysgraphisch und konnte weder Wörter noch Nichtwörter schreiben. Nach 6 Wochen Behandlung, in der 24 Items gelernt wurden, zeigten sich deutliche Verbesserungen im Schreiben und Benennen dieser Wörter, ein Transfereffekt auf ungelernte Items allerdings nicht. Mrs T konnte aber auf diese Weise ihren Wortschatz weiter ausbauen.

Multiple Oral Reading (MOR)

Diese Methode verbessert das ganzheitliche Lesen von Wörtern im Textzusammenhang. Dazu müssen die Patienten bereits gut auf Wortebene lesen können und die PGK-Route sollte wenig betroffen sein. Beim MOR wird ein für den Patienten relevanter Text immer wieder laut gelesen. Ziel ist es, sowohl das laute Lesen als auch das Lesetempo zu verbessern. Die Patienten bekommen einen Text, den sie sowohl in der Therapie als auch zuhause als

Eigenübung mehrmals lesen (zwischen drei und sechs Mal täglich).

Evidenz: Lacy, Nitzberg Lott, Sperling et al. (2007) untersuchten MOR bei vier Patienten (einer mit reiner Dyslexie, drei mit phonologischer Dyslexie). Sie trainierten über 8 Wochen 2 Stunden die Woche lang acht Texte. Als Baseline und Outcome-Messung wurden vier modifzierte Texte hergenommen, die entweder veränderte Funktions- oder Inhaltswörter enthielten. Alle vier verbesserten sich nach dem Training, allerdings in unterschiedlicher Form, die der zugrundeliegenden Störung entsprach. Die Patienten mit phonologischer Dyslexie verbesserten sich beim Lesen aller Texte, außer bei dem mit veränderten Inhaltswörtern. Die Autoren schließen daraus, dass das repetitive laute Lesen insbesondere die phonologische (direkte) Leseroute stärkt.

LITERATUR

Beeson PM, Rising K. Acquired Dysgraphias: Mechanisms of Writing. In: Raymer AN, Gonzales Rothi LJ (Hrsg.) The Oxford Handbook of Aphasia and Language Disorders. New York: Oxford University Press, 2018.

Berndt RS, Mitchum CC. Approaches to the Rehabiliation of "Phonological Assembly": Elaborating the Model of Nonlexical Reading. In: Riddoch MJ, Humphreys GW (Hrsg.). Cognitive Neuropsychology and Cognitive Rehabilitation. Hove: LEA, 1994.

Bachy-Langedock N, De Partz M. Coordination of Two Reorganization Therapies in a Deep Dyslexic Patient with Oral Naming Disorders. In: Seron X, Deloche G (Hrsg.). Cognitive approaches in neuropsychological rehabilitation. New Jersey: Hillsdale, 1989:211–248.

Blanken G. Die kognitive Neurolinguistik des Schreibens. In: Blanken G (Hrsg). Einführung in die linguistische Aphasiologie. Freiburg: Hochschul-Verlag, 1991.

Blanken G, Döppler R, Schlenck K. Wortproduktionsprüfung. Materialien zur neurolinguistischen Aphasiediagnostik. Hofheim: NAT Verlag, 2000.

Bußmann H. Lexikon der Sprachwissenschaft. Stuttgart: Kröner, 1990.

Cherney LR. Efficacy of oral reading in the treatment of two patients with chronic Broca's aphasia.Topics in Stroke Rehabilitation 1995; 2: 57–67.

Cherney LR. Oral reading for language in aphasia (ORLA): evaluating the efficacy of computer-delivered therapy in chronic nonfluent aphasia. Top Stroke Rehabil. 2010; 17 (6): 423–431.

Coltheart M, Byng S. A treatment for surface dyslexia. In: Seron X, Deloche G (Hrsg.). Cognitive approaches in neuropsychological rehabilitation. London: LEA 1989.

Coltheart M, Rastle K, Perry C, Langdon R, Ziegler J. DRC: A dual route cascaded model of visual word recognition and reading aloud. Psychological Review 2001; 108(1): 204–256.

Costard S. Störungen der Schriftsprache. Modellgeleitete Diagnostik und Therapie. 2. Aufl. Stuttgart: Thieme Verlag, 2011.

Danz U, Lauer N. Modellorientierte Behandlung der Tiefendyslexie – ein Fallbeispiel. Forum Logopädie 2001; 1 (15):23–29.

De Bleser R. Formen und Erklärungsmodelle der erworbenen Dyslexien. In: Blanken G (Hrsg). Einführung in die linguistische Aphasiologie. Freiburg: Hochschul-Verlag, 1991.

De Bleser R. Störungen der Schriftsprachverarbeitung. In: Sturm W, Hermann M, Münte TF (Hrsg.). Lehrbuch der Klinischen Neuropsychologie. Grundlagen, Methoden, Diagnostik, Therapie. 2. Aufl. Heidelberg: Spektrum Akademischer Verlag, 2009: 609–618.

De Langen E. Wortkategorielle Aspekte und Fehlerspezifik der Tiefenalexie auf Wort- und Satzebene. Inaugural-Dissertation. LMU München, 1983.

De Langen EG. Neurolinguistische Untersuchung der Schriftsprache. Unveröffentlichtes Skript. Max-Planck-Institut für Psychiatrie – Neuropsychologische Abteilung, 1985.

De Langen E. Schriftsprachliche Umwegleistungen bei Aphasikern. In: Roth VM (Hrsg.). Kommunikation trotz gestörter Sprache. Tübingen, 1989.

De Langen E. Kognitive und klinische Aspekte der Schriftsprache auf neurolinguistischer und neuropsychologischer Sicht. Neurolinguistik: Zeitschrift für Aphasieforschung und -therapie. Aachen: Hochschul-Verlag, 2003.

De Partz MP. Re-education fo a Deep Dyslectic Patient: Rationale of the Method and Results. Cognitive Neuropsychology 1986; 3: 149–177.

Ellis A, Young A, Einführung in die kognitive Neuropsychologie. Bern. Hogrefe, 1991: 252–260.

Fawcus M, Kerr J, Whitehead S. Lesen. Stuttgart: Gustav Fischer Verlag, 1996a.

Fawcus M, Kerr J, Whitehead S. Schreiben. Stuttgart: Gustav Fischer Verlag, 1996b.

Friedman RB, Sample DM, Nitzberg Lott S. The role of level of representation in the use of paired associate learning for rehabilitation of alexia. Neuropsychologia 2002; 40: 223–234.

Goldenberg G. Neuropsychologie. Grundlagen, Klinik, Rehabilitation. 5. Aufl. München: Elsevier, 2017.

Grande M, Hußmann K. Einführung in die Aphasiologie. 3.Aufl. Stuttgart: Thieme Verlag, 2016.

Hillis AE. Treatment of naming disorders: New issues regarding old therapies. Journal of the international Neuropsychological Society 1998; 4: 648–660.

Huber W. Alexie und Agraphie. In: Hartje W, Poeck K (Hrsg.). Klinische Neuropsychologie. Stuttgart: Thieme, 1997.

Kotten A. Lexikalische Störungen bei Aphasie. Stuttgart: Thieme Verlag, 1997.

Lacey EH, Nitzberg Lott S, Sperling AJ, Ferguson Snider S, Friedman RB. Multiple oral re-reading treatment for alexia: It works, but why? Brain and Language 2007; 103: 115–116.

7

Lutz L. Das Schweigen verstehen. Hamburg: Springer, 1996.

Mitchum CC, Berndt RS. Diagnosis and treatment of the non-lexical route in acquired dyslexia: An illustration of the cognitive neuropsychological approach. Journal of Neurolinguistics 1991; 6: 103–137.

Poeck K, Göddenhenrich S. Standardized test for the detection of dissociations in aphasic language performance. Aphasiology 1988; 2:375–380.

Reitz J. Erworbene Schriftsprachestörungen. Eine neurolinguistische Aufgabensammlung zur Erfassung schriftsprachlicher Leistungen. Opladen: Westdeutscher Verlag, 1994.

Riddoch JM, Humphreys GW. BORB: Birmingham Object Recognition Battery. Hove: Psychology Press, 1993.

Riley EA, Brookshire E, Kendall DL. Acquired Alexias: Mechanisms of Reading. In: Raymer AN, Gonzales Rothi LJ (Hrsg.). The Oxford Handbook of Aphasia and Language Disorders. New York: Oxford University Press, 2018.

Schartz MF, Saffran EM, Marin OSM. Fractionating the reading process in dementia, evidence for word-specific print-to-sound associations. In: Coltheart M, Pattersond KE, Marschall JC (Hrsg.). Deep Dyslexia. London: Routledge, 1980.

Seidenberg MS, McClelland JL. A distributed developmental model of word recognition and naming. Psychological Review 1989; 96:523–568.

Schmalzl L, Nickels L. Treatment of irregular word spelling in acquired dysgraphia: Selective benefits from visual mnemonics. Neuropsychological Rehabilitation 2006; 16: 1–37.

Schneider B, Wehmeyer M, Grötzbach H. Aphasie. Wege aus dem Sprachdschungel. 6. Aufl., Stuttgart: Thieme, 2014.

Tesak J. Einführung in die Aphasiologie. 2. Aufl. Stuttgart: Thieme Verlag, 2005.

Stadie N, Cholewa J, De Bleser R. LEMO 2.0. Lexikon modellorientiert. Diagnostik für Aphasie, Dyslexie und Dysgraphie, Hofheim: NAT Verlag, 2013.

Von der Heide B, Bartels H. Erworbene Störungen der Schriftsprache bei Aphasien. Ein patholinguistischer Ansatz. Workshop. Würzburger Aphasietage 2004.

Weekes B, Coltheart M. Surface dyslexia and surface dysgraphia: Treatment studies and their theoretical implications. Cognitive neuropsychology 1996; 13:277–315.

KAPITEL

8

K. Eibl

Akalkulie

Eine Akalkulie kann isoliert auftreten (**primäre Akalkulie**) oder als Folge anderer kognitiver Störungen wie Aphasie, Störung der Aufmerksamkeit, Störung der visuellen Wahrnehmung, räumlich-konstruktive Störungen oder Neglect (➤ Kap. 4.3). Dann bezeichnet man sie als **sekundäre Akalkulie.** Eine weitere Klassifikation der Akalkulien findet nicht statt (Schneider, Wehmeyer & Grötzbach 2014).

In diesem Kapitel wird zunächst das Erscheinungsbild (➤ Kap. 8.1) der Akalkulie mit den Komponenten Störungen der Zahlenverarbeitung (➤ Kap. 8.1.1), Störungen der Zahlengrößenrepräsentation (➤ Kap. 8.1.2) und Störungen des Rechnens (➤ Kap. 8.1.3) beschrieben. Nach den Ursachen (➤ Kap. 8.2) folgt eine Beschreibung der numerischen Kognition (➤ Kap. 8.3). Diese beinhaltet eine Darstellung der arithmetischen Verarbeitung (➤ Kap. 8.3.1) und der Rechenoperationen (➤ Kap. 8.3.2) sowie einen Überblick über die zugrundeliegenden Modelle der Zahlenverarbeitung (➤ Kap. 8.3.3). Im Diagnostikteil (➤ Kap. 8.4) werden fünf Testverfahren vorgestellt. Der Therapieteil (➤ Kap. 8.5) enthält grundlegende Übungen für die Zahlenverarbeitung und alltagsrelevante Aufgaben (➤ Kap. 8.5.3).

Patienten mit einer Aphasie zeigen häufig Probleme beim Benennen oder Verstehen von Zahlen und Zahlwörtern (Hüttemann 1998). Sie verwechseln die Ziffernfolge ihrer Telefonnummer, sie können die Anzahl ihrer Kinder nicht korrekt sagen, vertauschen dabei die Zahlwörter oder sie zeigen Probleme im Umgang mit Geld, beim Abschätzen von Mengen, Maßeinheiten oder Entfernungen. Leichte Rechenaufgaben können sie lösen, bei mehrstelligen Zahlen und schriftlichen Rechenaufgaben machen sie Fehler. Bei diesen Patienten zeigen sich Hinweise auf eine Störung des Umgangs mit Zahlen und eine Störung des Rechnens.

DEFINITION

- **Akalkulie:** erworbene Störung der Zahlenverarbeitung, des Umgangs mit Zahlen und des Rechnens als Folge einer Hirnschädigung
- **Dyskalkulie**: entwicklungsbedingte Störung der Zahlenverarbeitung und des Rechnens (Rechenschwäche)

Die primäre Akalkulie wird vor allem in der Neuropsychologie behandelt. Für die Sprachtherapeutin ist demnach die sekundäre Akalkulie im Rahmen einer Aphasie von Bedeutung. Dabei ist das Erscheinungsbild beider Formen ähnlich.

8.1 Erscheinungsbild

Grundsätzlich wird zwischen der **Zahlenverarbeitung** und den **Rechenfertigkeiten** unterschieden. Mit Zahlenverarbeitung sind die Prozesse beim Lesen, Schreiben, Sprechen und Verstehen von arabischen Zahlen gemeint. Auch die Fähigkeit, Zahlengrößen zu vergleichen (**Zahlengrößenrepräsentation / Magnitude**) fällt unter diese Komponente. Die Rechenfertigkeiten umfassen Kopfrechnen, schriftliches Rechnen, alle Rechenoperationen (Addition, Subtraktion, Multiplikation, Division) sowie die Verarbeitung von Rechenzeichen (Schneider et al. 2014; Landerl, Vogel & Kaufmann 2017).

Im Alltag finden ständig Rechenprozesse oder Vorgänge der Zahlenverarbeitung statt. Da erscheint es so einfach und automatisch, während in Wirklichkeit die kognitiven Vorgänge sehr komplex sind und eine Vielzahl an kognitiven Prozessen zusammenwirken (Landerl et al. 2017; ➤ Kap. 8.3). Bei einer Akalkulie sind häufig einige dieser Prozesse gestört, während andere erhalten sind (ebd). Es kommt zu **Leistungsdissoziationen** (➤ Kap. 6.3), die jedoch gleichzeitig das Potenzial für kompensatorische Strategien bieten. So kann z. B. ein Patient, der sein **numerisches Faktenwissen** (➤ Kap. 8.3) nicht mehr abrufen kann, nämlich das Einmaleins, dennoch über das erhaltene **prozedurale Wissen** (➤ Kap. 8.3) verfügen, die Anwendung von Lösungsschritten bei Rechnungen und eine Rechenaufgabe wie 3×4 lösen, indem er $3 + 3 + 3 + 3$ rechnet (Goldenberg 2017).

Die Symptome einer Akalkulie unterteilt man in:

- **Störungen der Zahlenverarbeitung,** z. B. Störungen des Transkodierens
- **Störungen der Zahlengrößenrepräsentation,** z. B. Vergleich von Größen, Abschätzen von Mengen
- **Störungen des Rechnens,** z. B. selektive Störung einzelner Rechenoperationen (Willmes-von-Hinckeldey 2005)

8.1.1 Störungen der Zahlenverarbeitung

Die häufigsten auftretenden Fehler sind falsches Benennen und Schreiben von Zahlen. Dabei werden Zahlwörter durch andere Zahlwörter ersetzt. Sie bilden eine **eigene lexikalische Wortklasse,** die ähnlich den Funktionswörtern sind. Sie werden z. B. im phonematischen Jargon nicht paraphasiert (Goldenberg 2017).

Transkodierungsfehler

Transkodieren ist die Umwandlung einer arabischen Zahl in ein Zahlwort, das sog. **visuell-verbale Transkodieren** (2 → zwei) und umgekehrt die Umwandlung eines Zahlworts in eine arabische Zahl, das **verbal-visuelle Transkodieren** (drei → 3; Landerl et al. 2017).) Hierbei treten zwei Fehlerarten auf (Schneider et al. 2014; Willmes-von-Hinckeldey 2005; Claros-Salinas, Nuerk & Willmes 2009):

- **lexikalische Fehler**: ein lexikalisches Element, eine Ziffer, wird durch ein anderes, eine Ziffer derselben Zahlenklasse, ersetzt, während der Zahlwortrahmen (die morphosyntaktische Struktur) erhalten bleibt, z. B. 67 wird als „neunundsechzig“, 468 wird als „fünfhundertachtundsechzig“ gelesen
- **syntaktische Fehler**: der syntaktische Rahmen ist inkorrekt, während die lexikalischen Elemente korrekt sind, z. B. „300“ statt 30, „2005“ statt 205
  - **Probleme mit Nullstellen,** z. B. „460008“ statt 4608, „702“ statt 70200
  - **Inversionsfehler** bei zweistelligen Zahlen: „34“ statt 43, „siebenundachtzig“ statt 78
  - falsche Verwendung von **Zahlwortmorphemen,** z. B. „fünfzigzweiundzwanzig“ statt „5022“, insbesondere Multiplikatorwörter wie „hundert“, „tausend“, „million“ werden ausgelassen, z. B. 3571 wird als „dreifünfhundertsiebzigeins“ gelesen
  - **term-by-term-Strategie**: besonders beim Schreiben von arabischen Zahlen wird das Zahlwort in Abschnitten transkodiert, d. h. viertausendsechshundertzweiundachtzig wird zu „400060082“
- **Störungen des Zählens**: Patienten mit Aphasie können die automatisierte Zahlenreihe 1–10 meistens abrufen, auch bei sehr schweren expressiven Störungen; beim zweistelligen Zählen kommt es gehäuft zu Auslassungen oder semantischen Paraphasien; bei Patienten ohne Aphasie treten v. a. Fehler beim Rückwärtszählen auf (Claros-Salinas et al. 2009)

Auch wenn diese Transkodierungsfehler auftreten, bedeutet es nicht, dass das semantische Verständnis für die Zahlen nicht abrufbar ist. Bei einstelligen Zahlen wird oft das Hochzählen genutzt, um das Zahlwort abzurufen. Ebenso kommt es vor, dass z. B. Zahlen eine semantische Assoziation auslösen wie „1945 – „Hitler weg“ (Willmes-von-Hinckeldey 2005). Bei schweren Wortabrufstörungen zeigen die Patienten oft die Zahl mit den Fingern, wenn sie sie nicht sagen können oder schreiben die Zahl imaginär in der Luft.

Die Verteilung der Fehlerarten ist bei flüssigen Aphasien gleich, bei unflüssigen (Broca-)Aphasien treten mehr syntaktische Fehler auf (Landerl et al. 2017; Willmes-von-Hinckeldey 2005).

KLINISCHER HINTERGRUND

Die **Zahlwörter** gehören einer eigenen Wortklasse an. Sie werden in drei Stapel (*stacks*) geordnet (➤ Tab. 8.1):
Zahlwortmorpheme: und, ein, null, komma
Multiplikatoren: hundert, tausend, million, billion, trillion etc.
Die drei Stapel enthalten alle lexikalischen Einheiten. Zusammen mit den Zahlwortmorphemen und den Multiplikatoren lassen sich alle Zahlwörter zusammensetzen.
Ein lexikalischer Fehler ist demnach ein **Stapelpositionsfehler**: der richtige Stapel, aber das falsche Element wurde ausgewählt, z. B. „drei“ statt FÜNF.
Ein syntaktischer Fehler ist demnach die richtige Position, aber der falsche Stapel, also „sechzig“ statt SECHS.
(Schneider et al. 2014; Willmes-von-Hinckeldey 2005; Claros-Salinas et al. 2009)

Tab. 8.1 Stapel der Zahlwörter

Einer (*ones*)	Zehner (*teens*)	Dekaden (*tens*)
eins	elf	zehn
zwei	zwölf	zwanzig
drei	dreizehn	dreißig
vier	vierzehn	vierzig
fünf	fünfzehn	fünfzig
sechs	sechszehn	sechzig
sieben	siebzehn	siebzig
acht	achtzehn	achtzig
neun	neunzehn	neunzig

Fehler der Zahlenverarbeitung bei neuropsychologischen Störungen

Bei Patienten, die keine Aphasie haben und dennoch Störungen der Zahlenverarbeitung zeigen, also letztlich eine primäre Akalkulie, kann es außerdem zu einer Reihe von unterschiedlichen Fehlern kommen:

- **reduzierte Zahlenmerkspanne**: Abbruchphänomene bei mehrstelligen Zahlen, z. B. „135" statt 13587
- **räumlich-konstruktive Nullfehler**: beim Schreiben nach Diktat werden bei Zahlen mit „eingebetteten" Nullen diese ausgelassen oder hinzugefügt, z. B. „468" statt 40068
- **visuelle Wahrnehmungsstörung**: z. B. werden bei einer Hemianopsie oder einem visuellen Neglect die Ziffern entweder am Anfang oder am Ende (je nach betroffener Gesichtsfeldseite) ausgelassen, z. B. „56" statt 156, „97" statt 9754; hier kann es selektiv die arabischen Zahlen betreffen, während anderes sprachliches Material nicht betroffen ist
- **räumlich-visuelle / räumlich-konstruktive Fehler**: beim schriftlichen Rechnen werden die Zahlen nicht korrekt den arithmetischen Regeln einander zugeordnet (bei Addition Einer und Einer schreiben) oder verrutschen in der Zeile, sodass das Ergebnis der (richtigen) Rechenoperation trotzdem falsch ist, z. B. beim schriftlichen Multiplizieren von 56 × 32, werden die Zwischenergebnisse falsch eingerückt oder beim Addieren werden die Einer unter die Zehner geschrieben

8

8.1.2 Störungen der Zahlengrößenrepräsentation

Hier kommt es zu Problemen mit der abstrakten numerischen Größe der Zahlen und des Abrufs des **numerischen semantischen Wissens** (Willmes-von-Hinckeldey 2005; Landerl et al. 2017; Schneider et al. 2014):

- **Größenvergleich**: Patienten können nicht abschätzen, welches die größere Zahl oder größere Punktmenge ist (2 oder 6), sie können eine Zahl nicht einer Punktmenge (z. B. auf einem Würfel) zuordnen, sie können nicht überschlagsmäßig rechnen oder sagen, ob z. B. eine 3 m dicke Wand normal oder ungewöhnlich ist
- **Zahlenbisektionsaufgaben**: „Welche Zahl liegt in der Mitte zwischen 3 und 7?"
- **Zahlenstrahl-Aufgaben**: „Markieren Sie die Zahl 30 auf einer Strecke von 10 bis 50!"
- **Schätzaufgaben**: Angaben zu Größe, Gewicht, Anzahl, Zeitdauer werden stark abweichend beantwortet, z. B. „Wie schwer ist eine Katze?" Antwort: „40 kg".
- **numerisches semantisches Wissen**: Preise von alltäglichen Dingen, anzahlen, z. B. „Was kostet ein Stück Butter?" „Wie viele Beine hat eine Spinne?"
- **Zahlenweltwissen**: Zahlen, die mit einer Semantik verbunden sind, z. B. 4711, „nine eleven", 007, 1789; dies betrifft auch individuell bedeutsame Zahlen wie Geburtsdaten, Telefonnummern, Postleitzahlen

8.1.3 Störungen des Rechnens

Man unterscheidet zwischen:

- Störungen des Abrufs des numerischen Faktenwissens
- Störungen der Fähigkeit, Rechenoperationen durchzuführen

Auch da kann es zu Dissoziationen der Leistungen kommen (Willmes-von-Hinckeldey 2005).

Störungen des numerischen Faktenabrufs

Zum numerischen Faktenwissen gehören das Einmaleins, Additionen und Subtraktionen im zweistelligen Bereich sowie einfaches Dividieren durch einstellige Zahlen. Diese Rechenoperationen sind hochüberlernt und automatisiert, sie sind im Langzeitgedächtnis abgespeichert (Willmes-von-Hinckeldey 2005; Schneider et al. 2014). Ist dieses Wissen nicht verfügbar, kommt es zu folgenden Fehlern:

- **verzögerte Reaktionszeit**: Patienten brauchen deutlich länger selbst für einfachste Rechenaufgaben wie 5 × 7, weil sie über alternative Rechenstrategien versuchen, die Aufgabe zu lösen
- **Tafel-Fehler**: bei Multiplikationsaufgaben entstammen die Fehler derselben Multiplikationstafel, z. B. 4 × 8 = 64
- **Rechenfehler**: bei einfachem Addieren und Subtrahieren im Zahlenbereich unter 20 und beim Einmaleins

Störungen der Ausführung von Rechenoperationen

Die Probleme treten beim Lösen von Rechenaufgaben auf, das bedeutet, dass das Wissen um die richtige Abfolge von Rechenschritten und um die Anwendung von Rechenregeln, z. B. $X \times 0 = 0$,

„Zehnerborgen“ beim Subtrahieren, unvollständig und fehlerhaft ist. Dieses prozedurale Wissen braucht man z. B. beim schriftlichen Rechnen, welches ein sehr komplexer Prozess ist, der sich in mehrere Teilvorgänge aufteilt (Landerl et al. 2017; Claros-Salinas et al. 2009). Während bei leichteren Aphasien i. d. R. die Rechenoperationen Addition und Subtraktion erhalten sind, kommt es bei schweren Aphasien auch zum Ausfall einfachster Additionsprozesse. Störungen im Arbeitsgedächtnis erschweren die Rechenvorgänge, da ein Zwischenspeichern der Ergebnisse nicht gelingt (Schneider et al. 2014).

Jede Rechenoperation kann selektiv gestört sein, d. h. Dividieren kann erhalten sein, während das Subtrahieren gestört ist. Sehr häufig ist das Multiplizieren gestört, wahrscheinlich, weil es v. a. eine Gedächtnisleistung erfordert (Willmes-von-Hinckeldey 2005).

Störungen der Verarbeitung von Rechenzeichen

Patienten mit Aphasie erkennen die Rechenzeichen nicht korrekt, sie vertauschen z. B. x mit +, oder + und -. Dabei kann die Leistung auditiv und visuell dissoziieren. Die Patienten tun sich meist schwerer mit auditiv gestellten Aufgaben, während sie sie besser lösen, wenn sie schriftlich vorliegen. Aber auch da kommt es zu Fehlern, indem z. B. das Rechenzeichen falsch gedeutet wird wie bei $5 \times 4 = 9$.

Störungen im angewandten Rechnen

Damit sind Probleme gemeint, die bei sog. Textaufgaben auftreten, bzw. letztlich bei den alltäglichen Anforderungen. So z. B. bei den täglichen Angeboten im Supermarkt, wenn es heißt: „Kaufen Sie Produkt x, dann bekommen Sie Produkt y dazu! Zusammen nur xy Euro!“. Wenn ich mir überlege, ob das ein gutes Angebot ist, muss ich die einzelnen Preise von Produkt x und y addieren und sie dann mit dem Gesamtpreis vergleichen. Oder „Kaufen Sie heute diesen Fernseher, dann bekommen Sie 20 % Rabatt!“

➤ Tab. 8.2 gibt einen Überblick über die Fehlerarten bei Akalkulie.

Tab. 8.2 Überblick über die Fehlerarten bei Akalkulie

Ebene	Fehlerart	Beispiel
Arbeitsgedächtnis	reduzierte Zahlenmerkspanne	3591 → „359“
Räumlich-visuelle Wahrnehmung	räumlich-konstruktive Nullfehler	7009 → „79“
	visuelle Wahrnehmungsfehler	291 → „91“
	räumlich-visuelle Fehler	**56 x 34 = 133* 18 15 24 20
Zahlenverarbeitung	lexikalischer Fehler	34 → „39“
	syntaktischer Fehler	530 → „5300“
	Zählfehler	„7, 8, 9, 10, 9, 5, 10, 13“
Zahlengrößenrepräsentation	Größenvergleich	Was ist größer? Ein Elefant oder ein Löwe?
	Zahlenbisektionsfehler	Welche Zahl liegt zwischen 15 und 30?
	Zahlenstrahl-Fehler	Markieren Sie die 20 auf dem Zahlenstrahl 10--------------------------50
	Schätzaufgaben	Wie schwer ist ein Auto?
	numerisch-semantische Fehler	Was kostet 1 l Milch? „5 Euro“
	Fehler im Zahlenweltwissen	Wofür steht 4711?
Rechenleistung	verzögerte Reaktionszeit	
	Tafel-Fehler	6 × 8 = „56“
	Rechenfehler	13 + 41 = „24“

8.2 Ursachen

Eine Akalkulie kann aufgrund einer Hirnschädigung unterschiedlichster Ätiologie auftreten. Also bei Schlaganfall, Blutung, Schädel-Hirn-Trauma, Enzephalitis und auch bei Demenz. Sie tritt auch bei rechtshirnigen Schädigungen auf, denn die Zahlenverarbeitung und das Rechnen sind bilateral über verschiedene Regionen des gesamten Gehirns repräsentiert. Je nach Art, Ausmaß und Lokalisation der Schädigung tritt die Akalkulie isoliert (primär) oder in Kombination mit Störungen anderer höherer kognitiver Leistungen auf (sekundär; Willmes-von-Hinckeldey 2005; Landerl et al. 2017). Für die Sprachtherapeutin relevant ist die Akalkulie als Folge einer Aphasie. Über die Prävalenz weiß man wenig, die Zahlen müssten denen bei Aphasie entsprechen (Willmes-von-Hinckeldey 2005), denn eine Akalkulie tritt häufig bei linkshirnigen Schädigungen auf. Dabei hat man v. a. den Parietallappen und dort insbesondere den Gyrus angularis für das Lesen und Schreiben von Zahlen ausfindig gemacht.

8.3 Numerische Kognition

Um zu verstehen, welche Prozesse den Fehlern bei Akalkulie zugrundeliegen, sollte man ein Grundwissen über die Verarbeitung von Zahlen und die Fähigkeiten des Rechnens haben. Die Kenntnisse, die bisher über Akalkulie bestehen, beruhen auf Einzelfallstudien von Sprachgesunden und Betroffenen (Landerl et al. 2017). Die Beobachtung dissoziativer Leistungen führte zu der Annahme von einzelnen Teilkomponenten und Modulen in der arithmetischen Kognition.

DEFINITION

Mit **numerischer Kognition** sind alle mentalen Prozesse gemeint, die mit dem Verarbeiten und Verstehen von arabischen Zahlen und Zahlwörtern sowie mit dem Ausführen von Rechenaufgaben zu tun haben (Landerl et al. 2017).

Unser Zahlensystem ist analog zur Sprache ein eigenes System mit eigenen lexikalischen Repräsentationen. Zahlen sind etwas Besonderes, weil sie eine abstrakte Größe (Magnitude) darstellen, Teil von bestimmten Denkprozessen sind (Rechnen, Größenvergleich), und sich in verschiedenen Formaten präsentieren (Landerl et al. 2017; Willmes-von-Hinckeldey 2005):

- als Ziffern und Ziffernfolgen (5, 73, 208)
- als geschriebene Zahlwörter (fünf, dreiundsiebzig, zweihundertacht)
- als gesprochene Zahlwörter in phonologischen Sequenzen (sieben und dreißig)
- als römische Zahlen (VII, XI, CMVIII)

Die arabischen Zahlen können nur visuell identifiziert und geschrieben werden. Jede Ziffer hat dabei ihre eigene Semantik und wird durch ein ganzes Wort und nicht durch ein Phonem oder Buchstaben wiedergegeben.

EXKURS

Der mentale Zahlenstrahl

Als Metapher für die mentale Vorstellung von Zahlen nimmt man einen Zahlenstrahl an, auf dem die Zahlen linear von links nach rechts angeordnet sind. Dieser Zahlenstrahl steht für die Repräsentation von Größen und Quantitäten (Landerl et al. 2017; Willmes-Von-Hinckeldey 2005).
Patienten mit Neglect zeigen Beweise dafür, dass die Zahlenwerte auf diese Weise in unserer Vorstellung räumlich angeordnet sind: Sie vernachlässigen die linke Seite und antworten in Zahlenbisektionsaufgaben („Was ist die Mitte von 2 und 6? – „5", ganz ähnlich, wie sie es beim Halbieren von Linien machen. ➤ Kap. 4.3; Landerl et al. 2017).

8.3.1 Die Komponenten der arithmetischen Verarbeitung

Die Zahlenverarbeitung besteht aus den folgenden Teilkomponenten:

- **Basis-10-System**: unser Zahlensystem ist ein dekadisches Positionssystem, d. h. dass sich der Wert einer Zahl regelhaft durch n + 1 ableitet, also 1 + 1 = 2 + 1 = 3 + 1 = 4 usw.
- **Zehner-Einer-Inversion**: das Deutsche hat eine Besonderheit, nämlich die **Inversion** bei der Übersetzung einer zweistelligen Zahl in ein Zahlwort; geschrieben wird 21, also erst die 2, dann die 1, gelesen wird aber „ein und zwanzig", also umgekehrt (Landerl et al. 2017), diese **Zahl-Zahlwort-Korrespondenz** muss gelernt werden und macht insbesondere Kindern und Patienten mit Akalkulie Schwierigkeiten (Claros-Salinas et al. 2009)

8

- **Stellenwertsystem / Platz x Wert-System**: anders als bei den römischen Zahlen, wo jedes Symbol immer den gleichen Wert hat, z. B. V = fünf; X = zehn, L = 50, ergibt sich in unserem Zahlensystem der Wert der Zahl aus seiner Position in der Ziffernfolge; so hat die 4 in der Zahl 434 am Anfang stehend den Wert 400, am Ende der Ziffernfolge stehend den Wert 4
- **syntaktische Struktur**: bei mehrstelligen Zahlen ergibt sich der Wert durch die Verknüpfung der Zahlen, entweder additiv, z. B. 36 = 30 + 6, oder multiplikativ und additiv, z. B. 350 = 3 × 100 + 50

8.3.2 Ausführen von Rechenoperationen

Rechnen ist ein sehr komplexer Prozess, der v. a. die Ressourcen vieler verschiedener kognitiver Leistungen wie Aufmerksamkeit, Gedächtnis und Exekutivfunktion zusätzlich zu dem semantischen Faktenwissen und dem prozeduralen Wissen erfordert (Claros-Salinas et al. 2017):

- Erkennen und Produzieren der visuellen Zahlenform und der Rechenzeichen (+, -, x, :)
- Abruf von numerischen Fakten, z. B. das Einmaleins
- Anwenden des Platz x Wert-Systems
- Abruf von gespeicherten Rechenprozeduren als Sequenz von Rechenschritten
- Abruf und Behalten der verbalen Repräsentation im Arbeitsgedächtnis
- Einschätzen der Größenrepräsentation, d. h. man weiß ungefähr, wie hoch der Wert des Ergebnisses ist und erkennt, ob man richtig gerechnet hat

8.3.3 Modelle der Zahlenverarbeitung und des Rechnens

Aus den Erkenntnissen der Einzelfallforschung weiß man, dass die Zahlenverarbeitung und das Rechnen modular aufgebaut sind (McCloskey et al. 1985). So nimmt man einzelne Komponenten für den Input und den Output sowie Verarbeitungsrouten dazwischen an.

Single-Route-Modell

Das Modell der Zahlenverarbeitung von McCloskey et al. (1985) ist ganz ähnlich dem Logogenmodell (➤ Kap. 6.3.1) aufgebaut. Es enthält folgende Komponenten (➤ Abb. 8.1):

- zentrales semantisches System
- Zahlenverarbeitungssystem
- Rechensystem

Die Subsysteme umfassen zwei Inputmodule, eins für das Verständnis von Zahlwörtern, eins für das Verständnis von arabischen Zahlen und analog dazu zwei Outputmodule für die Produktion von Zahlwörtern respektive arabischen Zahlen. Inner-

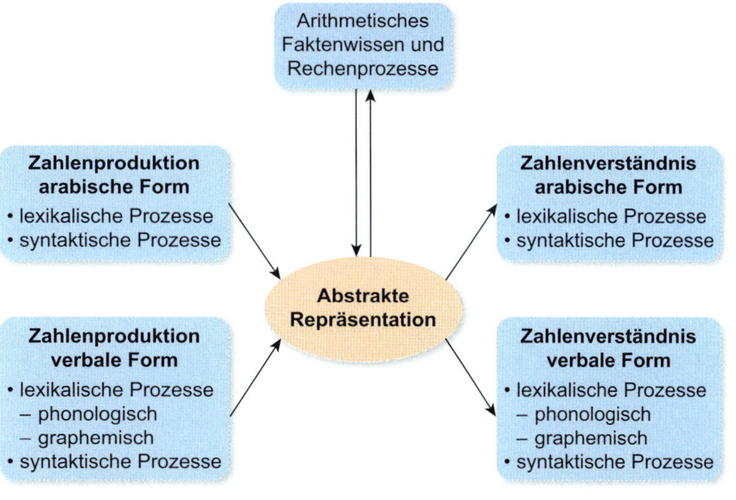

Abb. 8.1 Single-Route-Modell (McCloskey et al. 1985) [G795]

halb dieser Subsysteme wird noch einmal zwischen lexikalischer und syntaktischer Verarbeitung unterschieden. Das semantische System für die abstrakte Repräsentation der Zahlenbedeutungen, also der numerischen Werte, befindet sich in der Mitte. Das bedeutet, dass sowohl bei der Produktion als auch der Rezeption von Zahlen und Zahlwörtern immer auch die Bedeutung und das Wissen um die Zahl abgerufen wird (Landerl et al. 2017). Das Rechensystem enthält das arithmetische Faktenwissen und die Rechenoperationen. Einzelfallstudien zeigten, dass die Transkodierung auch asemantisch ablaufen kann, also ohne den Abruf der numerischen Bedeutung (ähnlich wie die rein lexikalische Route im Logogenmodell, ➤ Kap. 6.3.1; ➤ Kap. 7.3.2). Aufgrund dessen wurden weitere Modelle entwickelt.

Triple-Code-Modell

Das Triple-Code-Modell v (Dehaene & Cohen 1995) enthält drei Komponenten, die sog. „Codes“:

- visuell-arabischer Zahlencode
- verbaler Zahlencodespeicher
- analoge Größenrepräsentation

Im **visuell-arabischen Code** sind die arabischen Ziffern und Ziffernsequenzen sowie deren Verarbeitung enthalten. Hier finden sich nur die Symbole, nicht ihre numerische Bedeutung. Beim Zugriff auf diesen Code kann man entscheiden, ob eine Zahl gerade oder ungerade ist (Claros-Salinas et al. 2009). Im **verbalen Code** findet die Verarbeitung von Zahlwörtern und automatisierten Rechenaufgaben statt. Hier sind die Zahlwortformen hinterlegt. Beim Abruf von Zahlenwissen und beim Zählen wird auf diesen Code zurückgegriffen. Die **analoge Größenrepräsentation** entspricht dem mentalen Zahlenstrahl und enthält Magnitudenvergleiche, approximative Rechnungen (Schätzungen) und nicht-automatisierte Rechenprozeduren. Hier kann die Objektanzahl schnell erfasst werden oder die ungefähre Korrektheit einer Rechnung. Über festgelegte Transkodierungsregeln können die Codes ineinander überführt werden.

Mit diesem Modell können spezifische Aussagen über Assoziationen und Dissoziationen getroffen werden: So sollten Patienten mit einer Aphasie v. a. Schwierigkeiten mit der Multiplikation, weniger mit der Subtraktion haben, denn diese Rechenprozesse sind v. a. im verbalen Code hinterlegt.

8.4 Diagnostik

Für Akalkulie gibt es derzeit vier veröffentlichte Test- und Screening-Verfahren, die sich mit Patienten mit Aphasie durchführen lassen. Es gibt Intelligenztests, die das Rechnen als Untertest enthalten oder Schulleistungstests. Diese reichen jedoch für die Diagnostik der erworbenen Rechenstörungen nicht aus (Willmes-von-Hinckeldey 2005).

Alle Diagnostikverfahren sind modellorientiert. Manche sind sehr umfangreich und dauern über eine Stunde. Inwiefern die Sprachtherapeutin eine komplette Akalkulie-Diagnostik mit dem Patienten durchführt, hängt natürlich von dessen Zielen und Bedürfnissen ab. Geht es um eine berufliche Wiedereingliederung, handelt es sich um einen Beruf, in dem arithmetisches Wissen und Zahlenverarbeitung oder sogar komplexe Rechenprozesse gefordert sind? Oder geht es um den Alltag, den Umgang mit der Uhrzeit, mit Geld, mit allgemeinen Daten?

Ziele der Diagnostik:

- Erkennen einer primären oder sekundären Akalkulie
- Bestimmung der gestörten Komponenten
- Bestimmung des Schweregrads
- Erkennen von kompensatorischen Strategien
- Festlegung von Therapieinhalten
- Verlaufskontrolle

Zur Differenzialdiagnose sollten zusätzliche neuropsychologische Störungen sowie das Ausmaß von Aphasie, Dyslexie und Dysgraphie abgeklärt werden.

Zahlenverarbeitungs- und Rechentest (ZRT)

Dieses Screening von Kalbe, Brand & Kessler (2002) umfasst Zählen, Transkodieren, Verständnis von Rechenzeichen, Größenverständnis, einfache Rechenaufgaben (arithmetisches Faktenwissen) und komplexe Rechenaufgaben mit den Grundrechenarten. Das Ergebnis orientiert sich an Normwerten und bewertet in drei Schweregraden, unabhängig von der Schulbildung (Willmes-von-Hinckeldey 2005).

EC 301 R

Dieses Screening-Verfahren (Claros-Salinas 1994) ist im Rahmen eines EU-Projekts entstanden und wurde aus dem Englischen übertragen. Es dauert 30–60 Minuten und erfasst alle wichtigen Komponenten der Zahlenverarbeitung und des Rechnens sowohl expressiv als auch rezeptiv. Im Screening werden überprüft:

- Äußerung von Zählelementen in korrekter Abfolge
- Transkodieren von Zahlen
- Abschätzen von Mengen
- Zählen und Abzählen
- Kenntnisse des einfachen Rechnens
- Zugang zu arithmetischem Faktenwissen
- prozedurale Kenntnisse über die Grundrechenarten
- Zahlengrößenrepräsentationen (numerische Größenvergleiche, Abschätzen der Größenverhältnisse auf Bildern, kontextuelles Mengenschätzen)

Die Leistung wird anhand von Normwerten bewertet, ob sie normal oder beeinträchtig ist. Beim schriftlichen Rechnen gibt es einen Trennwert aufgrund der Schulbildung (Wilmes-von-Hinckeldey 2005).

Aiblinger Akalkulie-Screening (AAS)

Das AAS (Keller & Maser 2004) besteht aus zwei Testteilen:

Teil 1: Sprachverständnis und mündliche und schriftliche Produktion von Zahlen, Ziffern, Zahlwörtern und mathematischen Zeichen

- Schreiben von Zahlen nach Diktat, z. B. 2, 18, 119, 16784
- lautes Lesen von Zahlen und Jahreszahlen, z. B. 13, 2310, 1945, 1789, 2001
- schriftliches Transkodieren Zahlwörter – arabische Zahl bzw. arabische Zahl – Zahlwort, z. B. einundvierzig, dreitausendeinhundertfünfzig
- Verstehen von Rechenzeichen, z. B. 5 … 4 = 20, 3 … 14 = 17

Teil 2: Umgang mit Zahlen (Geld, Uhrzeit, Termine, Daten), z. B. Herr Huber ist am 17.1.1934 geboren. Wie alt ist er heute?

Der zweite Teil wird nur durchgeführt, wenn im ersten Teil mind. 12 / 18 Punkten erreicht wurden.

Der Test wurde an 30 Gesunden und 45 Schlaganfallpatienten normiert. Es werden Abweichungen vom Mittelwert berechnet. Die Durchführung dauert ca. 30 Minuten.

Störungen der Zahlenverarbeitung

Hüttemann (1998) hat ein umfangreiches Diagnostik- und Therapiematerial vorgelegt, das alle Bereiche der Zahlenverarbeitung und Kalkulation umfasst. Es ist sowohl für den Einsatz in der Neuropsychologie als auch in der Sprachtherapie geeignet und ausschließlich für erworbene zentrale Störungen der Zahlenverarbeitung konzipiert. Inwieweit der Einsatz bei schweren Aphasien möglich ist, muss im individuellen Fall entschieden werden. Die Diagnostik umfasst vier Teile:

Teil 1: Basis-Diagnostik

- perzeptive Prozesse: Identifikation von Ziffern unter anderen verbalen und numerischen Zeichen, z. B. $ 6 B § 8 1 k
- perzeptive Prozesse: Identifikation von Zahlwörtern, z. B. bei weniger vor sieben
- Auswahl / Zuordnung: multimodale reziproke Transkodierung, also z. B. Punktmengen zu arabischen Zahlen, Zahlen zu Punktmengen, Zahlwörter zu Zahlen
- produktive Prozesse: multimodale reziproke Transkodierung, z. B. arabische Zahl zu Punktmenge, Punktmenge zu arabische Zahl

Teil 2: Zahlenidentifikation

- auditive Vorgabe einer Zahl und Zuordnung zu Matrizen mit jeweils neun Auswahlmöglichkeiten ein- bis dreistelliger Zahlen

Teil 3: Arabic / verbal Matching-Verfahren

- Auswahl / Zuordnung komplexer Transkodierungen verbal - digital von ein- bis fünfstelligen Werten, die Ablenker sind phonologisch, räumlich-konstruktiv, morphologisch, syntaktisch, semantisch, syntaktisch, z. B. 14 zu einundvierzig, vierzig, vierundsiebzig, vierzehn, sechszehn

Teil 4: Lautes Lesen von Zahlen und Zahlendiktat

- lautes Lesen von Zahlen: jeweils vier Items pro Zeile, dabei auch Dezimalzahlen (0,083), Prozentzahlen (75 %), Brüche (½), Maßeinheiten (95m^2) und Rechnungen (3 + 2 = 5)
- Schreiben von Zahlen: jeweils fünf Items pro Zeile aus denselben Kategorien

Es ist möglich, nur einzelne Screeningteile für die Diagnostik zu nehmen und sie auch als Verlaufsdiagnostik einzusetzen. Die quantitative und qualitative Auswertung gibt Hinweise auf die Störungsschwerpunkte, macht aber keine Schweregradangaben. Die Therapiematerialien im Anschluss bauen direkt auf der Diagnostikstruktur auf.

Dieses Screening ist sehr umfangreich, erfordert Übung und setzt viel Hintergrundwissen über die

Zahlenverarbeitung voraus, um Ergebnisse v.a. nach qualitativen Merkmalen protokollieren zu können.

Münchner Akalkulie Prüfung

Für Patienten mit leichter Akalkulie, die zurück in den Beruf gehen wollen, ist dieses Screening konzipiert worden (Claros-Salinas 1994). Es enthält einen Teil für die Zahlenverarbeitung und einen Teil Arithmetik mit komplexen Rechenaufgaben zu den Grundrechenarten.

Teil 1: Zahlenverarbeitung

- lautes Lesen von Zahlen, z.B. 63, 29435, 7 434 859
- stellenwertbezogenes Schreiben nach Diktat, die Anordnung dabei lautet: „Schreiben Sie bitte die folgenden Zahlen, die ich Ihnen diktiere, auf und zwar untereinander, so wie beim Zusammenzählen!", z.B. 6, 42, 18326, 100074

Teil 2: Grundrechnen

- Kopfrechnen auditive Vorgabe, z.B. 25 - 12, 42 : 6, 23 × 16
- schriftliches Rechnen mit visueller Vorgabe, z.B. 700 - 342, 36 × 19

Bei der Bearbeitung werden Langsamkeit, Unsicherheit, Wiederholung, Selbstkorrektur und Modalitätswechsel protokolliert. Die Auswertung berücksichtigt auch qualitative Aspekte, z.B. inwieweit die Patienten ihre inkorrekten Ergebnisse auf ihre Plausibilität hin überprüfen (Willmes-von-Hinckeldey 2005).

8

8.5 Therapie

Therapiestudien zu Akalkulie bei Aphasie sind rar, obwohl die Störung ein klar begrenzter Bereich ist und sich gut systematisch aufbereiten lässt. Die wenigen vorhandenen Ansätze sind v.a. störungsorientiert auf der Ebene der Körperfunktionen. Die Ebene der Aktivitäten und Teilhabe findet noch immer zu wenig Berücksichtigung, obwohl gerade die Auswirkungen von Problemen im Umgang mit Zahlen im Alltag gravierend sein können (Bankgeschäfte erledigen, Medikamentenplan verstehen, Wechselgeld herausgeben, pünktlich erscheinen).

Die Therapie der Akalkulie bei Aphasie-Patienten wird häufig erst im späten postakuten Verlauf durchgeführt. Meistens dann, wenn die sprachlichen Fähigkeiten einigermaßen wiederhergestellt sind und z.B. eine berufliche Reintegration geplant ist (Schneider et al. 2014). Die Therapieinhalte sollten sich nur auf die Bedürfnisse und Wünsche des Patienten beziehen und gezielt die Komponenten bearbeiten, die ihn in seinem Alltag oder Beruf einschränken. Dabei müssen Elemente der Zahlenverarbeitung, des Zahlenfaktenwissens und der Rechenprozeduren berücksichtigt werden. Die Therapie sollte dann systematisch mit klar definierten Schritten und steigenden Anforderungen aufgebaut sein.

Wie bei allen anderen kognitiven Störungen wird bei den Therapieansätzen unterschieden zwischen Restitution und Reorganisation. Bei den restitutiven Therapieansätzen hat sich massives Üben (*massed practice*) bewährt und zu Erfolgen bei Transkodierungsleistungen, arithmetischem Faktenwissen und arithmetischen Prozeduren geführt (Claros-Salinas et al. 2009; Willmes-von-Hinckeldey 2005). Bei der Reorganisation werden arithmetische Prinzipien vermittelt und Strategien erarbeitet, die die Störungen kompensieren können.

Die Suche nach Evidenzen für spezielle sprachtherapeutische Interventionen bei Akalkulie ergab keine Treffer. Selbst die amerikanische Organisation für Sprachtherapeuten ASHA hat noch keine „evidence map" für dieses Syndrom erstellt (www.asha.org/Evidence-Maps). Der Großteil der Forschung dreht sich v.a. um die Verarbeitungsmechanismen der Zahlenverarbeitung und Rechenleistung im Gehirn, bei bestimmten Erkrankungen oder um die entwicklungsbedingte Dyskalkulie bei Kindern. Das bedeutet im Umkehrschluss nicht, dass die Therapie der numerischen Leistungen nicht angegangen werden sollte.

Therapiematerial

Das ausführlichste Material für Erwachsene bietet Hüttemann (1998). Daneben kann sich die Therapeutin Zahlenmaterial aus dem Kinder- und Schulbereich zusammenstellen (Würfel, Rechenspiele). Für den Umgang mit Zahlen im Alltag ist Euro-Rechengeld sinnvoll, analoge Uhren, Fahrpläne usw.

8.5.1 Therapie der Zahlenverarbeitung

Die Bearbeitung von Arbeitsblättern oder trockene Zahlenübungen sollte laut Hüttemann (1998) immer auch begleitet werden von bestimmten Aufträgen an die Patienten. So sollten sie bei Transkodierungsaufgaben die Zahlen laut vorlesen, um auch eine verbal-phonologische Rückkopplung zu bekommen. Bei Fehlern sollte nachgefragt werden, warum diese Lösung gewählt wurde, um die Patienten zu einer Reflexion ihrer Vorgehensweise zu führen.

Numerisches Basiswissen

Das Basiswissen umfasst das Erkennen und Verstehen von Zahlen und Zahlwörtern. Aufgaben können sein:

- **Identifikation von Zahlen und Zahlwörtern:** aus einer Menge von anderen nicht-sprachlichen und nicht-numerischen Symbolen
- **Diskriminieren** gleich - nicht gleich: auditive und visuelle Vorgabe von Zahlen und Zahlwörtern
- **lexikalisches Entscheiden:** auditiv und visuell, z. B. Ist Viertausendzehnhundert eine Zahl?
- **Zahlwortvergleich:** auditiv und visuell, z. B. Sind neunundneunzig und einundneunzig gleich?

Transkodierung

Hier gibt es eine Vielzahl an Möglichkeiten, die Umwandlung von digitalen zu verbalen Informationen und umgekehrt zu üben.

- **einfache Transkodierung**
  - mit auditiver Vorgabe: Therapeutin spricht „Schreiben Sie neun als Zahl"

  oder
  - visueller Vorgabe: „8" - „acht", „sieben" - „7"
- **Transkodierung mit Kalkulation** mit auditiver oder visueller Vorgabe: 4 + 6 = zehn, acht minus drei = 5
- **Transkodierung mit Magnitudenvergleich** mit auditiver oder visueller Vorgabe: Welcher Zahlenwert ist größer? Zwölf – 7
- **Transkodierung auf dem Zahlenstrahl** (nur visuelle Vorgabe): Einordnen der Zahl „dreiunddreißig" in einen Zahlenstrahl von 0–10–20–30–40–50 und umgekehrt
- **Transkodierung Abgleich:** Ist die Zahl richtig? „12" - „sieben"

Kalkulation

Unter diesem Begriff fasst Hüttemann (1998) Prozesse zusammen, die praktisch vor einer eigentlichen Rechenleistung stattfinden müssen, damit sie korrekt durchgeführt werden kann. Dabei handelt es sich wiederum um Transkodierungsprozesse, Magnitudenvergleiche und Erkennen von Rechenzeichen.

Eine Auswahl an Aufgaben:

- **Magnitudenvergleich:** Welche Zahl ist größer? verbal - verbal (sieben - elf), digital - digital (13 - 76)
- **Zahlenstrahl bearbeiten:** Einsetzen von Zahlen mit ausführlicher und weniger ausführlicher Vorgabe, z. B. 0–10–20–30–40–50–60 oder 0 - - - - 50 - - - - 100
- **Erkennen von geraden bzw. ungeraden Zahlen**
- **Zählprozesse:** in verschieden großen Schritten aufwärts oder rückwärts zählen, z. B. 3–6–9–12 – …; 44–40–36–32 – …
- **Schätzungen:** Welche Zahl kommt der „496" am nächsten? Aus einer Auswahl von mehreren Zahlen die richtige finden, z. B. 219, 366, 918, 701, 803, 432

8.5.2 Therapie der Rechenleistung

Hier wird v. a. das **massive Üben,** also eine hohe Anzahl an Wiederholungen für eine Aufgabe, eingesetzt, um insbesondere das arithmetische Faktenwissen und das Transkodieren wieder zu erwerben. Außerdem eignet sich die **Methode des fehlerfreien Lernens** (➤ Kap. 6.8.7), denn es geht um die Wiederherstellung von Gedächtnisinhalten (Lochy, Domahs, Delazer 2004). In diesem Fall würde man die Rechenoperation $3 \times 4 = 12$ als Ganzes vorgeben und trainieren und nach und nach die Hilfen reduzieren.

Evidenz: Lochy et al. (2004) beschreiben in ihrer Übersicht mehrere Einzelfallstudien, die zum einen das massive Üben, zum anderen eine Kombination mit Drill und konzeptuellem Training anwandten. Die Patienten werden gedrillt, indem sie z. B. die Tafeln des Einmaleins neu lernen, sowohl in der Therapie als auch in Eigenübungen zu Hause. Liegen verlängerte Reaktionszeiten vor, wurde Patienten die Aufgaben unter Zeitdruck gestellt, es durfte nicht geraten werden und Fehler wurden sofort korrigiert. Dieses massive Üben führte immer zu Erfolgen für die geübten Items, aber es kam nie zu einem Transfereffekt (ebd.). Der stellte sich eher ein, wenn mit den Patienten ein konzeptuelles Training (Wissen um die Rechenoperationen) genutzt wurde. Wenn sie also explizit die zugrundeliegenden Prinzipien lernten. So wurde ein Patient behandelt, indem er Strategien lernte, die Ergebnisse der Prozeduren zu produzieren, z. B. $2 \times 4 = 4 \times 2$; $3 \times 4 = 3 \times 3 + 3$; $3 \times 9 = 3 \times 10 - 3$ (ebd.).

Im Alltag lassen sich einfache Rechnungen durch den **Einsatz eines Taschenrechners** kompensieren. Sollten die Defizite in der Zahlenverarbeitung liegen, macht eine Behandlung der Rechenleistung keinen Sinn (Claros-Salinas et al. 2009; Schneider et al. 2014). Aber in Fällen leichter Akalkulie, bei denen die Zahlenverarbeitung erhalten ist, kann man eine auf den Patienten und seine alltäglichen Anforderungen zugeschnittene Therapie aufbauen.

Für die Therapie der Rechenleistungen ist das sichere Verständnis und die Produktion von Zahlen und Rechenzeichen Voraussetzung. Es sollte genau überprüft werden, welche Rechenleistungen (z. B. Dreisatz, Prozentrechnen) tatsächlich wichtig für den Alltag sind.

Aufgaben und Inhalte der Therapie können sein:

- das kleine Einmaleins
- Addition und Subtraktion von Zahlen unter 20
- alle vier Grundrechenarten im Kopfrechnen und schriftlichen Rechnen
- Textaufgaben

(Schneider et al. 2014)

Grundsätzlich wird mit einfachen Aufgaben begonnen und erst dann zur nächsten Stufe weitergegangen, wenn die vorherige beherrscht wird (Claros-Salinas et al. 2009).

8.5.3 Alltagsrelevantes Training der Zahlenverarbeitung

In vielen Fällen bei Patienten mit Aphasie steht der Umgang mit Zahlen im Alltag im Vordergrund der Therapie. Dabei geht es um das Lesen der Uhr, den Umgang mit Geldbeträgen, den Abruf von Telefonnummern und Jahreszahlen oder den Umgang mit Maßeinheiten. Diese praktischen Übungen sollten erst gegen Ende einer Therapiesitzung oder eines Therapieabschnitts durchgeführt werden, nachdem „Trockenübungen" mit neutralem Therapiematerial durchgeführt wurden, um die Patienten für ein strukturiertes Vorgehen auch im Alltag bei praktischen Übungen zu sensibilisieren (Hüttemann 1998). Hüttemann (1998) selbst gibt nur subjektive Erfahrungswerte seiner Therapie an, ohne eindeutige Evidenzen zu liefern.

Uhrzeiten

In Zeiten von Smartphones ist das Lesen der Uhrzeit wesentlich einfacher geworden, wenn man die Zahlen erkennen und verstehen kann. Das Lesen einer analogen Uhr mit Ziffernblatt und Zeigern kann Patienten mit kognitiven Störungen Probleme bereiten. Wobei sich in der Praxis zeigt, dass Patienten häufig die Uhrzeit zwar ablesen, sie aber nicht in eine Uhr übertragen können. Der Uhrentest (Clock Completion Test) nimmt Bezug auf diese bei kognitiven Defiziten häufig vorkommende Störung (➤ Kap. 15.5.2.). Aber der Umgang mit Uhrzeiten bedeutet mehr als nur zu erfassen, wie spät es ist. Es geht auch um das Abschätzen von zeitlichen Dimensionen: Wie lange dauert die Zugfahrt, wenn ich um 17.44 Uhr losfahre und um 19.13 Uhr ankomme? Wie lange dauern 30 Minuten? Wann komme ich aus dem Theater, wenn das Stück um 19.30 Uhr beginnt und insgesamt 90 Minuten dauert? Des Weiteren beinhaltet das Verstehen und Äußern von Uhrzeiten eine sprachliche Verarbeitung. In der Umgangssprache werden die Uhrzeiten abgekürzt zu „fünf vor halb", „kurz vor Viertel vor", „dreiviertel Zehn" usw. Der Patient muss diese Semantik und Syntax beherrschen, um z. B. seine Termine nicht zu verpassen (Schneider et al. 2014).

Patienten, die hier Probleme haben, kommen z. B. zu spät zur Therapie oder an einem anderen Tag. Zeit ist insofern eine räumliche Dimension auf einem Zahlenstrahl. Und die räumliche Wahrnehmung spielt bei der Zahlenverarbeitung eine Rolle (Landerl et al. 2017).

Übungen für den Umgang mit Uhrzeiten:

- Arbeit mit Uhrvorlagen: Erkennen von richtigen und falschen Zeigerstellungen
- Arbeit mit Blanko-Uhrvorlagen (ohne Zeiger): Eintragen von vollen Stunden, halben Stunden, Viertelstunden und Minuten, dann im Verlauf ungerade Uhrzeiten wie 11.25 Uhr, 13.02 Uhr, 0.56 Uhr
- Zuordnungsaufgaben: Uhrzeit zur Abbildung der Uhr mit Zeigern (Uhrzeitvorlage) zuordnen
- Transkodierung: analoge Uhrzeit zu digitaler Uhrzeit; Uhrzeit in Zahlen – Uhrzeit in

Zahlworten (2.30 Uhr – zwei Uhr dreißig); 24-Stunden – Uhrzeit – 12-Stunden Uhrzeit, z. B. 15.45–3.45)
- semantische Übungen für die umgangssprachlichen Uhrzeitangaben

Komplexere Aufgaben:
- Lesen von Fahrplänen, Kinoprogrammen mit Anfangszeiten, Essenszeiten im Hotel
- Verabredungen und Termine ausmachen

Geld

Beim Einkaufen, auf dem Gehaltszettel, bei der Überweisung, im Restaurant beim Trinkgeld, am Parkautomaten – in fast allen Situationen des Alltags hantieren wir mit Geld. Dazu erfordert es eine Kenntnis der Zahlungsmittel, also der Scheine und Münzen, eine Kenntnis des numerischen Werts des Zahlungsmittels, der Größenrepräsentation und der einfachen Rechenleistungen. Es braucht deklaratives Wissen, um die Preise von Milch und Benzin, um Geldbeträge einschätzen zu können. Der korrekte Umgang mit Geld bedeutet auch Selbstständigkeit und Teilhabe für die Patienten. Wenn ein Patient nicht in der Lage ist, das Wechselgeld zu überprüfen, dann wird er nicht mehr wie früher zum Bäcker geschickt, um die Brötchen zu holen. Eine Strategie, die viele Patienten anwenden, ist die **„play-safe-Strategie“** (Schneider et al. 2014): Sie geben einfach immer einen großen Geldschein, wenn sie den genauen Preis nicht verstanden haben. Manchen hilft auch das Lesen des Betrags auf der Kassenanzeige, wenn sie die Zahlen auditiv nicht verarbeiten können.

Übungen für den Umgang mit Geld:
- Erkennen von Scheinen und Münzen: Wort-Bild / Objekt-Zuordnung – idealerweise arbeitet man hier mit echtem oder Spielgeld
- Umwandlung der Geldbeträge: 1 Euro = 2 x 50-Cent-Münzen
- Transkodieren: Geld einem Betrag zuordnen bzw. umgekehrt, einen Betrag, z. B. 16,70 € in Scheinen und Münzen hinlegen
- Geldbeträge erkennen: Scheine und Münzen abzählen und benennen lassen

Aufgaben im Alltag:
- Sonderangebote lesen und bewerten
- Geldbeträge nach ihrem Wert abschätzen: z. B. „Sind 5,- € für einen Liter Milch zu viel, zu wenig oder normal?“
- Rechenleistungen mit Geldbeträgen durchführen: z. B. „Ich schulde Ihnen noch 3,- €, ich gebe Ihnen 5,- €, wieviel bekomme ich zurück?“
- Textaufgaben mit Geldbeträgen: z. B. „Thomas spielt gerne Fußball. Seine Mama kauft ihm einen Fußball zu 6,- €, ein Paar Sportschuhe zu 28,- €, ein T-Shirt zu 11,- € und eine kurze Hose zu 14,- €. Kann die Mutter ihrem Sohn noch ein Buch über Fußballspieler für 5,- € kaufen, wenn sich in ihrer Brieftasche ein 50-Euro-Schein und zwei 10-Euro-Scheine befinden?“

Daten und Jahreszahlen

Bestimmte, für den Patienten wichtige Daten, z. B. sein Geburtsdatum, seine Einschulung, sein Hochzeitstag sind im Langzeitgedächtnis abgespeichert und lassen sich v. a. über die Semantik aktivieren. Dabei kann das Ereignis zu benennen sein, z. B. „Geburt meiner Tochter“, die Zahl aber nicht abgerufen werden. Allgemeinbekannte Jahreszahlen, die für geschichtliche Ereignisse stehen, werden ebenfalls semantisch kodiert und abgespeichert. Solche semantisch bedeutsamen Daten können nur wieder gelernt werden. Sie lassen sich nicht ableiten. Eine Möglichkeit wäre, Karteikarten zu erstellen mit den wichtigsten Daten und Ereignissen, die der Patient dann über massives Üben lernt.

Im Alltag brauchen wir den Kalender, wir müssen wissen, welchen Wochentag, welchen Monat und welches Jahr wir haben, damit wir uns im Berufsalltag zurechtfinden. Zu Urlaubszeiten kann es sein, dass wir nicht mehr wissen, ob heute Montag oder Mittwoch ist. Die zeitliche Orientierung ist Voraussetzung für Teilhabe.

Aufgaben für den Umgang mit Daten:
- Erarbeiten des Kalenders mittels automatisierter Reihen (Wochentage, Monate)
- Erkennen von Tagen im Kalender: z. B. „Zeigen Sie mir Mittwoch, den 21. April“
- Nutzen von festen Terminen im Kalender, um Strategien zu entwickeln: z. B. „Montags sind Sie immer bei der Krankengymnastik, dienstags bei der Logopädie, d. h. wir sehen uns immer am nächsten Tag.“
- Terminabsprache: „Wir sehen uns nächste Woche Freitag“, „Wir sehen uns in drei Tagen“
- Altersangaben: „Herr Müller ist 1935 geboren. Wie alt ist er heute? Seine Frau ist Jahrgang 1937.

Wie viele Jahre ist Herr Müller älter als seine Frau?“
- Mindesthaltbarkeitsdatum: „Die Milch hat ein MHD vom 26.5. Heute ist der 23.5. In wie vielen Tagen läuft sie ab?“

Telefonnummern

Heutzutage hat fast jeder ein Mobiltelefon. Die Telefonnummern sind jedoch so lang, dass es nicht mehr viele Leute gibt, die sich alle Telefonnummern ihrer Freunde und Bekannten merken können. Es ist auch nicht mehr nötig, denn sie sind im Mobiltelefon gespeichert. Bei älteren Patienten trifft man noch auf Festnetznummern und wenn sie auf dem Land wohnen, dann kommt es auch noch vor, dass die Nummer neben der Vorwahl nur drei Ziffern hat.

Bei Problemen im Abruf von Telefonnummern sollten diese ganzheitlich wiedererlernt werden bzw. letztlich ist es ein Training des Erkennens und Produzierens von Zahlen.

Ähnliches gilt für die Postleitzahl und die Hausnummer.

Maßeinheiten

Diese gehören zum deklarativen Gedächtnis. Hier kann es zu Substitutionen kommen: statt 100 g „100 kg“. Es können auch Probleme mit der Größenrepräsentation auftreten. Gerade in diesem Bereich hat man es mit Dezimalangaben zu tun.

Übungen für den Umgang mit Maßeinheiten:
- Identifizieren von korrekten Maßeinheiten: z. B. 1 l Milch nicht 1 kg Milch
- Umrechnen von Maßeinheiten: 1,82 m entsprechen 182 cm
- Abschätzen von Maßeinheiten: l Wasser wiegen ungefähr 2 kg
- Lesen und Produzieren von Dezimalstellen

8

LITERATUR

Claros-Salinas D. Umgang mit Zahlen. In: von Cramon D, Mai N, Ziegler W (Hrsg.). Neuropsychologische Diagnostik. Weinheim: VCH, 1993.

Claros-Salinas D, Nuerk HC, Willmes K. Störungen der Zahlenverarbeitung. In. Sturm W, Hermann M, Münte TF. Lehrbuch der klinischen Neuropsychologie. 2. Aufl. Heidelberg: Spektrum Akademischer Verlag, 2009.

Dehaene S. Varieties of numerical abilities. Cognition 1992; 44:1–42.

Dehaene S, Cohen L. Towards an anatomical and functional model of number processing. Mathmetical Cognition 1995; 1:83–120.

Dehaene S, Cohen L. Cerebral pathways for calculation: double dissociation between rote verbal and quantitative knowledge of arithmetic. Cortex 1997; 33:219–250.

Goldenberg G. Neuropsychologie. Grundlagen, Klinik, Rehabilitation. 5. Aufl. München: Elsevier, 2017.

Landerl K, Vogel S, Kaufmann L. Dyskalkulie. Modelle, Diagnostik, Intervention. 3. Aufl. München, Basel: Ernst Reinhardt Verlag, 2017.

Lochy A, Domahs F, Delazer M. Rehabilitation of Acquired Calculation and Number Processing Disorders. In: Campbell JID (Hrsg.). Handbook of Mathematical Cognition, New York: Psychology Press, 2004.

McCloskey M, Caramazza A, Basili A. Cognitive mechanisms in number processing and calculation. Evidence from dyscalculia. Brain & Cognition 1985; 4: 171–196.

Schneider B, Wehmeyer M, Grötzbach H. Aphasie. 6. Aufl. Berlin, Heidelberg: Springer, 2014.

Willmes-von-Hinckeldey K. Akalkulie. In: Karnath HO, Hartje W, Ziegler W. Kognitive Neurologie. Stuttgart: Thieme Verlag, 2005.

Diagnostikmaterial

Claros-Salinas D. EC-301 R: Untersuchungsmaterial zu Störungen des Rechnens und der Zahlenverarbeitung. Deutsche Adaptation von: Deloche et al. (1993). The EC301 Assessment Battery for Brain Damaged Adults. Konstanz: Kliniken Schmieder, 1994.

Kalbe E, Brand M, Kessler J. ZRT. Zahlenverarbeitungs- und Rechentest. Göttingen: Beltz Test GmbH, 2002.

Keller I, Maser I. Aiblinger Akalkulie Screening AAS. Hofheim: NAT Verlag, 2004.

Therapiematerial

Hüttemann J. Störungen der Zahlenverarbeitung. Hofheim: NAT Verlag, 1998.

Lauer N. Alltagsorientierter Umgang mit Zahlen. Eine Übungssammlung für Menschen mit neurologisch bedingten Problemen bei Zahlenverarbeitung und Rechnen. Köln: Prolog, 2011.

http://therapiebuch.info/therapiebuecher/aphasie-uebungsbuch-uhrzeiten/

KAPITEL

9 Dysarthrie

K. Eibl

Die Dysarthrie zählt zu den häufigsten neurologisch bedingten Kommunikationsstörungen. Sie ist eine erworbene neurogene Störung des **Sprechens (Artikulation)**, der **Stimmgebung (Phonation)** und der **Sprechatmung (Respiration).**

EXKURS

Bei der Bezeichnung dieser Störung findet man folgende Begriffe, die alle aus dem Griechischen kommen und jeweils einen Funktionskreis betonen:
Die Vorsilbe „dys" steht für „krank" oder „schlecht", „arthroun" bedeutet gliedern, „phone" ist griechisch für Stimme und „pneuma" für Luft.

- Dys-arthrie: Störung der Artikulation
- Dys-arthro-phonie: Störung der Artikulation und Phonation
- Dys-arthro-pneumo-phonie: Störung der Artikulation, der (Sprech-)atmung und der Phonation
- Dys-phonie: Störung der Phonation
- Dys-pneumie: Störung der (Sprech-)atmung

Nach Ziegler & Vogel (2010) sind die Begriffe Dysarthrie, Dysphonie und Dysarthrophonie am gebräuchlichsten, wobei der Begriff Dysarthrie mit der hier gegebenen Definition grundsätzlich alle anderen einschließt.

DEFINITION

Die Dysarthrie ist eine „erworbene neurogene Sprechstörung durch Schädigung des zentralen oder peripheren Nervensystems mit Beeinträchtigung der Steuerung und Ausführung von Sprechbewegungen. Die Bewegungsstörung kann alle beteiligten Muskelgruppen betreffen: Atemmuskulatur, Kehlkopfmuskulatur, supralaryngeale Muskulatur. Nicht sprachliche Bewegungen der beteiligten Muskelgruppen müssen nicht betroffen sein." (Ziegler 2006, S. 284)

In diesem Kapitel wird zunächst das Erscheinungsbild der Störung in den verschiedenen Funktionskreisen des Sprechens (> Kap. 9.1.1 bis > Kap. 9.1.8) beschrieben. Nach einem Überblick über die möglichen Begleiterkrankungen (> Kap. 9.2) werden die unterschiedlichen akuten und progredienten Ursachen (> Kap. 9.3) aufgezählt. > Kap. 9.4 zeigt die gängige Klassifikation der Dysarthrien in fünf Syndrome. Im Teil zur Diagnostik (> Kap. 9.5) werden die auditiven (> Kap. 9.5.1), auditiv- perzeptiven (> Kap. 9.5.2), taktil-visuellen (> Kap. 9.5.3), akustischen (> Kap. 9.5.4) und apparativen (> Kap. 9.5.5) Verfahren beschrieben. Dann werden die Methoden der Verständlichkeitsmessung (> Kap. 9.5.6) und Selbstbeurteilungsbögen (> Kap. 9.5.7) gezeigt. Die Therapie (> Kap. 9.6) widmet sich der Behandlung der einzelnen Funktionskreise (> Kap. 9.6.1), prothetischen Hilfsmitteln (> Kap. 9.6.2), medikamentösen Behandlungen (> Kap. 9.6.3) und adjuvanten Therapieverfahren (> Kap. 9.6.4).

9.1 Erscheinungsbild

Eine Dysarthrie tritt nach **Schädigungen des zentralen oder des peripheren Nervensystems** auf. Es gibt verschiedene Ursachen. Sowohl akut durch Schlaganfall oder Blutung (> Kap. 2.1) als auch schleichend durch fortschreitende neurologische Erkrankungen (> Kap. 2) hervorgerufene Schädigungen in den Großhirnhemisphären und den subkortikalen Bereichen können eine Sprechstörung hervorrufen. Schädigungen an Nerven im Großhirn, Kleinhirn und Hirnstamm können die sprechmotorischen Prozesse empfindlich stören (> Kap. 1). Die Primärfunktionen der beweglichen Sprechorgane Lippen, Zunge, Kiefer, Velum und Kehlkopf können unterschiedlich stark beeinträchtigt sein (> Kap. 12). Am Sprechvorgang sind über hundert Muskeln beteiligt und müssen sowohl zeitlich als auch räumlich fein aufeinander abgestimmt sein, damit das Sprechen fehlerfrei funktioniert: mit diesem Wissen kann man nachvollziehen, dass schon eine kleinste Störung in den Abläufen zu z. T. deutlichen Ausfällen führen kann (Förster 1993). Auch bei Kindern treten Dysarthrien auf, z. B. im Rahmen einer frühkindlichen Hirnschädigung, bei Zerebralparese oder hypoxischem Hirnschaden. Im Folgenden wird jedoch ausschließlich auf die Störung bei Erwachsenen eingegangen. Für die spezifische Fragestellung bei Kindern findet man Informationen bei Lösslein & Deike-Beth (2000). Die Entwicklungsgruppe Klinische Neuropsychologie (EKN) hat zu dem Bereich der kindlichen Dysarthrien ein Online-Lernmodul entwickelt, welches abrufbar ist unter www.lernmodule-sprachtherapie.de/kindliche-dysarthrien.

KLINISCHER HINTERGRUND

Die Prävalenz der Dysarthrien in Deutschland liegt bei 380.000 Fällen pro Jahr (Staiger 2015). Das entspricht 440 Fällen pro 100.000 Einwohner. Die Dysarthrie ist die häufigste Kommunikationsstörung in der Neurologie und wird dennoch am wenigsten behandelt.

9

Differenzialdiagnostisch ist die Dysarthrie abzugrenzen von:

- **Aphasie:** sprachsystematische Fehler in fast allen Modalitäten, nicht nur beim Sprechen (➤ Kap. 6)
- **kognitiver Dysphasie und Demenz** (➤ Kap. 15): semantische Auffälligkeiten, Wortfindungsstörungen
- **Sprechapraxie** (➤ Kap. 10): Programmierungsstörung des Sprechens mit inkonstantem Fehlermuster
- **Dysglossie:** Sprechstörung aufgrund von organischen Veränderungen oder Verletzungen der peripheren Sprechorgane
- **psychogenen Sprechstörungen:** artikulatorische und stimmliche Auffälligkeiten, durch psychische Belastung ausgelöst, spontane Remission möglich (Ziegler 1997)

Die Abgrenzung zur Sprechapraxie ist wesentlich für die Diagnostik und Therapie der Dysarthrie:

- **Dysarthrie:** v. a. eine **Bewegungs- und Ausführungsstörung** des Sprechens, die **Pathomechanismen** sind vergleichbar mit denen körpermotorischer Störungen wie Lähmungen, Ataxien oder Tremor
- **Sprechapraxie**: eine **Planungs- und Programmierungsstörung** des Sprechens (➤ Kap. 10)

Wesentliche Unterscheidungsmerkmale sind in ➤ Tab. 9.1 aufgeführt (Schalch 1989):

Die Diagnose einer Dysarthrie setzt voraus, dass es sich um Störungen der Bewegungsabläufe beim Sprechen handelt. Die reflektorischen und unwillkürlichen Bewegungen wie Kauen, Lachen, Schlucken, Gähnen usw. werden neurophysiologisch anders gesteuert. So bedeutet eine verwaschene Artikulation nicht unbedingt eine gestörte Beweglichkeit z. B. der Zunge. Im Gegenteil: Häufig sieht man v. a. bei kortikalen Dysarthrien eine erhaltene Beweglichkeit und Kraft der Zunge trotz deutlich reduzierter Artikulation.

Andererseits kann es bei einer zentralen fazialen Mundastschwäche nach Schlaganfall sowie bei einer peripheren Fazialisparese (➤ Kap. 12) zu einer verwaschenen Artikulation kommen. Weil kein vollständiger Mundschluss möglich ist, werden die bilabialen Plosive und Frikative nicht korrekt gebildet. In diesem Fall gilt die Definition der Dysarthrie.

EXKURS

Sprachliche vs. nicht-sprachliche Innervierung

Anatomisch gibt es keine getrennten kortikalen Areale und kortikobulbäre Bahnen für die Innervation von Muskulatur und Organen, die sowohl für das Sprechen als auch Schlucken, Kauen, Lachen, Grimassieren etc. zuständig sind. Funktionell gibt es aber einen großen Unterschied: Sprechen ist ein lebenslang gelernter und gereifter motorischer Vorgang. Durch die **Prinzipien des motorischen Lernens** (➤ Kap. 5.1.4; ➤ Kap. 10.5), welche auch in anderen Bereichen der Motorik funktionieren (z. B. beim Erlernen eines Musikinstruments), hat sich ein eigenes funktionelles neuronales Netzwerk im

Tab. 9.1 Unterscheidung zwischen Dysarthrie und Sprechapraxie

Merkmal	Dysarthrie	Sprechapraxie
Artikulation	konstante phonematische und phonetische Fehler	inkonstante phonematische und phonetische Fehler
Phonation	meist auffällig: heiser, behaucht, rau, gepresst	meist unauffällig
Respiration	meist gestörte Atem-Sprech-Koordination	meist unauffällig
Prosodie	• gestörte Betonungsmuster • Sprechtempo verlangsamt oder beschleunigt • unflüssig, monoton	• gestörte Betonungsmuster • Sprechtempo eher verlangsamt • unflüssig
Sprechanstrengung	kann vorhanden sein	meistens vorhanden
orofaziale und linguale Beweglichkeit	• verlangsamt • hyperton • hypoton	• Tonus unauffällig • bukkofaziale Apraxie
Sprache	unauffällig	vereinfachte Syntax, wenn koinzidiert mit Aphasie

9

motorischen Kortex geformt, welches hochspezialisiert für das Sprechen ist. Die sog. *Central Pattern Generators* im Hirnstamm, die z. B. beim Kauen und Schlucken aktiviert werden und für reflektorische Vorgänge wie Atmen und Gähnen zuständig sind, spielen beim Sprechen keine Rolle. Im Gegenteil: sie werden beim Sprechen durch direkte Verbindungen vom Kortex zum Hirnstamm (u. a. zum Nucleus ambiguus) umgangen (Ziegler & Vogel 2010). Zusätzlich werden beim Sprechen die Sprachareale aktiviert (➤ Kap. 1.8). Daraus ergibt sich ein wichtiger Therapiegrundsatz: Das Training von Lippen-, Wangen- und Zungenmuskulatur ergibt nicht zwangsläufig eine bessere Artikulation (Ziegler & Vogel 2010; Exkurs ➤ Kap. 10.5.1; Praxistipp ➤ Kap. 9.6.1):
Man kann das Sprechen nur mit dem Sprechen trainieren (➤ Kap. 9.6).

Es gibt kein einheitliches Erscheinungsbild der Dysarthrie, häufig treten Mischformen, selten reine Formen auf. Die klinische Einteilung der Dysarthrien in Syndrome ist zum einen durch die Ätiologie und Lokalisation der neurologischen Erkrankung vorgegeben, zum anderen erfolgt sie anhand der zugrundeliegenden Bewegungsstörung in Anlehnung an die Körpermotorik (➤ Kap. 9.4).

In fast allen Dysarthrieformen finden sich ähnliche auditive Merkmale wieder, z. B. eine Veränderung der Prosodie. Manche Merkmale sind jedoch nur einem bestimmten Syndrom zugeordnet, z. B. skandierendes Sprechen bei ataktischer Dysarthrie. Die auditiven Merkmale sind den verschiedenen **Funktionskreisen des Sprechens** (➤ Kap. 9.1.1) zugeordnet (Ziegler et al. 1998; Ziegler & Vogel 2010; Schubert 2011). Die genaue Beschreibung der auditiven Auffälligkeiten dient der Therapieplanung und Verlaufskontrolle.

Um die Symptomatik der Funktionskreise zu erfassen, erfordert es eine differenzierte und ausführliche Diagnostik (➤ Kap. 9.5). Zunächst soll jedoch der normale Sprechvorgang beschrieben werden, um die Abweichungen besser zu verstehen.

9.1.1 Funktionskreise des Sprechens

Der Vorgang des Sprechens basiert auf den drei Funktionskreisen:

- Atmung
- Phonation
- Artikulation

Die Funktionskreise umfassen die Muskelgruppen und ihre Innervierungen mit ihren Funktionen. Man kann sie noch genauer definieren (Ziegler & Vogel 2010; Schubert 2011):

- **respiratorischer Funktionskreis:** Einatmen (Inspiration) und Ausatmen (Exspiration); umfasst die Abdominalmuskulatur, das Zwerchfell, die thorakale Muskulatur mit der externen und internen Zwischenrippenmuskulatur
- **laryngealer Funktionskreis:** Phonation. Sphinkterfunktion beim Husten, Schlucken, Pressen; umfasst die intrinsische und extrinsische Kehlkopfmuskulatur, das Kehlkopfgerüst aus Ringknorpel, Schildkorpel, Aryknorpel und Epiglottis, die Stimmbänder und die Taschenfalten
- **velopharyngealer Funktionskreis:** Phonation und Resonanz; unterstützt Husten, Saugen, Schlucken, Würgen; umfasst die Muskulatur des weichen Gaumens mit Uvula
- **linguo- und labiomandibulärer Funktionskreis:** Artikulation und Resonanz; außerdem Kauen und Schlucken; umfasst die periorale Muskulatur der Lippen, die intrinsischen und extrinsischen Muskeln der Zunge, die Muskeln des Unterkiefers

Alle Muskelgruppen werden in den entsprechenden Abschnitten ➤ Kap. 9.1.3 bis ➤ Kap. 9.1.6 aufgeführt und besprochen.

9.1.2 Normaler Sprechvorgang

Sprechen ist ein komplexer, automatisierter, motorisch und zeitlich fein abgestimmter, immer wieder adaptierbarer motorischer Prozess, der den Menschen zu eigen ist. Er wird gesteuert von Zentren im Großhirn, Kleinhirn und Hirnstamm. Beteiligt sind über hundert Muskeln, fünf Hirnnerven und deren Kerne sowie Bahnen. Hinzu kommen chemische und kognitive Prozesse. Das Erlernen des Sprechens findet mind. in den ersten 10 Lebensjahren und wohl noch darüber hinaus statt (Ziegler & Vogel 2010). Denn die Sprechvorgänge passen sich immer wieder den körperlichen und Umweltbedingungen an. Trägt man im hohen Alter eine Prothese, passen sich die Sprechbewegungen an die neue Situation an. Gleichzeitig ist das Sprechen so automatisiert, dass es meist nebenher stattfindet: Während wir gehen, Auto fahren, Sport machen. Wir können

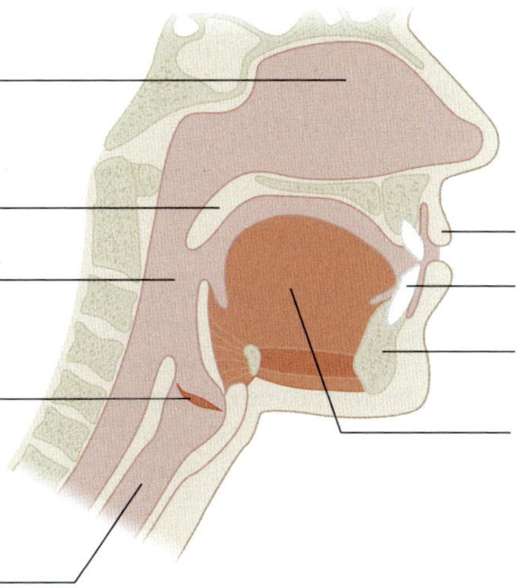

Abb. 9.1 Strukturen des Sprechvorgangs (Faller 1988) [L231]

mit vollem Mund, mit Zigarette im Mundwinkel usw. sprechen.

Das Sprechen erfordert die genaue zeitliche Abstimmung aller Sprechmuskelgruppen (➤ Abb. 9.1): Zwerchfell, Bauch- und Brustmuskulatur, intrinsische und extrinsische Kehlkopfmuskulatur, Zungenbein, Rachenmuskulatur, intrinsische und extrinsische Zungenmuskulatur, Mund- und Kiefermuskulatur. Der Sprechrhythmus, die Sprechgeschwindigkeit und die Sprechmelodie werden durch Art und Ausmaß der zeitlichen Abstimmung zwischen den Vorgängen der Respiration, Phonation und Artikulation bestimmt (Huber 1997).

Mechanik des Sprechens

Das Zusammenspiel der Funktionskreise kann man sich auch als mechanischen Prozess vorstellen. Die beteiligten Strukturen sind über Muskelstränge miteinander verbunden. Wenn sich ein Teil bewegt und seine Position verändert, dann hat das Auswirkungen auf die nachfolgenden Teile.

So ist der Kehlkopf mit dem Brustbein verbunden: Die Oberkörperhaltung beeinflusst die Kehlkopfposition und damit die Stimmlippenspannung. Diese wird außerdem durch das Zusammenspiel von extrinsischer mit intrinsischer Kehlkopfmuskulatur bestimmt. Weil der Kehlkopf mit dem Zungenbein verbunden ist, wirkt sich eine veränderte Zungenlage wiederum auf die Kehlkopfposition und damit auf die Stimmlippenspannung aus.

Bei der Artikulation spielt die Kieferöffnung eine große Rolle: Je nach Amplitude verändern sich die Positionen und Bewegungen von Lippen und Zunge. Ist die Öffnung zu groß, kommt es zur offenen Artikulation, ist sie zu klein, ist es eine geschlossene Artikulation (➤ Kap. 9.1.6).

Auch das Velum ist mit der Zunge verbunden und seine Öffnungsgrade sind auch von der Zungenposition abhängig. So senkt es sich bei offenen Vokalen wie [a:] mehr ab als bei [i:].

9.1.3 Sprechatmung

Man unterscheidet die Sprechatmung von der Ruheatmung. Während die Ruheatmung ein sowohl reflektorischer als auch willkürlich beeinflussbarer Vorgang ist, hat der Mensch die Fähigkeit, beim Sprechen sein Atemmuster willkürlich zu beeinflussen. Dies ist eine wesentliche neurobiologische Grundlage für die Sprechfähigkeit an sich (Ziegler & Vogel 2010). Während bei der Ruheatmung das Verhältnis von Inspiration zu Exspiration im reflektorischen Zyklus 1:1 ist, verändert sich das Verhältnis beim Sprechen zugunsten der Exspiration. Wenn wir sprechen, üben wir eine willkürliche Kontrolle auf das Atemzentrum aus: Das Atemvolumen und der Atemrhythmus werden dem Sprechvorgang angepasst. Die Einatmung wird beschleunigt und die Ausatmung verlängert, im Durchschnitt um ca. ⅓ (Huber 1997). Dabei atmen wir ca. doppelt so viel Luft ein wie in Ruhe (Schubert 2011).

EXKURS

Die Funktion des Atemzentrums

Das Atemzentrum liegt im **Hirnstamm** und zwar in der **Formatio reticularis,** einem Netz aus vielen Neuronen. Im Atemzentrum wird ein Grundatemrhythmus erzeugt, der sich ständig an die wechselnden physiologischen Bedingungen wie Körperaktivität, Stoffwechsel und Emotionalität anpassen muss. Somit findet ein dauernder Informationsaustausch zwischen der Atemmuskulatur, den Neuronen in der Formatio reticularis und den kortikalen Zentren statt. Sie regulieren die Atmung anhand des Stoffwechsels, der körperlichen Aktivität, der Stimmung und des Verhaltens. Im Zustand der Ruheatmung ist dieser Vorgang rein reflektorisch. Dieser optimale Zustand existiert v.a. im Tiefschlaf oder in der Narkose. Finden Veränderungen in der körperlichen Aktivität statt, kommt es zu Stress, Angst oder Hormonveränderungen, reagiert das Atemzentrum direkt, z.B. mit einer erhöhten Atemfrequenz.

Wir können sprechen, während wir gehen, Treppen steigen oder einen Dauerlauf machen. Wir können im Stehen, im Sitzen und im Liegen sprechen. Dabei passt sich die Atmung dem Sprechvorgang in vielerlei Hinsicht an: einerseits der Körperhaltung und der körperlichen Anstrengung, andererseits dem Inhalt und der emotionalen Befindlichkeit. Folgende Bedingungen bestimmen also die Steuerung der Atmung:

- physikalische: Körperhaltung, Luftverbrauch (stimmlose vs. stimmhafte Konsonanten)
- kommunikative: laut vs. leise
- linguistische: Intonation, Phrasen- und Satzgrenzen
- kognitive: freie Rede vs. Lesen vs. Nachsprechen

(Ziegler & Vogel 2010)

Der Sprechvorgang und die Anpassung der Atmung an das Sprechen entwickeln sich relativ spät im Spracherwerb. Das individuelle Sprechatmungsmuster bildet sich erst zwischen dem 10. und 16. Lebensjahr aus (Hoit et al. 1990, zit. nach Ziegler & Vogel 2010) und kann auch im Erwachsenenalter noch verändert werden. Professionelle Sprecher trainieren Atemtechniken, um sie ihren Texten anpassen zu können. Somit gibt es einen Zusammenhang zwischen der physiologischen Ausführung sowie Inhalt und Form des Gesagten. Wenn jemand eine Geschichte erzählt, benutzt er mal längere und mal kürzere Sätze. Er steuert seine Atmung entsprechend und wird die nächste Einatmungsphase so legen, dass er vorher seinen Satz beendet hat. Diese Vorgänge kann man lebenslang trainieren und anpassen.

KLINISCHER HINTERGRUND

Ruheatmung und Atemmuster

Der Impuls für die Inspiration kommt von den Chemorezeptoren im Hirnstamm, die den Sauerstoff- und Kohlendioxidgehalt (ph-Wert) im Blut messen. Das Zwerchfell (Diaphragma) kontrahiert und dehnt sich nach unten in den Bauchraum. Dabei heben die äußeren Zwischenrippenmuskeln (Mm. intercostales externi) den Brustkorb an. Durch die Erweiterung des Brustraums wird die Lunge passiv vergrößert. Dabei entsteht ein Unterdruck, Luft fließt ein. Die Exspiration ist ein passiver Vorgang. Indem das Zwerchfell entspannt, bewirken die elastischen Rückstellkräfte und die Schwerkraft, dass der Brustkorb absinkt und die Luft dadurch herausgepresst wird. So wird das Atemmuster bestimmt: Einatmen – Ausatmen – Pause. In der Regel wird gleichviel Atemluft ein- wie ausgeatmet. Das Ruheatemvolumen beträgt ca. 0,5 Liter.
Es gibt zwei grundsätzliche Atemtypen:

- **Bauchatmung:** Abdominalatmung, Zwerchfellatmung
- **Brustatmung:** Thorakalatmung, Kostalatmung, Rippenatmung

Häufig findet man aber einen Mischtyp: die **Kosto-Abdominalatmung,** die zu ⅓ aus Brust- und ⅔ aus Bauchatmung besteht.

Physikalisch gesehen passiert beim Sprechen folgendes: Es verkürzt sich die Dauer der Einatmung, dafür wird die der Ausatmung verlängert. Die Inspiration wird beschleunigt. Die äußere Zwischenrippenmuskulatur wird noch durch die Treppenmuskeln (Mm. scaleni) unterstützt. Da die Luft nicht nur passiv durch die Rückstellkräfte herausgelassen wird, sondern kontrolliert und mit unterschiedlichem, aber konstantem Exspirationsdruck (subglottischer Druck), kommt es hier zu einem Zusammenspiel der Brust- und Zwischenrippenmuskulatur mit der Bauchmuskulatur. Die jeweilige Sprechintention, Phrasenlänge und Lautstärke bestimmen den subglottischen Druck und die Dauer der Exspiration.

Tab. 9.2 Überblick über die Atemmuskulatur und ihre Innervierung

Muskel	Funktion	Innervierung
Einatmung:		
Zwerchfell (Diaphragma)	Einatmung, Vergrößerung des Brustraums, z. T. Anhebung der unteren Rippen durch Kontraktion	N. phrenicus
externe Zwischenrippenmuskeln (Mm. intercostales externi)	verstärken die Thoraxwand, heben den Brustkorb an	Vorderhornzellen des Rückenmarks C8–T12
Treppenmuskeln (Mm. scaleni)	die Scaleni heben ersten beiden Rippen bei der Einatmung mit an und unterstützen somit die Mm. intercostales externi	
Kopfwender (M. sternocleidomastoideus)	hilft bei forcierter Einatmung Brust- und Schlüsselbein zu heben	N. accessorius
Ausatmung:		
innere Zwischenrippenmuskeln (Mm. intercostales interni)	helfen den Zwischenrippenraum zu stabilisieren; braucht man v. a. bei forcierter Ausatmung und bei der Phonation; zusammen mit den abdominalen Muskeln ziehen sie den Brustkorb nach unten	Vorderhornzellen C8–T12
interne Bauchmuskulatur (M. obliquus internus abdominis)	helfen beim Zusammenpressen des Bauches, heben dadurch das Zwerchfell an und ziehen die unteren drei Rippen nach unten	Vorderhornzellen des Rückenmarks T2–L3
externe Bauchmuskulatur (M. obliquus externus abdominis)	können bei forcierter Ausatmung benutzt werden; drücken das Abdomen zusammen und ziehen die unteren Rippen nach unten	Vorderhornzellen des Rückenmarks T2–L3
hintere Bauchmuskulatur (M. rectus abdominis)	zieht die Rippen nach unten, verkleinert den Brustraum und drückt auf das Abdomen, das Zwerchfell nach oben zwingend, dadurch die Luft aus den Lungen pressend	Vorderhornzellen des Rückenmarks T2–L3
seitliche Bauchmuskulatur (M. transversus adominis)	helfen bei der Stabilisierung des Abdomens beim Einatmen und bei der forcierten Ausatmung	Vorderhornzellen des Rückenmarks T2–L3
Mm. thoracis transversi	helfen, die Rippen abzusenken und den Thorax bei der Ausatmung zu stabilisieren	Vorderhornzellen des Rückenmarks C8–T12

➤ Tab. 9.2 gibt einen Überblick über die Atemmuskulatur und ihre Innervierung.

Störungen der Sprechatmung

Die Sprechatmung kann durch eine zentrale oder auch periphere Schädigung empfindlich gestört werden, sodass ein natürliches Sprechen nicht mehr möglich ist. Bei Patienten mit Dysarthrie findet man häufig, dass sie ihre Sprechatmung nicht den Redephrasen anpassen können. Sie überziehen die Atemruhelage – sprechen „auf Restluft" – oder unterbrechen den Redefluss an Stellen, die nicht zum Inhalt passen. Folgende Störungen treten auf:

- paradoxes Atemmuster: gestörte Koordination zwischen abdominaler und thorakaler Beteiligung
- erhöhte Sprechatemfrequenz
- hörbare Einatmung
- verkürzte Redephrasen
- inadäquate Pausen
- Luftverschwendung bei stoßartig geäußerten Phrasen

Diese Störungen müssen nicht primär auf eine gestörte Innervation der Atemmuskulatur, sie können auch auf **fehlerhafte Ventilfunktionen** von Stimmlippen, Gaumensegel, Zunge, Unterkiefer und Lippen zurückgeführt werden. Zur Differenzierung der Ursachen wird daher immer eine direkte Untersuchung der Atemfunktion empfohlen (➤ Kap. 9.5.5).

Parameter für die Beschreibung der Sprechatmung:

- Bestimmung des **Atemtyps**: Brustatmung, Bauchatmung, Hochatmung, paradoxe Atmung

9

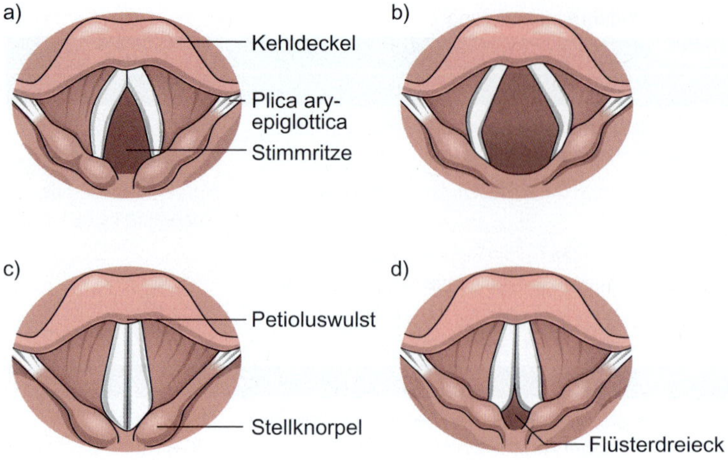

Abb. 9.2 Stellungen der Stimmlippen a) Ruhestellung, b) Respirationsstellung, c) Phonationsstellung, d) Flüsterstellung [L157]

- **Verhältnis Ein- zu Ausatmung**: verkürzte Exspiration – inspiratorisches Sprechen
- **Phrasenlänge**: Länge der Phrase, die auf einer Ausatmung gesprochen wird

9.1.4 Phonation

Der Ausatemluftstrom wird im Kehlkopf moduliert: Die Stellung der Stimmlippen (➤ Abb. 9.2) bestimmt, ob er ungehindert (Atemstellung), in Turbulenzen (Hauchlaut) oder in periodisch pulsierenden Druckwellen (Vokale und stimmhafte Konsonanten) versetzt wird. Ausschlaggebend für die Phonation ist ein konstanter **subglottischer Druck,** der die Stimmlippen auseinandersprengt und in Schwingungen versetzt. Beim Sprechen findet ein schneller Wechsel zwischen stimmhaften und stimmlosen Lauten statt, d. h. die Adduktionsbewegungen der Stimmlippen werden immer wieder durch kurze Abduktionsbewegungen unterbrochen. Diese sog. **Entstimmungsgesten** werden schnell und ökonomisch ausgeführt, d. h. die Schwingungen werden nur kurz unterbrochen und dann wieder in Gang gesetzt. Für die Stimmlippenvorspannung ist der M. cricothyroideus, der sog. Postikus, zuständig. Die Aryknorpel stellen die Stimmlippenposition ein. Hier arbeiten die Muskelgruppen Transversus und Obliquus zusammen. Für die Abduktion ist wiederum der M. postikus zuständig. Innerviert werden diese intrinsischen Kehlkopfmuskeln von den Ästen des N. vagus, dem N. laryngeus superior externus und dem N. recurrens, der häufig bei Operationen verletzt wird und eine ein- oder beidseitige Stimmbandlähmung verursacht (➤ Kap. 12.1.2). Ihr Ursprung im Hirnstamm ist der Nucleus ambiguus, der X. Hirnnervenkern. Einen Überblick über die laryngeale Muskulatur und ihre Innervierung gibt ➤ Tab. 9.3.

KLINISCHER HINTERGRUND

Stimmhaft vs. stimmlos

Beim Sprechen gibt es immer einen schnellen Wechsel zwischen der Produktion von stimmhaften Vokalen und stimmhaften und stimmlosen Konsonanten. Bei Plosiven muss die Glottis fest verschlossen sein, damit der Laut korrekt realisiert werden kann.

Bei vielen Dysarthrien entsteht das Phänomen der **durchgängigen Stimmhaftigkeit** („Schleifen"). Man hört, dass die Stimme nie abgesetzt wird und das Gesprochene sehr schwer verständlich ist. Dies tritt bei schweren Dysarthrien auf – wahrscheinlich als Folge einer velopharyngealen Insuffizienz oder Dyskoordination – die zu einem Druckverlust im Ansatzrohr führt. Das hat zur Folge, dass die kleinen Abduktionsbewegungen, die für den Wechsel notwendig sind, nicht gelingen. Die Glottis ist also ständig in Schwingung (Ziegler & Vogel 2010).

Störungen der Phonation

Die Phonationsstörungen bei Dysarthrie führen zu folgenden auditiven Merkmalen:

- Aphonie
- durchgehende Stimmhaftigkeit
- Stimmabbrüche
- harte Stimmeinsätze

Tab. 9.3 Überblick über die laryngeale Muskulatur und ihre Innervierung

Muskel	Funktion	Innervierung
Intrinsische Kehlkopfmuskulatur		
M. cricoarytaenoideus posterior (Postikus)	Abduktion der Stimmlippen	N. recurrens, Nucl. Ambiguus (X)
• M. arytaenoideus transversus (Transversus) • M. arytaenoideus obliquus (Obliquus) (auch zusammengefasst als M. interarytaenoideus) • M. cricoarytaenoideus lateralis (Lateralis)	Adduktion der Stimmlippen: • in die Phonationsstellung • zum Flüsterdreieck	
Extrinsische Kehlkopfmuskulatur		
M. cricothyroideus (Antikus)	Anspannung und Dehnung der Stimmlippen	N. laryngeus superior externus, Nucleus Ambiguus (X)
• M. thyrohyoideus • M. sternothyroideus • M. sternohyoideus	• Aufhängung des Kehlkopfes • Stabilisieren bei Tonhöhen- und Lautstärkeänderungen • Kehlkopfanhebung und -absenkung	Vorderhornzellen des Zervikalmarks C1, C2

- veränderte Stimmqualität
- Stimmzittern
- Tonhöhenschwankungen

Die drei wesentlichen Merkmale:

- **Stimmqualität:** rau – behaucht – gepresst – aphon
- **Stimmstabilität:** Tonhöhen- / Lautstärkeschwankungen – Stimmzittern – Stimmschwund
- **Stimmlage:** zu hoch – zu tief – zu laut – zu leise

(Huber 1997)

9.1.5 Resonanz

Mit der Resonanz beschreibt man die **Schwingungen im Ansatzrohr,** die bei der Phonation entstehen. Ähnlich wie bei einem Musikinstrument entsteht der Klang durch die Beschaffenheit und Größe des Resonanzraums. Die Schallwellen, die durch die Schwingungen der Stimmlippen entstehen und durch das Ansatzrohr nach draußen geleitet werden, werden durch die **Artikulatoren** verändert. Je nach Öffnungsgrad des Kiefers und Position der Zunge werden bestimmte Frequenzbereiche geschaffen, die die charakteristischen Klänge und Geräuschmuster der Lautklassen erzeugen. Dabei wird zwischen pharnygealer, nasaler und oraler Resonanz unterschieden. Zuständig für den Abschluss des oralen vom nasalen Resonanzraum ist das Gaumensegel (Velum). Es besteht aus dem weichen Gaumen und der Uvula. Fünf Muskelpaare sind zuständig für die Bewegung (➤ Tab. 9.4). Die motorische Innervation erfolgt über den Plexus pharyngeus, der von den

Tab. 9.4 Übersicht über die Muskeln des Velums und ihre Innervierung

Muskel	Funktion	Innervation
M. levator veli palatini Gaumensegelheber	hebt das Velum an	Plexus pharyngeus
M. tensor veli palatini Gaumensegelspanner	versteift das Velum	3. Ast des N. trigeminus, N. mandibularis
M. uvulae Zäpfchenmuskel	versteift das Velum	Plexus pharyngeus
M. palatoglossus Gaumen-Zungen-Muskel	senkt das Velum ab	N. accessorius, N. hypoglossus, N. vagus
M. palatopharyngeus Gaumen-Rachen-Muskel	verengt den Rachen	N. vagus

Hirnnerven N. accessorius (XI), N. Vagus (X) und N. glossopharyngeus (IX) gebildet wird. Die sensorische Innervation wird über die Fasern von N. facialis (VII), N. trigeminus (V) und auch dem N. glossopharyngeus (IX) geleitet.

Das Deutsche enthält drei Nasallaute, / m /, / n / und / ng /, die einen adäquaten velopharyngealen Abschluss erfordern, damit die nasale Resonanz entstehen kann. Bei diesen Lauten senkt sich das Velum ab und trennt den Mund- vom Nasenrachenraum, damit (bei geschlossenem Mund) die Luft nur durch den Nasenrachenraum entweicht. Die Anhebung und Absenkung des Gaumensegels findet graduell statt: In der Reihenfolge der Lautklassen Nasale – offene Vokale – geschlossene Vokale – Plosive und Frikative – orale Konsonanten (Ziegler & Vogel 2010).

Störung der Bildung von Resonanzräumen

Pharyngeal

Hierbei ist der Rachen verengt, die Zunge meist hoch und nach vorne geschoben, der Kehlkopf ist angehoben. Dadurch ist der Stimmklang „dünn, scharf und gedämpft" (Huber 1997, S. 156). Dies ist meistens ein Symptom für eine hypertone Störung.

Nasal

Bei einer Dysarthrie kommt es nicht selten zu einer velopharyngealen Insuffizienz und somit zu einem nasalen Durchschlag: die Luft entweicht hörbar durch die Nase. Dadurch sind auch die Frikative und Plosive geschwächt. Die häufigsten Symptome eines gestörten nasalen Resonanzraums sind:

- **Hypernasalität**: offene nasale Resonanz oder offenes Näseln (Nasalierung)
- **Hyponasalität**: geschlossene nasale Resonanz oder geschlossenes Näseln (Denasalierung)

Oral

Ein gestörter oraler Resonanzraum liegt v. a. bei mangelndem Kieferschluss bei einer hypotonen Störung vor. Dadurch kommt es zu:

- Zentralisierung der Vokale (/ə/)
- Rückverlagerung der hinteren Vokale, sie klingen „gaumig" (Huber 1997, S. 156)
- Entrundung der gerundeten Vokale, z. B. /y/ - /i/ oder /œ/ - /e/ oder /o/ - /a/

9.1.6 Artikulation

Die **primären Artikulatoren** sind die Zunge, die Lippen, das Gaumensegel und der Unterkiefer. Diese Organe spielen zeitlich und räumlich zusammen, um den Luftstrom zu Lauten zu formen. Das Gaumensegel hebt und senkt sich, der Zungenrücken hebt sich vorne, mittig oder hinten (➤ Tab. 9.5), der Unterkiefer öffnet und schließt sich, die Lippen runden oder spreizen, öffnen oder schließen sich. Dies geschieht in Bruchteilen von Sekunden und auf

Tab. 9.5 Überblick über die Muskeln der Zunge und deren Innervation

Muskel	Funktion	Innervation
Intrinsische Zungenmuskeln		
• M. longitudinalis superior • M. longitudinalis inferior • M. transversus • M. verticalis	heben die Zunge an, senken sie ab, verflachen die Zunge, verkürzen sie, verschmälern sie, heben und senken die Zungenränder	N. hypoglossus (XII)
Extrinsische Zungenmuskeln		
M. genioglossus Kinn-Zungen-Muskel	zieht nach vorne	N. hypoglossus (XII)
M. hyoglossus Zungenbein-Zungen-Muskel	zieht nach hinten unten	N. hypoglossus (XII)
M. styloglossus Griffelfortsatz-Zungen-Muskel	zieht nach hinten oben	N. hypoglossus (XII)
M. palatoglossus Gaumen-Zungen-Muskel		N. hypoglossus (XII)

engstem Raum. Das Zusammenspiel ist ein Ergebnis jahrelangen motorischen Lernens. Die Bewegungsabläufe sind hochautomatisiert, haben aber die Fähigkeit zur Adaptation. Sie passen sich jederzeit den inneren und äußeren Umständen an: Man bezeichnet dies als **Prinzip der motorischen Äquivalenz** (Ziegler & Vogel 2010; S. 19).

KLINISCHER HINTERGRUND

Prinzip der motorischen Äquivalenz

Das Prinzip besagt, dass jede motorische Zielvorgabe, z.B. verständliche Laute und Silben zu artikulieren, mit unterschiedlichen motorischen Aktionen erreicht werden kann. Diese motorischen Aktionen sind in ihrer Funktion gleichwertig. Das Prinzip der motorischen Äquivalenz erklärt, warum wir auch mit vollem Mund oder einem Korken zwischen den Zähnen einigermaßen verständlich artikulieren können. Bauchredner z.B. haben die Fertigkeit, die Artikulation bei gleichbleibendem phonetischem Inventar so zu modifizieren, dass sie die Lippen- und Kieferbewegungen so gering wie nötig halten. Der Zuschauer sieht ihn nicht sprechen. Man spricht auch vom **„Pfeifenraucherphänomen"**. In sog. „Beißblockversuchen" konnte dieses Prinzip erklärt werden (Ziegler & Vogel 2010).

Eine zweite Erklärung, warum beim Sprechen die Laute immer korrekt realisiert werden, ist der sog. **akustische Referenzraum**: Die Laute und Silben unserer Sprache sind nicht in einem visuell-geometrischen Raum dargestellt, sondern in einem akustischen. Wenn wir sprechen, navigieren wir in diesem akustischen Referenzraum und kontrollieren über eine **auditive Feedbackschleife** (*phonological loop*) unsere Sprechbewegungen. Dieser akustische Referenzraum entsteht während des Spracherwerbs: Wenn Kinder die Laute der Muttersprache erlernen, dann bilden sich diese akustischen Referenzen heraus. Sie verknüpfen die taktil-sensorischen und propriorezeptiven Reize der Artikulatoren über ein **auditives Monitoring** mit den akustischen, also mit den verständlichen Lauten. Im Erwachsenenalter bietet das auditive Monitoring den Kontroll- und Adaptationsmechanismus, der gebraucht wird, um die Koordinaten im akustischen Referenzraum zu treffen. Das auditive Monitoring ist letztendlich eine Feedbackschleife vom erzeugten Sprachlaut zurück zur phonologischen Repräsentation.

Störung der Artikulation

Schon die geringste Störung der Steuerung und Kontrollmechanismen kann dieses eingespielte Team der Artikulatoren und die daraus resultierende motorische Aktion aus dem Gleichgewicht bringen. Das führt zu Störgeräuschen oder phonetischen Veränderungen der Laute, die auditiv und z. T. auch visuell wahrnehmbar sind. Man nimmt an, dass Menschen mit einer Dysarthrie aufgrund ihrer Schädigung weniger Kompensationsmechanismen zur Verfügung haben. Manche Patienten mit einer Dysarthrie zeigen ein mangelndes Störungsbewusstsein für ihr verändertes Sprechen. Somit versuchen sie auch nicht, ihre Sprechweise zu beeinflussen. Dies könnte – die zuvor beschriebenen Mechanismen im Hintergrund – folgende Ursachen haben:

- auditive Monitoring funktioniert nicht, der Kontrollmechanismus ist gestört
- Adaptationsprozesse sind gestört
- Sprechapparat hat kein ausreichendes Kompensationspotenzial mehr

Die Artikulation kann unterschiedlich schwer betroffen sein. Eine gestörte Artikulation ist das hervorstechendste Merkmal einer Dysarthrie und damit auch das Stigma für die Betroffenen. Ihr Sprechen wird häufig von den Angehörigen beschrieben als würden sie „lallen, als wenn sie betrunken wären". Die Betroffenen selbst erleben es oft als schwerfällig und beschreiben es im Sinne von „die Wörter wollen nicht raus".

Auditive Merkmale zur Beschreibung der Artikulation:

- **Artikulationsschärfe:** scharf - unscharf - variabel
  - unscharfe Artikulation v. a. der alveolaren Laute (/t/, /d/, /n/, /l/); Zunge trifft den Artikulationsort nicht präzise trifft und Konsonanten klingen dadurch verschliffen
- **Artikulationsbasis:** vorverlagert – rückverlagert
  - bei einer bulbären Schädigung häufig eine rückverlagerte, gaumige Artikulation, weil die Zunge aus Kraftgründen retrahiert ist; hinzu kommt meist offene Kieferstellung, die es der Zunge noch mehr erschwert, sich im vorderen Mundbereich zu bewegen

9

- **Artikulationsschärfe von Vokalen:** entrundet – zentralisiert
  - bei einer offenen Kieferstellung und geschwächter labialer Muskulatur gelingt Artikulieren von /i/ /y/ /œ/ häufig nicht
- **Umfang der Artikulationsbewegung:** reduziert – übersteigert
  - Zusammenhang zur Kieferstellung auch hier wesentlich; bei einer hypokinetischen Dysarthrie zeigen die Patienten oft eine geringe Amplitude in ihren Artikulationsbewegungen im Gegensatz zur hyperkinetischen (dyskinetischen) Dysarthrie: Patienten bringen sehr viel mehr Kraft auf und machen zu viel Bewegung
- **zeitlich-räumliche Koordination der Artikulation:** unterschießend – überschießend
  - unterschießend bedeutet v. a. eine verlangsamte und geringere Artikulationsbewegung, die die Artikulation sehr verwaschen klingen lässt
  - bei überschießender Artikulation kommt es häufig zu Silbenauslassungen, weil Patienten zu schnell sind und „stolpern“
- **Artikulationsweite:** offen – geschlossen
  - Parameter bezieht sich auf Kieferöffnung

Kieferkontrolle

Bewegungen von Zunge und Lippen sind mit dem Unterkiefer verbunden (mandibulärer, linguo- bzw. labiomandibulärer Funktionskreis, ➤ Kap. 9.1.1; ➤ Kap. 9.6.1). So führt eine gestörte Kieferkontrolle automatisch zu gestörten Artikulationsbewegungen der primären Artikulatoren Lippen und Zunge.

Je nachdem, ob der Kiefer eher offen oder geschlossen ist, spricht man von „offener“ bzw. „geschlossener Artikulation“ (vgl. Artikulationsweite).

9

9.1.7 Prosodie

Die Prosodie umfasst das **Sprechtempo,** die **Intonation** und den **Redefluss.** Mit der Prosodie wird vermittelt, was wichtig und was weniger wichtig ist, ob eine Frage gestellt oder eine Behauptung aufgestellt wird. Mit der Wort- und Satzbetonung wird der Sprechfluss moduliert. Die Prosodie kann den Zuhörer aufmerksam machen und fesseln oder sie kann ihn langweilen und ungeduldig werden lassen. Sprechern, die zu viele Redepausen oder Fülllaute wie „ähm“ benutzen, kann man ebenso wenig gut folgen wie Sprechern, die zu schnell sprechen und kaum eine Pause setzen. Einen Nicht-Muttersprachler erkennt man am ungewöhnlichen Betonungsmuster, dem fremden Akzent.

Störungen der Prosodie

Bei allen Dysarthrieformen kommt es zur **Dysprosodie:** eine kombinierte Störung von Sprechatmung und Phonation. Die Sprechweise ist durch eine gleichbleibende Tonhöhe und Lautstärke sowie ein gleichförmiges metrisches Raster charakterisiert.

- **Sprechtempo:** beschleunigt – verlangsamt
  - normales Sprechtempo: 4 – 6 Silben / Sekunde
  - die meisten Dysarthrieformen gehen mit einer verlangsamten Sprechweise einher; nur bei wenigen wie der rigid-hypokinetischen und der ataktischen findet man ein beschleunigtes Sprechtempo
- **Redefluss:** Pausen - Iterationen – Fehlversuche
  - gerade im fortgeschrittenen Stadium der Parkinson-Erkrankung zeigen die Patienten Störungen im Redefluss; ähnlich wie sie in ihrer Bewegung Anlaufschwierigkeiten haben; Wörter werden nicht flüssig artikuliert und es kommt zu vielen Silben- oder Lautwiederholungen
- **Modulation** von Lautstärke und Tonhöhe: übersteigert – eingeschränkt – silbisches Sprechen
  - Hauptmerkmal z. B. der ataktischen Dysarthrie sind auffällige Schwankungen in der Modulation von Lautstärke und Sprechtempo
  - hypofunktionelle Merkmale: monotones Sprechen, reduzierte Betonung
  - hyperfunktionelle Merkmale: skandierendes Sprechen (falsches Betonungsmuster, falsche Pausensetzung, Lautdehnungen)

9.1.8 Verständlichkeit

Eine Dysarthrie kann eine schwere Behinderung im Alltag des Patienten sein, denn die Kommunikation verändert sich. Wenn man nur eingeschränkt verständlich im Gespräch ist, wird man gezwungen, vieles zu wiederholen und womöglich aufzuschreiben. Das führt auf Dauer zu Frustration, Abbruch und Vermeiden von Kommunikation. Die psychosozialen Folgen sollten nicht unterschätzt werden und Teil der Diagnostik sein (➤ Kap. 9.5.7).

Das Verstehen einer Äußerung ist nicht nur von der phonetischen Verständlichkeit des Gesagten abhängig, sondern unterliegt auch folgenden Faktoren:

- Situation und Kontext der Äußerung, linguistische Merkmale wie Wortfrequenz, Kohärenz des Textes oder Redundanz
- akustische Qualität der Umgebung: Entfernung zum Sprecher, Nebengeräusche, Raum
- Hörfähigkeit und Aufmerksamkeit des Hörers, außerdem Vertrautheit mit dem Sprecher, Beziehung und Vorkenntnisse

(Ziegler et al. 1998)

Bei der Beurteilung der Verständlichkeit geht es also um das tatsächliche, phonetische Verstehen, nicht um das semantisch-lexikalische. Im Gespräch mit einem Menschen mit Dysarthrie kann man aufgrund des situativen und sprachlichen Kontextes viel verstehen. Um die Verständlichkeit einzuschätzen, sollte man Äußerungen ohne Hilfe von Kontext in Wort und Schrift wiedergeben können (Huber 1997; ➤ Kap. 9.5.6).

Störung der Verständlichkeit

Die Verständlichkeit ist zusätzlich zu dem o.g. gestört durch:

- artikulatorischen Beeinträchtigungen (z. B. unscharf)
- stimmlichen Beeinträchtigungen (z. B. sehr leise, behaucht)
- Redeflussstörung (z. B. monoton, unflüssig)

EXKURS

Der Zuhörer

Wenn man einem Menschen mit Dysarthrie gegenübersitzt, dann ist das eine besondere Kommunikationssituation: In diesem Fall sind die Beteiligten nicht gleich*befähigte* Sprecher. Die sprecherische Einschränkung des einen hat Auswirkungen auf den anderen, nicht betroffenen Sprecher, denn dessen Aufmerksamkeit ist v.a. bei der Form und nicht beim Inhalt. Eine unnatürliche Sprechweise ist ungewohnt zu hören und lenkt vom Gesagten ab.

Einem dysarthrischen Sprecher zuzuhören erfordert Geduld, Wohlwollen und Nachsicht. Der Zuhörer muss dem Betroffenen Zeit geben, seine Äußerungen zu formulieren und er sollte ihm sofort Nichtverständnis anzeigen, wenn er das Gesagte nicht verstanden hat. Viele Zuhörer trauen sich nicht oder wollen nicht bei jedem zweiten Wort nachfragen, was der dysarthrische Sprecher gesagt hat. Aber das führt nicht zu einer erfolgreichen Kommunikation und sowohl bei Sprecher als auch beim Zuhörer zu Frustration. (➤ Kap. 5.7.4)

9.2 Begleitstörungen

Aufgrund der Ätiologie (➤ Kap. 9.3) liegt selten eine isolierte Sprechstörung vor. Häufig leiden die Patienten zusätzlich unter körperlichen und kognitiven Störungen. Einen Überblick gibt ➤ Tab. 9.6.

Diese Begleitstörungen können in vielfältiger Hinsicht die Therapiefähigkeit, die -motivation und die -ergebnisse beeinflussen. Für viele Patienten steht das Sprechen zumindest häufig zu Beginn der Erkrankung nicht an erster Stelle, sie wünschen sich zunächst den Rückgewinn der körperlichen Selbstständigkeit im Rahmen einer Rehabilitation. Die Auswirkungen der Dysarthrie treten oftmals erst im Alltag zu Hause deutlicher zutage und erzeugen Leidensdruck.

9.3 Ursachen

Die Ursachen können sehr unterschiedlich sein, da eine Dysarthrie sowohl bei zentralen als auch bei peripheren Schädigungen der am Sprechen beteiligten Nervensysteme auftritt. Dies kann akut sein, z. B. bei Schlaganfall oder Schädel-Hirn-Trauma, oder auch langsam fortschreitend wie bei neurodegenerativen Erkrankungen, z. B. Morbus Parkinson.

9.3.1 Akutes Auftreten von Dysarthrie

Schlaganfall

Nach ischämischen Infarkten oder Blutungen im Gehirn kommt es häufig zum Auftreten von Dysarthrien. Die Zahlen lassen sich jedoch schwer zusammenfassen, da das Auftreten je nach Gefäßsyndrom unterschiedlich ist. Dabei handelt es sich um sog. **kortikale Dysarthrien,** die sich nach der Akutphase meist gut zurückbilden. Wenn die Läsion einseitig ist und die kortiko-nukleären Bahnen betrifft, kommt es meist zu einer vollständigen Remission innerhalb

Tab. 9.6 Begleitstörungen bei Dysarthrie

Bezeichnung	Beschreibung	Funktionsebene	Mögliche Folgen
Hemiplegie Hemiparese	Halbseitenlähmung bzw. -schwäche	motorisch / sensorisch	Abhängigkeit von der Pflege
Dysphagie	Schluckstörung	motorisch / sensorisch	eingeschränkte Nahrungsaufnahme
faziale Parese	Gesichtslähmung	motorisch / sensorisch	• verwaschene Artikulation • Drooling beim Trinken
Aphasie	Sprachstörung	kognitiv	eingeschränkte Kommunikationsfähigkeit
Apraxie	Planungsstörung	kognitiv	Unselbstständigkeit in den ADLs (Waschen, Anziehen, Essen)
Ataxie	• Bewegungsstörung • zielungenau, zu weite Amplituden	motorisch	• Gangunsicherheit • Unselbstständigkeit in den ADLs (Waschen, Anziehen, Essen)
Dyskinesie	• Bewegungsstörung • überschießend, beschleunigt	motorisch	• Gangunsicherheit • Unselbstständigkeit in den ADLs (Waschen, Anziehen, Essen)
Rigidität	Bewegungsstarre	motorisch	eingeschränkte Mobilität
Tremor	Zittern	motorisch	Unselbstständigkeit beim Essen und Trinken
Neglect	sensorische und / oder motorische Wahrnehmungs-störung einer Körperhälfte	kognitiv	Unselbstständigkeit in den ADLs (Waschen, Anziehen, Essen)
Hemianopsie	Halbseiten-Gesichtsfeld-Ausfall	kognitiv	• Gangunsicherheit • Probleme beim Lesen
Aufmerksamkeitsdefizite	schnell abgelenkt	kognitiv	geringe Therapie-Compliance
Anosognosie	nicht wahrnehmen der Krankheit	kognitiv	geringe Therapie-Compliance
Depression	negative Gefühle	emotional	geringe Therapiemotivation
Verwirrtheit	keine Orientierung zu Zeit und / oder Ort und / oder Person	kognitiv	schwierige Therapiesituation

weniger Wochen (Ziegler & Vogel 1998). Ähnlich verhalten sich auch Dysarthrien als Folge eines lakunären Infarktes (Lakune = punktförmiger Insult) in der Capsula interna oder in den kortiko-bulbären Bahnen. Die Patienten zeigen dann in den ersten Stunden bis Tagen eine verwaschene, oft reduzierte Artikulation bei relativ gut erhaltener Phonation und Respiration. Es kommt etwas häufiger zu einer Dysarthrie bei links- als bei rechtshirnigen Infarkten (Ziegler & Vogel 2010). Eine höhere Prävalenz der Dysarthrien liegt nach Infarkten der Arteria basilaris und vertrebralis sowie in der Brückenregion und im Hirnstamm vor. In diesen Gebieten verlaufen die kortiko-bulbären Bahnen, die auch die Sprechmuskulatur versorgen. Schädigungen im Bereich des Hirnstamms und der Pons führen zudem zu Heiserkeit und Stimmschwankungen. Im Kleinhirn zeigen sich Infarkte der Arteria cerebelli superior verantwortlich für Sprechstörungen. Bei Schädigungen innerhalb der Stammganglien rechts oder links kommt es zu einer reduzierten, unterschießenden Artikulation. Die Stammganglien fungieren u. a. als Schaltzentrum innerhalb der motorischen Steuerung.

Schädel-Hirn-Trauma

Bei einem Schädel-Hirn-Trauma (SHT) kommt es zu unterschiedlichen, diffusen Schädigungen des Gehirns. Die Verletzung ist i. d. R. mechanisch durch einen Sturz oder Aufprall herbeigeführt. Dabei entstehen Prellungen, Hämatome, Quetschungen, Gefäßrisse, die nicht nur das direkt betroffene Gebiet umfassen, sondern sich auch in die subkortikalen und bulbären Regionen durch Schwellungen fortpflanzen können. Man unterteilt SHTs in leicht, mittel und schwer, je nach Schwere der Hirnverletzung, Dauer der Bewusstlosigkeit und Schwere der neurologischen Defizite (➤ Kap. 2.2). Patienten mit einem SHT leiden meist unter einer Vielzahl neurologischer und kognitiver Defizite, die auch Verhaltensveränderungen und emotionale Folgen nach sich ziehen. Bei 30–50 % der Patienten mit einem schweren SHT tritt eine Dysarthrie auf. Sie ist häufig gekennzeichnet durch eine schwerfällige, monotone Sprechweise, die nicht selten – aufgrund der vielen zusätzlichen kognitiven und emotionalen Defizite – therapieresistent ist. Initial kommt es häufig zu einem Mutismus (➤ Kap. 13.2.1), der sich zu einer **gemischten Dysarthrie** entwickeln kann (Ziegler & Vogel 2010).

9.3.2 Progredientes Auftreten von Dysarthrie

Neurodegenerative Erkrankungen

Viel häufiger als nach einem Schlaganfall treten Dysarthrien bei neurodegenerativen Erkrankungen auf. Dazu gehören die verschiedenen **Parkinson-Syndrome, Morbus Huntington** und die **Friedreich-Ataxie,** eine Erkrankung im Kleinhirn. Diese Erkrankungen führen zu einer Degeneration der Nervenzellen des extrapyramidal-motorischen Systems (EPMS).

Idiopathischer Morbus Parkinson

Die Erkrankung (➤ Kap. 2.5) ist von drei Hauptsymptomen gekennzeichnet: Ruhetremor, Rigor (Muskelstarre) und Akinese (Bewegungslosigkeit). Oft wird noch ein viertes Symptom, die Haltungsinstabilität genannt. Die Dysarthrie tritt meist erst im späteren Verlauf auf, häufig gefolgt von einer Dysphagie. Der Morbus Parkinson wird mit dopaminergen Substanzen, u. a. dem Levodopa (L-Dopa) behandelt. Die Einstellung mit dem Medikament kann die motorischen Defizite der Gliedmaßen sehr gut ausgleichen. In Bezug auf das Sprechen kommt es jedoch zu Fluktuationen, die je nach Dosierung zu einer hyper- oder hypokinetischen Symptomatik führen. Die Dysarthrie beim Idiopathischen Morbus Parkinson (IPS) ist die **rigid-hypokinetische Dysarthrie.**

Erfolge in der Behandlung der Bewegungsstörungen werden auch bei der **tiefen Hirnstimulation** beobachtet, die mittlerweile v. a. bei jüngeren Patienten im fortgeschrittenen Stadium eingesetzt wird. Der Sprechvorgang an sich reagiert jedoch kaum auf diese Therapie bzw. kann sich dadurch sogar noch verschlechtern.

EXKURS

Tiefe Hirnstimulation bei Morbus Parkinson und die Sprechfähigkeit

Es werden Stimulationselektroden („Hirnschrittmacher") in bestimmte Kerngebiete des Thalamus eingesetzt und von außen gesteuert. Dabei bestimmt man sowohl die Amplitude, als auch die Voltstärke. Die Elektroden unterdrücken pathologische Impulse der Parkinson-Symptomatik. Die Ergebnisse für die Sprechmuskulatur sind ernüchternd: Es wurden einerseits Verbesserungen der Lippenbewegungen und der Phonationshaltedauer beobachtet, andererseits eine Beeinträchtigung der Artikulation und Phonation, die zu einer Verschlechterung der Verständlichkeit führen. Die Erklärungen dafür sind: eine suboptimale Lage der Elektroden, die Einstellungsparameter oder eine Funktionsstörung der benachbarten Bahnen (Ackermann 2018; Nebel 2008).

Atypische Parkinson-Syndrome

Andere Formen der Erkrankungen der Basalganglien wie die **Multisystematrophie (MSA)** und die **progressive supranukleäre Blickparese (PSP),** auch **Steele-Richardson-Olszewski-Syndrom,** die beide einen sehr aggressiven Verlauf haben, entwickeln zu fast 100 % eine Dysarthrie (➤ Kap. 2.6). Häufig ist sie das erste Symptom der Erkrankung und kann zur Diagnose beitragen. Die dabei auftretenden Dysarthrieformen sind weniger hypokinetisch als häufig ataktisch oder auch spastisch.

Eine andere neurodegenerative Erkrankung, bei der eine Dysarthrie auftritt, ist die **Huntington Krankheit** (Morbus oder Chorea Huntington, ➤ Kap. 2.7). Sie ist geprägt durch das Symptom der **Chorea:** schnelle, unwillkürliche, unregelmäßig einschießende Bewegungen der Gliedmaßen und der Muskulatur in Gesicht und Rumpf. Es kommt zu einer **hyperkinetischen Dysarthrie** (Ziegler & Vogel 2010).

Multiple Sklerose

Bei der Multiplen Sklerose (➤ Kap. 2.4) kommt es neben Seh- und Sensibilitätsstörungen im Verlauf auch zu motorischen Defiziten. Die Sprechstörung, genauer das „skandierende Sprechen", zählt neben Nystagmus und Intentionstremor zur **Charcotschen Triade** in der Diagnostik der MS. Diese Patienten zeigen relativ lange eine gute Artikulation und Beweglichkeit der Sprechorgane. Die Dysarthrien, die auftreten, können unterschiedlich ausgeprägt sein, je nach Verlauf und Erscheinungsbild der Erkrankung. Es kann zu einer **ataktischen Form** parallel zur ataktischen Bewegungsstörung kommen. Aber auch zu einer **spastischen oder Mischform** (➤ Kap. 9.4).

Schädigungen und Erkrankung des Kleinhirns

Eine weitere häufige Ursache für das Auftreten einer Dysarthrie sind Schädigungen und Erkrankungen des Kleinhirns. Hierbei kommt es zu einer **zerebellären Ataxie.** Neurologische Erkrankungen wie **Friedreich Ataxie** (➤ Kap. 2.10) oder **autosomal-dominante zerebelläre Atrophien (ADCA)** bzw. **spinozerebelläre Ataxien (SCA)** schädigen die Nervenfasern im Kleinhirn und führen in der Motorik zu einer schweren **Ataxie**, die sich in der Sprechweise widerspiegelt. Das Kleinhirn spielt beim Sprechen und auch bei der Sprache eine wesentliche Rolle. Es gilt als Taktgeber und Koordinator für motorische Bewegungen (➤ Kap. 1.4). Eine Ataxie bedeutet, dass zielgerichtete Bewegungen nicht mehr ausgeführt werden können. Die Patienten greifen daneben, holen zu weit aus und verschätzen sich in der Entfernung. Das führt zu einem besonderen Gangbild und einer typischen Sprechweise. Auch diese ist gekennzeichnet durch überschießende Bewegungen: Die Patienten sprechen fluktuierend laut und leise, langsam und schnell. In der Therapie ist man angehalten, v. a. rhythmische Übungen durchzuführen (z. B. mit dem PACE Board). Klassifiziert wird dies als **ataktische Dysarthrie.**

9

Motoneuronerkrankungen

Bei diesen Erkrankungen sind das 1. und / oder das 2. Motoneuron betroffen. Hierzu gehört die **amyotrophe Lateralsklerose (ALS,** ➤ Kap. 2.11). Dabei treten unterschiedliche Formen und Symptomkombinationen auf: Bei der bulbären Form, auch **progressive Bulbärparalyse,** zeigen sich die ersten Anzeichen der Erkrankung v. a. in den Hirnnerven VII, IX, X und XII. Auffallend ist eine schwerfällige Sprechweise, die von einer deutlichen Sprechanstrengung gekennzeichnet ist. Zudem wird die Stimme kratzig und sehr rau. Für die Sprachtherapeutin zeigt sich ein deutliches Symptom für eine Bulbärparalyse u. a. in den **Faszikulationen** der Zunge. Beobachtet man die Zunge in Ruhe, dann sieht man kleine, ganz feine Zuckungen und Bewegungen der Oberfläche. In diesem Stadium ist auch schon die Vertikalbewegung der Zunge nach oben eingeschränkt. Evtl. ist sie zigarrenförmig. Die Dysarthrie kann bereits mit einer beginnenden Dysphagie einhergehen (Schindelmeiser 2014). Im Verlauf entwickeln die Patienten eine **Anarthrie**. Da die Kognition i. d. R. nicht betroffen ist, können diese Patienten sehr gut mit unterstützter Kommunikation versorgt werden (➤ Kap. 16.4).

EXKURS

Als **erstes motorisches Neuron** (Tractus corticonuclearis, Tractus corticospinalis) bezeichnet man die motorischen Fasern, die vom Kortex zum Hirnstamm bzw. ins Rückenmark führen. Man spricht auch von der **Pyramidenbahn**, weil die Fasern durch die Pyramide im verlängerten Mark verlaufen, wo sie zur anderen Seite kreuzen. Eine Schädigung des 1. Motorischen Neurons führt zu Störungen der Willkürmotorik bei erhaltener reflektorischer Aktivität. Man kann z. B. auf Aufforderung den Mund nicht breitziehen, es gelingt aber beim spontanen Lächeln.

Das **zweite motorische Neuron** umfasst die motorischen Fasern der Hirnnervenkerne, die vom Hirnstamm aus zu ihrer Zielmuskulatur führen sowie die Verbindungen hin und weg vom Rückenmark und der Gliedmaßen. Eine Schädigung des zweiten motorischen Neurons führt zu einer peripheren Lähmung, einer Störung willkürlicher, reflektorischer und automatisierter Bewegungen.

Weitere neurologische Erkrankungen

Muskuläre Erkrankungen wie die **Myasthenia gravis** (➤ Kap. 2.14), **primäre Muskeldystonien** (➤ Kap. 2.8) und das **Guillain-Barré-Syndrom** (➤ Kap. 2.13) gehen häufig mit einer Sprechstörung einher. Bei den Muskeldystonien kann es zu allgemeinen Störungen der Muskulatur in Form von Myoklonien (rhythmische Zuckungen) oder Muskelkontraktionen kommen oder sie können auch nur bestimmte Muskeln betreffen. So gibt es fokale Dystonien wie die **oromandibuläre Dystonie** und die **spasmodische Dysphonie** (➤ Kap. 13.2.3).

Auch durch **Hirntumoren** und **Hirnmetastasen** kann es – je nach Lokalisation – zu einer Dysarthrie kommen.

Ursache einer kindlichen Dysarthrie sind häufig prä- oder perinatale **Zerebralparesen** oder neurologische Erkrankungen (Ziegler & Vogel 1998).

Prävalenzraten der Dysarthrie finden sich in ➤ Tab. 9.7.

9.4 Klassifikation

Eine erste Klassifikation von Sprechstörungen wurde von Darley et al. (1975) vorgenommen. Ihr Band *Motor Speech Disorders* beinhaltete zum ersten Mal in aller Ausführlichkeit eine auditive Analyse der unterschiedlichen Syndrome und Störungen des Sprechens. Dabei haben sie die Parameter **neurologische Grunderkrankung, Schädigungsort** und **sprecherische Beeinträchtigung** zugrunde gelegt.

Die unten beschriebenen Syndrome beziehen sich, wenn nicht anders angegeben, auf die Literatur von Vogel und Ziegler.

Tab. 9.7 Prävalenz der Dysarthrie (Ackermann 2018)

Neurologische Erkrankung	Prävalenz
Schädel-Hirn-Trauma	30–50 % schweres SHT
Zerebro-vaskuläre Erkrankungen (Schlaganfalle, Hirnblutung)	15–30 % (meist transient)
neurodegenerative Erkrankungen: • Morbus Parkinson • Morbus Huntington • Steele-Richardson-Olszewski-Syndrom • Multisystematrophie (MSA) • Friedreich Ataxie	 • 75–90 % • 80–90 % • 75–100 % • bis 100 % • bis 100 %
Multiple Sklerose	40–50 %
Amyotrophe Lateralsklerose	bis 100 %
Myastenia gravis	<10 %

Die der Sprechstörung zugrundeliegenden Bewegungsstörungen lassen sich in Analogie zu den Bewegungsstörungen der Gliedmaßen pathophysiologisch einteilen (➤ Tab. 9.8).

Die folgende Klassifikation der Dysarthrien basiert auf Ziegler & Vogel (2010). Demnach gibt es fünf Dysarthrie-Syndrome und die drei Sonderfor-

Tab. 9.8 Pathophysiologie der Sprechbewegungsstörungen (Huber 1997; Ziegler & Vogel 2010)

Pathophysiologie	Sprechbewegungen	Lokalisation
periphere (schlaffe) Parese	• Bewegungen sind verlangsamt, undifferenziert und eingeschränkt • willkürliche, emotionale und reflektorische Bewegung betroffen	Hirnnervenkerne, zweites Motoneuron, neuromuskulärer Übergang
zentrale (spastische) Parese	• Bewegungen sind verlangsamt, undifferenziert und eingeschränkt • Tonuserhöhung • emotionale und reflektorische Beweglichkeit erhalten, evtl. übersteigert	uni- und bilaterale Läsionen im motorischen Gesichtskortex, erstes Motoneuron, pyramidales System
Rigor und Akinesie	• Bewegungen sind verzögert, eingeschränkt, steif • Tonuserhöhung	Basalganglien
Dyskinesie	• Bewegungen sind unkontrolliert und überschießend • Tics, Dystonien, Myoklonien • Sonderformen: spasmodische Dysphonie • oromandibuläre Dystonie	• Stammganglien, extrapyramidales System • diffuse kortikale Läsionen
Ataxie	• Bewegungen sind verlangsamt und zielungenau • Dysdiadochokinese • Tremor mit ca. 2–3Hz	Kleinhirn und dessen afferente und efferente Bahnen
Tremor	• Muskelzittern bzw. rhythmisch-oszillierende Bewegungen von Kehlkopf, Gaumensegel, Zunge, Unterkiefer, Lippen • Tremor mit > 4Hz	Basalganglien, Kleinhirn

9

men Tremor, neurogenes Stottern und Mutismus (➤ Kap. 13.2).

9.4.1 Peripher paretische (schlaffe/hypotone) Dysarthrie

Eine typische Schlaffe Dysarthrie tritt bei einer **Bulbärparalyse** auf, wenn das zweite Motoneuron geschädigt ist. Ebenso findet man diese Form bei einer **Myasthenia gravis.** Dort treten die Symptome innerhalb einer Ermüdungsphase auf. Das Sprechen ist verlangsamt und die Artikulationsbewegungen sind reduziert, in schweren Fällen spricht man vom „offenen Artikulieren": Die Plosive werden lenisiert, es findet kaum noch eine Obstruktion bei der Konsonantenbildung statt. Die Phonation ist sehr behaucht, weil die Stimmlippenadduktion geschwächt ist. Hinzu kommt eine Hypernasalität, welche sich wiederum auf die Sprechatmung auswirkt. Es kommt zu Luftverlust, häufigem hörbarem Einatmen und verkürzten Exspirationsphasen.

9.4.2 Zentral paretische (spastische/hypertone) Dysarthrie

Die Unterscheidung zwischen einer zentralen und einer peripher paretischen Dysarthrie ist nicht immer einfach. Denn in beiden Fällen zeigt sich eine verlangsamte und eingeschränkte Beweglichkeit, welche einem verminderten oder auch erhöhten Tonus zugesprochen werden kann. Hinzu kommt, dass nach einer zentralen Läsion zunächst eine Muskelschwäche entsteht, die sich dann im Verlauf zu einer übersteigerten Muskelaktivität entwickeln kann. Man spricht im Zusammenhang mit dem Syndrom des ersten Motoneurons von Minus- bzw. Plussymptomen (Ziegler & Vogel 2010, S. 50).

Bei einseitigen kortikalen oder subkortikalen Läsionen, z. B. nach Schlaganfall oder Blutung, kommt es nur vorübergehend zu einer (meist leichten) spastischen Dysarthrie. Nach wenigen Wochen bildet sich diese kortikale Dysarthrie meist vollständig zurück. Die Erklärung dafür ist die bilaterale Verschaltung der Sprechmuskulatur und ihrer Innervierung.

Schwere Formen findet man z. B. im Fall einer **Pseudobulbärparalyse** oder auch eines **Foix-Chavany-Marie-Syndroms** (➤ Kap. 11.2): Der Kiefer ist angespannt und eher geschlossen und die Zunge schmal, „zigarrenförmig". Die Stimmlippen sind eher verdickt und verkürzt. Die Phonation ist dadurch gepresst und rau, die Sprechstimmlage durch den starken Tonus erhöht. Die Phonation ist somit ein wichtiges Differenzierungsmerkmal zwischen einer zentralen und einer peripher paretischen Dysarthrie. Die Artikulation ist „geschlossen". Bei bilateralen Läsionen nach **multiplen Infarkten** oder auch bei der **Multiplen Sklerose** findet man eine ähnlich schwere Symptomatik: Die Sprechatmung ist verkürzt mit erhöhten Inspirations- und kurzen Exspirationsphasen. Das führt entweder zu einer leisen Sprechweise oder aber auch zu einer erhöhten Lautstärke, um den Glottiswiderstand zu überwinden. Die Artikulation ist entweder offen oder geschlossen, die Plosive sind lenisiert und es besteht auch hier eine Hypernasalität. Das Sprechen ist monoton und unflüssig.

9.4.3 Rigid-hypokinetische Dysarthrie

Die Sprechweise ist von einer unter- oder überschießenden stark reduzierten Artikulation, einer schwachen, heiseren und leisen Phonation und einer verkürzten Sprechatmung gekennzeichnet. Diese Form der Dysarthrie findet man v. a. bei der Parkinson-Erkrankung, sowohl bei dem **idiopathischen Parkinson-Syndrom,** als auch bei den atypischen Syndromen wie MSA, PSP (➤ Kap. 11.2; ➤ Kap. 2.6). Die Krankheit ist gekennzeichnet durch die drei Elemente: **Rigidität, Akinese** und **Tremor**. Die Rigidität konnte auch für die Sprechmuskulatur und da insbesondere für die Atemmuskulatur nachgewiesen werden (Ziegler 2008). Die thorakalen Bewegungen sind deutlich eingeschränkt aufgrund eines Rigors der Zwischenrippenmuskulatur. Dies führt zu Kurzatmigkeit und einer fast um das doppelte erhöhten Atemfrequenz, im Vergleich zu gesunden Sprechern. Ebenso sieht man unter dem Laryngoskop, dass die Stimmlippen eine Hyperadduktion und Wölbung in der Mitte zeigen. Dies führt zu einem unvollständigen Glottisschluss, der die behauchte Phonation erklärt. Die Akinese umfasst eine Störung der Bewegungsinitiierung, eine Verlangsamung und reduzierten Umfang der Bewegung. Auch dies konnte in Studien für die Artikulatoren Lippen, Kiefer und Zunge nachgewiesen werden (ebd.). Die Bewegungen sind deutlich eingeschränkt, häufig sieht man gar keine bei Kiefer und Lippen. Das führt zu einer geschlossenen, unscharfen Artikulation. Dabei ist das Sprechtempo gar nicht betroffen oder in manchen Fällen nur leicht erhöht. Hinzu kommt eine Stottersymptomatik in Form von Iterationen (Laut- und Silbenwiederholungen) und Palilalien (Wortwiederholungen; ebd.; Ziegler & Vogel 2010). Die Verständlichkeit dieser Patienten nimmt mit der Progredienz der Erkrankung ab. Im späten Stadium bleibt nur noch ein geschlossenes, behauchtes Flüstern.

9.4.4 Hyperkinetische Dysarthrie

Im Gegensatz zur Akinesie ist die **Hyperkinesie** durch einen Überschuss an Bewegungen gekennzeichnet. Diese sind entweder langsam und verschraubt, sog. **Dystonie** oder **Athetose,** oder schnell und ungeordnet, sog. Tics, **Myoklonien,** Ballismus und Chorea. Ursache dafür sind Erkrankungen der Basalganglien. Bei einer Überdosierung mit Dopamin kommt es z. B. bei Parkinson-Patienten zu Dyskinesien und Überbeweglichkeit als sekundärer Symptomatik. Dabei treten beim Sprechen Palilalien und Iterationen auf. Die primären choreatischen Bewegungsstörungen sind durch Unruhe und grimassierende Gesichtsbewegungen gekennzeichnet. Dadurch ist die Stimmqualität nicht gleichbleibend, der Sprechfluss ist ständig unterbrochen, die Artikulation explosionsartig (Ziegler & Vogel 1998). Bei Myoklonien, rhythmischen, repetitiven, plötzlich einschießenden Muskelbewegungen können alle Funktionskreise des Sprechens erheblich gestört werden. Es gibt isolierte Myoklonien des Kehlkopfs oder des Gaumensegels, die häufig nach traumatischer Ursache, Vergiftungen oder bei Epilepsie entstehen können.

9.4.5 Ataktische Dysarthrie

Bei Vorliegen einer Ataxie entstehen folgende Störungsmuster: unkoordinierte und zielungenaue Bewegungen (Dysmetrie), sie können bei schnellen Wechselbewegungen nicht kontrolliert werden (Dysdiadochokinese) und zeigen einen Intentionstremor. Bei den Sprechbewegungen kommt es zu Schwankungen in Tonhöhe und Lautstärke, in Artikulationsschärfe und Sprechtempo. Dabei zeigen viele Patienten ein paradoxes Atemmuster, häufig kommt es zu inspiratorischem Sprechen. Die Phonation ist sehr auffällig, weil sie stark gepresst und rau bis hin zu weinerlich klingen kann. Es kann auch zu einem Stimmtremor kommen, der sich in Tonhalteaufgaben zeigt. Die Artikulation ist i. d. R. nicht so auffällig betroffen wie bei den anderen Dysarthrieformen. Sie ist leicht verlangsamt und die Konsonanten sind wechselnd zu scharf bzw. zu wenig artikuliert.

9.4.6 Zusammenfassung der Syndrome

Die Klassifikation der Dysarthrien ist zwar möglich, aber durchaus schwierig. Zu viele Syndrome zeigen ähnliche Merkmale. Manche können zur Differenzierung herangezogen werden und manche lassen Rückschlüsse auf die Grunderkrankung zu. Für die Sprachtherapeutin ist es wichtig, die auditiven Merkmale zusammenzutragen, um dann Ziele für die Therapie zu formulieren. Das Wissen um die Grunderkrankung ist wichtig für die Prognose, den Verlauf und die zu erwartende Symptomatik. In ➤ Tab. 9.9 sind noch einmal alle Dysarthrie-Syndrome und ihre Symptomatik zusammengefasst.

9.5 Diagnostik

Die Diagnostik der Dysarthrie verfolgt verschiedene Ziele:

- Erkennen einer Dysarthrie und Ausschluss einer anderen Störung
- Bestimmung des Schweregrads einer Dysarthrie
- Erkennen eines bestimmten Dysarthrie-Syndroms
- Sicherung, Ergänzung und differenzialdiagnostische Hinweise auf eine neurologische Diagnose
- Früherkennung einer neurologischen Erkrankung
- Abklärung des therapeutischen Handelns:
  - Bestimmung der Therapiebedürftigkeit
  - Bestimmung der Therapieziele
  - Therapieverlaufskontrolle

Der Sprachtherapeutin stehen eine Vielzahl diagnostischer Verfahren zur Verfügung, von denen in der Praxis – sei es aus zeitlichen, pragmatischen oder ökonomischen Gründen – selten alle zur Anwendung kommen können. Es gibt Verfahren direkter und indirekter Beobachtung sowie objektiver und subjektiver Bewertung, es gibt auditive Diagnostik-, akustische Analyse- und apparative Messverfahren.

Tab. 9.9 Klassifikation der Dysarthrien (Ziegler & Vogel 2010)

Dysarthrieform	Sprechatmung	Phonation	Resonanz	Artikulation	Prosodie	Mögliche neurologische Grunderkrankung
Peripher paretische Dysarthrie	Exspiration verkürzt, hörbares Einatmen	rau und behaucht, Lautstärke reduziert, Sprechstimmlage erniedrigt, Tonhöhenumfang reduziert	Hypernasalität	unscharf, reduziert, vorverlagert, Lenisierung von Plosiven, Vokale entstellt, offen	monoton, verlangsamt	Läsion zweites Motoneuron
Zentral paretische Dysarthrie	Exspiration verkürzt	rau, gepresst, heiser, Sprechstimmlage erhöht, Lautstärke reduziert, Tonhöhenumfang reduziert	Hypernasalität	reduziert, unscharf, rückverlagert, geschlossen	verlangsamt, monoton, viele Sprechpausen	Schlaganfall, Läsion erstes Motoneuron
Rigid-Hypokinetische Dysarthrie	Exspiration verkürzt, Atmung flach verkürzt	behaucht, rau, leise, Sprechstimmlage erhöht, Tonhöhenumfang reduziert	Hypernasalität	unscharf, reduziert, geschlossen	monoton, leicht beschleunigtes Sprechtempo	Morbus Parkinson
Hyperkinetische Dysarthrie	Exspiration verkürzt unkontrolliert, nicht dosierbar	fluktuierend rau, gepresst, aphon, behaucht, geflüstert	mangelnde Kontrolle, Hypernasalität, Hyponasalität	unkontrolliert, Artikulationsgeräusche, Artikulationsabbrüche	verlangsamt, stockend, Lautstärke schwankt, Tonhöhe schwankt	Morbus Huntington, muskuläre Dystonien
Ataktische Dysarthrie	Paradoxes Atemmuster, Exspiration verkürzt, inspiratorisches Sprechen	Schwankungen von gepresst – rau – behauchter Stimmqualität, Tonhöhe fluktuiert, Stimmtremor um die 2–3 Hz	wechselnde Hypo- und Hypernasalität	wechselnd reduziert und übersteigert, verlangsamt	verlangsamt, skandierend, viele Pausen	Kleinhirnschädigung

Dabei bestimmt die Diagnose oder die Verdachtsdiagnose die Wahl der diagnostischen Mittel.

Eine vollständige Diagnostik einer Dysarthrie sollte grundsätzlich durch Informationen und Untersuchungen von Neurologen, Hals-Nasen-Ohren-Ärzten, Pulmologen und Mund-Kiefer-Chirurgen ergänzt werden.

Die klinische Diagnostik der Sprachtherapeutin liegt schwerpunktmäßig auf der Erfassung der **akustischen und auditiv-perzeptiven Merkmale** einer Dysarthrie und auf der **taktil-visuellen Untersuchung der Sprechorgane** und ihren sensomotorischen Funktionen. Die Beurteilung ist zum einen abhängig von der Berufserfahrung, zum zweiten von einem grundlegenden theoretischen Wissen um die Physiologie und Anatomie des Sprechvorgangs und zum dritten von der Qualität des verwendeten Untersuchungsverfahrens. Sehr häufig haben die auditiven Symptome einer Dysarthrie sowohl eine **primäre** als auch eine **sekundäre** Ursache. Eine Kenntnis der sprechmotorischen Zusammenhänge und Abläufe ist daher unerlässlich.

Diagnostisch erfasst werden die einzelnen Merkmale und Störungen der Funktionskreise Respiration, Phonation und Artikulation, außerdem die Merkmale der Prosodie und der Verständlichkeit. Die Verständlichkeit ist der Indikator für die Schwere der Beeinträchtigung der Kommunikationsfähigkeit.

Die Störungsmerkmale werden in Skalen erfasst und dokumentiert, um Aussagen über die Quantität zu treffen, den Schweregrad der Störung zu bestimmen und um eine Verlaufskontrolle zu gewährleisten.

Ergebnis jeder Diagnostik sollte ein vollständiger neurophonetischer Befund sein:

- er bietet eine Übersicht über die behandlungs-bedürftigen Störungsmerkmale

- gibt Hinweise auf die zugrundeliegende Erkrankung
- lässt eine Schweregradeinteilung zu
- klassifiziert die Sprechstörung

(Ziegler & Vogel 2010)

Nachdem die Dysarthrie als **motorische Störung** definiert ist, reihen sich die Symptome wie eine Kette aneinander, ausgehend von der neuronalen Schädigung (proximal) bis zur akustischen Ausprägung (distal). Alle Symptome können einzeln diagnostisch erfasst werden. Die klinische akustisch-auditive Diagnostik der Sprachtherapeutin bewegt sich am distalen Ende der Symptomkette, während der Neurologe sich am proximalen Ende aufhält.

Die Symptomkette lässt sich folgendermaßen darstellen (Ziegler & Vogel 2010):

neuronale Ursache → elektrische Muskelaktivität → Muskelkraft und -bewegung → Luftdruck/Luftstrom → Sprachschall → auditives Ergebnis

9.5.1 Auditive Diagnostikverfahren

Frenchay Dysarthria Assessment (FDA-2)

Das FDA-2 wurde in England entwickelt (Enderby & Palmer 2008) und dann ins Deutsche übertragen und normiert (Grosstück, Grün, Oehlrich 2012). Es besteht aus sieben Prüfabschnitten, die sowohl nicht-sprachliche als auch sprachliche Aufgaben enthalten. Dabei beschränken sich die sprachlichen Aufgaben auf die Bereiche Stimme, Diadochokinese und Verständlichkeit, bei den nicht-sprachlichen Aufgaben werden die Reflexe und die Respiration überprüft. Die Ergebnisse werden auf einer 9-stufigen Skala in ein Profil eingetragen, welches den Schweregrad der Störung sichtbar macht. Insgesamt sind es 28 sehr unterschiedliche Aufgaben: auditive Überprüfung, visuelle Beobachtung, Selbsteinschätzung des Patienten sowie Messungen mit der Stoppuhr (➤ Tab. 9.10). Die Beurteilung erfolgt auf einer 5-stufigen Skala von **a** (keine Schwierigkeiten) bis **e**

Tab. 9.10 Frenchay-Dysarthrie-Assessment (Grosstück et al. 2012)

Nr.	Bereich	Aufgaben	Beispiele für Bewertung
1	Reflexe	• Husten • Schlucken • Salivation	c) das Essen ist deutlich verlangsamt; einige Nahrung wird vermieden
2	Respiration	• in Ruhe • beim Sprechen	b) In- oder Exspiration ist unregelmäßig oder flach.
3	Lippen	• in Ruhe • Breitziehen • Lippenschluss • alternierende Bewegungen • beim Sprechen	d) die Lippen sind asymmetrisch oder verzerrt; für jeden Beobachter sichtbar
4	Gaumensegel	• beim Essen • bei Phonation • beim Sprechen	a) normale Resonanz, kein nasaler Durchschlag
5	Stimme	• Tonhaltedauer • Tonhöhendifferenz • Stimmstärke • beim Sprechen	e) die Tonhaltedauer des Patienten beträgt nicht mehr als 3 Sek.
6	Zunge	• in Ruhe • Herausstrecken • Heben • laterale Bewegungen • alternierende Bewegungen • beim Sprechen	b) gute Beweglichkeit, aber verlangsamt c) die Zunge bewegt sich in beide Richtungen, aber nur schwerfällig und unvollständig; der Patient benötigt 6–8 Sek.
7	Verständlichkeit	• Wörter • Sätze • Spontansprache	c) 7–9 Wörter werden richtig verstanden c) das Sprechen ist schwer entstellt, kann nur zur Hälfte verstanden werden; der Patient muss sich sehr oft wiederholen

(deutliche Beeinträchtigung) mit möglichen Zwischenstufen, sodass man bis zu neun Stufen skalieren kann. Vorgeschlagene Bewertungskriterien für die Stufen sind im Protokollbogen aufgeführt.

Die Werte werden in ein Profilblatt eingetragen, welches auf einen Blick Hinweise auf ein bestimmtes Dysarthrie-Syndrom und Therapieschwerpunkte sichtbar macht.

Gütekriterien: Das FDA-2 zeigt psychometrisch eine hohe Übereinstimmung bei der Inter-Rater-Sensibilität und Validität bei der Syndrom-Zuordnung. Sie ist gut geeignet für eine erste Einschätzung bei der Aufnahme eines Patienten. Für eine ausführliche neurophonetische Beurteilung einer Dysarthrie reichen jedoch die wenigen sprachlichen Aufgaben nicht.

Untersuchungsbogen neurologisch bedingter Sprech- und Stimmstörungen (UNS)

Der **Untersuchungsbogen neurologisch bedingter Sprech- und Stimmstörungen (UNS,** ➤ Tab. 9.11; Breitbach-Snowdon 2003) ist dagegen ein sehr umfangreiches Verfahren zur Überprüfung der Funktion und Sensibilität der Sprechorgane einerseits sowie verschiedenster Sprech- und Stimmaufgaben auf Silben-, Wort-, Satz- und Textebene andererseits. Es wird in vier Modalitäten geprüft: Spontansprache, Nachsprechen Wörter, Nachsprechen Sätze und lautes Lesen. Einen Überblick über die Untersuchung gibt ➤ Tab. 9.11. Die Durchführung ist auf 45 Min. angesetzt, die Auswertung braucht noch einmal so lang. Im Protokollheft finden sich

Tab. 9.11 Untersuchungsbogen neurologisch bedingter Sprech- und Stimmstörungen (UNS)

Bogen Nr.	Bereich	Aufgaben	Beispiel für Bewertung
1	Spontansprache	Interview	• Anzeichen für das Vorliegen einer Aphasie • Pat. ist mäßig verständlich • Sprechweise ist prosodisch auffällig
2	Artikulation	• Nachsprechen von Wörtern, z. B. Kie**f**er, Li**pp**e, **W**agen • Nachsprechen von Sätzen, z. B. U**w**e nimmt die Mö**b**el unter die Lu**p**e • Lesetext „Der Nordwind und die Sonne"	Ziellaut ist korrekt, vermindert, übersteigert oder nicht möglich
3	Diadochokinese	• /pataka/ • /ui/ • /kala/	normal, verlangsamt, stark verlangsamt
4	Prosodie	• Nachsprechen von Wörtern, z. B. um<u>fah</u>ren – <u>um</u>fahren • Nachsprechen von Sätzen, z. B. Ist das der Bahnhof? • Lesetext	• Wortaktzent wird realisiert, nicht realisiert • Monotonie • Verlangsamung • Beschleunigung
5	Atmung	• Luftabgabedauer • Tonhaltedauer • Crescendo auf /s/ • Diminuendo auf /s/ • Lesetext	eingeschränkt, deutlich eingeschränkt, nicht möglich
6	Artikulatorische Muskulatur und Mundinnenraum	• mundmotorische Aufgaben • orale Sensibilität • Husten • Schlucken	normal, überschießend, reduziert, zeitlich verzögert, nicht möglich
7	Phonation	• Stimmeinsatz, z. B. hier – ihr, halt – alt • Stimmleistung, z. B. Rufen, Flüstern • Tonhaltedauer • Spontansprache • Lesetext	• gepresst, rau, behaucht • Stimmabbruch • Stimmzittern • zu hoch, zu tief

Tab. 9.12 Aufgaben der BoDyS (Ziegler et al. 2015)

Untertests
Freies Sprechen – Interview
Nachsprechen von insgesamt fünf Sätzen
Lautes Lesen eines Textes mit ca. 80 Wörtern
Bildergeschichte nacherzählen (4 Bilder)

ausführliche Beschreibungen über die Durchführung und auch die Bewertung der Leistungen.

Gütekriterien: Es liegen keine vor. Die UNS ist als beschreibendes Screening-Verfahren konzipiert.

Bogenhausener Dysarthrieskalen (BoDyS)

Die **Bogenhausener Dysarthrieskalen (BoDyS**, ➤ Tab. 9.12; Ziegler, Schölderle, Staiger & Vogel 2015; Ziegler, Schölderle, Staiger & Vogel 2018) umfassen rein sprachliche Aufgaben aus allen Funktionskreisen in vier verschiedenen Modalitäten: Spontansprache, Nachsprechen, lautes Lesen und Bildbeschreibung. Alle Aufgaben durchlaufen drei Durchgänge, sodass man insgesamt 12 Leistungen beurteilt. Die Aufgaben werden auf neun Skalen mit fünf Stufen bewertet: Von 0 – sehr schwere Störung bis 4 – keine Störung (➤ Tab. 9.13). Das ergibt eine Gesamtpunktzahl von 48. Am Ende erhält man ein Profil, welches einen Überblick über die am meisten gestörten auditiven Merkmale gibt sowie eine Klassifizierung der Dysarthrie erlaubt.

Die Skalen orientierten sich an der Beschreibung der auditiven Merkmale einer Dysarthrie. Durch die 12-fache Bewertung (3-malige Durchführung der Aufgabenblöcke) ergibt sich am Ende ein Profil, welches die am häufigsten betroffenen Merkmale visuell hervorhebt. Bei der Beurteilung der Skalen und Einschätzung der Schweregrade helfen Vorschläge in der Handanweisung (➤ Tab. 9.14).

Tab. 9.13 Die neun Dysarthrieskalen und ihre Bewertungsmerkmale (Ziegler et al. 2018)

Skala	Funktionskreis	Bewertungsmerkmal
ATM	Sprechatmung	• häufige Einatmungen • Überziehen der Atemmittellage • angestrengte Einatmung, Hochatmung
STL	Stimmlage	• zu hoch / zu tief • zu leise / zu laut
STQ	Stimmqualität	• behaucht (und rau) • gepresst (und rau)
STS	Stimmstabilität	• Tonhöhen-, Lautstärkeschwankungen • Entstimmungen, Stimmabbrüche • Stimmzittern
ART	Artikulation	geschlossen / offen reduziert / übersteigert
RES	Resonanz	hypernasal / hyponasal
TEM	Sprechtempo	verlangsamt / beschleunigt
RDF	Redefluss	• Sprechpausen • Iterationen
MOD	Modulation	monoton / übersteigert

Tab. 9.14 Beispiel für die Bewertungsstufen der BoDyS (Ziegler et al. 2018)

Punkte	Bewertung
ATM-Skala Nachsprechen	
0	Der Pat. kann nicht mehr als 1 – 2 Silben ohne deutlich hörbare und angestrengte Einatmung produzieren. In jedem der 5 Sätze treten Einatmungspausen auf.
1	Der Pat. kann nur die Sätze 1 oder 2 ohne deutlich hörbare und angestrengte Zwischeneinatmung produzieren. Nur selten kommen etwas längere Exspirationsphasen (3 – 5 Silben) vor, dabei überzieht der Pat. aber hörbar die Atemmittellage.
2	Die gesamte Satzproduktion wird 2 – 3-mal durch Einatmungspausen unterbrochen, die Einatmungen sind gut hörbar. Bei längeren Exspirationsphasen überzieht der Pat. regelmäßig die Atemmittellage.
3	Nur in Satz 5 (12 Silben) tritt eine Einatmungspause auf und / oder der Pat. überzieht hin und wieder die Atemmittellage.
4	Die Satzproduktion wird nicht durch Einatmungen unterbrochen, die Atemmittellage wird nicht überzogen.

Die BoDyS sind so konzipiert, dass sie durch die unterschiedlichen Aufgabenstellungen den verschiedenen Anforderungen an das Sprechen bei einer Dysarthrie gerecht werden. Denn je nach Aufgabenstellung erscheint die Symptomatik unterschiedlich. Beim freien Sprechen beobachtet man häufig eine mehr ausgeprägte Symptomatik als z. B. beim Nachsprechen oder lauten Lesen. Wahrscheinlich ist das u. a. darauf zurückzuführen, dass der Patient sich besondere Mühe geben will. Beim Lesen eines längeren Textes kann man z. B. die Sprechatmung besser beurteilen als in der Spontansprache. Ein weiterer Vorteil ist die hohe Anzahl an Aufgaben im Vergleich zu den anderen beiden Diagnostikverfahren. Die Summenwerte, die bei der Beurteilung der BoDyS entstehen, weisen eine hohe Übereinstimmung verschiedener Untersucher auf. Man kann auch eine verkürzte Version mit nur acht bzw. neun Sprechproben durchführen. Insgesamt dauert die Durchführung ca. eine ½ Stunde, die Auswertung noch einmal so lang.

Gütekriterien: Der Test wurde anhand einer Stichprobe mit 220 Personen normiert. BoDyS haben eine hohe interne Konsistenz, eine hohe Inter- und Intraraterreliabilität. Er zeigt sowohl eine hohe Konstruktvalidität als auch eine hohe Kriteriumsvalidität, z. B. im Bereich Verständlichkeit.

Aachener Materialien zur Diagnostik neurogener Sprechstörungen (AMDNS)

Die **AMDNS** (Schnitker et al. 2011) sind ein relativ neues Diagnostikverfahren, das eine pen-and-paper-Version sowie eine Softwareversion umfasst. Die Items und Aufgaben können direkt in den Computer gesprochen werden. Die Untersuchungsdauer liegt zwischen 25 und 40 Minuten, die Auswertung per Computer benötigt ca. 20 Minuten. Am Ende steht ein ausführliches Profil der Sprechstörung. Einzelne Bereiche können separat ausgewertet werden. Der Vorteil der Computerversion liegt in der Erfassung von akustischen Parametern wie Sprechtempo, Silbenanzahl, Lautstärke und Pausendauer. Die Materialien umfassen acht Untertests (➤ Tab. 9.15): Anamnese, Anatomische Strukturen, Atmung, Phonhaltedauer, Diadochokinese, Intensität, Singen und Lesen.

Gütekriterien: Auch dieses Verfahren zeigt eine gute Interrater-Reliabilität und ist für die Evaluation der Therapie gut geeignet.

Informelle Screening-Verfahren

In vielen Kliniken und Praxen werden selbst zusammengestellte Screening- und Diagnostikbögen verwendet. Das liegt vermutlich daran, dass ein Großteil der Dysarthrien auf die kortikalen Dysarthrien

Tab. 9.15 AMDNS Beispiel

Untertest	Aufgaben	Parameter der Bewertung
Anamnese	Gespräch	Selbsteinschätzung des Patienten
Anatomische Strukturen	Überprüfung Motilität und Sensibilität	Bewertung anhand einer Punkteskale von 0–3
Atmung	• Exspirationsdauer • Inspirationsvolumen	• Atemtyp • Atemgeräusche
Phonhaltedauer	je drei Vokale und Frikative	• Stimmqualität • Stimmstabilität • Lautstärke- und Tonhöhenschwankungen
Diadochokinese	je 3× einfach und komplex	• Silbenrate Silben / Sekunde • Resonanz
Intensität	Intensitätsumfang	• Stimmumfang in dB • leises Sprechen vs. lautes Rufen
Singen	• Modulation der Stimmbandgrundfrequenz • „Fuchs, Du hast die Gans gestohlen"	• Akzentuierung • Resonanz
Lesen	• Sprechatmung • Sprechgeschwindigkeit • Stimmmodulation • „Der Nordwind und die Sonne"	• Akzentuierung • Resonanz • Pausenanzahl und -dauer • Silbenrate

mit vorrangig verwaschener Artikulation und sehr guter Remissionsprognose entfällt, dass außerdem alle existierenden Diagnostikverfahren entweder zu wenig oder zu viel sprachliches Material enthalten oder zu wenig oder zu viel die nicht-sprachlichen Funktionen prüfen. Ein weiterer Grund kann sein, dass die ausführliche und detaillierte Auseinandersetzung mit den auditiven und v. a. auch den akustischen Merkmalen einer Dysarthrie die zeitlichen Kapazitäten vieler Kliniker überstrapaziert. Nicht zuletzt lässt sich ein standardmäßiges Repertoire an Artikulations- und Diadochokinese-Übungen, Übungen zur Atmung und Stimme sowie Übungen zur Zungen-und Mundmotorik auf viele Patienten mit Dysarthrie anwenden, ohne dass eine ausführliche Diagnostik vorangegangen ist. Dass die Therapie tatsächlich auch gezielter und individueller zu gestalten ist, darauf geht ➤ Kap. 9.6 ein.

➤ Tab. 9.16 fasst die klinischen Diagnostikverfahren bei Dysarthrie zusammen.

9.5.2 Auditiv-perzeptive Diagnostik

Diese fällt in die sprachtherapeutische Kernkompetenz. Die auditive Überprüfung der Funktionskreise Respiration, Phonation und Artikulation sowie der Bereiche Prosodie und Verständlichkeit erfordern ihr Wissen und ihre Erfahrung.

Folgende Aufgaben und Modalitäten werden in der Diagnostik verwendet:
- Spontansprache
- Nachsprechen
- lautes Lesen
- Maximalleistungsaufgaben
- Aufgaben zur Diadochokinese
- spezifische sprachliche und nicht-sprachliche Aufgaben

Für eine ausführliche Analyse der auditiven Diagnostik ist es wichtig, mindestens eine Audio-, idealerweise auch Videoaufzeichnung der Diagnostiksitzungen zu machen. Denn während man die Aufgaben mit dem Patienten durchführt, beobachtet man seine Körperhaltung und die Bewegungen der Sprechmuskulatur. Dabei bestimmt man den **Tonus** und vermerkt evtl. einen Tremor oder eine Ataxie.

Grundsätzlich braucht man für die Beurteilung des Sprechens einen ca. 5-minütigen Abschnitt **Spontansprache**. Man führt mit dem Patienten ein kurzes Interview, wie es z. B. auch in der Aphasie Diagnostik verwendet wird. Man fragt nach seinem Beruf, seinen Interessen, seinem letzten Urlaub usw. Während des Gesprächs beobachtet man den Patienten in seiner Körperhaltung, seinem Gesprächsverhalten und achtet bereits auf stimmliche, respiratorische oder artikulatorische Auffälligkeiten. Natürlich kommt hier v. a. auch die Verständlichkeit

Tab. 9.16 Überblick über klinische Diagnostikverfahren bei Dysarthrie

Test	Autoren	Psychometrische Eigenschaften	Vorteile	Nachteile
Frenchay Dysarthrie Assessment FDA-2	Grosstück et al. 2012	• hohe Interrater-Reliabilität • hohe Validität	• als Bedside-Untersuchung geeignet • schnell erlernbar • kurze Durchführungsdauer	• gibt nur einen groben Überblick • wenig sprachliches Material
UNS	Breitbach-Snowdon 2003	eine rein beschreibende Bewertung ohne Quantifizierung	• genaue Abfrage bestimmter Lautklassen • ergibt ein detailliertes Bild der Störung	• lange Durchführungsdauer • lange Auswertungsdauer
BoDyS	Ziegler et al. 2018	hohe Interrater-Reliabilität	ausführliche Prüfung aller Funktionskreise	• keine Prüfung nicht-sprachlicher Funktionen • Auswertung/Protokollierung erfordert viel Übung/Erfahrung
AMDNS	Schnitker et al. 2011	hohe Interrater-Reliabilität	• Auswertung am Computer • beinhaltet akustische Parameter	ohne Computer aufwändig

zum Tragen. Die weitere Auswahl der diagnostischen Aufgaben wird von dem zu überprüfenden Merkmal geleitet. Für die Überprüfung des Sprechtempos und der Intonation eignen sich Aufgaben wie **Nachsprechen** oder **lautes Lesen** besser. Sprachlich kontrolliertes Material ist insbesondere bei der Artikulation und Phonation hilfreich. **Maximalleistungsaufgaben** sind Aufgaben, bei denen der Patient aufgefordert wird, wirklich an seine Grenzen zu gehen, z. B. einen Ton so lange wie möglich zu halten, oder so laut wie möglich zu sprechen oder eine Silbenkombination so schnell wie möglich zu wiederholen (**Diadochokinese**). Dabei ist v. a. auch die Untersucherin gefordert, indem sie die Aufgaben vormacht und den Patienten wirklich dazu motiviert.

Sprechatmung

Bei der Überprüfung der Respiration geht es darum, den **Atmungstyp** zu bestimmen und evtl. auffällige **Atemmuster** zu erkennen, z. B. eine erhöhte Einatmungshäufigkeit oder eine verkürzte Ausatmung oder das sog. „Sprechen auf Restluft", wenn die **Atemmittellage** überzogen wird. Dazu beobachtet man den Patienten in Ruhe, führt ein kurzes Gespräch mit ihm und lässt ihn z. B. von 1 – 20 zählen. Man vermerkt, wie häufig er Luft holen muss. Gemessen wird auch die Tonhaltedauer (➤ Tab. 9.17) von Vokalen wie /a/ und /o/ und Frikativen wie /s/ oder /f/.

Phonation

Zur Analyse der Phonation werden ein Abschnitt der Spontansprache sowie das Nachsprechen von bestimmten Minimalpaar-Kombinationen und Maximalleistungsaufgaben verwendet. Hierzu zählen: Tonhaltedauer mit mittlerer Sprechstimmlage, Tonhaltedauer mit erhöhter Stimmlage, Tonleitern singen und Reihensprechen mit unterschiedlicher Lautstärke. Auch die Fähigkeit zu flüstern wird überprüft. Die Untersucherin achtet bei diesen Aufgaben auf mögliche **Tonhöhen**- oder **Lautstärkeschwankungen;** außerdem auf Stimmzittern, auf die **Stimmstabilität** und **Stimmqualität.** In der Stimmtherapie wird dafür die RBH-Skala (Nawka, Anders, Wendler 1994) verwendet. Diese Skala vergibt Werte zwischen 1 – 3 für die Merkmale rau, behaucht und heiser. Dabei ist der Wert für Heiserkeit immer die Summe der anderen beiden, aber nie mehr als 3 (➤ Kap. 12.3.1). In der Dysarthrie-Diagnostik wird zusätzlich das Merkmal gepresst beschrieben.

Resonanz

Die Resonanz überprüft man am ehesten über die Spontansprache und spezifische phonetisch kontrollierte Aufgaben. Um eine Hypernasalität zu erkennen, nimmt man Minimalpaare wie z. B. mein – Bein oder nein – dein oder Diadochokinese-Silben wie z. B. / dana /, die einen Wechsel zwischen oraler und nasaler Resonanz beinhalten.

Artikulation

Neben der Spontansprache verwendet man hier v. a. phonetisch kontrolliertes Material auf Silben-, Wort- und Satzebene. Man beurteilt die einzelnen Konsonanten und Vokale, die **Artikulationsart,** den **Artikulationsort** und die **Koartikulation.** Für den Wechsel von Artikulationsorten bieten sich Diadochokinese-Übungen an. Beliebt ist die Kombination / badaga / bzw. / pataka /. Hierzu merken Ziegler und Vogel (2010) an, dass die stimmhafte Kombination weniger fehleranfällig ist, weil es beim schnellen Sprechen eher passiert, dass stimmlose Plosive stimmhaft werden bzw. sich die Artikulationsschärfe reduziert und womöglich [bədəgə] produziert wird. Viele Sprachtherapeutinnen kennen das Phänomen, dass der Patient das vorgesprochene 3-silbige / pataka / schlichtweg nicht richtig hört und es sich meist auch nicht merken kann. Die Autoren schlagen vor, dass eine Kombination von nur 2 Silben wie z. B. / bada / und / data / oder / daba / vollkommen ausreicht.

Tab. 9.17 Normwerte für die Tonhaltedauer von /a/ (Colton et al. 2006, zit. nach Brockmann-Bauser & Bohlender 2014)

Altersgruppe	Frauen Mittelwert	Spanne	Männer Mittelwert	Spanne
Erwachsene < 65 Jahre	21 Sek	15–27 Sek	26 Sek	19–33 Sek
Erwachsene > 65 Jahre	14 Sek	8–20 Sek	15 Sek	9–21 Sek

Phonetisch kontrollierte Wortlisten finden sich z. B. in ArtikuList (Betke, Christiansen, Röder et al. 2010), in Therapiematerialien aus der Kindertherapie (z. B. Minimix,), dem Therapiematerial für die Sprechapraxietherapie von EKN oder man stellt sie sich selbst zusammen, idealerweise mit jeweils 3 – 5 Items pro Laut.

Ein Satz wie z. B. „Weißt Du, was dieses Essen kostet?" überprüft die Artikulation der alveolaren Laute / d / und / t / . „Vier von fünf Äpfeln waren verfault" überprüft die Artikulation labialer Laute.

Kieferkontrolle

Die Kieferöffnungs- und Verschlussbewegungen werden v. a. in der Spontansprache, beim Nachsprechen und beim lauten Lesen beobachtet. Dabei sollte darauf geachtet werden, dass der Kiefer weder zu weit geöffnet, noch zu eng geschlossen ist. Dies wirkt sich akustisch auf die Artikulation aus.

Prosodie

Für die Überprüfung des **Sprechtempos,** des **Redeflusses,** der **Akzentsetzung** und der **Intonation** eignen sich v. a. längere Sprechproben. Diese erhält man idealerweise über die Spontansprache, ansonsten über das Nachsprechen oder laute Lesen. Patienten, die zusätzliche kognitive Defizite wie eine Aphasie oder Aufmerksamkeitsstörung haben, tun sich leichter mit vorgegebenem Material. Auch über eine Bildbeschreibung kann man Sprechproben elizitieren. Minimalpaare, die den Wortakzent wechseln, geben Hinweise auf Störungen der Intonation, z. B. „ein SIEDLER – EINSIEDLER". Der Wechsel von Aussage- und Fragesätzen ergibt Hinweise auf eine mögliche Dysprosodie, z. B. „Peter hat Oskar getreten. **Wer** hat Oskar getreten? Hat **Peter** Oskar getreten?" usw. Das Sprechtempo wird gemessen in Silben pro Sekunde. Je älter der Sprecher, desto langsamer die Sprechgeschwindigkeit. Die Normwerte bei gesunden Sprechern liegen zwischen 5-8 Silben / Sekunde (Pompino-Marschall 1995).

➤ Tab. 9.18 gibt einen Überblick über die verschiedenen auditiv-perzeptiven Aufgaben der Diagnostik in den einzelnen Funktionskreisen und die entsprechenden Störungsmerkmale.

Die Diagnostik gibt Aufschluss über:

- die qualitativen Merkmale der Sprechstörung
- ein Gesamtbild, das eine Syndrom-Zuordnung erlaubt
- die Grundlagen der Therapieplanung

Tab. 9.18 Auditiv-perzeptive Diagnostikaufgaben

Funktionskreis	Aufgabe	Beispiel	Zu beobachtendes Störungsmerkmal
Respiration	Spontansprache	„Was haben Sie beruflich gemacht?"	• Atmungstyp • Überziehen der Atemmittellage
	spezifische Aufgaben	• Zählen von 1–30 • Lauthaltedauer von Vokalen und Frikativen: /a/, /f/, /s/, /sch/	• Atmungstyp • Einatmungshäufigkeit • respiratorische Insuffizienz • verkürzte Exspiration
	Ruheatmungsfrequenz Norm: 12–20 × / min	Pat. 5 Min. lang beobachten	erhöhte Atemfrequenz
	Handspirometer	Exspirationsvolumen	reduziertes Exspirationsvolumen
Phonation	Spontansprache	„Wie haben Sie Ihren letzten Urlaub verbracht?"	• Stimmqualität • Stimmstabilität • Stimmlage
	Nachsprechen	Minimalpaare mit vokalischem vs. behauchtem Einsatz: Eis–heiß, aus–Haus, in–hin	• Hyperadduktion • Hypoadduktion

9

Tab. 9.18 Auditiv-perzeptive Diagnostikaufgaben (*Forts.*)

Funktionskreis	Aufgabe	Beispiel	Zu beobachtendes Störungsmerkmal
	Maximalleistungsaufgaben	• Tonhaltedauer auf /a/ oder /u/ • Tonhaltedauer mit möglichst hoher Stimmlage • Tonhöhenvariation: Tonleiter auf /ma, ma, ma .../ (Norm: 13 Halbtöne) • Lautstärkevariation von leise nach laut: 1–5 zählen • füstern, möglichst leise, möglichst intensiv	• Tonhöhenschwankungen • Lautstärkeschwankungen • Stimmzittern
Artikulation	Spontansprache	„Was sind Ihre Hobbys?"	• Kieferöffnung • Konsonantenartikulation • Vokalartikulation • Nasalität
	Nachsprechen phonetisch kontrollierten Materials	• Wörter • Sätze • Minimalpaarlisten z. B. Nase–Vase	• Überprüfung von Artikulationsort und -art • Überprüfung der Gaumensegelfunktion
	Maximalleistungsaufgaben	artikulatorische Diadochokinese: /ba/, /da/, /ga/, /badaga/, /dana/, /data/, /daba/	• Messung der Silbenrate: Anzahl der Silben/5 Sek. • Überprüfung der artikulatorischen Wechselbewegungen
Prosodie	Spontansprache	„Was ist Ihre Leibspeise?"	• Sprechtempo • Redefluss • Rhythmus, Akzent • Intonation
	Nachsprechen	bei Patienten, die aufgrund kognitiver Defizite Probleme mit der Sprachplanung haben	• Redefluss • Intonation
	lautes Lesen	Text mit ca. 100 Wörtern	• Sprechtempo • Redefluss • Intonation
	Bildbeschreibung	• aus einer Zeitschrift • Comiczeichnung	• Sprechtempo • Redefluss • Intonation
	spezifische Aufgaben	• Minimalpaarlisten mit verschiedenem Wortakzent: ein BAUM–EINbaum • Aussagesatz–Fragesatz: Tante Erika fliegt nach Berlin–Fliegt Tante Erika nach Berlin?	Akzentsetzung

Man erhält *keine* Schweregradeinteilung. Dazu bedarf es bestimmter Skalen, die die Störungsmerkmale auch quantitativ bewerten

9.5.3 Taktil-visuelle Diagnostik

Die Beurteilung der Sprechorgane und ihrer sensomotorischen Funktionen gehört grundsätzlich zur umfassenden sprachtherapeutischen Diagnostik in der Neurologie. Denn die Pathomechanismen geben Hinweise auf die zugrundeliegende neurologische Erkrankung. Es können Begleitsymptome erkannt werden, z. B. eine Dysphagie, und es können Störungen erkannt werden, die sich rein auditiv noch nicht bemerkbar gemacht haben, z. B. eine linguale Schwäche.

Im Hinblick auf die Dysarthrie ist eine ausführliche Prüfung der Beweglichkeit und Sensibilität der Artikulatoren wesentlich. Die Ziele sind:

- Ausschluss nicht-dysarthrischer Ursachen
- Erkennen von Begleitsymptomen
- Charakterisierung der sensomotorischen Störung und ihrer Pathomechanismen

Prinzipiell überprüft man die Sprechorgane sowohl **in Ruhe** als auch **in ihrer Bewegung.** Dabei braucht die Sprachtherapeutin nicht auf apparative Methoden zurückzugreifen. Ein ausführliches Beobachten und Erspüren reicht dabei vollkommen aus. Bei der Interpretation der Untersuchungsergebnisse sollte sie immer im Sinn behalten, dass die isolierten Bewegungen der Sprechorgane keineswegs Rückschlüsse auf die auditiven Merkmale und den Schweregrad der Dysarthrie zulassen. Denn beim Sprechen findet immer ein Zusammenspiel aller Akteure plus zusätzliche biomechanische und aerodynamische Prozesse statt, die sich nicht abkoppeln lassen (➤ Kap. 1.9). Die Auflösung des Sprechvorgangs in Einzelbewegungen gibt eher ein unnatürliches Bild ab. Dafür sind die Erkenntnisse hilfreich bei der Beurteilung der zugrundeliegenden neurologischen Erkrankung. Sie dienen zusätzlich als Voraussetzung für die Therapieplanung.

Folgende Parameter sind wichtig bei der Untersuchung nicht-sprachlicher Bewegungen:

- Symmetrie
- Selektivität
- Sicherheit
- Auslenkung
- Tempo
- Kraft

Die Aufgaben werden als Aufforderung bzw. imitatorisch vorgegeben. Dabei gibt es unzählige Sammlungen an Aufgaben und jede Sprachtherapeutin hat sicherlich ihr eigenes Repertoire. Die folgende Aufgabensammlung (➤ Tab. 9.19) gibt einen Überblick über die erforderlichen Aufgaben einer sensomotorischen Prüfung der Artikulationsorgane.

Neben den nicht-sprachlichen Bewegungen sollten außerdem die reflektorischen Bewegungen sowie die Sensibilität überprüft werden:

- Palatalreflex: durch Berührung der vorderen Gaumenbögen
- Würgreflex: durch Berührung der Rachenhinterwand bzw. des Zungengrunds
- Masseterreflex: durch passiven Druck auf den Unterkiefer
- Hustenreflex: nur endoskopisch möglich durch Berühren der Epiglottis

Die Sensibilität überprüft man mittels eines Wattestäbchens, mit dem man den Patienten an Lippen, Zunge, Wangentaschen und Gaumenbogen berührt. Der Patient hat dabei die Augen geschlossen. Zumindest grobe Sensibilitätseinschränkungen können damit erkannt werden.

Tab. 9.19 Aufgabensammlung zur Beurteilung der Sprechorgane

Sprechorgan	Bewegung	In Ruhe
Lippen	• spitzen • spreizen • spitzen – spreizen im Wechsel • auf Unterlippe beißen • auf Oberlippe beißen • vorstülpen • platzen lassen	Symmetrie
Kiefer	• öffnen • schließen – zubeißen • öffnen – schließen im Wechsel • nach rechts und links im Wechsel	Öffnung
Zunge	• herausstrecken • auf und ab bewegen • seitlich hin und her • über die Lippen kreisen • schnalzen • in die rechte und die linke Wange bohren • am Gaumen entlang von vorne nach hinten streichen	Abweichung
Gaumensegel	• auf /a/ phonieren • auf /a-a-a/ phonieren	
Kehlkopf	• husten • räuspern • /he/ phonieren • /he/ hoch phonieren • /he/ tief phonieren • Hauchen	nur mittels einer Laryngoskopie beurteilbar
Atmung	• Atem anhalten • forciertes Einatmen • forciertes Ausatmen • hecheln	Atemmuster

9

9.5.4 Akustische Diagnostik

Akustische Diagnostikmethoden sind in der Dysarthrietherapie eine sinnvolle Ergänzung zur auditiven Diagnostik. Mit der akustischen Analyse der Äußerungen eines Patienten mit Dysarthrie kann die Sprachtherapeutin ihre subjektive auditive Beurteilung objektivieren und überprüfen. Es lassen sich Schweregradunterschiede objektiv erfassen und helfen so bei der Verlaufskontrolle in der Therapie. Die akustische Diagnostik erfasst qualitative und quantitative Merkmale des Sprachschalls:

- Sprechtempo
- Schallpegel
- Grundfrequenz
- Stimmqualität
- Stimmstabilität
- Qualität der Artikulation
  - Voice-onset Time
  - Formantfrequenzen
  - Nasalanz
  - Intonation und Betonung

Für die Durchführung einer akustischen Analyse bedarf es bestimmter technischer Voraussetzungen:

- Computer
- (Headset-)Mikrofon, Frequenzbereich 75Hz – 15Hz
- Software zur Auswertung

Für eine genaue Messung braucht man eine ruhige Umgebung, idealerweise einen schallisolierten Raum und ein gutes Mikrofon, welches immer im gleichen Abstand zum Sprecher eingestellt werden soll und möglichst wenig Nebengeräusche aufnimmt. Für die Auswertung stehen einige frei zugängliche und einige kostspielige Softwareprogramme zur Verfügung. Voraussetzung für den Einsatz dieser Programme ist ein mehr als grundlegendes Wissen der Phonetik. Relativ bekannt und als Freeware erhältlich ist **PRAAT** (www.praat.org) aus Holland. Es ist ein sehr einfach zu bedienendes Programm, welches man gut für die Diagnostik und Verlaufskontrolle in der Therapie einsetzen kann. Ein kommerzielles System ist z. B. das Computerized Speech Lab (CSL 4500).

Arbeitet man mit diesen Programmen, sollte man sich mit dem Lesen des Sprachsignals im Oszillogramm und Sonagramm vertraut machen.

Das **Oszillogramm** zeigt die Schalldruckkurve auf einer Zeitachse an. Auf der vertikalen Achse sieht man die Amplituden des Sprachsignals gemessen in Dezibel (db). Es gibt verschiedene Schallanteile:

- harmonische: Vokale, Nasale, Sonoranten (/l/, /r/)
- geräuschhafte: Frikative
- Pausen: Sprechpause oder Verschlussphase eines Plosivs

Im Sonagramm oder auch **Spektrogramm** wird die Stärke des Sprachsignals durch Graufärbung dargestellt. Dabei werden die Frequenzen (vertikale Achse) über die Zeitachse gelegt. In den Pausen sieht man keine Verfärbung, je intensiver das Sprachsignal, z. B. bei Vokalen, desto schwärzer die Graustufung. Dabei zeigen sich die Formanten der Vokale als schwarze Bänder, während die Frikative v. a. in den höheren Frequenzbereichen ein verrauschtes Signal darstellen.

Im den drei Oszillogrammen (➤ Abb. 9.3) sieht man das Wort „Sonne“ gesprochen von einer gesunden Sprecherin (a), einem Patienten mit hypokinetisch-rigider Dysarthrie (b) und einer Patientin mit spastischer Dysarthrie (c). Die geräuschhaften Anteile des [s] in Form von hohen Amplituden sind bei der Sprechgesunden und der Patientin mit spastischer Dysarthrie gut zu sehen. Der Unterschied ist, dass die Patientin deutlich länger braucht, den Laut zu sprechen. Der Parkinson-Patient zeigt ein sehr gleichmäßiges Oszillogramm, bei dem man die einzelnen Laute schwer unterscheiden kann.

Die akustische Diagnostik ist ein wichtiger ergänzender Baustein in der Diagnostik der Dysarthrie, welche für die Sprachtherapeutin Daten u. a. für die Evaluation der Therapie liefert. Dabei zeigen sich insbesondere die Parameter Sprechtempo (Silben / Sekunde), Lautstärke (gemessen in dB), die Grundfrequenz (gemessen Hz) und die Stimmstabilität (Messung der Tonhöhe in Hz) als geeignet, dysarthrisches Sprechen von gesundem Sprechen zu unterscheiden. Eine Aufzeichnung in PRAAT zeigt diese Parameter an.

Wenn intensiv an der Verbesserung des Sprechtempos oder der Sprechlautstärke z. B. bei Parkinson-Patienten gearbeitet wurde, so lassen sich diese Eigenschaften auch ohne viel Aufwand quantitativ ermitteln, z. B. indem man nur die Länge einer Äußerung (auch mit Stoppuhr möglich) und die Lautstärke (mit einem Schallpegelmesser) erfasst. Feinere akustische Merkmale insbesondere der Stimmqualität können nur dann als Daten verwendet werden, wenn die Aufnahme den höchsten technischen Ansprüchen

9

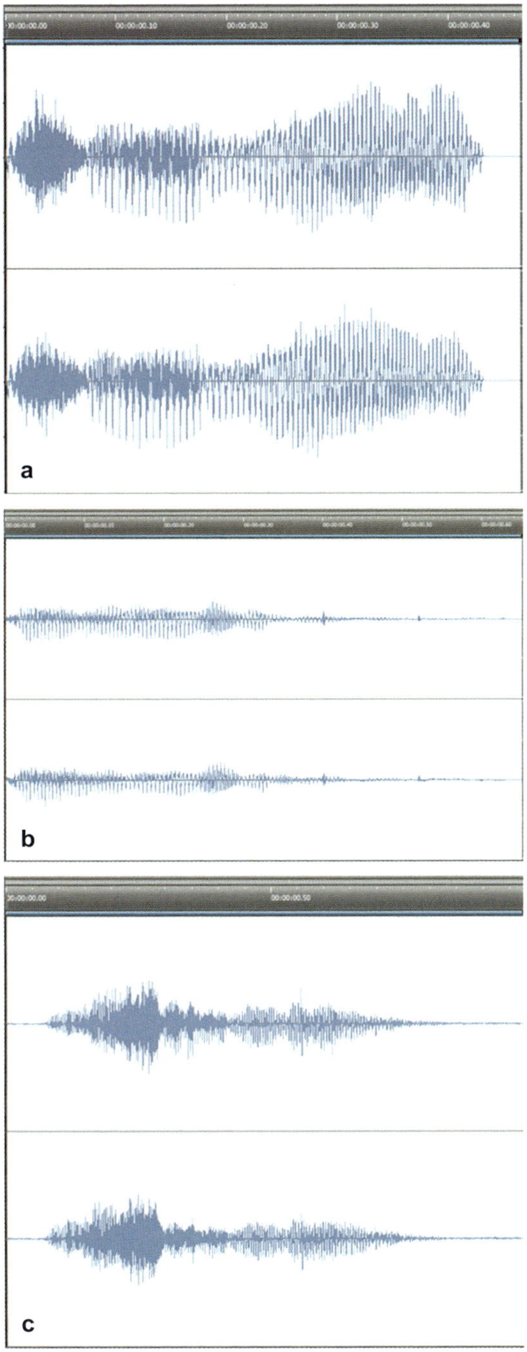

Abb. 9.3 Vergleich dreier Oszillogramme des Wortes „Sonne" [M1011]

gerecht wurde (u. a. hochwertiges Headset-Mikrofon, schallisolierter Raum, Software).

9.5.5 Apparative Diagnostik

Der Vollständigkeit halber werden hier noch die vielen apparativen Untersuchungsmöglichkeiten vorgestellt, die ergänzend in der Dysarthrie-Diagnostik zum Einsatz kommen können. Sie liefern zusätzliche Informationen, die für die Bestimmung der neurologischen Erkrankung wichtig sein können. Diese Methoden befinden sich in der Symptomkette mehr in der Mitte bzw. am proximalen Ende.

Bildgebende Verfahren

Die in diesem Abschnitt aufgezählten instrumentellen Diagnostikmöglichkeiten bilden die Grundlage der Erfassung motorischer Störungen bei Vorliegen einer Dysarthrie. Hierbei geht es um das Erkennen der zugrundeliegenden neurologischen Erkrankung mittels bildgebender Verfahren wie **Computertomographie (CT)** und **Magnetresonanztomographie (MRT).** Auch kann man über **transkranielle Magnetstimulation (tMS)** die neuronale Aktivität erfassen, insbesondere die der Hirnnerven. Ferner können mittels der **Elektromyographie (EMG)** die Muskelaktionspotenziale (MAPs) gemessen werden. Das EMG wird insbesondere bei Paresen des N. facialis oder des N. hypoglossus eingesetzt, um herauszufinden, ob die Lähmung komplett ist. Auffälligkeiten in der Leitfähigkeit von Muskeln geben Hinweise auf z. B. eine ALS oder eine Myasthenia gravis.

Messung der Muskelkraft

In der sog. **Dynamometrie** lassen sich isolierte Kräfte der Lippen-, Zungen- und Kiefermuskulatur messen. Problematisch hierbei ist, dass nur die Maximalkräfte gemessen werden. Die Kräfte aber, die beim Sprechvorgang auftreten, machen nur bis zu 20 % der Maximalkräfte aus. Diese Untersuchung spielt demnach keine Rolle in der Diagnostik der Dysarthrie.

Messung der Artikulationsbewegungen

Die technischen Anforderungen an Geräte, die die Beweglichkeit und Auslenkung der Artikulatoren messen, sind hoch und aufwändig. Bei der **elektromagnetischen Artikulographie (EMA)** werden drei große Magnetspulen an Kinn, Nacken und Stirn angebracht und kleinere magnetische Spulen an Lippen, Zunge und Kiefer. Damit werden elektromagnetische Felder erzeugt. Sie messen den Umfang und die Geschwindigkeit der Artikulationsbewegungen. Bei der **Elektropalatographie (EPG)** wird eine Gaumenplatte mit 96 Elektroden für den Patienten angefertigt. Beim Sprechen, wenn die Zunge den Gaumen berührt, entsteht so ein bestimmtes Muster. Als Biofeedbackverfahren eignet es sich daher gut. Es erfordert allerdings zusätzliches Wissen, diese Muster auswerten zu können, abgesehen davon, dass es zeit-und kostenaufwändig ist, diese Gaumenplatte anzufertigen.

Messung der Kehlkopfbewegungen

Um die Stimmlippenbewegungen, die Stimmlippenspannung und -symmetrie zu erfassen, benutzt man minimal-invasive instrumentelle Methoden wie die **Laryngoskopie** oder die **flexible Endoskopie.** So kann man den Kehlkopf in Ruhe und beim Sprechen beobachten, man kann Myoklonien oder einen Tremor entdecken. Bei der **Elektroglottographie (EGG)** werden Elektroden oberflächlich auf Höhe der Glottis am Schildknorpel angesetzt, die die Frequenz der Stimmlippenschwingungen in Strom übersetzen. Bei maximaler Abduktion fließt nur ganz wenig Strom, bei maximaler Adduktion entsprechend mehr. Ein Zusammenhang zwischen den gemessenen Frequenzen und der Stimmstörung ist noch nicht nachgewiesen (Ziegler & Vogel 2010).

Messung der Atmungsbewegungen und Aerodynamik

Es gibt die Möglichkeit, neben der Bildgebung von Thorax und Abdomen, die Muskelbewegungen der Atemmuskulatur zu erfassen. Dazu benutzt man **Dehnungsmessstreifen (induktive Plethysmographie).** Sie messen den Umfang und damit indirekt das Volumen bei der Ein- und Ausatmung. Diese Methode ist sehr empfindlich gegenüber Bewegungen und Haltungsänderungen. Rumpfinstabile Patienten sollten daher gut positioniert sein.

Den **Luftstrom** und das **Atemvolumen** misst man über Masken, die über Mund und Nase platziert werden und die entsprechende Sensoren enthalten. Bei dieser Methode ist nur das Sprechen deutlich erschwert. Zur Erfassung von nasalem und oralem Luftstrom befestigt man eine Trennung zwischen Nase und Mund und misst die Luftabgabe separat. Diese Untersuchung ist wichtig für die Bestimmung der Nasalanz bei Hypernasalität.

Die **Vitalkapazität** kann man am einfachsten mit einem Handspirometer erfassen. Ein kleines Gerät, in das man durch ein Röhrchen so kräftig wie möglich alle Luft hineinpustet. Die Vitalkapazität berechnet sich wie folgt:

Formel für Schätzwert der Vitalkapazität:

- Männer: VK (ccm) = (27,63 – 0,112 × Alter) × Körpergröße
- Frauen: VK (ccm) = (27,78 – 0,101 × Alter) × Körpergröße
- Beispiel Mann: ein 1,75 m großer, 73-jähriger Mann sollte eine Vitalkapazität von 3404 ccm haben
- Beispiel Frau: eine 1,64 m große, 74-jährige Frau sollte demnach eine VK von 3303 ccm haben

Eine Lungenfunktionsprüfung, wie sie in der Pneumologie durchgeführt wird, ergibt genauere Werte, ist aber auch umständlicher.

9.5.6 Verständlichkeitsmessung

Die Diagnostik der Verständlichkeit nimmt einen sehr hohen Stellenwert in der Behandlung ein, sie kann mit verschiedenen Methoden gemessen werden. Mit der Verständlichkeit bewegt man sich innerhalb der ICF-Komponenten Aktivität und Partizipation. Hier geht es um das Wesen der Kommunikation, nämlich, verstanden zu werden. Die Verständlichkeit lässt sich nicht ohne Weiteres von Störungsbild und Schweregrad ableiten. Es gibt Patienten mit einer schweren ataktischen oder schweren zentral paretischen, spastischen Dysarthrie, die dennoch ausreichend verständlich sein können.

EXKURS

Stigmatisierung

Viele Patienten leiden sehr unter ihrer Sprechstörung, denn sie sprechen nicht „normal": Die **Natürlichkeit** des Sprechens haben sie aufgrund der Schädigung eingebüßt. Ihre Sprechweise ist unnatürlich, weil sie eine veränderte Stimme haben und monoton und verlangsamt sprechen. Man spricht von **„bizarreness"**. Die Betroffenen sind durch ihre Sprechweise „entstellt" und werden ähnlich wie bei einer kosmetischen Verletzung stigmatisiert. Dies beeinflusst ihr soziales Verhalten: Viele ziehen sich zurück, sprechen kaum noch, gehen nicht mehr unter Leute, können womöglich ihren Beruf nicht mehr ausüben. Ihre Rolle in der Familie verändert sich, ihre Selbstständigkeit im Alltag ist eingeschränkt.

Die Faktoren, die die Verständlichkeit beeinflussen, sind nicht nur die rein formal sprecherischen, sondern auch linguistische, situative, akustische und persönliche. Ob eine Äußerung verstanden wird, hängt vom Raum ab, vom Hörvermögen, von der Situation, vom Kontext und von der Vertrautheit mit dem Sprecher (➤ Kap. 9.1.8). Viele Therapeutinnen hören sich ein, wenn sie einen Menschen mit Dysarthrie länger behandeln. Deswegen ist es bei der Beurteilung der Verständlichkeit wichtig, dass nicht die behandelnde Therapeutin die Untersuchung durchführt und dass das Material der Untersucherin nicht bekannt ist. Methodisch gibt es verschiedene Verfahren:

- Schätzskalen
- Transkriptionsverfahren
- Bewertung kommunikativer Parameter
- Selbstbeurteilungsbögen

Schätzskalen

Hierbei liest der Patient einen Text vor (z. B. aus der Zeitung), den die Untersucherin nicht kennt. Idealerweise ist die Untersucherin nicht die behandelnde Therapeutin. Anhand einer Skala wie z. B. der vom **National Technical Institute for the Deaf (NTID,** ➤ Tab. 9.20) wird die Verständlichkeit beurteilt.

Ziegler (2002) schlägt eine weitere Skala vor (➤ Tab. 9.21), anhand derer eine Bewertung der Verständlichkeit vorgenommen werden kann:

Meist sind solche Skalen sehr grob eingeteilt und geben nur einen ersten Eindruck wieder. Für die Verlaufskontrolle sind sie weniger geeignet, da sie geringe Verbesserungen nicht abbilden können. Problematisch ist zudem, dass die Untersucherin aufgrund von auffälligen Störungsmerkmalen verleitet wird, einen schlechteren Wert zu vergeben, obwohl das Geäußerte verständlich ist.

Tab. 9.20 NTID-Verständlichkeitsskala (Samar & Metz 1988, übersetzt von Ziegler 2002)

Punktwert	Beschreibung
1	Die sprachlichen Äußerungen sind unverständlich.
2	Die sprachlichen Äußerungen sind mit Ausnahmen einiger Wörter oder Phrasen unverständlich.
3	Die sprachlichen Äußerungen sind schwer zu verstehen, doch der Inhalt ist im Wesentlichen verständlich (Die Verständlichkeit kann sich bei längerem Zuhören erhöhen).
4	Die sprachlichen Äußerungen sind mit Ausnahme einiger Wörter oder Phrasen verständlich.
5	Die sprachlichen Äußerungen sind völlig verständlich.

Tab. 9.21 Bewertung der Verständlichkeit nach Ziegler (2002)

Punktwert	Beschreibung „Ich verstehe …"
0	… nichts
1	… trotz Mühe nur wenig
2	… mit Mühe den Sinn
3	… den Sinn
4	… fast alles
5	… ohne Mühe Wort für Wort

Allensbacher Schweregradskala für Dysarthrie

Die Skala nimmt eine Einteilung des Schweregrads der sprechmotorischen und stimmlichen Leistungen, der Kompensationsmechanismen und der Kommunikationsstrategien vor, um daraus einen Schweregrad der Verständlichkeit abzuleiten (➤ Tab. 9.22). Ziel ist es, den Schweregrad einer Dysarthrie nach einheitlichen und differenzierten Kriterien zu bestimmen. Dabei spielen die drei Fak-

Tab. 9.22 Einteilung des Schweregrads der Verständlichkeit in Anlehnung an Wilske (1991)

Grad	Beschreibung
0	keine Äußerung und / oder nur Stöhnlaute
1 sehr schwer	auch bei genauem Zuhören und mehrmaligen Wiederholungen der Äußerung unverständlich
2 schwer	• nur bei genauem Zuhören und oft nur nach Wiederholung verständlich • unverändert schwer verständlich auch ohne Müdigkeit, Stress oder Angst
3 mittel	• bei genauem Zuhören verständlich, gelegentlich Nachfragen nötig • Verschlechterung bei Stress, Müdigkeit, Angst
4 leicht / minimal	gut verständlich, genaueres Hinhören selten erforderlich
5 keine Störung	Verständlichkeit ungestört

toren Sprechmotorik / Stimme, Kompensation und Kommunikation zusammen, um den Grad der Verständlichkeit zu bestimmen.

Denn auch schwer betroffene Patienten können gut verständlich sein, wenn sie gut kompensieren und geschickte Kommunikationsstrategien anwenden. Umgekehrt können nur leicht betroffene Patienten mit schlechter Eigenwahrnehmung und mangelnder Anpassung an die Kommunikationssituation schwer verständlich sein. Beispiele zeigen ➤ Tab. 9.23 und ➤ Tab. 9.24.

Therapeutisch lassen sich aus der Beeinträchtigung der Verständlichkeit folgende Maßnahmen ableiten (Wilske 1991):

- intensive Beratung bei sozialen und beruflichen Folgen der Sprechstörung
- Einteilung der Patienten in Therapiegruppen
- Beurteilung des Therapieerfolgs durch regelmäßige Evaluation der einzelnen Bereiche

Der vollständige Bogen steht im Online-Material zur Verfügung.

Transkriptionsverfahren

Hierbei werden dem Patient Standardtexte, Standardwort- und Standardsatzlisten vorgelegt. Die Spontansprache ist ungeeignet für eine Transkription, da nicht vorhersagbar ist, was der Patient spricht. Die Untersucherin ist angehalten, das Verstandene aufzuschreiben. Nur, wenn sie das Zielwort orthographisch wiedergeben kann, gilt es als verstanden. Die Auswahl der Testitems erfolgt per Zufall und verdeckt, sodass die Untersucherin nicht weiß, was vorgelesen wird. In Diagnostikverfahren wie z. B. dem Frenchay Dysarthrie Assessment (Grosstück et al. 2012) gibt es daher einen großen Pool an Wörtern und Sätzen. Letztendlich ist es auch hier sinnvoll, die Diagnostik von einer Kollegin durchführen zu lassen. Ein großer Nachteil bei der Verwendung von Standardsprachmaterial ist, dass sich bei Sätzen viele Wörter durch den Kontext erschließen lassen und somit die Bewertung der Verständlichkeit verfälscht.

Tab. 9.23 Beispiel 1 für Bewertung nach der Allensbacher Schweregradskala (Wilske 1991)

Verständlichkeit	Mittelgradig gestört
Sprechmotorik / Stimme	schwer gestört
Kompensation	gut
Kommunikation	leicht gestört

Tab. 9.24 Beispiel 2 für Bewertung nach der Allensbacher Schweregradskala (Wilske 1991)

Verständlichkeit	Mittelgradig gestört
Sprechmotorik / Stimme	minimal gestört
Kompensation	schwer gestört
Kommunikation	schwer gestört

KommPaS – KommunikationsParameter für Sprechstörungen

Mit KommPaS hat die Münchner Gruppe um Wolfram Ziegler das Münchner Verständlichkeitsprofil (MVP-Online; Ziegler & Zierdt 2008) weiterentwickelt und ersetzt. Es ist eine webbasierte Anwendung, die kommunikative Parameter bei Menschen mit Dysarthrie misst. Bei diesem Testverfahren produzieren die Patienten 30 kontrollierte Sätze unter Supervision ihrer Therapeutin. Diese werden direkt in den PC oder Laptop gesprochen und über die Plattform an Laienhörer vermittelt. Diese bewerten folgende Parameter:

- Verständlichkeit (Anteil korrekt verstandener Wörter)
- Natürlichkeit (Wie natürlich klingt die Sprache?)
- subjektive Höranstrengung (Wie anstrengend klingt es für den Hörer/die Hörerin?)
- Sprechgeschwindigkeit
- kommunikative Effizienz (verständliche Silben pro Minute/welchen Zeitaufwand benötigt der Sprecher/die Sprecherin?)

Die Laienhörer werden über Online-Crowdsourcing rekrutiert. Da sprachtherapeutische Laien die Beurteilung durchführen, können die Auswirkungen der Dysarthrie auf den Alltag besser eingeschätzt werden. Denn im Gegensatz zu der Therapeutin oder den Angehörigen, die im Verlauf einen Vertrautheitseffekt entwickeln, kennen die Beurteiler die Patienten nicht und bleiben somit objektiv und realistisch.

Die Web-App ist aufrufbar über folgenden Link: https://kommpas-neurophonetik.de/

Die Durchführung nimmt ungefähr 10–15 Minuten in Anspruch, die Auswertung maximal zwei Tage. Die Ergebnisse werden in einen digitalen Befund eingetragen, der anhand von Skalen die Referenzbereiche von auffällig bis unauffällig sichtbar macht. Der Referenzbereich für unauffällige Parameter wurde mit 54 gesunden Sprechern ermittelt. Alle Parameter sind normiert. Am Ende erhält man einen gemittelten Gesamtscore.

KommPaS ist ein Forschungsprojekt der EKN (Entwicklungsgruppe Klinische Neuropsychologie) am Institut für Phonetik und Sprachverarbeitung an der LMU München. Für die Nutzung schreibt man an die Forschungsgruppe und bekommt dann den Zugang (info@kommpas-neurophonetik.de).

9.5.7 Selbstbeurteilungsbögen

In der Diagnostik müssen neben den Aspekten der Funktion und Aktivität auch die Teilhabe abgefragt und erfasst werden. Wie ein Patient mit seiner Störung umgeht, wie er im Alltag zurechtkommt, wie und ob er seinen Beruf ausüben kann, all diese Dinge kann man nicht objektiv messen. Man nutzt daher bevorzugt Fragenkataloge mit einer Skalierung und bittet den Patienten, insofern er keine kognitiven Einschränkungen hat, diese zu beantworten. Wichtig ist nicht nur eine Selbsteinschätzung, sondern auch eine Fremdeinschätzung z. B. vom Lebenspartner oder Familienangehörigen.

Hierzu stellt man einen Fragenkatalog zusammen, der die wesentlichen körperlichen und sozialen Aspekte der Sprechstörung erfasst. Entweder man erfasst diese im Rahmen des Anamnesegesprächs oder in Form eines Fragebogens. Interessant ist, dass sich häufig bei diesen Befragungen die subjektive Einschätzung der Sprechproblematik nicht mit dem objektiven Schweregrad der Störung korreliert (Hartelius, Elmberg, Holm et al. 2008). Das zeigt, wie wichtig die Hinzunahme von subjektiven Empfindungen der Betroffenen für die Therapieauswahl ist.

Im Folgenden ein paar Beispiele für Selbstbeurteilungsfragebögen. Den *Voice Handicap Index* (Nawka, Wiesmann, Gonnermann 2003) gibt es in einer deutschen Fassung, die anderen hier genannten existieren bisher nur auf Englisch bzw. werden fortlaufend weiterentwickelt.

Selbsteinschätzung zur Kommunikationsfähigkeit bei Dysarthrie

Dieser 39 Fragen umfassende Fragebogen von Lehner, Vogel & Ziegler ist auf der Seite der EKN veröffentlicht und verfügbar unter https://neurophonetik.de/wp-content/uploads/2020/11/EKN_Fragebogen-zur-Selbsteinschaetzung-der-Kommunikationsfaehigkeit-bei-Dysarthrie.pdf (➤ Tab. 9.25).

Der Fragebogen möchte die Auswirkungen der Dysarthrie auf den ICF-Ebenen der Funktion, Aktivität und Teilhabe erfassen. Er ist eine Neufassung des ursprünglich 64 Fragen umfassenden Fragebogens von Schmich et al. (2010).

Communicative Effectiveness Survey (CES)

Der CES (Donovan, Kendall, Young et al. 2008) ist eine einfache Fragensammlung, ökonomisch, aber relativ undifferenziert. Der Betroffene soll beurteilen, wie effektiv er in bestimmten Situationen kommuniziert, von 1 – überhaupt nicht effektiv bis 4 – sehr effektiv, Beispiele: „Sich zuhause mit Angehörigen oder

Tab. 9.25 Fragen zur Selbsteinschätzung (Schmich et al. 2010)

Beispiele
1. Stimmliche und artikulatorische Veränderungen
Seit der Erkrankung spreche ich leiser.
Seit der Erkrankung hat sich der Klang meiner Stimme verändert.
2. Kommunikative Aktivitäten
Ich unterhalte mich auch, wenn mehrere Personen am Gespräch beteiligt sind.
Ich spreche jemanden an.
4. Verständlichkeit in verschiedenen Situationen
Ich bin schlechter verständlich, wenn ich mich in einer Gruppe unterhalte.
Ich bin schlechter verständlich, wenn ich müde bin.
6. Psychosoziale Folgen
Die Sprechstörung schränkt mich ein in meinen Kontakten zu Freunden/Bekannten.

Freunden unterhalten"; „mit jemand Fremden telefonieren", „sich im Auto unterhalten", „in einer lauten Umgebung an einem Gespräch teilnehmen".

Voice Handicap Index (VHI)

Der VHI (Nawka et al. 2013) ist nicht speziell für Patienten mit einer Dysarthrie und erfasst v. a. die stimmlichen Probleme (➤ Kap. 14.5.3). Auf einer 5-stufigen Skala von 0 – nie bis 4 – immer werden Aussagen bewertet. Beispiele: „Man hört mich wegen meiner Stimme schlecht", „Ich benutze das Telefon seltener als ich eigentlich möchte", „Ich ärgere mich, wenn man mich bittet, etwas zu wiederholen".

Communicative Participation Item Bank

Die CPIB (Baylor, Yorkston, Eadie et al., 2013) ist noch in der Entwicklung. Eine Short-Form mit 10 Fragen ist bereits online zum Ausfüllen und Auswerten verfügbar. Der Betroffene beurteilt seinen „Zustand" (*condition*) in bestimmten alltäglichen Situationen. Mit „Zustand" sind die Faktoren gemeint, die die Kommunikation beeinflussen (gesundheitliche, Umweltfaktoren). Die Skala reicht von 3 – es macht gar nichts, 2 – ein bisschen, 1 – viel, 0 – sehr viel. Beispiele sind: „Inwieweit beeinflusst Ihr Zustand Ihre Kommunikation, wenn Sie … etwas schnell sagen wollen? … in einem Gespräch Fragen stellen wollen? … sich lange mit jemanden über ein Buch, einen Film, eine Show oder ein Sportereignis unterhalten?"

Living with Dysarthria (LwD)

Die LwD Fragebatterie (Hartelius, Elmberg, Holm et al. 2008; ➤ Kap. 14.4.4) wurde in Schweden entwickelt. Sie besteht aus zwei Teilen: Teil A erfasst die persönlichen Daten, die Ursache und Dauer der Sprechproblematik, die Bildung und den Beruf. In Teil B werden insgesamt 50 Fragen zu 10 Bereichen, die die Kommunikation beeinflussen können, gestellt ➤ Tab. 9.26. Die Betroffenen geben auf einer 6-stufigen Skala von 0 – trifft überhaupt nicht zu bis 5 – trifft auf jeden Fall zu, ihre Einschätzung ab.

Die folgende ➤ Tab. 9.27 gibt einen Überblick über die aufgeführten verschiedenen diagnostischen Möglichkeiten bei Dysarthrie. Bis auf die Selbsteinschätzungsbögen, die die Ebene der Aktivitäten und Partizipation umfasst, beurteilen alle anderen Verfahren die Beeinträchtigung auf der Ebene der Körperfunktionen und -strukturen.

Tab. 9.26 Beispiele aus dem Fragebogen Living with Dysarthria (eig. Übersetzung)

Bereich	Beispielaussagen
Kommunikationsprobleme das Sprechen betreffend	• Ich komme außer Atem, wenn ich spreche. • Mein Sprechen ist verwaschen.
Kommunikationsprobleme die Sprache betreffend	• Ich habe Probleme beim Sprechen die Wörter zu finden. • Ich verstehe nicht immer alles, was zu mir gesagt wird.
Kommunikationsprobleme die Fatigue betreffend	• Ich vermeide Situationen, in denen ich sprechen muss. • In Gesprächen mache ich nur kurze, kleine Bemerkungen
Einfluss von Empfindungen	• Meine Sprechprobleme werden schlimmer, wenn ich wütend oder traurig bin. • Ich mache mir Sorgen über mein Sprechen.
Einfluss verschiedener Personen	• Es ist schwer, mit Familienangehörigen zu kommunizieren. • Es ist schwer, mit Fremden zu kommunizieren.
Einfluss verschiedener Situationen	• Es ist schwierig zu reden, wenn Freunde zu Besuch sind. • Es ist schwierig, am Telefon zu reden.
Meine Kommunikationsprobleme beeinflussen meine Möglichkeiten, …	• Meine Rolle als Familienmitglied so auszuleben, wie ich möchte. • Meine Persönlichkeit so auszudrücken, wie ich möchte.
Was glauben Sie, trägt zu den Veränderungen in Ihrer Kommunikation bei?	• Die Sprechprobleme an sich. • Probleme beim Denken, Erinnern und Konzentrieren.
Zu kommunizieren wie ich es möchte …	• Ich kommuniziere nicht so, wie ich möchte. • Ich kommuniziere wie ich möchte, aber es ist schwierig.
Wie nehmen Sie Veränderungen und die Möglichkeiten wahr, Ihre Sprechweise zu ändern?	• Ich erkläre den Leuten meine Sprechprobleme. • Ich versuche mich anders auszudrücken, wenn ich nicht verstanden werde.

Tab. 9.27 Überblick über die diagnostischen Möglichkeiten bei Dysarthrie

Methode	Verfahren
auditiv-perzeptiv	• Frenchay Dysarthrie Assessment FDA-2 • Untersuchung neurogener Sprechstörungen (UNS) • Bogenhausener Dysarthrieskalen (BoDyS) • Aachener Materialien zur Diagnostik neurogener Sprechstörungen (AMDNS) • informelle Aufgabensammlungen
taktil-kinästhetisch	informelle Aufgabensammlungen
akustisch	• PRAAT • WASP • Speech Lab
apparativ	• bildgebende Verfahren (CT; MRT) • transkranielle Magnetstimulation (tMS) • Elektromyographie EMG • Elektropalatographie EPG • Laryngoskopie • Spirometrie • Dehnungsmessstreifen
Verständlichkeitsprüfung	• KommPaS • NTID-Verständlichkeitsskala • Allensbacher Schweregradskala • Transkriptionsverfahren (FDA-2)
Selbsteinschätzungsbögen	• Communicative Effectiveness Survey (CES) • Voice Handicap Index (VHI) • Communicative Participation Item Bank (CPIB) • Living with Dysarthria (LwD)

9.6 Therapie

Die Verfahren, die in der Dysarthrietherapie zum Einsatz kommen können, sind zahlreich und vielfältig, nur wenige davon sind evidenzbasiert. Meistens kommt eine Kombination aus verschiedenen Übungen zum Einsatz. Die Sprachtherapeutin filtert aus dieser Fülle an Möglichkeiten die Methoden und Ansätze heraus, die für den Patienten geeignet sind und für die es idealerweise auch Evidenzen gibt. Dafür benötigt sie neben der Recherche nach externer Evidenz (➤ Kap. 5.3) auch fundamentale Kenntnisse der sprechphysiologischen Prozesse und pathophysiologischen Veränderungen, die ein spezifisches Dysarthrie-Syndrom ausmachen. Wesentliche Einflussfaktoren sind die vielen Begleitstörungen bei Dysarthrie (➤ Kap. 9.2), die ebenso einer intensiven Behandlung bedürfen bzw. die die Möglichkeiten der sprachtherapeutischen Intervention aufgrund von körperlichen, kognitiven und emotionalen Störungen einschränken. Die Motivation, der Leidensdruck und das soziale Umfeld bestimmen zusätzlich den Handlungsspielraum.

Die Behandlungsansätze werden unterteilt in:

1. **verhaltensmodifizierende Ansätze:** symptomspezifische Verfahren, die entweder indirekt über allgemeine Atem-, Haltungs- und nicht-sprachliche Übungen die Funktionen verbessern sollen *oder* direkte Verfahren, die phonetische, linguistische und pragmatische Inhalte haben; sie werden in ➤ Kap. 9.6.1 unter **Behandlung der einzelnen Funktionskreise** beschrieben
2. **prothetische und instrumentelle Hilfsmittel:** hierzu zählen externe Kommunikationshilfen, Gaumensegelprothesen oder Stimmverstärker (➤ Kap. 9.6.2)
3. **medizinische und chirurgische Ansätze:** operative und medikamentöse Verfahren, die die Sprechproblematik indirekt durch eine generelle Behandlung der Grunderkrankung positiv beeinflussen; sie werden in ➤ Kap. 9.6.3 beschrieben

Therapieziele

Das oberste Behandlungsziel ist die „Förderung der kommunikativen Fähigkeiten" (Ziegler & Vogel 2010, S. 102). Das Wiedererlangen oder der Erhalt der Kommunikationsfähigkeit steht an erster Stelle, sei es auch zu Ungunsten der Natürlichkeit des Sprechens oder des Sprechens überhaupt (durch unterstützte Kommunikation, ➢ Kap. 16.4).

Die Therapieschwerpunkte auf der ICF-Ebene der Körperfunktion und -strukturen liegen auf der Restitution oder Kompensation von artikulatorischen, stimmlichen und Atemfunktionen, die ein verständlicheres Sprechen bewirken. Auf der ICF-Ebene der Aktivitäten werden v. a. kompensatorische Methoden und Strategien eingesetzt. Die Schwerpunkte auf der ICF-Ebene der Teilhabe orientieren sich an der sozialen Situation des Patienten, ob er noch berufstätig ist, wie sein soziales Umfeld ist, welche Einschränkungen die Sprechstörungen für seinen Alltag bedeuten. Hier arbeitet man vorrangig an **Verhaltensmodifikationen.**

Therapiegrundsätze

Die Therapie von Patienten mit Dysarthrie sollte durch folgende fünf Grundsätze geleitet sein, die unabhängig von Syndrom und Schwere der Erkrankung gelten (Ziegler & Vogel 2010; Förster 1993; Darley 1975):

1. **Kompensation**: Die Therapie sollte ressourcenorientiert sein. Der Patient soll lernen, seine noch vorhandenen Fähigkeiten und Kapazitäten optimal zu nutzen. Er lernt gleichzeitig, die „neue" Sprechweise zu akzeptieren.
2. **früher Beginn**: Die Therapie sollte rechtzeitig intervenieren, bevor eine gut erhaltene Funktion „überaktiv" wird und dadurch andere Funktionen behindert. Gerade bei progredienten Erkrankungen können so sich einschleifende, pathologische Muster vermieden und die Sprechfähigkeit möglichst lange erhalten bleiben.
3. **Selbstwahrnehmung**: Der Patient muss lernen, sich seines Sprechens bewusst zu werden. Was früher automatisiert gelang, muss heute unter bewusster Kontrolle und Anstrengung durchgeführt werden. Der Transfer in die Spontansprache kann nur gelingen, wenn der Patient jederzeit sein Sprechen anpassen kann.
4. **Evaluation**: Der Patient sollte zu jeder Zeit Kenntnisse über die einzelnen Behandlungsschritte haben, sie sollten mit seinen Zielformulierungen abgeglichen werden und er sollte die Ergebnisse beurteilen können.
5. **Motivation**: Der Patient sollte in seinen Bemühungen bestätigt und unterstützt werden. Er sollte allerdings auch bereit sein für die Therapie. Er sollte körperlich und psychisch in der Lage sein, der Therapie folgen zu können.

Therapieplanung

Ein strukturiertes sprachtherapeutisches Vorgehen umfasst:

1. Beratung und Information
2. wenn indiziert, Einsatz alternativer Kommunikationsmethoden
3. symptomorientierte Therapie
4. Transfer in den Alltag

Für eine erfolgreiche Therapie bedarf es zunächst einer **ausführlichen Information und Beratung** der Betroffenen und ihrer Angehörigen. Dabei sollte auf das individuelle Störungsbild eingegangen werden, seinen Verlauf und seine Prognose. Es ist bereits zu Therapiebeginn wichtig, keine falschen Vorstellungen entstehen zu lassen und keine Hoffnungen zu wecken, die unrealistisch sind. Laut Förster (1993, S.402) empfiehlt es sich, eine „zurückhaltende optimistische Haltung" einzunehmen. Dem Patienten und seinen Angehörigen sollte deutlich gemacht werden, dass der Erfolg der Therapie auch von der Bereitschaft aller Beteiligten zur Mitarbeit abhängt. Bei schweren Störungen sollte ebenfalls früh mit **alternativen Kommunikationsmethoden** (unterstützte Kommunikation, nonverbale Kommunikationstechniken) gearbeitet werden. So schafft man die Möglichkeit für die Patienten, ihre Bedürfnisse auszudrücken und überbrückt den Zeitraum bis zu den ersten sprechtherapeutischen Erfolgen (Förster 1993). Die Annahme, dass Methoden der unterstützten Kommunikation immer erst zum Einsatz kommen, wenn alles andere versagt hat, ist nicht korrekt und entspricht auch nicht dem obersten Ziel der Therapie, nämlich der Kommunikationsfähigkeit (mit allen Mitteln; Ziegler & Vogel 2010).

Erst danach folgt die **symptomorientierte Therapie,** die direkten Einfluss auf die Verbesserungen der Funktion von Atmung, Phonation, Artikulation und Prosodie nimmt.

Zuletzt geht es um den **Transfer** in den Alltag. Dies ist die Konsolidierungsphase, in der das Gelernte in Alltagssituationen angewendet werden soll und gleichzeitig die Akzeptanz der noch bestehenden Symptomatik zu erwerben, sowohl beim Betroffenen selbst als auch in seinem sozialen Umfeld. Die Bezugspersonen spielen hierbei eine große Rolle, indem sie helfen, den Transfer zu unterstützen (Förster 1993; Ziegler & Vogel 2010).

Therapiedauer

Patienten, die stationär in einer Rehabilitationsklinik sind, haben die Möglichkeit, über mehrere Wochen Sprachtherapie in Einzel- und Gruppentherapie in Anspruch zu nehmen. Im Gegensatz zum ambulanten Rahmen, der seitens der Patienten und Angehörigen einen größeren zeitlichen und logistischen Aufwand erfordert, ist hier die Akzeptanz der Therapie relativ hoch. Die Therapieziele sollten entsprechend des zeitlichen Rahmens formuliert sein: Gemäß der SMART-Regel (➢ Kap. 5.2.1) unbedingt messbar, realistisch und zeitlich terminiert. So hat der Patient die Möglichkeit, Ziele zu erreichen und Erfolge zu registrieren. In der Frührehabilitation ist die Therapie womöglich aufgrund körperlicher und kognitiver Defizite limitiert. Hier berechnet sich die Dauer anhand der Belastbarkeit, dem Schweregrad der Dysarthrie und der anderen Defizite. Die Sprechtherapie hat hier womöglich noch keinen hohen Stellenwert (für den Patienten).

Beendet wird eine Therapie, sobald ein Therapieziel erreicht wurde oder sich keine Dynamik im Verlauf mehr zeigt (Ziegler & Vogel 2010). Dann sollten noch regelmäßige Kontrolluntersuchungen vereinbart werden.

Prinzipien des motorischen Lernens

Die Prinzipien des motorischen Lernens, die in ➢ Kap. 5.1.4 eingeführt wurden, sollen an dieser Stelle etwas ausführlicher erläutert werden, da sie das Fundament für den Aufbau und Ablauf der Therapie bilden. Das Konzept kommt aus der Physiotherapie und der Lernforschung. Es gilt ebenso für die Behandlung der Dysarthrie wie der Sprechapraxie (➢ Kap. 10).

DEFINITION

„Motorisches Lernen ist der zielgerichtete Übungsprozess des Vorbereitens, Erlernens, Festigens und Anwendens von Bewegungshandlungen bzw. motorischen Fertigkeiten sowie des Aneignens der komplexen motorischen Handlungsfähigkeit" (Hüter-Becker 2010).

Sprechen ist eine motorische Handlung. Sie erfordert Netzwerke und Schaltkreise, die die räumliche und zeitliche Koordination von Bewegungen und Bewegungsfolgen steuern. Sprechen ist ein hochautomatisierter Vorgang, der vor langer Zeit gelernte und gespeicherte feinmotorische Fertigkeiten der Muskulatur der Artikulatoren, der Atmungs- und Kehlkopfmuskulatur abruft. Diese feinmotorischen Fertigkeiten werden im **prozeduralen Gedächtnis** gespeichert (➢ Kap. 4.7). Dort befinden sich motorische Abläufe wie Fahrrad fahren, Klavier spielen oder eben Sprechen. Wenn es um das Wieder- oder Neuerlernen von Fertigkeiten geht, weiß man aus der Lernforschung und aus neueren Konzepten der Physiotherapie, dass bestimmte Prinzipien eingehalten werden sollten (Hüter-Becker 2010; Taub, Uswatte, Elbert 2002):

- **zielorientiertes Üben**: Aufgaben sollten immer zielorientiert an den Bedürfnissen des Patienten in seinem Alltag sein
- **Wiederholung**: Wirksamkeit des Lerneffekts bemisst sich an der repetitiven Ausführung einer Bewegung; dabei ist die Anzahl der Wiederholungen an den Lerneffekt anzupassen
- **shaping**: Üben an der Leistungsgrenze; wenn man merkt, dass die Bewegung, z. B. Runden der Lippen, erreicht wurde, verändert man die Übung in einem Merkmal, z. B. Lippen vorstülpen
- **ausreichende Pausen**: Konsolidierung einer erlernten Bewegung geschieht in den Pausen zwischen den Übungseinheiten
- **mentales Training**: Bewegungen werden sich gedanklich vorgestellt und durchgeführt
- **qualitative Variation**: wenn ein komplexer Bewegungsablauf geübt werden soll, müssen die Übungen immer mit einer kleinen Variation wie-

derholt werden, damit eine verfrühte Konsolidierung einer Teilbewegung verhindert wird; die Methode des phonetischen Sequenzierens arbeitet nach diesem Prinzip
- **randomisierte vs. geblockte Übungsweise**: die Übungen werden in zufälliger Reihenfolge durchgeführt (Neues fördert den Lerneffekt) vs. repetitive Üben derselben Bewegung zur Festigung einer bestimmten Bewegung, z. B. Kieferschluss
- **Vorgehensweise**: Übungseinheiten sind aufgebaut vom Bekannten zum Unbekannten, vom Einfachen zum Komplexen, vom Leichten zum Schwierigen

9.6.1 Behandlung der einzelnen Funktionskreise

Die Behandlung der Dysarthrie ist in vielen Fällen eine **interdisziplinäre Aufgabe,** Physiotherapie, Ergotherapie und Neuropsychologie sind häufig mit involviert. Die Behandlungen der Störungen des Muskeltonus, der Haltung, der Atmung sowie der Aufmerksamkeit und Konzentration ergänzen die sprachtherapeutische Arbeit.

INTERDISZIPLINÄR

In stationären Einrichtungen bietet sich die multiprofessionelle Herangehensweise an. Ähnlich wie in der Schlucktherapie profitieren die Patienten von einer guten Lagerung und Positionierung im Stuhl oder aufrecht im Bett. Im ambulanten Bereich hat die Sprachtherapeutin idealerweise Stützmaterial (Sitzkeil, Packs, Fußhocker, Kissen), um eine gute Ausgangsposition für den Patienten einzurichten.

Auch wenn im folgenden Abschnitt die Behandlung der Funktionskreise einzeln beschrieben wird (analog zu ➤ Kap. 9.1), ist es doch immer eine Kombination aus Übungen aller Funktionskreise, die in der Therapie eingesetzt werden.

KLINISCHER HINTERGRUND

Evidenzbasierung

Im Bereich Dysarthrie gibt es im Vergleich zu Aphasie noch wenige randomisiert kontrollierte Studien, die einen höheren Evidenzlevel als Klasse IV (Expertenmeinung) erreichen. Nach Durchforsten der Literatur muss man zu diesem Zeitpunkt zu dem Schluss kommen, dass die sprachtherapeutischen Interventionen sinnvoll sind, aber ihre Wirksamkeit bisher nicht zufriedenstellend belegt werden kann. Das liegt zum einen an zu wenig Studien insgesamt und vielen nicht korrekt durchgeführten Studien; zum anderen daran, dass das Thema Dysarthrietherapie bei anderen Patienten als solchen mit Parkinson, obwohl die Störung so häufig ist (➤ Kap. 9.4), noch nicht die Aufmerksamkeit bekommt, die es verdient (Ackermann 2018; Mitchell, Bowen, Tyson et al. 2017; Hankston, Yorkston, Britton 2011). Das bedeutet im Umkehrschluss aber nicht, dass die sprachtherapeutischen Übungsbehandlungen nicht ihren Zweck erfüllen. Zumindest konnten Verbesserung der Lippen- und Zungenbewegungen und eine Verlängerung der Tonhaltedauer nachgewiesen werden (Mitchell et al. 2017). Die ANCDS (*Academy of Neurologic Communication Disorders and Sciences*) hat fünf Projektgruppen etabliert, die nach Studien zur Evidenz für Therapieansätze in den Bereichen Aphasie, Sprechapraxie, Dysarthrie, Demenz und Schädel-Hirn-Trauma forschen. Die Ergebnisse werden regelmäßig auf der Homepage der ANCDS oder in entsprechenden Zeitschriften veröffentlicht (www.ancds.org/index.php?option=com_lyftenbloggie&view=entry&category=association%20news&id=13:evidence-based-practice-guidelines-groups)

Atmung

Eine möglichst physiologische Atmung ist Grundvoraussetzung für eine gute Stimmgebung und Artikulation. Die Atemtherapie bei Patienten mit Dysarthrie sollte immer im Hinblick auf das Sprechen und die Phonation durchgeführt werden. Manche Übungen können direkten Einfluss auf die Atmung nehmen, manche Übungen nehmen nur mittelbar über Bewegung und Position des Körpers Einfluss auf die Atmung (Hammer 2012).

Patienten mit einer Dysarthrie haben nicht unbedingt eine primäre Störung der Atemfunktion. Im Gegenteil: häufig sind die beobachtbaren Störungen sekundär durch gestörte Ventilfunktionen der laryngealen und supralaryngealen Strukturen bedingt (Ziegler & Vogel 2010). Der Störungsmechanismus muss genau identifiziert werden, um die richtigen und effektiven Übungen auszuwählen. Es gibt folgende atemspezifische Störungsmuster bei Dysarthrie:

- paradoxes Atemmuster: gestörte Koordination zwischen abdominaler und thorakaler Beteiligung
- erhöhte Sprechatemfrequenz
- hörbare Einatmung
- verkürzte Redephrasen
- inadäquate Pausen
- Luftverschwendung bei stoßartig geäußerten Phrasen

Zur Behandlung dieser Symptome braucht es den Einsatz von Übungen zur:

- Anbahnung eines normalen Atemmusters
- Vertiefung des Atems
- Atemverlängerung
- willkürlichen Atemsteuerung
- Entspannung
- Atemwahrnehmung

Zur Vorbereitung von atemtherapeutischen Übungen sollte der Patient in eine entspannte Position gebracht werden. Für Wahrnehmungs- und Entspannungsübungen bieten sich die Rückenlage und die Sitzposition an. Für atemverlängernde und atemkoordinative Übungen sollten Rückenlage, wenn möglich auch Bauchlage als Ausgangsposition gewählt werden. Grundsätzlich ist das Thema **Haltung** mit dem Patienten zu thematisieren und die Relevanz für die Sprechfunktion muss erklärt werden. Wichtig ist, dass der Patient während der Atem-, Sprech- und Stimmübungen keine Schmerzen, Verspannungen oder Unwohlsein empfindet. Bei Patienten mit einer Hemiplegie, Rumpfinstabilität oder Ataxie ist die Lagerung ein wichtiger Aspekt, da die Tonusverhältnisse durch die zugrundeliegende Erkrankung bereits verschoben sind. Umso mehr sollte die Sprachtherapeutin Wert auf eine gute Ausgangsposition legen. Grundsätzlich sind Atem- und Stimmübungen im Sitzen und Stehen effektiver. Ist Stehen nicht möglich, ist gutes Sitzen dem vorzuziehen.

➤ Tab. 9.28 gibt einen Überblick über atemtherapeutische Übungen.

Phonation

Atmung und Stimme sind funktionell unzertrennlich. So sind die Übungen an der Stimmgebung immer auch indirekt Übungen an der Atmung, der Körperspannung und der Haltung (Ziegler & Vogel 2010). Bei einer Dysarthrie haben wir es mit Störungen der **Stimmqualität** (Hypo-, Hyperadduktion), der **Stimmstabilität** (Tonhöhen-/Lautstärkeschwankungen) und der **Stimmlage** (zu hoch, zu tief, zu laut, zu leise) zu tun. Zusätzlich kann es zu Stimmbandlähmungen kommen (➤ Kap. 12.1.2). Grundsätzlich sollte einer Stimmtherapie ein laryngoskopischer Befund vorausgehen, um mögliche strukturell bedingte Störungen auszuschließen

Tab. 9.28 Überblick über atemtherapeutische Übungen (Ziegler & Vogel 2010; Vogel 2004; Hammer 2012)

Symptom	Übungen	Beispiele
paradoxes Atemmuster	• Atemwahrnehmung • willkürliche Atemsteuerung • Atemvertiefung	• im Sitzen, Stehen oder Liegen: Patient soll seinen Atem erspüren – mit Hand auf Bauch (Scherengriff) bzw. im Liegen Buch auf Bauch • Patient soll Atemrhythmus mitzählen: „Einatmen – ausatmen – Pause" • Pusteaufgabe (Pustefußball mit Tischtennisball) • Atem „erschnüffeln"
erhöhte Sprechatemfrequenz	• Atemvertiefung • Atemverlängerung • Entspannung	• Entspannungsübungen (nach Jakobson) • Ausatmung verlängern über „ffff", „schschsch"
verkürzte Redephrasen inadäquate Pausen	• Atemvertiefung • Atemverlängerung	• auf „ssssss" ausatmen, im Kopf mitzählen bei der Ausatmung • Zählen bei der Ausatmung: „1-2-3"
Luftverschwendung	• Atemverlängerung • Lippenbremse	• Atemstütze üben mit kurzen stoßartigen Ausatmen auf /s, f, sch/, dabei die Silbenzahl erhöhen, also „s-s-s", „f-f-f-f"

9

(Ziegler & Vogel 2010). Die therapeutischen Maßnahmen können nur indirekt sein, da eine direkte Einflussnahme auf die laryngealen Funktionen nicht möglich ist.

Zum Einsatz kommen:

- Entspannungsübungen
- gymnastische Übungen
- taktile Stimulationsübungen
- Phonationsübungen

➤ Tab. 9.29 gibt eine Auswahl an Übungen.

LSVT LOUD

Das Lee Silverman Voice Treatment, welches jetzt LSVT LOUD heißt (im Gegensatz zum physiotherapeutischen Ansatz LSVT BIG) ist in der Dysarthrietherapie bisher der einzige evidenzbasierte Ansatz, allerdings nur für die Dysarthriebehandlung bei Parkinson-Patienten, für die es ursprünglich entwickelt wurde (Ramig, Fox, Sapir 2004). Es wird daher auch als wirksam in den Leitlinien aufgeführt (Ackermann 2018).

LSVT LOUD ist ein intensives Intervallprogramm und basiert auf fünf methodischen Prinzipien:

1. Fokus auf die Stimme „*Think loud / think shout*“
2. größtmögliche Anstrengung „High Effort“
3. intensive Behandlung
4. Kalibrierung
5. Quantifizierung

„*Think loud*“ bedeutet, dass die Patienten sich auf gar nichts anderes konzentrieren müssen, als darauf, möglichst laut zu sprechen. Auch bei der Begrüßung und am Ende der Therapiesitzung. Die Erhöhung der Lautstärke beim Sprechen führt automatisch zu einer besseren Verständlichkeit, weil die Bewegungsamplituden der Artikulatoren größer sind. Eine große Anstrengung bei den Übungen soll helfen, die Steifigkeit der Muskulatur zu überwinden. Dabei ist nicht eine Hyperadduktion das Ziel. Die Patienten müssen erspüren, wann es für sie anstrengend wird, dann ist es genau richtig. Die LSVT LOUD ist eine intensive Behandlung, d. h. sie wird in einem Zeitraum von vier Wochen durchgeführt. In diesem Zeitraum finden 4× wöchentlich 45 Min. Therapie statt, also insgesamt 16 Einheiten. Gleichzeitig erhält der Patient Eigenübungen für zu Hause, die gleichzeitig als Transferübungen

Tab. 9.29 Überblick über stimmtherapeutische Übungen (Vogel 2004; Hammer 2012)

Symptom	Übungen	Ausführung
Hypoadduktion: behauchter Stimmeinsatz, behauchte Stimme, Aphonie, Stimmschwund	• gymnastische Übungen zur Atemvertiefung • nicht-sprachliche Phonationsanbahnung • Anblasedruck steigern • glottales Stauen • Vorstellungshilfen (präphonatorische Einstellung)	• aktive Sitzhaltung, Beckenflexion • Husten, Lachen, Räuspern • Press- und Stoßübungen • reflektorischer Glottisschluss • auf /b…a/ /g…a/, /d…a/ kräftig ausatmen • sich den zu sprechenden Vokal vorstellen
Hyperadduktion: gepresster Stimmeinsatz, gepresste Stimme	• Tonussenkung • Haltungskorrektur • Entspannungsübungen • Entspannungsmassagen	• Entspannung nach Jakobson • taktile Stimulation am Kehlkopf • weicher Stimmeinsatz über /h/ /w/ /sch/ • Kauübungen nach Froeschels • Gähn-, Kau-, Seufzübungen
durchgehende Stimmhaftigkeit	• phonetisches Material anpassen • Flüsterstimme	stimmlose Frikative in Kombination mit Flüstern /saft/, /fast/, /fest/, schatz/
zu laute Stimme	Ausatemstrom dosieren	Vokaldehnung, Vokalhalteaufgaben
zu leise Stimme	• „Impedanzübung“ (Vogel 2004) • Atemvertiefung • exaktes Artikulieren • Entfernung zum Zuhörer	Gesicht an die Wand gedreht, Ohren Richtung Wand, dabei phonieren – der Klang der Stimme wirkt voller und lauter
geringe Laustärkemodulation	• Atemvertiefung • gymnastische Übungen	Luftstrommodulation mit Frikativen
Stimmzittern	keine – weil nicht durch Übungsbehandlung beeinflussbar	

eingesetzt werden, z. B.: Jedes Mal, wenn Sie das Telefon annehmen oder an die Tür gehen, sprechen Sie ein lautes „Hallo"!

Mit Kalibrierung ist die Anpassung an die neue Lautstärke gemeint. Dies ist ein schwieriger Part, weil die Patienten zunächst lernen oder vielmehr sich daran gewöhnen müssen, was „laut" ist. Er muss also seinen Grad der Anstrengung mit der neuen Lautstärke kalibrieren.

Die Quantifizierung dient der Verlaufskontrolle und der Evaluation der Therapie. Die Werte der Tonhaltedauer und Lautstärke werden regelmäßig protokolliert (Frittrang 2007).

Die Methode des LSVT LOUD darf nur von zertifizierten LSVT-Therapeuten durchgeführt werden. Seminare sind unter www.lsvt.de zu finden.

Evidenz: LSVT LOUD zeigt auch Langzeiteffekte laut einer Studie, die 2 Jahre nach der Behandlung ein follow up durchführte (Ramig, Sapir, Countryman et al. 2001).

In einer ganz neuen dreiarmigen RCT (Sackley, Smith, Rick et al. 2018) zeigten sich ebenfalls Tendenzen, dass das LSVT Verbesserungen der Sprechfähigkeit bewirkte. Es wurden drei Gruppen getestet:

- eine Gruppe (27 Patienten) bekam LSVT
- eine Gruppe (27 Patienten) bekam Standard-Sprachtherapie
- eine Gruppe (29 Patienten) bekam keine Therapie

Evaluiert wurde u. a. mit dem Voice Handicap Index VHI (Nawka et al. 2003). Die LSVT Gruppe verbesserte sich im VHI um -12,5 Punkte, die Standard-Sprachtherapie-Gruppe um -9,5 Punkte nach 3 Monaten.

Die Methode zeigt auch Wirkung bei Schluckstörungen (Miles, Jardine, Johnston et al. 2017), indem die pharyngealen Residuen reduziert und insbesondere die Öffnung des pharyngo-ösophagealen Segments verlängert wurde (➤ Kap. 11.5.2).

Resonanz

Die Therapie der Störungen der nasalen und oralen Resonanz umfasst Übungen, die die Position des Unterkiefers und des Gaumensegels beeinflussen. Eine gestörte pharyngeale Resonanz aufgrund von verengten Verhältnissen im Rachen lässt sich nur indirekt über detonisierende Maßnahmen wie Entspannungsübungen, Lockerungsübungen und Massagen im Hals-Nacken-Bereich versuchen, positiv zu beeinflussen.

Unterkieferbewegung

➤ Tab. 9.30 gibt einen Überblick über die Unterkieferübungen.

KLINISCHER HINTERGRUND

Die Funktion des Unterkiefers beim Sprechen

Die Bewegungen des Unterkiefers sind Kauen (reflektorisch und willkürlich), Explorieren (willkürlich) und Sprechen (automatisiert).

Die feinen Öffnungs- und Schließbewegungen des Unterkiefers bestimmen einerseits den Resonanzraum für

Tab. 9.30 Überblick über Übungen für den Unterkiefer (Ziegler & Vogel 2010; Vogel 2004)

Symptom	Übungen	Ausführung
• Öffnungsstörung • enge Artikulation	• passives Bewegen und Lockern • stufenweises Öffnen • Position halten • Stimulation über Massage, Wärmereiz	• von vorne: mit Daumen und Zeigefinger führen • verbale Aufforderung
• mangelnder Kieferschluss • weite Artikulation	• passive Bewegung und Lockern • verschiedene Bewegungsrichtungen • schnelle und langsame und stufenweise Bewegungen	• immer gute Becken- und HWS-Aufrichtung beachten • nach oben-unten, seitlich, vorne und hinten • Kontrolle vor Spiegel, mit eigener Hand • Alveolare sprechen • vordere und hintere Vokale sprechen
feinmotorische Abstimmung beim Kieferschluss	Konsonanten-und Vokalverbindungen	/n, t, s/, /ns, st, nst/, /nin, din/, /nins/, /schin/, /tsint/ usw.

9

die Vokale, andererseits basieren die Bewegungen von Zunge und Lippen auf denen des Unterkiefers. Somit hat man drei artikulo-motorische Systeme, bei denen der Unterkiefer eine bedeutende Rolle spielt:

- **mandibuläres System:** Kieferöffnung, Kieferschluss abhängig von der Körperhaltung (Becken) und der Kopfhaltung (HWS); Aufrichtung des Beckens ist Voraussetzung für eine freie Beweglichkeit des Schultergürtels und des Unterkiefers
- **labiomandibuläres System:** Beweglichkeit der Lippen beim Sprechen in Abhängigkeit vom Winkel der Kieferöffnung
- **linguomandibuläres System:** Beweglichkeit der Zunge in Abhängigkeit von der Kieferöffnung

Bei einer Dysarthrie ist es nicht unbedingt eine primäre Störung des Unterkiefers, die zu abnormen Kieferöffnungs- und Kieferschließbewegungen führt, sondern viel häufiger sekundär eine Anpassung an die beeinträchtigten motorischen Fähigkeiten von Lippen, Zunge und Gaumensegel und die Rumpfkontrolle.

Das bedeutet, dass artikulatorische Übungen von labialen, alveolaren, lingualen und velaren Lauten immer auch Übungen des Unterkiefers enthalten sollen (Vogel 2004; Ziegler & Vogel 2010).

Velopharyngeale Insuffizienz (VPI)

Wenn eine Gaumensegelinsuffizienz besteht, so hat sie in der Behandlung der Artikulation laut Ziegler & Vogel (2010) höchste Priorität. Aufgrund veränderter Luftstrom- und Luftdruckverhältnisse verändern sich auch die Bewegungen der primären Artikulatoren. Viele auditive Merkmale einer Dysarthrie sind auf einen mangelnden velopharyngealen Verschluss zurückzuführen (ebd.). Das Problem ist jedoch, dass das Gaumensegel aber nicht direkt zugänglich ist. Hinzu kommt, dass die Evidenzlage bzgl. effektiver Übungen zur Aktivierung und Stimulation des Velums ernüchternd ist: Es zeigen sich weder bei sprachlichen noch bei nicht-sprachlichen, weder bei thermischen Reizen oder taktiler Stimulation (sofern das überhaupt möglich ist) nachweisbare Verbesserungen (vgl. Klin. Hintergrund; ebd.).

Wenn also diese Methoden (➤ Tab. 9.31) zum Einsatz kommen, sollte ausführlich dokumentiert werden, inwieweit sich Verbesserungen, z. B. in Dauer oder Intensität oder im auditiven Eindruck zeigen (Ziegler & Vogel 2010).

Bei den phonetischen Übungen ist es wichtig, vorerst mit einer Nasenklammer zu arbeiten, damit für die primären Artikulatoren stabile Druckverhältnisse vorliegen und sie „normal" arbeiten können. Nur dadurch kann die Funktion des Gaumensegels wieder angeregt werden. Wenn mit nasalem Luftstromverlust geübt wird, dann kompensiert das gesamte artikulatorische System und die kritischen Informationen für das Velum kommen nicht an (ebd.)

Daher hat sich in der Behandlung der VPI der Einsatz einer Gaumensegelprothese bewährt, die in ➤ Kap. 9.6.2 beschrieben wird.

Tab. 9.31 Überblick über Übungen zum velopharyngealen Verschluss (Ziegler & Vogel 2010; Vogel 2004)

Symptom	Übungen	Ausführung
velopharyngeale Insuffizienz	indirekte Stimulation	• Schlucken, Gähnen • Saugen, Pusten • Summen
	Muskeltraining	über ganzkörperliche Stoß-und Pressübungen
	orale Luftstromlenkung	• mit Nasenklammer Plosive sprechen, später auch Vokale, Frikative, orale Konsonanten • Flüsterphonation

EXKURS

„Pneumatische" vs. „nicht-pneumatische" orofaziale Funktionen

Die oberen Atemwege und die Sprechwerkzeuge sind in das respiratorische System mit eingebunden, indem sie bei der Ruheatmung, aber auch beim Sprechen den Luftwiderstand regulieren. Neben dem Sprechen haben aber dieselben Organe andere orofaziale Funktionen, nämlich Kauen, Schlucken, Kontrolle von Flüssigkeit. Diese Funktionen werden als **nicht-pneumatisch** bezeichnet, da sie über taktil-sensorische Reize gesteuert werden. Im Gegensatz dazu werden Saugen, Pusten, Pfeifen und Sprechen über Luftstrom und -druck gesteuert. Dies sind die **pneumatischen orofazialen Funktionen.** Beim Sprechen sorgen die Ventile von Lippen, Zunge, Velum und Glottis für einen gleichmäßigen Luftwiderstand. Das bedeutet, dass die Artikulatoren über Luftströmung und Luftdruck in ihrer Bewegung gesteuert werden, die pneumatischen Verhältnisse bestimmen „das Kontaktmuster, den Berührungsdruck und das Timing" (Vogel 2004). Demnach werden die Laute unterteilt in:

- pneumatisch, also hohe Luftdrücke und Strömungsgeschwindigkeiten wie bei Plosiven und Frikativen

- nicht-pneumatisch wie Vokale, Halbvokale, Approximanten, Laterale und Nasale

Für die Therapie ergibt sich daraus eine Systematik, von nicht-pneumatisch bis pneumatisch zu üben, also: Vokale, Halbvokale, Approximanten, Laterale, Nasale, stimmhafte Plosive, stimmhafte Frikative, stimmlose Plosive und Frikative (Vogel 2004; Ziegler & Vogel 2010).

Artikulation

Wie bereits im vorigen Abschnitt beschrieben, sind die Bewegungen der Lippen und der Zunge nicht unabhängig von den Bewegungen des Unterkiefers. Die Artikulationsstörungen lassen sich oft auf eine gestörte feinmotorische Abstimmung zwischen den Artikulatoren zurückführen. Der Kiefer reagiert auf die Position von Lippen und Zunge. Besteht eine faziale oder linguale Parese, werden die Koordinaten verschoben.

Phonetische Ableitung

Im Bereich der Artikulation werden zum Zweck der zielgerichteten Artikulationsbewegungen nicht-sprachliche Übungen vorgeschaltet, um die selektiven artikulatorischen Bewegungen zu ermöglichen. Das bedeutet, dass nicht wahllos Lippen- und Zungenübungen durchgeführt werden, sondern, dass nur *die* Bewegungen geübt werden, die eine phonetische Funktion übernehmen (➤ Tab. 9.32).

Laut Vogel (2004, S. 10) sollten alle Zielbewegungen „auf Aufforderung, prompt, selektiv, invariant, wiederholt und im Kontext verschiedener Unterkiefer- und Kopfstellungen ausgeführt werden können".

Insofern werden bei der Behandlung des Funktionskreises Artikulation zwei Arten von Übungen unterschieden:

- nicht-sprachliche artikulatorische Zielbewegungen
- phonetische Bewegungen

Die Behandlung der Lippen und Lippenlaute ist gut zugänglich, während die Bewegungen der Zunge nicht sichtbar sind (außer bei /a/ und /l/). Die Zunge ist der wichtigste Artikulator überhaupt. Nur über den akustischen Eindruck kann die Sprachtherapeutin

Tab. 9.32 Überblick über nicht-sprachliche und phonetische Übungen zur Artikulation (Vogel 2004; Ziegler & Vogel 2010)

Symptom	Übungen	Ausführung
reduzierter Lippenschluss	Verschlussbildung	*nicht-sprachlich:* Spatel zwischen den Lippen halten – isometrischen Widerstand setzen *phonetisch:* /m/ + Vokal /b/ + Vokal /p/ + Vokal /map, bap, bam/
reduzierte Lippenspannung	Lippen vorstülpen	*nicht-sprachlich:* länglichen Gegenstand mit den Lippen umschließen *phonetisch:* /mö/, /ü/, /op/, /up/
Zentralisierung von Vokalen	Elevation der Zunge	*nicht-sprachlich:* Druck mit Spatel setzen Pleuelübung *phonetisch:* Vokale phonieren /n/, /t/
reduzierte Artikulationsschärfe	Protrusion der Zunge	*nicht-sprachlich:* Zunge flach im Mund liegen lassen bei leicht geöffnetem Kiefer Zunge bis an/zwischen die Zähne vorschieben, dabei Lippen breitziehen/vorstülpen zur Kontrolle die Nase zuhalten (keine Mundatmung möglich) *phonetisch:* /s/, /n/, t/

9

herausfinden, ob die Zunge den Artikulationsort präzise trifft oder nicht (unscharfe Artikulation), oder ob sie für die Vokalbildung eine ausreichende vordere und hintere Anhebung durchführt (Zentralisierung).

Für die Behandlung unpräziser Zungenartikulationsbewegungen reichen zwei nonverbale Übungsrichtungen: das **Vorstrecken** (Protrusion) bis an oder zwischen die Zähne und das **Anheben** (Elevation) der Vorder- bzw. Hinterzunge. Seitliche Bewegungen spielen hier keine Rolle. Ist ein Patient jedoch in der Lage, alle Artikulationsstellen mit der Zunge zu erreichen, sind nonverbale Zungenübungen nicht mehr notwendig.

Wurden diese basalen Übungen gemeistert, lassen sich alle anderen Laute über diese Mechanismen ableiten. Hierzu dienen folgende Techniken:

Progressive Approximation

Approximation bedeutet Annäherung. Bei dieser Methode nutzt man das bereits vorhandene phonetische Inventar der Laute, die korrekt artikuliert werden können und leitet daraus die Laute aus der artikulatorischen Umgebung ab (➤ Kap. 10.5.4). Dabei kann man das oben beschriebene Prinzip der Pneumatik anwenden.

Man steigert den Luftdruck und die Luftströmung, um vom schwach-pneumatischen Laut zum stark-pneumatischen Laut zu kommen.

Beispiele (Vogel 2004):

Ausgehend z. B. von den schwach-pneumatischen Nasalen /n/ und /m/ können folgende Laute abgeleitet werden: /n/ → /t/, /m/ → /p/. Dazu geht man über /s/ bzw. /f/, also

- /n/ → /n:s:/ → /n:s:t/
- /m → /m:f/ → /m:f:p/

Anbahnung von /k/ ist möglich über /ŋ/ oder /x/.

Phonetic Placement

Um die Lautanbahnung zu unterstützen, können taktile Hinweise, z. B. Druck am Mundboden für das /k/ oder fazilitierende Bewegungen, z. B. Kopf in den Nacken legen, Unterkiefer öffnen für das /x/ eingesetzt werden. Kenntnisse der Methoden PROMPT bzw. TAKTKIN können hier hilfreich sein. Visuelle Unterstützung kann über Mundbilder gegeben werden, auditive Unterstützung können verbale Anweisungen und Vorsprechen sein (➤ Kap. 10.5.4).

Phonetische Übungen

Weitere Übungen können sein:

Mit **Kontrast** arbeiten: einem minimalen Kontrast, z. B. /d/ und /n/ oder einem maximalen Kontrast, z. B. /d/ und /ʃ/. Manchmal hilft auch **negative practice,** d. h. die Patienten sollen auch mal etwas falsch machen, um die Selbstkontrolle zu schulen.

Das überdeutliche Artikulieren mittels **Korkensprechen** oder lautem Flüstern hilft, eine größere Amplitude der Artikulationsbewegungen zu erreichen.

PRAXISTIPP

Nicht-sprachliche oralmotorische Übungen

Sie können eingesetzt werden, wenn komplexere Bewegungsabläufe, die für die Artikulation eines Lautes notwendig sind, noch nicht möglich sind. Sie können zur Bewusstmachung und Anbahnung von Lautpositionen eingesetzt werden (phonetische Ableitung). Die Patienten sollten selektive, aktive Bewegungen erarbeiten. Man kann z. B. den Lippenschluss mit dem Spatel stimulieren, die Zungenwölbung durch die Pleuelübung anbahnen. Wichtig beim Einsatz dieser Übungen ist die Zielsetzung: Sie dienen der „Vorbereitung, artikulatorische Teilbewegungen verfügbar zu machen" (Ziegler & Vogel 2010, S. 110; vgl. Exkurs ➤ Kap. 10.5.1).

Dys-SAAR-thrietherapie (DST)

Dies ist ein neu entwickeltes Konzept zur Behandlung von nicht-progredienten Dysarthrien nach Schlaganfall oder Blutungen (Kroker, Chang, Steiner 2015; Kroker, Schock, Steiner 2018). Schwerpunkt ist das Artikulationstraining mit einem äußeren Taktgeber – einem Metronom – mit gleichzeitiger Elektrostimulation des N.hypoglossus (➤ Kap. 1.7.4) mit monopolaren Elektroden am Mundboden (Kroker et al. 2015). Dem Konzept liegt das Prinzip des „*massed practice*" zugrunde: Die Therapie findet hochfrequent und intensiv statt, laut den Autoren 3- bis 5-mal pro Woche über 30 Minuten mit insgesamt 20 Einheiten (Kroker et al. 2015). Vorausgeschaltet ist eine Diagnostik, die die Schwellenwerte der artikulatorischen Präzision im Zeittakt ermittelt. Dabei spricht der Patient einzelne Silben der Struktur Konsonant – Konsonant – Vokal (KKV), z. B. „bla", „schla", „kla" im Takt eines Metronoms (*beats per minute*). Während der Sprechtherapie werden die Sprechbewegungen der Zunge

9

über Elektrostimulation angeregt. Der Patient spricht 30 Sekunden lang die Silben im Takt unterhalb seines Schwellenwertes, danach sind 30 Sekunden Pause. Während der 30-minütigen Sitzung variieren die Silben und die Taktzahl. Die Autoren betonen, dass bestimmte Voraussetzungen für den Einsatz der Therapie gegeben sein müssen:

- Motivation
- Orientiertheit
- Belastbarkeit
- keine Kontraindikation für Elektrotherapie (z. B. Herzschrittmacher)

Evidenz: Das Konzept ist bisher in einer kleinen Pilotstudie mit 8 Patienten mit chronischer Dysarthrie evaluiert worden. Die Ergebnisse zeigen Verbesserungen der sprechmotorischen Leistungen und der Alltagskommunikation und sind somit vielversprechend.

ReaDySpeech

ReaDySpeech (Mitchell, Bowen, Tyson et al. 2017) ist ein Online-Therapieprogramm für Patienten mit Dysarthrie. Es nimmt die Übungen, die die Therapeutin vorgibt, auf, ebenso wie die Antworten und Reaktionen des Patienten. Im Moment wird es vorläufig in Studien getestet.

Prosodie

Auf der suprasegmentalen Ebene wird mit Einzelwörtern, kurzen Phrasen, Floskeln, Sätzen und verschiedenen Textformen gearbeitet. Übungen in diesem Bereich sind sehr gut in Gruppentherapien umzusetzen, in denen auch Rollenspiele und Dialoge durchgespielt werden können. Ziele der Übungen auf der Ebene der Prosodie sind die Beeinflussung des Sprechtempos, des Redeflusses und der Modulation und Akzentuierung des Gesprochenen. Im Einzelnen beinhaltet es das Erarbeiten von:

- angemessenem Sprechtempo
- adäquate Pausensetzung und Phrasenlänge
- Akzentsetzung auf Wort- und Satzebene
- Satzintonationsmuster (Frage vs. Aussage)
- Ausdruck emotional gefärbter Aussagen

Übungen zum Sprechtempo und zur Pausensetzung können sein:

- silbenweises Sprechen, z. B. „ba-na-ne", „mar-me-la-de", Einsatz eines Pacingboards oder des Fingertappings
- wortweises Sprechen, z. B. „Der-Löwe-frisst-das-Zebra", auch hier mithilfe von externen oder internen Taktgebern (Metronom, Fingertapping, Pacingboard)
- bewusstes Betonen, z. B. „**Ich** mache **heu**te **gar** nichts!"
- übersteigertes Artikulieren, z. B. durch Flüstern auf Distanz oder „wie ein Nachrichtensprecher" sprechen
- Lautgriff am Wortanfang, z. B. den Initial vorher innerlich sprechen (Hilfsmittel: Buchstabentafel zum Zeigen)
- bewusste Atempausen, z. B. immer nach einer Phrase oder Zeile im Gedicht

(Vogel 2004)

Übungen zur Intonation und Akzentsetzung:

- metrische Kontrastierung von Wortakzent, z. B. „ein Baum vs. Einbaum"; „Tumor vs. Humor"
- Frage-Antwort-Sequenzen: „**Sie**gfried **tö**tet den **Dra**chen." „**Wer** tötet den Drachen?" – „**Siegfried** tötet den Drachen."; „**Wen** tötet Siegfried?" – „Siegfried tötet den **Drachen**.", „Tötet Siegfried eine **Schlange**?" – „**Nein,** Siegfried tötet einen **Drachen**.", usw.
- einzelne Aussagen mit unterschiedlicher Intonation sprechen, z. B. mit Überraschung („Was? Du hast im Lotto gewonnen!"), mit Wut („Ich warte schon seit Stunden mit dem Essen auf Dich!"), mit Ungeduld („Wann kommen denn endlich meine Geschenke?"), mit Erstaunen („Die Forscher haben die Gravitationswellen sichtbar gemacht!"), usw.

Gerade in der Gruppentherapie können Sprechtempo und Modulation sehr gut trainiert werden, weil die Patienten sowohl Sprecher als auch Hörer sind. So können sie sich gegenseitig Feedback geben, ihre Sprechweise kontrollieren und kommunikative Strategien entwickeln, die ihre Verständlichkeit verbessern und somit auch ihre Teilhabe in kommunikativen Situationen sichern (Masoud 2016). Übungen zur Prosodie können hier sein:

- Rollenspiele, z. B. Reklamation eines Elektroartikels, Verkaufsgespräch, Reise buchen usw.
- kurze Dialoge nachsprechen/laut vorlesen, z. B. von Loriot
- Ratespiele, z. B. einen Begriff umschreiben, Berufe raten etc.

- Diskussionsrunden zu aktuellen Themen (Vorsicht bei politischen Themen) usw.

Evidenz: Patel (2002) fand heraus, dass die Therapie prosodischer Parameter zu einer besseren Verständlichkeit und Natürlichkeit des Sprechens führt.

9.6.2 Prothetische und instrumentelle Hilfsmittel

Zur Behandlung schwerer sprechmotorischer Störungen können externe Hilfsmittel eingesetzt werden, um eine Verbesserung der Verständlichkeit zu erreichen oder auch die Übungsbehandlung der einzelnen Funktionskreise zu unterstützen.

Pacing Board

Das Tastbrett hilft dabei, das Sprechtempo zu verlangsamen. Der Patient lernt, mit seinem Finger entweder ein rundes oder längliches Tastbrett mit kleinen Abstandshaltern während des Sprechens abzufahren. Meist soll ein Wort pro Abschnitt gesprochen werden.

Weißes Rauschen

Um eine höhere Sprechlautstärke zu erzielen, kann man dem Patient Kopfhörer aufsetzen, über den sog. „weißes Rauschen" appliziert wird. Der Patient wird dadurch automatisch lauter und höher, weil er sich selbst sonst nicht hören würde (Lombard-Effekt).

Evidenz: Neel (2009) fand, dass die Erhöhung der Sprechlautstärke eine Verbesserung der Verständlichkeit nach sich zieht.

Elektronischer Stimmverstärker

Gerade Parkinson-Patienten profitieren von einer Stimmverstärkung, wenn die Hypophonie stark vorangeschritten ist. Die Geräte funktionieren sehr einfach: Es ist ein kleiner tragbarer Verstärker mit Mikrofon und Lautsprecher.

Nasenklammer

Bei Hypernasalität ist diese einfache Methode anzuwenden: Mittels einer Klammer wird verhindert, dass die Luft durch die Nase entweicht. Die Akzeptanz seitens der Patienten für diese Maßnahme ist sicherlich gering.

Gaumensegelprothese

Auf der Basis von „klassischen" Gaumensegelprothesen (GSP) bei LKG-Spalten wurde im Städtischen Klinikum Bogenhausen eine spezielle Gaumensegelprothese für Dysarthrie mit zentraler velopharyngealer Insuffizienz entwickelt, die Palatoflex^{TM}. Studien zeigten signifikante Ergebnisse bei der Verbesserung der Verständlichkeit durch akustische Parameter (Vogel 2001). Die GSP besteht aus einem elastischen Material, welches für eine Anhebung des Gaumensegels während des Sprechens sorgt. Sie wird wie eine Zahnklammer an den Zähnen fixiert. Die Patienten brauchen bestimmte Voraussetzungen, um für eine GSP geeignet zu sein:

- hohe Würgereizschwelle: der Reiz kann beim Tragen ausgelöst werden
- hohe Motivation: Vor-und Nachteile müssen dem Betroffenen klar sein
- gute Speichelkontrolle: bei fehlendem Mundschluss oder niedriger Schluckfrequenz behindert der Speichel den Tragekomfort
- gute Handfunktion: Patienten setzen die GSP selbstständig ein
- gutes Gebiss: Zähne müssen einen sicheren Halt bieten
- richtiger Zeitpunkt: möglichst früh, um das Lernpotenzial auszuschöpfen

Ziel der GSP ist nicht, dass sie dauerhaft als Prothese verwendet wird, sondern sie unterstützt die Restitution der Artikulation, indem sie bessere Ausgangsbedingungen für alle Artikulatoren durch die verbesserte Ventilfunktion schafft. Es geht also darum, möglichst frühzeitig, möglichst normale aerodynamische Bedingungen für die Artikulation zu schaffen (Ziegler & Vogel 2010).

Die Nachteile beim Tragen der GSP sind: Die velaren Laute /k, g, ch/ sind phonetisch entstellt, die Artikulation ist sehr feucht, die Phonation ist hyponasal, die Nasenatmung, das Schnäuzen und Schlucken sind behindert. Dafür sorgt sie für ein flüssigeres Sprechen mit hellerer Stimme und weniger respiratorischer Anstrengung, weil das „Schlupfloch" für den Ausatemstrom verstopft wird (Vogel 2001; Vogel 2004).

Nasalanzventil

Eine neuere Variante, um der velopharyngealen Insuffizienz entgegenzuwirken, sind sog. Nasalanzventile (*Nasal Speaking Valves* NSV, Suwaki, Nanba, Ito et al. 2008), die den Nasenlöchern angepasst und eingesetzt werden. Dadurch kann man weiterhin durch die Nase einatmen, aber die Luft entweicht nicht mehr durch die Nase und verhindert so die hypernasale Artikulation und Resonanz. Diese Ventile werden deutlich besser toleriert und können somit der GSP überlegen sein (Ziegler & Vogel 2010).

9.6.3 Medikamentöse Behandlung und operative Verfahren

Es gibt keine Medikamente, die das Sprechen positiv beeinflussen können.

Positive Ergebnisse gibt es bei der Behandlung der spasmodischen Dysphonie (➤ Kap. 13.2.3) mit **Botulinumtoxin (Botox-)Injektionen** in den Thyroarythenoid-Muskel und bei mandibulären und lingualen Dystonien (➤ Kap. 2.8.1) ebenfalls mit Botox (Ziegler & Vogel 2010). Diese Behandlung ist nur temporär erfolgreich, weil sich das Nervengift wieder abbaut und muss daher regelmäßig wiederholt werden (Karagama 2018).

An operativen Verfahren, die das Sprechen direkt beeinflussen, gibt es die Möglichkeiten einer **Velopharyngoplastik** und einer **Pharyngoplastik.** Bei diesen Verfahren werden das Gaumensegel und/oder die Pharynxkonstriktoren mit einer Plastik (aus eigenem Gewebe) versehen, damit sie einen vollständigen velopharyngealen Abschluss bewirken können. Die Technik kommt aus der Chirurgie bei Gaumenspalten und macht nur Sinn, wenn noch Restfunktionen von Gaumensegel und Pharynxkonstriktoren vorhanden sind (Vogel 2001).

9.6.4 Adjuvante Therapieverfahren

Folgende Therapieverfahren können zusätzlich eingesetzt werden, um die Übungsbehandlung zu unterstützen.

Biofeedback

Es gibt PC-Programme, die die Sprechleistung visualisieren oder auch spielerisch trainieren lassen. Dabei können Übungen zu verschieden Lautklassen, Tonhöhen, Tonhaltedauer, Lautstärke, u.a. durchgeführt werden.

- Speech Trainer (www.speechtrainer.de)
- LingWaves TheraVox (www.wevosys.de/produkte/lingwaves/lingwaves_theravox.html)

Man kann dem Patienten seine Sprechleistungen auch über **Tonbandaufnahmen** rückmelden. Messgeräte wie **Lautstärkepegelmesser** und **Tonhöhemesser** liefern einfache Daten für die Evaluierung und Verlaufskontrolle.

LITERATUR

Ackermann H. Neurogene Sprech- und Stimmstörungen. Deutsche Gesellschaft für Neurologie. Leitlinien für Diagnostik und Therapie in der Neurologie, 2018.

Ackermann H. Ziegler W. Brain mechanisms underlying speech. In: Hardcastle WJ. Laver J. Gibbon FE (eds.). The Handbook of Phonetic Sciences. New York: Wiley-Blackwell; 201,0. P. 202–250.

Baylor C, Yorkston K, Eadie T, Kim H Chung H, Amtmann D. The Communicative Participation Item Bank (CPIB): Item bank calibration and development of a disorder-generic short form. Journal of Speech Language and Hearing Research; (in Druck).

Breitbach-Snowdon H. UNS-Untersuchung Neurologische bedingter Sprech- und Stimmstörungen. Düsseldorf: LOGO, 1995.

Brockmann-Bauser M, Bohlender J. Praktische Stimmdiagnostik. Stuttgart: Thieme Verlag, 2014.

Brügge W, Mohs K. Therapie funktioneller Stimmstörungen. München: Ernst Reinhardt, 2001.

Colton R, Casper J, Leonard R. Understanding voice problems: A physiological perspective for diagnosis and treatment.3. Aufl. Phildelphia: Lippincott, Williams & Wilkins, 2006.

Darley F, Aronson A, Brown J. Motor Speech Disorders. Philadelphia. London. Toronto: Saunders, 1975.

Donovan NJ, Kendall DL, Young ME et al. The communicative effectiveness survey: preliminary evidence of construct validity. Am J Speech Lang Pathol 2008; 17.335–347.

Enderby PM, Palmer R. Frenchay Dysarthria Assessment – Second Edition (FDA-2). Austin: College Hill Press, 2008.

Flaßkamp A. Sprechstörungen und funktionelle Asymmetrie der Basalganglien bei Parkinson-Patienten. Inaugural-Dissertation. Ruhr-Universität Bochum, 2013.

Förster U. Dysarthrie bei Erwachsenen: Einteilung, differentialdiagnostische und therapeutische Aspekte aus sprachheilpädagogischer Sicht. In: Grohnfeldt M. Handbuch der Sprachtherapie. Bd. 6. Berlin: Ed. Marhold, 1993.

Frittrang B. Ansätze der Sprachtherapie bei Morbus Parkinson. Seminarskript, 2007.

Grötzbach H, Iven C. ICF in der Sprachtherapie: Umsetzung und Anwendung in der logopädischen Praxis. Idstein: Schulz-Kirchner, 2009.

Hammer S. Stimmtherapie mit Erwachsenen. 5. Aufl. Heidelberg: Springer, 2012.

Hanson EK, Yorkston KM, Britton D. Dysarthria in Amyotrophic Lateral Sclerosis: A systematic review of characteristics, speech treatment, and augmentative and alternative communication Journal of medical speech-language pathology 2011; 19(3):12–30.

Hardcastle WJ. Physiology of Speech Production. London: Academic Press, 1976.

Hartelius L, Elmberg M, Holm R, Lövberg AS, Nikolaidis S. Living with Dysarthria: Evalution of a Self-Report Questionnaire. Folia Phoniatr Logop 2008; 60:11–19.

Hixon TJ, Hoit JD. Evaluation and Management of Speech Breathing. Disorders, Principles and Methods. Tucson: Redington Brown, 2005.

Huber W. Dysarthrie. In: Hartje W., Poeck K (Hrsg.). Klinische Neuropsychologie. 3. Aufl. Stuttgart: Thieme Verlag, 1997.

Hüter-Becker A. Prinzipien Motorischen (Wiederer-)Lernens. In: Hüter-Becker A, Dölken M. Physiotherapie in der Neurologie. Stuttgart, New York: Thieme Verlag, 2010. DOI: 10.1055/b-0034-6946.

Jörg J, Wilheim HH. Praxis neurologischer Sprach- und Sprechstörungen. Stuttgart: Fischer Verlag, 1985.

Kaleta T. Auswirkungen des Morbus Parkinson auf das Sprechnetzwerk. Inaugural- Dissertation. Universität Köln, 2015.

Karagama Y. Botulinum toxin injection in spasmodic dysphonia. ENT & audiology news 2018; 27, https://www.entandaudiologynews.com/development/how-i-do-it/post/botulinum-toxin-injection-in-spasmodic-dysphonia (zuletzt abgerufen am 07.12.18)

Karnath HO, Thier P (Hrsg.). Neuropsychologie. Berlin/Heidelberg: Springer, 2003.

Kroker C, Chang C, Steiner J. Die Dys-SAAR-thrietherapie (DST). Forum Logopädie 2015; 6(29): 14–19.

Kroker C, Schock A, Steiner J. Dysarthrie als Störung des Zeittaktes- Grundlagen für eine innovative Therapie. Idstein: Schulz-Kirchner, 2018.

Liehs A. Unterstützte Kommunikation bei zentral erworbenen Kommunikationsstörungen im Erwachsenenalter. Inaugural-Dissertation. Universität Köln, 2003.

Lösslein H, Deike-Beth C. Hirnfunktionsstörungen bei Kindern und Jugendlichen. Neuropsychologische Untersuchungen für die Praxis. 3. Aufl. Köln: Deutscher Ärzte-Verlag, 2000.

Masoud V. Gruppentherapie bei Dysarthrie. Forum Logopädie 2016; 2 (30): 36–41.

Mitchell C, Bowen A, Tyson S, Conroy P. ReaDySpeech for people with dysarthria after stroke: protocol for a feasibility randomized controlled trial. Pilot and Feasibility Studies 2017a; 4:25.

Mitchell C, Bowen A, Tyson S. Interventions for Dysarthria Due to Stroke and Other Adult-acquired, Non-progressive Brain Injury. Cochrane Systematic Review 2017; https://www.cochranelibrary.com/cdsr/doi/10.1002/14651858.CD002088.pub3/epdf/full (zuletzt abgerufen am 07.12.18)

Nawka T, Anders LC, Wenders J. Die auditive Beurteilung heiserer Stimmen nach dem RBH-System. Sprache-Stimme-Gehör 1994; 18: 130–133.

Nawka T, Wiesmann U, Gonnermann U. Validierung des Voice Handicap Index (VHI) in der deutschen Fassung. HNO 2003; 51:921–929.

Nebel A, Deuschl G. Dysarthrie und Dysphagie bei Morbus Parkinson. Stuttgart: Thieme, 2008.

Nebel A. Auswirkungen medikamentöser und operativer Behandlungen auf die Dysarthrie. In: Nebel A, Deuschl G. Dysarthrie und Dysphagie bei Morbus Parkinson. Stuttgart: Thieme, 2008.

Neel AT. Effects of loud and amplified speech on sentence and word intelligibility in Parkinson disease. Journal of Speech, Language, and Hearing Research 2009; 52:1021–1033.

Nicola F, Ziegler W, Vogel M. Die Bogenhausener Dysarthrieskalen (BoDyS). Forum Logopädie 2004; 2 (18): 14–22.

Patel R. Prosodic control in severe dysarthria: Preserved ability to mark the question-statement contrast. Journal of Speech, Language, and Hearing Research 2002; 45: 858–870.

Päßler-van Rey D. Elektronische Kommunikationshilfen: Vokabularaufbau ohne Kodierung und Grammatikfunktion. In: Nonn K. Unterstützte Kommunikation in der Logopädie. Stuttgart: Thieme Verlag, 2011.

Pompino-Marschall B. Einführung in die Phonetik. Berlin, New York: Walter de Gruyter, 1995.

Ramig LO et al. Voice treatment for Parkinson disease and other neurological disorders. San Diego: Singular Press, 2000.

Ramig LO, Fox C, Sapir S. Parkinson's disease: Speech and voice disorders and their treatment with the Lee Silverman Voice Treatment. Semin Speech Lang, 2004; 25:169–180.

Ramig LO, Sapir S, Countryman S, Pawlas AA, O'Brien C, Hoehn M et al. Intensive voice treatment (LSVT) for patients with Parkinson's disease: a 2 year follow up. J Neurol Neurosurg Psychiatry 2001; 71: 493–8.

Robertson SJ, Thompson F. Therapie mit Dysarthrikern. Stuttgart: Gustav Fischer, 2002.

Robertson SJ, Thomson F. Therapie mit Dysarthrikern. 2. Aufl. München: Urban & Fischer, 1990.

Runge V. „Dysarthrie" als Begleitstörung von Aphasien. Aphasie und Schlaganfall 2003; 5–14.

Runge V. Therapie der Artikulation bei Dysarthrien. Workshop auf der 1. Jahrestagung der GAB, Bielefeld, 2001.

Sackley CM, Smith CH, Rick CE, Brady MC, Ives N, Patel S, Woolley R, Dowling F, Patel R, Roberts H, Jowett S, Wheatley K, Kelly D, Sands G, Clarke CE. Lee Silverman Voice Treatment versus standard speech and language therapy versus control in Parkinson's disease: a pilot randomised controlled trial (PD COMM pilot). Pilot Feasibility Stud. 2018 Jan 10; 4:30. doi: 10.1186/s40814-017-0222-z. eCollection 2018 (zuletzt abgerufen am 07.12.18)

Samar VJ, Metz DE. Criterion validity of speech intelligibility rating scale procedures for the hearing-impaired population. J Speech Hear Res 1988; 31: 307–316.

Schalch F. Schluckstörungen und Gesichtslähmung. Stuttgart: Gustav Fischer, 1989.

Schindelmeiser J. Anatomie und Physiologie für Sprachtherapeuten. 3. Aufl. München: Elsevier, 2014.
Schmich, J., Porsche, J., Vogel, M., Kuny, R., Mannsberger, U., Lorenzl, S., Levin, J. & Ziegler, W. (2010). Alltags- und kommunikationsbezogene Dysarthriediagnostik: Ein Fragebogen zur Selbsteinschätzung. *Sprache Stimme Gehör,* 34(02), 73–79.)
Schnitker R, Huber W, Pustelniak D, Weyer D, Willmes K, Bülte D. Die Aachener Materialien zur Diagnostik neurogener Sprechstörungen (AMDNS). Neurologie & Rehabilitation 2011; 5/6: 277.
Schölderle T, Staiger A, Hoffman B, Ziegler W. Akustische Sprachsignalanalysen in der klinischen Dysarthriediagnostik: Möglichkeiten und Grenzen. Sprache-Stimme-Gehör 2015; 39:176–181.
Schubert A. Dysarthrie. Diagnostik – Therapie – Beratung. 3. Aufl. Idstein: Schulz-Kirchner Verlag, 2011.
Sharkawi AEl, Ramig LO. Swallowing and voice effects of Lee Silverman Voice Treatment: a pilot study. J Neurol Neurosurg Psychiatry 2002; 72: 31–36.
Skodda S. Die Dysarthrie des Morbus Parkinson: Klinische Präsentation, pathophysiologische und diagnostische Aspekte. Sprache-Stimme-Gehör 2015; 39:182–186.
Suwaki N, Nanba K, Ito E, Kumakura I, Minagi S. The effect of nasal speaking valve on the speech under experimental velopharyngeal incompetence condition. J Oral Rehabil 2008; 35(5):361–369.
Taub E, Uswatte G, Elbert T. New treatments in neurorehabilitation founded on basic research. Nat Rev Neurosci 2002; 3:228–236.
Vogel M, Ziegler W, Morasch H. Sprechen. In: Von Cramon D, Zihl J (eds). Neurospychologische Rehabilitation. Berlin: Springer, 1988.
Vogel M. Der Einsatz der Gaumensegelprothese in der Behandlung dysarthrischer Patienten mit velopharyngealen Bewegungsstörungen. Neuentwicklung. Indikation und Effektivitätsnachweis. Inaugural-Dissertation. Ludwig-Maximilians-Universität München, 2001.
Vogel M. Seminarskript Dysarthrie. Fortbildung am 8.11.2004.
Wilske V. Allensbacher Schweregradskala für Dysarthrie. Forum des Zentralverbands für Logopädie, 1991; 1: 31–32.
Yorkston KM. Treatment efficacy: dysarthria. Journal of Speech and Hearing Research 1993; 39: 46–57.
Ziegler W, Lehner K, & KommPaS Study Group. Crowdsourcing as a tool in the clinical assessment of intelligibility in dysarthria: How to deal with excessive variation. Journal of Communication Disorders, 2021, 93, 106135. https://doi.org/https://doi.org/10.1016/j.jcomdis.2021.106135 (zuletzt abgerufen am 15.11.2022)
Ziegler W, Schölderle T, Staiger A, Vogel M. Die Bogenhausener Dysarthrieskalen (BoDyS). Ein standardisierter Test für die Dysarthriediagnostik bei Erwachsenen. Sprache-Stimme-Gehör 2015; 39:171–175.
Ziegler W, Vogel M, Gröne B, Schröter-Morasch H. Dysarthrie: Grundlagen – Diagnostik – Therapie. Stuttgart: Thieme, 1998.
Ziegler W, Vogel M. Dysarthrie: Verstehen – Untersuchen – Handeln. Stuttgart: Thieme, 2010.
Ziegler W. Auditive Methoden in der Neurophonetik. Neurolinguistik 2002; 16 (1–2):5–190.
Ziegler W. Dysarthrie. In: Bartels H, Siegmüller J (Hrsg.). Leitfaden Sprache – Sprechen – Stimme – Schlucken. München: Elsevier, 2006.
Ziegler W. Physiologie und zentralnervöse Organisation des Sprechens und deren Veränderung unter Morbus Parkinson. In: Nebel A, Deuschl G. Dysarthrie und Dysphagie bei Morbus Parkinson. Stuttgart: Thieme, 2008.
Ziegler W. Zierdt A. Clinical assessment fo intelligibility in dysarthria: A pilot-investigation of MVP-online. Journal of Communication Disorders 2008; 41:553–577.

Diagnostikmaterial

AMDNS. www.sprechmotorik.de/index.php/testverfahren (zuletzt abgerufen am 07.12.18)
BoDyS. Ziegler W, Schölderle T, Staiger A, Vogel M. Bogenhausener Dysarthrieskalen. Göttingen: Hogrefe, 2018.
KommPaS. https://kommpas-neurophonetik.de (zuletzt abgerufen am 15.11.2022)
PRAAT,In press PRAAT. www.fon.hum.uva.nl/praat/, (zuletzt abgerufen am 07.12.18)
RBH-Skala. Nawka T, Anders LC, Wenders J. Die auditive Beurteilung heiserer Stimmen nach dem RBH-System. Sprache-Stimme-Gehör 1994; 18: 130–133.
UNS. Breitbach-Snowdon H. UNS-Untersuchung Neurologische bedingter Sprech- und Stimmstörungen. 3. Auflage. Hofheim: Prolog, 2003.

Therapiematerial

Betke I, Christiansen JA, Röder S, Schädler U, Settele S, Sonnenschein S, Thiel B. ArtikuList. Wortlisten zur Behandlung von Artikulationsstörungen. Hofheim: NAT-Verlag, 2010.
Brügge W, Mohs K. Therapie funktioneller Stimmstörungen. München: Ernst Reinhardt, 2001.
Dys-SAARtherapie. Kroker C, Schock A, Steiner J. Dysarthrie als Störung des Zeittaktes- Grundlagen für eine innovative Therapie. Idstein: Schulz-Kirchner, 2018.
LingWaves TheraVox http://www.wevosys.de/produkte/lingwaves/lingwaves_theravox.html, (zuletzt abgerufen am 07.12.18)
LSVT Loud. www.lsvt.de, (zuletzt abgerufen am 07.12.18)
Minimix. www.prolog-shop.de, (zuletzt abgerufen am 07.12.18)
Materialien für die Sprechapraxietherapie. https://www.ekn.phonetik.uni-muenchen.de/diagnostik_therapie/hwl/ekn_materialien_sax_therapie.pdf, (zuletzt abgerufen am 07.12.18)
Robertson SJ, Thompson F. Therapie mit Dysarthrikern. Stuttgart: Gustav Fischer, 2002.
Speech Trainer. www.speechtrainer.de, (zuletzt abgerufen am 07.12.18)

KAPITEL

10 Sprechapraxie

K. Eibl

Bei der Sprechapraxie handelt es sich um eine erworbene Sprechstörung, die an der Schnittstelle zwischen der phonologischen Repräsentation und ihrer sprechmotorischen Ausführung angesiedelt ist. Sie wird als artikulatorische Störung beschrieben, bei der die Programmierung der Sprechmotorik gestört ist, die phonologischen Repräsentationen ebenso wie die Beweglichkeit der Sprechwerkzeuge aber erhalten sind. Daher wird sie als **Programmierungsstörung** definiert.

DEFINITION

Die Sprechapraxie ist eine erworbene neurogene artikulatorische Störung, bei der die sprechmotorische Programmierung beeinträchtigt ist. Betroffen ist die Transformation der abstrakten phonologischen Repräsentation in die konkrete motorische Ausführung. Sie ist gekennzeichnet durch Suchverhalten und Fehlversuche, eine Sprechanstrengung sowie inkonstante und inkonsistente phonetische und phonologische Fehler (Vogel 2010; Aichert & Wunderlich 2004).

Es handelt sich also um eine Störung der **phonetischen Enkodierung und Planung** von Wörtern und Sätzen, während die Wortformen korrekt repräsentiert sind. Die Patienten haben eine Klangvorstellung von dem Laut, der Silbe oder dem Wort. Gleichzeitig liegen keine sensomotorischen Störungen der Sprechorgane vor (Vogel 2010).

Das Kapitel beginnt mit der Beschreibung des Erscheinungsbilds (➤ Kap. 10.1) des Syndroms, um es dann von Aphasie (➤ Kap. 10.1.2), Dysarthrie (➤ Kap. 10.1.3) und bukkofazialer Apraxie (➤ Kap. 10.1.4) abzugrenzen. Es folgt die Beschreibung von drei Sprachproduktionsmodellen (➤ Kap. 10.2), mit denen nach Erklärungen für das Syndrom gesucht wird. Nach einem Überblick über die Ursachen (➤ Kap. 10.3) geht es zum Diagnostikteil (➤ Kap. 10.4), indem sowohl auditiv-perzeptive als auch apparative Methoden beschrieben werden. Der Block Therapie (➤ Kap. 10.5) bildet den Abschluss des Kapitels. Weiterführende Literatur findet man bei Lauer & Birner-Janusch (2010) oder in englischsprachigen Lehrbüchern, insbesondere die Neuauflage von *Motor Speech Disorders* (Duffy 2013) oder das gleichnamige *Motor Speech Disorders* von Freed (2018).

10.1 Erscheinungsbild

Der Ersteindruck bei einem Patienten mit einer mittelschweren bis schweren Sprechapraxie ist vom **Suchverhalten** der Sprechmuskulatur und den vielen **Fehlversuchen** beim Sprechen geprägt. Er hat das Wort im Kopf, er weiß, was er sagen möchte, aber seine Sprechmuskulatur gehorcht ihm nicht. Die Programmierung der Bewegungen von Kiefer-, Zungen-, Lippen-, Gaumen- und Kehlkopfmuskulatur ist gestört. Es kostet ihn buchstäblich viel Kraft und zeigt sich in einer ausgeprägten **Sprechanstrengung.** Gleichzeitig merkt der Patient sofort, wenn er ein Wort nicht richtig artikuliert hat. Die vielen Fehlversuche sind äußerst frustrierend für ihn. Häufig zeigt sich die gestörte Programmierung auch bei der nichtsprachlichen Willkürbewegung der Gesichtsmuskulatur. Eine Sprechapraxie ist oft mit einer **bukkofa-**

KLINISCHER HINTERGRUND

Eine kleine Auffrischung der artikulatorischen Phonetik (Ebert 2005)

Die Analyse der sprechapraktischen Fehler erfordert grundlegende Kenntnisse der Phonetik und der zugrundeliegenden Mechanismen der Artikulation.

Artikulation ist die Modifikation des Luftstroms im Ansatzrohr durch „Hindernisse", die für jeden Laut charakteristisch sind.

Die „Hindernisse" werden durch die **Artikulatoren** gebildet. Die aktiven (beweglichen) Artikulatoren sind: Lippen, Zunge, Velum, Kehlkopf mit Glottis. Die passiven (eher unbeweglichen) Artikulatoren sind: Zähne, Zahndamm, harter Gaumen, Zäpfchen, Rachenhinterwand. Die Zunge wird unterteilt in Zungenspitze (Vorderzunge), Zungenblatt, Zungenrücken (Hinterzunge) und Zungenwurzel (Radix).

Konsonanten sind „Geräusche", die durch Behinderung des Luftstroms aufgrund der Berührung oder Annäherung von zwei Artikulatoren entstehen.

Vokale sind „Klänge", bei denen die Luft fast ungehindert entweichen kann.

Man unterscheidet zwischen:

- **Artikulationsort:** der Stelle, an der sich zwei Artikulatoren annähern oder berühren; die Artikulationsorte im Ansatzrohr (von vorne nach hinten) sind: labial (bilabial, labiodental), koronal (alveolar, postalveolar, retroflex), dorsal (palatal, velar, uvular) und radikal (pharyngeal, laryngeal)
- **Artikulationsart:** die Art und Weise, wie der Luftstrom behindert wird; die Artikulationsarten sind: Plosive, Frikative, Affrikaten, Nasale, Approximanten (Lateral), Vibranten (süddt. /r/)

Ein drittes Beschreibungsmerkmal ist die Stimmbeteiligung: stimmhaft vs. stimmlos.
Die Konsonanten klassifiziert man nach der Artikulationsart in:

- Sibilanten (Zischlaute), Obstruenten (Plosive, Frikative, Affrikate), Sonoranten (alle stimmhaften nicht-Obstruenten), Rhotics (Approximant, Vibrant) und Liquide (Rhotics und laterale Approximanten)
- Obstruenten sind stimmhaft und stimmlos, Sonoranten sind immer stimmhaft

Aspiration: Wenn ein Plosiv gelöst wird, bevor die Stimme einsetzt, z. B. bei dem Wort [ki: ta], dann folgt auf die Verschlusslösung ein Hauchgeräusch, eine Aspiration [ki:tha]. Diese Aussprache ist im Deutschen bei Plosiven als Final und vor betonten Vokalen regelhaft.
Die Transkription von gesprochenen Äußerungen in die phonetische Umschrift des Zeicheninventars der IPA (*International Phonetics Association*) sollte regelmäßig geübt werden (➤ Tab. 10.1).

Tab. 10.1 IPA Symbole für das Deutsche

Vokale	Diphthonge	Konsonanten
[a] glatt	[a͡ɪ] Wein	[p] Plan
[a:] baden	[a͡ʊ] Auto	[b] Bad
[e:] Mehl	[ɔ͡y] Heu	[t] Tor
[ɛ] Fell		[d] Dank
[ɛ:] Säge		[k] Katze
[i:] Liebe		[g] Garten
[ɪ] ist		[f] Floh
[o] Ton		[v] Vase, Wunsch
[o:] Boot		[s] nass
[ɔ] offen		[z] Sofa
[u] Musik		[ʃ] Schule
[u:] Mut		[h] Hase
[ʊ] Luft		[j] Yacht, Boje
[y] müssen		[m] Mund
[y:] fühlen		[n] Nase
[ø:] Höhle		[ŋ] Engel
[œ] Hölle		[ç] Ich
[ə] gemein		[χ] acht
[ɐ] Sommer		[l] Laus
		[r] rot (uvular)
		[R] Rübe (apikal)
		[ʁ] Brot
		[ʒ] Montage
		[t͡s] Zebra

zialen Apraxie (➤ Kap. 10.1.4) und einer **Gliedmaßenapraxie** (➤ Kap. 4.6.1) assoziiert. Die bukkofaziale Apraxie stellt man nur in der Diagnostik fest, wenn der Patient aufgefordert wird, willkürliche oder imitatorische mimische Bewegungen durchzuführen. Unwillkürlich und reflektorisch können alle mimischen Bewegungen ausgeführt werden. Sie hat daher keine Alltagsrelevanz, ist aber für die Diagnostik (➤ Kap. 10.4.1) und für manche Therapiemethoden (➤ Kap. 10.5.4) von Bedeutung. Sie tritt auch isoliert auf und bildet sich i. d. R. zügig zurück.

In den meisten Fällen tritt eine Sprechapraxie gemeinsam mit einer schweren unflüssigen Aphasie auf, am häufigsten wird sie mit einer Broca-Aphasie assoziiert (Wertz 1985). In selteneren Fällen kann sie auch mit einer Dysarthrie einhergehen (Ziegler 2010). Es gibt reine Formen, die isoliert ohne Begleitsymptomatik auftreten. Dabei zeigt sich die Störung in allen Modalitäten des Sprechens, während z. B. das Schreiben deutlich besser ist (Huber, Poeck, Springer 2013).

Bei schweren Fällen sind die Patienten in den ersten Tagen bis Wochen mutistisch, meist einhergehend mit einer globalen Aphasie. Dann haben sie meist zusätzlich eine ausgeprägte Hemiparese rechts (sowohl Arm und Bein betreffend) und eine zentrale faziale Parese rechts mit Sensibilitätseinschränkungen der rechten unteren Gesichtshälfte (Lauer & Birner-Janusch 2010; Ziegler 1991). Patienten mit Sprechapraxie zeigen keine Dysphonie, wie man sie bei einer Dysarthrie findet. Es kommt aber zu einer Dyskoordination der Stimmlippen und des Kehlkopfes bei der Einstellung der Artikulomotorik (Ziegler 1991).

10.1.1 Symptomatik

Die Symptome werden in drei Kategorien aufgeteilt:

- Störung der Artikulation (segmentale Ebene)
- Störung der Prosodie (suprasegmentale Ebene)
- Auffälligkeiten im Sprechverhalten

Interessanterweise kommt es, egal bei welcher Ausprägung der Störung, zu sog. **Inseln störungsfreien Sprechens:** Die Patienten können einige Wörter oder Phrasen, häufig emotional gefärbte Floskeln oder automatisierte Zahlenreihen, symptomfrei artikulieren (Aichert & Wunderlich 2004). Ziegler (2010) zitiert eine Anekdote, bei der ein Patient viele Fehlversuche hatte, um „nein" zu sagen. Schließlich gab er frustriert auf und sagte: „Ich kann nicht nein sagen!".

Tab. 10.2 Beispiele für segmentale Fehler

Kategorie	Zielwort	Fehlerart
phonematischer Fehler	Tisch	[kiʃ] – Substitution
phonetischer Fehler	Banane	[pana:nə] – Fortisierung von [b]
entstellte Phonematische Paraphasie	Decke	[kɛgə] – Antizipation mit Lenisierung

Störung der Artikulation

Die Fehler auf der segmentalen Ebene (➤ Tab. 10.2) sind ein wesentliches Kriterium zur Differenzialdiagnostik. Sie sollten daher immer ausführlich analysiert werden. Hier werden phonematische Fehler von phonetischen Entstellungen sowie eine Mischform von beiden unterschieden. Die segmentalen Fehler sind außerdem dadurch gekennzeichnet, dass sie nicht vorhersagbar sind. Hier zeigt sich eine **Inkonstanz** und **Inkonsistenz,** die ein entscheidendes Merkmal der Sprechapraxie ist.

Phonematische Fehler

Es kommt zu Substitution, Elision, Addition oder Metathese von Phonemen. Die phonematischen Paraphasien sind i. d. R. artikulatorisch wohlgeformt, können aber auch phonetisch entstellt sein. Dann spricht man von einer entstellten phonematischen Paraphasie (Brendel 2003). Aufgrund der phonematischen Fehler fällt eine Abgrenzung zu einer phonologischen Störung bei Aphasie schwer (➤ Kap. 6.1.1).

Phonetische Entstellungen

Quantitativ kann man hier Dehnungen von Vokalen oder Konsonanten sowie iterative Lautwiederholungen beschreiben. Qualitativ äußern sich die phonetischen Entstellungen in der graduellen Abweichung von Artikulationsort und -modus. So kommt es zu Nasalisierung / Denasalisierung, Lenisierung / Fortisierung, Zentralisierung, Lateralisierung, Affrizierung, Diphtongisierung, Glottalisierung und stimmhaft / stimmlos-Fehlern (Vogel 2010; Brendel 2003). Das zeigt, dass nur einzelne Merkmale des Ziellautes nicht korrekt realisiert werden (Lauer & Birner-Janusch 2010) und sich dadurch Phoneme ergeben können, die nicht Teil des deutschen Phoneminventars sind.

Phonetisch-phonematische Fehler

Hier kann man erkennen, dass es sich um eine phonematische Paraphasie handelt, die aber phonetisch entstellt ist, z. B. [kɛnslɐ] für „Künstler" bei der das [t] ausgelassen und das [y] zentralisiert wurde.

Für die Fehler auf der lautlichen Ebene hat man verschiedene Einflussfaktoren identifiziert (Aichert & Wunderlich 2004; Ziegler 2010; Brendel 2003; Ziegler 1991):

- **Artikulationsart:** Vokale sind einfacher zu artikulieren als Frikative und Affrikaten. Eine mögliche Reihenfolge ist: Vokale < Nasale < Gleitlaute < Plosive < Frikative < Affrikaten
- **Silbenstruktur:** Silben mit einer einfachen Struktur (CV – Konsonant – Vokal) sind stabiler als solche mit einer komplexen Struktur (CCV, CVCC)
- **Silbenfrequenz:** hochfrequente Silben sind stabiler als niedrigfrequente
- **Wortlänge:** je länger das Wort, desto höher die Wahrscheinlichkeit, dass Fehler auftreten
- **Lautposition:** Silbenanlaut (Onset) ist eher betroffen als das Silbenende (Reim; vgl. Exkurs „Die Silbe", ➤ Kap. 10.2.2).
- **Lautähnlichkeit:** meist ist der Ersatzlaut dem Ziellaut sehr ähnlich, er unterscheidet sich häufig nur in einem artikulatorischen Merkmal; dies betrifft sowohl die phonematischen als auch die phonetischen Fehler

Ebenso hat man lexikalische und syntaktische Einflüsse festgestellt (Aichert & Wunderlich 2004):

- Wörter sind einfacher als Neologismen
- hochfrequente Wörter sind einfacher als niederfrequente
- konkrete Wörter sind einfacher als abstrakte
- je komplexer der Satzbau, desto fehleranfälliger ist die Äußerung

Störungen der Prosodie

Die Symptome auf der suprasegmentalen Ebene zeigen sich im **Höreindruck**: der Redefluss ist unflüssig und verlangsamt, es kommt zu Silben- und Wortiterationen, zu vielen Fehlversuchen und Selbstkorrekturen. Außerdem:

- inadäquate oder zu lange Pausen
- Lautdehnungen und -auslassungen
- verlängerte Lautübergänge zwischen den Silben, Wörtern und Sätzen
- monotone Sprechweise durch Beeinträchtigung von Intonation und Akzentmuster
- skandierendes oder silbisches Sprechen

Ursprünglich nahm man an, dass die Störungen der Prosodie eher als sekundäres Symptom zu betrachten waren: die langsame Sprechweise kompensierte die Suche nach dem richtigen Artikulationsprogramm (Darley et al. 1975). Mittlerweile werden sie auch als Kernsymptome gesehen (McNeill et al. 1997). In schweren Ausprägungen sind detaillierte Analysen der Prosodie kaum möglich, weil der Sprechfluss so gestört ist, dass nur noch kurze Phrasen oder Wörter herausgebracht werden, die keinen intonatorischen Zusammenhang mehr erkennen lassen (Ziegler 1991).

In seltenen Fällen kommt es zum Foreign Accent Syndrom (FAS). Dabei sprechen die Betroffenen plötzlich mit einem anderen Akzent oder Dialekt als dem, den sie prämorbid gesprochen haben (Verhoeven & Marien 2010).

Auffälligkeiten im Sprechverhalten

Man sieht und hört es dem Patienten an, dass er angestrengt versucht, sich zu artikulieren. Diese **Sprechanstrengung** kann sich in Mitbewegungen und Anspannung von Gesichts- und Halsmuskulatur, in Augenzukneifen, Kieferanspannung, einer erhöhten Sprechstimmlage und einer gepressten Phonation äußern (Brendel 2003; Ziegler 1991). Die Patienten zeigen zudem eine große Unzufriedenheit und Frustration, was sich in Stöhnen und Ärger zeigt. Das kann soweit führen, dass die Patienten das Sprechen vermeiden. Weitere Symptome sind:

- sichtbare artikulatorische Suchbewegungen: Bewegungen von Kiefer, Lippen und Zunge
- hörbare artikulatorische Suchbewegungen: z. B. hört man bei suchenden Lippenbewegungen ein [m], [b] oder [p] oder ein [s], wenn ein Vorderzungenlaut gesucht wird; dieses lautierende Suchverhalten sollte als ein solches in der Diagnostik vermerkt werden, damit es nicht fälschlicherweise als segmentaler Fehler gewertet wird (Brendel 2003; Ziegler 1991)

Die Auffälligkeiten im Sprechverhalten können sich also mit den segmentalen Fehlern überschneiden.

10.1.2 Abgrenzung zu Aphasie

Die Sprechapraxie ist an der Schnittstelle zwischen phonologischer Repräsentation und artikulatorischer Ausführung angesiedelt. Die Störung der motorischen Prozesse, der sog. **artikulatorischen Gesten** (➤ Kap. 10.2.2), kann zu kategorialen Fehlern führen:

- bei der Programmierung können sowohl ein falsches Organ (Lippen, Vorderzunge, Hinterzunge, Velum, Kehlkopf) als auch ein falscher Bewegungstyp (Verschluss, Friktion, offene Passage) gewählt werden, die dadurch einen neuen Laut entstehen lassen.
- oder eine Komponente eines komplexen Bewegungsvorgangs, z. B. der Wechsel von oral nach nasal, fällt aus; dieser Ersatzlaut ist also aufgrund einer fehlgesteuerten motorischen Ausführung entstanden und nicht als Folge der Verwechslung einer symbolisch-abstrakten Einheit, eines Phonems
- weitere Fehlerquelle kann sein, dass eine Bewegung mit zu geringer Amplitude ausgeführt wird und dadurch keinen akustischen Effekt hervorruft – auch hier kann ein Phonemfehler entstehen
- die Fehlerquelle kann auch beim Untersucher liegen: die feinen graduellen akustischen Abweichungen werden durch die auditiven Wahrnehmungsprozesse kategorisiert, d. h. als ein anderes Phonem wahrgenommen (*phonemic false evaluation*)

(Ziegler 2010)

Dennoch ist die Abgrenzung der Sprechapraxie zu einer aphasisch-phonologischen Störung schwierig zu treffen, v. a., weil sie in 85 % von einer Aphasie begleitet wird und nur in ca. 10 % isoliert auftritt (Wertz 1985). Auch neuroanatomisch lassen sie sich kaum abgrenzen, da Läsionen im inferioren präfrontalen Kortex auch zu unflüssigen Aphasien führen. Klinisch bleibt nur die Analyse der segmentalen Fehler. Zum einen muss das Verhältnis von phonetischen zu phonematischen Fehlern berechnet werden. Im Falle einer Aphasie würde man von deutlich weniger bis gar keinen phonetischen Entstellungen ausgehen. Im Falle einer Sprechapraxie sollten diese in der Überzahl sein. Das Vorhandensein vieler phonematischer Fehler, die flüssig und wohlartikuliert ausgesprochen werden, sprechen eher für eine aphasische Störung. Für eine Sprechapraxie spricht, dass die phonematischen Fehler eine sehr hohe Ähnlichkeit des Ersatz- zu dem Zielphonem aufweisen. Außerdem imponiert der hör- und sichtbare Eindruck einer Sprechanstrengung, die vielen Pausen, Suchverhalten und Fehlversuche. Allerdings zeigen dies auch schwer betroffene Patienten mit unflüssiger Aphasie. Patienten mit einer phonologischen Störung zeigen dagegen kein silbisches oder skandierendes Sprechen, keine monotone Sprechweise oder Lautentstellungen.

Grundsätzlich liegt bei einer phonologischen Störung bei Aphasie eine Zugriffsstörung auf die Wortformen im Lexikon oder auf dem Weg vom Lexikon zur Artikulation im phonologischen Speicher vor. Sie zeigen keine Lautentstellungen und produzieren eher Phonemfehler am Wortende als am Wortanfang, was untypisch für eine Sprechapraxie ist. ➤ Tab. 10.3 fasst Unterschiede und Gemeinsamkeiten zwischen Sprechapraxie und Aphasie zusammen.

10.1.3 Abgrenzung zu Dysarthrie

Die Dysarthrie ist eine neurogene Sprechstörung auf der Ebene der motorischen Ausführung von Sprechbewegungen. Bei einer Dysarthrie sind immer alle drei Funktionskreise des Sprechens (Atmung, Phonation und Artikulation) betroffen (➤ Kap. 9.1). Im Gegensatz zur Sprechapraxie zeigen sich bei einer Dysarthrie durchgängige Auffälligkeiten wie Hypernasalität oder Hypophonie. Es gibt keine störungsfreien „Inseln". Die Fehler sind konstante phonetische Entstellungen, auch wenn die Sprechleistung je nach Tagesform, Aufmerksamkeit und Aufgabenstellung fluktuieren kann. Bei einer Dysarthrie findet man keine phonematischen Paraphasien. Ein Patient mit einer Dysarthrie spricht niemals störungsfrei (Ziegler 2010). Sein Sprechverhalten ist auch nicht durch Suchbewegungen oder Selbstkorrekturversuche geprägt. Das skandierende Sprechen bei Sprechapraxie findet sich höchstens als Symptom einer ataktischen Dysarthrie (➤ Kap. 9.4.5). Als neuroanatomisches Korrelat für eine persistierende Dysarthrie sind immer beidseitige kortikale oder einseitige subkortikale Läsionen oder Schädigungen verantwortlich (Ziegler 2010; ➤ Kap. 9.3; ➤ Kap. 1). Das individuelle Störungsmuster erlaubt im Gegensatz zu einer Sprechapraxie eine Vorhersage der Fehlertypen (Brendel 2003). ➤ Tab. 10.4 fasst die Unterschiede zusammen.

Tab. 10.3 Unterschiede und Gemeinsamkeiten zwischen Sprechapraxie und Aphasie

Sprechapraxie	Aphasie
phonetische Entstellungen	keine phonetischen Entstellungen
phonematische Paraphasien (mit hoher phonetischer Ähnlichkeit)	phonematische Paraphasien
Suchbewegungen	keine Suchbewegungen
Sprechanstrengung	teilweise Sprechanstrengung
reduzierte Sprechgeschwindigkeit	meist normale Sprechgeschwindigkeit
skandierendes Sprechen	normale Prosodie
mehr Fehler im An- und Inlaut von Silben	mehr Fehler im Auslaut von Silben

10.1.4 Abgrenzung zu bukkofazialer Apraxie

Die bukkofaziale Apraxie ist einer Unterform der Apraxien (➤ Kap. 4.6). Bei dieser Störung sind die willkürlich abgerufenen, nicht-sprachlichen Bewegungen von Gesicht und Mund gestört. Diagnostizieren kann man dies nur durch Aufforderungen oder Imitation von mimischen Bewegungen, z. B.: Rümpfen Sie die Nase! Blasen Sie die Backen auf!

Dabei kommt es zu **Parapraxien,** Ersatzbewegungen oder entstellten Bewegungen. So zeigen die Patienten eine Unfähigkeit, auf Aufforderung die Zunge herauszustrecken, können sich aber sehr wohl nach dem Essen den Mund ablecken. Die spontanen Bewegungen sind unbeeinträchtigt und es liegt auch keine Schwäche der mimischen und orolingualen Muskulatur vor. Häufig findet man die bukkofaziale Apraxie mit einer Sprechapraxie assoziiert, sie kommt aber auch isoliert bzw. zusammen mit einer Aphasie vor. Sie führt nicht zur Beeinträchtigung im Alltag, da die Patienten spontan alle diese Bewegungen ausführen können. Sie bildet sich meistens schnell zurück. Eine Behandlung der bukkofazialen Apraxie führt nicht zur Verbesserung der Artikulation (Lauer & Birner-Janusch 2010). Laut Goldenberg (2017) ist diese Form der Apraxie noch wenig verstanden.

Tab. 10.4 Unterschiede zwischen Sprechapraxie und Dysarthrie (➤ Tab. 9.1)

Bereich	Sprechapraxie	Dysarthrie
Läsion	einseitige, meist linkszerebrale anteriore Läsion	ein- oder beidseitige Läsionen
Atmung	unauffällig	häufig betroffen
Phonation	unauffällig	häufig betroffen
Artikulation	inkonsistente und inkonstante phonematische Fehler und phonetischen Entstellungen	• konstante phonetische Entstellungen • keine phonematischen Fehler
Sprechverhalten	Suchbewegungen, Fehlversuche, Selbstkorrektur	kein Suchverhalten, keine Korrekturversuche
Begleitstörungen	Aphasie, bukkofaziale Apraxie, Dysarthrie	• Dysphagie, Hemiplegie, Ataxie • keine bukkofaziale Apraxie

10.2 Erklärungsmodelle für die Sprechapraxie

Die Sprechapraxie wird definiert als Störung auf der Programmierungsebene von Sprechbewegungen oder auch als Störung der Schnittstelle zwischen phonologischer Repräsentation und artikulatorischer Ausführung. Was genau ist aber diese Planungs- oder Programmierungsebene? Wie sieht diese Schnittstelle aus? Für eine angemessene Behandlung der Sprechapraxie ist es wichtig zu wissen, welcher Verarbeitungsprozess genau auf welche Art und Weise gestört ist (Aichert & Wunderlich 2004).

Es gibt verschiedene Ansätze, die versuchen, Sprechapraxie in Sprachverarbeitungsmodellen unterzubringen. Aber: diese Modelle sind häufig nur bis zur phonologischen Ebene ausgearbeitet. Die motorische Ausführung wird zwar noch erwähnt, aber nicht näher beschrieben (Brendel 2003). Das liegt nicht zuletzt daran, dass die Prozesse, die für eine reibungslose Artikulation verantwortlich sind, noch nicht endgültig erforscht sind. Studien aus der Spracherwerbsforschung, der Versprecherforschung bei gesunden Sprechern und Fallstudien von Patienten mit Sprechapraxie geben zahlreiche Hinweise, die jedoch nicht für alle Aspekte der Störungen gleichermaßen gelten (ebd.).

10.2.1 Sprachproduktionsmodell von Levelt

Im Sprachproduktionsmodell von Levelt (Levelt, Roelofs & Meyer 1999; ➤ Abb. 6.4, ➤ Kap. 6.3.2) wird eine Ebene der **phonetischen Enkodierung** angenommen, auf der man die Sprechapraxie ansiedeln kann.

Der Sprechvorgang im Leveltschen Modell lässt sich folgendermaßen skizzieren: Ein Lemma wird aus dem konzeptuell-semantischen System abgerufen, in dem es semantisch-syntaktisch enkodiert wird. Dieses Lexem wird an das phonologisch-phonetische System weitergeleitet, welches die entsprechende phonologische Repräsentation abruft. Diese wird dann zur phonetischen Enkodierung weitergeleitet.

Ebene der phonetischen Enkodierung

Hier wird angenommen, dass ein phonologisches Wort, z.B. [bana:nə] auf zwei unterschiedlichen Routen phonetisch programmiert werden kann. Auf einer silbischen, ganzheitlichen Route, bei der die silbischen Programme von [ba], [na:] und [nə] aus einem **Silbenlexikon** (*Syllabary*) abgerufen werden, oder auf einer subsilbischen (segmentalen), einzelheitlichen Route, bei der die einzelnen Bewegungsabläufe von [b], [a], [n], [a:] und [ə] abgerufen werden. Die abgerufenen Programme werden zur Innervierung der Sprechmuskulatur verwendet. Über die segmentale Programmierung laufen v.a. niederfrequente, neue und unbekannte Silben und einzelne Phoneme. Über die silbische Route laufen hochfrequente Silben. Man geht davon aus, dass im Deutschen ca. 11.000 Silben vorhanden sind und dass mit den 500 häufigsten Silbentypes (bestimmte Silbenart) 85 % aller Silbentoken (jede vorkommende Silbe) abgedeckt sind (Brendel 2003).

Nach dem Leveltschen Modell (➤ Abb. 10.1) kann man die Fehler bei Sprechapraxie sowohl auf der Ebene des phonologisch-phonetischen Systems

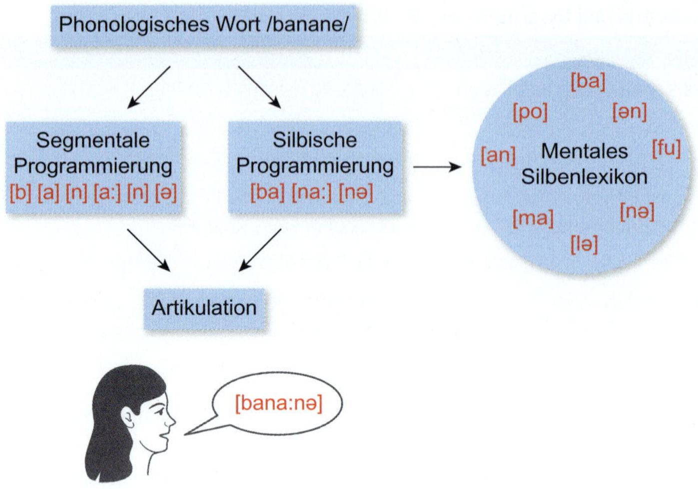

Abb. 10.1 Leveltsches Modell der phonetischen Enkodierung [L231]

als auch auf der Ebene der phonetischen Enkodierung ansiedeln. Hier kann man zudem unterscheiden, ob der Fehler beim Abruf der entsprechenden Programme auftritt oder bei der Ausführung derselben.

Erklärungsansätze für die gestörte Artikulation:

- möglich ist nach Varley und Whiteside (2001) eine Störung der ganzheitlichen Route für Silben. Ausgehend davon, dass im mentalen Silbenlexikon v. a. hochfrequente und -automatisierte Silbenprogramme abgespeichert sind und daher für eine flüssige und schnelle Artikulation sorgen, ist bei einer Zugriffsstörung auf dieses Silbenlexikon die Artikulation verlangsamt, angestrengt und unflüssig, weil nach den Silbenprogrammen gesucht wird und über die segmentale Route jeder Laut einzeln programmiert und ausgeführt werden muss (Staiger & Aichert 2010); je nach Schweregrad der Störung gelingt die Artikulation mehr oder weniger flüssig. Dagegen spricht jedoch, dass die Patienten bei ihren Fehlversuchen immer einen Bezug zum silbischen Referenzrahmen haben, die Fehler nur an Silbengrenzen auftreten und auch von sublexikalischen Faktoren beeinflusst werden (Staiger & Aichert 2010)
- beide Routen und der Zugriff auf das Silbenlexikon sind erhalten, aber die Silbenprogramme an sich sind mehr oder weniger zerstört (Aichert & Ziegler 2004); dem liegt die Hypothese zugrunde, dass die Silbe eine „zentrale sprechmotorische Einheit" ist (Staiger & Aichert 2010), die bereits im Spracherwerb eine große Rolle spielt; sie bildet eine physiologische Organisationseinheit für die unterschiedlichen artikulatorischen Bewegungsmuster (Staiger & Aichert 2010)

KLINISCHER HINTERGRUND

Die Silbe als sprechmotorische Einheit

Öffnen und Schließen des Kiefers ist ein natürliches Bewegungsmuster, über das die Kleinkinder in ihrer Lallphase erste Äußerungen produzieren können. Man weiß, dass es sich dabei um Silben handelt, nicht um einzelne Laute, und dass sie diese Silben bereits mit dem metrischen Muster (Trochäus oder Jambus) ihrer Muttersprache versehen (Staiger & Aichert 2010). Diese motorischen Bewegungsabläufe sind sprachspezifisch, werden während des Spracherwerbs gelernt und sind hochautomatisiert und überlernt (Ziegler 2017).

Eine Silbe besteht aus einem Silbenanfang (Onset) und einem Silbenende (Reim). Der Reim teilt sich in Kern (Nucleus) und Schluss (Coda; ➤ Abb. 10.2).

Die silbische Struktur ist hierarchisch, nicht linear aufgebaut. Das weiß man, weil bei Sprechapraxie die Leistungen von der Silbenstruktur beeinflusst sind. Wären sie von der Anzahl der Phoneme beeinflusst, dann müssten sie mehr Fehler machen, je mehr Konsonanten vorhanden sind (Ziegler 2017). Es zeigt sich jedoch, dass der Silbenreim häufig stabiler ist als der Onset, unabhängig von der Anzahl der Konsonanten (Staiger & Aichert 2010). Außerdem sind komplexere Silben, z. B. CCVC, anfälliger für Fehler als einfache Silben, CVC. Wenn eine komplexe Silbenstruktur mit niedriger Frequenz zusammenfällt,

dann ist die Fehlerwahrscheinlichkeit noch einmal höher. Hochfrequente Silben sind relativ stabil und werden eher korrekt artikuliert. Kommt es zu Lautelisionen, dann nicht an der Silbengrenze, sondern innerhalb der Silbe, entweder im Onset oder der Coda.
Für die Therapie bedeuten diese Erkenntnisse, dass die Silbe als Übungseinheit geeigneter ist als der einzelne Laut.

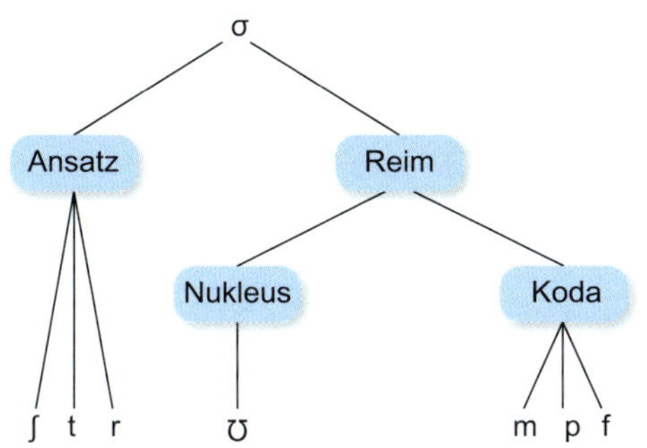

Abb. 10.2 Struktur der Silbe [L231]

10.2.2 Hierarchisches Modell der sprechapraktischen Störung

Es ist immer von Programmen die Rede, die die Artikulationsbewegungen auslösen. Wie genau sehen diese Programme aus und was wird programmiert? Die Arbeitsgruppe um Ziegler propagiert eine hierarchische Struktur der sprechmotorischen Abläufe, der sog. artikulatorischen Gesten (vgl. nächster Kasten „Exkurs“). Angelehnt an die **artikulatorische Phonologie** bietet dieser Ansatz des nicht-linearen Gestenmodells (*non linear gestural model,* NLG) Erklärungen für sprechapraktische Fehlermuster (Ziegler 2017). Hinweise dafür fanden die Forscher in der Analyse von (vermeintlich) phonematischen Fehlern. Anstatt diese als Phonemfehler zu interpretieren, bei denen die Sequenz aufgrund gestörter Programmierung abstrakter phonologischer Einheiten fehlerhaft ist, werden sie als Ergebnis gestörter artikulatorischer Gesten interpretiert (Ziegler 2017). Artikulatorische Gesten legen z. B. fest, ob sich der Kiefer öffnet, es zu einem glottalen Verschluss kommt und ob die Zungenspitze an den Alveolen anstößt. Gleichzeitig werden koartikulatorische Einflüsse und zeitliche Aspekte berücksichtigt. Die suprasegmentalen Merkmale werden ebenfalls in den artikulatorischen Gesten kodiert. Die Fehler bei der Sprechapraxie erklären sich daher, dass ein oder mehrere artikulatorische Gesten inkorrekt, inkomplett oder gar nicht ausgeführt werden (Staiger & Aichert 2010). Die Ausführung der Gesten ist abhängig von der Position (Onset vs. Coda), dem metrischen Fuß (Trochäus oder Jambus) und der Silbenstruktur (Konsonantencluster). Dafür sind graduelle motorische Mechanismen zuständig, die so verschiedene Varianten eines Wortes produzieren können: das Wort FROSCH wird dann fehlerhaft als [fɔʃ], [rɔʃ], [fərɔʃ], [frɔs], [prɔʃ], [ʃrɔʃ] usw. artikuliert (Ziegler 2017). Die Wortstruktur wird also bestimmt durch die Öffnungs- und Schließgesten der Lippen, die Bewegung von Zungenspitze und -rücken in Relation zu den Artikulationsorten, die Gaumensegelhebung und -senkung und die Öffnungs- und Schließgesten der Stimmlippen (Manz et al 2009).

Der Einfluss der metrischen Struktur zeigt sich darin, dass Patienten weniger Fehler bei Wörtern machen, die den unmarkierten metrischen Fuß im Deutschen, den Trochäus, z. B. wie in /Na-se/ tragen. Studien an Sprachgesunden haben gezeigt, dass betonte Silben im trochäischen Muster präziser artikuliert werden, weniger Versprecher produzieren und im Spracherwerb sauberer ausgesprochen werden (Staiger & Aichert 2010). Dies sind alles Hinweise darauf, dass auch die suprasegmentalen Merkmale eine Rolle bei der Programmierung der Sprechmotorik spielen.

Programmierung der sprechmotorischen Abläufe

Wie bereits geschildert, ist die Silbe die zentrale Einheit für die sprechmotorische Planung. Sie wird anhand von artikulatorischen Gesten produziert, die sich nach Wortlänge, Wortakzent, Wortstruktur sowie nach dem Sprechtempo richten. Dem übergeordnet ist ein **auditives Ziel:** Damit ist die auditive Form des Lautes gemeint. Jeder Laut muss so artikuliert werden, dass er als solcher auch verstanden wird. Das bedeutet, dass die Programmierung der Laute immer zielorientiert ist – sie orientiert sich am auditiven Ziel – dem Laut, und nicht an der Bewegung, z. B. Kiefer öffnen (Staiger & Wunderlich 2004). Denn hier spielt das **Prinzip der motorischen Äquivalenz** mit hinein (➤ Kap. 9.1.6).

10

Einem Laut liegen „Zielkonfigurationen" zugrunde, die eine Grundformel für die räumlichen und zeitlichen Parameter enthalten und die entsprechend der Umgebung und den Bedingungen neu berechnet werden (Breinl 2001). So führen auch variable Bewegungsmuster zum gleichen Ziel (Laut), z. B. beim Kaugummi kauen, Pfeife rauchen.

EXKURS

Artikulatorische Phonologie

„Eine artikulatorische Geste stellt die abstrakte Repräsentation der Bewegungsabläufe einzelner Artikulatoren während der Produktion eines Wortes dar" (Manz et al 2009).
Die artikulatorische Phonologie geht davon aus, dass die Sprechbewegungen denselben Gesetzmäßigkeiten wie andere gelernte Bewegungen folgen (Browman & Goldstein 1992). Die Steuerung der Bewegungen geschieht aber nicht durch distinkte Merkmale, sondern durch das dynamische Zusammenspiel der zeitlichen und räumlichen Bewegungen der Artikulatoren. Die artikulatorischen Gesten sind somit abstrakte Spezifikationen der Artikulationsbewegungen, die aber bereits Teil der linguistischen Repräsentationen sind und somit auch sprecher- oder situationsbedingte Variationen abbilden können (Lauer & Birner-Janusch 2010). Diese Gesten sind miteinander zeitlich koordiniert und synchronisiert, sodass es z. B. bei erhöhter Sprechgeschwindigkeit zu einer Überlagerung der einen durch die andere Geste kommen kann. Die Fehler bei Sprechapraxie kommen laut dieser Annahme von einer gestörten Koordination der artikulatorischen Gesten (Lauer & Birner-Janusch 2010).

10.2.3 DIVA-Modell

Das DIVA-Modell (*Direction into Velocities of Articulators Model*; Tourville & Guenther 2011; Guenther 1994) ist ein Netzwerkmodell für Sprecherwerb und Sprechproduktion. Es simuliert, computergesteuert, das Erlernen der motorischen Fähigkeiten für das Sprechen und die Artikulation. Dabei sind den Komponenten im Modell neuronale Netzwerke und Regionen im Gehirn zugeordnet. Das Modell erklärt Phänomene wie das **Prinzip der motorischen Äquivalenz** (➤ Kap. 9.1.6), die **kontextuelle Variabilität des Sprechens**, die **antizipatorische Koartikulation** und **Sprechtempoeffekte**. Wie ein Kind das Sprechen lernt, wird im Modell simuliert: Für die Laute der Sprache wird eine dreidimensionale Karte erstellt (*speech sound map SSM*), innerhalb derer die Geschwindigkeit und Richtung der Artikulationsbewegungen festgeschrieben sind. Während des Sprechens finden akustische (z. B. Frequenzen und Formanten) und somatosensorische (Position der Artikulatoren) Feedback- und Feedforward-Prozesse statt, so dass der sprecherische Output kontrolliert und ggf. korrigiert werden kann.

Im Zusammenhang mit Sprechapraxie wird diskutiert, ob die Störung als Zugriffsstörung auf die SSM zurückzuführen ist (Mailend & Maas 2013). Eine andere Hypothese ist, dass die Feedforward-Mechanismen der phonetischen Programmierung ursächlich sein können (Maas, Mailend & Guenther 2015).

10.3 Ursachen

Eine Sprechapraxie tritt nur nach einseitiger Hirnschädigung der sprachdominanten Hemisphäre auf (i. d. R. linkshemisphärisch). Dabei sind zerebrovaskuläre Erkrankungen die häufigsten Ursachen. Seltener ist das Auftreten nach Schädel-Hirn-Trauma (➤ Kap. 2.2), Hirntumoren (➤ Kap. 2.3) oder entzündlichen Prozessen (➤ Kap. 2.15, Ziegler 1991). Sie kann auch Symptom einer primären progredienten Aphasie sein. Neuerdings wird eine primäre progrediente Sprechapraxie als eigene Unterform der primären progredienten Aphasien (➤ Kap. 15.4.1), also einer degenerativen Erkrankung beschrieben (Jung et al. 2013), auf die hier nicht näher eingegangen wird.

10.4 Diagnostik

Ziele der Diagnostik sind:
1. Diagnose Sprechapraxie überhaupt zu stellen
2. Störung von anderen Sprech- oder Sprachstörungen abzugrenzen
3. Schweregrad zu bestimmen
4. Therapieschwerpunkte zu identifizieren
5. mögliche Therapieansätze zu bestimmen
6. Verlaufskontrollen durchzuführen

Für die Diagnostik stehen perzeptive und apparative Verfahren zur Verfügung; letztere nur in größeren Kliniken und eher nicht für den täglichen Gebrauch geeignet.

10.4.1 Auditiv-perzeptive Verfahren

Über die auditive und visuelle Beurteilung der Spontansprache und die systematische Überprüfung von Artikulation, Prosodie und Sprechverhalten erhält die Sprachtherapeutin ein umfassendes und detailliertes Bild der Störung. Für eine erste Beurteilung, ob eine Sprechapraxie vorliegen könnte, hat sich die 10-Punkte-Checkliste (Liepold et al. 2003; ➤ Tab. 10.5) etabliert.

10-Punkte-Checkliste

Mit der zunehmenden Anzahl der Ja-Antworten steigt die Wahrscheinlichkeit, dass eine Sprechapraxie vorliegt. Dabei sind die Fragen 2, 3 und 5 obligatorisch für das Vorhandensein einer Sprechapraxie, während 3 und 6 auch auf eine Dysarthrie hinweisen können. Die Fragen 7 und 8 geben Hinweise auf den Störungsgrad und Frage 10 führt zu Einschränkungen in der Wahl der Therapiemaßnahmen, sollte eine bukkofaziale Apraxie bestehen (Aichert & Wunderlich 2004).

Spontansprachanalyse

Die Untersuchung der Spontansprache kann durch ein Gespräch oder ein strukturiertes Interview stattfinden. Dabei geht es v.a. um die Beurteilung der Kommunikationsfähigkeit und die Einschränkungen für den Alltag. Gleichzeitig kann man die Verständlichkeit anhand von Skalen (➤ Kap. 9.5.6) bewerten. Während der Spontansprachanalyse achtet die Sprachtherapeutin zusätzlich auf nonverbale Kommunikationsmethoden (Gestik, Mimik, Zeichnen), die der Patient einsetzt (Aichert & Wunderlich 2004).

Tab. 10.5 10-Punkte-Checkliste für das Vorliegen einer Sprechapraxie (Liepold et al. 2003)

10-Punkte-Checkliste
1. Es besteht ein Infarkt/Blutung der mittleren Hirnarterie links.
2. Die Artikulation ist durch phonetische und phonematische Störungen gekennzeichnet.
3. Die Lautentstellungen sind inkonstant und inkonsistent.
4. Es treten „Inseln störungsfreien Sprechens" auf.
5. Es sind Suchbewegungen zu beobachten.
6. Sprechstimme und -atmung sind vergleichsweise wenig oder nicht beeinträchtigt.
7. Der Redefluss ist durch Fehlversuche, Iterationen, Selbstkorrekturen unterbrochen.
8. Sprechanstrengung ist sicht- oder hörbar.
9. Die Störung betrifft alle Modalitäten.
10. Es besteht eine bukkofaziale Apraxie.

Tab. 10.6 Beispiele aus dem strukturierten Interview nach Mangold et al. (2001)

Fragen	Antworten
Sind Sie verheiratet?	ja/nein
Wie alt sind Sie?	Nennung von Zahl oder Geburtsdatum
Was macht man im Bad?	Aufzählung typischer Tätigkeiten
Beschreiben Sie, wie Ihr Wohnzimmer aussieht?	kurzer Text
Ein Freund hat Geburtstag. Was sagen Sie?	Floskel zum Gratulieren

Strukturiertes Interview nach Mangold, Brendel, Stocker & Ziegler (2001)

Das Interview wurde als Poster auf der Tagung der Gesellschaft für Aphasie vorgestellt und kann hier nur in Beispielen aus der Literatur wiedergegeben werden (Aichert & Wunderlich 2004; Lauer & Birner-Janusch 2010; ➤ Tab. 10.6). Dennoch wird der Aufbau deutlich, sodass eine eigene Version erstellbar wäre. Die Fragen sind in unterschiedliche Schwierigkeitsgrade eingeteilt und kommen aus den Bereichen Alltag, Freizeit, persönliche Daten, Floskeln und Allgemeinwissen. Die Antworten werden unterteilt in Ja-Nein-Antworten, Nennung von Zahlen, Daten, Namen, Aufzählungen von mehreren Items, Formulierung kurzer Texte und Produktion von Floskeln.

Das Interview wird in zwei Stufen ausgewertet (➤ Tab. 10.7): Zunächst wird die allgemeine Kommunikationsfähigkeit bewertet. Dazu kann man die Spontansprachauswertung des AAT verwenden (➤ Kap. 6.7.2) oder die vorgeschlagene Skala der Arbeitsgruppe:

Um einen Eindruck der Kommunikationsfähigkeit in verschiedenen Modalitäten zu bekommen,

Tab. 10.7 Einschätzung der Kommunikationsfähigkeit nach Mangold et al. (2001)

Punktzahl	Beschreibung
0	keine Inhaltsvermittlung
1	nur bruchstückhafte Inhaltsvermittlung
2	leicht unvollständige Inhaltsvermittlung
3	vollständige Inhaltsvermittlung

Tab. 10.8 Bewertung der drei Vermittlungsmodalitäten nach Mangold et al. (2001)

Punktzahl	mündlich – mimisch / gestisch – schriftlich / grafisch
0	keine bzw. unverständliche / unspezifische / unleserliche Antwort
1	fragmentarisch; als unterstützende Hinweise verwendbar; isoliert nicht interpretierbar
2	verwertbare Information, jedoch unvollständig
3	vollständige Information

werden diese noch einmal getrennt bewertet. Zum einen, wie häufig sie verwendet werden (nie, selten, häufig, immer), zum anderen wie erfolgreich die Patienten darin sind (➤ Tab. 10.8).

Im zweiten Schritt werden die lautsprachlichen und prosodischen Merkmale herausgearbeitet: Anzahl und Art der phonetischen Fehler, Sprechgeschwindigkeit, Betonnungsmuster.

Hierarchische Wortlisten (HWL)

Für eine detaillierte Analyse benötigt man systematische Prüfverfahren, die Quantität und Qualität der lautsprachlichen Fehler analysieren Die HWL (Liepold, Ziegler & Brendel 2003) ist das einzige Untersuchungsverfahren für die Sprechapraxie in Deutschland. Im Gegensatz zu Dysarthrie und Aphasie gibt es für dieses Störungsbild bisher keine standardisierten Verfahren. Auch die HWL ist nicht standardisiert, sie bietet aber die Möglichkeit, das Fehlermuster eines Patienten systematisch zu erfassen und ein Profil zu erstellen. Die Interpretation liegt aber weiterhin bei der Therapeutin (Aichert & Wunderlich 2004).

Die HWL ist ein Nachsprechtest mit insgesamt 16 Wortlisten und jeweils 6 Items. Die Wortlisten sind kontrolliert nach den Parametern:

- Lexikalität (Wörter vs. Pseudowörter)
- Wortlänge (Anzahl der Silben: 1-bis 4-silbige Wörter)
- Silbenstruktur (einfach CV vs. komplex CC)

Man weiß, dass diese Parameter Einflussfaktoren für die Fehleranfälligkeit bei Sprechapraxie sind. Die Auswertung erfolgt quantitativ: es werden die korrekten Items den fehlerhaften gegenübergestellt und die Fehler werden klassifiziert in phonetische Entstellung (PT), phonematische Paraphasie (PM) und Störung im Redefluss (RF; ➤ Abb. 10.3).

Die Pseudowörter sind den Wörtern phonologisch angepasst und dadurch sehr ähnlich. Dies führt häufig zu Lexikalisierungen beim Nachsprechen, was nachteilig für die Bewertung ist (Lauer & Birner-Janusch 2010).

Den Einfluss von Lexikalität, Wortlänge und Silbenkomplexität erfährt man, wenn man die Anzahl der korrekten Items jeder Kategorie in Grafiken gegenüberstellt.

Eine zusätzliche qualitative Auswertung ist möglich, wenn man die nachgesprochenen Items phonetisch eng transkribiert. Dann hat man die Möglichkeit, die Position des Fehlers im Wort zu registrieren, den Fehlertyp festzulegen (phonetisch, phonematisch, Redeflussstörung) bzw. die Art der phonetischen Entstellung zu entdecken (Nasalierung, Aspiration usw.; Staiger & Aichert 2010).

Die Durchführung des Tests dauert ca. 20 Min. und sollte von einer Video- oder Audioaufnahme begleitet werden. Die Auswertungsdauer wird mit 15–30 Min. angegeben, was, wie auch Lauer & Birner-Janusch (2010) sagen, eher nur für sehr geübte Untersucher gilt. Das Bewerten, Summieren und

Zielwort	Transkript	PT	PM	RF
'Stechmücke	'ʃ t ɛ ç m ʏ k ə	X		X
Prin'zessin	p r ɪ n 't͜s ɛ s ɪ n	X	X	
Mikros'kop	m i k r o s 'k oː p	X		
Kra'watte	k r aː 'v a t ə		X	X
Poli'zist	p o l i 't͜s ɪ s t	X	X	X
'Schmetterling	'ʃ m ɛ t ɐ l ɪ ŋ	X		X
	Anzahl korrekter Items	1	3	2
	verwertbar	6		

Abb. 10.3 HWL-Auswertung nach Fehlertypen [T1029]

Übertragen der Werte in die Tabellen und Grafiken nimmt mehr Zeit ein, wenn die Therapeutin den Test eher selten durchführt. Lauer & Birner-Janusch (2010) empfehlen, die Auswertung z. B. in eine Excel-Tabelle zu übertragen.

Die HWL bieten eine gute Möglichkeit, die sprechapraktischen Fehler systematisch zu erfassen. Sie sind kostenlos herunterzuladen auf der Homepage der EKN-Forschungsgruppe.

Untersuchungsbogen leichte bis mittelschwere Sprechapraxie

Lauer & Birner-Janusch (2010) stellen in ihrem Buch zwei Untersuchungsbögen vor, die ebenfalls sehr gut für die Diagnostik verwendet werden können. Sie sind ausführlicher als die HWL, da sie neben der Artikulation auch die Diadochokinese, Akzentsetzung und die bukkofaziale Apraxie prüfen.

Der Untersuchungsbogen für leichte bis mittelschwere Störungen enthält die Untertests:

1. Überprüfung auf bukkofaziale Apraxie
2. Spontansprache und Lesetext
3. Artikulation auf Wortebene
4. Diadochokinese
5. Prosodie
6. Floskeln
7. Wortlängeneffekt und Silbenkomplexität

Die **Untersuchung auf eine bukkofaziale Apraxie** (➤ Tab. 10.9) wird als sinnvoll erachtet, da sie häufig begleitend zur Sprechapraxie auftritt und in der Therapie Berücksichtigung finden muss (Lauer & Birner-Janusch 2010). Die Autorinnen greifen hier auf einen Befundbogen von der RWTH Aachen zurück (Hartje & Poeck 2000). Er enthält insgesamt 20 Aufgaben, die entweder nach verbaler Aufforderung oder imitatorisch ausgeführt werden sollen. Dabei wird protokolliert, welche Aufgaben richtig ausgeführt wurden, welche eine Nullreaktion und welche eine Parapraxie hervorgerufen haben. Die Parapraxien (entstellte Bewegungen) werden dann noch unterschieden in:

- Substitution: z. B. spitzt der Patient die Lippen anstatt, die Zähne zu fletschen
- fragmentarische Bewegung: z. B. setzt der Patient an, führt die Bewegung aber nicht zu Ende aus, er öffnet den Mund, aber schmatzt nicht
- Reden statt Handeln: der Patient spricht stattdessen
- Überschussbewegung: eine Bewegung wird hinzugefügt, z. B. pustet der Patient zusätzlich, obwohl er nur die Lippen spitzen soll
- Perserveration: eine zuvor ausgeführte Bewegung, z. B. Lippen spitzen, wird über andere Aufgaben hinweg weiter wiederholt – hier wird auch die Anzahl notiert
- amorphe Bewegung: nicht klassifizierbare Bewegungen

Diese sehr ausführliche Protokollierung der Aufgaben ist sicherlich für das Verständnis der Gesichtsapraxie wichtig. Eine therapeutische Konsequenz ergibt sich m. E. nur daraus, wenn es z. B. für die Behandlung von fazialen Paresen erforderlich ist (➤ Kap. 12.4). Eine bukkofaziale Apraxie hat ansonsten für den Alltag keine Konsequenz (➤ Kap. 10.1.4).

Die **Spontansprache** wird beurteilt nach Artikulation, Prosodie und Sprechverhalten. Das laute Lesen wird dieser anhand des **Lesetextes** „Der Nordwind und die Sonne" gegenübergestellt. Die Verständlichkeit wird anhand einer 5-stufigen Skala bewertet (➤ Tab. 10.10), die Kommunikationsfähigkeit anhand der Spontansprachebewertung des AAT (➤ Kap. 6.7.2).

Teil 3, die **Artikulation auf Wortebene**, enthält drei Tabellen mit:

1. Wörtern aller Artikulationszonen und Arten
2. Konsonantenverbindungen (CCV am Anfang)
3. Vokalen und Diphtongen

Alle Items sind ein- oder zweisilbig. Die Überprüfung der Vokale wird als Vervollständigung betrachtet, da davon ausgegangen werden kann, dass die Patienten mehr Probleme mit Konsonantenverbin-

Tab. 10.9 Beispiele aus den Aufgaben zur Prüfung auf eine bukkofaziale Apraxie (Hartje & Poeck 2000)

Aufgabenstellung
imitatorisch: die – Nase – rümpfen
imitatorisch: die – Zähne – fletschen
verbal: Strecken Sie die Zunge heraus!
verbal: Lecken Sie die Oberlippe!
imitatorisch: die – Backen – aufblasen
imitatorisch: schmatzen
verbal: Schnalzen Sie mit der Zunge!
imitatorisch: den – Mund – spitzen
verbal: Zischen Sie!
imitatorisch: räuspern

Tab. 10.10 Beurteilung der Verständlichkeit nach Lauer & Birner-Janusch (2010)

Verständlichkeit: Die Sprechweise ist
5 = gut verständlich
4 = verständlich, aber der Hörer muss sich sehr anstrengen
3 = verständlich mit Ausnahme einiger Wörter / Phrasen
2 = schwer zu verstehen, aber der Sinn des Gesagten kann verstanden werden
1 = sehr schwer zu verstehen – nur Einzelwörter oder Phrasen sind verständlich
0 = vollkommen unverständlich

dungen haben, dennoch auch phonetische Entstellungen bei Vokalen und Diphtongen zu beobachten sind (Lauer & Birner-Janusch 2010).

Die Diadochokinese wird geprüft, um die zeitliche Komponente der Äußerungen zu erfassen. Dabei sollen die Patienten die Silben [ba], [da], [ga] und die Silbenfolge [badaga] innerhalb von 5 Sek. schnell hintereinander sprechen.

Im Untersuchungsteil Prosodie werden Wort- und Satzakzent, Wortgrenzen, Satzgrenzen, Intonation und Ausdruck von Emotionen geprüft.

Das Nachsprechen von Floskeln überprüft, wie gut automatisierte Sprache abgerufen werden kann. Danach werden noch einmal in Teil 7 Wörter nachgesprochen, die einerseits den Effekt von Wortlänge und andererseits den Effekt der Silbenkomplexität abprüfen. Das Material besteht aus Drei- und Viersilbern mit CV-CV CV und CCV-CCV-CCV-Struktur.

Untersuchungsbogen schwere Sprechapraxie

Patienten mit einer schweren Sprechapraxie können sich fast gar nicht artikulieren. Eine ausführliche Untersuchung mit dem Nachsprechen von Wörtern und Sätzen ist nicht möglich. Daher wird überprüft, wie die Produktion von einzelnen Lauten und automatisierter Sprache möglich ist (➤ Tab. 10.11). Neben einer allgemeinen Inspektion von Mimik, Lippen, Zunge, Kiefer, Gaumensegel (Teil 1) wird auch hier die Überprüfung einer bukkofazialen Apraxie durchgeführt, allerdings mit nur 10 Aufgaben (Teil 2). Teil 3 überprüft die Artikulation auf Lautebene. Dabei werden Laute aller Lautklassen abgefragt. Als Hilfestellung dienen stimulierendes Bildmaterial und taktil-kinästhetische Hilfen.

Die Bögen sind als Anhang im Buch von Lauer & Birner-Janusch (2010) zu finden.

10.4.2 Apparative Verfahren

Die Möglichkeiten der apparativen Diagnostik bei Sprechapraxie unterscheiden sich nicht von denen in der Dysarthrie-Diagnostik. Im Folgenden werden noch ergänzende Verfahren vorgestellt, die für die Untersuchung der Störungsmuster bei Sprechapraxie geeignet sind. Für einen Gesamtüberblick wird auf ➤ Kap. 9.5.5, Abschnitt Dysarthrie verwiesen.

Akustische Verfahren

Hier wird ebenfalls auf ➤ Kap. 9.5.4 verwiesen. Mittels Softwareprogrammen wie **PRAAT** (www.praat.org) oder **SonaSpeech II** (www.pentaxmedical.com) können die Äußerungen bei Sprechapraxie analysiert werden. Besonders muss auf Pausen, Anteile von Stimmhaftigkeit, zeitliche Aspekte der Lautklassen, prosodische Aspekte und die Voice-Onset-Time geachtet werden, da diese Faktoren die Symptomatik der Sprechapraxie bestimmen (➤ Kap. 10.1.1).

Tab. 10.11 Beispiele aus dem Untersuchungsbogen Schwere Sprechapraxie, Teil 3 nach Lauer & Birner-Janusch (2010)

Laut	Stimulierender Hinweis	Reaktion 1	Reaktion 2
a	„Sie sind beim Arzt und sagen /a/"		
Ei	„Sie streicheln ein Baby und sagen /ei/"		
M	„Sie essen Ihre Lieblingsspeise und sagen /m/"		
F	„Sie pusten eine Kerze aus: /f/"		
Sch	„Sie machen eine Lokomotive nach: /sch/"		
K	„Sie ahmen nach, wie man Holz hackt: /k/"		
X	„Sie fauchen wie eine Katze: /x/"		

Zungensonographie

Dies ist ein Ultraschallverfahren, bei dem eine Sonde am Mundboden platziert wird. Das Echo der Ultraschallwellen wird aufgezeichnet und erstellt ein Profil der Zungenoberfläche. Dabei können sowohl Artikulations- als auch Suchbewegungen dargestellt werden. Diese Methode eignet sich auch als **Biofeedback-Verfahren** in der Therapie (Lauer & Birner-Janusch 2010).

Elektromyographie (EMG)

Es werden Oberflächenelektroden an Zunge und Lippen geklebt und die Aktionspotenziale aufgezeichnet. Hier sollen weniger Schwächen aufgezeigt – wie bei einer Dysarthrie (➤ Kap. 9.5.5) – sondern mögliche Suchbewegungen und Koordinationsstörungen aufgedeckt werden (Lauer & Birner-Janusch 2010).

Elektropalatographie (EPG)

Auch dieses Verfahren wurde bereits in Zusammenhang mit Dysarthrie erläutert. Es lässt sich auf die Sprechapraxie übertragen. Die Ableitungen der Elektroden des künstlichen Gaumens werden dreidimensional visualisiert und zeigen so die Kontaktpunkte der Zungenanteile bei der Artikulation. Dieses Verfahren ist sehr kostenintensiv, da der Kunststoffgaumen für jeden Patienten individuell hergestellt werden muss. Auch dieses Verfahren eignet sich als **Biofeedback-Methode,** wenn die Patienten in der Lage sind, die abstrakten Darstellungen auf ihre eigene Artikulation zu übertragen (Lauer & Birner-Janusch 2010).

10.5 Therapie

Die Heterogenität des Störungsbildes spiegelt sich in den vielen unterschiedlichen Therapieverfahren und -ansätzen wieder. Die richtige Auswahl der Ziele und Verfahren orientiert sich am individuellen Leistungsmuster des Patienten sowie an den Voraussetzungen, die er mitbringt. Die Art, der Schweregrad, die Dauer der Sprechapraxie sowie zusätzliche aphasische und neuropsychologische Störungen müssen Berücksichtigung finden.

Grundsätzliche Voraussetzungen für die Behandlung sind (Ziegler 1991):

- ausreichende Fähigkeiten der akustischen Verarbeitung von Sprachlauten
- gut erhaltenes Instruktionsverständnis
- ausreichende Lern- und Gedächtnisleistung

Liegt eine Aphasie vor, muss abgewogen werden, wo der Therapieschwerpunkt liegen soll: Welche Symptomatik beeinträchtigt die Kommunikationsfähigkeit am meisten und wie ist die zu erwartende Prognose (Aichert & Staiger 2015)? Wenn weitere Therapieschritte von einer Verbesserung der mündlichen Sprachproduktion abhängen und wenn die Sprechapraxie ein herausragendes Symptom ist, erhält ihre Behandlung Priorität (Ziegler 1991). Wenn außerdem neuropsychologische Störungen vorliegen, z. B. kognitive Einschränkungen der Merkfähigkeit oder Aufmerksamkeit, eine bukkofaziale oder eine Gliedmaßenapraxie, müssen die Therapiemethoden entsprechend ausgewählt werden. Nicht zuletzt spielen auch psychosoziale Faktoren wie Motivation, Störungseinsicht, das soziale und berufliche Umfeld eine große Rolle für die Therapiegestaltung und -inhalte.

Schwer betroffene Patienten mit Mutismus und globaler Aphasie erfahren eine andere Behandlung als Patienten mit leichteren Ausprägungen, bei denen artikulatorische und prosodische Merkmale im Vordergrund stehen (➤ Kap. 10.5.8).

Therapieziele

Aichert & Wunderlich (2004) haben die Therapieziele zusammengefasst (➤ Tab. 10.12).

Therapieprinzipien

Lauer & Birner-Janusch (2010) plädieren für bestimmte Grundsätze in der Sprechapraxietherapie, die sie aus der Literatur zusammengetragen haben:

- Patient motivieren
- sein individuelles Störungsprofil ermitteln
- Behandlungsansatz anhand der vermuteten Pathomechanismen aussuchen
- individuelle Aufgabenhierarchie erstellen
- häufige Wiederholungen der Übungen innerhalb einer Sitzung und hochfrequente Therapie einhalten
- sowohl an der Artikulation als auch an der Prosodie arbeiten
- Therapie abwechslungsreich durch multimodale Stimulation gestalten

Tab. 10.12 Ziele der Sprechapraxietherapie nach Aichert & Wunderlich (2004)

Spezifische sprechmotorische Therapie	Kommunikationsbezogener Ansatz	Behandlung spezifischer Symptome
Patienten mit leichter bis schwerer Sprechapraxie	Patienten mit schwerer Sprechapraxie (bei ungünstiger Prognose)	a) Apraktischer Mutismus b) Patienten mit überwiegend Sprachautomatismen
Verbesserung der sprechmotorischen Fertigkeiten über 1. Verbesserung der artikulatorischen Präzision 2. Verbesserung der Natürlichkeit (flüssige Sprechweise, normale Intonation) des Sprechens	Erarbeitung elementarer Verständigungsmittel über 1. Erlernen einiger alltagsrelevanter Äußerungen 2. Erarbeitung alternativer Kommunikationsmittel	bei a) Anbahnung der Sprachproduktion über automatisierte Sprache bei b) Reduktion der Sprachautomatismen (z. B. über verhaltenstherapeutische Ansätze)

- Therapieansatz an den Patienten anpassen oder mehrere Ansätze kombinieren
- Selbstwahrnehmung des Patienten schulen
- Instruktionen einfach halten
- Fähigkeit zur Selbstkorrektur unterstützen
- Patient regelmäßig angepasstes Feedback geben

Prinzipien des motorischen Lernens
Die Therapie bei Sprechapraxie sollte hochfrequent, intensiv und über einen längeren Zeitraum stattfinden. Da es sich um motorische Prozesse handelt, die (wieder-)erlernt werden müssen, greifen die Prinzipien des motorischen Lernens (McNeil et al. 1997; Knock et al. 2000; ➤ Kap. 5.1.4; ➤ Kap. 9.6):
- es sollten mind. 20 Wiederholungen des zu übenden Stimulus ablaufen
- zwischen den Äußerungen sollte wieder eine neutrale Position eingenommen werden
- es sollten nur verbale Stimuli verwendet werden
- Stimuli sollten nach ihrem artikulatorischen Schwierigkeitsgrad strukturiert sein
- die Arbeit an der Prosodie sollte integriert werden

Die Verfahren der Sprechapraxietherapie haben drei Hauptaspekte (Aichert & Wunderlich 2004):
1. Aufgabenstellung
2. Vermittlungstechnik
3. Stimulusmaterial

10.5.1 Aufgabenstellungen

Der Patient kann das Sprechen nur über das Sprechen lernen. Man weiß, dass sich Lerneffekte besonders dann einstellen, wenn, nach den Wiederholungen die Stimulusvorgabe immer variiert wird (Brendel & Ziegler 2008). Das bedeutet – abgesehen davon, dass die Therapeutin die Therapie abwechslungsreich gestaltet – dass sie insbesondere auf die Variation der Aufgabenstellungen achtet. Je nach Schweregrad der Störungen werden dem Patienten unterschiedlich schwierige Anforderungen gestellt. So ist das Mitsprechen von Silben oder Wörtern (Synchronsprechen) einfacher als das spontane Sprechen. Die Vorgabe des Übungsmaterials kann auditiv, visuell oder kombiniert erfolgen. Außer dem Nachsprechen kann man über mündliches Benennen, lautes Lesen und Satzergänzungen das Sprechen stimulieren. Um möglichst kommunikative Sprechsituationen nachzubilden, werden Situationsbilder, Bildergeschichten, Frage- und Antwort-Sequenzen sowie Rollenspiele eingesetzt (Aichert & Wunderlich 2004; Brendel & Ziegler 2008).

10.5.2 Vermittlungstechniken

Um dem Patienten mit einer Sprechapraxie zu helfen, muss überlegt werden, wie ihm die artikulatorischen Bewegungsmuster vermittelt werden können. Es gibt die Möglichkeit, ihm **explizit und direkt** die Muster zu erklären, ihn als „Laienphonetiker" auszubilden oder eine **implizite** Vermittlung über Feedbackprozesse anzubieten (Aichert & Wunderlich 2004). Dabei geht man über verschiedene Kanäle.

Auditiver Kanal

Hierzu zählen das **Vorsprechen** durch die Therapeutin und **verbale Erklärungen** über Artikulationsart und -ort. Der Patient soll dadurch lernen,

10

seine Sprechwerkzeuge bewusst in Position zu bringen und eine Vorstellung von der Zielbewegung entwickeln. Dies geht nur mit Patienten mit sehr gutem Sprachverständnis und ohne kognitive Beeinträchtigungen.

Eine weitere auditive Vermittlungstechnik ist das **artikulatorische Synchronisationsverfahren** (Brendel, Ziegler & Deger 2000). Hier bekommen die Patienten ein akustisches Signal von einem Computer vorgegeben, zu dem der Patient synchron sprechen soll. Das Signal gibt die Silbenanzahl vor und soll so ein flüssigeres Sprechen bewirken. Das Stimulusmaterial ist nach Länge (bis zu 10 Silben) und Komplexität (einfache vs. komplexe Silbenstruktur) zusammengestellt. In der Übung gibt die Therapeutin dem Patienten eine Äußerung vor, die er dann synchron zum Signal des Computers nachsprechen soll. Das Signal ist kontrolliert nach Länge, Tempo und Komplexität der Äußerung und passt sich so dem Schweregrad der Störung des Patienten an (Lauer & Birner-Janusch 2010).

Visueller Kanal

Das **Mundbild der Therapeutin** kann besonders für Laute der vorderen Artikulationszonen genutzt werden, z. B. für Bilabiale oder Vokale. Es hat aber seine Grenzen, da die Bewegungen der Zunge und des Gaumens intraoral nicht beobachtet werden können. Ein **Spiegel** hilft v. a. am Anfang der Therapie bei Einzellauten und zur Eigenkontrolle. Die Grenzen sind jedoch schnell erreicht. Ein Großteil der visuellen Hilfen besteht in Mundbildern, die mehr oder weniger schematisch gezeichnet sind, Fotografien von vorne oder **Sagittalschnitte der Mundhöhle,** die die Bewegungen von Zungen und Gaumen darstellen können. Es gibt **Computersoftware,** z. B. Speech Trainer, die die Artikulationsabläufe nachzeichnen und so für den Patienten visualisieren. Die Software wandelt Text in Sprechbewegungen um, die auch in Zeitlupe abgespielt werden können. Sie ermöglicht auch die Aufnahme von selbst gesprochenen Wörtern, die mit den Sprechbewegungen synchronisiert werden (www.speechtrainer.de).

Aufwändige technische Verfahren wie die **Elektropalatographie** (➤ Kap. 9.5.5) sind für den täglichen Therapiegebrauch eher unüblich.

Die visuellen Vermittlungstechniken haben ihre Grenzen:

- nur Darstellung von Einzellauten
- keine Abbildung von koartikulatorischen Vorgängen in Mundbildern oder Sagittalschnitten
- Suchbewegungen können verstärkt werden
- Patient muss in der Lage sein, sich seine Artikulatoren räumlich vorzustellen, um sie mit dem Abbild zu vergleichen

(Aichert & Wunderlich 2004)

Für schwer betroffene Patienten können die visuellen Techniken jedoch auf Einzelphonemebene sehr hilfreich sein (Aichert & Wunderlich 2004).

Taktil-kinästhetischer Kanal

Hier wird über das Spüren versucht, die artikulatorischen Abläufe zu unterstützen. Dazu kann die Therapeutin ihre **Hände** nehmen oder auch einen **Spatel** für die intraoralen Berührungspunkte. Das Feedback durch die Berührung, z. B. mit dem Finger an Lippen oder Wangen, soll die „Wahrnehmung von Lage- und Bewegungsempfindung" schulen (Lauer & Birner-Janusch 2010, S. 49). Eine bewährte Therapiemethode, die mit taktil-kinästhetischen Reizen arbeitet, ist das **PROMPT-System** bzw. TAKTKIN (deutsche Fassung Birner-Janusch 2001).

Artikulatorische Vermittlungstechniken

PROMPT™ / TAKTKIN®

Das PROMPT-System (Square-Storer & Hayden 1989) ist eine taktil-kinästhetische Vermittlungstechnik, die mit dynamischen Berührungspunkten im Gesicht, an Kiefer, Lippen und Mundboden Hinweisreize für die Artikulation setzt. Gleichzeitig ist das Mundbild der Therapeutin und das Vorsprechen der Silben eine auditiv-visuelle Unterstützung. Ursprünglich wurde PROMPT™ (*Prompts for Restructuring Oral Muscular Phonetic Targets*) für die Behandlung kindlicher Dyspraxien entwickelt, wurde dann aber auch in der Therapie von Erwachsenen eingesetzt (Lauer & Birner-Janusch 2010). Birner-Janusch (2001) hat das System für das Deutsche übertragen und es TAKTKIN® genannt: taktil-kinästhetische Hinweisreize zur Behandlung sprechmotorischer Störungen.

Schwerpunkt dieser Methode ist die Aktivierung der räumlich-zeitlichen Muster der Sprechbewegungen, indem v. a. die motorischen Parameter Tonus, Sprechatmung, Phonation, Unterkiefer, Lippen und Zunge beachtet werden. Diese Parameter basieren auf der sprechmotorischen Behandlungshierarchie von Hayden und Square (1994) für Sprechstörungen. Die Hinweisreize, die gesetzt werden, sind auch dynamisch und fördern dadurch die Koartikulation.

Die Anwendung der Methode erfordert eine intensive Schulung und Einarbeitung. Sie hat vier Anwendungsprinzipien:

1. vorbereitende Haltungskorrektur (Tonus, Sprechatmung)
2. Problem der Freiheitsgrade (Kieferöffnungsgrade)
3. Parametervorschau (berücksichtigt die koartikulatorischen Bewegungen)
4. Online-Shaping (gezielte Hinweisreize während des Sprechens zur Unterstützung korrekter und Hemmung inkorrekter Bewegungen)

Es gibt 12 Kontaktpunkte im Gesicht, vier Kieferöffnungsgrade und vier Druckpunkte am M. mylohyoideus. Hier soll eine kurze Skizzierung der Methodik erfolgen:

Die Therapeutin sitzt rechts oder links vor dem Patienten (je nachdem ob sie Rechts- oder Linkshänderin ist). Eine Hand ist an der Schulter oder am Nacken des Patienten, um ihn zu stabilisieren und den Tonus zu überprüfen. Sie spricht die Silbe vor und setzt gleichzeitig mit der anderen Hand die Hinweisreize. So unterstützt sie z. B. bei der Silbe /ma/ den Mundschluss für das /m/ und führt gleichzeitig hin zur Kieferöffnung mit Druckpunktsetzung am Mundboden für das /a/. Dies wird mehrmals hintereinander wiederholt. Sobald Wörter und sogar Sätze gesprochen werden, werden nicht mehr die einzelnen Laute stimuliert. Stattdessen werden ab und zu zur Kontrolle und Vermeidung falscher Bewegungen Hinweisreize gesetzt. Manche Patienten übernehmen die Hinweisreize und setzen sie ohne Hilfe der Therapeutin ein. PROMPT™/TAKTKIN® versucht, möglichst nah an die prämorbiden Sprechmuster heranzukommen. Dazu gehört auch, dass dialektale Färbungen berücksichtigt werden (Lauer & Birner-Janusch 2010).

Das Verfahren kann insbesondere bei schweren Störungen eingesetzt werden, ist aber nicht geeignet bei ausgeprägten orofazialen Sensibilitätsstörungen.

Als Materialsammlung für Stimuluswörter, kontrolliert nach der Behandlungshierarchie, bieten sich die Wortlisten von Breinl (2001) an.

Evidenz: Birner-Janusch hat 2001 in einer Pilotstudie die Wirksamkeit von TAKTKIN® nachgewiesen. In den amerikanischen Leitlinien zur Sprechapraxie (Wambaugh et al. 2006) werden sowohl PROMPT™ als auch die Minimalpaarmethode als effektiv beschrieben.

Gestische Vermittlungstechniken

Der Hintergrund beim Einsatz von gestischen Techniken ist die Annahme, dass über intakte Systeme die Artikulation fazilitiert wird (Aichert & Wunderlich 2004). Dabei unterscheidet man zwischen:

- bedeutungslosen Gesten bzw. Handbewegungen, die einen Laut darstellen sollen bzw. einen direkten Bezug zur Äußerung haben, sog. **Kinetographen**
- bedeutungsvollen Gesten, sog. **Embleme,** die z. B. aus der Gebärdensprache kommen

(Breinl 2001; Aichert & Wunderlich 2004)

Für den Einsatz von Gesten darf keine Gliedmaßenapraxie vorliegen. Ein Beispiel für den Einsatz von Kinetographen ist die **Erweiterte Mediationstechnik (EMS,** Shell 1997, 2008).

Erweiterte Mediationstechnik (EMS)

Die Technik gibt es schon seit 1976, sie wurde von Dr. Romero, einer Luria-Schülern begründet. Die EMS (Shell 1997, 2008) hat zum Ziel, durch die Kopplung einer bedeutungslosen Geste mit einem Laut, die Lautsprache wieder anzubahnen. Der Patient soll in die Lage versetzt werden, sich selbst über die Handgeste zu deblockieren. Diese Technik ist bei vorhandener Gliedmaßenapraxie nicht anwendbar, aber durchaus auch für Patienten mit mittelschwer gestörtem Sprachverständnis. Die Anwendung der Methode erfolgt schrittweise:

1. Erlernen einzelner Laute mit Kopplung an die Handzeichen: Dabei nutzt man bereits vorhandene Laute oder versucht, über phonetische Ableitung Laute zu stimulieren, z. B. i > e, u > o.
2. Automatisierung der Handzeichen: Laut und Handzeichen werden gekoppelt
3. Aneinanderreihung von Lauten zu sinnlosen Silben und kurzen Wörtern: Förderung der Koartikulation

4. Sprechen von Wörtern mit Handzeichen als Anlauthilfe: wenn das noch nicht gelingt, zurück zu Schritt a – c
5. Transfer der Benutzung der Handzeichen in die gelenkte Spontansprache: Handzeichen werden nur bei Störungen im Sprechablauf eingesetzt
6. Förderung von Fremd- und Eigenwahrnehmung
7. Arbeit mit den Angehörigen, die in das System eingewiesen werden

Evidenz: Für die EMS gibt es Einzelfallstudien (Romero 1980; Willbold et al. 1984), die Verbesserungen nachweisen. Die Evidenzlage ist noch nicht überzeugend, in den Leitlinien von Wambaugh et al. (2006) werden Techniken, die Gestik einsetzen, als „möglicherweise effektiv“ bezeichnet (Aichert & Staiger 2015).

Prosodische Vermittlungstechniken

Hier wird mit Rhythmus und Takt gearbeitet. Die Vorgabe des Taktes, z. B. durch Fingertapping, ein Pacing Board oder ein Metronom soll die Sprechunflüssigkeit überwinden. Die Methoden werden in ➤ Kap. 10.5.7 beschrieben.

10.5.3 Stimulusmaterial

Für eine gezielte Artikulationstherapie ist es nach der ausführlichen Diagnostik (➤ Kap. 10.4) unerlässlich, die zu übenden Strukturen nach der vorherrschenden Symptomatik auszuwählen. Dabei muss der Schweregrad der Sprechapraxie und der begleitenden Aphasie berücksichtigt werden. Die Auswahl des Stimulusmaterials richtet sich auch nach der Vermittlungstechnik und dem Therapieansatz. Dennoch gibt es einige allgemeingültige Regeln für die Auswahl der Stimuli. Zu unterscheiden sind **sprachliche von nicht-sprachlichen Stimuli**, Stimuli auf Phonemebene (**segmentales Üben**), und solche auf Silben- und Wortebene (**wortstrukturelles Üben**). Zuletzt werden die Stimuli in eine Schwierigkeitshierarchie eingebunden (Aichert & Wunderlich 2004; Lauer & Birner-Janusch 2010).

Nicht-sprachliche oralmotorische Übungen

Der Einsatz von nicht-sprachlichen oralmotorischen Übungen ist nicht evidenzbasiert. Es gibt keine Nachweise, die zeigen, dass es einen Transfereffekt von nicht-sprachlichen auf sprachliche Bewegungsmuster gibt (Aichert & Staiger 2015; Lauer 2013; Praxistipp, ➤ Kap. 9.6.1). Im Gegenteil: Die Forschungslage spricht eher gegen einen Einsatz (Exkurs, ➤ Kap. 10.5.3). Dennoch werden viele Therapiesitzungen damit begonnen, z. B. zum „Aufwärmen“. Es gibt auch Therapieansätze, z. B. SpAT, bei dem die mundmotorischen Übungen ausdrücklich in ihrer Methodik verwendet werden, um die artikulatorischen Bewegungen zu bahnen (Lorenz 2012). Für sehr schwer betroffene Patienten kann dies Sinn machen, um ihnen einfachste Bewegungsmuster nahezubringen (Aichert & Wunderlich 2004). Man kann sie z. B. für eine phonetische Ableitung einsetzen (➤ Kap. 9.6.1). Auch haben diese Übungen ihre Berechtigung in der Diagnostik bei Überprüfung der Hirnnerven (➤ Kap. 12) oder zum Ausschluss von sensomotorischen Defiziten (Ziegler & Vogel 2010). Aber der Sprachtherapeutin sollte bewusst sein, genau wie in der Dysarthrietherapie, dass man das Sprechen nur mit dem Sprechen trainieren kann. Nicht-sprachliche Übungen sollten, wenn überhaupt, nur mit einem artikulatorischen Bezug eingesetzt werden (Lauer 2013).

EXKURS

Das Training von nicht-sprachlichen oralmotorischen Bewegungen

Das Üben von nicht-sprachlichen oralmotorischen („mundmotorischen“) Übungen hat lange Tradition in der Behandlung von neurogenen Sprechstörungen. Im Kapitel zur Dysarthrie wurde dieser Punkt bereits aufgegriffen (➤ Kap. 9.6.1). Hier soll nochmals ausführlich dafür argumentiert werden, diese Übungen in der Therapie bei Sprechapraxie *nicht* anzuwenden, da sie wertvolle Therapiekapazitäten besetzen. Lauer (2013) hat in ihrem Artikel zu mundmotorischen Aufgaben in der Sprechtherapie eine ausführliche Literaturrecherche dazu durchgeführt und ist zu folgenden Ergebnissen gekommen:

- es gibt keine Evidenz dafür, dass nicht-sprachliche oralmotorische Bewegungen eine Rolle bei der Entwicklung von Sprechbewegungen spielen; es konnte nicht gezeigt werden, dass die Bewegungsmuster gleich sind; im Gegenteil, Lallen und nicht-sprachliche Bewegungen zeigen unterschiedliche Muster
- ein „Aufwärmen“ der Sprechmuskulatur durch Maximalleistungen, z. B. die Zunge weit herausstrecken oder den Kiefer weit öffnen, ist nicht notwendig, denn Sprechbewegungen erfordern keine Maximalleistungen in Kraft oder Amplitude

- mundmotorische Übungen als Krafttraining machen keinen Sinn, da Sprechbewegungen nur $\frac{1}{10}$ bis $\frac{1}{5}$ der max. Kraft von Zunge und Lippen benötigen; in den wenigsten Fällen liegt eine muskuläre Schwäche vor, die ein Krafttraining erfordern würde

Durch die oralmotorischen Übungen werden die Artikulationsbewegungen in Teilbewegungen und -aspekte zerlegt, was dazu führt, dass nur einzelne Segmente geübt werden, die die Koartikulation nicht berücksichtigen und auch nicht die Variabilität der artikulatorischen Bewegungen, die sich den entsprechenden phonetischen Kontexten anpasst.

Sprachliches Material

Das sprachliche Stimulusmaterial orientiert sich an der Vermittlungstechnik bzw. der Therapiemethode, dem Schweregrad der Störung, aber auch an den Bedürfnissen und Fähigkeiten des Patienten und sollte einen persönlichen Bezug haben.

Wichtig ist die Unterscheidung zwischen segmentalen und wortstrukturellen Items.

Die phonetischen Kriterien entsprechen der Fehlersymptomatik, die bei Sprechapraxie vorherrschend ist. Die lexikalischen Kriterien können auch einen persönlichen Bezug berücksichtigen (Brendel & Ziegler 2008). Das Material wird hierarchisch aufgebaut.

Schwierigkeitshierarchie

Wie bereits oben ausgeführt, wird das Übungsmaterial nach phonologisch-phonetischen und lexikalischen Kriterien gegliedert (Aichert & Wunderlich 2004). Dabei richtet man sich nach den Einflussfaktoren, die das Störungsprofil bestimmen (➤ Kap. 10.1.1). Im Verlauf der Therapie steigert man den Schwierigkeitsgrad.

Phonologisch-phonetische Kriterien:

- Artikulationsart (Vokal, Nasal, Plosiv, Frikativ, Affrikate): Nasale und Plosive sind einfacher als Frikative oder Laterale; als Hierarchie empfiehlt sich: Nasale > Gleitlaute > Plosive > Frikative > Affrikate (McNeill et al. 1997)
- Silbenstruktur (einfach CV, komplex CCV, CCCV): Vokale sind einfacher als Konsonanten, Einzelkonsonanten einfacher als Konsonantenverbindungen
- Silbenfrequenz (hoch- oder niederfrequent)
- Silbenanzahl / Wortlänge (ein- bis mehrsilbig): einzelne Laute, Silben, einsilbige Wörter, zweisilbige, mehrsilbige Wörter
- Lautposition im Wort (Onset, Coda): Anlaut / Onset der Silbe / erstes Wort im Satz ist schwieriger als in medialer oder finaler Position

Lexikalische Kriterien:

- Lexikalität (Wort, Pseudowort): bedeutungsvolle Wörter sind einfacher als Pseudowörter; allerdings ist die Auswahl mit Pseudowörtern und bedeutungslosen Silben größer (Lauer & Birner-Janusch 2010).
- Wortfrequenz: Stimuli mit persönlicher Relevanz, z. B. Namen der Familienangehörigen, Begriffe aus Freizeit und Beruf
- Konkretheit: Unterstützung des Abrufs durch externe Faktoren

10.5.4 Therapieverfahren

Die Therapieverfahren kann man drei Gruppen (➤ Tab. 10.13) zuordnen:

- segmentale Ansätze
- wortstrukturelle Ansätze
- rhythmisch-melodische Ansätze

(Brendel & Ziegler 2008; Lauer & Birner-Janusch 2010)

Diese Verfahren sind nicht strikt isoliert anzuwenden, sondern im Gegenteil, sie können an die Patienten angepasst und sehr gut kombiniert werden.

10.5.5 Segmentale Ansätze

Bei diesen Verfahren bildet der Laut die kleinste der zu übenden Einheit. In segmentalen Verfahren wird auf **Phonemebene** geübt. Dabei wird davon ausgegangen, dass das Trainieren der einzelnen Segmente dazu führt, die artikulatorischen Prozesse zu reaktivieren. Die korrekte Realisierung der einzelnen Phoneme soll zu einer korrekten Realisierung von Wörtern und Phrasen führen. Dies entspricht dem Prinzip **Segmentation** des motorischen Lernens. Als Pathomechanismus wird eine gestörte räumliche Repräsentation der Bewegungsziele angenommen (Staiger & Wunderlich 2004). Die Patienten lernen explizit, indem ihre Aufmerksamkeit auf das Sprechen gelenkt wird. Sie sollen dadurch lernen, eine bewusstere Kontrolle über ihre Artikulation zu gewinnen. Diese Verfahren sind vorteilhaft für schwer betroffene Patienten und solche mit Mutismus, bei denen erste Lautbildungen angebahnt werden

Tab. 10.13 Überblick über Therapiemethoden bei Sprechapraxie

Ansatz	Verfahren	Aufgabenstellung	Vermittlungstechnik	Stimulusmaterial
segmental	PROMPT™ /TAKT-KIN®	Mitsprechen, (Nach) sprechen	• artikulatorisch • taktil-kinästhetisch • visuell • auditiv	• Laute • Silben • Worte • Sätze
	EMS	• Nachsprechen • Imitieren	• gestisch • visuell	Laute
	Phonetische Ableitungsmethoden	• Imitieren • (Nach-)sprechen • Mitsprechen	• auditiv • visuell	• nicht-sprachliche Laute/Geräusche • Laute
	Phonetic Placement	• Mitsprechen • Imitieren	• visuell • taktil • verbal	Laute
	Luzzatti & Springer	• räumliche Vorstellung • Bewusstmachung	• visuell • taktil-kinästhetisch • verbal	• Laute • Silben
	SPT	• Nachsprechen • Mitsprechen	artikulatorisch	• Laute • Wörter
	SpAT	• Mitsprechen • Nachsprechen • Imitieren	• auditiv • visuell • taktil-kinästhetisch	• Laute • Silben • Wörter
wortstrukturell	Minimalpaartechnik	• Sprechen • lautes Lesen	• visuell • auditiv • schriftsprachlich	• Wörter • Minimalpaare
	Metrischer Übungsansatz	• Nachsprechen • Lautes Lesen	• artikulatorisch • prosodisch	• Silben • Nichtwörter • Wörter
	Skripttraining	• Nachsprechen • Mitsprechen	• artikulatorisch	• Wörter • Phrasen
	MIPT	• Nachsprechen • Mitsprechen	artikulatorisch	• Silben • Wörter
	8-Schritte-Kontinuum	• Mitsprechen • Nachsprechen • Lautes Lesen	• auditiv • visuell	• Wörter • Phrasen
rhythmisch-melodisch	MIT	• Mitsingen • Singen • Nachsprechen	• prosodisch • artikulatorisch	• Wörter • Phrasen
	MPT	• Mitsprechen • Sprechen	prosodisch	• Silben • Wörter
	Externer Taktgeber	• Mitsprechen • Sprechen	prosodisch	• Silben • Wörter
	Kontrastive Akzentuierung	Sprechen	prosodisch	• Wörter • Sätze
	SIPARI	• Singen • Nachsprechen • Mitsprechen	prosodisch	• Wörter • Phrasen • Sätze

10

sollen. Der Nachteil liegt in den starren Stimuli und der Unnatürlichkeit des Sprechens, da die einzelnen Laute erst nach und nach in Sequenzen geübt werden. Die Koartikulation wird hierbei zunächst vernachlässigt (Brendel & Ziegler 2008).

Staiger & Wunderlich (2004) und Ziegler (2010) üben aus folgenden Gründen Kritik an den segmentalen Verfahren:

- Phoneme sind isolierte Einheiten, die nur die Abstraktion eines Lautes sind; sie entsprechen nicht den artikulatorischen Einheiten (➤ Kap. 10.2.3)
- die Silbe ist die artikulatorische Grundeinheit; sie wird im Spracherwerb als erste Sprecheinheit erworben (Staiger & Aichert 2010)
- Koartikulation und Sprechgeschwindigkeit haben Einfluss auf die artikulatorischen Bewegungen; ein Phonem wird immer variabel je nach phonetischem Kontext realisiert (➤ Kap. 9.1.6, **Prinzip der motorischen Äquivalenz**)

Üben die Patienten zunächst nur die isolierten Sprecheinheiten, dann fällt es ihnen schwer, diese in Sequenzen von Silben, Wörtern und Phrasen zu übertragen, da die Prozesse der Koartikulation eine Anpassung der Bewegungsabläufe erfordern (Staiger & Wunderlich 2004).

Ableitungsmethoden

Phonetische Ableitung

Hier werden Laute geübt, die aus nicht-sprachlichen Lauten wie Stöhnen, Seufzen oder Lachen oder aus nicht-sprachlichen Gesten wie Kerze auspusten (/f/), Wangen aufblasen (/b/) oder Husten (/k/) abgeleitet werden (Breinl 2001; Ziegler 1991). Voraussetzung ist, dass der Patient keine bukkofaziale Apraxie aufweist.

Progressive Approximation

10

Hier werden die Laute aus dem Lautinventar abgeleitet, das der Patient bereits zur Verfügung hat, z. B. ein /s/ aus einem /t/, ein /d/ aus einem /n/.

Beide Methoden können innerhalb anderer Verfahren verwendet werden und finden auch ihren Einsatz in der Dysarthrietherapie (➤ Kap. 9.6.1).

Phonetic Placement

Mittels verschiedener Modalitäten (auditiv, visuell, taktil) wird eine Vorstellung von dem Laut vermittelt. Mit Einsatz von Mundbildern, verbalen Beschreibungen der Artikulationsart und Position der Artikulatoren oder auch mittels taktiler Berührungspunkte soll der Patient die Artikulationsbewegung erlernen (Breinl 2001; Staiger & Wunderlich 2004). Hier darf keine bukkofaziale Apraxie vorliegen, ebenso wenig wie sensible Defizite im orofazialen Bereich. Der Patient muss ein gutes Abstraktionsvermögen besitzen, um sich die Laute im Vokaltrakt vorstellen zu können (Staiger & Wunderlich 2004). Zu diesen Verfahren werden auch PROMPT und die Arbeit mit dem Speech Trainer (s. o.) gezählt.

Evidenz: Savage et al. (2012) zeigten in einer Einzelfallstudie, dass intensives Training eines Lautes (40- bis 50-mal während 30 Min.) zu einer Verbesserung der Verständlichkeit auf Wortebene von 0 % auf 24 % führte.

Therapieansatz nach Luzatti & Springer

Dieser Ansatz basiert auf dem Therapieansatz von Perfetti (➤ Kap. 12.4.2). Ziel dieses Ansatzes ist die Bewusstmachung der Artikulation. Die Patienten sollen die Artikulationsbewegungen aufgrund von visuell-räumlichen Vorstellungen und taktik-kinästhetischen Feedbacks planen und ausführen können. Dazu enthält das Konzept **vier Prinzipien**:

1. Entspannungstraining als Voraussetzung für verbesserte taktil-kinästhetische Wahrnehmung von Artikulationsbewegungen
2. Vermittlung von Raum- und Zeitvorstellungen für Artikulationsbewegungen (z. B. Mundquerschnitte, Computerprogramme)
3. mentales Training, d. h. gedankliches Vorplanen der Artikulationsbewegung
4. kontrollierte Bewegungsausführung und Hemmung ungezielter Bewegungen

(Springer 1995)

Die Therapieeinheiten unterliegen demnach einem genauen kleinschrittigen Ablauf mit zunehmendem Schwierigkeitsgrad des Stimulusmaterials.
Therapieablauf:

1. Vorbereitungsphase: Entspannungs- und Körperwahrnehmungsübungen
2. Instruktion und Bewegungsausführung mit visueller Kontrolle (Spiegel): während der Durchführung beschreibt der Therapeut die Spannung in den Lippen, der Zunge, den Öffnungsgrad des Kiefers und die intraoralen Berührungspunkte;

unterstützt wird dieser Schritt mit Mundbildern oder einem Computerprogramm
3. Instruktion und Bewegungsausführung ohne visuelle Kontrolle (mit geschlossenen Augen): hier soll der Patient dieselbe artikulatorische Bewegung taktil-kinästhetisch wahrnehmen; dabei soll er nach dem Prinzip der minimalen Aktion vorgehen (minimaler Spannungsaufwand und Bewegungsumfang)
4. gedankliche Planung der Bewegungen: hier wird das Prinzip des mentalen Trainings eingesetzt; der Patient soll sich vorstellen, welche Bewegungen wie und in welcher Reihenfolge durchzuführen sind und wie das taktil-kinästhetische Feedback sein wird; der Therapeut unterstützt durch Beschreibungen
5. Ausführung der geplanten Bewegungen ohne visuelle Kontrolle: Patient soll die Bewegungen langsam und dosiert mit geschlossenen Augen ausführen; der Therapeut gibt ihm Feedback und unterbricht, sollte es zu einer Parapraxie kommen; dann wird bei Schritt 2 wieder angesetzt
6. visuelle Kontrolle und Selbsteinschätzung der gezielten Bewegungsausführung vor dem Spiegel: der Patient führt die Bewegung noch einmal ohne Hilfe des Therapeuten vor dem Spiegel aus und bewertet den Erfolg selbst

(Springer 1995)

Im Verlauf der Therapie soll der Spiegel immer mehr zugunsten der taktil-kinästhetischen Information wegbleiben. Wichtig ist darüber hinaus, bereits ab der Silbenebene auf koartikulatorische Prozesse und das **Prinzip der minimalen Aktion** zu achten (Lauer & Birner-Janusch 2010).

Die Abfolge der Übungseinheiten und die Ordnung des Stimulusmaterials sind:

1. nicht-sprachliches Material: Mundmotorikbewegungen, Luftstromlenkung, Hinterzungenbewegungen
2. stimmlose Artikulationsbewegungen: Einzelbewegungen der Vokale und /m/, /l/, /t/; Bewegungsfolgen CV, VC, CV-CV, CVC, CVV, VCC
3. Artikulationsbewegungen mit den Kontrasten stimmhaft / stimmlos und oral / nasal und Bewegungsfolgen wie z. B. [ma], [pa], [na], [la], [da], [ta], [fa] etc.
4. Kombination der Silben zu Wörtern mit Übungen zum Wortakzent
5. prosodische Übungen mit Redephrasen und Sätzen sowie dialogische Übungen

(Springer 1995)

Evidenz: Die Methode nach Luzatti & Springer (1995) führte zu Verbesserungen in zwei Fällen von chronisch mittelschwerer Aphasie und schwerer Sprechapraxie, in denen nach 30 Einheiten ein kleiner Wortschatz aufgebaut werden konnte. Der Effekt des mentalen Trainings sei nicht zu unterschätzen (Lauer & Birner-Janusch 2010) und sollte weiter untersucht werden.

Sound Production Treatment SPT

Die SPT (Wambaugh & Mauszycki 2010) ist eine Kombination von verschiedenen artikulatorischen Vermittlungstechniken. Sie beinhaltet repetitives Wiederholen, phonetische Kontrastierung, integrale Stimulation, phonetisches Platzieren und verbales Feedback. Die Prinzipien des motorischen Lernens werden angewendet, indem die Items sowohl blockweise als auch in Variation trainiert werden. So werden einzelne Phoneme angebahnt, indem sie in einfache, einsilbige Wörter verpackt, dann in Minimalpaaren kontrastiert und auf ungeübte Items übertragen werden. Dazu gibt es eine Behandlungs-Hierarchie in vier Stufen (ebd.):

1. Therapeutin sagt das Wort und fordert zum Nachsprechen auf:
   a. Wenn es korrekt ist, bis zu 5-mal wiederholen
   b. Wenn es inkorrekt ist, Feedback geben, „Jetzt probieren wir ein anderes Wort“, ein Minimalpaarwort produzieren und zum Nachsprechen auffordern
      i. Wenn es korrekt ist, zurück zum ersten Wort gehen und mit Nummer 2 weitermachen
      ii. Wenn es inkorrekt ist, Feedback geben, integrale Stimulation anwenden (max. 3-mal), weiter zu Nr.2 mit dem Zielwort gehen
2. Therapeutin zeigt den Buchstaben für das Phonem, spricht das Wort und fordert zum Nachsprechen auf:
   a. Wenn es korrekt ist, 5-mal wiederholen und zum nächsten Item gehen
   b. Wenn es inkorrekt ist, weiter zu Nr.3
3. Therapeutin verwendet integrale Stimulation „Watch me, listen to me, say it with me” bis zu 3-mal:

10

   a. Wenn es korrekt ist, 5-mal wiederholen und zum nächsten Item gehen
   b. Wenn es inkorrekt ist, weiter zu Nr.4
4. Therapeutin gibt eine verbal artikulatorische Anweisung, dem Fehler entsprechend, Therapeutin elizitiert die Aussprache mithilfe integraler Stimulation:
   a. Wenn es korrekt ist, 5-mal wiederholen und zum nächsten Item gehen
   b. Wenn es inkorrekt ist, weiter zum nächsten Item

Evidenz: Die SPT Methode wurde immer wieder in Einzelfallstudien überprüft (Wambaugh 2004; Wambaugh & Nessler 2004) und zeigt sowohl Verbesserungen der geübten Laute, als auch eine Generalisierung auf nicht geübte Items. Die Effekte waren nach 10 Monaten noch nachweisbar (Wambaugh & Mauszycki 2010).

Sprechapraxietherapie bei schwerer Aphasie (SpAT®)

Diese von Lorenz (2012) entwickelte Therapiemethode wendet sich explizit an schwer betroffene Patienten mit Aphasie und Sprechapraxie. Sie ist ein multimodaler Ansatz von visuellen, gestischen und taktilen Hilfen zur Anbahnung einzelner Laute. Sobald die Patienten auf Wortebene artikulieren können, wird die Methode mit dem MODAK-Programm (Lutz 1996) kombiniert (➤ Kap. 6.8.3). SpAT® enthält eine Diagnostik und ein Therapieprogramm. Es soll insbesondere bei Patienten zum Einsatz kommen, die noch zu keiner verbalen Äußerung fähig sind. Die Methode basiert auf der Hypothese von Varley & Whiteside (2001), dass bei Sprechapraxie der Zugriff auf das Silbenlexikon bei der phonetischen Enkodierung gestört ist (➤ Kap. 10.2) und die Patienten somit auf die segmentale Route angewiesen sind. Laut Lorenz (2012) können die Patienten noch keine Silbenprogramme abrufen, daher wird zunächst auf segmentaler Ebene therapiert. SpAT arbeitet nicht nur im Sinne des motorischen Lernens, sondern im Sinne einer Software: die Methode soll das Lautinventar und die artikulatorischen Programme dazu reorganisieren und neu installieren. Die SpAT®-Diagnostik überprüft im ersten Teil „die vorhandenen **bukkofazialen lautrelevanten Bewegungsprogramme** sowie das Vorhandensein einzelheitlicher Phonemprogramme (Lautbildung)“ (ebd., S. 26). Überprüft werden:

- Kieferöffnung, Kieferschluss
- Okklusion
- Lippenrundung, Lippenspreizung
- Zungenelevation, Zungensenkung

In einem zweiten Teil wird das noch abrufbare **Lautinventar** mittels „Imitation“, wie Lorenz (2012) es nennt, überprüft, um die vorhandenen Ressourcen einschätzen zu können. Insgesamt werden 26 Items abgefragt, allerdings über mehrere Sitzungen verteilt, da bei schweren expressiven Störungen häufig nur wenige Phoneme, meist /a/ oder /o/, vorhanden sind. Im dritten Diagnostikteil werden 48 Realwörter, die aus zwei Phonemen bestehen, vorgegeben, auch hier über mehrere Sitzungen verteilt. Darunter sind Objektnamen, Personalpronomen, Fragewörter und Ausrufe. Der vierte Teil schließlich hält durch Beobachtung während der Teile 1–3 fest, inwieweit die Patienten in der Lage sind, sich auf die Artikulatoren der Untersucherin zu konzentrieren und ihren Blick darauf zu fokussieren. Lorenz (2012) nennt diese **Blickfokussierung** eine wesentliche Voraussetzung für die Anwendung der Methode.

Die Therapie besteht aus der Anbahnung von Einzellauten. Entweder werden die bereits vorhandenen Laute genommen und gefestigt, oder bei mutistischen Patienten wird mit dem Vokal [a:] begonnen, da er am leichtesten zu realisieren ist. In systematischen Teilschritten werden die Laute erarbeitet. Dazu bietet die Methode **multimodale Hilfen** an:

- phonemspezifische Lautgeste
- phonemspezifische verbale Hilfe
- einfach gezeichnetes Mundbild (während der Lautierung)
- Vorstellungshilfe
- taktile Hilfe

Sobald die Patienten Laute „synthetisieren“ können, werden die Objektnamen der MODAK-Bilder erarbeitet, um im Rahmen der MODAK-Therapie den Dialogteil bewältigen zu können.

Evidenz: Für SpAT® existiert eine Einzelfallstudie im Rahmen einer Bachelorarbeit (Thoma 2016), die für einen Patienten messbare quantitative Verbesserungen im Nachsprechen von Lauten und Wörtern sowie einen Generalisierungseffekt auf ungeübte Items erzielte. Die Ergebnisse wurden nicht statistisch ausgewertet. Aichert & Staiger (2015) kritisieren SpAT®, weil Lorenz ihrem Ansatz die Annahme zugrunde legt, gestörte Lautgebung sei Ausdruck gestörter nicht-sprachlicher Bewegungen. Diese Aussagen „entbehren jedoch einer theoretischen und empirischen Basis“ (ebd., S. 34).

10.5.6 Wortstrukturelle Ansätze

Bei diesen Ansätzen übt man von vornherein mit Silben oder Wörtern, da man davon ausgeht, dass die Silbe die kleinste sprechmotorische Einheit und sie selbst bei schwer betroffenen Patienten noch erhalten ist (Staiger & Wunderlich 2004).

Auch hier wird explizit gelernt, es greifen die gleichen Prinzipien wie bei den segmentalen Verfahren. Der Vorteil, direkt auf Wort- und Silbenebene mit der Therapie zu beginnen liegt darin, dass mit bedeutungsvollen Einheiten geübt und die Prozesse der Koartikulation von Anfang an mit geübt werden (Brendel & Ziegler 2008).

Minimalpaartechnik

Hier wird mit der **phonetischen Kontrastierung** (Wertz et al. 1984) von Minimalpaaren gearbeitet.

Zunächst wird ein Phonem in seiner phonetischen Umgebung stabilisiert, z. B. /t/ in „Tee, Tal“ und /f/ in „Fee, fahl“. Dann werden „Tee – Fee“ und „Tal – fahl“ geübt, dann die Phoneme auf Zweisilber ausgedehnt, z. B. „Tolle – volle“ und die Kontraste verschoben, z. B. „fett, taff“. Unterstützt wird diese Technik mit schriftsprachlichen, visuellen oder auditiven Hilfen. Patienten, bei denen dieser Ansatz angewendet wird, sollten bereits auf Wortebene nachsprechen können sowie über eine gute semantische und phonologische Differenzierung verfügen (Brendel & Ziegler 2008; Lauer & Birner-Janusch 2010). Das Wortmaterial orientiert sich am Leistungsniveau und Störungsmuster des Patienten. **Evidenz**: Dieses Verfahren (Teil des *Sound Production Treatment*), wurde bereits in einigen Studien getestet und zeigt Verbesserungen der trainierten Phoneme, die sich stabil halten (Wambaugh et al. 1996; Wambaugh et al. 2015).

Metrischer Übungsansatz

Dieser Ansatz (Ziegler & Jaeger 1993) setzt oberhalb der lautlichen Einheiten an, nämlich auf der suprasegmentalen Ebene der Silbenanzahl und des Wortakzents. Die artikulatorischen Bewegungsabläufe werden geübt, indem man ein Zielwort in seine artikulatorischen Gesten (➤ Kap. 10.2.2) zerlegt und dadurch vereinfacht. Oder mit anderen Worten: „Bei einer vom Patienten fehlerhaft produzierten Äußerung wird das Zielwort durch systematische Vereinfachungen der artikulatorischen Gesten geübt (z. B. Artikulationsort, Stimmhaftigkeit, Nasalität), wobei die metrische Struktur, d. h. die Anzahl der Silben und das Betonungsmuster, erhalten bleibt“ (Manz et al. 2009). Der Ansatz beruht auf dem **Modell der artikulatorischen Phonologie** nach Browman & Goldstein (1992).

Man leitet aus dem Fehlermuster Übungswörter ab und nähert sich dann wieder dem Zielwort an. Dabei bleibt die metrische Struktur gleich. Zum Beispiel wird das Wort „Schwamm“ geübt, indem man zunächst /mam/, dann /bam/, dann /wam/ und zuletzt /Schwamm/ übt. Die Abfolge der Übungswörter orientiert sich an der artikulatorischen Komplexität des Zielwortes. Diese wird bestimmt durch zwei Faktoren:

1. Silbenkomplexität: CV oder CCV-Struktur
2. Anzahl der artikulatorischen Gesten für die Konsonantenartikulation:
   a. Anzahl der beteiligten primären Artikulatoren: Lippen, Vorderzunge, Hinterzunge
   b. Stimmhaftigkeit (Öffnung und Schließen der Glottis)
   c. Nasalität (Hebung und Senkung des Velums)

Die Patienten werden auch dazu angehalten, fehlerhaft artikulierte, dennoch verständliche Wörter zu akzeptieren, um den Redefluss zu fördern.

Evidenz: In ihrer Studie profitieren acht von zehn Patienten von der Methode und zeigen Verbesserungen der artikulatorischen Genauigkeit und der Sprechflüssigkeit (Jaeger & Ziegler 1993).

PRAXISTIPP

Die Forschungsgruppe aus Bogenhausen hat basierend auf dem Prinzip des metrischen Übungsansatzes ein umfangreiches Übungsmaterial herausgegeben, welches über die Homepage zu beziehen ist (www.ekn.phonetik.uni-muenchen.de/diagnostik_therapie/hwl/ekn_materialien_sax_therapie.pdf). Diese Wortlisten eignen sich sehr gut für die Zusammenstellung eines individualisierten Therapiematerials.

Skripttraining

Ursprünglich für Aphasien entwickelt (Holland et al. 2002) wurde es mittlerweile auch bei Patienten mit Sprechapraxie angewendet. Die Methode ist für Patienten geeignet, die keine flüssige Sprachproduktion zeigen und die mithilfe von fertigen Skripts für bestimmte alltägliche Situationen (z. B. Einkaufen beim Bäcker, einen Small Talk führen) in die Lage versetzt werden, Inseln flüssiger Sprache zu produzieren (➤ Kap. 15.6.4). Hierzu werden mit dem Patienten gemeinsam Situationen gesammelt und die dazugehörigen Phrasen.

Beispielphrasen für einen Gesprächsablauf:

- „Hallo"
- „Wie geht es Dir?"
- „Vielleicht trinken wir mal Kaffee zusammen"
- „Mach's gut"

Die Phrasen werden durch intensives Nachsprech- und Mitsprechtraining eingeübt. Dabei werden sie zunächst in Trainingsblöcken à 10 Minuten trainiert und danach in zufälliger Reihenfolge dargeboten. Die Hilfen der Therapeutin sind festgelegt: zunächst Vorsprechen, dann gemeinsames Sprechen, gemeinsames Sprechen mit Rückzug der Therapeutin, selbstständiges Sprechen mit Anlauthilfen und selbstständiges Sprechen ohne Hilfen (Youmans et al. 2010).

Evidenz: Youmans et al. (2010) untersuchten drei Patienten und alle verbesserten sich in der Produktion der Wörter in den Phrasen. Die Patienten zeigten einen über die Studie hinausgehenden Gebrauch der Phrasen. Als Nebeneffekt fühlten sie sich zuversichtlicher und fanden ihre Sprechweise natürlicher.

Multiple Input Phoneme Therapy (MIPT)

Die MIPT ist ein Ansatz für schwer betroffene sprechapraktische und aphasische Patienten. Er ist besonders geeignet für Patienten, die nur Stereotypien produzieren und in einer „expressiven Schleife" festsitzen, die mittels dieser Methode durchbrochen wird (Stevens & Glaser 1983). Gleichfalls können mutistische Patienten davon profitieren.

Das Vorgehen beruht darauf, in einem ersten Schritt die unwillkürlichen Äußerungen der Stereotypien zu unterbinden und stattdessen den Patienten zu lehren, diese willentlich zu produzieren. In einem zweiten Schritt wird die am häufigsten produzierte Stereotypie, z. B. „bin oma" als Ausgangspunkt für die Phonemgeneralisierung genommen. Daraus werden dann weitere einsilbige Wörter gebildet. Die Anbahnung geschieht immer über häufiges Nachsprechen (6–10 Mal). Je besser der Patient nachspricht, desto mehr wird der multiple Input reduziert. Wenn die Patienten diesen Schritt gemeistert haben, werden die Zielitems auf das gesamte Phoneminventar, kurze Phrasen und Sätze erweitert. ➤ Tab. 10.14 zeigt das Vorgehen in einzelnen Schritten.

Bei mutistischen Patienten wird über automatisierte Sprache wie Zählen oder Wochentage nach dem gleichen Muster vorgegangen. Wenn die Pa-

Tab. 10.14 Vorgehen bei der MIPT (Stevens & Glaser 1983)

Schritt	Vorgehen
1. expressive Schleife durchbrechen	Therapeutin fordert eine kontrollierte Äußerung der Stereotypie und unterbindet strikt jegliche unwillentliche Äußerung derselben durch: • Vorsprechen der Äußerung (5–10 Mal), z. B.: „bin oma", dabei mit dem Patienten zusammen den Rhythmus klopfen, die initialen Phoneme /b/ und /o/ werden betont • Nach- und Mitsprechen des Patienten
2. Phonemgeneralisierung	aus den Phonemen /b/, /i/, /n/ (bzw. /o/, /m/, /a/) werden einsilbige Wörter abgeleitet, z. B. Bus, Bad, Bein, im, ihm, Inn, nah, nein, nun usw. • multipler Input des Phonems durch 5–10-maliges Vorsprechen der abgeleiteten Wörter • Nachsprechen des Patienten • schrittweise Reduktion der Anzahl des Inputs
3. Ausbau des Phoneminventars	anhand der bisher erarbeiteten Wörter werden mit der gleichen Methode die anderen Phoneme erarbeitet
4. willentliches Sprechen fördern	• auf Wortebene Benennen, Frage-Antwort-Sequenzen, lautes Lesen • Ausweitung auf kurze Phrasen und Sätze

10

tienten zu gar keinen expressiven Äußerungen fähig sind, wird versucht, mit unsinnigen Aussagen eine Äußerung zu provozieren, z. B. an einem schönen sonnigen Tag zu behaupten: „Toll, da liegt so viel Schnee da draußen, da gehe ich doch heute Nachmittag zum Ski fahren!" (Stevens & Glaser 1983).

Evidenz: Die MIPT wurde mit fünf Patienten mit chronischer Sprechapraxie und Aphasie durchgeführt, die alle nach Monaten signifikante expressive Verbesserungen erzielten: sie produzierten kaum noch Stereotypien, spontane verbale Äußerungen waren sogar bis auf Satzlänge möglich (Stevens & Glaser 1983).

Acht-Schritte-Kontinuum

Rosenbek et al. (1973) haben eine Aufgabenhierarchie erstellt, das **Acht-Schritte-Kontinuum** (➤ Tab. 10.15), welches den Patienten stufenweise zum willkürlichen Sprechen hinführt (Breinl 2001; Aichert & Wunderlich 2004; Lauer & Birner-Janusch 2010).

Dabei wird die Methode der **integralen Stimulation** eingesetzt. Dies ist eine Form der Aufmerksamkeitslenkung. Der Patient soll die gesamte sensorische Information nutzen, um einen Laut oder eine Silbe zu produzieren. Über die Aufforderung: **„Watch me, listen to me, do what I do"** soll der Patient zum Mit- und Nachsprechen angeregt werden (Rosenbek 1985). Dieses Prinzip kann in andere Ansätze integriert werden.

Evidenz: Aitken Dunham (2010) überprüfte die Methode an zwei Patienten, die sich beide auf der Wortebene verbesserten. Dies ist natürlich noch nicht aussagekräftig für eine Empfehlung.

10.5.7 Rhythmisch-melodische Verfahren

Diese Verfahren basieren auf dem impliziten Lernen. Der Aufmerksamkeitsfokus liegt nicht mehr auf den artikulatorischen Bewegungen, sondern auf dem Gesprochenen. Die rhythmischen Verfahren sind besonders geeignet, um den Redefluss zu verbessern, umgekehrt können sie aber auch zu silbischem, unnatürlichen Sprechen führen. Dafür eignen sie sich gut für eher leicht bis mittelschwer betroffene Patienten, die v. a. unter Suchbewegungen und Fehlversuchen leiden.

Melodische Intonationstherapie (MIT)

Die MIT wird ebenfalls in ➤ Kap. 6.8.3 vorgestellt. Sie ist für schwer betroffene Patienten mit Aphasie entwickelt worden. Für die Sprechapraxietherapie eignet sie sich hinsichtlich der Behandlung der prosodischen Störung. Durch das Mitklopfen und Mitintonieren wird die Sprechflüssigkeit angeregt.

Evidenz: Die Effektivität der Melodischen Intonationstherapie wird anhand verbesserter Verständlichkeit gemessen, nicht anhand der artikulatorischen Genauigkeit (Lauer & Birner-Janusch 2010). Diese konnte in Studien mit schwer betroffenen unflüssigen Aphasiepatienten nachgewiesen werden (Albert et al. 1973). Zumbansen et al. (2014) haben ein Review über Effektivitätsnachweise durchgeführt und festgestellt, dass es kaum explizite Studien zu Sprechapraxie und MIT gibt. Sie glauben an einen direkten Zusammenhang der Verbesserung der sprachlichen Leistungen von Patienten mit Broca-Aphasie durch die Verbesserungen der sprecheri-

Tab. 10.15 Acht-Schritte-Kontinuum (Rosenbek et al. 1973)

Stufe	Aufgabe	Stimulation
1	Patient sieht Therapeut beim Vorsprechen zu und hört zu, dann sprechen beide gemeinsam	auditiv + (Mundbild)
2	Patient spricht nach, Therapeut artikuliert leise mit	auditiv + (Mundbild)
3	Patient spricht nach	auditiv
4	Patient spricht nach einmaliger Vorgabe mehrmals hintereinander nach	auditiv
5	Patient liest laut vor	visuell
6	Patient liest leise. Nach einer kurzen Pause wiederholt er das Gelesene laut	visuell
7	Patient antwortet auf Fragen mit vorher geübten Äußerungen	(durch Frage)
8	Transfer des Geübten in ein Rollenspiel	(durch Rollenspiel)

schen Leistungen (verbesserter Wortabruf, verbesserte Sprechflüssigkeit) und fordern mehr Studien zu diesem Thema. Gute Ergebnisse erzielte die Studie von Laughlin, Naeser & Gordon (1979).

Methoden mit externen Taktgebern

Tapping

Der Sprechrhythmus wird über das Mitklopfen mit dem Finger oder dem Fuß entweder silben- oder wortweise unterstützt, je nach Vorgabe der Therapeutin.

Metronom

Ein Metronom gibt die von der Therapeutin vorher festgelegte Sprechgeschwindigkeit vor. Dabei soll zu jedem Takt eine Silbe gesprochen werden. Das Metronom fungiert als externer Taktgeber. Durch diese sehr konstant gehaltene Sprechgeschwindigkeit kann eine stark silbische Sprechweise entstehen (Brendel & Ziegler 2008).

Pacing Board

Das Sprechbrett wird auch in der Dysarthrie-Therapie eingesetzt (➤ Kap. 9.6.2) – dort, um die Sprechgeschwindigkeit zu drosseln. Hier kann es dem Patienten helfen, das Sprechen flüssiger zu machen oder die Artikulation präziser. Der Patient gibt sich bei dieser Methode den Rhythmus selbst vor.

Evidenz: Ansätze, die die auditive rhythmische Stimulierung als Schwerpunkt haben, werden ebenfalls als effektiv empfohlen (Wambaugh et al. 2006). In der Einzelfallstudie mit der Metronom-Methode (Dworkin et al. 1988) zeigten sich Verbesserungen, aber kein Transfereffekt.

Metrical Pacing Therapy (MPT)

10

Hier werden Äußerungen ihrer metrischen Struktur nach in einen Computer gesprochen, der daraus metrische Schablonen erstellt, die dann in Form von akustischen Signalen (jeweils am Silbenonset) wiedergegeben werden. Der Patient bekommt Kopfhörer und soll die vorher mit der Therapeutin geübten Äußerungen mit dem Signal nachsprechen. Dabei liegt der Schwerpunkt auf der metrischen Struktur und der Sprechflüssigkeit und nicht, wie bei den segmentalen Verfahren, auf der artikulatorischen Genauigkeit. Es geht auch nicht darum, dass die Patienten absolut synchron mit dem Signal sprechen, sie sollen nur möglichst den Rhythmus der Äußerung, die ein mehrsilbiges Wort oder einen Satz umfasst, wiedergeben. In einer Studie mit acht Patienten konnten Brendel und Ziegler (2008) deutliche Verbesserungen der Sprechflüssigkeit (gemessen an der Silbenrate), der Sprechgeschwindigkeit (gemessen an der Dauer einer Äußerung) und auch der artikulatorischen Genauigkeit nach einer 10-wöchigen Therapie nachweisen. Die Ergebnisse zeigen, dass offenbar das Lenken der Aufmerksamkeit auf einen externen Fokus, das (Wieder-)Erlernen motorischer Prozesse unterstützt und dass der Rhythmus dabei eine übergeordnete Rolle spielt (Brendel & Ziegler 2008).

Evidenz: In ihrer Untersuchung mit zehn Patienten zeigten alle eine signifikante Verbesserung der Sprechflüssigkeit, des Sprechtempos und auch in der Genauigkeit der artikulatorischen Ausführung (Brendel & Ziegler 2008).

Kontrastive Akzentuierung

Hier geht es um das Training von Wort- und Satzakzent (Wertz et al. 1984). Dabei wird ein Phonem in ein Wort eingebettet, welches dann in einen Satz gefügt wird, z. B. /z/ in „Thomas schläft auf dem **So**fa." Dieser Satz wird dann in Frage-Antwort-Sequenzen so modifiziert, dass sich das Intonationsmuster verändert, z. B. „Wer schläft auf dem Sofa?" „Thomas schläft auf dem Sofa". „Wo schläft Thomas?" „Auf dem Sofa". Die Betonungen werden übertrieben deutlich gesprochen.

Evidenz: keine bekannt

SIPARI

SIPARI (Jungblut & Aldrige 2004; Jungblut 2005) steht für **S**ingen; **I**ntonatio, **P**rosodie, **A**tmung, **R**hythmus, **I**mprovisation.

Diese Methode kommt aus der musiktherapeutischen Arbeit mit schwer betroffenen, chronisch kranken Aphasie-Patienten und wird ebenfalls in ➤ Kap. 6.8.3 beschrieben: Der Hintergrund ist der Zusammenhang von Musik und Sprache, beide bedienen sich Melodie und Rhythmus. Bei einer schweren Aphasie übernimmt die rechte Großhirnhemisphäre viele elementare und ganzheitliche Funktionen der Sprachproduktion, insbesondere die melodischen Aspekte der Sprache (Intonation, Klangfarbe, Lautstärke). Die Methode nutzt die Funktionen der rechten Hemisphäre, um die verbliebenen Sprachfähigkeiten der linken Hemisphäre zu aktivieren, und zwar mittels der Brücke von Melodie über Intonation zu Rhythmus und Prosodie (Jungblut 2010). Ähnlich wie in der Melodic Intonation Therapy (MIT) findet sprachliche Aktivierung über Melodie und Rhythmus statt. Hier können aber insbesondere schwer betroffene Patienten profitieren und die Methode kann auch in Gruppentherapien eingesetzt werden. Der Einsatz der Methode bei Patienten mit schwerer Aphasie und Sprechapraxie hat sich bewährt (Jungblut et al. 2014): Die drei untersuchten Patienten zeigten Verbesserungen sowohl in ihren sprachlichen (mittels AAT getesteten) aber v. a. auch in ihren sprecherischen (mittels HWL getesteten) Leistungen. Die funktionelle Bildgebung (fMRI) zeigte außerdem mehr Aktivierung in den Bereichen des inferioren frontalen Gyrus, der Insel und den Basalganglien – Bereiche, in denen das neurale Netzwerk für zeitliche Sprechprogrammierungsprozesse angenommen wird (ebd.).

Evidenz: Die SIPARI Methode wurde 2010 in die Cochrane Database (Bradt, Magee, Dileo et al. 2010) aufgenommen: Es konnten signifikante Verbesserungen der Artikulation, Prosodie, des Nachsprechens und der Sprachproduktion nachgewiesen werden.

10.5.8 Die Behandlung des apraktischen Mutismus

Gerade in der Akutphase nach Schlaganfall zeigen manche Patienten die ersten Stunden, Tage oder Wochen keine lautsprachliche Äußerung. Hier ist es schwierig, differenzialdiagnostische Überlegungen zu treffen, wenn keine Lautproduktion vorhanden ist, an der sich der Untersucher orientieren kann. Letztendlich muss über eine Ausschlussdiagnostik vorgegangen werden:

- Liegen schwere Bewusstseinseinschränkungen vor?
- Zeigen sich Bewegungseinschränkungen der fazio-oralen Muskulatur, die auf eine Dysarthrie schließen lassen?
- Liegt ein gestörter Sprechantrieb vor (z. B. bei einer akuten transkortikal-motorischen Aphasie)?
- Liegen sehr schwere aphasische Störungen vor, die keine Sprachproduktion ermöglichen?

Zum einen muss die Oralmotorik hinsichtlich Schwächen, Lähmungen oder eine bukkofaziale Apraxie geprüft werden, zum anderen die Schriftsprache. Relativ gut erhaltene Schreibleistungen deuten darauf hin, dass keine schweren aphasischen Störungen vorliegen. Erst mit Beginn der lautsprachlichen Äußerungen erkennt man die zugrundeliegende Störung (Ziegler 1991).

Häufig tritt ein Mutismus aufgrund einer schweren Sprechapraxie auf. In solchen Fällen haben die Patienten keinen Zugriff auf ihre Stimmgebung. Sie öffnen den Mund, versuchen zu sprechen oder mitzusprechen, aber es kommt kein Ton. In weniger schweren Fällen zeigen die Patienten starke Perseverationen, Stereotypien oder recurring utterances.

Ziel der Behandlung ist primär die Anbahnung der Lautsprache. Die Sprachtherapeutin hat dazu mehrere Elizitierungsmöglichkeiten, z. B. über automatisierte Sprache oder nonverbale lautliche Äußerungen wie Gähnen, Stöhnen, Seufzen, Husten. Beispiele für Anbahnungsmöglichkeiten sind:

- Hand des Patienten nehmen und mit ihm gemeinsam anhand der Finger zählen
- Wochentage aufsagen und / oder mit Wortkarten legen lassen
- bekannte Kinder- / Volkslieder anstimmen, z. B. „Hänschen klein", „Alle Vögel sind schon da", „Oh du fröhliche"
- bei christlich-gläubigen Patienten ein Gebet oder das Vater unser aufsagen
- semantisch enge Lückensätze oder Sprichwörter anbieten, z. B. „Das Geld liegt auf der _____", „Der Apfel fällt nicht weit vom _____", „Jeden Morgen lese ich die _____"
- Floskeln übertrieben mit Gestik einsetzen: ein kräftiges Händeschütteln für „Guten Tag" und „Auf Wiedersehen", ein Winken für „Hallo" und „Tschüß"
- ein Seufzen oder Lachen oder Gähnen als Ausgangspunkt für die Phonation nehmen; dem Patienten die Hand auf den Brustkorb legen, um die Sprechatmung anzudeuten, den Kehlkopf sanft

massieren, um den Ursprung der Stimmgebung fühlen zu lassen

- Geste mit einem Laut kombinieren, z. B. eine Kerze ausblasen und [ffffhh] sagen, den Finger an die Lippen legen und [sch] sagen usw.
- „Schlüsselworttechnik“ (Rosenbek, Ahern, Lemme & Wertz 1973) anwenden: wenn der Patient bereits „eins“ sagen kann, daraus Wörter ableiten wie „Eis“, „Eid“, „Ei“, „eilt“, um das Phonem /a͡ɪ/ zu festigen

LITERATUR

Aichert I, Staiger A. Therapie der Sprechapraxie. Leitlinien und evidenzbasiertes Arbeiten – Wegweiser für die Praxis. Forum Logopädie 2015; 5 (29): 30–37.

Aichert I, Wunderlich A. Sprechapraxie: Eine Einführung zu Theorie, Diagnostik und Therapie. Workshop bei den 7. Würzburger Aphasietagen, 2004.

Aichert I, Ziegler W. Sprechapraxie und die Silbe: Theoretische Überlegungen, Empirische Beobachtungen udn Therapeutische Konsequenzen. Forum Logopädie 2004; 18 (2):6–13.

Aitken Dunham DJ. Efficacy of using music therapy combined with traditional aphasia and apraxia of speech treatments. Dissertation. 2010. https://libres.uncg.edu/ir/wcu/f/Dunham2010.pdf (zuletzt abgerufen am 07.12.18)

Baddeley A. Working Memory and language: an overview. J Comm Disord 2003; 36:189–192.

Bhogal, S. K., Teasell, R., & Speechley, M. Intensity of aphasia therapy, impact on recovery. Stroke 2003; 34, 987–993.

Birner-Janusch B. Die Anwendung des PROMPT Systems im Deutschen – eine Pilotstudie. Sprache Stimme Gehör 2001; 25:174–179.

Bradt J, Magee WL, Dileo C, Wheeler BL, McGilloway E. Music therapy for acquired brain injury. Cochrane Database of Systematic Reviews 2010; 7: 1–42.

Breinl J. Wortlisten für die Sprechapraxietherapie. Magisterarbeit. Univ. Bielefeld, 2001.

Brendel B, Ziegler W, Deger K. The Synchronization Paradigm in the Treatment of Apraxia of Speech. Journal of Neurolinguistics 2000; 13:254–257.

Brendel B, Ziegler W. Effectiveness of metrical pacing in the treatment of apraxia of speech. Aphasiology 2008; 22:1, 77–102, DOI: 10.1080/02687030600965464 (zuletzt abgerufen am 26.07.18)

Brendel B. Das Verfahren der rhythmisch-akustischen Stimulation in der Behandlung sprechapraktischer Patienten. München: Herbert Utz Verlag, Wissenschaft, Dissertation, 2003.

Browman CP, Goldstein L. Articulatory Phonology: An Overview. Phonetica 1992; 49:155–180.

Chumpelik DA. The Prompt System of Therapy: Theoretical Framework and Applications for Developmental Apraxia of Speech. Semin Speech Lan. 1984; 5(2):139–156.

Darley FL, Aronson AE, Brown JR. Motor Speech Disorders. Philadelphia: WB Saunders, 1975.

Duffy JR. Motor Speech Disorders. Substrates, Differential Diagnosis and Management. 3. Aufl. St.Louis: Elsevier Mosby, 2013.

Dworkin J, Abkarian GG, Johns DF. Apraxia of speech: The effectiveness of a treatment regimen. Journal of Speech and Hearing Disorders 1988; 53:280–294.

Ebert C. Artikulatorische Phonetik. Power Point Präsentation. Universität Bielefeld. Fakultät für Linguistik und Literaturwissenschaft. www.sfs.uni-tuebingen.de/~cebert/teaching/05phon/folien02.pdf (zuletzt abgerufen am 02.09.18)

Freed DB. Motor Speech Disorders. Diagnosis and Treatment. 3. Aufl. San Diego: Plural Pub., 2018.

Goldenberg G. Neuropsychologie. Grundlagen, Klink, Rehabilitation. 5. Aufl. München: Elsevier, 2017.

Guenther FH, Ghosh SS, Tourville JA. Neural modeling and imaging of the cortical interactions underlying syllable production. Brain and Language 2006; 96: 280–301.

Guenther FH. A neural network model of speech acquisition and motor equivalent speech production. Biological Cybernetics 1994; 72: 43–53.

Haake M. Lasst Bilder sprechen: Kommunikationshilfen für Menschen mit globaler Aphasie in Theorie und Praxis. Akademiker Verlag, 2012.

Hartje W, Poeck K. Klinische Neuropsychologie. 4. Aufl. Stuttgart: Thieme Verlag, 2000.

Hayden DA, Square PA. Motor Speech Treatment Hierarchy: A Systems Approach. Clinics Incommunication Disorders 1994; 5: 162–175.

Holland A, Milman L, Munoz M, Bays G. Scripts in the management of aphasia. Paper presented at the World Federation of Neurology, Aphasia and Cognitive Disorders Section Meeting, Villefranche, France, 2002.

Huber W, Poeck K, Springer L. Klinik und Rehabilitation der Aphasie. 2. Aufl. Forum Logopädie. Stuttgart: Thieme, 2013.

Hüter-Becker A. Prinzipien Motorischen (Wiederer-)Lernens. In: Hüter-Becker A, Dölken M. Physiotherapie in der Neurologie. Stuttgart, New York: Thieme Verlag, 2010. DOI: 10.1055/b-0034-6946.

Jaeger M, Ziegler W. Der metrische Übungsansatz in der Sprechapraxiebehandlung: Ein Fallbericht. Neurolinguistik 1993; 7:31–41.

Jung Y, Duffy JR, Josephs KA. Primary progressive aphasia and apraxia of speech. Semin Neurol 2013; 33(4):342–7.

Jungblut M, Aldridge D. Musik als Brücke zur Sprache – die musiktherapeutische Behandlungsmethode SIPARI® bei Langzeitaphasikern. Neurol Rehabil 2004; 10 (2): 69–78.

Jungblut M, Huber W, Mais C, Schnitker R. Paving the Way for Speech: Voice-Training-Induced Plasticity in Chronic Aphasia and Apraxia of Speech – Three Single Cases. Neural Plasticity 2014; http://dx.doi.org/10.1155/2014/841982 (zuletzt abgerufen am 27.07.18)

Jungblut M. Music therapy for people with chronic aphasia: a controlled study. In: Aldridge D (Hrsg). Music therapy and neurological rehabilitation. Performing health. London, Philadelphia: Jessica Kingsley Pub, 2005: 189–211.

Jungblut M. SIPARI®- Musikunterstützte Sprachanbahnung bei chronischer Aphasie. Aphasie und verwandte Gebiete 2010; 1: 69–79.

Knock T, Ballard K, Robin D, Schmidt R. Influence of order of stimulus presentation on speech motor learning: A principled approach to treatment of apraxia of speech. Aphasiology 2000; 14:653–668.

Kröger BJ. Computersimulation sprechapraktrischer Symptome aufgrund funktioneller Defekte. Sprache Stimme Gehör 2010; 34:139–145.

Lauer N, Birner-Janusch B. Sprechapraxie im Kindes- und Erwachsenenalter. 2. Aufl. Stuttgart, New York: Thieme Verlag, 2010.

Lauer N. Mundmotorische Aufgaben in der Behandlung neurogener Sprechstörungen. Forum Logopädie 2013; 2(27): 6–11.

Laughlin SA, Naeser MA, Gordon WP. Effects of three syllable durations using the Melodic Intonations Therapy Technique. J Speech Hear Res 1979; 22:311–320.

Levelt WJM, Roelofs A, Meyer AS. A theory of lexical access in speech production. Behavioral and Brain Sciences 1999; 22:1–38.

Liepold M, Ziegler W, Brendel B. EKN-Materialien für die Rehabilitation. Hierarchische Wortlisten – Ein Nachsprechtest für die Sprechapraxiediagnostik. Dortmund: Borgmann, 2003, www.ekn.phonetik.uni-muenchen.de/diagnostik_therapie/hwl/index.html (zuletzt abgerufen am 27.07.18)

Löb R. Mit Löb-System lernen. 5. Aufl. Amberg: Reinhold Löb, 1994.

Lorenz K. SpAT: Sprechapraxietherapie bei schwerer Aphasie. SpAT in Kombination mit MODAK. Köln: Prolog, 2012.

Maas A, Mailend ML, Guenther FH. Feedforward and Feedback Control in Apraxia of Speech: Effects of Noise Masking on Vowel Production. J Speech Lang Hear Res 2015; 58(2):185–200.

Mailend ML, Maas E. Speech motor programming in apraxia of speech: Evidence from a delayed picture-word interference task.American Journal of Speech-Language Pathology 2013; 22: S380–S396.

Mangold M, Brendel B, Ziegler W. Die Untersuchung der Kommunikationsfähigkeit bei Patienten mit schweren expressiven Sprachstörungen. Poster auf der Jahrestagung der Gesellschaft für Aphasieforschung und -behandlung. Bielefeld, 2001.

Manz K, Sperlich K, Frank U, Stadie N. Kognitiv orientierte Therapie bei Sprechapraxie: Evaluierung des metrischen Übungsansatzes. Die Sprachheilarbeit 2009; 54 (2): 50–63.

Mauszycki SC, Wambaugh J. Acquired Apraxia of Speech: A Treatment Overview. The ASHA Leader 2011; 16:16–19. Doi: 10.1044/leader.FTR2.16052011.16. Zuletzt aufgerufen am 02.09.2018.

McNeill MR, Robin DA, Schmidt RA. Apraxia of Speech: definition, differentiation and treatment. In: McNeill MR (Hrsg.) Clinical Management of Sensorimotor Speech Disorders. Stuttgart, New York: Thieme, 1997: 311–344.

Romero B. Sprachrehabilitation in einem Aphasiefall mit Hilfe der Mediationstechnik. Psychiatrie, Neurologie und medizinische Psychologie 1980; 32:731–738.

Rosenbek JC, Ahern MB, Lemme ML, Wertz RT. Treatment of Apraxia of Speech in Adults. Journal of Speech and Hearing Disorders 1973; 38 (4): 462–472.

Rosenbek JC, Lemme ML, Ahern MB, Harris EH, Wertz RT. A treatment for apraxie of speech in adults. Journal of Speech and Hearing Disorders 1973; 38:462–472.

Rosenbek JC. Treating apraxia of speech. In D. F. Johns (Hrsg.), Clinical management of neurogenic communicative disorders. Boston: Little, Brown & Co, 1985.

Shell K. E. M. S. Erweiterte Mediationstechnik für Sprechapraxie. Köln: Prolog, 2008.

Shell K. E. M. S. Therapiebox zur Wiederherstellung der Lautsprache. Erweiterte Mediationstechnik für Sprechapraxie. Stuttgart: Gustav Fischer, 1997.

Springer L. Erklärungsansätze und Behandlungen sprechapraktischer Störungen. Forum Logopädie 1995; 3:3–7.

Square-Storer PA, Hayden (Chumpelik) D. PROMPT Treatment. In: Square-Storer PA (Hrsg.) Acquired Apraxia of Speech in Aphasic Adults. London: Taylor & Francis, 1989b:190–219.

Square-Storer PA. Traditional therapies for apraxia of speech reviewed and rationalized. In: Square-Storer PA (Hrsg.) Acquired apraxia of speech in aphasic adults. London: Taylor & Francis, 1989a.

Staiger A, Aichert I. Einheiten der sprechmotorischen Planung: Theoretische Aspekte und Implikationen für die Sprechapraxietherapie. Sprache Stimme Gehör 2010; 34 (3): 128–132.

Stevens ER, Glaser LE. Multiple Input Phoneme Therapy: An Approach to Severe Apraxia and Expressive Aphasia. In: Brookshire R (Hrsg.). Clinical Aphasiology Confererence Proceedings. Minneapolis: BRK; 1983: 148–155.

Tourville JA, Guenther FH. The DIVA model: A neural theory of speech acquisition and production. Language and Cognitive Processes 2011; 25: 952–981.

Varley R, Whiteside SP. What is the underlying impairment in acquired apraxia of speech? Aphasiology 2001; 15 (1): 39–49.

Verhoeven J, Marien P. Neurogenic foreign accent syndrome: Articulatory setting, segments and prosody in a Dutch speaker. Journal of Neurolinguistics 2010; 23 (6): 599–614.

Vogel M. Sprechapraxie. Sprache Stimme Gehör 2010; 34(3): 120.

Wambaugh J, Nessler C, Wright S, Mauszycki S, DeLong C. Sound production treatment for acquired apraxia of speech: Effects of blocked and random practice on multisyllabic word production, International Journal of Speech-Language Pathology 2016; 18(5):450–4645.

DOI: 10.3109/17549507.2015.1101161 (zuletzt abgerufen am 27.07.18)
Wambaugh JL, Duffy JR, McNeil MR, Robin DA, Rogers MA. Treatment guidelines for acquired apraxia of speech: A synthesis and evaluation of the evidence. Journal of Medical Speech-Language Pathology 2006; 14: 15–32.
Wambaugh JL, Mauszycki SC. Sound Production Treatment: Application with severe apraxia of speech Aphasiology 2010; 24(6-8): 814–825.
Wambaugh JL, Nessler C. Modification of sound production treatment for apraxia of speech: Acquisition and generalisation effects. Aphasiology 2004; 18(5-7), 407–427. doi:10.1080/02687030444000165.
Wambaugh JL. Stimulus generalization effects of sound production treatment for apraxia of speech. Journal of Medical Speech-Language Pathology 2004; 12(2): 77–97.
Wertz RT, LaPointe LL, Rosenbek JC. Apraxia of Speech in adults: The disorder and its management. Orlando: Grune & Stratton, 1984.
Wertz RT. Neuropathologies of speech and language: An introduction to patient management. In: Jochs DF (Hrsg.). Clinical Management of Neurogenic Communicative Disorders. Boston: Little, Brown & Co, 1985:1–96.
Willbold B, Johannsen-Horbach H, Wallesch CW. Zur Therapie der artikulatorischen Apraxie. Sprache-Stimme-Gehör 1984; 8:24–26.
Youmans GL, Youmans SR, Hancock AB. Script training treatment for adults with apraxia of speech. American Journal of Speech-Language Pathology 2010; 20:23–37.
Ziegler W, Jaeger M. Aufgabenhierarchien in der Sprechapraxie-Therapie und der „metrische" Übungsansatz. Neurolinguistik 1993; 7: 17–29.
Ziegler W. Complexity of articulation planning in apraxia of speech: The limits of phoneme-based approaches, Cognitive Neuropsychology 2017; 34(7-8): 482–487.
Ziegler W. Sprechapraktische Störungen bei Aphasie. In: Blanken G (Hrsg.). Einführung in die linguistische Aphasiologie. Freiburg, 1991.
Ziegler W. Sprechapraxie: Grundlagen – Diagnostik – Therapie. Workshop auf der Jahrestagung der Arbeitsgemeinschaft für Aphasieforschung und -behandlung in Groningen, 1996.
Ziegler W. Sprechapraxie: Symptome und Erklärungen. Sprache Stimme Gehör 2010; 34 (3): 122–127.
Zumbansen A, Peretz I, Hébert S. Melodic intonation therapy: back to basics for future research. Frontiers in Neurology 2014; DOI: 10.3389/fneur.2014.00007 (zuletzt abgerufen am 27.07.18)

Diagnostikmaterial

Hierarchische Wortlisten www.ekn.phonetik.uni-muenchen.de/diagnostik_therapie/hwl/index.html (zuletzt abgerufen am 07.12.18)
PRAAT. www.fon.hum.uva.nl/praat/ (zuletzt abgerufen am 27.12.18)
SonaSpeech II. www.pentaxmedical.com/pentax/en/100/1/Multi-Speech-Model-3700-Sona-Speech-II-Model-3650 (zuletzt abgerufen am 07.12.18)

Therapiematerial

ArtikuList. Wortlisten zur Behandlung von Artikulationsstörungen. Hofheim: NAT-Verlag, 2010.
E.M.S. Shell K. E. M. S. Erweiterte Mediationstechnik für Sprechapraxie. Köln: Prolog, 2008.
Materialien für die Sprechapraxietherapie. www.ekn.phonetik.uni-muenchen.de/diagnostik_therapie/hwl/ekn_materialien_sax_therapie.pdf (zuletzt abgerufen am 27.07.18)
SpAT®: Sprechapraxietherapie bei schwerer Aphasie. SpAT® in Kombination mit MODAK. 2.Aufl. Köln: Prolog, 2017.
Speech Trainer. http://www.speechtrainer.de/ (zuletzt abgerufen am 27.07.18).

KAPITEL

11 Dysphagie

K. Eibl

Jeder fünfte Patient im Krankenhaus hat eine Dysphagie, jeder zweite initial nach Schlaganfall. In der Geriatrie liegen die Zahlen zwischen 10–40 % (Schröter-Morasch 2014). Eine Sprachtherapeutin in der Neurologie, Geriatrie und Akutrehabilitation arbeitet in fast 50 % ihrer Arbeitszeit mit Patienten mit Dysphagie.

Abzugrenzen ist die Dysphagie (**Schluckstörung**) von der **Kaustörung**, einer Störung der Nahrungsaufnahme, die u. a. auftritt aufgrund von:

- mangelhaften oder fehlenden Zähnen
- Entzündungen oder Verletzungen in Mundhöhle oder Rachen
- Schädigungen nach Radio-Chemotherapie, z. B. Fibrosen (Schleimhautverhärtungen) und Mukositis (Schleimhautentzündungen)

Die Kaustörung ist keine von der Sprachtherapeutin zu behandelnde Störung, hier sind v. a. Zahn- und Hautärzte gefragt.

DEFINITION

Die Dysphagie ist eine erworbene Störung des Schluckens. Die Vorsilbe „dys" aus dem Griechischem steht für „krank" oder „gestört"; „phagein" – auch aus dem Griechischen – bedeutet „essen". Der Vorgang des Schluckens ist der Transport von Speichel, Sekret, Flüssigkeiten und Nahrung vom Mund über den Rachen und die Speiseröhre bis in den Magen. Die Dysphagie ist eine Störung des Schluckens, bei der alle Phasen des Schluckakts unterschiedlich gestört und verschiedene Nahrungs- und Flüssigkeitskonsistenzen unterschiedlich betroffen sein können.

Die Dysphagiologie als Wissenschaft hat sich seit den 80er Jahren des vorangehenden Jahrhunderts immens entwickelt. Die internationale Forschung ist in den letzten Jahrzehnten immer mehr gewachsen, sodass die Schluckmechanismen und ihre Störungen sehr gut erforscht sind. Für eine intensivere Beschäftigung mit der Dysphagie wird auf die umfangreiche und detaillierte Literatur verwiesen (u. a. Bartolome, Schröter-Morasch 2018; Warnecke & Dziewas 2018; Prosiegel & Weber 2013; Stanschus 2013 und andere Bände aus der Reihe DysphagieForum oder auch die Zeitschrift Dysphagia).

In der Beschreibung des Erscheinungsbilds der Dysphagie (➤ Kap. 11.1) werden der physiologische Schluckablauf (➤ Kap. 11.1.1), die Muskeln und schluckrelevanten Strukturen (➤ Kap. 11.1.2), die Leitsymptome und Pathomechanismen (➤ Kap. 11.1.3) und die Folgen der Dysphagie (➤ Kap. 11.1.4) erläutert. Danach folgt ein Überblick über die verschiedenen Ursachen der Dysphagie (➤ Kap. 11.2). In ➤ Kap. 11.3 wird eine Klassifikation des Störungsbildes vorgenommen. ➤ Kap. 11.4 widmet sich der Diagnostik, wobei neben der klinischen Schluckuntersuchung (➤ Kap. 11.4.2) auch Screening-Verfahren (➤ Kap. 11.4.3) und Fragebögen zur Lebensqualität (➤ Kap. 11.4.5) aufgeführt werden. Die apparativen Untersuchungsmethoden FEES und VFSS werden ausführlich in (➤ Kap. 11.4.6) dargestellt. Im Teil zur Therapie schließlich (➤ Kap. 11.5) werden die Therapieansätze aufgeführt, die restituierend (➤ Kap. 11.5.1), kompensatorisch (➤ Kap. 11.5.2) oder adaptiv (➤ Kap. 11.5.3) sind. Ess- und Trinkbegleitung sowie künstliche Ernährung stehen in ➤ Kap. 11.5.4. Die Arbeit mit Trachealkanülen (➤ Kap. 11.6) wird gesondert behandelt, ebenso wie die Arbeit mit beatmeten Patienten (➤ Kap. 11.7) und Patienten im Wachkoma (➤ Kap. 11.8).

11.1 Erscheinungsbild

Manche Dysphagien sind offensichtlich: Der Patient hustet während der Nahrungsaufnahme oder beim Trinken. Manche Dysphagien fallen erst durch Sekundärsymptome wie Gewichtsverlust, vermehrte Verschleimung oder Pneumonien auf.

Für das Verständnis einer Dysphagie ist eine detaillierte Kenntnis des normalen Schluckvorgangs und damit der Anatomie der Mundhöhle, des Rachens und des Kehlkopfes wichtig. Schlucken ist ein physiologischer Vorgang, der genauso automatisiert ist wie das Gehen oder Sprechen. Wir schlucken täglich im Durchschnitt mehr als 1000 Mal, ungefähr einmal in der Minute (Dodds 1989). Wenn wir essen, trinken oder sprechen schlucken wir häufiger: So schlucken wir während eines Abendessens um die 300 Mal (ebd.). Wir können das Schlucken willkürlich beeinflussen, aber i.d.R. schlucken wir automatisch. Eine Störung dieser automatisierten Abläufe kann gravierende Folgen haben. Das Schlucken bzw. die Nahrungs- und Flüssigkeitsaufnahme sind lebenswichtig. Ist es irreparabel gestört, dann kann das aufgrund von Lungenentzündungen oder Erstickungen zum Tod führen.

Weil das Schlucken so automatisiert ist, können viele Patienten und auch ihre Angehörigen häufig nicht nachvollziehen, warum sie nur eine bestimmte Kost essen dürfen oder warum sie ein bestimmtes Schluckverhalten erlernen sollen. Daher ist es ganz wichtig, möglichst zu Beginn einer Behandlung eine ausführliche Information und Beratung über den Schluckvorgang und die möglichen Folgen einer Störung sowohl an die Patienten, aber auch an die Angehörigen weiterzugeben.

11.1.1 Der physiologische Schluckablauf

Das physiologische Schlucken ist ein hochautomatisierter, komplexer Vorgang, an dem über 50 Muskelpaare und fünf Hirnnerven beteiligt sind. Er wird in vier Phasen eingeteilt (Warnecke & Dziewas 2018; ➤ Abb. 11.1):

- orale Vorbereitungsphase
- orale Phase
- pharyngeale Phase
- ösophageale Phase

Orale Vorbereitungsphase

Diese Phase ist **willkürlich steuerbar** und umfasst die Nahrungsaufnahme und -zerkleinerung. Sie kann individuell stark variieren: Manche Menschen kauen mehr und länger als andere (Dodds 1989; Warnecke & Dziewas 2018). Diese Phase beschreibt, wie die Nahrung bzw. Flüssigkeit vom Mund aufgenommen wird. Sie wird von den Zähnen zerkleinert und von der Zunge hin und her bewegt. Dabei müssen die Lippen schließen, sodass die Nahrung nicht nach vorne herauslaufen, und die Wangen müssen kontrahieren, sodass sich die Speise nicht in den Wangentaschen sammeln kann. Zwischen Hinterzunge und Velum findet ebenso ein Verschluss statt (velolingualer oder glossopalataler Abschluss), der verhindert, dass die Nahrung vorzeitig in den Rachen überläuft. In dieser Phase finden ständig **sensorische Rückmeldungen** an den Hirnstamm über Geschmack, Temperatur, Größe und Konsistenz der

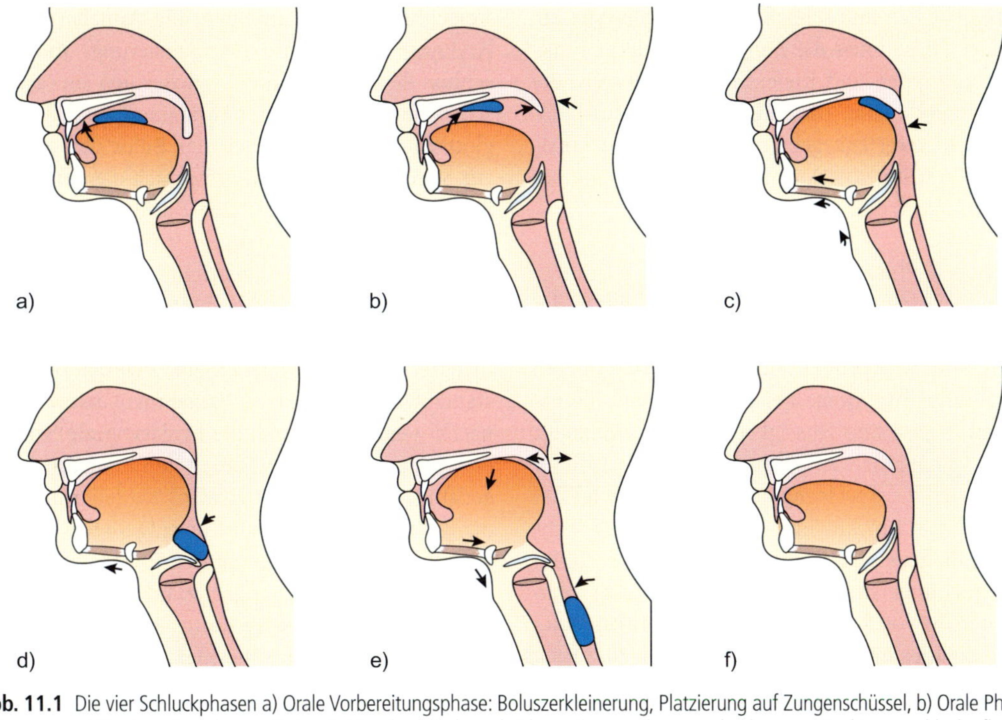

Abb. 11.1 Die vier Schluckphasen a) Orale Vorbereitungsphase: Boluszerkleinerung, Platzierung auf Zungenschüssel, b) Orale Phase: Bolustransport Richtung Oropharynx, Velum hebt sich, c) Ende orale Phase, Beginn pharyngeale Phase mit Auslösung Schluckreflex, hyo-laryngeale Exkursion, d) Pharyngeale Phase: Bolus im Hypopharynx, Kippen der Epiglottis, Öffnung des OÖS, e) Ösophageale Phase: Hyoid und Kehlkopf sinken zurück, Velum senkt sich, Bolustransport in Speiseröhre, f) Ruhezustand [L123/L271]

Nahrung statt. Es wird Speichel produziert und der Bolus für den Weitertransport Richtung Magen geformt. Wie groß dieser Bolus ist, der geschluckt werden soll, und wie ausgiebig und lange man diesen kaut und formt, ist von Mensch zu Mensch verschieden (ebd.). Außerdem ist es von der Viskosität der Nahrung abhängig: ob sie eher fest und zäh oder breiartig und fließend ist.

Orale Phase

In dieser Phase wird der Bolus Richtung Oropharynx transportiert. Auch diese Phase ist willkürlich beeinflussbar. Hier unterscheidet man zwei Typen: den Schneidezahntyp (*tipper*) und den Schöpflöffeltyp (*dipper*). Die tipper platzieren die Nahrung auf der Zungenspitze hinter den Schneidezähnen, die dipper unter der Vorderzunge auf dem Mundboden und schöpfen sie dann mit der Zunge nach oben (Dodds 1989; Prosiegel & Weber 2013). Die folgenden Abläufe sind jedoch bei jedem Menschen gleich: Der Bolus wird über die Zunge, die eine Rille formt und eine Rampe bildet, in den Oropharynx geleitet. Dabei senkt sich der Zungengrund nach unten, das Velum hebt sich und schließt den Nasopharynx ab. In dieser Phase muss die Zungenmuskulatur funktionieren. Lippen und Kiefer sind geschlossen, die Wangen angespannt. Die Sensoren in Kaumuskulatur und Kiefergelenk geben regelmäßig Rückmeldung über Größe und Konsistenz des Bolus und bestimmen Druck und Peristaltik der Zunge.

Pharyngeale Phase

Die pharyngeale Phase ist die kritischste Phase des Schluckakts, denn hier kreuzen sich der Speise- und der Luftweg. Hier geht es um den Schutz der oberen und unteren Atemwege bei gleichzeitigem Transport von Speise und Flüssigkeit in den Ösophagus. Bis vor wenigen Jahren hat man den Beginn dieser Phase durch die Auslösung des **Schluckreflexes** definiert. Diese Terminologie ist jedoch nicht mehr korrekt, da neuere Erkenntnisse eine differenziertere Betrachtung des Schluckakts erfordern. Man spricht heute von **Schluckreaktion** oder **Initiierung des pharyngealen Schluckes** (Frank et al. 2021).

Mit der Schluckinitiierung beginnt der Verschluss der oberen Atemwege, um einen reibungslosen Transport des Bolus in die Speiseröhre zu ermöglichen. Zunächst kommt es zum **velopharyngealen Abschluss,** wo sich das Velum anhebt und mit dem vorgewölbten **Passavantschen Wulst,** dem M. constrictor pharyngis superior, einen Verschluss nach oben bildet. Zungenbein und Kehlkopf führen dann eine Bewegung nach oben und vorne aus, die sog. **hyo-laryngeale Exkursion (auch Elevation, HLE).** Dabei wird der Kehlkopfeingang nach vorne geschoben und somit der Rachenraum erweitert. Dieser Vorgang ist auch Voraussetzung für die Öffnung des **pharyngo-ösophagealem Segments (PÖS)**, früher als Oberer Ösophagussphinkter (OÖS) bezeichnet. Die Bewegung des Zungenbein-Kehlkopf-Komplexes nach oben beträgt bei flüssigen Speisen 6 mm, bei festen bis zu 12 mm. Die Bewegung nach vorne beträgt mind. 5 mm (Prosiegel & Weber 2013). Gleichzeitig kippt dabei die Epiglottis erst horizontal, dann nach unten, unterstützt durch den **Druck der Zungenbasis**, die sich an die Rachenhinterwand annähert und den Bolus in den Hypopharynx transportiert. Mit der **pharyngealen Peristaltik** wird der Bolus weiter nach unten befördert. Zuletzt kommt es zum **Verschluss der unteren Atemwege** durch den Verschluss der Stimmlippen, die Annäherung der Aryknorpel zur Mitte (Medialisierung) mit Verschluss der Taschenfalten, welches den supraglottischen Raum noch weiter verkleinert, und der Epiglottiskippung. Kurz bevor der Bolus den Eingang zur Speiseröhre erreicht, öffnet sich das **pharyngo-ösophageale Segment (PÖS).** Das PÖS ist ein C-förmiger Schließmuskel, das aus dem M. cricopharyngeus, Anteilen des M. constrictor pharyngis inferior und der oberen Speiseröhre besteht. Es sind quergestreifte Muskelfasern wie auch die des Rachens. Es befindet sich immer in einem angespannten Zustand. Um den Bolus aufzunehmen, muss es zunächst relaxieren, durch die hyolaryngeale Exkursion wird es geöffnet und durch den Bolusdruck aufgedehnt. Dabei entsteht ein Druckabfall, durch den der Bolus in die Speiseröhre eingesogen wird. Je nach Bolusbeschaffenheit und -größe bleibt das Segment kürzer oder länger geöffnet, zwischen 300 und 500 ms. Durch die aktive Kontraktion des M. cricopharyngeus wird der Sphinkter nach der Boluspassage wieder geschlossen. Damit ist die pharyngeale Phase abgeschlossen. Während des Abschluckens kommt es zu einer **Schluckapnoe.** Die Schluckapnoe ist die Aussetzung der Atmung für die Dauer eines Schluckes.

Aufgrund ihrer räumlichen Nähe müssen Atmung und Schlucken eng miteinander koordiniert werden. Die Steuerungszentren sitzen im Hirnstamm direkt nebeneinander (Kap. 1.10). Dabei existiert ein typisches Atem-Schluck-Muster: Die meisten Menschen schlucken im letzten Drittel der Exspirationsphase, um dann nach dem Schlucken weiter auszuatmen und ggf. penetriertes Material abzuhusten (Frank et al. 2021).

EXKURS

Initiierung des pharyngealen Schluckes

Der Zeitpunkt der Schluckreaktion ist sehr variabel und u. a. abhängig von der Bolusgröße und der -konsistenz. Aber auch das Alter mit seinen Veränderungen in der Sensibilität (➤ Kap. 14.6) spielt eine Rolle. Die sensiblen Rezeptoren für die Schluckinitiierung liegen von oben nach unten in den Gaumenbögen (primär), den Valleculae (sekundär), der Epiglottis, den aryepiglottischen Falten, im Aditus laryngis (quartär) und den Sinus piriformes (tertiär). Wo die Schluckinitiierung beginnt, ist von Mensch zu Mensch verschieden. Während gesunde Erwachsene v. a. primär triggern, triggern Säuglinge sekundär und im hohen Alter wird der Schluckreflex v. a. sekundär und tertiär ausgelöst (Kim, McCullough, Asp 2005; Tracy, Logeman, Kahrilas et al. 1989). Wird ein Bolus nach Aufforderung geschluckt, geschieht die Schluckreaktion früher. Beim konsekutiven Schlucken, z. B. beim Trinken, kann der Bolus bis in die Sinus piriformes vordringen, bevor die Schluckinitiierung stattfindet. Es gibt daher eine große physiologische Variabilität des Zeitpunktes der Auslösung des pharyngealen Schluckes.

Ösophageale Phase

Die vierte und letzte Phase des Schluckens beginnt mit dem Eintritt des Bolus in die Speiseröhre, dem Verschluss des PÖS und endet mit dem Übergang des Bolus in den Magen durch den unteren Ösophagussphinkter (uÖS). Die Speiseröhre ist zwischen 18 und 25 cm lang. Sie wird in drei Abschnitte geteilt: Halsteil (zervikal), Brustteil (thorakal) und Bauchteil (abdominal), welcher bis 2 cm unter dem Zwerchfell liegt. Der Hohlraum (Lumen) des Ösophagus kann bis zu 3 cm aufgeweitet werden und ist im Ruhezustand kollabiert. Der Transport des Bolus geschieht durch die **primäre ösophageale Peristaltik,** die während des Schluckens ausgelöst und von der inneren zirkulären Muskulatur durchgeführt wird. Die **sekundäre Peristaltik** erfolgt durch Dehnungsreize bei Bolusresten oder Aufstoßen. Der Ösophagus wird durch den N. vagus innerviert. Die Bolusgeschwindigkeit liegt zwischen 2 und 4 cm pro Sekunde. Man geht von einer max. Transitzeit von 20 Sek. aus. Durch einen Druckabfall des uÖS passiert die Speise in den Magen.

11.1.2 Muskeln und Organe des Schluckens und ihre Innervation

Die Muskeln und Organe des Schluckens sind zu überwiegendem Teil dieselben wie für das Sprechen. In ➤ Kap. 9.1 zur Dysarthrie bieten daher schon einige Tabellen einen Überblick zur Muskulatur und deren Innervation. Beim Schlucken sind folgende Muskelgruppen direkt beteiligt:

- Gesichtsmuskulatur
- Kiefermuskulatur
- Zungenmuskulatur
- Rachenmuskulatur
- Kehlkopfmuskulatur
- Speiseröhrenmuskulatur

➤ Tab. 11.1 gibt einen Überblick über die wichtigsten Muskeln, ihre Funktion und ihre Innervation in den verschiedenen Schluckphasen. Für Abbildungen der Schluckmuskulatur sei auf Graf (2018), Warnecke & Dziewas (2018) oder Schindelmeiser (2018) verwiesen.

Um der Schluckmuskulatur einen physiologischen Bewegungsablauf zu ermöglichen, braucht es ein Zusammenspiel mit der kompletten Rumpfmuskulatur. Auch wenn es möglich ist, während eines Handstands zu schlucken, so erfordert es doch einiges an Kompensation der gesunden Muskulatur, wenn wir im Liegen oder in gebeugter Haltung schlucken. Es gibt einen wesentlichen Zusammenhang zwischen der Aufrichtung und der Schluckfähigkeit. Viele neurologische Patienten mit einer Dysphagie profitieren allein von einer guten Aufrichtung beim Schlucken. Frei nach Ulrike Frank (2011) kann man sagen: „Wir schlucken mit dem Becken". Alle Gelenke im Körper hängen und spielen zusammen (➤ Abb. 11.2). Wie bei einer Mario-

Tab. 11.1 Überblick über die wichtigsten Muskeln des Schluckens und ihre Innervation

Funktion	Muskeln	Innervation
Orale Vorbereitungsphase und orale Phase		
Mundöffnung	Platysma	N. facialis (VII)
Lippenschluss	M. orbicularis oris	
Wangentonisierung	M. buccinator	
• Kieferöffnung • Kieferschluss • Kaubewegung	• M. mylohyoideus • M. temporalis, M. masseter • M. masseter, M. pterygoideus lateralis, M. pterygoideus medialis	N. trigeminus (V)
Zungenbewegung nach hinten unten	• M. genioglossus, M. styloglossus • M. hyoglossus	N. hypoglossus (XII)
velolingualer Abschluss	M. palatoglossus	
Pharyngeale Phase		
velopharyngealer Abschluss	M. tensor veli palatini, M. levator veli palatini, M. uvulae	N. trigeminus (V), Plexus pharyngeus (IX, X)
hyolaryngeale Elevation	M. mylohyoideus, M. hyoglossus, M. stylohyoideus	N. trigeminus (V), N. hypoglossus (XII)
Bolustransport im Rachen (Passavantscher Wulst)	M. constrictor pharyngis superior, M. constrictor pharyngis medius, M. constrictor pharyngis inferior	Plexus pharyngeus (IX, X)
Verschluss des Kehlkopfeingangs	M. aryepiglotticus	N. laryngeus inferior (X)
Glottisschluss	M. thyroarytaenoideus, M. cricoarytaenoideus lateralis, M. arytaenoideus transversus, M. arytenoideus obliquus	N. laryngeus inferior (X)
Taschenfaltenschluss	M. ventricularis	N. laryngeus inferior / superior (X)
Ösophageale Phase		
Öffnung des oÖS	M. cricopharyngeus	Plexus pharyngeus (IX, X), davon N. laryngeus inferior (X)
Bolustransport primär	Muscularis: ringförmige innere Schicht	• N. vagus • Plexus oesophagealis
Bolustransport sekundär	Muscularis: längsverlaufende äußere Schicht	• N. vagus • Plexus oesophagealis

nette gibt es Verbindungen zwischen den Gelenken. Wenn ein Gelenk bewegt wird, wirkt sich die Bewegung auf das folgende aus und weiter auf das folgende (Türk et al. 2012).

11.1.3 Leitsymptome und Pathomechanismen

Man unterscheidet zwischen der Symptomatik einerseits und der zugrundeliegenden Ursache andererseits. Letzteres, der **Pathomechanismus,** bestimmt die Therapieplanung. Die Symptome bei einer Dysphagie sind nicht allein durch eine klinische Schluckuntersuchung zu erkennen, da das Schlucken nur von außen beurteilt werden kann. Es erfordert eine videoendoskopische und / oder eine radiologische Untersuchung, um die Symptomatik zu bestimmen und letztendlich auch die Pathomechanismen zu erkennen (➤ Kap. 11.4.6).

Drooling, Leaking, Pooling

Mit **Drooling** (*engl.* Tropfen) bezeichnet man einen unkontrollierten Speichelfluss, so wie ihn z. B. Patienten mit Morbus Parkinson zeigen. Dabei rinnt

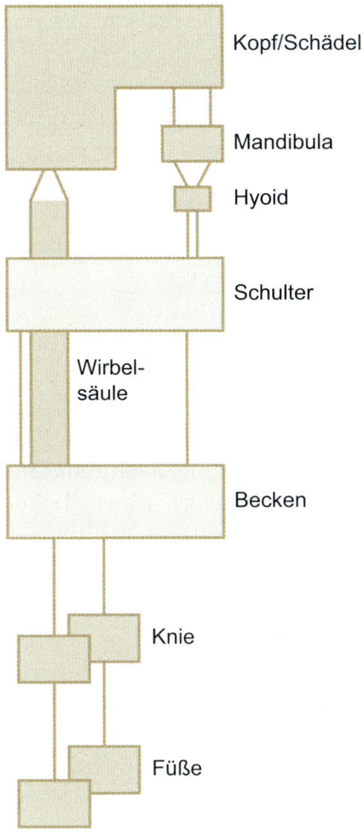

Abb. 11.2 Zusammenhang der Gelenke im Körper [L231]

der Speichel meist von den Betroffenen unbemerkt aus einem Mundwinkel. Dies geschieht unabhängig von der Nahrungsaufnahme. Das Symptom des **Leaking** (*engl.* Leckschlagen) wird unterteilt in **Leaking anterior** und **Leaking posterior**. Letzteres bezeichnen manche Autoren auch als **Pooling** (Bartolome & Neumann 2018). **Leaking** bedeutet das unkontrollierte Abgleiten von Nahrungs- und Flüssigkeitsanteilen, bevor die Schluckreaktion ausgelöst wird, also **prädeglutitiv**, entweder nach vorne aus dem Mund heraus (anterior) oder nach hinten in den Rachenraum (posterior). Das bedeutet, dass Bolusanteile vor der Initiierung des Schluckes in den Pharynx abgleiten (Frank et al. 2021) und sich in den Valleculae oder Sinus piriformes ansammeln. Leaking posterior bzw. Pooling ist relevant, weil es dabei zu Penetrationen oder Aspirationen kommen kann. Auch bei gesunden Schlucken kommt es vor, dass Bolusanteile vorzeitig in den Rachen gleiten. Es gilt demnach erst als pathologisch, wenn sich die Person dabei verschluckt.

Ursachen von Leaking anterior und Pooling

Die Ursachen liegen meist in einer Störung der oralen Vorbereitungsphase und der oralen Phase. Sie betreffen v. a. feste Konsistenzen:
- gestörte orofaziale Kontrolle: z. B. bei fazialen Paresen, wenn der Lippenschluss unvollständig ist
- gestörte orofaziale Sensibilität: bei fazialen Paresen oder sensiblem Neglect, bei denen es zu Speichelfluss kommt, der nicht bemerkt wird
- gestörte orolinguale Kontrolle des Bolus: bei reduzierter Zungenkraft und -motilität, bei reduzierter Wangenkontraktion
- gestörter velolingualer und velopharyngealer Abschluss: z. B. bei Hypoglossus- oder Velumparesen

Ein häufiger Pathomechanismus der pharyngealen Phase, der v. a. zum Leaking bei Flüssigkeiten führt, ist die **verspätete oder fehlende Schluckinitiierung** Ursache hierfür kann eine verminderte Sensibilität im Rachen sein. Aufgrund der hohen Fließgeschwindigkeit sind Flüssigkeiten viel schwieriger zu kontrollieren und die Gefahr der Penetration und Aspiration ist viel höher als bei festen Konsistenzen.

Residuen

Als Residuen definiert man Bolusreste, die im Mundraum, Rachen oder um den Kehlkopf herum liegenbleiben, nachdem geschluckt wurde, also **postdeglutitiv.** Der Vorgang, der zu Residuen führt, ist die **Retention.** Beide Begriffe werden häufig synonym verwendet (Prosiegel & Weber 2013). Residuen sieht man erst in der videoendoskopischen Untersuchung. Ihre Lokalisation gibt Hinweise auf die zugrundeliegenden Pathomechanismen.

Ursachen

Im Mundinnenraum:
- gestörte Wangenspannung
- gestörte Zungenbeweglichkeit
- gestörte orale Sensibilität

Im Rachen:
- reduzierte Pharynxkontraktion
- reduzierte Zungenbasisretraktion
- reduzierte hyolaryngeale Elevation

In den Valleculae (epiglotticae):

11

- gestörte Zungenbasisretraktion und damit reduzierter Abschluckdruck
- reduzierte linguo-pharyngeale Annäherung
- reduzierte hyolaryngeale Elevation

In den Sinus piriformes:

- primäre Öffnungsstörung des PÖS
- sekundäre Öffnungsstörung des PÖS durch reduzierte hyolaryngeale Elevation

Penetration

Unterschieden werden:

- **nasale Penetration**: Nahrungsanteile gelangen in die Nasenrachenraum
- **laryngeale Penetration**: Nahrungsanteile oder Flüssigkeiten gelangen in den Kehlkopfeingang oberhalb der Stimmlippen

Dies kann vor, während und nach der Schluckreflexauslösung passieren (**prä-, intra-, postdeglutitiv**).

Ursachen

Bei nasalen Penetrationen ist die Ursache häufig ein gestörter velopharyngealer Abschluss aufgrund einer ein- oder beidseitigen Lähmung des Gaumensegels.

Ursachen einer laryngealen Penetration:

- reduzierte hyolaryngeale Elevation
- unvollständiger Schluss der Taschenfalten
- sekundär bedingte Öffnungsstörung des PÖS als Folge der reduzierten hyolaryngealen Elevation

Prädeglutitive Penetrationen können z. B. durch Leaking und gestörten Kehlkopfverschluss hervorgerufen werden. Intradeglutitve Penetrationen ereignen sich v. a. bei einem verspäteten Verschluss des Kehlkopfeingangs; postdeglutitive Penetrationen, nachdem sich Residuen z. B. in den Sinus piriformes oder der Postcricoid-Region angesammelt haben.

Aspiration

Aspiration ist das Eindringen von Material (Speichel, Nahrung, Flüssigkeit) in den Kehlkopf unterhalb der Stimmlippen, also bis in die Trachea. Auch dies erfolgt **prä-, intra- oder postdeglutitiv**. Die Aspiration ist das gefährlichste Symptom einer Dysphagie, da sie zu Lungenentzündungen und Atemnot führen kann.

Ursachen

Die Ursachen sind häufig eine Kombination der o. g. Symptome. Am häufigsten sind:

- gestörte Boluskontrolle oral und pharyngeal
- ausgeprägtes Pooling
- gestörte orale und pharyngeale Sensibilität
- ausgeprägte Residuen oral und pharyngeal
- laryngeale Penetration
- gestörte hyolaryngeale Elevation
- Öffnungsstörung des PÖS
- gestörter Verschluss des Kehlkopfeingangs
- aufgehobene Schutzreflexe

Die **stille Aspiration** (*silent aspiration*) ist das gefährlichste Symptom, denn sie kann klinisch nur vermutet werden. Stille Aspiration bedeutet, dass der Patient nicht hustet, wenn Fremdkörper in den Kehlkopfeingang gelangen. Wenn ein Patient aspiriert, kann es zu einer sog. **Aspirationspneumonie** kommen. Dabei entzündet sich ein Teil der Lunge aufgrund von Fremdmaterial, das bakteriell verunreinigt ist.

EXKURS

Aspirationspneumonie

Eine Aspirationspneumonie tritt häufig bei Dysphagien auf, kann aber auch andere Ursachen haben. Einige Patienten entwickeln sehr häufig und sehr schnell eine Lungenentzündung während andere keine entwickeln, obwohl sie schwere Aspirationen zeigen.

Nach Langmore et al. (1998) gibt es folgende **Prädiktoren** für eine Aspirationspneumonie:

- Unselbstständigkeit bei der Mundpflege
- Unselbstständigkeit bei der Nahrungsaufnahme
- Ernährung über Sonde
- Anzahl der Medikamente
- Rauchen
- Multimorbidität
- schlechter Zahnstatus (Karies)
- Dysphagie

Wenn es zu Aspirationen beim Schlucken kommt, sind die Infiltrate durch ein Röntgenbild des Thorax v. a. im rechten Oberlappen der Lunge nachweisbar. Bei der Hauptverzweigung (Carina) der zwei Bronchialäste fällt der rechte Ast steiler ab, sodass das Aspirat i. d. R. diesen Weg nimmt. Klinisch erkennt man eine Pneumonie an einer vermehrten Verschleimung und Husten, brodelnder Atmung und Phonation. Medizinisch kann man hohe Entzündungswerte im Blut nachweisen: Das C-reaktive Protein (CRP) und die Leukozyten steigen an. Es kann sich Fieber entwickeln und die Sauerstoffsättigung im Blut ist auffällig unter 100 %. Behandelt wird meist mit einem Breitbandantibiotikum, um alle Bakterienstämme abzudecken, außerdem mit Sauerstoffzufuhr und fiebersenkenden Medikamenten.

Tab. 11.2 Direkte und indirekte Hinweise auf eine Aspiration

Direkte Hinweise	Indirekte Hinweise
Kauen / Schlucken dauert länger	Gewichtsverlust
Nahrung bleibt am Gaumen, in den Wangentaschen	vermehrte Verschleimung
Nahrung kommt wieder hoch	vermehrtes Husten / Räuspern
häufiges Husten während / nach dem Essen	vermehrtes Aufstoßen / Sodbrennen
häufiges Nachtrinken	Stimmveränderungen
Nahrung / Speichel tritt aus Mund oder Nase aus	Kloßgefühl im Hals
Schwierigkeiten mit bestimmten Speisen	häufige Infekte
Vermeiden von geselligen Essen	unklares Fieber

Es gibt direkte und indirekte Hinweise, die auf eine Aspiration deuten. ➤ Tab. 11.2 gibt einen Überblick.

EXKURS

Mundhygiene und Speichelproduktion

Pro Tag produzieren wir ca. 0,5–1,5 Liter Speichel. Es gibt mehrere kleine und drei große Speicheldrüsen: Die Ohrspeicheldrüse (Glandula parotidea), die Unterkieferspeicheldrüse (Glandula submandibularis) und die Unterzungenspeicheldrüse (Glandula sublingualis). Die kleineren Speicheldrüsen (Glandulae salivariae minores) sitzen in der Mundhöhlenwand und Zunge. Der Speichel besteht fast ausschließlich aus Wasser (99,5 %) und enthält wichtige Enzyme, Salze und Abwehrzellen (Lymphozyten). Die Aufgabe des Speichels besteht im Schutz der Schleimhäute und Zähne und in der Aufweichung und Befeuchtung von Nahrung (Graf 2018a; Schröter-Morasch 2018). Diese Funktion wird gestört, wenn ein Mensch oral keine Nahrung mehr aufnimmt. Die Schleimhäute werden trocken und es bilden sich Verklebungen und Verkrustungen. Dadurch reduzieren sich Schluckfrequenz und Speichelproduktion. In der Mundhöhle und an den Zähnen sammeln sich Bakterien an, die über den Rachen weiter in die unteren Luftwege gelangen und dort Entzündungen hervorrufen können. Sie führen außerdem zu Mundgeruch. Die pathologische Mundtrockenheit (**Xerostomie**) ist häufig eine Nebenwirkung von Medikamenten oder auch Folge einer Bestrahlungsbehandlung bei Kopf-Hals-Tumor.

Einen Überblick über die verschiedenen Symptome der unterschiedlichen Pathomechanismen gibt ➤ Tab. 11.3.

11.1.4 Folgen der Dysphagie

Eine Dysphagie kann gravierende gesundheitliche und soziale Folgen haben. Insbesondere bei geriatrischen Patienten und Patienten mit akutem Schlaganfall führt eine Dysphagie relativ schnell zu einer **Mangelernährung (Malnutrition).** Es besteht ein Missverhältnis zwischen Nahrungsaufnahme und -bedarf. Dabei unterscheidet man die Mangelernährung aufgrund der reduzierten Kalorienmenge von der Mangelernährung aufgrund fehlenden Proteins. Ältere Menschen bauen viel mehr Muskelmasse ab (Sarkopenie, ➤ Kap. 14.1.1) und benötigen daher v. a. proteinhaltige Nahrung. Patienten mit einer Schluckstörung haben i. d. R. eine Kombination von beiden, eine Mangelernährung, weil sie zu wenig oder keine Nahrung zu sich nehmen können und einen Muskelabbau aufgrund der zugrundeliegenden Erkrankung (➤ Kap. 11.2). Die Mangelernährung führt zu einer Schwächung der Muskulatur und des Immunsystems. **Aspirationspneumonien** (➤ Kap. 11.1.3) sind häufig. Bei Schlaganfallpatienten ist es wichtig, gerade in der Akutphase der Mangelernährung entgegenzuwirken. Auf vielen Stroke Units wird daher ein Ernährungsscreening durchgeführt. Bei schweren Dysphagien wird zudem eine parenterale (über die Vene – den Magen umgehend) Ernährung mit hochkalorischen Infusionen (z. B. Nutriflex, Olimel) bzw. eine enterale Ernährung mittels Magensonde in den ersten Tagen angeordnet. Da nicht nur die Kalorienzufuhr eingeschränkt möglich ist, sondern v. a. auch die Flüssigkeitszufuhr, da gerade Flüssigkeiten schwierig zu schlucken sind, bekommen viele Patienten über die Vene (parenteral) isotonische Kochsalzlösung zugeführt, um ein **Austrocknen (Exsikkose)** zu verhindern.

Eine Schluckstörung bedeutet aber für viele Patienten auch eine **soziale Einschränkung.** Dies trifft gerade auf leicht bis mittelschwer betroffene Patienten zu, die eine adaptierte Kostform bekommen oder ein kompensatorisches Schluckmanöver anwenden müssen. Häufig vermeiden sie das Essen in der Öffentlichkeit, gehen nicht mehr zum Stammtisch, möchten nicht im Speisesaal des Heims essen

Tab. 11.3 Symptome, ihre Pathomechanismen und ihr zeitliches Auftreten

Phase	Pathomechanismus	Symptom	Zeitpunkt
orale Vorbereitungs- und Transportphase	unvollständiger Lippen-Kiefer-Schluss	Drooling	prädeglutitiv
	gestörte Boluskontrolle (eingeschränkte Wangentonisierung, eingeschränkte Zungenmotilität)	• Drooling • Leaking	
	verzögerte Schluckreflexauslösung	• Leaking o in den Valleculae o in den Sinus piriformes • Penetration • Aspiration	
	gestörter Bolustransport (eingeschränkte Zungenmotilität)	Residuen enoral	postdeglutititv
	verzögerte Schluckreflextriggerung	• Leaking • Penetration • Aspiration	prädeglutitiv
	gestörter velopharyngealer Abschluss	• nasale Penetration • nasale Regurgitation	intradeglutitiv
	unvollständiger Zungenbasis-Rachen-Abschluss / geminderte Zungenbasisretraktion	Residuen in den Valleculae	
pharyngeale Phase	unvollständige laryngeale Adduktion (Glottisschluss)	Aspiration	intradeglutitiv
	unvollständige Epiglottiskippung	• Residuen in den Valleculae • Penetration	• postdeglutitiv • intradeglutitiv
	unvollständige Öffnung des oÖS	• Residuen in den Sinus piriformes • Penetration • Aspiration	
	unvollständige Larynxelevation	Penetration	intradeglutitiv

oder verlieren die Freude und den Genuss am Essen. Manche entwickeln auch Angst vor dem Schlucken und trauen sich oft gar nicht mehr, allein zu essen. Es beginnt der Teufelskreis von Mangelernährung, Austrocknung, Immunschwäche, Lungenentzündungen, sozialer Isolation. Bei Parkinson-Patienten z. B. ist die Aspirationspneumonie aufgrund einer Dysphagie die häufigste Todesursache (Prosiegel & Weber 2013).

Für das Gesundheitssystem entstehen hohe Kosten: mittelbar durch die Versorgung mit Ernährungssonden, die Behandlung von Aspirationspneumonien und die aufwändige apparative Diagnostik. Unmittelbar durch den Aufwand an Personal und Zeit in Krankenhäusern und Pflegeheimen. Viele Patienten brauchen Unterstützung bei der Nahrungsaufnahme. So kann die Eingabe des Mittagessens bei einem schwer betroffenen geriatrischen Patienten eine ¾ Stunde dauern. Leider hat das Pflegepersonal in vielen Einrichtungen nicht die Zeit dafür, sodass diese Patienten wiederum dem oben beschriebenen Teufelskreis ausgesetzt sind.

11.2 Ursachen

Bei vielen neurologischen Erkrankungen ist die Dysphagie ein Hauptsymptom, bei anderen ein Begleitsymptom und erscheint im Verlauf der Erkrankung. Im Folgenden werden die wichtigsten neurogenen Ursachen für Dysphagie aufgezählt, mit denen die Sprachtherapeutin in Kontakt kommt. Eine ausführliche Beschreibung bietet Prosiegel (2018) und Prosiegel & Weber (2013).

Neurogene Ursachen

Schlaganfall

Der Schlaganfall (Ischämie oder Blutung; ➤ Kap. 2.1) ist die häufigste Ursache für eine Dysphagie. Weit über 50 % der Patienten in der Akutphase leiden unter einer Schluckstörung. Im Verlauf verbleibt die Dysphagie bei über 30 % (Prosiegel 2014).

Bei der schlaganfallbedingten Dysphagie sind die Regionen der Schluckzentren im Kortex betroffen, z. B. bei Infarkt der A. cerebri media. Liegt ein rechtshirniger Infarkt vor, kommt es zusätzlich zu Aufmerksamkeitsstörungen und die Patienten zeigen ein gestörtes Essverhalten: Sie schlingen die Nahrung schnell und in großen Bissen herunter. Man spricht auch von einer **Bolusagnosie** – einer gestörten Wahrnehmung des Bolus im Mund. Bei einem linkshirnigem Infarkt kann eine sog. **Schluckapraxie** die orale und pharyngeale Phase stören. Eine verzögerte Schluckreflexauslösung ist ein häufiges Symptom dieser Hemisphären-Dysphagie. Bei seltenen bilateralen Infarkten in den Schluckregionen oder den kortiko-bulbären Bahnen kommt es zu einem vorderen bilateralen Operkulum-Syndrom, auch **Foix-Chavany-Marie-Syndrom.** Es ist durch eine schwere Dysarthrie oder Anarthrie sowie eine Kaustörung gekennzeichnet. Auch eine **Pseudobulbärparalyse** kann aus beidseitigen Schädigungen der kortikonukleären Bahnen im Hirnstamm resultieren. Bei beiden Syndromen ist die Dissoziation von gestörter willkürlicher und erhaltener reflektorischer Bewegung auffällig. Das bedeutet, dass die Patienten auf Aufforderung den Mund nicht breitziehen, aber auf einen Witz mit einem Lächeln reagieren können. Der Würge- und auch der Schluckreflex sind erhalten.

Schlaganfälle, die im Hirnstamm die kortiko-bulbären Bahnen treffen, führen meist zu schweren Schluckstörungen. Am häufigsten ist das dorso-laterale Medulla-oblongata-Syndrom, auch **Wallenberg-Syndrom** genannt. Dabei sind v. a. die Hirnnervenkerne des IX. und X. Hirnnervs betroffen (Nucleus ambiguus) und die Central Pattern Generators (CPGs) des Schluckens (➤ Kap. 1.10). Es ist u. a. durch folgende Symptome gekennzeichnet:

- Horner-Syndrom: auf der gleichen Seite wie der Infarkt (ipsilateral) hängt ein Augenlid herunter (Ptosis) und eine Pupille ist enger (Miosis)
- Schwindel
- Nystagmus (Augenzittern) zur Gegenseite
- ipsilaterale Velumparese, Pharynx- und Larynxparese (Stimmbandparese)
- schwere Dysphagie bei Öffnungsstörung des oÖS
- Schluckauf (Singultus)
- Hypästhesie der ispilateralen Gesichtshälfte
- kontralaterale Sensibilitätsstörungen der Extremitäten

(Höhling 2006)

Die Patienten zeigen häufig eine gestörte Schluckreflextriggerung, wodurch es zum massiven Speichelfluss (**Sialorrhö**) kommt, da sie ihren Speichel nicht abschlucken können. In schweren Fällen muss eine Tracheotomie erwägt werden, um die Aspirationsgefahr zu mindern.

Kleinere Infarkte, sog. Lakunen, können in Summe eine neurogene Dysphagie verursachen. Diese kleinen Ischämien (Infarktgebiet ist < 2 cm) treten häufig in den Stammganglien, im Hirnstamm und in den Seitenventrikeln auf. Sie sind Folge von Bluthochdruck (arterieller Hypertonus) und werden oft nur zufällig in der Bildgebung entdeckt, da sie keine klinischen Symptome bieten. Liegen sie jedoch strategisch ungünstig oder treten bilateral auf, kann eine Dysphagie die Folge sein. V. a. im Alter kann diese sog. **subkortikale arteriosklerotische Enzephalopathie (SAE)** die Ursache für Schluckstörungen sein.

Schädel-Hirn-Trauma (SHT)

Bis zu 50 % der Patienten mit schwerem SHT leiden unter einer Dysphagie. Ursache hierfür sind diffuse Schädigungen der Großhirnhemisphären durch Kontusionen oder Blutungen oder auch primäre und sekundäre (durch Hirndruck) Schädigungen des Hirnstamms (Prosiegel & Weber 2013).

Idiopathisches Parkinson-Syndrom (IPS)

Die Dysphagie tritt erst im Krankheitsverlauf auf und trifft ca. 50 % der Betroffenen. Wenn die Schluckstörung sehr schwer ist, beträgt die Überlebensdauer im Durchschnitt nur noch 1–2 Jahre (Prosiegel & Weber 2013). Die häufigste Todesursache bei Morbus Parkinson ist die Aspirationspneumonie. Typische Symptome einer Dysphagie bei IPS sind orale und pharyngeale Residuen, v. a. in den Sinus piriformes, Pumpbewegungen der Zunge, eine verzögerte Schluckreflextriggerung und eine reduzierte hyolaryngeale Elevation. Sehr häufig kommt es auch zu ösophagealen Motilitätsstörungen (Achalasie), da die Erkrankung die parasympathischen Zellen des Auerbachschen Plexus angreift. Viele Parkinson-Patienten zeigen eine Sialorrhö aufgrund ihrer reduzierten Schluckfrequenz und viele aspirieren still. Ähnlich wie bei der Dysarthrie (➤ Kap. 9) spricht die Dysphagie nicht auf die dopaminerge Medikation der Betroffenen an. Auch die tiefe Hirnstimulation bringt keine Verbesserung der Schluckfähigkeit. Dennoch beobachtet man eine bessere Schluckfähigkeit in den on-Phasen (wenn die Medikation wirkt), weil die Beweglichkeit des Rumpfes und der Gliedmaßen insgesamt verbessert ist. Die Patienten können eine aufrechtere Haltung einnehmen, welche die Beweglichkeit der Schluckmuskulatur positiv beeinflusst.

Atypische Parkinson-Syndrome

Bei der **progressiven supranukleären Blickparese (PSP)**, der **Multisystematrophie (MSA)** und der **Lewy-Body-Demenz** kommt es eher und i. d. R. zu einer schwerwiegenderen Dysphagie. Auch hier sind die Symptome nur schwer mit Medikamenten zu beeinflussen und die Überlebenszeit verkürzt sich dramatisch, sobald eine Dysphagie auftritt. Die Symptome der Dysphagie sind ähnlich wie beim IPS.

Morbus Huntington

Hier tritt sehr häufig, im Verlauf bei 85 % der Betroffenen, eine Dysphagie auf, die sich nur schwer behandeln lässt. Die Erkrankung ist durch hyperkinetische Bewegungen gekennzeichnet. Ein typisches Phänomen ist die „**Chamäleonzunge**“, was dazu führt, dass Nahrung und Flüssigkeit immer wieder aus dem Mund gestoßen werden (Hamakawa et al. 2004).

Multiple Sklerose

Die MS verläuft zu 80 % schubförmig und zu 20 % primär-progredient. Bis zur Hälfte aller Betroffenen entwickelt während ihrer Erkrankung eine Dysphagie. Dabei lässt sich die Symptomatik nicht einheitlich beschreiben, denn so unterschiedlich wie die motorischen und sensiblen Ausfälle der Gliedmaßen sind, so unterschiedlich und verlaufsabhängig ist die Dysphagie (Prosiegel et al. 2004).

Amyotrophe Lateralsklerose (ALS)

Bei der ALS wird sowohl das 1. Motoneuron als auch das 2. Motoneuron geschädigt. Das führt zu einer Mischung aus bulbären und pseudobulbären Symptomen. Die bulbäre Symptomatik ist durch schlaffe Paresen, Atrophie und Faszikulationen (Zucken von Muskelgruppen) u. a. der Gesichtsmuskulatur und Fibrillationen (Zucken einzelner Muskelfasern) der Zunge gekennzeichnet. Die pseudobulbäre Symptomatik zeigt gesteigerte Reflexe und spastische Lähmungen. Es wird zwischen einer bulbären Verlaufsform, der **progressiven Bulbärparalyse,** und einer nicht-bulbären Verlaufsform unterschieden. Erstere zeigt die ersten klinischen Symptome in Form einer Dysarthrie und Dysphagie. Dabei sind häufig die orale und pharyngeale Phase betroffen: Es kommt zu eingeschränkter Boluskontrolle bei reduzierter Zungenmotilität, reduzierter Zungenbasisretraktion und gestörtem velo-pharyngealem Abschluss und zu primären und sekundären Öffnungsstörungen des oÖS. Die Krankheit ist rasch progredient und es muss frühzeitig an eine Sondenernährung mittels einer perkutanen gastroskopischen Sonde (PEG-Sonde) gedacht werden. Auch wird im Verlauf eine Tracheotomie und künstliche Beatmung notwendig. Diese intensivmedizinischen Maßnahmen müssen bei Diagnosestellung ausführlich mit den Betroffenen und ihren Angehörigen besprochen werden.

Guillain-Barré-Syndrom (GBS)

Beim GBS kommt es zu Lähmungserscheinungen, die von distal nach proximal aufsteigen. Dabei findet eine Demyelinisierung von peripheren Nerven statt, auch **Polyneuritis** oder **Polyradikulitis** genannt. Das bedeutet, dass die Patienten zunächst über eine Schwäche in Beinen und Armen klagen. Häufig sieht man beidseitige periphere Fazialisparesen, die mit einer Dysarthrie einhergehen. Bei schwerem Verlauf betreffen die Lähmungen auch die Atemmuskulatur. In einer Sonderform der Erkrankung, dem **Miller-Fisher-Syndrom,** ist die Dysphagie eines der Leitsymptome. In den meisten Fällen bildet sich ein GBS gut zurück, sodass auch die Dysphagie nur vorübergehend ist.

Myasthenia gravis

Die Myasthenie ist durch eine Ermüdung der Muskulatur gekennzeichnet, die je nach Belastung und Tageszeit zunimmt. Dabei sind v. a. die Augenmuskeln betroffen, aber auch die Extremitäten und die Kau- und Schluckmuskulatur. Es kommt auch zu einer Dysarthrie. Im Krankheitsverlauf entwickeln ca. 50 % der Erkrankten eine Dysphagie. Man behandelt die Myasthenie mit Medikamenten, die direkt an den Synapsen der Muskelnervenzellen wirken. Dadurch kann man auch die Symptomatik der Dysphagie gut beeinflussen (Warnecke & Dziewas 2018).

Muskeldystrophien

Es gibt viele neurogen bedingte Erkrankungen der Muskulatur, bei denen es im Verlauf oder auch als Begleitsymptom zu einer Dysphagie kommt. Hierzu zählen u. a. die degenerativen Muskelerkrankungen, die sog. Muskeldystrophien, die meist vererbt werden. Hier sind v. a. zu nennen:

- myotone Muskeldystrophie vom Typ 1 – auch **Curschmann-Steinert-Batten-Syndrom** – die auch die Gesichts-, Kau- und Schluckmuskulatur betrifft
- **okulopharyngeale Muskeldystrophie (OPMD)**, die mit einer Ptosis, einem Herabhängen der Augenlider beginnt und im Verlauf eine Öffnungsstörung des oÖS entwickelt, wodurch es zu lebensbedrohlichen Aspirationen kommt; durch die Ptosis überstrecken die Patienten den Hals, um besser sehen zu können, was wiederum den Schluckakt mechanisch behindert

Demenz

Die mit Demenz einhergehenden Dysphagie wird im Kapitel Geriatrie (➤ Kap. 14.6.1, Kap. 15.2.2) ausführlich beschrieben. Insbesondere bei der Alzheimer-Demenz entwickeln die Patienten in 70 % der Fälle eine Dysphagie. Hinzu kommen Altersfaktoren wie Atrophien, Mangelernährung und zusätzliche Erkrankungen wie Schlaganfall oder Morbus Parkinson, die sich ungünstig auf die Schluckmuskulatur auswirken (➤ Kap. 11.1; ➤ Kap. 11.2).

Hirntumor

Hirntumoren , insbesondere bei Lokalisation an der Schädelbasis und in Hirnstammnähe, führen zu einer neurogenen Dysphagie. Dabei spielen neben der Lokalisation noch weitere Faktoren eine Rolle: Schädigungen durch Bestrahlung, Druck auf benachbarte Regionen und Zeitpunkt der Untersuchung (prä- oder postoperativ). Bei einseitigen Tumoren (Neurinome) des X. und XII. Hirnnervs ist die Prognose für die Schluckstörung i. d. R. gut. Auch **Hirnmetastasen** in schluckrelevanten Gebieten können eine Dysphagie verursachen.

Weitere Ursachen

Aufgrund der Komplexität des Schluckvorgangs, den vielen beteiligten Strukturen und seiner neuronalen Steuerung ist das Schlucken sehr störanfällig. Neben den hauptsächlichen neurogenen Ursachen, die den größten Teil der Schluckstörungen bedingen, gibt es noch viele weitere Ursachen, die nicht primär auf eine Störung des zentralen oder peripheren Nervensystems zurückzuführen sind.

Kopf-Hals-Tumor

Ein großer Bereich fällt auf die strukturellen Dysphagien nach Kopf-Hals-Tumor. Die Diagnostik, Operation und Behandlung von Kopf-Hals-Tumoren fällt in das Gebiet der HNO-Medizin. Die sprachtherapeutische Arbeit mit HNO-Patienten erfordert noch einmal zusätzliches Wissen über die verschiedenen Tumoren, die Operationsmethoden und die begleitende Radio- und Chemotherapie. Die in diesem Bereich auftretenden Dysphagien zeigen eine ganz andere Symptomatik, da die Ursachen sehr vielfältig sind und viele Symptome sich erst sekundär und sehr spät nach der Erkrankung entwickeln (Spättoxizität). Die Dysphagien entstehen aufgrund von:

- operativer Entfernung von Teilen des Naso-, Oro-, Hypopharynx und Larynx je nach Tumorgröße und -lokalisation
- operativer Entfernung von Lymphknoten im betroffenen Gebiet (partielle oder komplette Neck dissection)
- operativer Entfernung oder Verletzung von Muskeln und Nerven, Knorpeln und Knochen
- Folgen einer Chemotherapie
- Folgen einer Radiotherapie oder kombinierten Radiochemotherapie (RCT)

Die Patienten leiden häufig unter einer Entzündung (Mukositis) der Schleimhäute in Mund und Rachen, einer ausgeprägten Mundtrockenheit (Xerostomie), Geschmacksstörungen, Schmerzen beim Schlucken (Odynophagie) und Schädigungen von Hirnnerven mit Lähmungen der Zunge (XII) sowie ein- oder beidseitigen Stimmbandlähmungen (X). Die Spätfolgen einer Radiochemotherapie können noch bis zu 20 Jahre nach Ereignis auftreten. Da es im Verlauf zu Fibrosen (Verhärtung) der Schleimhäute und bestrahlten Strukturen kommt, können diese auf die Nervenleitung drücken oder den Schluckakt sensomotorisch beeinträchtigen. Für eine ausführliche Beschäftigung mit diesen Dysphagien wird auf die Literatur verwiesen, z. B. Motzko & Weinert (2004b).

Störungen der ösophagealen Phase

Dieser Bereich fällt in das Gebiet der inneren Medizin, im Besonderen der Gastroenterologie. Sprachtherapeutisch sind die Störungen im Ösophagus nicht zu beeinflussen. Dennoch ist eine Kenntnis dieser Störungen wichtig für eine Differenzialdiagnose. Die Behandlung ist meist operativ oder medikamentös. Häufige mit Schluckstörungen assoziierte Ursachen sind:

- **Zenker-Divertikel**: Aussackung der Speiseröhre, im oberen Teil am M. cricopharyngeus im Kilian-Dreieck, in der sich Speise ansammelt und dann regurgitiert wird; Patienten klagen über Husten, Heiserkeit und ein Globusgefühl
- **Achalasie**: Motilitätsstörung der Speiseröhre; Peristaltik ist gestört und der untere Ösophagussphinkter öffnet nicht vollständig, sodass der Bolus nur sehr verzögert Richtung Magen transportiert wird, im schlimmsten Fall stecken bleibt; dies ist häufig auch mit dem idiopathischen Parkinsonsyndrom assoziiert
- **Nussknacker-Ösophagus**: Speiseröhre kontrahiert repetitiv mit sehr hohem Druck, sodass die Patienten über einen Schmerz im Brustbeinbereich klagen. Auch hier kann das IPS eine Ursache sein
- **Refluxkrankheit**: tritt sehr häufig auf (15 % der Bevölkerung; Koop et al. 2014) und geht einher mit Sodbrennen, Globusgefühl, chronischem Husten / Räuspern, Bronchitis und bei schweren Fällen auch einer Öffnungsstörung des oÖS; Störung ist bedingt durch eine gehemmte Öffnung des uÖS für 10–30 Sek., ausgelöst durch eine Transmitterstörung; sie wird mit einem Magenschutz, sog. Protonenpumpenhemmern (PPI) behandelt, die die Magensäure unterdrücken
- **Sklerodermie**: Hauterkrankung, die u. a. zur Verhärtung der (Schleim-)Haut im oberen Nacken- und Brustbereich und der unteren glatten Muskulatur der Speiseröhre führt; dadurch kommt es zu einer reduzierten Peristaltik

11

COPD

Die chronisch-obstruktive Lungenerkrankung (engl. *chronic obstructive pulmonic disease,* COPD) ist eine sehr häufige Erkrankung, die der Sprachtherapeutin auf der Intensivstation und in Beatmungskliniken und -heimen begegnet. Die 12-Monats-Prävalenz liegt zwischen 5,8 und 11,2 %, im Alter ansteigend, anteilig mehr Männer als Frauen (Steppuhn et al. 2017). Die COPD tritt insbesondere bei älteren Menschen auf, die rauchen, eine Tumorbehandlung oder neurologische Erkrankung hinter sich haben. Bei der COPD werden die Alveolen zerstört, wodurch sich die Fläche des Gasaustausches verringert (Schröter-Morasch 2014). Das führt zu Überblähung der Lunge, weil zwar Luft eingeatmet, aber nicht komplett wieder ausgeatmet wird. Es kommt zu erhöhter Sekretproduktion und häufig zu Entzündungen, die akut behandelt werden müssen. Man spricht von **Exazerbation.** Durch die Sauerstoffnot im Gehirn und die allgemeine Schwäche kann so ein komplexer Vorgang wie das Schlucken gestört werden. Aufgrund der reduzierten Atemkapazität, der hohen Atemfrequenz (Tachypnoe) und dem gestörten Atem-Schluckmuster kommt es zu Schluckstörungen, die gekennzeichnet sind durch:

- verspätete Schluckreflextriggerung
- verspäteter Kehlkopfverschluss
- gestörter Bolustransport mit Residuen und reduzierter Essgeschwindigkeit
- Penetration und Aspiration

Sehr viele COPD-Patienten werden im fortgeschrittenen Stadium künstlich beatmet, in vielen Fällen verbunden mit einer Tracheotomie und einer PEG-Anlage.

Langzeitbeatmung/Critical Illness Polyneuropathie/Myopathie (CIP/CIM)

Patienten, die länger als 48 Stunden intubiert waren, zeigen in über 50 % der Fälle eine Dysphagie mit Aspirationen (die Hälfte davon still; Wallace & McGrath 2021). Ursächlich dafür sind u. a. eine reduzierte laryngeale Sensibilität, laryngeale Schäden, Reflux und der Nichtgebrauch über längere Zeit („non-use“-Hypothese, ebd.). Man spricht in diesen Fällen von einer **Post-Extubations-Dysphagie**. Die CIP/CIM ist eine Erkrankung, die bei Langzeitintensivpatienten auftritt. Diese sind wegen einer schweren lebensbedrohlichen Erkrankung über lange Zeit intubiert oder tracheotomiert und künstlich beatmet. Bei einem Zeitraum von über drei Wochen treten bei 90–100 % der Patienten die Symptome einer Critical Illness auf:

- Lähmung aller Extremitäten (Tetraplegie)
- lange Entwöhnungsdauer (*Weaning*) von der Beatmung aufgrund geschwächter Atemmuskulatur
- Enzephalopathie

(Prosiegel & Weber 2013)

Die Dysphagie kann eine indirekte Folge der CIP/CIM, der Langzeitbeatmung oder der Enzephalopathie sein (Prosiegel & Weber 2013). Mit Verbesserung der körperlichen Motorik und Sensorik, der Entwöhnung von der Beatmung und im Verlauf auch der Trachealkanüle bilden sich diese „Intensivdysphagien" häufig komplett zurück.

Zervikale Spondylophyten – Morbus Forrestier

Gerade bei älteren Menschen treten an der Halswirbelsäule knöcherne Wucherungen auf, Osteophyten, die ab einer Größe von > 1 cm in die Rachenhinterwand vordringen und dort zu Engstellen führen. Die Störungen liegen u. a. in einer reduzierten oder behinderten Epiglottisretraktion, welche zu Aspirationen führen können und in einer mechanischen Behinderung des Bolustransports insbesondere von festen Speisen. In manchen Fällen werden die Spondylophyten operativ abgetragen. Dabei findet der Zugang von vorne durch den Hals statt. Viele Patienten klagen v. a. postoperativ über eine Dysphagie.

Medikamente

Bestimmte Medikamente können eine Dysphagie bedingen oder sie womöglich verstärken. Dazu gehören sedierende Medikamente wie Benzodiazepine (Beruhigungsmittel), Antidepressiva, Kortikosteroide (bei Gicht), Rheumamittel und Neuroleptika. Einige Neuroleptika wie Haloperidol beschreiben in ihren Nebenwirkungen eine Dysphagie. Dabei kommt es zu Leaking und verzögerter Triggerung des Schluckreflexes. Da die Einnahme dieser Medikamente wesentlich für die Gesundheit der Patienten ist, bleiben für die Sprachtherapeutin häufig nur adaptive und kompensatorische Therapieverfahren (➤ Kap. 11.5.2; ➤ Kap. 11.5.3).

Psychogene Dysphagie

Bevor man die Diagnose einer psychogenen Dysphagie stellt, müssen alle diagnostischen Möglichkeiten ausgeschöpft sein. Auch eine rein funktionell bedingte Dysphagie tritt häufig auf. Sie trifft v. a. eher junge Erwachsene, mehr Frauen als Männer und zeigt außer Gewichtsverlust keine anderen Dysphagie-Zeichen. Manche Menschen klagen über ein ausgeprägtes Bolusgefühl, den Globus pharyngi, der jedoch in Untersuchungen wie einer Magenspiegelung (ösophageale Gastroskopie, ÖGD), einem Röntgen-Breischluck oder einer Manometrie (➤ Kap. 11.4.6) nicht einer objektiven Ursache zuzuschreiben ist. Manche Menschen entwickeln nach Dysphagien eine regelrechte Schluckangst (Phagophobie) oder auch eine Abwehr dem Schlucken gegenüber. Sie leiden unter Appetitlosigkeit und trauen sich nicht, feste Konsistenzen oder Tabletten zu schlucken. Die Behandlung sollte psychotherapeutisch erfolgen.

KLINISCHER HINTERGRUND

Die Prävalenz von Dysphagien bei verschiedenen neurogenen Erkrankungen:

- Schlaganfall (Ischämie, Blutung): > 50 %
- Schädel-Hirn-Trauma: > 60 %
- Parkinson-Syndrome: 50–100 %
- Demenzen: 20–30 %
- ALS: 30 % zu Beginn, 100 % im Verlauf
- Myasthenia gravis: 15 % zu Beginn, > 50 % im Verlauf
- Hirntumoren: 30 % postoperativ
- entzündliche Muskelerkrankungen (Dermatomyositis, Polymyositis, Einschlusskörpermyositis): 20 % bzw. 30–60 % bzw. 65–86 %
- Critical Illness Polyneuropathie / -myopathie: 70–80 %

(Dziewas et al. 2014; Prosiegel 2002)

11.3 Klassifikation

Anders als bei den übrigen neurologischen Störungsbildern gibt es in der Dysphagiologie *keine* eigentliche Klassifikation. Man kann die Dysphagien nach ihren Ursachen gruppieren: Unterschiedliche Ursachen geben erste Hinweise auf die zu erwartende Symptomatik und haben unterschiedlich Verläufe und Prognosen. Manche Dysphagien sind nur vorübergehend, z. B. solche nach Langzeitintubation, manche Dysphagien, z. B. bei progredienten Erkrankungen, erfordern sprachtherapeutisch v. a. kompensatorische und adaptive Maßnahmen (➤ Kap. 11.5.2; ➤ Kap. 11.5.3.). Dysphagien können auch nach der gestörten Phase gruppiert werden: Man spricht dann von oropharyngealer oder ösophagealer Dysphagie. Letztendlich ist im Falle der Dysphagien die Klassifikation nur von sekundärer Bedeutung, denn die zugrundeliegenden Pathomechanismen bestimmen das sprachtherapeutische Handeln. So sind die Symptome trotz unterschiedlicher Ursachen bei vielen Dysphagien gleich. Eine Einteilung bietet zunächst einen Wegweiser für Diagnostik und Therapie. Die im Folgenden vorgeschlagene Einteilung entspringt keiner bestimmten Schule, sondern ergibt sich aus der Praxis.

Neurogene Dysphagien
Hierbei handelt es sich um Schluckstörungen, die eindeutig neurogener Genese sind, deren Ursachen also in der Störung der zentralen oder peripheren Steuerung der Prozesse des Schluckens liegen. Sie bilden den Schwerpunkt der sprachtherapeutischen Arbeit in der Neurologie und Geriatrie.

Strukturelle Dysphagien
Hierbei sind v. a. periphere Schädigungen an den Organen und Strukturen der Schluckmuskulatur ursächlich für die Schluckstörung. Auch Dysphagien aufgrund von sekundären Schädigungen durch Radio- und Chemotherapie gehören hierher.

Presbyphagien
Der Begriff leitet sich ab aus griechisch „presby“ für alt und „phagein“ für Schlucken. Insbesondere in der Geriatrie begegnen der Sprachtherapeutin viele altersbedingte Schluckstörungen, die nicht nachweislich auf eine neurogene Ursache zurückzuführen sind. Die Ursachen liegen vielmehr in altersbedingten Organveränderungen, z. B. reduzierter Speichelproduktion, Zahnverlust, reduzierte Muskelkraft (Schröter-Morasch 2014). Die altersbedingten Schluckstörungen werden ausführlich in ➤ Kap. 14.6 beschrieben.

Intensivdysphagien
Dies ist eine eigenständige Gruppe von Schluckstörungen, die sich auf einen langen Aufenthalt auf einer Intensivstation zurückführen lassen. Die Folgen der Tracheotomie und der künstlichen Beatmung sind eine reduzierte Sensibilität im Pharynx und Larynx und eine reduzierte Motilität von Kehlkopf, Epiglottis und Zungengrund. Häufig sieht man Schwellungen (Ödeme) im Bereich der Epiglottis und der Aryknorpel. Nicht zuletzt auch, weil diese Patienten immer mit einer Magensonde (naso-gastrale Sonde) versorgt sind. Oft treten zunächst stille Aspirationen von Speichel auf. Der willkürliche Hustenstoß ist deutlich reduziert und auch die reflektorischen Schutzreflexe können eingeschränkt sein. Mit der Entwöhnung (*Weaning*) von der Beatmung und längeren Entblockungsphasen an der Trachealkanüle verbessern sich die Funktionen. Mit der Dekanülierung kann relativ zügig mit der Oralisierung begonnen werden und die Patienten erreichen i. d. R. ihre prämorbiden (vor der Erkrankung bestehenden) Schluckfähigkeiten zurück.

Ösophageale Dysphagien
Schluckstörungen, deren Pathomechanismen eindeutig der ösophagealen Phase zuzuordnen sind bzw. deren Ursachen in einer Motilitätsstörung oder Erkrankung der Speiseröhre liegen. Hierzu zählen Zenker-Divertikel, Refluxerkrankung, Achalasie, Tumoren oder auch Entfernungen der Speiseröhre (Ösophagektomie) mit Magenhochzug.

Psychogene Dysphagien
Wie bereits unter Ursachen beschrieben, treten bei manchen Patienten Schluckstörungen auf, die keine nachweisbare Ursache haben. Die Gruppe dieser Patienten ist klein. Nicht selten werden unklare Schluckbeschwerden als psychogen diagnostiziert, obgleich in einer ausführlichen Diagnostik, z. B. VFSS, doch ein anatomisches Korrelat gefunden werden kann (Ravich et al. 1989). Häufig entwickeln auch ältere Patienten eine Art Schluckangst oder Schluckabwehr, insbesondere gegenüber Tabletten oder festen Konsistenzen.

Medikamenten-induzierte Dysphagien
Diese Gruppe schließt die Schluckstörungen ein, die aufgrund der Medikation entstehen oder verstärkt werden. Nach Langmore et al. (1998) ist die Einnahme vieler Medikamente ein Prädiktor für Aspirationen.

➤ Tab. 11.4 fasst noch einmal die Klassifikation der Dysphagien zusammen.

11.4 Diagnostik

Die Diagnostik von Schluckstörungen sollte Teil eines hausgebundenen standardisierten Dysphagiemanagements sein. Neben der Sprachtherapie sind

Tab. 11.4 Klassifikation der Dysphagien

Bezeichnung	Ursache	Symptomatik
neurogene Dysphagie	Schädigungen an ZNS und/oder peripherem NS	alle Phasen können betroffen sein
strukturelle Dysphagie	• Schädigungen der peripheren Strukturen und Organe • Folgen von Radio-Chemotherapie	• erhaltene zentrale Steuerung • Störungen der oralen und pharyngealen Phase
Presbyphagie	• Muskelschwund (Sarkopenie) • Multimorbidität	Störungen der oralen Vorbereitungsphase, der oralen, der pharyngealen und ösophagealen Phase
Intensivdysphagie	• Langzeitintubation • Tracheotomie • CIP/CIM	• Störungen der pharyngealen Phase • Schwellungen • aufgehobene Sensibilität
ösophageale Dysphagie	• Erkrankungen der Speiseröhre • Operationen im Bereich der Speiseröhre • gastroenterale Erkrankungen	• Störung der ösophagealen Phase • Globus pharyngi (Bolusgefühl) • Regurgitation von Nahrung • erschwerte Passage in den Magen
psychogene Dysphagie	• Ausschluss-Diagnostik • keine neurogenen Ursachen • keine Dysphagie-Zeichen	• Schluckangst (Phagophobie) • Schluckabwehr (Ekel) • Bolusgefühl (globus pharyngi)
medikamenten-induzierte Dysphagie	Nebenwirkungen von Neuroleptika, Benzodiazepine, Rheumamittel, Gichtmittel, Antidepressiva	• verzögerter Schluckreflex • Leaking posterior • Ermüdung • Verlangsamung des Schluckablaufs

insbesondere auch Pflege und Ärzteschaft involviert. Der Arzt stellt die Hauptdiagnose, die auch die Diagnostik der Sprachtherapeutin leitet. Die Pflege spielt eine große Rolle bei der Aufnahme der Patienten, beim Schluck-Screening sowie bei der Verabreichung von Nahrung oder Sondenkost. Das Dysphagiemanagement beinhaltet ein rechtzeitiges Screening der Patienten auf mögliche Schluckstörungen und die Vermeidung von Aspirationspneumonien.

Die sprachtherapeutische Diagnostik der Dysphagie verfolgt folgende Ziele:

- Erkennen einer Dysphagie
- Abschätzen der Aspirationsgefahr
- Festlegen einer Ernährungsform (oral, parenteral, enteral)
- Festlegen einer Kostform
- Empfehlung weiterer Untersuchungen (z. B. HNO, Gastroenterologie)
- Erkennen der zugrundeliegenden Pathomechanismen (nur mittels instrumenteller Diagnostik möglich)
- Festlegung der Therapieziele
- Empfehlung des weiteren Vorgehens, z. B. PEG-Anlage, Dekanülierung
- Risikominimierung des Auftretens von Aspirationspneumonien

Die verschiedenen Bausteine einer ausführlichen Diagnostik, die leitlinienkonform ist, sind:

- Anamnese (Eigen- und Fremdanamnese, medizinische Anamnese)
- standardisiertes Schluckscreening
- klinische Schluckuntersuchung (KSU)
- apparative Diagnostik (videoendoskopisch oder radiologisch)

(Rosendahl, Flader, Günther 2016)

KLINISCHER HINTERGRUND

Das **NOD-Stufenkonzept** (Ickenstein, Hofmayer, Lindner-Pfleghar et al. 2009) ist im Rahmen eines Projektes um die Standardisierung des Untersuchungsablaufs bei **N**eurogener **o**ropharyngealer **D**ysphagie entstanden. Dabei werden klinische und instrumentelle Untersuchungsergebnisse zusammengetragen. Die enge Zusammenarbeit zwischen Ärzten und Schlucktherapeuten ist hierfür Voraussetzung. Mit diesem Konzept soll außerdem eine einheitliche Sprachregelung gewährleistet werden. Inhalte sind:

1. klinische Schluckanamnese (KSA)
2. klinische Schluckuntersuchung (KSU)

3. flexible transnasale Schluckendoskopie (FTS)
4. zusammenfassende Befundung

Unter Berücksichtigung von Skalen wie der Penetrations-Aspirations-Skala (PAS, Rosenbek et al. 1996) und dem Bogenhausener Dysphagiescore (BODS, (Starrost, Bartolome, Schröter-Morasch et al. 2012) erhält man am Ende eine Schweregradeinteilung der Dysphagie (➤ Kap. 11.4.4). Zusätzlich werden Empfehlungen für die Ernährung, die Therapie und weiterführende Diagnostik ausgesprochen. Anhand dieses Konzeptes findet die Sprachtherapeutin die richtigen Diagnostik- und Behandlungsschritte eines standardisierten Dysphagiemanagements.

11.4.1 Anamnese

Vor dem Anamnesegespräch sieht die Sprachtherapeutin die **Krankenakte** und vorliegende Vorbefunde durch. So hat sie Informationen über die Grunderkrankung, den Verlauf, die aktuelle Medikation und Begleiterkrankungen. Im Gespräch mit dem Patienten möchte sie zunächst ganz allgemein herausfinden:

- Gibt es Probleme mit dem Schlucken?
- Nimmt der Patient seine Beschwerden wahr? Hat er einen Leidensdruck?
- Wie ist die Kooperationsbereitschaft des Patienten?
- Wie ist die derzeitige Ernährungssituation?
- Wie ist die Störungseinsicht des Patienten?

In einem zweiten Schritt stellt man spezifische und konkrete Fragen zum Ess- und Schluckverhalten. Dabei möchte man gezielt die Probleme in den verschiedenen Schluckphasen herausfinden. Häufig können die Patienten die Beschwerden nur vage beschreiben. Deshalb ist es notwendig, die Fragen genau und konkret zu formulieren. Einige Beispiele:

- Haben Sie in letzter Zeit an Gewicht verloren?
- Sind Sie häufiger verschleimt?
- Haben Sie Schmerzen beim Schlucken?
- Müssen Sie beim Essen / Trinken husten? Wenn ja, wie oft?
- Bleibt manchmal Speise im Hals stecken?
- Wie gut können Sie ihre Tabletten schlucken?
- Läuft Nahrung / Flüssigkeit aus dem Mund?
- Gelangt Nahrung / Flüssigkeit in die Nase?
- Haben Sie Sodbrennen?

Als Vorlagen für ein Anamnese-Protokoll eignen sich Ausschnitte aus dem NOD-Anamnesebogen (NOD-Stufenkonzept, Ickenstein et al. 2009). Ein Aufnahmebefund für die Akutrehabilitation steht im Online-Material zur Verfügung.

Die Sprachtherapeutin führt eine ausführliche klinische Schluckuntersuchung (KSU) durch, die verschiedene Komponenten enthält und einen standardisierten Ablauf verlangt.

11.4.2 Klinische Schluckuntersuchung (KSU)

Im Vordergrund der sprachtherapeutischen Arbeit steht die klinische Schluckuntersuchung. Die Sprachtherapeutin macht sich ein umfassendes Bild von der Art und dem Ausmaß der Schluckstörung. Dies beinhaltet:

- ausführliche **Untersuchung der motorischen und sensorischen Funktion der am Schlucken beteiligten Strukturen und Organe** (ähnlich wie bei der Dysarthrie-Untersuchung)
- **Schluckfunktionsprüfung** mit verschiedenen Nahrungs- und Flüssigkeitskonsistenzen

Untersuchung der am Schlucken beteiligten Strukturen und Organe

Die Schluckorgane und -strukturen werden zunächst im **Ruhezustand** geprüft. Hierbei achtet man auf Auffälligkeiten in der:

- Oberflächenbeschaffenheit: Sind die Schleimhäute trocken oder belegt? Liegt womöglich ein Pilzbefall (Soor) vor? Gibt es Strukturen die auffällig sind (Zysten, Granulome, Hämatome)?
- Form: Entspricht sie der Anatomie? Ist sie operativ verändert?
- Lage: Besteht eine Asymmetrie?
- Struktur: Gibt es Narben? Verhärtungen? Bisswunden? Druckstellen von der Prothese?

Die visuelle und palpatorische Erfassung der Schluckorgane ist v. a. bei Kopf-Hals-Tumor Patienten wichtig. Bei neurogenen Erkrankungen achtet man zusätzlich auf unwillkürliche Bewegungen und Faszikulationen (Muskelzuckungen).

Bei den **reflektorischen Bewegungen** werden untersucht:

- Würgreflex
- pathologische Reflexmuster:
  - o Beißreflex
  - o Saugreflex
  - o Zungenstoß nach vorne

Der Würgreflex kann aufgehoben (hypoaktiv) oder übersteigert (hyperaktiv) sein. Ein aufgehobener

Würgreflex weist jedoch nicht zwingend auf eine Sensibilitätsstörung hin, denn bei bis zu 37 % der Gesunden ist er nicht vorhanden (Bartolome 2018). Er ist also als Diagnostikkriterium nur sekundär zu betrachten.

Bei der Überprüfung der **willkürlichen (intendierten) Bewegung** der Schluckorgane geht es um:
- Tonus
- Kraft
- Umfang
- Geschwindigkeit

Hierbei notiert man außerdem Hinweise auf:
- Zielgenauigkeit der Bewegungen (Hinweise auf eine Apraxie)
- Flüssigkeit der Bewegungen
- Mitbewegungen, kompensatorische Bewegungen
- Hyperkinesien (unkontrollierte schnelle Bewegungen)
- zentrale oder periphere Schädigung

Folgende Bewegungen sind wichtig für das Schlucken:
- **Lippen/Wangen**: Lippen spitzen, Lippen breitziehen, Wangen aufblasen, Wangen einsaugen
- **Kiefer**: Kiefer öffnen, Kiefer schließen, Rotationsbewegung, Kiefer nach rechts und links bewegen, Kieferkraft gegen Widerstand (Kieferkontrollgriff, Kap. 11.5.4)
- **Zunge**: Zunge nach oben und nach unten, Zunge nach rechts und links bewegen, Zungenkraft gegen Widerstand (alle Richtungen), kreisende Bewegungen im Mund und außerhalb

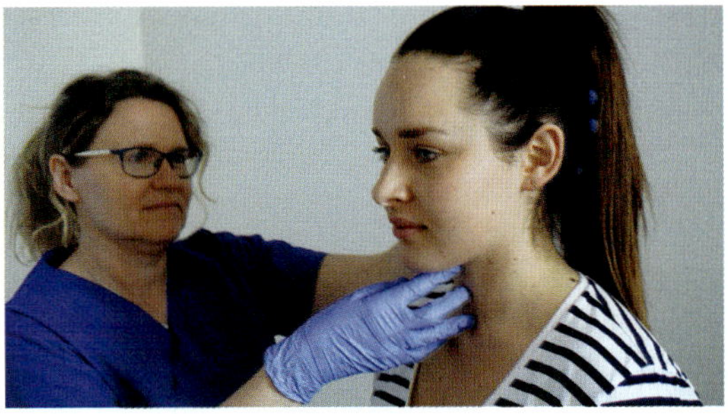

Abb. 11.3 Schluckkontrollgriff [M1011]

- **Velumhebung**: / ah / einmal lang und / ah / mehrmals hintereinander sagen lassen
- **Kehlkopf**: Stimmqualität, Stimmleistung, Husten, Rachen reinigen
- **hyo-laryngeale Elevation**: Leerschluck (Schluckkontrollgriff (➤ Abb. 11.3)

Eine vorliegende Dysphonie oder Dysarthrie wird bereits im Anamnesegespräch erfasst und sollte notiert werden.

Wichtig bei der Funktionsprüfung der oralmotorischen Muskulatur ist die Unterscheidung zwischen zentralen und peripheren Schädigungen (➤ Tab. 11.5). Sie bestimmen die therapeutischen Maßnahmen (➤ Kap. 11.5).

Die **Sensibilität** überprüft man an Lippen, Wangen, Zunge, weichem Gaumen und Rachenhinterwand. Hierzu nimmt man ein Wattestäbchen und

Tab. 11.5 Unterscheidung zwischen zentraler und peripherer Schädigung

Organ	Zentrale Schädigung	Periphere Schädigung
Lippen	Mund breitziehen gelingt asymmetrisch kontralateral, Stirn hochziehen erhalten	Mund breitziehen gelingt asymmetrisch ipsilateral, Stirn hochziehen eingeschränkt
Zunge	• in Ruhe anfangs Abweichung (Deviation) zur gesunden Seite wegen Hypotonie der betroffenen Seite; im Verlauf Abweichung zur betroffenen Seite wegen Hypertonie derselben (Zungenseite wird dadurch schmaler) • beim Herausstrecken Abweichung zur betroffenen Seite durch Hypertonie (geringer ausgeprägt als bei der peripheren Parese)	• in Ruhe anfangs Abweichung (Deviation) zur gesunden Seite, da betroffene Seite wegen Hypotonie breiter ist; im Verlauf Abweichung zur betroffenen Seite, da diese durch Atrophie an Substanz verliert • beim Herausstrecken Abweichung zur betroffenen Seite durch Kraft der gesunden Seite • außerdem Sulkusbildung, im Verlauf Atrophie und Fibrillationen (Muskelfaserzuckungen)
Velum	• Velum hängt auf betroffener Seite herab, Uvula wird zur gesunden Seite verzogen (Kulissenphänomen) • keine Anhebung bei langanhaltemden und mehrmaligem / ah / • Anhebung bei Würgreflex, Palatalreflex, Lachen oder Gähnen (reflektorisch)	keine Anhebung bei willkürlicher oder reflektorischer Bewegung oder beim Schlucken (in der Endoskopie sichtbar)

berührt jeweils die rechte und die linke Seite. Der Patient hat dabei die Augen geschlossen und gibt an, ob er die Berührung spürt und ob sie seitengleich ist.

Schluckfunktionsprüfung

Vor Beginn der Schluckfunktionsprüfung hat man sich ein umfassendes Bild von der möglichen Erkrankung und den Symptomen gemacht. Bei Verdacht auf Speichelaspirationen und bei einem stark reduziertem willkürlichen Hustenstoß ist von einer klinischen Schluckfunktionsprüfung abzuraten. Stattdessen sollte man die apparative Untersuchung mittels Videoendoskopie oder -fluoroskopie abwarten.

PRAXISTIPP

Die Patienten versuchen häufig in der klinischen Schluckfunktionsprüfung den Hustenreiz zu unterdrücken. Es ist wichtig, dass die Sprachtherapeutin den Patienten darüber aufklärt, wie wichtig das Husten ist und ihn ermutigt, kräftig zu husten.

Ansonsten verfährt man wie folgt: Aufgrund der Aspirationsgefahr beginnt man immer mit einer kleinen Dosierung und einer ungefährlichen Konsistenz: ½ Teelöffel Wasser bzw. ½ Teelöffel Gelee (Götterspeise). Beides sind Konsistenzen, die im Falle einer Aspiration gut abgehustet werden können. Nach jedem Schluck / Bissen wird eine Stimmprobe gemacht: Den Patienten „Ahh" sagen lassen und auf eine gurgelige Stimmqualität achten (*wet voice*). Wenn die Stimmqualität verändert ist, den Patienten auffordern zu husten und den Rachen zu reinigen. Gelingt ihm das nicht, wird mit der Konsistenz abgebrochen. Wenn es ihm gelingt, wird die Konsistenz wiederholt. Danach steigert man die Mengen und geht dann über zu breiiger (Pudding / Apfelmus) Kost. Wenn der Patient durchgehend sicher abschluckt und keinerlei Aspirationszeichen zeigt, können auch weiche (Banane, Brot) und feste Konsistenzen (Knäckebrot / Keks) in der klinischen Schluckprüfung geprüft werden. Hierfür sind eine gute Kaufunktion, vorhandene Zähne oder Prothesen und eine geringe Aspirationsgefahr Voraussetzung. Im Anschluss an die Schluckprüfung werden zunächst Ernährungs- und Kostform festgelegt und entschieden, ob eine weitere apparative Diagnostik notwendig ist.

Eine übliche Reihenfolge der Konsistenzen ist demnach (Rosendahl, Flader, Günther 2016):

Flüssigkeiten > passierte Kost > pürierte / breiige Kost > weiche Kost > feste Kost

INTERDISZIPLINÄR

Die verordnete Kostform sollte neben dem Eintrag in der Kurve auch möglichst allen publik gemacht werden, die Kontakt zum Patienten haben. So ist es wichtig, dass alle Beteiligten auf der Station, die Pflege, die anderen Therapeuten, die Ärzte und die Besucher darüber informiert sind, was der Patient essen und trinken darf. Denn es kommt häufig vor, dass eine Hilfskraft Getränke verteilt oder Besucher Leckereien mitbringen. Es hat sich bewährt, am Patientenplatz ein **Schluckschild** (➤ Abb. 11.4) anzubringen, auf dem vermerkt ist, dass der Patient eine Schluckstörung hat und welche Kostformen und Flüssigkeitskonsistenzen erlaubt sind, z. B. „Der Patient hat eine Schluckstörung, er darf nur bestimmte Kost zu sich nehmen. Bei Fragen melden Sie sich bitte beim Pflegepersonal."
Ein etwas aufwändigeres Verfahren ist ein **Schluckpflegeplan,** der alle Informationen über den Patienten und seine Schluckstörung enthält, sowie neben der festgelegten Kostform Angaben zur Verabreichung der Nahrung (aufrecht sitzend, in Ruhe, in Gesellschaft), möglichen kompensatorischen Techniken (Kopf nach unten), Verabreichung der Medikamente (gemörsert, mit Pudding, aufgelöst in Wasser), dem Grad an Hilfe bzw. Supervision (unter Aufsicht, mit Hilfe) sowie zur Pflege nach der Mahlzeit (noch 20 Min. sitzen) enthält. Der Schluckpflegeplan sollte übersichtlich mit Bildern und grafischen Instruktionen gestaltet sein, sodass er für alle verständlich ist.

Es gibt viele Diagnostikbefundbögen aus verschiedenen Kliniken, Seminaren und Fortbildungen, z. B. die Befundbögen aus dem Klinikum Bogenhausen (Bartolome & Schröter-Morasch 2018), aus Bad Heilbrunn (www.fachklinik-bad-heilbrunn.de/fileadmin/user_upload/FKH_KSU_Schluckuntersuchung_102015.pdf), unter www.madoo.net oder auch käuflich zu erwerbende, wie z. B. das KöBeS (Birkmann 2007). Mit der Erfahrung und der Routine stellt sich jedes sprachtherapeutische Team seine eigenen Protokollbögen zusammen. Wichtig ist, dass ein einheitliches Vorgehen gewahrt bleibt. Was die Wahl der zu prüfenden Substanzen angeht, gibt es unterschiedliche Auffassungen, manche bevorzugen Götterspeise, andere Apfelmus, manche nehmen Butterkekse, andere Toastbrot. Letztendlich sind die Möglichkeiten zahlreich und nicht zuletzt abhängig von der Verfügbarkeit im Haus. Die halbfesten und dickflüssi-

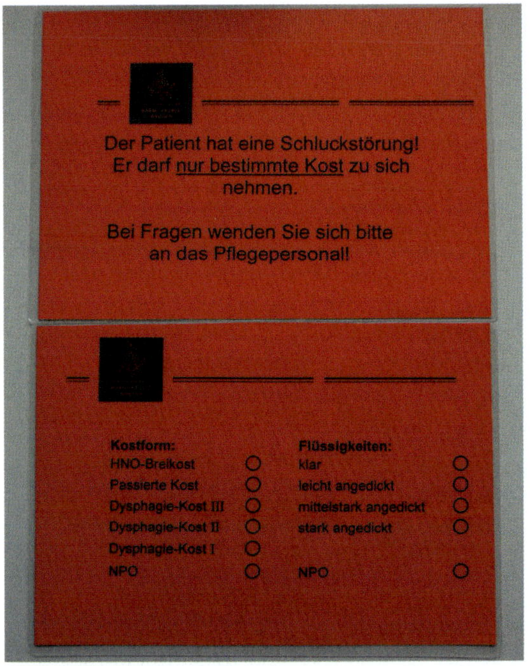

Abb. 11.4 Schluckschild [M1011]

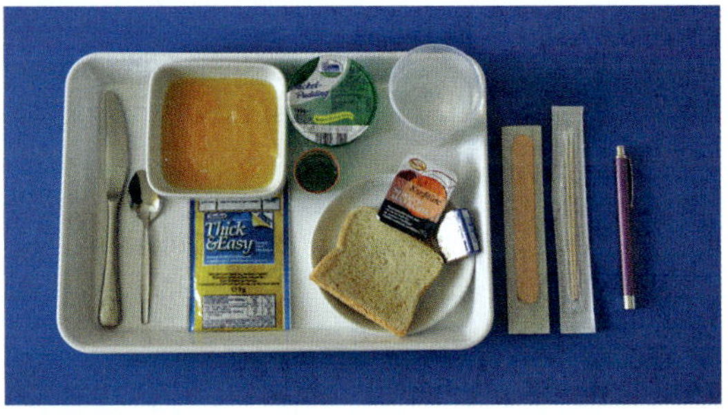

Abb. 11.5 Schluckmaterial für die KSU [M1011]

gen Substanzen müssen folgende Kriterien erfüllen (➤ Abb. 11.5) und sollten:

- homogen sein, d. h. keine Stückchen, Fasern oder Körner enthalten
- fließen, d. h. nicht zu fest, nicht zu flüssig sein
- schmecken
- wohltemperiert sein, d. h. spürbar kalt bzw. spürbar warm
- im Aspirationsfall gut abgehustet werden können
- bei Verdacht auf Aspirationsgefahr nicht pulmotoxisch sein, d. h. möglichst keine Säure, Eiweiß oder Fett enthalten

PRAXISTIPP

Die Götterspeise spielt in der Schluckdiagnostik und -therapie eine große Rolle. Aufgrund ihrer Viskosität und Zusammensetzung (Wasser, Zucker, Geliermittel) wird sie gerne für Schluckversuche verwendet. Sie entspricht der Konsistenz von stark angedicktem Wasser, lässt sich auch hervorragend einfrieren und dadurch für die Eisstimulation in der Therapie verwenden. Gegner der Götterspeise verweisen immer auf die Gefahr, dass sich der Bolus in der Mundhöhle und auf dem Weg durch den Hypopharynx verflüssigt und dadurch eine hohe Aspirationsgefahr birgt. Andererseits verbleibt sie nicht, wie z. B. Joghurt, an den Schleimhäuten, hat eine geringe Dichte und lässt sich leicht wieder heraushusten. Grundsätzlich sollte man bei hoher Aspirationsgefahr eiweiß-, fett- und säurehaltige Lebensmittel zur Testung vermeiden. Als Alternative zur Götterspeise gibt es ein medizinisches Produkt, angedicktes Wasser mit Geschmack (Nutilis aqua©), welches Amylase-resistent ist. Das bedeutet, der Speichel kann die Konsistenz nicht verändern, sie bleibt auch lange im Mund geleeartig und verflüssigt sich nicht.

11.4.3 Screeningverfahren

Es gibt Screeningverfahren, die unkompliziert und schnell erste Hinweise auf eine Dysphagie geben können. Sie können auch von angeleitetem und geschultem Pflegepersonal durchgeführt werden. Hier werden die bekannten validierten und standardisierten Verfahren vorgestellt. In manchen Kliniken wird mit hauseigenen Screenings gearbeitet, die an diese angelehnt bzw. mit diesen kombiniert sind.

DEFINITION

- ein **Screening** bedeutet „Aussieben": es ist ein Verfahren, um bestimmte Eigenschaften einer Störung zu erkennen, in diesem Fall eine Aspiration; dabei geht es v. a. darum, diese Eigenschaft früh zu erkennen
- ein **Assessment** dagegen ist eine „Beurteilung": hier werden bestimmte Merkmale erfasst, allerdings nicht im Sinne einer Diagnose
- ein **Test** gibt sichere Ergebnisse für das Vorhandensein bestimmter Eigenschaften; hier werden klar definierte Items geprüft

Insbesondere bei Schlaganfallpatienten ist es wesentlich, ein Schluckscreening durchzuführen, um Aspirationspneumonien zu vermeiden. Bei einer Fallzahl von über 50 % aller akuten Schlaganfallpatienten, die eine Dysphagie haben (Prosiegel 2014), erfordert gerade dieser Bereich ein Screening, wel-

11

ches schnell und zuverlässig Hinweise auf das Aspirationsrisiko gibt. So verwundert es nicht, dass alle hier vorgestellten Screeningverfahren hauptsächlich an akuten Schlaganfallpatienten validiert wurden. Ein Schluckscreening sollte so konzipiert sein, dass es auch von geschultem Pflegepersonal angewendet werden kann. Auf einer Schlaganfallstation, einer Stroke Unit, sind die Pflegekräfte die ersten, die den Patienten sehen. Sie sollen entscheiden, ob der Patient seine Medikamente nehmen oder oralisiert werden kann bzw. nehmen eine erste Einschätzung des Aspirationsrisikos vor.

KLINISCHER HINTERGRUND

Sensitivität und Spezifität

Sensitivität eines Screenings: die Patienten mit einer Dysphagie werden auch als solche erkannt, also die richtig Positiven

Spezifität eines Screenings: die Patienten, die keine Dysphagie haben, werden auch als solche ausgeschlossen, also die richtig Negativen

Liegt z. B. die Sensitivität eines Screenings bei 92 % bedeutet das, dass in 92 % der Fälle die Dysphagie richtig erkannt wurde. Eine Sensitivität von 66,7 % bedeutet, dass es in 37,3 % der Fälle zu falsch positiven Aussagen kommt, d. h. bei diesen Patienten wird eine vermeintliche Dysphagie diagnostiziert.

Daniels Aspirationsprädiktoren „2 aus 6"

In einer umfangreichen Studie mit Patienten mit akutem Schlaganfall haben Daniels, McAdam, Brailey et al. (1997) sechs Prädiktoren für Aspiration herausgefunden: Sobald zwei oder mehr während des Wassertests positiv sind, liegt mit hoher Wahrscheinlichkeit eine Dysphagie vor. Die Prädiktoren sind:

- Dysarthrie
- Dysphonie
- reduzierter willkürlicher Hustenstoß
- postdeglutitiver Husten
- abnormer Würgreflex
- postdeglutitive Stimmveränderung

Der Wassertest sieht vor, dass die Patienten insgesamt 70 ml Wasser trinken: Erst 2 × 5 ml, dann 2 × 10 ml, dann 2 × 20 ml aus einer Tasse mit oder ohne Strohhalm. Dabei wird nach jedem Schluck eine Stimmprobe durchgeführt und auf Husten oder veränderte Stimmqualität geachtet. Sobald das auftritt, wird der Test abgebrochen. Der Test hat eine relativ gute Sensitivität mit 92 %, aber nur eine Spezifität von 62 %. Unklar ist, wie Dysphonie und Dysarthrie definiert sind. Die Studie wurde nur mit Schlaganfallpatienten in der Akutphase durchgeführt und ist für die Anwendung durch Sprachtherapeutinnen konzipiert worden.

Standardized Swallowing Assessment (SSA)

Das SSA (Perry et al. 2001a, 2001b) soll von Pflegekräften innerhalb der ersten 24 Stunden nach Aufnahme auf der Stroke Unit durchgeführt werden. Das Assessment besteht aus drei Teilen:

1. allgemeine Voraussetzungen: Patient muss ausreichend wach sein und mind. 15 Min. aufrecht sitzen können
2. Beobachtung von Atmung und Speichelkontrolle, Testung des willkürlichen Hustenstoßes
3. Wassertest

Das SSA hat eine Sensitivität von 97 % und eine Spezifität von 90 %. Sobald ein Patient auffällig ist, muss er bis zur ausführlichen klinischen Schluckuntersuchung durch die Sprachtherapeutin oral nüchtern bleiben.

90 ml-Wasser-Test

Dieser Test (Suiter & Leder 2008) ist für akute Schlaganfallpatienten konzipiert. Nicht geeignet ist er für Patienten, die einen schlechten Allgemeinzustand aufweisen oder schon deutliche Aspirationszeichen zeigen. Im Test soll der Patient 90 ml ununterbrochen trinken, entweder mit oder ohne Strohhalm. Problematisch dabei ist, dass bei hoher Aspirationsgefahr eine solche Menge zu Erstickungsanfällen führen kann.

Der Test ist positiv – auffällig – wenn der Patient:

- absetzen muss
- dabei oder direkt danach hustet, räuspert oder würgt

oder

- danach (bis zu 1 Min.) eine feuchte Stimmqualität hat

Die Sensitivität des Tests liegt bei 96,5 % und die Spezifität bei 48,7 %, also auf Zufallsniveau. Das bedeutet, dass er sehr viele falsch-positive Ergebnisse liefert, also Patienten fälschlicherweise mit einem hohen Aspirationsrisiko eingeschätzt werden. Umgekehrt ist dieser Test sehr gut geeignet, um Dysphagien auszuschließen. Patienten, die den Test bestehen, können zu 98,3 % sicher oralisiert werden (Prosiegel & Weber 2013).

11

Gugging Swallowing Screen (GUSS)

Der GUSS (Trapl, Enderle, Nowotny et al. 2007) prüft im Unterschied zu den vorherigen Verfahren nicht nur mit Wasser, sondern auch mit anderen Konsistenzen wie Brei und Brot. Laut Autoren erhält man dadurch eine genauere Erkenntnis bzgl. der Ernährungsempfehlung. Außerdem schließt man mögliche Aspirationen während des Screenings aus, da Wasser bekanntlich die schwierigste Konsistenz zu schlucken ist und nicht als erstes getestet wird. In der Studie wurde der GUSS sowohl von Sprachtherapeuten (20 Patienten) als auch vom Pflegepersonal (30 Patienten) durchgeführt. Er zeigt eine hervorragende Sensitivität (100 %) und eine gute Spezifität (50 bzw. 69 %, ➤ Tab. 11.6). Er eignet sich sehr gut als Screeningverfahren auf der Stroke Unit.

Der GUSS umfasst zwei Teile:

1. indirekter Schluckversuch: Überprüfung von Vigilanz, Husten und Speichelschluck
2. direkter Schluckversuch: Überprüfung von breiiger, flüssiger und fester Konsistenz; der Wasserschluck orientiert sich am Daniels Test

Beobachtet werden: Verzögerung des Schluckens, Husten, Drooling und Stimmveränderung. Anhand eines Punktesystems erhält man am Ende eine detaillierte Ernährungs- und Diagnostikempfehlung.

Den GUSS kann man kostenlos im Internet herunterladen unter www.dysphagie-trapl.at/gugging-swallowing-screen-guss/.

Toronto Bedside Swallowing Screening Test (TOR-BSST©)

Der TOR-BSST© (Martino, Silver, Teasell et al. 2009) ist ein an 300 Schlaganfall-Patienten validiertes Screeningverfahren, welches von geschultem Personal angewendet werden darf. Die Schulung dauert 4 Stunden und wird per Power Point auf einer DVD und per Webcast mit Dr. Martino vermittelt. Sie ist

Tab. 11.6 GUSS Evaluation (Trapl et al. 2007)

Punkte	Ergebnisse	Schweregrad	Empfehlungen
20	breiig / flüssig / feste Konsistenzen erfolgreich	• minimale / keine Dysphagie • minimales Aspirationsrisiko	• normales Essen • Flüssigkeiten uneingeschränkt (das erste Mal unter Supervision eines Logopäden oder einer neurologisch ausgebildeten Schwester / Pfleger)
15–19	breiig und flüssig erfolgreich / festes nicht möglich	leichtgradige Dysphagie mit einem geringen Aspirationsrisiko	• Schluckkost 1 oder 2 (weiche, pürierte Nahrung) • Flüssigkeiten schluckweise • weiteres funktionelles Assessment wie *Fiberoptic Endoscopic Evaluation of Swallowing* (FEES) oder *Videofluoroscopic Evaluation of Swallowing* (VFES) • Zuweisung zum Logopäden (SLT)
10–14	breiig erfolgreich / flüssig nicht möglich	mittelgradige Dysphagie mit Aspirationsrisiko	Dysphagie-Diät beginnend mit: • breiige Konsistenzen wie z. B. Babynahrung (HIPP) und zusätzliche parenterale Ernährung • Schluckkost 1 • alle Flüssigkeiten müssen eingedickt werden! • Medikamente müssen zerstoßen und mit eingedickter Flüssigkeit gemischt verabreicht werden • keine flüssigen Medikamente! • weiteres funktionelles Assessment (FEES, VFES) • Zuweisung zum Logopäden (SLT) *Nahrungsergänzung mit nasogastraler Sonde oder parenteral*
0–9	Voruntersuchung nicht möglich oder Breischluck auffällig	schwere Dysphagie mit hohem Aspirationsrisiko	• NPO (nothing by mouth / nil per os / non per os = nichts über den Mund) • weiteres funktionelles Assessment (FEES, VFES) • Zuweisung zum Logopäden (SLT) *Nahrungsergänzung mit* nasogastraler *Sonde oder parenteral*

kostenpflichtig (www.swallowinglab.com/tor-bsst/). Das Screening besteht aus zwei Teilen: Im ersten Teil werden Stimmqualität, Zungenbeweglichkeit und Sensibilität an der Rachenhinterwand getestet. Sind diese Parameter unauffällig, wird weiter verfahren mit der Schluckprüfung: Der Patient bekommt 10-mal einen Teelöffel mit 5 ml Wasser und danach einen Schluck aus dem Becher. Nach jedem Schluck soll er „AH“ sagen. Sobald die Stimmqualität auffällig ist oder ein Husten oder Räuspern auftritt, wird das Screening abgebrochen und als nicht bestanden notiert.

Dysphagia Screening Tool

Dieses relative neue Screening basiert auf dem Barnes-Jewish Hospital Acute Stroke Dysphagia Screen (Edmiaston, Connor, Loehr et al. 2010). Es kombiniert Vigilanz über die Glascow Coma Scale mit Asymmetrien von Gesicht, Zunge und Gaumensegel als Voraussetzung für die Durchführung mit dem 90 ml-Wassertest. Es wurde zuletzt 2015 überarbeitet. Eine deutsche Übersetzung liegt m. W. nicht vor.

EAT-10

Dieser Fragebogen (Belafsky, Mouadeb, Rees et al. 2008) ist ein Screening, um mögliche Schluckprobleme zu detektieren. Es sind 10 Fragen, die sich direkt auf das Schlucken beziehen. Die Antwortskala reicht von 0 = kein Problem bis 4 = großes Problem. Auch dieser Bogen ist auf Englisch im Internet verfügbar unter www.nestlenutrition-institute.org/docs/default-source/global-dcoument-library/nutrition-tools/eat-10-german-interactive01262018.pdf.

Münchner Dysphagie Test (MDT-PD)

Dieses Screening ist zunächst ausschließlich für Patienten mit idiopathischem Parkinson Syndrom entwickelt worden (Simons 2012). Er liegt sowohl auf Deutsch als auch auf Englisch vor. Das Screening besteht aus einem Fragebogen mit insgesamt 26 Fragen zu den Bereichen Schluckbeschwerden beim Essen und Trinken, Schluckbeschwerden unabhängig von der Nahrungsaufnahme, weitere schluckbezogene und begleitende Belastungen und drei Gesundheitsfragen zu einer vorangegangenen Lungenentzündung, Gewichtsverlust und Flüssigkeitszufuhr unter 1,5 l pro Tag. Über Algorithmen wird ein Summenscore errechnet, der in „nicht auffälliges Schlucken“ vs. „Aspirationsrisiko“ bzw. „nicht auffälliges Schlucken“ vs. „auffällige / beginnende Dysphagie“ klassifiziert. Dabei zeigt er eine Sensitivität von 90 % bzw. 82 % und eine Spezifität von 86 % bzw. 71 %. Die Fragen können vom Patienten allein, idealerweise aber in Anwesenheit von Angehörigen oder mit Unterstützung der Sprachtherapeutin ausgefüllt werden. Der MDT ist im Internet verfügbar und kann über die Webseite ausgewertet werden (www.mdt-parkinson.de).

INTERDISZIPLINÄR

Standardisiertes Schluckassessment (SSA) auf der Stroke Unit – Algorithmus

Auf vielen Stroke Units (SU) haben sich standardisierte Abläufe der Schluckassessments (SSA) etabliert, die vom Pflegepersonal durchgeführt werden. Ein Algorithmus, der die Abläufe beschreibt und ein SSA-Befundbogen stehen im Online-Material zur Verfügung.

Das Schluckscreening gibt erste Hinweise auf eine mögliche Dysphagie. Die KSU ist daraufhin die grundlegende Untersuchung zum Erkennen einer Dysphagie. Sobald man ausreichende Hinweise gesammelt hat, gilt es nun, die Erkenntnisse zu objektivieren bzw. den Verdacht auf Aspirationen zu verifizieren. Hierzu braucht man bildgebende Schluckuntersuchungen, die entweder videoendoskopisch oder radiologisch durchgeführt werden.

11.4.4 Schweregradeinteilung

Für die Einschätzung die Schwere einer Dysphagie stehen funktionelle Skalen zur Verfügung, die eine Schweregradeinteilung der Dysphagie nach Screening und KSU anhand der empfohlenen Ernährungsform vornehmen. Sie unterscheiden sich nicht wesentlich voneinander. Zu nennen sind hier die **Functional Oral Intake Scale (FOIS)**, der **Münchner Schluck Score (MUCSS)** und die **Schluckbeeinträchtigungsskala (SBS)** von Prosiegel und der **Münsteraner Dysphagie-Score (FEDSS).** Der MUCSS ist insofern besonders, als er Speichelmanagement und Ernährung anhand von zwei Skalen getrennt aufführt.

Functional Oral Intake Scale
(Crary 2005, ➤ Tab. 11.7)

Tab. 11.7 FOIS (Crary 2005)

Score	Charakterstika
1	keine orale Kost (NPO)
2	Sonde und minimale Versuche mit Speisen und Getränken
3	Sonde mit ergänzender oraler Nahrungsaufnahme
4	oral in einheitlicher Konsistenz
5	oral unterschiedlichen Konsistenzen mit Kompensation
6	oral unterschiedliche Konsistenzen, mit Einschränkungen
7	vollständige orale Ernährung

Münchner Schluck Score (MUCSS)

Der MUCSS (Bartolome, Starrost, Schröter-Morasch et al. 2021) ist ein Bewertungssystem für die alltagsrelevante Einschätzung der Schluckstörung. Er hat zwei Teile: BODS-1 für die Bewertung des Speichelschluckens und BODS-2 für die Beeinträchtigung der oralen Nahrungsaufnahme. Beide umfassen eine 8-stufige Einteilung von 1 = keine Einschränkung / Beeinträchtigung bis 8 = schwerste Störung

Jeder Teil kann einzeln einer Schweregradeinteilung zugeordnet werden. Für beide gibt es eine Gesamtbewertung (➤ Tab. 11.8).

Schluckbeeinträchtigungsskala (SBS)

Die Schluckbeeinträchtigungsskala nach Prosiegel et al. (2002, ➤ Tab. 11.9) bewertet ähnlich wie die FOIS, nur andersherum.

Münsteraner Dysphagie-Score (FEDSS)

Für eine **Schweregradeinteilung** bei Patienten mit akutem Schlaganfall (innerhalb der ersten 72 Stunden) haben die Experten aus Münster folgende Skala entwickelt (➤ Tab. 11.10).

Tab. 11.8 Gesamtbewertung MUCSS-1 und MUCSS-2

Summenscore	Schweregrad
2	keine Dysphagie
3–4	leichte Dysphagie
5–6	mäßiggradige Dysphagie
7–10	mittelschwere Dysphagie
11–14	schwere Dysphagie
15–16	schwerste Dysphagie

Tab. 11.9 Schluckbeeinträchtigungsskala (SBS) (Prosiegel et al. 2002)

Grad	Charakteristika
0	keine Einschränkungen
1	voll orale Ernährung mit Kompensation, aber ohne Konsistenzeinschränkung
2	voll orale Ernährung ohne Kompensation, aber mit Konsistenzeinschränkung
3	voll orale Ernährung mit Kompensation und mit Konsistenzeinschränkung
4	partiell orale Ernährung
5	partiell orale Ernährung mit Kompensation
6	Ernährung ausschließlich über Sonde

Tab. 11.10 FEDSS – Münsteraner Dysphagie-Score (Warnecke & Dziewas 2018)

Score	Beschreibung
1	keine Dysphagie
2	homogene Kost, Flüssigkeiten ggf. andicken
3	homogene Kost, keine Flüssigkeiten oral
4	vorsichtige Oralisierung in der Logopädie
5	keine orale Ernährung
6	ggf. Schutzintubation

11.4.5 Fragebögen zur Einschätzung der Lebensqualität

Ein weiterer wesentlicher Diagnostikbestandteil ist die Erfassung der subjektiven Wahrnehmung der Beschwerden und ihrer Folgen für den Alltag durch den Patienten und seine Angehörigen. Insbesondere bei Patienten mit strukturellen Dysphagien sind Befragungen bzgl. ihrer Lebensqualität mit Dysphagie üblich, denn sie sind i. d. R. mobil, selbstständig und kognitiv nicht beeinträchtigt. Für die neurologischen Patienten stellen sich die gleichen Fragen, allerdings sind diese aufgrund möglicher Begleitstörungen wie Wahrnehmungsdefizite, Depression und Aphasie oft nicht in der Lage, einen Fragebogen auszufüllen. Dennoch braucht es Instrumente, die die sozialen, psychischen und ökonomischen Folgen einer Dysphagie erfassen.

Swallowing and Quality of Life (SWAL-QUOL und SWAL-CARE)

In den USA wurden die Fragebögen **SWAL-QUOL** und **SWAL-CARE** (McHorney, Robbins, Lomax et al. 2002) entwickelt. Der SWAL-QUOL (*Swallowing and Quality of Life*) untersucht mit insgesamt 44 Fragen die Betroffenen nach ihrer körperlichen und seelischen Verfassung, nach den Auswirkungen der Schluckstörung auf ihren Alltag. Es gibt Fragen zur Kommunikation und zum sozialen Umfeld. In neun Fragen erfasst der Fragenbogen dysphagiespezifische Parameter wie die Ernährung und die Symptome. Die Antwortskala ist 5-stufig. Für Patienten, die ausschließlich über eine Sonde ernährt werden, und für Patienten mit kognitiven Einschränkungen ist der Fragebogen nicht geeignet (Wagner-Sonntag 2009).

Der SWAL-CARE befragt die Betroffenen nach der Behandlung und der Zufriedenheit mit der therapeutischen Intervention. Dabei kann man aber keine Rückschlüsse auf die Behandlungsmethoden ziehen, sondern nur auf die Kompetenz der behandelnden Therapeuten (ebd.). Es gibt deutsche Übersetzungen dieser Fragebögen von Prosiegel (2006). Eine aktuelle Validierungsstudie der deutschen Version G-SWAL-QOL liegt ebenfalls vor (Kraus, Rommel, Stoll et al. 2018).

Sydney Swallowing Questionnaire (SSQ)

Ein weiterer Fragebogen ist der SSQ (*Sydney Swallowing Questionnaire).* Dieser hat insbesondere die Therapieintervention und Verlaufskontrolle zum Ziel. Es werden Fragen zum Schluckablauf, zu den Konsistenzen und den Beschwerden gestellt. Insgesamt sind es 17 Fragen, deren Antworten auf einer visuellen Analogskala eingetragen werden. Der SSQ wurde bisher in einer deutschen Übersetzung validiert (Hotzenköcherle 2011).

MD Anderson-Dysphagia-Inventory (MDADI)

Vom MDADI (*MD Anderson-Dysphagia-Inventory,* Chen, Frankowski, Bishop-Leone et al. 2001) gibt es bereits eine deutsche Validierung, allerdings nur an Patienten mit Mundhöhlenkarzinom (Plinkert 2010). Der MDADI bemisst den Schweregrad der Dysphagieproblematik im Alltag der Patienten. Es sind insgesamt 20 Fragen aus den Bereichen: Emotion, Funktion, körperliche Symptome. Die Antworten werden auf einer 5-stufigen Skala von 0 = nie bis 4 = immer eingetragen und summiert. Der Mittelwert aus den 20 Fragen gibt den Schweregrad wieder.

Dysphagia Handicap Index (DHI)

Der Dysphagia Handicap Index (DHI) ist ein relativ neues Instrument (Silbergleit, Schultz, Jacobson et al. 2011). Er enthält 25 Fragen und deckt die emotionalen, funktionalen und physischen Bereiche ab. Die Fragen sind relativ einfach formuliert und die Antwortskala ist nur 3-stufig (nie, manchmal, immer). Gedacht ist der Fragebogen für Patienten unterschiedlicher Ätiologien im klinischen Alltag. Eine deutsche Übersetzung liegt noch nicht vor.

Aufgrund der mangelnden Verfügbarkeit von validierten deutschen Versionen gestaltet sich die Erfassung der Lebensqualität, zumindest psychometrisch, eher schwierig. Dennoch kann die Sprachtherapeutin mittels geschickter und ausführlicher Befragung des Patienten und seiner Angehörigen herausfinden, welche Faktoren seine Lebensqualität beeinflussen und welchen Stellenwert die Einschränkung in der Nahrungsaufnahme einnimmt.

11.4.6 Apparative Untersuchungsmethoden

Videoendoskopie

Die Videoendoskopie hat sich in den letzten 15 Jahren zu einem Standardverfahren in der Dysphagiediagnostik entwickelt (Dziewas et al. 2014). Heutzutage ist es unerlässlich, bei jedem Patienten mit Verdacht auf eine Dysphagie eine solche grundlegende Untersuchung durchzuführen. Hierbei wird ein flexibles Nasopharyngolaryngoskop über die Nase in den Rachen eingeführt. Man arbeitet i. d. R. mit dünnen (3–4 mm Durchmesser) früher fiberoptischen, heute digitalen Chip-on-the-tip-Geräten, die mit einer Lichtquelle und einer Kamera verbunden sind. Gleichzeitig erstellt man eine Tonaufnahme, damit die Anweisungen des Untersuchers und die Reaktionen des Patienten (Husten, Stimmprobe, Kommentare) dokumentiert sind und bei der anschließenden Befundung nachvollzogen werden können. Noch besser ist eine zusätzliche Videokamera, die den

Patienten während der Untersuchung filmt. Dabei sieht man mögliche pathologische Haltungsänderungen bzw. seine motorischen Reaktionen. Die neueren digitalen Geräte, die das Bild direkt aufnehmen, liefern eine viel höhere Bildqualität als die älteren fiberoptischen Geräte. Auf vielen Stroke Units hat sich die videoendoskopische Untersuchung als Standard etabliert und sie gewinnt zunehmend an Bedeutung auf Intensivstationen und in geriatrischen Einrichtungen sowie in der Pädiatrie (Dziewas et al. 2014).

Fiberoptische endoskopische Evaluation des Schluckens (FEES)

Wenn die endoskopische Untersuchung nach dem Langmore-Protokoll durchgeführt wird, spricht man von der fiberoptischen endoskopischen Evaluation des Schluckens, kurz **FEES** (➤ Abb. 11.6). Diese Untersuchung wurde von Susan Langmore 1988 zuerst vorgestellt und in den folgenden Jahren weiterentwickelt (Langmore 2001a). Das Endoskop wird durch den unteren oder mittleren Nasengang in den Rachenraum vorgeschoben. Zunächst überprüft man den velopharyngealen Abschluss, indem man kurz vor dem Velum stehenbleibt (hohe Beobachtungsposition) und den Patienten z. B. „kuckuck" sagen lässt. Danach platziert man es dicht unterhalb der Uvula (*swallow position / home position*). So erhält man sowohl eine Sicht von oben auf den Kehlkopf mit seinen Strukturen (Epiglottis, Aryknorpel, Stimmbänder) als auch auf die Rachenhinterwand und den Zungengrund vor und nach dem Schlucken. Man kann die Strukturen und die Schleimhaut gut erkennen, sieht evtl. organische Auffälligkeiten wie Granulome, Zysten, Schwellungen oder Entzündungen. Während des Schluckens sieht man für einen kurzen Moment, dem sog. „*White-out*", gar nichts. Dabei wird das Gerät durch die Bewegungen von Velum und Pharynx kurz an die Rachenhinterwand gedrückt. Ein kräftiger *White-out* deutet auf eine suffiziente Kehlkopfelevation hin.

Das Protokoll sieht folgenden Untersuchungsablauf vor (Langmore 2001b):

1. **Ruhebeobachtung**: es werden zunächst die Strukturen in Ruhe beobachtet und ihre Oberflächenbeschaffenheit, Form und Struktur registriert
2. **Speichel- und Sekretbeobachtung**: Ansammlungen von Speichel und Sekret in den verschiedenen Strukturen (Valleculae, Sinus piriformes, Postcricoidregion, Aditus laryngis, Glottis, Trachea) werden in Menge und Beschaffenheit registriert; außerdem wird beobachtet, wie der Patient darauf reagiert: Hustet oder räuspert er? Wie sind seine Reinigungsfunktionen? Gibt es Hinweise auf eine stille Aspiration?
3. **Funktionsprüfung ohne Nahrung**: die Kontraktion der Rachenhinterwand, die Retraktion des Zungengrunds, die Epiglottisretroflexion, der Stimmbandschluss, der Kehlkopfverschluss (durch Pressen) sowie weiter oben der velopharyngeale Abschluss
4. **Sensibilitätsprüfung**: durch Rückschlüsse aus vorhandenen Residuen bzw. durch mechanische Reizung mit dem Endoskop; dann wird die Sensibilität geprüft durch mechanische Stimulation

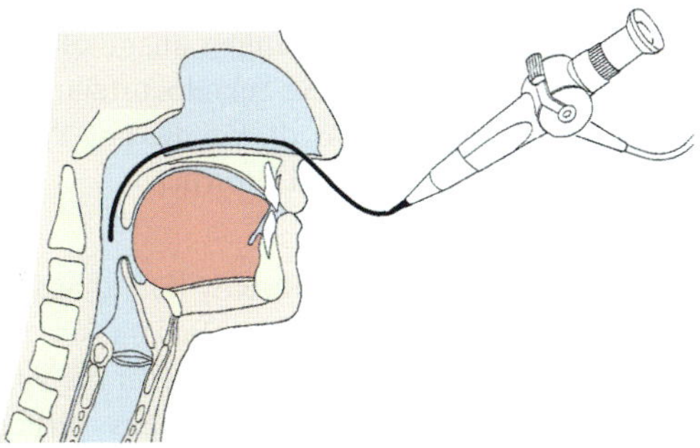
a

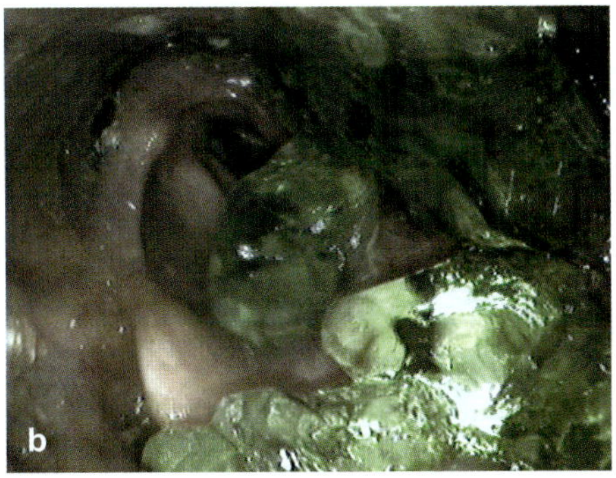
b

Abb. 11.6 FEES a) Lage des Endoskops im Nasenrachenraum, Endoskopspitze oberhalb des Kehlkopfes, b) Blick auf den Kehlkopfeingang mit Pooling und Penetration von Götterspeise [T936]

der Rachenhinterwand, der Epiglottis und der Aryknorpel
5. **Funktionsprüfung mit Nahrung**: der Patient bekommt verschiedene Konsistenzen zu essen und zu trinken; die Reihenfolge der Prüfkonsistenzen orientiert sich an den Schluckfähigkeiten: man fängt immer mit den ungefährlicheren Konsistenzen an, steigert dann die Menge und geht dann zur nächst-schwierigeren Konsistenz über
6. **Überprüfung der Effektivität von Schluckmanövern**: ein weiterer Vorteil dieser Untersuchung ist, dass man verschiedene Schluckmanöver ausprobieren kann, um die Therapie planen zu können

Ein Beispielprotokoll steht als Online-Material zur Verfügung.

Die Videoendoskopie ist minimal invasiv und für den Patienten nur kurzzeitig unangenehm, wenn das Gerät durch den Nasengang geschoben wird. Hier kann man ein betäubendes Gel (Xylocain 2 %) benutzen oder vor der Untersuchung ein paar Tropfen Otriven in die Nase geben. Im Regelfall ist die Untersuchung sicher und gut verträglich. Ein weiterer Vorteil ist die Anwendbarkeit bei bettlägerigen und kognitiv eingeschränkten Patienten. Die Geräte sind auf einem Turm montiert, den man an das Patientenbett schieben kann. Die wenigen beschriebenen Nebenwirkungen sind (Aviv et al. 2005):

- Nasenbluten (bis zu 6 %)
- Würgereaktionen oder Hustenreiz
- Schleimhautverletzungen und -blutungen
- Auslösung des Vagusreizes, der mit einer Bradykardie (langsamer Herzrhythmus) oder einem Kreislaufkollaps einhergeht; dies ist allerdings äußerst selten und konnte in einer Studie mit über 6000 Untersuchungen nicht gefunden werden (Aviv 2001)

Im Regelfall dauert die reine Untersuchung max. 30 Minuten und bietet einen großen Informationsgewinn in Bezug auf:

- prädeglutitives Leaking
- prädeglutitive Penetrationen / Aspirationen
- Hinweise auf einen verzögerten Schluckreflex
- Residuen in Valleculae, Sinus piriformes, Pharynxwand, Postkrikoidregion
- postdeglutitive Penetrationen / Aspirationen
- postdeglutitive stille Aspirationen
- Speichelaufstau und Aspirationen; dies ist insbesondere bei der Fragestellung nach einer Trachealkanüle wichtig

Die Nachteile der FEES liegen v. a. darin, dass:

- nur ein Teil der pharyngealen Phase sichtbar ist (nämlich vor und nach dem Schlucken)
- die orale und die ösophageale Phase nur indirekt zu beurteilen sind
- die intradeglutitive Phase nicht zu sehen ist. Man kann also mögliche abgelaufene Aspirationen nur anhand von Spuren auf den Stimmlippen oder in der Trachea vermuten
- die Untersuchungsbedingungen erschwert sind, wenn viel Sekret im Rachen liegt, weil das die Sicht behindert oder wenn der Patient sehr unruhig ist

Interpretation der Ergebnisse – Verschiedene Skalen

Es gibt gut evaluierte und für das Deutsche validierte Skalen, mit denen man eine quantitative Einschätzung der Symptome vornehmen kann. Diese Skalen sollten standardmäßig in einem Befund einer videoendoskopischen Schluckuntersuchung verwendet werden.

Penetration-Aspirations-Skala

Die Penetrations-Aspirations-Skala (PAS) nach Rosenbek et al. (1996) ➤ Tab. 11.11 ist Standard sowohl im FEES-Protokoll als auch bei der Videofluoroskopie.

Murray Skala

Um die **Speichelansammlungen** quantitativ zu bewerten, greift man auf die Sekretbeurteilungsskala nach Murray et al. (1996, dt. Validierung Pluschinski et al. 2014, ➤ Tab. 11.12) zurück.

Yale Pharyngeal Residue Severity Rating Scale

Mit dieser Skala (Neubauer, Rademaker, Leder 2015) werden die Residuen getrennt für die Valleculae (➤ Tab. 11.13) und die Sinus piriformes (➤ Tab. 11.14) mengenmäßig erfasst. Es gibt jetzt eine deutsche Validierung der Skala (Gerschke, Schöttker-Königer, Förster et al. 2018).

Tab. 11.11 PAS, Penetrations-Aspirations-Skala nach Rosenbek et al. (1996), dt. Validierung (Hey et al. 2014)

Grad	Charakteristika
1	Material penetriert nicht.
2	Material penetriert, liegt oberhalb der Glottis und wird aus dem Aditus laryngis entfernt.
3	Material penetriert, liegt oberhalb der Glottis und wird nicht aus dem Aditus laryngis entfernt.
4	Material penetriert, liegt auf den Stimmlippen und wird aus dem Aditus laryngis entferrnt.
5	Material penetriert, liegt auf den Stimmlippen und wird nicht aus dem Aditus laryngis entfernt.
6	Material wird aspiriert und wird in den Aditus laryngis oder darüber hinaus entfernt.
7	Material wird aspiriert und kann trotz Bemühens nicht aus der Trachea hinausbefördert werden.
8	Material wird aspiriert, kein Bemühen, es aus der Trachea herauszubefördern.

Tab. 11.12 Sekretbeurteilungsskala nach Murray (et al. 1996; dt. Übersetzung Pluschinski et al. 2014)

Score	Beschreibung
0	Am ehesten normale Bewertung. Keine sichtbaren Sekrete im gesamten Hypopharynx oder nur einige transiente Blasen sichtbar in Valleculae und Sinus piriformes. Diese Sekrete sind unilateral und nicht tief gestaut.
1	Sichtbare Sekrete, die initial oder nach Leerschluck in den den Aditus Laryngis umgebenden Kanälen bilateral präsent oder tief gestaut sind. Diese Bewertung kann Fälle beinhalten, in denen es während des Beobachtungsabschnitts zu einer Ansammmlung von Sekreten kommt. Ein Patient könnte beginnen ohne sichtbare Sekrete, aber Sekretansammlungen bilden, in einer Menge, die groß genug ist, bilateral zu erscheinen oder sich tief aufzustauen. Ebenso könnte ein Patient als „1" bewertet werden, wenn initial tief aufgestaute Sekrete und zum Ende des Beobachtungsabschnitts keine sichtbaren Sekrete präsent sind.
2	Die Änderung des Status während eines Beobachtungsabschnitts von „1" nach „3" oder von „3" nach „1".
3	Schwerster Bewertungsgrad. Sekrete, die im als Aditus Laryngis definierten Bereich sichtbar sind. Pulmonale Sekrete werden inkludiert, wenn sie nicht durch Schlucken oder Husten am Ende des Beabachtungsabschnitts gereinigt werden.

Tab. 11.13 Yale Pharyngeal Residue Severity Rating Skala Vallecaulae (Neubauer et al. 2015; dt. Validierung Gerschke et al. 2018)

Grad	Bewertung	Prozent	Beschreibung
I	keine	0 %	keine Residuen
II	Spuren	1-5 %	Spuren überziehen die Schleimhaut
III	leicht	5-25 %	epiglottisches Ligament sichtbar
IV	mäßig	25-50 %	epiglottisches Ligament bedeckt
V	stark	>50 %	gefüllt bis Epiglottisrand

Tab. 11.14 Yale Pharyngeal Residue Severity Rating Skala Sinus pirifomes (Neubauer et al. 2015; dt. Validierung Gerschke et al. 2018)

Grad	Bewertung	Prozent	Beschreibung
I	keine	0 %	keine Residuen
II	Spuren	1-5 %	Spuren überziehen die Schleimhaut
III	leicht	5-25 %	wandaufwärts bis zu einem Viertel gefüllt
IV	mäßig	25-50 %	wandaufwärts bis zur Hälfte gefüllt
V	stark	>50 %	gefüllt bis zur aryepliglottischen Falte

EXKURS

FEES-Curriculum der DGN

Seit 2014 besteht ein Lehrplan von der Deutschen Gesellschaft für Neurologie (DGN) zur Ausbildung von Neurologen, interessierten Medizinern und Sprachtherapeuten zur Durchführung der FEES. Mit der Zunahme an Stroke Units in deutschen Krankenhäusern, mit der zunehmenden Aufmerksamkeit für die Dysphagien in Krankenhäusern, Altersheimen und geriatrischen Einrichtungen nimmt die Diagnostik einen höheren Stellenwert ein. Zum einen für das frühzeitige Erkennen von Dysphagien und somit Verhindern von Pneumonien, zum anderen für die Therapieplanung. Die FEES ist leicht zu erlernen und nur minimal invasiv in der Durchführung. Die Sprachtherapeuten als Experten für Schluckstörungen sollen in die Lage versetzt werden, diese Untersuchung selbstständig durchzuführen. In den USA und Großbritannien sind es grundsätzlich die Schlucktherapeuten, die diese Untersuchung durchführen (ASHA 2002; Kelly, McLaughlin, Wallace et al. 2015). Deswegen wurde das deutsche Curriculum an die Leitlinien der *American-Speech-Hearing-Association* (ASHA) und dem *Royal College of Speech and Language Therapists* (RCSLT) angelehnt. Weitere Informationen zum Lehrplan, Basisseminaren und Ausbildern finden sich auf der Webseite der DGN www.dgn.org. unter dem Stichwort „Ausbildungscurriculum für neurogene Dysphagien".

Videofluoroskopie (VFSS)

Die radiologische Untersuchung des Schluckakts hat eine lange Tradition und erfolgt mittlerweile auch digital als sog. **digitale Fluoroskopie (DFSS).** Dennoch spricht man weiterhin von der VFSS. Sie ist das (Gold-)Standardverfahren in der radiologischen Diagnostik von Schluckstörungen.

DEFINITION

Die Abkürzung VFSS steht für **V**ideofluoroscopic **S**wallowing **S**tudy und bezeichnet eine Röntgen-Schluckuntersuchung, bei der zwischen 25–30 Bildern pro Sekunde gemacht werden. Sie steht stellvertretend für alle anderen Bezeichnungen der Röntgen-Schluckuntersuchung, die es gibt:

- Modified Barium Swallow (modifizierter Barium Schluck)
- Röntgenkinematographie / Hochfrequenzkinematographie
- Videofluoroscopic Swallowing Evaluation (VFS)

Wichtig: Ein Röntgen-Breischluck (Ösophagus-Breischluck), wie er in vielen Kliniken durchgeführt wird, ist keine VFSS. Dabei werden nur 2–6 Bilder pro Sekunde aufgenommen. Für eine vollständige Beobachtung des Schluckakts ist dies nicht ausreichend. Dabei können kurze Aspirationen übersehen werden. Der Röntgen-Breischluck wird häufig bei gastroenterologischen Fragestellungen eingesetzt.

Bei der VFSS lässt sich der komplette Schluckakt von der oralen Vorbereitungsphase bis zur Passage in den Magen röntgenologisch darstellen. Manche Strukturen wie Kiefer, Zunge, Gaumen und Zungenbein kann man gut auf dem Röntgenbild erkennen. Zur Sichtbarmachung des Bolus und der laryngealen Strukturen braucht man ein **Kontrastmittel**, mit dem die Prüfkonsistenzen vermischt werden. Für die Schluckuntersuchung sollte ein Kontrastmittel gewählt werden, das auch bei Aspirationen gut verträglich ist.

Durchführung der VFSS

Der Patient wird im Sitzen oder Stehen untersucht, dabei zunächst der **seitliche Strahlengang**: Man sieht die Mundhöhle, den Pharynx und den Larynx von der Seite. Es ist wichtig, dass der Patient gut positioniert ist und sich möglichst aufrecht hält. Gerade bei schwer betroffenen neurologischen Patienten benötigt man für eine gute Lagerung evtl. Hilfsmittel, Haltegriffe oder spezielle Stühle. Um Asymmetrien oder **Pouches** (während des Schluckakts durch Druckerhöhung entstehende Ausstülpungen des Pharynx – meist asymptomatisch) zu erkennen, wird auch ein **anterior-posteriorer (a.-p.) Strahlengang** durchgeführt, also von vorne.

Es gibt verschiedene Protokolle zur Durchführung, z.B. den Karlsbader Videofluoroskopie Index (KVI; Stanschus 2002a; Awounou & Stanschus 2009; Palmer et al. 1993). Eine Möglichkeit ist: Man verabreicht zunächst 3 ml flüssiges Kontrastmittel, dann 5 ml; wenn beides unauffällig, dann 10 ml und dann Trinken aus dem Becher. Dann geht man weiter zu angedickten Flüssigkeiten, Brei und zum Schluss auch einem Bissen Brot. Bei dieser Vorgehensweise ist es nachteilig, dass man nach einer Aspiration die möglichen nachfolgenden Aspirationen aufgrund von Kontrastmittelresten nicht differenzieren kann. Daher wird vorgeschlagen, zunächst mit einer ungefährlichen Konsistenz zu beginnen, also z.B. angedickter Flüssigkeit (Holzapfel 2018). Auch während dieser Untersuchung kann man kompensatorische Schluckmanöver überprüfen.

Aufgrund der Strahlenbelastung hält man die Untersuchung so kurz wie möglich und so lange wie nötig. Daher ist eine ausführliche Prüfung mit mehreren Bissen und konsekutiven Schlucken nicht möglich. Hinzu kommt, dass das Schlucken in dieser Untersuchung eher unnatürlich ist, denn die

Patienten müssen **auf Kommando schlucken:** Sie nehmen die Flüssigkeit in den Mund und erst, wenn der Untersucher „Jetzt bitte schlucken!" sagt, dürfen sie schlucken. Dies entspricht nicht dem normalen Schlucken, wenn man einen Becher einfach leertrinkt. Daher lassen sich Ergebnisse aus der VFSS nicht unbedingt auf die einer FEES übertragen.

Beobachtungen und Ergebnisse einer VFSS

Man beschreibt:

- anatomische und strukturelle Auffälligkeiten: z. B. Defekte des harten oder weichen Gaumens, Tumore, zervikale Spondylophyten, Zenker-Divertikel oder Pouches
- den Bolusfluss und zwar:
  - **orale Transitzeit**: Zeit vom Heben der Zungenspitze und Bildung der Zungenfurche als Startposition des Bolus bis zur Boluspassage durch die vorderen Gaumenbögen bis zur Schlundenge
  - **pharyngeale Transitzeit**: Zeit der Boluspassage zwischen der Schlundenge und dem Durchfluss durch den oÖS
  - **Schluckreflextriggerung**: Zeit bis zum Beginn der hyolaryngealen Elevation
  - alle drei Zeiten gelten bei > 1000 ms als pathologisch
- zeitliche Koordination und Ausmaß von:
  - velopharyngealem Abschluss
  - Zungenbasisretraktion
  - hyolaryngeale Elevation (mind. 5 mm)
  - Epiglottisinversion
  - Öffnung des oÖS
- kompensatorische Schluckmanöver

Der Vorteil einer VFSS gegenüber einer FEES liegt in dem Erkennen von Menge und Zeitpunkt von Penetrationen und Aspirationen, ob sie prä-, intra- oder postdeglutitiv stattfinden. Insbesondere sieht man **intradeglutitive Aspirationen,** die durch den „*White-out*" in der FEES nur vermutet werden können. Gut erkennen kann man außerdem:

- Leaking durch gestörte orale Boluskontrolle
- Residuen in den Valleculae, Sinus piriformes oder im Pharynxraum
- gestörter velopharyngealer Abschluss mit nasaler Regurgitation
- Störungen der ösophagealen Phase

Ein geeigneter Protokollbogen für die VFSS ist der Karlsbader Videofluoroskopie-Index (KVI) von Stanschus (2002a).

Vor- und Nachteile von VFSS und FEES

Beide Untersuchungsmethoden sind unabdingbar in der Diagnostik von Schluckstörungen. Sie ersetzen sich nicht gegenseitig, sondern ergänzen sich (➤ Tab. 11.15). Die Fragestellung und die Erkrankung geben die Auswahl der Methode vor. So

Tab. 11.15 Vor- und Nachteile von VFSS und FEES

FEES	VFSS
geringe Belastung für den Patienten, keine Strahlenbelastung, auch bedside möglich	Patient muss aufrecht sitzen / stehen können, Strahlendosis je nach Länge der Untersuchung
ausführliche Untersuchung aller Konsistenzen in verschiedenen Mengen und Positionen	nur begrenzte Untersuchungsdauer, unnatürliches Schlucken „auf Kommando"
Schleimhäute und Strukturen von Hypopharynx und Larynx gut erkennbar	gesamter Überblick über Mundhöhle, Velum, Epiglottis und Glottis
Speichel- / Sekretaufstau sichtbar und beurteilbar	Speichel / Sekret nicht sichtbar
nur pharyngeale Phase sichtbar	alle Schluckphasen sichtbar
Funktion des oÖS nur indirekt beurteilbar	Funktion von oÖS und Ösophagus beurteilbar
keine Sicht der intradeglutitiven Phase	intradeglutitive Phase sichtbar
Überschätzung der Menge an Residuen	Menge der Residuen besser einschätzbar
Penetrationen besser nachweisbar	Aspirationen (außer Speichel) besser nachweisbar
kostengünstig	kostenintensiv
ideal für Verlaufskontrollen	Indikation gut überdenken

können Speichelaspirationen nur mittels einer FEES nachgewiesen, während Störungen des oÖS und muskuläre Beeinträchtigung eher in einer VFSS gesehen werden. Außerdem muss die Untersuchung für den Patienten geeignet sein.

Die Videofluoroskopie gilt als Goldstandard der apparativen Schluckuntersuchung. Mittlerweile könnte die FEES ebenfalls das Niveau erreicht haben, da sich deren Durchführung in den letzten Jahren in vielen Kliniken und Akuthäusern als Standard durchgesetzt hat (Farneti 2014).

Manometrie

Zur Erfassung von Störungen der Motilität der Speiseröhre, des oberen und des unteren Ösophagussphinkters gibt es verschiedene Methoden der Druckmessung (Manometrie), von denen sich in den letzten Jahren die **High-Resolution-Manometrie (HRM)** etabliert hat. Diese Untersuchung wird v. a. bei Verdacht auf ein Wallenberg-Syndrom oder auch bei idiopathischem Parkinson-Syndrom (➤ Kap. 2.5; ➤ Kap. 11.2) durchgeführt, welche mit einer Störung des oberen Ösophagussphinkters einhergehen. Bei der HRM werden ca. 20–30 Sensoren im Zentimeterabstand in der Speiseröhre platziert. Die unterschiedlichen Druckverhältnisse werden dann in einer farbigen Grafik dargestellt, die den Druckverlauf über die gesamte Speiseröhre während eines Schluckes zeigen. Der Patient bekommt insgesamt 10 5 ml-Schlucke Wasser. Bei der Untersuchung und Auswertung geht man von unten nach oben vor.

Unterer Ösophagussphinkter (uÖS): 2–3 Sek. nach dem Schlucken erfolgt die schluckinduzierte Relaxation, deren Dauer von der Beschaffenheit und Größe des Bolus abhängt, i. d. R. zwischen 5–10 Sek. Dabei fällt der Druck auf das Niveau des Magendrucks ab, d. h. sie sind gleich. Eine Differenz wäre pathologisch.

Speiseröhre: Man berechnet aus den 10 Schlucken einen Mittelwert für die Kontraktionsamplituden und deren Dauer. Beurteilt wird auch die Fortleitungsgeschwindigkeit der Kontraktionen. Pathologisch dabei wären unkoordinierte oder spastische Bewegungen.

Oberer Ösophagusphinkter (oÖS): Die Relaxationszeit ist sehr kurz, nur 0,5–1,5 Sek. Sie beginnt zeitgerecht, wenn der Ruhedruck (je nach Alter, Messsystem und Messkatheter 20–120 mmHg) um ca. 50 % abfällt, sobald die pharyngeale peristaltische Welle beginnt. Wichtig hierbei: Eine gestörte Relaxation des oÖS muss nicht zwangsläufig eine Öffnungsstörung des oÖS beim Schlucken bedeuten. Die Relaxation und die Öffnung sind zwei eigene Funktionen. Die Manometrie kann hier nur die vorherige in einer VFSS diagnostizierte Öffnungsstörung bestätigen.

11.5 Therapie

Die Dysphagietherapie ist keine Einzeldisziplin der Sprachtherapie. Abgesehen davon, dass auch ErgotherapeutInnen oft die Schlucktherapie übernehmen, sollte man grundsätzlich verstehen, dass das Dysphagiemanagement eine **interdisziplinäre Aufgabe** ist. Neben den rein funktionellen Maßnahmen der Schlucktherapeuten sind die Ärzte gefordert, die Grunderkrankung zu behandeln. Sie koordinieren die verschiedenen konservativen und invasiven Maßnahmen (z. B. eine PEG-Sonden-Anlage) und sind für die Aufklärung zuständig. Die Ernährungsberatung und Diätassistenz kümmern sich um die Ausgewogenheit und Bekömmlichkeit der Ernährung (inklusive der Sondenernährung), die verschiedenen Kostformen und die Vermeidung von Malnutrition. Die Pflege ist zuständig für die Essenseingabe, Supervision des Essens, Mundpflege und Verabreichung der Medikamente und evtl. Sondennahrung. Die Ergotherapie, wenn sie nicht in die Schlucktherapie involviert ist, führt Esstraining im Rahmen eines ADL-Trainings durch. Die Physiotherapie ist involviert, um Haltungsaufbau, Tonusregulierung und Atemtherapie durchzuführen. Nicht zuletzt wird auch der Sozialdienst benötigt, der sich um die Überleitung und die häusliche Versorgung kümmert und in manchen Fällen auch die Psychotherapie zur Krankheitsbewältigung.

Die Durchführung der Dysphagietherapie ist eine verantwortungsvolle Tätigkeit, die ein fundiertes Wissen über Grunderkrankung und Mechanismen des Schluckens und der Schluckstörung erfordern. Die Schlucktherapeutin muss sich immer der Risiken und Gefahren ihres Handelns bewusst sein (Kap. 11.6). Wenn eine Schlucktherapeutin noch nicht die Erfahrung oder die Sicherheit im Umgang mit Dyphagie besitzt, sollte sie sich eine Co-Therapeutin hinzunehmen (Prosiegel & Weber 2013). Die Kenntnis eines Notfallmanagements sollte sie sich ebenfalls aneignen (Newesely et al. 2013). Dazu werden Seminare angeboten, z. B. im Rahmen der Weiterbildung zur Dysphagietherapeutin (verschiedene Anbieter).

Therapieziele

Die grundsätzlichen allgemeinen Ziele einer Dysphagietherapie im Sinne eines Globalziels der ICF sind:

- Verbesserung des Schluckens zur Sicherstellung einer ausreichenden Nahrungs- und Flüssigkeitszufuhr
- Vermeidung von Aspiration und Penetration und somit von Aspirationspneumonien
- Vermeidung oder Reduzierung von Sondenernährung
- Vermeidung von Malnutrition oder Dehydratation
- Erhalt der Lebensqualität

Auf der Ebene der Aktivitäten und Teilhabe sind die Ziele:

- Sicherstellung einer oralen oder teil-oralen Ernährung mithilfe von verschiedenen Kostformen oder bestimmten Essregeln, z. B. essen pürierter Kost in aufrechter Haltung zusätzlich zur PEG-Sonde
- Möglichkeiten des Essens in Gesellschaft, der sozialen Einbindung, z. B. Essen von weicher Kost unter Einhaltung einer Kopf-nach-unten-Schlucktechnik (*chin down*)

Auf der Ebene der Körperfunktionen und -strukturen:

- Wiederherstellung oder Aufrechterhaltung von Funktionen einzelner Schluckorgane und Schluckmuskeln, z. B. Kräftigung der Mund- und Wangenmuskulatur für einen verbesserten Mundschluss
- Anbahnung einzelner Bewegungsmuster für einen physiologischen Schluckablauf, z. B. laterale Zungenbeweglichkeit zur Reinigung oraler Residuen

Die Ziele werden gemeinsam mit dem Patienten und seinen Angehörigen besprochen und formuliert. Es ist wichtig, gleich zu Beginn der Therapie deutlich zu machen, ob die Zielvorstellung der Betroffenen erreichbar sind. Häufig erwarten die Patienten und ihre Angehörigen, dass die Schluckfunktion wieder vollständig hergestellt wird. Eine klare Formulierung von kurzfristigen (innerhalb einiger Tage zu erreichenden) und mittelfristigen Zielen (innerhalb einiger Wochen zu erreichen) nach der SMART-Regel (➤ Kap. 5.2.1) hilft, alle Parteien auf eine Linie zu bringen (Bartolome 2018).

PRAXISTIPP

Beispiele für Funktionsziele, die innerhalb einer Woche zu erreichen sind:

- Abschlucken des eigenen Speichels
- sicheres Abschlucken von einem Medikamentenbecher gefrorener Götterspeise in der Therapie
- sicheres Trinken eines ½ Bechers angedickter Flüssigkeit
- vollständiger Mundschluss, kein Bolusaustritt

Therapieplanung

Nach ausführlicher klinischer und ggf. auch instrumenteller Diagnostik wird ein Therapieplan aufgestellt. Dieser beinhaltet Therapieverfahren, die sich an den diagnostizierten Pathomechanismen orientieren. Dabei geht man sowohl phasenspezifisch als auch patientenorientiert vor. Seine Bedürfnisse aber auch seine Fähigkeiten müssen in die Wahl der Therapieverfahren eingehen (Kartmann 2009). Auch muss die Grunderkrankung miteinbezogen werden: Bei einer Myasthenie kann man nur kompensatorisch arbeiten, weil rehabilitative Übungen die Funktion eher verschlechtern. Teil der Therapie sollte außerdem eine intensive Beratung und Information der Angehörigen und Patienten sein. Für viele Betroffene ist eine Dysphagie schwer fassbar. Da sie nicht sichtbar ist und keine Schmerzen verursacht, es sich zudem um einen automatisierten Ablauf handelt, ist das Verständnis für eine Störung dieses Vorgangs oft schwer zu vermitteln. Hilfreich können die endoskopischen oder radiologischen Videos sein. Ein nicht unwesentlicher Teil der Dysphagietherapie entfällt tatsächlich auf die wiederholte Aufklärung über die Risiken einer Schluckstörung.

Therapievoraussetzungen

Eine erfolgreiche Dysphagietherapie hängt ganz wesentlich von der Kooperationsfähigkeit und Motivation des Patienten ab. Viele Patienten mit neurogen bedingten Dysphagien, die nach Schlaganfall oder bei Demenz aufgetreten sind, haben zusätzlich kognitive Defizite und Wahrnehmungsstörungen, die eine Krankheitseinsicht erschweren. Bei weniger schwer betroffenen Fällen mangelt es manchmal an der Motivation, sein Schluckverhalten zu ändern bzw. der Störung anzupassen. Nicht zuletzt sind viele Patienten nur wenig belastbar oder haben nur noch sehr eingeschränkte Fähigkeiten, einer umfassenden Schlucktherapie zu folgen. In solchen Fällen entscheidet sich die Schlucktherapeutin für hauptsächlich adaptive Maßnahmen. In Fällen, in denen der Patient keine Störungseinsicht zeigt und sich nicht an die Vorgaben der Kostanpassung halten will, wird die Therapie in Absprache mit dem Arzt, dem Patienten und Angehörigen beendet.

Therapiedauer und -intensität

In einem Akuthaus, z. B. auf einer Stroke Unit, beginnt man mit der Therapie bereits in der Akutphase (die ersten 14 Tage). Allerdings sind die Voraussetzungen für restituierende Maßnahmen noch nicht vorhanden, es besteht hier die Gefahr einer „Überaktivierung" (Bartolome 2018). Stattdessen geht es zunächst um Schadensbegrenzung, indem adaptive Maßnahmen wie die Kostanpassung und Sicherstellung einer ausreichenden Ernährung, oft über eine nasogastrale Sonde, stattfinden. Noch nicht ganz Standard sind erste FEES-Untersuchungen auf der Stroke Unit, um die Aspirationsgefahr abzuschätzen. In der postakuten Phase, i. d. R. in der Rehabilitationsklinik, sind tägliche Therapieeinheiten von 30–60 Min. indiziert. Diese sollten außerdem durch Eigenübungen und Einbeziehung der Angehörigen als Co-Therapeuten ergänzt werden (Bartolome 2018). In Rehakliniken gibt es womöglich auch die Option von Gruppentherapien, die ausgeschöpft werden sollte. In der chronischen Phase kann die Therapiefrequenz auf 2- bis 3-mal wöchentlich reduziert werden (Prosiegel 2014). Sollten die Leistungen stagnieren, reicht eine Therapieeinheit pro Woche oder man versucht eine Intervalltherapie durchzuführen: entweder in Form einer erneuten Rehabilitationsmaßnahme oder in Intervallen von hochfrequenter 4–6-wöchiger Therapie mit 3 Monaten Pause. Wichtig sind regelmäßige instrumentelle Verlaufskontrollen (Kartmann 2009; Bartolome 2018; Prosiegel & Weber 2013).

Eine randomisierte Studie in Australien von Carnaby, Hankey & Pizzi (2006) mit 306 Schlaganfallpatienten hat die Therapieeffekte anhand von drei Patientengruppen untersucht: Die erste Gruppe (*usual care*) erhielt im ersten Monat ganz normale akutmedizinische Maßnahmen, die zweite Gruppe (*standard care*) erhielt 3-mal wöchentlich Schlucktherapie, die dritte Gruppe (*intensive care*) bekam täglich Schlucktherapie auch jeweils einen Monat lang. Nach 6 Monaten wurde das Outcome untersucht, bei dem die dritte Gruppe eindeutig am besten abschnitt mit signifikanten Verbesserungen: 70 % der Patienten aßen wieder normale Kost im Vergleich zu Gruppe 2 (64 %) und Gruppe 1 (56 %).

Neumann, Bartolome, Buchholz et al. (1995) konnten noch Therapieverbesserungen in der chronischen Phase nachweisen, insbesondere bei einer Kombination von restituierenden und kompensatorischen Maßnahmen.

Die Methoden der Dysphagietherapie werden unterteilt in drei Kategorien (Bartolome 2018):

1. restituierende bzw. rehabilitative Maßnahmen
2. kompensatorische Maßnahmen
3. adaptive Maßnahmen

Die **restituierenden Maßnahmen** zielen auf eine vollständige oder teilweise Wiederherstellung von Schluckfunktionen und eine dauerhafte Verbesserung von oralmotorischen Bewegungsabläufen, um einen möglichst physiologischen Schluckablauf zu gewährleisten. Die Übungen beinhalten aktives repetitives Üben zur Kräftigung und Beweglichkeit der oralen, pharyngealen und laryngealen Strukturen. Sie finden sowohl innerhalb als auch außerhalb des Schluckablaufs statt.

Kompensatorische Maßnahmen sind Haltungsänderungen und Schlucktechniken, die während des Schluckens eingesetzt werden, um ein möglichst effizientes und sicheres Schlucken zu gewährleisten. Sie verbessern nicht die Funktion.

Adaptive Maßnahmen sind letztendlich die Veränderung externer Faktoren, um eine Ernährung sicherzustellen. In erster Linie sind es diätetische Maßnahmen, bei der die Kost der Schwere der Dysphagie angepasst wird. Es kommen z. B. externe Hilfen wie besondere Trinkbecher oder Essbesteck zum Einsatz, welche für ein sicheres Schlucken sorgen sollen. In schweren Fällen werden Sondenernährung oder eine Schutztracheotomie erforderlich.

Tab. 11.16 Überblick über Therapieverfahren bei den häufigsten Störungsmustern (Prosiegel 2014, DGN Leitlinien)

Pathomechanismus	Restituierende Verfahren	Kompensatorische Verfahren	Adaptive Verfahren
gestörte Boluskontrolle	Zungenübungen	Chin down / Chin tuck	pürierte Kost, angedickte Flüssigkeiten
gestörte Zungenbasisretraktion	• Zungenkräftigungsübungen • Masako-Manöver	• Chin down / Chin tuck • Mendelsohn-Manöver	gleitfähige Nahrung
verzögerter Schluckreflex	• Thermosondenstimulation • Zungenübungen	• supraglottisches Schlucken • Chin down / Chin tuck	thermische und gustatorische Reize (Wärme, Säure, Pfeffer)
insuffizienter Glottisschluss	• Stimmkräftigung • Phonationsübungen	• supraglottisches Schlucken • Kopfdrehung zur gesunden / kranken Seite(je nach Befund)	angedickte Flüssigkeiten
Störung des OÖS	• Kehlkopfelevationsübungen • Shaker-Manöver • Masako-Manöver	Mendelson-Manöver	Nahrung mit höherer Fließgeschwindigkeit
reduzierte Pharynxkontraktion	Pfeifen, Saugen, Fauchen	• Kopfkippung • Kopfdrehung mit Chin tuck • kräftiges Schlucken • Nachschlucken	Nahrung mit guter Fließfähigkeit
oropharyngeale / laryngeale Sensibilitätsstörungen	• Stimulation durch F.O.T.T. • PNF	• supraglottisches Schlucken • Nachschlucken	starke gustatorische und thermische Reize

➤ Tab. 11.16 gibt einen Überblick über die Therapieverfahren bei den häufigsten Störungsmustern.

11.5.1 Restituierende Maßnahmen

Es gibt verschiedene Schulen in der Dysphagietherapie, die unterschiedliche Schwerpunkte (z. B. Haltung und physiologische Bewegung in der F.O.T.T und dem Bobath- Konzept, restituierende Behandlung in der FDT, Anbahnung neuromuskulärer Reize in der PNF und ORT und technische Hilfsmittel) setzen. Viele Ansätze kommen aus der Physiotherapie und basieren auf Erkenntnissen über die Neurophysiologie und die Behandlung von motorischen und sensorischen Störungen. Viele dieser Ansätze sind nur teilweise oder gar nicht auf ihre Wirkung für das Schlucken untersucht. Die meisten dieser Ansätze enthalten restituierende Maßnahmen.

Funktionelle Dysphagietherapie (FDT)

Das umfangreichste Konzept und nicht nur einer Schule zugehörig ist die Funktionelle Dysphagietherapie (FDT) nach Bartolome (2018). Die FDT basiert auf Erkenntnissen evidenzbasierter Medizin und sucht sich aus den verschiedenen Schulen und Ansätzen v. a. die Methoden heraus, die in ihrer Wirksamkeit nachgewiesen sind. Je nach Problematik wird ein dem Patienten angepasstes Übungsprogramm zusammengestellt, welches restituierende, kompensatorische und adaptive Maßnahmen verbindet. Therapeutisches Arbeiten anhand der FDT enthält letztendlich alles Handwerkzeug für eine evidenzbasierte, effiziente Schlucktherapie. Ein Leitsatz der FDT ist „**Schlucken lernt man nur durch Schlucken!**" Das bedeutet, dass alle Übungen – auch isolierte Übungen z. B. der Zunge – immer mit der Wahrnehmung auf das Schlucken gerichtet sind.

Die restituierenden Maßnahmen in der FDT sind 3-stufig aufgebaut:

1. vorbereitende Stimuli (z. B. Kopf-Hals-Muster)
2. Mobilisationstechniken
3. autonome Bewegungsübungen

Die vorbereitenden Stimuli werden insbesondere bei schwerer betroffenen Patienten eingesetzt, bei denen eine Voraktivierung der Muskeln für das Ausführen einer Bewegung sinnvoll ist. Hierbei ist der Patient passiv. Wenn der Patient bereits eine gute Haltung hat und Bewegungen selbstständig ausführen kann, wird an der zweiten Stufe angesetzt, wo die Therapeutin noch Hilfestellung gibt. Im dritten Schritt führt der Patient die Übungen selbstständig durch.

Die **vorbereitenden Stimuli** zielen auf eine **bessere Wahrnehmung,** eine verbesserte Aufmerksamkeit und eine **motorische Reaktion.** Sie dienen dem **Abbau von pathologischen Reflexen** und der **Stimulierung des Schluckreflexes.** Auch eine Desensibilisierung im orofazialen Bereich kann das Ziel sein. Das Schlucken wird über eine sensorische Reizsetzung gesteuert, die eine motorische Reaktion entweder inhibiert (hemmt) oder fazilitiert (steigert). Die Wahrnehmung der Reize findet über die Mechano- und Thermorezeptoren in der Haut und die Propriozeptoren in der Muskulatur statt. Die Rezeptoren in der Haut reagieren auf Druck, Vibration, Berührung, Wärme oder Kälte. Die Propriorezeptoren registrieren die Haltung und die Stellung bzw. die Bewegung eines Muskels oder einer Muskelgruppe. Um eine motorische Reaktion auszulösen, ist eine Kombination von sensorischen Reizen nötig (Bartolome 2018).

Die Stimulationstechniken der ersten Stufe sind Berühren, Pinseln, Streichen, Druck, Vibration, Dehnung, thermische Reize. Die folgende Tabelle (➤ Tab. 11.17) gibt eine Auswahl an vorbereitenden Stimuli und welche Wirkung sie haben.

Als Hilfsmittel für die elektrische Vibration kann man elektrische Zahnbürsten oder ein Schallwellengerät (Novafon®; ➤ Kap.12.4.3; ➤ Kap. 9.6.4) einsetzen. Die Zahnbürsten bringen nicht die erforderliche Frequenz für eine Fazilitation, können daher nur inhibierend wirken. Zum Pinseln nimmt man einfache Malpinsel in verschiedenen Größen, für das Gesicht feine Haarpinsel, für die Zunge feine Schablonenpinsel (Bartolome 2018).

Die **Mobilisationstechniken** sollen die willkürlichen Bewegungen des Patienten fördern, unterstützen und anbahnen. Hierzu werden **isotonische** (in der Bewegung) oder **isometrische** (gegen die Bewegung) Widerstandsübungen ausgeführt. Ziele der Mobilisationstechniken sind eine bessere Wahrnehmung der Bewegung, eine Stärkung des Muskels und eine Verbesserung der Geschwindigkeit und Koordination (Bartolome 2018).

Kopf-Hals-Muster

Eine der wichtigsten vorbereitenden Übungen für die Mobilisation der Schluckmuskulatur sind die **Kopf-Hals-Muster** nach PNF (➤ Abb. 11.7, mod. nach Bartolome 2018), welche im Folgenden dargestellt werden (Kartmann 2009; Bartolome 2018).

Flexion mit Rotation nach rechts:

Manuelle Kontakte des Therapeuten:

- Der Therapeut legt den rechten Handteller unter das Kinn und gibt von unten Druck auf den Unterkiefer. Es entsteht Widerstand gegen die Flexion. Mit dem Handballen am rechten Unterkiefer wird Druck nach medial ausgeübt als Widerstand gegen die Lateralisation.
- Die linke Hand liegt auf dem Scheitel und zieht nach dorsal / medial. Es entsteht Wiederstand gegen die Kopfflexion und -rotation.

Tab. 11.17 Überblick über vorbereitende Stimuli der FDT nach Bartolome (2018)

Stimulus	Ausführung	Wirkungsweise
Streichen / Berühren	• leichtes Streichen • gleichmäßiges Streichen	• desensibilisierend • inhibierend
Pinseln	schnelle repetitive Bewegungen	fazilitierend
Druck	schnelles Tapping	fazilitierend
Vibration	• manuell • elektrisch (mind. 100 Hz)	• inhibierend • fazilitierend
Dehnung	• kurze Dehnung (1 Sek.) • anhaltende Dehnung (> 1 Min)	• fazilitierend • inhibierend
Kälte	• kurzer Eisreiz (3–5 Sek.) • langer Eisreiz (3–20 Min.)	• fazilitierend • inhibierend
Wärme	z. B. Kirschkernkissen	inhibierend

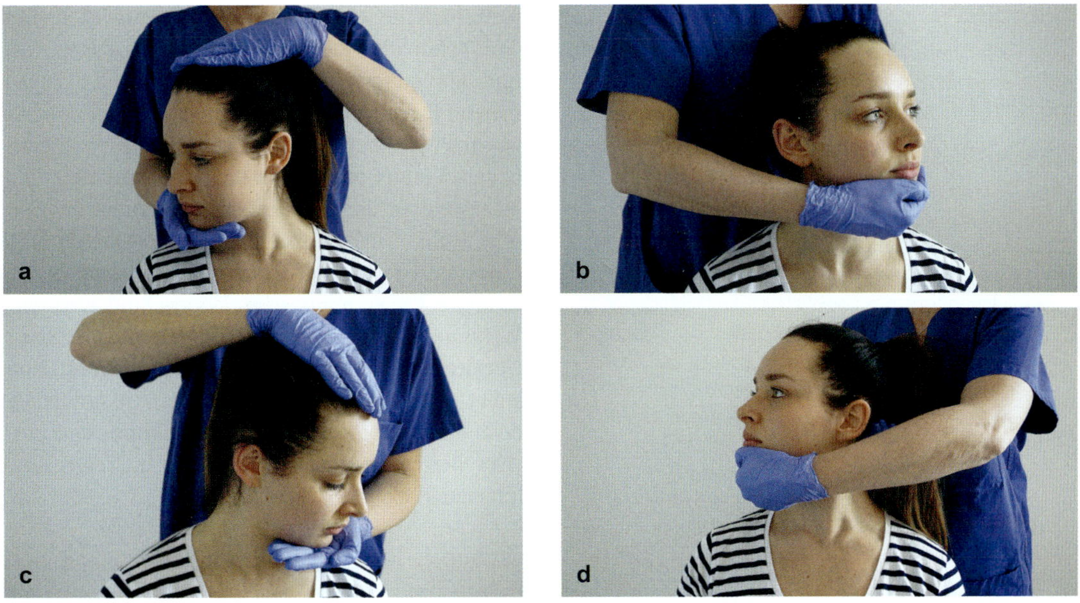

Abb. 11.7 Kopf-Hals-Muster a) Flexion mit Rotation nach rechts, b) Extension mit Rotation nach links, c) Flexion mit Rotation nach links, d) Extension mit Rotation nach rechts [M1011]

Anweisung für den Patienten: „Schauen Sie zur rechten Hüfte, lassen Sie sich nicht von mir bewegen." Die Position soll für 3–4 Sek. gehalten werden.
Extension mit Rotation nach links:
Manuelle Kontakte des Therapeuten:

- Der Daumen der rechten Hand gibt Druck von oben auf das Kinn. Zeige- und Mittelfinger liegen am linken Unterkiefer und geben Druck nach medial. Es entsteht ein Wiederstand gegen die Lateralisation.
- Die linke Hand stabilisiert mit der Daumen-Zeigefingergabel den Kopf am Haaransatz und zieht in die Diagonale nach kranial / medial. Dabei zeigt die Handinnenfläche nach oben. Es entsteht Wiederstand gegen die Kopfextension und -rotation.

Anweisung für den Patienten: „Schauen Sie nach links hoch, lassen Sie sich nicht von mir bewegen." Die Position soll für 3–4 Sekunden gehalten werden.

Die gleiche Sequenz wird mit umgekehrter Handhaltung auf der kontralateralen Seite durchgeführt, d. h. Flexion mit Rotation nach links („Schauen Sie zur linken Hüfte") und Extension mit Rotation nach rechts („Schauen Sie nach rechts hoch"). Jede Sequenz wird 8-mal wiederholt.

Bartolome (2018) schlägt ein 3-stufiges Vorgehen zur Einführung der Kopf-Hals-Muster vor:

- Stufe 1: Widerstand in statischer Position auf halbem Bewegungsweg
- Stufe 2: Patient wird passiv durch die Bewegungsmuster geführt
- Stufe 3: Widerstand im dynamischen Muster durch den diagonalen Bewegungsweg

Ebenda findet man auch eine ausführliche Beschreibung und Anleitung (Bartolome 2018).

Die Kopf-Hals-Muster eignen sich für Patienten, die mehrere schluckrelevante Bewegungsstörungen haben.

Autonome Bewegungsmuster sind letztlich eigenständige Bewegungen von Lippen, Zunge, Unterkiefer und Kehlkopf, die nach ausführlicher Anleitung vom Patient selbstständig durchgeführt werden können und sollen (➤ Tab. 11.18; ➤ Tab. 11.19).

KLINISCHER HINTERGRUND

Die **Prinzipien des motorischen Lernens** (➤ Kap. 5.1.4; ➤ Kap. 10.5) bilden den Hintergrund für die restituierenden Übungen in der Dysphagietherapie. Aufgrund der neueren Erkenntnisse über die Umbauprozesse des zentralen Nervensystems bei Schädigungen, Stichwort Plastizität, nutzt man die Kombination von sensorischen Reizen und motorischen Bewegungen, um eine Veränderung herbeizuführen (Kleim & Jones 2008). Dabei ist es wesentlich, den richtigen Reiz zu setzen und die richtige Bewegung zu initiieren, denn eine falsche Reizsetzung führt auch zur falschen Reaktion (Bartolome 2018). Das motorische Lernen umfasst vier Prinzipien, die in der restituierenden Therapie angewendet werden:

1. **Motivation:** nur wer motiviert ist, lernt; für die Therapie ist es wichtig, dass der Patient versteht, warum er diese oder jene Übung durchführen soll; sie muss in Bezug auf die Zielsetzung (Schlucken) relevant sein; sie sollte in einem sinnvollen Kontext stattfinden (Nusser-Müller-Busch & Horst 2011); die Kunst der Therapeutin besteht in der Auswahl der Übungen, die weder über- noch unterfordern sollte
2. **Rückmeldung:** die intrinsischen Feedbacksysteme, die die Motorik kontrollieren, sind häufig bei neurologischen Patienten gestört; daher ist eine Rückmeldung durch die Therapeutin erforderlich; für manche Übungen, z. B. Kehlkopfelevation, eignen sich Biofeedback-Geräte oder -Programme
3. **Wiederholung und Variation** (*Shaping*): nur wenn eine Bewegung häufig genug wiederholt wird, kann sie sich verbessern; laut Bartolome (2018) liegen für die Schlucktherapie keine Daten vor; legt man physiotherapeutische Ansätze zugrunde, dann sollten es 8–12 Wiederholungen für die Ausdauerübungen und 6–8 Wiederholungen für Kraftübungen sein; wichtig ist auch die Anpassung der Übungen an das Leistungsniveau des Patienten, sodass im Verlauf der Schwierigkeitsgrad steigt bzw. die Hilfestellung der Therapeutin wegfällt (Nusser-Müller-Busch & Horst 2011)
4. **selbstständige aktive Bewegung:** Lernen funktioniert über die eigene Aktivität; evtl. müssen die Bewegungen anfangs geführt werden, Ziel ist letztendlich der Transfer in den Alltag

Die vielen verschiedenen autonomen Übungen und Mobilisationstechniken (➤ Tab. 11.18) können hier nur in einer Auswahl vorgestellt werden. Alle Übungen sind mit einer ausführlichen Anleitung beschrieben und mit Wirkungsnachweisen versehen (Bartolome 2018; Prosiegel & Weber 2013).

Evidenz: Für eine Aufzählung der zahlreichen einzelnen Wirksamkeitsstudien, die die Methoden in der FDT begründen, wird auf Bartolome (2018) verwiesen.

Bobath-Konzept

Das Ehepaar Bobath hat basierend auf entwicklungsphysiologischen Grundlagen eine Therapie für neurologische Bewegungsstörungen entwickelt (Bobath & Bobath 2005). Sie beinhaltet v. a. Lagerungs- und Bewegungstechniken, die sich anhand der normalen Physiologie orientieren. Das Bobath-Konzept ist für Physiotherapeuten, die in der Neurologie arbeiten, Voraussetzung. Für die Schlucktherapie sind insbesondere die Lagerung des Patienten im Bett oder Stuhl und die Anbahnung physiologischer Haltungs- und Bewegungsmuster unterstützend.

Evidenz: Ein systematisches Review fand zwar eine Wirksamkeit der Lagerung nach Bobath, aber keine Überlegenheit anderen Methoden gegenüber (Kollen et al. 2009). Pickenbrock et al. (2015) fanden jedoch eine Verbesserung von Muskeltonus und passiver Beweglichkeit nach Lagerung in Neutralstellung nach Bobath.

Fazio-orale Trakt-Therapie nach Kay Coombes (F. O. T. T.)

Die F. O. T. T., die in Deutschland v. a. von Nusser-Müller-Busch (2008) propagiert wird, ist ein ganzheitlicher Ansatz, der auf dem Bobath-Konzept beruht und sich auf die Behandlung von Atmung, Schlucken, Gesicht (➤ Kap. 12.4.2) und Kommunikation spezialisiert hat. Dabei geht es um die Tonusregulation im ganzen Körper, um ideale Ausgangspositionen für erfolgreiches Schlucken oder Sprechen zu schaffen. Entwickelt wurde es für Patienten mit erworbenen Hirnschädigungen. Die Behandlung nach F. O. T. T. für schwer betroffene Patienten erfordert ein 24h-Konzept, an dem alle Berufsgruppen beteiligt sind.

Evidenz: für die F. O. T. T. gibt es bisher nur wenige Studien, die die Wirksamkeit belegen. Konradi et al. (2015) fanden einen kurzfristigen Effekt in einer signifikanten Erhöhung der Schluckfrequenz, der sich aber im follow up nach 6 Monaten nicht mehr nachweisen ließ. Seidl et al. (2007) konnten ebenfalls eine Erhöhung der Schluckfrequenz in der Akutphase neurologischer Patienten nachweisen.

Orofaziale Regulationstherapie (ORT)/ Castillo-Morales-Konzept

Die ORT oder das jetzt so benannte Castillo-Morales Konzept (Türk et al. 2012) ist ebenfalls ein ganzheitlicher Ansatz, der ursprünglich für Kinder mit Zerebralparesen entwickelt wurde. Er basiert auf der sensorischen Stimulation mittels Vibration, Streichen

Tab. 11.18 Beispiele für Mobilisationstechniken und autonome Bewegungsübungen bei Störungen der oralen Vorbereitungs- und Transportphase (Kartmann 2009)

Pathomechanismus	Übungsziel	Übungen
unvollständiger Lippen-Kiefer-Schluss	verbesserter Mundschluss, Kieferstabilität	• Widerstandsübungen mit Spatel • PNF Fazialisbehandlung • Lippenmotorikübungen • Saug-, Blas-Pfeifübungen • Kauen in Gaze
gestörte Boluskontrolle	• verbesserte Wangentonisierung • verbesserte laterale Zungenbeweglichkeit • verbesserte Zungenelevation • verbesserte Zungenschüsselbildung	• intraoraler Stretch an M. buccinator • Wangen einziehen mit Widerstand gegen Spatel • Widerstandsübungen mit Spatel gegen Zunge • Saug-, Blas- und Pfeifübungen • Trinken mit Strohhalm • Zungenmotorikübungen • Schnalzen, Ansaugen
unzureichender velo-lingualer Abschluss	verbesserte Gaumensegelbeweglichkeit	• Pressübungen • Druckübungen • Saug- und Blasübungen
verzögerte Schluckreflex-auslösung	Vermeidung von Leaking und Aspiration	• Saugübungen • Elektrostimulation • thermische Reize • gustatorische Reize • Bolusvolumen erhöhen • Druck auf Löffel

Tab. 11.19 Beispiele für Mobilisationstechniken und autonome Bewegungsübungen bei Störungen der pharyngealen Phase

Pathomechanismus	Übungsziel	Übungen
unvollständige laryngeale Adduktion	suffizienter Glottisschluss	• PNF Kopf-Hals-Muster • Stoß-, Druckübungen • Atemübungen • Stimmübungen • LSVT
unvollständige Larynx-elevation	Verbesserung der Kehlkopfhebung	• Widerstand gegen Kopf geben • Shaker-Manöver • Phonationsübungen • Mendelsohn-Manöver • LSVT
geminderte Zungenbasis-retraktion	verbesserter Zungenbasis-Rachen-Abschluss	• Widerstandsübungen • Masako-Manöver • Gurgeln, Gähnen
geminderte Pharynxkon-traktion	verbesserter pharyngealer Bolustransport	• PNF Kopf-Hals-Muster • Widerstandsübungen für Lippen und Wangen • Masako-Manöver • modifiziertes Valsava-Manöver („hok", „k") • Falsettstimme • Saugen, Blasen, Gähnen
verminderte Öffnung des oÖS	verbesserte Öffnung des oÖS durch verlängerte Kehlkopfhebung	• Mendelsohn-Manöver Shaker-Manöver

oder Klopfen im Gesicht, Hals- und Nackenbereich, um die Oberflächen- und Tiefensensibilität anzuregen. Für das Gesicht gibt es motorische Punkte, die stimuliert werden (➤ Kap. 12.4.2).

Evidenz: Für das Castillo-Morales Konzept gibt es eine Studie, die die Behandlung bei sieben Patienten mit chronischer Dysphagie einsetzte. Alle Patienten waren oralisiert, klagten aber über Drooling, verlängerte Mahlzeitdauer und regelmäßigen Husten während der Mahlzeiten. Alle diese Faktoren konnten verbessert werden und zeigten gute Tendenzen (Hägg & Larsson 2004).

Propriozeptive neuromuskuläre Fazilitation nach Kabat (PNF)

Das Konzept hinter PNF wird ebenfalls in ➤ Kap. 12.4.2 beschrieben. Für die Schluckmuskulatur kann man Elemente dieser Methode als Vorbereitung für gezielte Muskelbewegungen anwenden (Horst 2005). Das Kopf-Hals-Muster nach PNF ist z. B. Teil der vorbereitenden Stimuli in der Funktionellen Dysphagietherapie. Es wird unten genauer beschrieben (➤ Kap. 11.5).

Evidenz: Für die PNF konnte in Bezug auf das Schlucken bisher kein Nachweis erbracht werden.

Neuromuskuläre Dysfunktion nach M. Rood

Dieser Ansatz aus den 60er Jahren des letzten Jahrhunderts (Rood 1956) basiert auf der Oberflächenstimulation von Muskeln mittels Pinseln, Streichen oder thermaler Stimulation. Unmittelbar nach der Stimulation werden Muskeldehnungen ausgeführt. Hintergrund ist die Nutzung eines sensorischen Reizes zur Fazilitation oder Inhibition einer Bewegung (Bartolome 2018).

Evidenz: Die Methode zeigt einen sofortigen Effekt, der nicht anhaltend wirkt (Spicer & Matyas 1980).

Manuelle Schlucktherapie

Dieser Ansatz ist relativ jung und bildet eine Schnittmenge aus Physiotherapie und Logopädie. Die Manuelle Schlucktherapie (Nusser-Müller-Busch & Horst 2011) ist eine restituierende Methode, die über manuelle Techniken (*hands on*) versucht, Funktion wiederherzustellen. Die Techniken sind **Elizitieren** (hervorlocken), **Fazilitieren** (erleichtern) und **Führen.** Über das Palpieren der muskulären Strukturen erkennt die Therapeutin mögliche Verspannungen und erhöhten Tonus. Ein Grundsatz dieser Therapie ist: **„Schlucken ist Bewegung!"**. Um physiologisches Schlucken zu ermöglichen benötigt man eine posturale Kontrolle. Damit sich z. B. der Kiefer bewegen kann, müssen Schulter- und Beckengürtel stabil sein. Damit sich die Zunge bewegen kann, muss das Kiefergelenk stabil sein. In der manuellen Schlucktherapie wird mit dem Prinzip von *punktum stabile* und *punktum mobile* gearbeitet. Der Patient soll in einer Position so gelagert sein, dass er die nötigen Bewegungen für das Schlucken ausführen kann. Wissenschaftliche Grundlage für dieses Konzept ist die Annahme einer neuromuskulären arthro-ossären Plastizität (N.A.P.). Das bedeutet, dass nicht nur Muskeln und Nervenzellen sich verändern bzw. nach Schädigungen erholen können, sondern auch Knochen und Gelenke (Horst 2003). Das Prinzip des motorischen Lernens wird zugrunde gelegt: möglichst viele Wiederholungen, verschiedene Stimuli, Variieren von Bewegungen und den Schweregrad anpassen (*hands off*, ➤ Kap. 5.1.4; ➤ Kap. 10.5).

Evidenz: Die manuelle Schlucktherapie bezieht viele Methoden aus der Physiotherapie mit ein, direkte Nachweise für den Schluckvorgang gibt es noch nicht.

Technische Therapieansätze

Es gibt mittlerweile apparative Ansätze in der Dysphagietherapie, die eine direkte Einwirkung auf die relevanten Schluckzentren im Kortex und Hirnstamm bewirken bzw. die über eine neuromuskuläre Elektrostimulation die Schluckfunktion anregen wollen. Dabei geht es teilweise um Restitution der gestörten afferenten Bahnen, teilweise um Anbahnung der Nervenleitung zur besseren Aktivierung der Bewegung. Diese technischen Methoden können nur als Ergänzung für die konventionelle Schlucktherapie gesehen werden.

Pharyngeale Elektrostimulation (PES)

Diese Methode ist mittlerweile zum klinischen Einsatz gut erforscht. Bei der PES wird ein Katheter mit zwei Elektroden über die Nase in den Rachen eingeführt. Die Elektroden werden innerhalb und oberhalb des Speiseröhreneingangs platziert. Der Patient erhält an drei aufeinanderfolgenden Tagen jeweils 10 Min. lang eine elektrische Stimulation mit bis zu 50 mV.

Evidenz: In der multizentrischen PHAST-TRAC-Studie konnte nachgewiesen werden, dass sich die Schluckfrequenz erhöht, dass Speichelaspirationen reduziert und dass tracheotomierte Patienten früher dekanüliert werden konnten (Dziewas et al. 2018). Ursprünglich für akute Schlaganfallpatienten entwickelt, zeigen sich dort Nachweise einer erhöhten neuronalen Erregbarkeit und eine schnellere neuronale Reorganisation (Frazer et al. 2002; Jayasekaran et al. 2010) bzw. vergrößerte kortikale Repräsentation nach Stimulation (Hamdy, Rothwell, Aziz et al. 1998).

Neuromuskuläre Elektrostimulation (NMES)

Transkutane Stimulation motorischer und sensibler Nervenfasern als Ergänzung zur logopädischen Schlucktherapie.

Evidenz: Es zeigen sich moderate Ergebnisse bzgl. der Schluckfunktion und der Ernährung (Dziewas & Pflug 2020).

Transkranielle Magnetstimulation (TMS)

Diese Methode wird v. a. eingesetzt, um die Areale der Schluckmuskulatur zu bestimmen. Dabei wird ein Magnetfeld erzeugt, welches wiederum ein elektrisches Feld erzeugt. Diese so erzeugte elektrische Spannung kann je nach Frequenz bestimmte Areale hemmen oder aktivieren. In Experimenten mit **repetitiver transkranieller Magnetstimulation (rTMS)** und **transkranieller Gleichstromstimulation (tDCS)** wurden vielversprechende Ergebnisse erzielt.
Evidenz: Es zeigten sich eine Verbesserung der Dysphagie sowie eine Modulation des Schlucknetzwerks (Khedr, Abo-Elfetoh, Rothwell 2009; Suntrup-Krueger, Ringmaier, Muhle et al. 2018).

Electric Muscle Strength Training (EMST)

Dies ist ein Atemtraining mithilfe eines kleinen Atemtrainers, EMST 150, welches die Verbesserung der Hustenfunktion, der Atmung und gleichzeitig des Schluckens bewirken soll. Es gibt bereits vielversprechende Ergebnisse für oropharyngeale Dysphagien bei Parkinson-, aber auch bei Schlaganfallpatienten. Das Training umfasst 4 Wochen lang 5-mal täglich 5 Atemzüge mit dem EMST-Trainer.
Evidenz: Einige Studien zeigten Verbesserungen in der PAS-Skala sowie messbare Verbesserungen der hyolaryngealen Exkursion (Park et al. 2016; Suttrup & Warnecke 2016; Troche et al. 2010).

Shaker-Manöver

Auch **Kopfhebeübung** oder *head-lifting exercise* genannt. Wurde von Shaker et al. (1997) entwickelt, um eine bessere Öffnung des oberen Ösophagussphinkters durch die Kräftigung der suprahyoidalen Muskulatur und einer verbesserten Kehlkopfelevation zu bewirken. Dies konnte in einer Studie bestätigt werden, in der die Übung einem strengen 6-wöchigen Programm folgend angewandt wurde (Shaker et al. 2002).

Das Manöver (➤ Abb. 11.8) wird folgendermaßen durchgeführt: Der Patient liegt flach auf dem Rücken. Er soll den Kopf anheben und 1 Min. lang auf seine Füße schauen, ohne die Schultern abzuheben. Danach 1 Min. Pause machen. Dies 3-mal wiederholen. Danach folgen 30 Wiederholungen ohne den Kopf abzulegen. Diese Übungssequenz sollte 3-mal täglich über einen Zeitraum von 6 Wochen wiederholt werden.

Für viele Patienten sind diese Übungen zunächst sehr anstrengend und häufig klagen sie über Muskelkater. Daher sollte die Übung an die Fähigkeiten des Patienten angepasst und zu Anfang mit einer kürzeren Haltedauer und weniger Wiederholungen gearbeitet werden. Diese Übung ist kontraindiziert bei Patienten mit Problemen mit der Halswirbelsäule.
Evidenz: Das Shaker-Manöver führt zu einer Verbesserung der hyolaryngealen Exkursion und damit auch der Öffnung des oberen Ösophagussphinkters (Shaker et al. 2002).

Masako-Manöver

Diese Übung – auch **Zungen-Halte-Manöver** genannt – dient der Verbesserung der Zungenbasisretraktion und des lingua-pharyngealen Abschlusses.

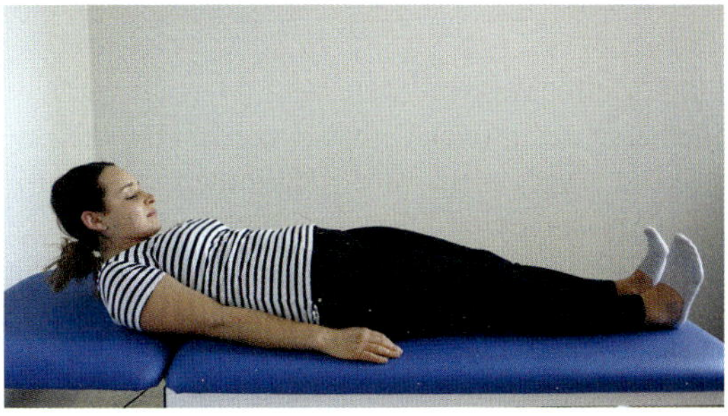

Abb. 11.8 Shaker Manöver [M1011]

Hierzu wird die Zunge herausgestreckt und zwischen den Zähnen festgehalten, während ein Schluck ausgeführt wird. Das ist für manchen Patienten nicht so einfach durchzuführen. Hier kann die Schlucktherapeutin unterstützen, indem sie zunächst die Zunge mit Gaze festhält. Wichtig bei dieser Übung ist es, nur mit Speichel und nicht mit Nahrung oder Flüssigkeiten zu üben, um eine Aspiration zu verhindern.
Evidenz: Das Masako-Manöver verbessert nachgewiesenermaßen die Zungenbasisretraktion (Fujiu & Logomann 1996).

Mendelsohn-Manöver

Dieses Schluckmanöver ist ursprünglich als kompensatorische Maßnahme (➤ Kap. 11.5.2) konzipiert worden, zeigt aber auch eine funktionelle Wirkung und kann daher auch als restituierende Maßnahme eingesetzt werden. Dieses Manöver ist Mittel der Wahl bei reduzierter Kehlkopfelevation (Kartmann 2009). Bei dieser Schlucktechnik soll der Patient die Zunge gegen den Gaumen drücken und dort so lange halten, bis der Schluck vorbei ist, ca. 2–3 Sek. lang. Der Hintergrund ist, dass dadurch der Schluckvorgang in die Länge gezogen wird: Der Bolus hat mehr Zeit, den Rachen zu passieren, der oÖS bleibt lange genug offen, um den Bolus einzuschließen. Die Anwendung dieses Manövers erfordert viel Übung und es ist von außen nicht einfach zu beurteilen, ob es richtig angewandt wurde. Kartmann (2009) schlägt daher eine Triage aus Palpation, Oberflächen-EMG-Monitoring und Auskultation vor. Überhaupt bietet sich beim Training dieses Manövers der Einsatz von Biofeedbackgeräten an.
Evidenz: In Kombination mit Biodfeedback konnte eine verbesserte Öffnungs des oÖS sowie eine Verlängerung der hyolaryngealen Bewegung bei Schlaganfallpatienten nachgewiesen werden (McCullough et al. 2012).

Modifiziertes Valsava- Manöver

Hierbei geht es um eine Verbesserung der Pharynxkonstriktion. Der Patient wird aufgefordert, ein kräftiges /k/ zu sprechen, dabei den Zungenrücken lange und kräftig an den hinteren Gaumen drücken. Man kann es auch anbahnen über /ho**k**/ /he**k**/ /hu**k**/ etc.
Evidenz: Das modifizierte Valsava-Manöver zeigt im EMG eine verbesserte Pharynxkontraktion (Perlman et al. 1989).

Biofeedbacktraining mittels Oberflächen-EMG (sEMG)

Beim Biofeedbacktraining mittels Oberflächen-Elekromyographie (sEMG) wird die Bewegungsausführung, z. B. beim Mendelsohn-Manöver mittels Oberflächenelektroden an der Schluckmuskulatur (submentale Muskulatur, Kiefermuskulatur) abgeleitet und die Signale auf einem Gerät visualisiert. Der Patient kann so seine Leistung selbst steuern und überprüfen. Zu Anfang des Trainings werden Baselines festgelegt, die der Patient während des Übens erreichen soll. Die Biofeedback-Methode wird v. a. beim Mendelsohn-Manöver oder auch beim *Effortful Swallow* eingesetzt. Beim Mendelsohn-Manöver geht die Kurve steil nach oben, bildet einen kurzen „Tisch" – der Moment, in dem der Kehlkopf oben gehalten wird – und fällt dann wieder steil ab. So ein Biofeedback-sEMG-Gerät kann dem Patienten als Hilfsmittel verschrieben werden. In Neuseeland wurde eine Software entwickelt, BisskiT (*Biofeedback in Strength and Skill Training)*, die die erforderliche Koordination von Kraft und Geschicklichkeit visualisiert. Der Schluck wird als Kurve dargestellt, die in ein farbiges Quadrat führen muss. Geht sie darüber hinaus oder nur daneben, war der Schluck nicht erfolgreich bzw. nicht mit der richtigen Technik durchgeführt (https://www.canterbury.ac.nz/rosecentre/products/bisskit-software/).
Evidenz: Die Biofeedbackmethode des Oberflächen-EMGs zeigte in einigen Fallstudien positive Effekte, insbesondere beim Erlernen des Mendelsohn-Manövers (Stanschus & Seidel 2002b). Am Schlucklabor der Universität Potsdam läuft ein Projekt mit Einzelfallstudien zur sEMG Biofeedbacktherapie in der Dysphagietherapie. Das Ziel ist die Erfassung von Transfereffekten (https://www.uni-potsdam.de/swallow/projekte/semg-biofeedback-in-der-dysphagietherapie.html).

Lee Silverman Voice Therapy (LSVT loud©)

Dieser Therapieansatz wird auch in ➤ Kap. 9.6.1 und ➤ Kap. 14.5.4 vorgestellt. Derzeit gibt es eine Diskussion, ob das LSVT neben einer Verbesserung der Sprechfähigkeit auch Verbesserungen der Schluckfunktionen bewirkt.
Evidenz: In einer Studie mit acht Parkinson-Patienten zeigten sich neben der Verbesserung der Stimme auch eine Verbesserung des Schluckens (Sharkawi

et al. 2002). Miles et al (2017) konnten zeigen, dass sich nach dem LSVT loud Training weniger pharyngeale Residuen zeigten, keine Aspirationen, eine deutlich verlängerte Öffnung der pharyngo-ösophagealen Segments und ein stärkerer Hustenstoß, dessen Verbesserung signifikant waren. Die Verbesserungen hielten auch 6 Monate später noch an.

Thermosondenstimulation

Die Stimulierung des Schluckreflexes mittels Thermosondenstimulation (mit einem vereisten Larynxspiegel werden die Gaumenbögen auf- und abgestrichen, jeweils 5-mal jede Seite, 3- bis 5-mal am Tag) ist eine weit verbreitete Methode in der Schlucktherapie. Sie wurde als restituierende Maßnahme bei fehlendem oder verzögertem Schluckreflex eingesetzt. In den letzten Jahren gab es jedoch immer mehr Studien, die keine nachhaltige Wirksamkeit beweisen konnten. Es gab Kurzzeiteffekte für die direkt auf die Stimulation folgenden Schlucke, es konnte eine frühere Triggerung nachgewiesen werden, eine nachhaltige Verbesserung konnte jedoch nicht erzielt werden, auch nicht bei hochfrequentem Einsatz (300-mal in der Woche, Rosenbek et al. 1996). Der Effekt war nach 4 Wochen nicht mehr nachweisbar. Man kann die Methode jedoch kompensatorisch einsetzen, am besten als Kombination von taktilem Reiz (Eisstick) mit Geschmack (Säure) zur Bewusstmachung des Schluckens oder bei geriatrischen Patienten als vorbereitende Stimulation vor einer Mahlzeit. Dazu wird ein Eisstick benötigt, der jeweils zur Hälfte mit Wasser und Zitronensaft gefroren ist, der mit kurzem Druck vor jedem Schluck appliziert wird (Sciortino et al. 2003).
Evidenz: Gute Ergebnisse für eine frühere Triggerung werden auch durch eine olfaktorische Stimulation mittels Capsaicin (Pfefferöl) erzielt (Ebihara et al. 2006).

11.5.2 Kompensatorische Maßnahmen

Zu den kompensatorischen Maßnahmen werden v. a. **Haltungsänderungen,** spezielle **Schluckmanöver** und **Reinigungstechniken** gezählt, die während des Schluckvorgangs eingesetzt werden, um ein sicheres und effizientes Schlucken zu erreichen und dadurch eine zügige Oralisierung zu ermöglichen. Nach dem Leitsatz „Schlucken lernt man nur durch Schlucken“ können lange Phasen von non-oraler Ernährung verhindert bzw. ein vollständiges Verbot der Oralisierung hinausgezögert werden. Diese Manöver erfordern seitens der Patienten teilweise viel Eigenübung und Training, damit sie sich in den Schluckablauf integrieren und letztendlich auch automatisieren. Manche Manöver sind aufgrund der Anforderung an die Kognition nicht für schwer betroffene neurologische oder geriatrische Patienten geeignet. Andere, z. B. Haltungsänderungen, lassen sich dagegen sehr einfach implementieren. Wichtig beim Einsatz von kompensatorischen Maßnahmen ist deren durchgängige Anwendung während des Schluckens. Da durch sie keine Verbesserung der gestörten Funktionen erzielt wird, ist der Schluckvorgang ohne ihren Einsatz weiterhin dysfunktional. Daher kommen sie v. a. auch bei degenerativen Erkrankungen oder ungünstiger Prognose zum Einsatz. Voraussetzungen seitens des Patienten sind neben Wachheit und Aufmerksamkeit auch erhaltenes Speichelschlucken und erhaltene Schutzreflexe (Kartmann 2009). Welche Maßnahmen geeignet sind, sollte in einer Bildgebung ausgetestet werden. Gleichzeitig kann man mittels der Videoendoskopie oder Videofluoroskopie die korrekte Anwendung überprüfen (Kartmann 2009). Hotzenköcherle (2016) hat eine Übungssammlung der verschiedenen Schluckmanöver mit anschaulichen Bildern und klaren Anweisungen für die Patienten zusammengestellt.

Haltungsänderungen

Bei den Haltungsänderungen, geht es im Gegensatz zu den restituierenden Verfahren nicht darum, eine möglichst physiologische Haltung einzunehmen, sondern man nutzt die Haltungsänderungen und damit die Schwerkraft und mechanische Einwirkungen, um die Schlucksicherheit und -effektivität zu erhöhen.

Anteflexion des Kopfes (Chin down, ➤ Abb. 11.9a)

Der Kopf wird leicht nach vorne geneigt – die Aufforderung an den Patienten lautet „Kinn Richtung Brust“, um eine bessere Boluskontrolle und ein vorzeitiges Abgleiten des Bolus zu verhindern. Durch die Kopfneigung verengt sich der Rachenraum, der

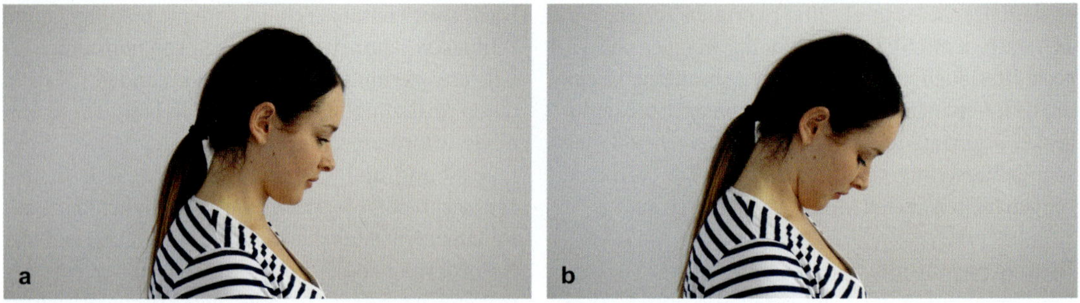

Abb. 11.9 Chin down (a) und Chin tuck (b) [M1011]

Kontakt zwischen Zungengrund und Pharynx verbessert sich, dadurch kann der Kehlkopfeingang besser geschützt werden.

Anteflexion des Kopfes (Chin tuck, ➤ Abb. 11.9b)
Der Unterschied zum oben beschriebenen chin down ist, dass der Kopf wirklich ganz fest nach unten „eingeklemmt" wird. Dabei kommt es zu einem noch besseren Glottisschluss und einer verbesserten Hyoidbewegung. Die Valleculae werden „verschlossen". Beide Manöver sollten in einer Bildgebung auf ihre Effektivität überprüft werden.
Evidenz: Die Kopfanteflexion verhindert nachgewiesenermaßen einen verfrühten Bolusübertritt (Shanahan et al. 1993). Der Chin tuck im Vergleich zu Chin down führt zu einem verbesserten Glottisschluss (Leigh et al. 2015).

Kopfdrehung zur betroffenen Seite
Die Kopfrotation bewirkt, dass der Schluck nur über eine Rachenseite ausgeführt wird. Liegt eine einseitige Pharynxparese oder eine einseitige Stimmbandparese vor, führt die Kopfdrehung dazu, dass der Bolus über die gesunde Seite abtransportiert werden kann. Die Adduktion der Stimmlippen wird durch die Drehung verbessert. Oft wird die Rotation noch mit der Anteflexion kombiniert, um eine bessere Einengung des Aditus zu bewirken. Diese Haltungsänderung eignet sich auch bei sensiblen Defiziten.

Kopfdrehung nach rechts oder links
Bei Öffnungsstörung des oÖS bewirkt die Rotation eine Veränderung des Ruhetonus im oÖS, oft kombiniert mit Mendelsohn-Manöver. Ebenso indiziert ist diese Technik bei einseitiger Stimmbandlähmung.

Evidenz: Die Effekte der Kopfrotation zur paretischen und zur gesunden Seite konnten Logemann et al. (1989) nachweisen.

Kopfkippung zur gesunden Seite
Ist geeignet bei gleichzeitigen Lähmungen der Zunge und des Rachens. Der Kopf wird gekippt, damit die Schwerkraft den Bolus über die gesunde Seite leitet. Dabei muss schon während der Bolusaufnahme der Kopf in dieser Stellung sein.
Evidenz: Es liegt keine Wirksamkeitsstudie vor.

Kopfextension
Bei schweren Störungen des Bolustransports, entweder aufgrund einer beidseitigen Hypoglossusparese oder bei Zungenteilresektionen, kann diese Haltung dabei helfen, den Bolus Richtung Rachen zu transportieren. Voraussetzung dafür ist eine erhaltene zeitgerechte Schluckreflextriggerung.
Evidenz: Logemann et al. (1994)

Seitenlage
Ist eher selten, kann aber angezeigt sein bei Patienten, die zu prä- und postdeglutitiver Aspiration aufgrund von pharyngealen Residuen neigen, z. B. bei pharyngealer Parese. Durch die Seitenlage (45° Horizontale) werden die Residuen durch die Schwerkraft im Rachen gehalten, bis sie abgeschluckt werden.
Evidenz: Logemann et al. (1994) zeigten, dass die Seitenlage den Überlauf der Residuen verhindert.

Schluckmanöver

Die Schluckmanöver müssen erlernt und trainiert werden, damit sie sich automatisieren und in den Alltag transferiert werden. Nur wenn sie korrekt angewendet werden, erfüllen sie ihre Funktion.

11

Mendelsohn-Manöver

Dieses Manöver ist bereits oben unter den restituierenden Maßnahmen beschrieben worden. Neben dem Trainingseffekt einer verbesserten Öffnung des oÖS kann es natürlich als dauerhaftes Schluckmanöver eingesetzt werden.

Evidenz: Das Mendelsohn-Manöver verlängert die oÖS-Öffnung und erhöht den pharyngealen Druck (Hoffmann et al. 2012).

Supraglottisches Schlucken (SGS)

Diese Schlucktechnik erfordert gute kognitive Fähigkeiten des Patienten und sie muss korrekt und durchgehend angewendet werden, weil sonst Aspirationsgefahr besteht. Sie wird eingesetzt bei gestörtem Glottisschluss, z. B. bei einer Recurrensparese, um eine prä-oder intradeglutitive Aspiration zu verhindern. Die Anweisung für den Patienten lautet: „Nehmen Sie einen Schluck … Nehmen Sie den Kopf Richtung Brust und halten Sie die Luft an, während Sie schlucken. Sobald der Schluck beendet ist, lassen Sie die Luft mit einem kräftigen Hustenstoß heraus! Schlucken Sie noch einmal nach!“

Wichtig dabei ist, dass der Patient den ganzen Schluckvorgang lang die Luft willkürlich anhält, um einen Glottisschluss herbeizuführen. Der Hustenstoß und das Nachschlucken sind wichtig, um mögliche Bolusreste herauszubefördern. Der Patient darf aber auf keinen Fall vorher einatmen!

Super-supraglottisches Schlucken (SSGS)

Beim super-supraglottischem Schlucken ist der Ablauf der gleiche, nur dass der Patient aufgefordert wird, die Luft ganz fest anzuhalten, also mehr Kraft aufzubringen. Hierbei wird ein kompletter Verschluss der laryngealen Strukturen (inkl. Taschenfalten und Aryknorpel) erreicht.

Evidenz: Die supraglottische und super-supraglottische Schlucktechnik bewirkt einen rechtzeitigen Glottisschluss bzw. zusätzlich der Taschenfalten (Ohmae et al. 1996; Hirst et al. 1989).

Effortful Swallow

Ziel dieses Manövers ist eine verbesserte Zungenbasisretraktion mit einer kräftigeren Pharynxkontraktion. Der Druck auf den Bolus wird dadurch erhöht und erlaubt ihm eine bessere Passage durch den Rachen. Dabei wird der Patient aufgefordert, ganz kräftig und hart zu schlucken und gleichzeitig den Zungenrücken kräftig an den Gaumen zu drücken. Die Übung sollte bei kardialen Problemen wegen des hohen Druckaufbaus nicht eingesetzt werden (Kartmann 2009).

Evidenz: Das kraftvolle Schlucken (*effortful swallow*) verbessert den Bolustransport durch eine verbesserte Zungenbasisretraktion (Lazarus et al. 2002; Huckabee et al. 2005).

Reinigungstechniken

Wenn es v. a. zu Residuen im Mundraum oder Rachen kommt, sind Reinigungstechniken zu empfehlen, die man i. d. R. mit anderen kompensatorischen Techniken kombiniert. Hierzu gibt es bislang keine Wirksamkeitsstudien. Das Ergebnis ist i.d.R. direkt beobachtbar.

Pharyngeale Expektoration

Damit ist die willkürliche Rachenreinigung (*throat clearing*) durch kräftiges Räuspern und Husten gemeint. Dies ist eine relativ leicht umzusetzende Methode bei ausgeprägten Residuen im Rachen. Sie ist indiziert bei zu schwachem pharyngealen Bolustransport und eingeschränkter Öffnung des oÖS (Kartmann 2009). Der Patient wird aufgefordert, sich nach jedem Schluck kräftig zu räuspern und die Residuen auszuspucken oder nochmals abzuschlucken. Das Ausspucken der Residuen kann in der Therapie als Evaluation genutzt werden, da ihre Beschaffenheit und Menge Rückschlüsse auf den Verlauf der Dysphagie zulassen. Zwar ist diese Methode effektiv, jedoch vielen Patienten unangenehm.

Nachschlucken

Das Nachschlucken impliziert, dass der Patient lernt, nach jedem Schluck kräftig zu husten und dann nochmals „trocken“ nachzuschlucken. Damit der Patient dies wirklich durchhält, sind die ersten Mahlzeiten therapeutisch zu begleiten und zu supervidieren (Kartmann 2009).

11.5.3 Adaptive Maßnahmen

Hier werden Verfahren aufgezählt, die durch eine Veränderung der externen Bedingungen ein sicheres Schlucken ermöglichen. Ziel ist immer, eine Oralisierung so lange es geht aufrechtzuerhalten bzw. so schnell wie möglich zu erreichen. Die adaptiven Maßnahmen kommen v. a. in der akuten Schlaganfallphase als auch in der Geriatrie (➤ Kap. 14.6.6) zum Einsatz. Zu den adaptiven Maßnahmen zählen die **Boluskontrolltechniken**, die **Kostadaptation** und **diätetische Maßnahmen, Hilfsmittel, Sondenernährung** und die **Ess- und Trinkbegleitung.**

Boluskontrolltechniken

Man kann versuchen, das Schlucken zu unterstützen, indem man die **Nahrung im Mund** besonders **platziert** oder die **Bolusmengen** kontrolliert. Bei Störungen der Zungenmotilität im Rahmen einer Parese oder einer Teilresektion wird die Nahrung auf dem gesunden vorderen ⅓ platziert bzw. im hinteren ⅓ bei gestörter Zungenbasisretraktion. Manche Patienten profitieren von größeren Schlucken, um den Schluckreflex auszulösen (Bisch et al. 1994). Manche Patienten sollten v. a. langsam und **Schluck für Schluck** essen, damit sie genügend Zeit haben, jeden Bolus sicher zu schlucken. Diese Maßnahme ist für neurologische Patienten oft schwierig umzusetzen. Im Fall einer Bolusagnosie erlebt man Patienten, die sich den Mund „vollstopfen", weil sie nicht die Wahrnehmung für die Bolusgröße haben. Da häufig gleichzeitig eine verzögerte Schluckreflextriggerung vorliegt, ist die Gefahr groß, dass die Patienten Erstickungsanfälle bekommen. Hier muss eine engmaschige **Aufsicht durch geschulte Pflege** oder Sprachtherapie stattfinden, damit die Patienten sicher schlucken (Kartmann 2009).

Diätetische Maßnahmen

Der Einsatz von Kostadaptation findet am häufigsten, am langfristigsten und wenigsten hinterfragt statt (Kartmann 2009). Diese adaptive Maßnahme ist am einfachsten durchzuführen, sie erfordert seitens des Patienten keine Fähigkeiten. Häufig wendet die Pflege sie an, wenn sie den Eindruck hat, ein Patient hat Schluckprobleme. Dann bekommt er zunächst Breikost und womöglich angedickte Flüssigkeiten, bevor eine schlucktherapeutische Untersuchung stattfand. Die Anpassung der Kost an die Dysphagie ist eine wesentliche und verantwortungsvolle Aufgabe der Schlucktherapeutin, die gut durchdacht, durch eine ausführliche Diagnostik gestützt und den Wünschen und Bedürfnissen des Patienten angepasst sein muss. Die Schlucktherapeutin entscheidet, welche **Konsistenz** (glatt, breiig, weich, fest, faserig, krümelig, gemischt – kohäsive Eigenschaft) und welche Fließeigenschaften, **Viskosität** (dünnflüssig, dickflüssig, breiig, fest – rheologische Eigenschaft) die Nahrung haben soll. Außerdem sollte sie, wenn möglich, die kulinarischen Vorlieben des Patienten berücksichtigen (lieber herzhaft als süß, vegetarisch usw.).

Wenn die Kostform richtig gewählt ist, kann sie eine sehr effektive Maßnahme sein, eine Oralisierung früh zu beginnen bzw. lange zu ermöglichen. Voraussetzung dafür sind neben der Einsichtsfähigkeit des Patienten sowie der Kooperation der Pflege, die sich ebenfalls an die Vorgaben halten muss, eine regelmäßige Evaluation der Koststufen und des Schluckstatus. Allein aus ethischen Gründen ist es nicht vertretbar, eine Kostform einfach beizubehalten, z. B. aus Zeit- oder Personalmangel. Schließlich ist eine Kostadaptation, so sinnvoll sie für einen gewissen Zeitraum sein mag, eine nicht unerhebliche Einschränkung der Lebensqualität.

Für eine standardisierte Vorgehensweise der Oralisierung muss ein **Schluckdiätplan** erstellt werden, der verschiedene Stufen beinhaltet. Üblich sind 3–5 Stufen der Oralisierung bzw. der Kostformen. Wichtig für das erfolgreiche Einhalten eines Schluckkostplans ist ein **hausinterner Standard,** der allen weiteren beteiligten Berufsgruppen (Pflege, Küche, Ernährungsberatung, Diätassistenz, Ärzteschaft) bekannt ist.

Einige europäische Länder wie England, Irland, Frankreich und Österreich haben begonnen, die International Dysphagia Diet Standardization Initiative, kurz IDDSI, bereits umzusetzen. Damit schaffen sie eine Vereinheitlichung der Koststufen und Flüssigkeitskonsistenzen zwischen den verschiedenen Einrichtungen, die mit Patienten mit Schluckstörungen zu tun haben (> Exkurs).

INTERDISZIPLINÄR

Eine regelmäßige Absprache zwischen Küche, Diätassistenz, Ernährungsberatung und Sprachtherapie ist sinnvoll und wichtig bei der Erstellung von Schluckkostplänen. Es gibt viele Anbieter von Convenience Food, die sich auf Dysphagieprodukte wie Nahrungsergänzungsmittel, hochkalorische Anreicherungen und ganze Menüs spezialisiert haben. Die Grenzen der Umsetzbarkeit in der

11

Klinik werden nicht zuletzt durch die personellen und ökonomischen Ressourcen bestimmt. Um den Patienten eine möglichst große Vielfalt zu bieten, sollte man in regelmäßigen Abständen die Akzeptanz des Essens überprüfen und in gemeinsamen Besprechungen überlegen, wie man die Kostformen nach Aussehen, Geschmack, Vielfalt, Kalorien- und Nährstoffgehalt und Konsistenz optimieren kann. Produkte wie Dr. Oetker Passenio®-Menüs oder Resama Smoothfood® bieten fertige Gerichte als Alternative an.

Ernährungsberatung

Die Ernährungsberatung sollte auf einer Stroke Unit v.a. die Patienten screenen, die eine mittelgradige bis schwere Dysphagie aufweisen und entweder NPO sind oder nur modifizierte Kost und angedickte Flüssigkeiten bekommen (ESPEN Guideline Burgos, Breton, Cereda et al. 2018). Es muss gewährleistet sein, dass diese Patienten ausreichend mit Nährstoffen und Flüssigkeit versorgt sind. Ebenso sollte bereits innerhalb der ersten 72 Stunden mit einer enteralen Ernährung begonnen werden, damit die Verdauungsorgane und insbesondere die Darmzotten ihre Funktion erhalten können. Die Ernährungsberatung kümmert sich um die Kalorienzufuhr und spricht Empfehlungen für z.B. Zusatznahrungen (hochkalorische Produkte) oder Infusionen aus.

Schluckdiätplan (Bartolome 2018):

0. NPO – non per os / nil per os – „nichts oral"
1. Stufe: fein pürierte Kost
2. Stufe: pürierte Kost
3. Stufe: weiche Kost
4. Stufe: Übergangskost
5. Stufe: Normalkost

Die allgemein üblichen **Flüssigkeitsstufen** sind:

0. NPO
1. honigartige / puddingartige Konsistenz
2. nektarartige / sirupartige Konsistenz
3. dünnflüssig / nicht angedickt

EXKURS

IDDSI, die **International Dysphagia Diet Standardization Initiative**, ist eine Initiative von Dysphagie-Forschern aus der ganzen Welt, einen Industriestandard für die Textur und Viskosität von Speisen und Getränken festzulegen, der für Betroffene mit Dysphagie aller Altersstufen, in allen Pflegesettings und in allen Kulturen gültig ist. Die Stufen basieren auf standardisierten Testverfahren, damit die Einheitlichkeit der Texturen gewährleistet ist (➤ Tab. 11.20).

Eine ausführliche Beschreibung der einzelnen Stufen, wie man sie testet und implementiert, findet man auf der Homepage: www.iddsi.org.

Tab. 11.20 IDDSI, Stufen für Speisen und Getränke

Level	Nahrung	Getränke
7	7 Normalkost EC 7 leicht zu kauen	
6	weich & mundgerecht	
5	zerkleinert & durchfeuchtet	
4	breiig/püriert	extrem dickflüssig
3	stark dickflüssig	stark dickflüssig
2		mäßig dickflüssig
1		leicht dickflüssig
0		dünnflüssig

Andicken von Flüssigkeiten

Dünnflüssige Flüssigkeit ist bekanntlich die am schwierigsten zu schluckende Konsistenz und stellt die Schlucktherapeutin immer vor die Entscheidung: Andicken *oder* Haltungsänderung *oder* Darreichungsform ändern (z.B. nur teelöffelweise Trinken, Einsatz von Hilfsmitteln wie Strohhalm oder ein Nasenausschnittbecher oder Coombes Becher ➤ Abb. 11.10)? Das Andicken von Getränken ist nicht unumstritten und es mehren sich Studien, die zeigen, dass das Andicken zwar für einen kurzen Zeitraum eine Aspiration verhindert, aber langfristig gesehen diesen Effekt nicht halten kann. Patienten,

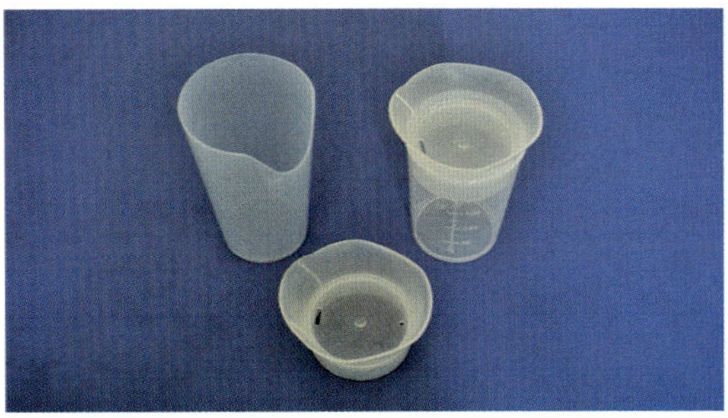

Abb. 11.10 Nasenausschnittbecher und Coombes Becher [M1011]

die angedickt trinken müssen, zeigen eine schlechte Akzeptanz und neigen dazu, zu wenig oder kaum zu trinken. Eine Studie zeigte, dass über einen Zeitraum von 3 Monaten Patienten mit idiopathischem Parkinsonsyndrom mit und ohne Demenz, die angedickt trinken mussten, häufiger dehydriert waren und Harnwegsinfekte und Fieber erlitten als die Patienten, die mit chin tuck trinken durften (Robbins et al. 2008). Andererseits zeigten Logemann et al (2008), dass honigartig angedickte Flüssigkeit besser vor Aspiration schützte als nektarartig angedickte Flüssigkeit oder Kopfanteflexion bei einer großen Anzahl von Parkinson-Patienten und Patienten mit Demenz. Die Akzeptanz lag aber eindeutig bei der Kopfanteflexion.

PRAXISTIPP

Es gibt viele verschiedene **Andickungsmittel,** die über die Apotheke zu beziehen sind. Es ist v.a. darauf zu achten, dass sie vorschriftsmäßig wie auf der Dose angegeben verwendet werden, nicht nachdicken und dass sie **amylaseresistent** sind. Das bedeutet, dass die Enzyme im Speichel die Andickung nicht wieder auflösen. Das sprachtherapeutische Team sollte sich auf jeden Fall verschiedene Produkte ansehen und ausprobieren. Denn obwohl die Hersteller versichern, dass die Pulver geschmacksneutral sind, verändern sie doch ein wenig den Geschmack der Getränke. Am wenigsten geschmacklich akzeptabel ist angedickter Kaffee oder angedicktes Wasser. Als Alternative kann man Früchtetee oder Orangensaft nehmen oder auch Multivitamintabletten ins Wasser geben. Nektare wie Pfirsich, Banane oder Birne sind bereits zähfließender, sind aber sicherlich selten in einer Klinik vorhanden. Hochkalorische Trinknahrung bietet sich an, denn sie hat eine andere Viskosität, z.B. entspricht Nutilis complete® einer nektarartigen Konsistenz.

Problematisch beim Andicken von Getränken ist, dass die Konsistenzeinschätzung, ob es nektar-, sirup- oder honigartig ist bzw. leicht, mittel oder stark angedickt, von Therapeutin zu Therapeutin variiert. Hinzu kommt, dass die Pflege es wiederum anders sieht. Denn obwohl die Andickungsstufen mit Maßangaben (Messlöffel, Teelöffel, Esslöffel) auf den Verpackungen der Andickungsmittel angegeben stehen, gelingt es in der Praxis selten, zumindest einheitlich anzudicken. Hier muss teamintern ein Standard festgelegt werden, z.B. zwei Dosierlöffel (bzw. x Teelöffel) des Andickungspulvers entsprechen einer nektarartigen Konsistenz. Dieser Standard wird an das Pflegepersonal und die Angehörigen weitergegeben. Die Alternative zur Andickung von Getränken liegt zum einen in der kompensatorischen Maßnahme einer Haltungsänderung, nämlich der Kopfanteflexion bzw. des Chin tuck, zum anderen in der Anpassung der Darreichungsform,

Evidenz: Die Anpassung der Bolusviskosität hat eine Verlangsamung der Fließgeschwindigkeit zur Folge, die ein sicheres Schlucken bewirkt (Logemann et al. 2008). Dies konnte sowohl bei progredienten als auch bei nicht progredienten neurologischen Erkrankungen nachgewiesen werden (Clave et al. 2006). Die Erhöhung des Bolusvolumens ist ebenfalls wirksam, um den sensorischen Input zu erhöhen (Bisch et al. 1994).

Neben der Anpassung von Viskosität und Konsistenz der Nahrung kann man auch **sensorische Reize** setzen, um ein sicheres und zügiges Schlucken zu bewirken. Bei vielen geriatrischen Patienten, bei Patienten mit Demenz und mit Parkinson-Syndrom sind eine verzögerte Triggerung und Pumpbewegungen zur Auslösung des Schluckreflexes ein häufiger Pathomechanismus. Hier kann man z.B. einen Reiz setzen, indem man vorher Zitronensaft schlucken lässt, oder sogar direkt ins Essen gibt bzw. etwas Schärfe ins Essen gibt. Beim Trinken haben sich Getränke mit Kohlensäure (*carbonated liquids*) als förderlich für den Schluckreflex gezeigt.

Evidenz: Der Einsatz von kohlensäurehaltigen Getränken bewirkt eine bessere Schluckreflextriggerung (Bülow et al. 2003) ebenso wie saure Schlucke, die außerdem die Schluckeffektivität (geringere Transitzeit) verbessern (Logemann et al. 1995).

Hilfsmittel

Es gibt mittlerweile ein relativ großes Angebot für Hilfsmittel im Bereich der Dysphagietherapie, der Versorgung von älteren Menschen und Menschen mit Demenz, die unter Problemen der Nahrungsaufnahme leiden. Zu den Hilfsmitteln zählen u.a. besonderes Besteck mit dicken Griffen oder angewinkelte Löffel, Teller mit Schieberand, verschiedene Löffel für die Platzierung im Mund, Becher und rutschfeste Unterlagen. Diese Hilfen ermöglichen es den halbseiten-gelähmten Patienten zum einen, einhändig und daher selbstständig zu essen, zum anderen sind sie für besonders sicheres Schlucken konzipiert.

Trinkhilfen

- Becher mit größerer Öffnung: verhindert, dass man beim Trinken den Kopf zu stark in den Nacken legen muss; gibt es mit und ohne Henkel und auch als Thermobecher
- Nasenausschnittbecher: erleichtert das Trinken, ohne dass der Kopf in den Nacken gelegt werden muss; gibt es mit und ohne Griff (➤ Abb. 11.10)
- F. O. T. T. „Coombes" Becher: sorgt für kleine Schlucke aufgrund des schmalen Schlitzes im Deckel; der Deckel ist außerdem trichterförmig geformt, damit sich die Flüssigkeit darin sammeln kann und der Patient einen direkten Lippenkontakt mit der Flüssigkeit hat (sensorischer Reiz, ➤ Abb. 11.10)
- Provale© Sicherheitstrinkbecher: beschränkt die abgegebene Flüssigkeitsmenge auf 5 ml pro Schluck
- CamoCup©: ermöglicht eine Kopfanteflexion beim Trinken
- außerdem gibt es Henkel, die man zusätzlich an Becher anbringen kann sowie Trinkhalmhalter
- Trinkhalme nach Pat Saunders: ermöglichen ein Ansaugen auch bei wenig Muskelkraft und verhindern durch eine kleine Kugel das Zurückfließen der Flüssigkeit

INTERDISZIPLINÄR

Gerade im Krankenhaus und auf geriatrischen Stationen sind **Schnabelbecher** weit verbreitet. Es gibt sie in verschiedenen Ausführungen mit einem größeren Schnabel, sodass auch Brei durchgeht, oder einem etwas kleineren Schnabel für Getränke. Der Einsatz eines Schnabelbechers eignet sich für Patienten mit einem Tremor, bei Patienten, die im Bett liegend trinken und bei Patienten mit einer fazialen Parese, um ein Verschütten der Flüssigkeit zu verhindern. Er eignet sich *nicht* bei Patienten mit einer Dysphagie. Der Schnabelbecher verhindert, dass man beim Trinken in Lippenkontakt mit der Flüssigkeit kommt. So hat der Patient keine sensorischen Informationen und bei verzögerter Schluckreflextriggerung kann es zum Verschlucken kommen. Auf einer neurologischen Station bzw. in einer neurologischen oder geriatrischen Rehabilitation sollten daher Nasenausschnittsbecher oder F. O. T. T.-Becher grundsätzlich vorhanden sein. Auf nicht-neurologischen oder allgemein-internistischen Stationen sollten diese eingeführt oder zumindest das Personal dahingehend aufgeklärt werden, den Deckel vom Schnabelbecher wegzulassen.

Esshilfen

- Teller mit Schieberand und Antirutschboden: tiefe Teller mit extra hochgezogenem Rand, sodass man einhändig mit Löffel oder Gabel die Reste herauskratzen kann
- Bretter mit Nägeln: erleichtern das einhändige Essen z. B. von Brot, das auf den Nägeln fixiert werden kann
- Senso-Löffel: mit geriffelter Unterseite für eine zusätzliche Stimulation
- Flexi-Löffel: Löffel, die so weich sind, dass sie von der Zunge im Mund umgebogen werden können; geeignet bei fehlendem Mundschluss, wenn der Patient nicht in der Lage ist, das Essen vom Löffel mit den Lippen zu nehmen
- Besteck mit verdicktem Griff: geeignet für einhändiges Essen und bei Störung der Feinmotorik
- gebogenes Besteck für Rechts- bzw. Linkshänder: erleichtert das einhändige Essen
- Antirutschunterlagen: dies ist eine relativ einfache Methode, dem Patienten zu ermöglichen, selbstständig mit einer Hand zu essen, ohne dass der Becher oder der Teller wegrutschen

Sondenernährung

Grundsätzlich sollte immer eine Form der Oralisierung angestrebt werden, dennoch erfordern schwere kognitive Beeinträchtigungen, schwere Vigilanzminderungen und schwere Dysphagien ein Verbot der Oralisierung per os (durch den Mund). In diesen Fällen ist eine künstliche Ernährung mittels Magensonde indiziert. Die Ernährung oral oder über eine Magensonde bezeichnet man als **enterale Ernährung,** also über den Magen gehend. Eine Ernährung mit Infusionen über eine Braunüle oder einen zentral-venösen-Katheter (ZVK) wird als **parenterale Ernährung,** den Magen umgehend, bezeichnet. Parenterale Ernährung sollte nur wenige Tage stattfinden, es sollte so früh wie möglich eine enterale Ernährung angestrebt werden, da es u. a. zu einer Atrophie der Darmschleimhaut kommen kann (Bartolome 2018).

Patienten, die künstlich ernährt werden, benötigen eine besondere Mundpflege, insbesondere, wenn sie in dem Bereich auch unselbstständig sind, um die Mundflora stabil zu halten und eine Aspirationspneumonie zu verhindern (➤ Kap. 11.1.4). Hierzu bietet sich die therapeutische Mundpflege an.

11

PRAXISTIPP

Therapeutische Mundpflege

Die therapeutische Mundpflege hilft, einer Aspirationspneumonie vorzubeugen und die Mundflora so gut es geht zu erhalten und zu stabilisieren. Sie wird sowohl von der geschulten Pflegekraft als auch von der Sprachtherapeutin durchgeführt. Ziele sind:

- Reinigung von Zähnen, Zahnfleisch, Zunge, Gaumen und Wangentaschen
- Sensibilitätsförderung
- Förderung der Zahnfleischdurchblutung
- Förderung der Speichelproduktion
- Anregung bzw. Aufrechterhaltung der Schluckreflextriggerung

Durchführung: Die Mundhöhle wird in vier Quadranten unterteilt. Man nimmt den Zeigefinger, ein Wattestäbchen oder eine kleine weiche Zahnbürste. Begonnen wird im oberen Quadranten der betroffenen Seite (bei Schlaganfallpatienten), dann weiter zum unteren Quadranten derselben Seite, dann folgen beide Quadranten der nicht betroffenen Seite, immer oben beginnend. Dabei massiert man leicht das Zahnfleisch und den Zahndamm. Als Reinigungsmittel empfiehlt sich einfach nur Wasser. Zusätze wie Zitrone und antibakterielle Mundspülungen können zu mehr Austrocknung führen bzw. bei hoher Aspirationsgefahr gefährlich sein.

Nasogastrale Sonde (NGS)

Mittels einer **nasogastralen Sonde (NGS),** einer Magensonde, die transnasal platziert wird, können Patienten, die zunächst nicht oralisiert werden können, ernährt werden und ihre Medikamente zugeführt bekommen. Sie ist geeignet für Patienten in der akuten Schlaganfallphase, um die ersten Tage bis Wochen zu überbrücken, für Patienten auf der Intensivstation, die im künstlichen Koma liegen und enteral ernährt werden müssen sowie für Patienten, bei denen das Ausmaß der Dysphagie noch unklar ist. Die ESPEN Guidelines 2017 empfehlen bereits in den ersten 72 Stunden nach Schlaganfall eine Magensonde zu legen, damit die Verdauung angeregt wird. Auf Empfehlung der Schlucktherapeutin wird nach ihrer KSU in Absprache mit der zuständigen Ärztin und den Angehörigen eine transnasale Sonde von der Pflege gelegt. Die Vorteile bestehen in einer zunächst gesicherten Ernährung und Gabe der Medikamente, z. B. bei idiopathischem Parkinson-Syndrom oder bei Epilepsie. Die NGS lässt sich auf Station bedside legen. Sie kann auch bis in den Dünndarm vorgeschoben werden. Leider ist es für die Patienten eher unangenehm: Neben dem kosmetischen Effekt fühlen sie sich von der Magensonde eingeschränkt, manche klagen über ein Druckgefühl im Hals. Bei kognitiv eingeschränkten oder unruhigen Patienten kommt es häufig dazu, dass sie sich die Sonde entfernen, was dazu führt, dass sie häufiger gelegt werden muss. Dabei kann es zu Nasenbluten und Druckschäden in Nase und Pharynx kommen (Apostolakis et al. 2001). Andere Risiken sind:

- Schwellungen von Schleimhaut, insbesondere der Aryknorpel
- Verstärkung von Reflux, weil der obere und der untere Ösophagussphinkter künstlich offengehalten werden
- eingeschränkte Nasenatmung
- in Kombination mit einer Trachealkanüle gegenseitiger Druckaufbau von Magensonde und geblocktem Cuff

Nicht bewiesen sind jedoch negative Auswirkungen auf das Schlucken. Weder eine erhöhte Aspirationsgefahr, noch eine Verschlechterung des Schluckens konnten gezeigt werden (Dzwiewas et al. 2008). Somit muss die NGS weder während der Schlucktherapie noch für eine FEES entfernt werden.

Perkutan-endoskopische Gastrostomie PEG

Patienten, die eine ausgeprägte Dysphagie haben und bei denen die Prognose besagt, dass sie länger als 28 Tage nicht oral ernährt werden können, wird eine perkutan-endoskopisch-gastrale Sonde verordnet, die sog. **PEG-Sonde** bzw. bei Reflux, Erbrechen oder anderen gastroenterologischen Problemen eine **PEJ-Sonde** (perkutan-endoskopische Jejunostomie), die in den Dünndarm gelegt wird (Prosiegel 2014, DGN Leitlinien). Die Vorteile sind u. a., dass dadurch der oropharyngeale Bereich frei ist und für schlucktherapeutische Maßnahmen leichter zugänglich. Die Patienten empfinden es als weniger störend, da die PEG-Sonde unter der Kleidung versteckt liegt. Die Gefahr, dass ein Patient sich die Sonde entfernt, ist deutlich geringer. Über die PEG-Sonde können größere Mengen Bolus gegeben werden, häufig mittels einer Pumpe, die zwischen 80–120 ml / h eingestellt ist. Ein Patient bekommt i.d.R. zwischen 500–1500 ml Sondennahrung / Tag. Komplikationen können eine Bauchfellentzündung sein, ein Lösen der Halteplatte und Unverträglichkeit der Sondennahrung, was häufig zu Durchfällen, Übelkeit und Erbrechen führt.

Nicht zuletzt sollte immer im Blick bleiben, dass eine künstliche Ernährung mit oder ohne Teiloralisierung immer ein schwerwiegender Einschnitt in die Lebensqualität bedeutet. Nicht nur, dass dem Betroffenen der Genuss des Essens und Trinkens genommen wird, sondern auch, dass Essen als eine gesellschaftliche und soziale Aktivität wegfällt. Während den Zimmernachbarn das Mittagessen serviert wird, bekommt er eine Flasche angehängt.

11.5.4 Ess- und Trinkbegleitung

Die Ess- und Trinkbegleitung dient der Sicherstellung der richtigen Kostform, trainiert kompensatorische Schluckmanöver und Haltungsänderungen und wird als regelmäßige Evaluation der Kostform genutzt. Sie ist zunächst eine wesentliche Aufgabe der Schlucktherapeutin, die dann im Verlauf an die Pflege delegiert werden kann.

Wenn die Schlucktherapeutin einen Patienten oralisiert, wird sie ihn die ersten Mahlzeiten begleiten und anleiten. Gerade wenn Patienten lange nicht oralisiert waren, sollten sie zunächst nur unter Aufsicht essen und trinken. Wenn das Schlucken einigermaßen sicher ist, kann das Esstraining auch von der Ergotherapeutin im Rahmen eines ADL-Trainings durchgeführt werden bzw. die Pflege den Patienten beaufsichtigen. Dies ist auch der Fall bei Patienten, die aus motorischen oder kognitiven Gründen nicht selbstständig das Essen bereiten und zum Mund führen können.

Wichtige Voraussetzung für eine optimale Ess- und Trinkbegleitung sind die Rahmenbedingungen: Es sollte ausreichend ruhig im Raum sein. Fernseher und Radio sind ausgeschaltet, die Tür geschlossen. Der Patient wird in eine für das Schlucken physiologische Sitzposition gebracht. Hier bietet sich ein Mobilisationsstuhl oder die Lagerung im Herzbett an. Der Patient sollte bequem sitzen. Vor dem Essen wird der Mund inspiziert und ggf. gereinigt. Brille, Hörgeräte und Prothesen sollten vorher eingesetzt werden.

PRAXISTIPP

Kieferkontrollgriff

Um einen guten Mundschluss zu erreichen oder einen Patienten mit mangelnder Kopfkontrolle beim Kieferschluss zu unterstützen gibt es zwei Handgriffe aus dem F.O.T.T. Konzept (Kap. 11.5.1):

- von vorne: die Therapeutin sitzt vor dem Patienten knapp unterhalb der Augenhöhe; sie platziert den Daumen längs auf dem Kinn, den Zeigefinger seitlich am Kiefergelenk und den Mittelfinger am Mundboden; so kann sie mit dem Daumen die Unterlippe schließen, mit dem Mittelfinger den Schluck erspüren und mit dem Zeigefinger das Kiefergelenk kontrollieren
- von der Seite: die Therapeutin steht seitlich und legt den Arm von hinten um den Kopf des Patienten; der Daumen liegt am Ansatz des Kiefergelenks, der Zeigefinger unterhalb der Unterlippe auf dem Kinn und der Mittelfinger am Mundboden; so wird der Kopf in der Armbeuge gestützt und mit der freien Hand kann die Therapeutin das Essen eingeben

Durchführung Ess- und Trinkbegleitung

- Patient ist optimal im Stuhl oder im Herzbett gelagert
- Schlucktherapeutin sitzt neben oder vor ihm, sodass er sie sehen kann; idealerweise sitzt sie etwas tiefer, damit er den Kopf eher nach unten neigt
- Essen wird so platziert, dass der Patient es sehen und riechen kann
- bei fehlendem Mundschluss hilft die Schlucktherapeutin mit dem Kieferkontrollgriff von vorne oder von der Seite
- muss das Essen eingegeben werden, wird der Löffel von vorne in den Mund geschoben
- während des Essens sollte nicht oder nur in den Pausen zwischen den Schlucken gesprochen werden
- dem Patienten wird genügend Zeit zum Kauen und Schlucken gegeben, evtl. mit dem Schluckkontrollgriff überprüfen
- während des Schluckens regelmäßige Phonationskontrollen durchführen und Aufforderungen zum Nachhusten oder -schlucken geben, sollte der Verdacht auf Residuen oder Penetration / Aspiration bestehen
- nach dem Essen bleibt Patient noch mind. 20 Min. aufrecht sitzen

Zu vermeiden bei der Essbegleitung:

- Therapeutin oder Pflegekraft steht niemals hinter dem Patienten

- Essen steht niemals dort, wo der Patient es nicht sehen kann
- während der Esseneingabe wird nicht mit Kolleginnen gesprochen, die noch im Zimmer sind

Wichtig ist:

- Essen sollte die richtige Temperatur haben und wird ggf. noch einmal aufgewärmt
- wenn Patient das Essen nicht mag oder es ihm nicht schmeckt, sollte es ihm nicht aufgezwungen werden

Auch wenn es selbstverständlich klingt: Die Kost sollte zusätzlich ausreichende sensorische Reize liefern: Sie soll appetitlich aussehen, gut schmecken und riechen und eine angemessene Temperatur haben. Pürierte Kost in einer Form anzubieten, die sowohl schmeckt als auch appetitlich aussieht, ist eine Herausforderung für die Küche. Mithilfe von Formen, Spritztüten und Tellern, die eine Einteilung bieten, lässt sich das Aussehen der Mahlzeit verbessern.

INTERDISZIPLINÄR

Logopädie trifft auf Physiotherapie

Insbesondere für die Ess- und Trinkbegleitung ist eine gute, angemessene Ausgangsstellung (ASTE) des Patienten das A und O für ein sicheres und entspanntes Schlucken. Hier kann man die Kolleginnen der Physiotherapie einbeziehen, die helfen, den Patienten aufrecht, stabil und „schluckgerecht" zu lagern. Gemäß den Leitsätzen von Frank (2011) „Wir schlucken mit dem Becken" und Nusser-Müller-Busch & Horst (2013) „Schlucken ist Bewegung", braucht der Patient eine Haltung, bei der das Becken aufgerichtet ist, der Kopf in Flexion gebracht werden kann und bei der er bequem und ohne Schmerzen sitzt. Insbesondere bei Patienten mit einer Halbseitensymptomatik (evtl. mit Pusher-Syndrom, ➤ Kap. 4.2.3) ist die Rumpfaufrichtung mit Packs, Decken und Handtüchern gut zu unterstützen. Denn die Aufmerksamkeit sollte voll und ganz dem Schluckvorgang gewidmet werden können und die Motilität bzw. Stabilität der Schluckmuskulatur, des Hyoids und des Larynx sollten so gut es geht unterstützt werden.

11.6 Arbeit mit Trachealkanülen

Die Arbeit mit tracheotomierten Patienten ist eine interdisziplinäre Aufgabe und sollte von erfahrenen, geschulten und weitergebildeten Sprach-, Ergo- und Physiotherapeutinnen, Pflegekräften und Ärzten durchgeführt werden. Der Umgang mit Trachealkanülen wird in der sprachtherapeutischen Ausbildung bisher nur in Theorie angerissen, in manchen Praktika haben die Auszubildenden und Studierenden vielleicht die Möglichkeit einen Einblick in die Arbeit zu bekommen. Für die sprachtherapeutische Arbeit wird viel praktische Übung unter Supervision benötigt. Dieser Bereich der Schluck- und Sprachtherapie kann hier nur in Auszügen dargestellt werden. Der Besuch von Fortbildungen wird neben dem Studium der einschlägigen Literatur empfohlen, z. B. Schwegler (2017), Kerz (2013), Klemm & Nowak (2011), Herbst (2008) oder Niers (2014).

PRAXISTIPP

Neben Fortbildungen zu Trachealkanülenmanagement im stationären und ambulanten Bereich sollte auch ein Kurs zu **Notfallmanagement** absolviert werden. Dieser sollte Maßnahmen bei Verschlucken und Erstickungsanfällen beinhalten, Reanimationstraining, richtige Positionierung des Betroffenen und sicheres Handling beim Absaugen.

Im stationären Bereich tätige Sprachtherapeutinnen werden vermehrt auf Intensiv- und Beatmungsstationen eingesetzt. Die frühzeitige sprachtherapeutische Intervention bei beatmeten sowie bei frisch extubierten Patienten verbessert das Dysphagiemanagement, unterstützt den Weaning-Prozess – die Entwöhnung von der Beatmung – und kann eine Dekanülierung vorantreiben (Frank 2008). Nach Ehlers (2013, S. 138) sind „Dysphagietherapie und kommunikativ-orientiertes Trachealkanülenmanagement wichtige Säulen einer ICF-orientierten Behandlung mit der Zielsetzung des Erhalts und / oder der Verbesserung der Lebensqualität" bei „der therapeutischen Versorgung tracheotomierter und beatmungsabhängiger PatientInnen".

Im ambulanten Bereich ist die Sprachtherapeutin oft allein und muss alle Informationen zusammentragen. Nur in wenigen Fällen wird sie die Möglichkeit haben, gemeinsam mit der Physiotherapeutin beim Patienten zu sein. Umso wichtiger ist es, dass sie ausreichend geschult ist.

KLINISCHER HINTERGRUND

Trachealkanülenmanagement ist eine multidisziplinäre Aufgabe. Insbesondere auf den Intensiv- und Beatmungsstationen, in der Frührehabilitation und in der weiterführenden Rehabilitation ist es ein Zusammenspiel der verschiedenen Professionen, die ein auf den Patienten individuell zugeschnittenes medizinisches und therapeutisches Programm ableisten. Es ist dabei wichtig, die unterschiedlichen Meinungen und Ansprüche unter einen Hut zu bringen und gut zu koordinieren. Gleichzeitig müssen für jeden Bereich die Kompetenzen und Verantwortlichkeiten klar definiert sein. Je klarer die Abläufe und Standards definiert sind, desto besser das Outcome für die Patienten (Frank 2008). Die verschiedenen Professionen sind aus der Ärzteschaft u. a. Neurologen, Intensivmediziner, HNO-Ärzte, Pneumologen, Radiologen, aus der Pflege Fachpfleger für Intensivmedizin und Atmungstherapeuten. Die verschiedenen Therapiebereiche Physiotherapie, Ergotherapie, Sprachtherapie, Ernährungsberatung sind vertreten. Außerdem spielen noch Sozialdienst, Psychologen und Seelsorger eine große Rolle. Die Betroffenen und ihre Angehörigen benötigen eine gute und intensive Betreuung und Information über die medizinischen und therapeutischen Maßnahmen in diesem teilweise hochtechnisierten Setting.

Indikation zur Tracheotomie

Eine Trachealkanüle dient dazu, die Atemwege freizuhalten oder die unteren Atemwege vor Aspiration zu schützen. Sie ist in Notfallsituationen, z. B. bei Verlegung der Atemwege durch Schwellung oder Fremdkörper, die Lifeline, die den Betroffenen vor dem Ersticken rettet. Bei Patienten mit einer schweren Dysphagie wird eine Schutztracheotomie erwogen, wenn ein massiver Speichel- und Sekretaufstau im Aditus laryngis mit permanenter Aspiration endoskopisch nachgewiesen wird (Prosiegel & Weber 2013). Dies ist häufig Folge von gestörten Verschlussfunktionen des Kehlkopfes sowie reduzierten oder aufgehobenen Schutzreflexen (Bartolome 2018). Die häufigsten Indikationen für eine Tracheotomie sind:

- längere Beatmungspflichtigkeit bei respiratorischer Insuffizienz bei gestörter Ventilation (Atempumpe versagt) oder beeinträchtigtem Gasaustausch (gestörte Respiration)
- längere Beatmungspflichtigkeit bei zentral bedingten Atemlähmungen (bei SHT, Hirnblutung, Hirntumor, hypoxischem Hirnschaden)
- längere Beatmungspflichtigkeit bei peripheren Atemlähmungen, z. B. bei Guillain-Barré-Syndrom oder Myasthenia gravis
- schwere neurogene Dysphagie nach Schlaganfall oder Hirnblutung mit hoher Aspirationsgefahr
- Kopf-Hals-Tumore, beidseitige Stimmbandlähmungen, Operationen oder Entzündungen im Kopf-Hals-Bereich

(Heidler & Bidu 2015; Prosiegel & Weber 2013; Bartolome 2018)

Dabei ist mit längerer Beatmungspflichtigkeit i. d. R. eine Beatmungsdauer über 10 Tage gemeint.

Vorteile einer Trachealkanüle

Die Vorteile einer Trachealkanüle bestehen, neben der erleichterten Atmung, auch in der verbesserten Bronchialtoilette durch Absaugen, der Reduzierung der Sedierung, einer erleichterten Lagerung und Mobilisierung der Patienten, einem erleichterten Weaning (Heidler 2011; Bartolome 2018) und einer verbesserten Atemmechanik, weil der Atemwiderstand verringert und der Totraum verkleinert ist. Gegenüber einer Intubation mit einem laryngealen Tubus ist die Mundpflege erleichtert und die Gefahr einer Verletzung des Kehlkopfes oder Druckschäden an den Aryknorpeln aufgehoben.

Tracheotomiearten

DEFINITION

- Man spricht von **Tracheotomie,** wenn die Luftröhre durch Punktion oder Schnitt geöffnet wird, um eine Kanüle zu legen.
- Man spricht von **Tracheostomie,** wenn ein dauerhaftes Tracheostoma durch Epitheliasierung der Tracheaschleimhaut angelegt wird.

Man unterscheidet zwischen kurzfristigen und längerfristigen sowie permanenten Tracheostoma. Patienten auf einer Intensivstation, die längerfristig beatmet werden, bekommen ein **nicht-plastisches, dilatatives Tracheostoma.** Dieses wird am häufigsten durch eine **Punktionstracheotomie** angelegt (perkutane dilatative Tracheotomie). Bei der Methode nach Ciglia wird die Luftröhre punktiert und ein Führungsdraht (Seldinger-Draht) eingeschoben. Mit verschiedenen Dilatatoren wird die Öffnung so weit aufgedehnt, dass die Kanüle eingeschoben werden kann. Bei der Methode nach Fantoni geschieht das Einführen der Kanüle andersherum, sprich, sie wird über den Mund und den Rachen von innen nach außen gezogen. Der Vorteil beider Methoden ist, dass es am Patientenbett durchgeführt werden kann, dass der Eingriff für den Patienten wenig belastend ist, die Wundflächen nur gering sind und sich das Stoma nach der Dekanülierung innerhalb weniger Tage von allein schließt. Ein großer Nachteil liegt darin, dass ein Kanülenwechsel schwierig ist, weil sich das Stoma schnell zuziehen kann. Das kann zu lebensbedrohlichen Situationen führen. Für Dysphagiepatienten hat dieses Stoma den Nachteil, dass es sehr eng ist, dadurch die Kanüle sehr fest sitzt und die Kehlkopfhebung womöglich mehr behindert als ein plastisches Tracheostoma. Für beatmete Patienten ist diese Enge jedoch ein Vorteil, da dadurch keine Luft entweichen kann. Für eine weiterführende Rehabilitation oder die Rückkehr ins häusliche Umfeld sollte immer das Anlegen eines chirurgischen oder epithelialisiertes Tracheostomas erfolgen.

Ein längerfristiges Tracheostoma ist ein **plastisches, chirurgisch angelegtes.** Hierbei wird ein horizontaler Hautschnitt durchgeführt, die Halsmuskulatur vertikal durchtrennt und in Höhe der 2. Trachealspange wird die Luftröhre eingeschnitten, fensterflügelartig aufgeklappt und nach vorne mit der Halshaut vernäht. Dadurch entsteht ein Kanal, der stabil ist und beim Trachealkanülenwechsel als Gleitschiene dient (Prosiegel & Weber 2013). Vernäht man zusätzlich die Haut und die Tracheaschleimhaut, nennt man dies ein **epithelialisiertes Tracheostoma** (Bartolome 2018). Beide Tracheostomaarten müssen bei Dekanülierung operativ verschlossen werden, da sie nicht vollständig von allein zugranulieren (Wundheilungsprozess).

Trachealkanülenarten

Die Trachealkanülen werden nach **Material, Form** und **Bauart** unterschieden. Als Materialien dienen Silber, verschiedene Kunststoffe mit und ohne Metallverstärkung (Spiralkanülen) und Silikon. Silberkanülen werden v.a. bei Patienten mit Langzeit- oder lebenslangem Tracheostoma (z.B. laryngektomierte Patienten) verwendet, weil sie sehr dünnwandig und sterilisierbar sind und eine antibakterielle Wirkung haben. Im stationären Bereich findet man sie selten. Kunststoffkanülen werden nach ihren Trageeigenschaften unterschieden: manche sind weicher und angenehmer zu tragen, manche sind röntgendicht, die meisten eignen sich für Bestrahlung und für eine Kernspinuntersuchung, wenn sie keine Spirale aus Metall haben.

Die Parameter der **Trachealkanülenform** sind die Länge, die Krümmung und der Durchmesser. Eine Trachealkanüle steckt mit einer ¼ oder ⅛ Biegung eines Kreises in der Trachea. Sie wird außen mit einem Schild und einem Halteband um den Hals herum befestigt. Die Länge bemisst sich vom Kanülenschild bis zum unteren Kanülenrand. Beim Durchmesser werden immer der Innendurchmesser (ID) und der Außendurchmesser (OD) in mm angegeben. Unterschiedliche Hersteller haben unterschiedliche Kanülengrößen bei gleichem Innendurchmesser. Daher sollte vor einem Kanülenwechsel immer ein Abgleich in der Herstellerbeschreibung sowie eine endoskopische Lagekontrolle stattfinden (Prosiegel & Weber 2013). Die Bauarten der Trachealkanülen sind:

- mit oder ohne Blockung (cuff)
- mit oder ohne Innenkanüle (Seele)
- mit oder ohne Fensterung / Siebung
- mit oder ohne subglottische Absaugung

Die Wahl der richtigen Kanüle richtet sich zum einen nach der Anatomie, zum anderen nach den Bedürfnissen des Patienten bzw. nach der Indikation. Die Größe der Kanüle liegt für Frauen bei mind. 7 mm Innendurchmesser, für Männer bei mind. 8 mm. Dabei bestimmen die Dicke und Länge des Halses, welche Krümmung und welche Länge die Kanüle haben sollte. Wenn der Patient dauerhaft beatmet werden muss, muss eine Kanüle mit Blockung gewählt werden. Wenn der Patient ein hohes Sekretaufkommen hat, kann über eine Kanüle mit subglottischer Absaugung nachgedacht werden. Ist der Patient bereits wach und hat ein gutes Speichelmanagement, können Kanülen mit Fensterung eingesetzt werden.

Einfache Trachealkanülen

Hierzu zählen Kanülen ohne Blockung mit oder ohne Innenkanüle. Diese werden im Rahmen des Trachealkanülenmanagements erst im Verlauf attraktiv, wenn die Patienten bereits ausreichende Schutzreflexe haben, gut abhusten können, ihren Speichel schlucken und vigilant sind, sie aber dennoch tracheal abgesaugt werden müssen oder eine Obstruktion der Atmung oberhalb der Kanüle haben, z.B. eine beidseitige Stimmbandlähmung oder einen

Tumor (Schwegler 2017). Diese einfachen Kanülen gibt es auch mit Sprechfunktion. Für Langzeitkanülenpatienten, z. B. nach Laryngektomie, eignen sich Silberkanülen, die grundsätzlich ohne Blockung sind. Das Material erlaubt eine sehr dünnwandige Verarbeitung bei großem Lumen, sie wirken antibakteriell und lassen sich gut reinigen. Ihre Nachteile sind, dass sie sehr gut sitzen müssen, weil sie sonst, aufgrund der Härte des Materials, zu Druckstellen führen können. Im Winter kühlen sie sehr leicht ab und verursachen dadurch eine vermehrte Sekretbildung (Schwegler 2017). In der Neurologie oder Frührehabilitation, bei der das Rehabilitationsziel in den meisten Fällen die Dekanülierung ist, werden Silberkanülen nicht verwendet.

Trachealkanülen mit Blockung (Cuff)

Im stationären Bereich im Akuthaus oder der Früh- und weiterführenden Rehabilitation hat die Sprachtherapeutin es hauptsächlich mit blockbaren Kanülen zu tun. Dies sind die am häufigsten verwendeten Trachealkanülen in der Rehabilitation von Patienten auf der Intensivstation oder in der neurologischen Rehabilitation (➤ Abb. 11.11). Sie sind indiziert bei Patienten, die invasiv beatmet werden müssen, die eine schwere Dysphagie mit Speichelaspirationen haben, oder bei denen eine Operation ansteht, bei der sie kurzzeitig beatmet werden müssen. Der **Cuff** sorgt für einen luftdichten Verschluss der Trachea nach oben und unten. Er verschließt den Hohlraum zwischen der Kanüle und der Tracheawand. Bei der Beatmung darf keine Luft nach oben entweichen. Nach unten hin kann der Cuff verhindern, dass Speichel oder Sekret ungehindert aspiriert wird. Er ist aber **kein vollständiger Aspirationsschutz.** Wenn viel Flüssigkeit auf dem Cuff liegt, tropft es doch – allein aufgrund der Faltenbildung des Cuffs – sukzessive nach unten. Beim Arbeiten mit geblockten Kanülen ist eine richtige Blockung des Cuffs unerlässlich. Die meisten Kanülen haben einen sog. **low pressure Cuff** (Niederdruckmanschette), der mithilfe eines **Cuffdruckmessers** (Manometer) überprüft werden kann. Er sollte 25 cmHg nicht überschreiten (grüner Bereich im Cuffdruckmesser). Ein geblockter Cuff drückt auf die Schleimhaut der Trachea und somit auf die Blutgefäße. Ist er über einen längeren Zeitraum zu hoch geblockt, kommt es zu Druckstellen und verminderter Durchblutung in der Trachealschleimwand. Gleichzeitig kann ein überblockter Cuff bis zur Speiseröhre drücken und sie dadurch einengen (Schwegler 2017). Umgekehrt führt ein zu wenig geblockter Cuff zu Aspirationen des darüberliegenden Materials und zur Leckage bei der Beatmung. Der Druck muss regelmäßig überprüft werden, da Druck über Husten und Bewegen entweichen kann. Für einen gleichbleibenden Druck im Cuff gibt es ein Ausgleichsdrucksystem, das **Lanz-Ventil.** Dieses sorgt dafür, dass der Druck nicht entweichen kann, auch wenn der Patient stark hustet, z. B. beim Absaugen. Dieses Ventil wird nicht mit dem Cuffdruckmesser überprüft, sondern mit einer 20 ml Spritze, mit der man den Ausgleichsballon sowohl blockt, bis er zu ⅔ gefüllt ist, als auch entblockt. Mittlerweile gibt es diese **Druckausgleichsballons** auch als Zubehör für Kanülen mit Niederdruckblockungen.

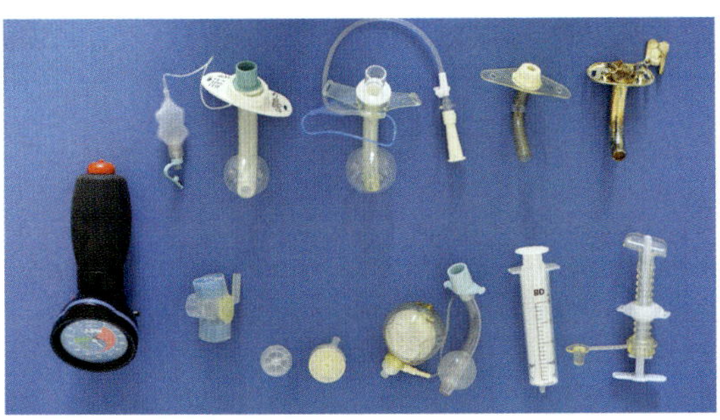

Abb. 11.11 Verschiedene Trachealkanülen mit Zubehör [M1011]

Trachealkanülen mit Blockung und subglottischer Absaugung

Bei Patienten mit massivem Speichel- und Sekretaufstau bieten sich Kanülen mit einer Absaughilfe (*suction aid*) an, über die das Material, welches auf dem Cuff liegt, abgesaugt werden kann, ohne dass man endotracheal absaugen muss. Über diesen zusätzlichen dünnen Schlauch kann man mittels Spritze oder Absauggerät regelmäßig das Sekret entfernen, dabei auch die Menge registrieren und für Schluckversuche im geblockten Zustand nutzen. Ein weiterer Vorteil einer Kanüle mit subglottischer Absau- 11
gung ist, dass man dadurch die Schäden, die durch viel Sekret, welches lange im subglottischen Raum liegt (Infektionen, Entzündungen der Schleimhaut aber auch Sensibilitätsminderung) reduzieren kann (Bartolome 2018). Ein Nachteil dieser Absaughilfen

ist, dass sie bei zähem Sekret schnell verkleben und verkrusten, dass je nach Lage der Kanüle ein Absaugen aufgrund eines hohen Unterdrucks nicht möglich und dadurch wiederum eine zusätzliche hygienische Gefahrenquelle vorhanden ist.

Sprechkanülen mit Blockung

Trachealkanülen, die oberhalb des Kanülenknies (Krümmung) eine Fensterung oder Siebung aufweisen, nennt man auch Sprechkanülen. Blockbare Sprechkanülen haben zwei Innenkanülen, eine mit und eine ohne Fensterung bzw. Siebung. Dadurch gibt es immer die Möglichkeit, zwischen der Sprechfunktion und der geblockten Beatmungsfunktion zu wechseln. Diese Kanülen sind geeignet für Patienten im Weaning, die bereits längere Spontanatemphasen aushalten und ausreichend wach sind. Voraussetzungen sind ein gutes Speichelmanagement mit ausreichenden Schutzreflexen. Für den Patienten erleichtert eine Sprechkanüle das Sprechen, da mehr Luft nach oben durch die Glottis entweichen kann und somit der Atemwiderstand geringer ist. Sehr wichtig beim Einsetzen einer Sprechkanüle ist die endoskopische Kontrolle der richtigen Lage der Phonationsöffnungen. Häufig liegen die Löcher an der Schleimhaut an und führen zu Druckstellen und Granulationen.

Besondere Trachealkanülen

Es gibt Kanülen, bei denen man die Position der Kanüle in der Trachea variieren und über das **Kanülenschild** einstellen kann. Diese Kanülen haben an der Oberseite Markierungen, anhand derer man die Länge abmessen kann. Manchmal ist dies sinnvoll, wenn z. B. das Kanülenende zu nah an der Hauptverzweigung der Bronchien (Bifurkation / Carina) liegt.

Blom-Trachealkanüle

Eine ganz besondere Kanüle ist die **Blom-Trachealkanüle:** Dieses Trachealsystem (*Blom Tracheosstomy Tube System*) wurde in den USA von Pulmodynde entwickelt. Die blockbare Kanüle hat außen eine Phonationsöffnung. Die Innenkanüle hat zwei Ventile, das *bubble valve* am oberen Rand und am Ende der Kanüle das *flap valve*. Diese Kanüle ist für den Einsatz bei langzeitbeatmeten Patienten geeignet. Bei der Einatmung verschließt das Bubble Ventil die Phonationsöffnung, das Flap Ventil ist geöffnet. Bei der Ausatmung schließt sich das Flap Ventil, durch den Atemluftstrom fällt das Bubble Ventil in sich zusammen, gibt dadurch die Phonationsöffnung wieder frei und der Patient kann sprechen – unter Beatmung. Allerdings kann er nur in den Exspirationsphasen sprechen. Bei massiver Sekretbildung ist diese Kanüle kontraindiziert (Schwegler 2017). Demonstrationsvideos dieser Kanüle finden sich im Internet (https://www.pulmodyne.com/product/speech-cannula).

Biesalski-Kanüle

Während der Entwöhnung von der Trachealkanüle kann man, bevor man einen Platzhalter einsetzt, mit einer Biesalski-Kanüle arbeiten. Sie ist wie eine einfache Trachealkanüle, ohne Blockung und ohne Fensterung. Das Besondere ist, dass sie konisch geformt ist, d. h. das obere Ende hinter dem Kanülenschild ist dicker als das untere Ende. Daher bleibt viel mehr Platz in der Trachea, sie behindert weniger und erleichtert das Sprechen. Wichtig zu beachten ist beim Einsatz dieses Modells, dass das Lumen für die Luft durch die Verkleinerung natürlich auch kleiner wird (Schwegler 2017).

Platzhalter

Der Platzhalter ist die Vorstufe zur Dekanülierung. Er sorgt dafür, dass das Tracheostoma noch offengehalten wird. Der Platzhalter ist komplett verschlossen, bietet aber bei manchen Modellen die Möglichkeit, weiterhin tracheal abzusaugen. Dabei muss man achtgeben, denn der Absaugkatheter wird gerade in die Trachea eingeführt und nicht mehr über eine Krümmung nach unten gelenkt (Schwegler 2017). Der Platzhalter gibt dem Patienten die Chance auszuprobieren, ob eine effiziente und vollständige Mund-Nasen-Atmung mit Abhusten des Sekrets möglich ist.

Trachealkanülenzubehör

Wenn die Patienten über eine Trachealkanüle atmen, dann wird die Luft ungefiltert direkt in die unteren Atemwege geleitet. Die Funktion der Befeuchtung, Filterung und Erwärmung der Luft, die sonst der Mund-Nasen-Rachenraum übernimmt, wird von sog. HME-Filtern ersetzt. HME steht für *Heat and Moisture Exchanger* (Schwegler 2017). Im umgangssprachlichen Gebrauch heißen diese Kunststofffilter, die mit Schaumstoff gefüllt sind, „feuchte" oder „künstliche Nase". Es ist wichtig, dass diese immer auf den Konnektor gesteckt sind. Sie müssen natürlich regelmäßig gewechselt werden, insbesondere wenn sich hochgehustetes Sekret in ihnen sammelt, spätestens aber nach 24 Stunden (Davis et al. 2000). Sie haben meist einen Adapter für einen Sauerstoffschlauch.

Sprechventile

Das Sprechventil (oder Sprechaufsatz) ist ein Einwegventil. Durch eine Ventilklappe kann die Einatmung weiterhin über die Trachealkanüle erfolgen, bei der Ausatmung verschließt der Ausatemstrom das Ventil und die Luft wird über die Glottis nach oben gelenkt. Voraussetzung dafür ist, dass die Trachealkanüle vorher entblockt wird und dass genügend Platz zwischen Tracheawand und Trachealkanüle besteht, damit die Luft vorbeifließen kann. Mit dem Sprechventil wird dem Patienten ermöglicht, wieder zu sprechen, aber auch zu husten und zu räuspern. Für die Entwöhnung von der Trachealkanüle sowie für die Behandlung der Dysphagie ist die Arbeit mit dem Sprechventil wesentlich. Dadurch, dass der Patient wieder Luft durch die Glottis ausatmen kann, funktioniert der Glottisschluss und somit kann ein Druck aufgebaut werden. Damit kann der Patient auch niesen und pressen, was z. B. wichtig für den Stuhlgang ist.

INTERDISZIPLINÄR

Die Bezeichnungen Sprechkanüle und Sprechventil werden z.T. synonym verwendet, obwohl sie zwei verschiedene Dinge bezeichnen. Dadurch kann es zu Missverständnissen in der Kommunikation zwischen den Professionen kommen. Es muss klargestellt werden, dass ein Sprechventil nur ein Zubehör einer gefensterten oder ungefensterten Kanüle ist. Als Alternative eignet sich der Begriff „Sprechaufsatz".

Passy Muir Ventil

Dieses Sprechventil hat den Vorteil, dass es mit einem Adapter zwischen Trachealkanüle und Beatmungsschlauch (Gänsegurgel) gesteckt werden kann. Das bedeutet, dass ein Patient weiterhin an der Beatmung sein und trotzdem sprechen kann. Im Gegensatz zur Blom-Trachealkanüle muss hier die Trachealkanüle entblockt werden. Das wiederum bedeutet, dass das Beatmungsgerät auf Leckage (Luftverlust) eingestellt werden muss. Bei manchen Geräten im stationären Bereich ist dies nicht möglich, während Heimbeatmungsgeräte eher darauf ausgerichtet sind. Für den Patienten besteht der große Vorteil darin, dass er weiterhin die Unterstützung der Beatmung auch für die Phonation ausnutzen kann.

Auswirkungen der Trachealkanüle auf das Schlucken

Schlucken mit einer Trachealkanüle ist anders als ohne. Zunächst einmal liegt eine mechanische Behinderung vor: Gerade bei einem chirurgischen Tracheostoma, wenn die Trachea an der Halshaut fixiert ist, kann die Larynxelevation und in Folge die Öffnung der Speiseröhre behindert werden (Bartolome 2018). Wenn kein chirurgisches Tracheostoma vorliegt, ist diese Annahme allerdings umstritten. Terk et al (2007) konnten nicht bestätigen, dass eine Trachealkanüle die hyolaryngeale Exkursion behindert. Indirekten Einfluss auf die Beweglichkeit des hyolaryngealen Komplexes hat sicherlich die Haltung der Patienten. Aufgrund des Fremdkörpers im Hals tendieren sie dazu, den Kopf in eine Extensionshaltung zu führen. Diese Überstreckung behindert die freie Beweglichkeit der schluckrelevanten Strukturen. Bekannt ist, dass die Blockung Druck auf die Tracheawand ausübt, was zu Granulationen führen kann. Im schlimmsten Fall kommt es zur Tracheomalazie, der Knorpelerweichung, was zu einer Instabilität der Luftröhre führt. Überhöhte Drücke im Cuff wirken sich zudem auf den Ösophagus aus und können Sekret wieder nach oben drücken, woraufhin es aspiriert wird. Gravierende Auswirkungen der Tracheotomie betreffen die pharyngeale und laryngeale Sensibilität und die Schutzreflexe. Durch die Umlenkung des Atemstroms werden diese Bereiche nicht mehr stimuliert. Eine weitere Folge ist eine reduzierte Schluckfrequenz und durch das veränderte Atemmuster eine gestörte Atem-Schluck-Koordination. Nicht zuletzt sind die Patienten in ihrer Kommunikation massiv eingeschränkt. Bei ausreichender Vigilanz und keinen kognitiven Beeinträchtigungen können sie sich manchmal über Ja-Nein-Kommunikation, über Schreiben oder auch Pseudoflüstern mitteilen. ➤ Tab. 11.21 fasst die Auswirkungen zusammen.

Tab. 11.21 Auswirkungen einer Trachealkanüle nicht nur auf das Schlucken

Bereich	Auswirkung
mechanisch	• eingeschränkte Kehlkopfelevation • eingeschränkte Kehlkopfelevation und Kieferbeweglichkeit • Granulationen, Tracheomalazie • Sekretaufstau und Überlauf aus der Speiseröhre
sensorisch	• reduzierte Schluckfrequenz • vermehrte Schleimbildung • Verlust von Riechen und Schmecken • reduzierte Schutzreflexe
sensibel	Verlust der Sensibilität im pharyngealen und laryngealen Bereich
motorisch	• kein Druckaufbau zum Husten, Räuspern, Niesen • kein Pressen möglich (Stuhlgang) • keine Phonation möglich
psychisch	• Stress durch Angst vor Luftnot • ästhetische Einschränkung • eingeschränkte Kommunikationsfähigkeit

Schluckversuche bei Patienten mit Trachealkanüle

Grundsätzlich findet bei Patienten mit Trachealkanüle im Rahmen der klinischen und instrumentellen Schluckdiagnostik das gleiche Vorgehen statt wie bei Patienten ohne Trachealkanüle. Die einzelnen Schritte eines Aspirationsscreenings, einer klinischen Schluckuntersuchung mit Prüfung der schluckrelevanten Strukturen in Ruhe und Funktion, einer Schluckfunktionsprüfung mit verschiedenen Konsistenzen (hier jedoch mit Einschränkungen), einer FEES oder VFSS, bleiben gleich. Es müssen jedoch zunächst zwei wesentliche Voraussetzungen geschaffen werden:

1. Patient muss spontan atmen („an der feuchten Nase sein")
2. er sollte entblockt und am Sprechventil sein

Sind diese beiden Bedingungen nicht erfüllt, müssen die Abläufe entsprechend modifiziert werden, um letztendlich zu einer Aussage über die Schluckfähigkeit zu kommen.

Atmet ein Patient bereits spontan an der Trachealkanüle und kann ohne Probleme entblockt werden, wird zunächst ein **Aspirations-Screening** durchgeführt. Für tracheotomierte Patienten gibt es ein standardisiertes Screeningverfahren zur Detektion von Aspirationen, den **Modified Evans Blue Dye Test (MEBDT)**. Dabei färbt man Wasser mit Lebensmittelfarbe an und verabreicht es dem Patienten mit einer Spritze (Vorteil: die Menge kann kontrolliert werden) oder Löffel. Unmittelbar nach dem Schluck wird endotracheal abgesaugt. Dabei achtet man auf gefärbtes Sekret. Blau gefärbtes Sekret gibt einen Hinweis auf Aspiration. Dieser Test hat eine Sensitivität von 82 % und eine Spezifität von 38 % (Belafsky et al. 2003). Das bedeutet, dass er Aspirationen erkennt, wenn sie vorhanden sind, aber nur zu 38 %-iger Sicherheit. Im Umkehrschluss heißt das, wenn man kein gefärbtes Sekret absaugt, dann hat der Patient nicht unbedingt nicht-aspiriert. Für Schluckversuche mit anderen Konsistenzen (Pudding, Brot) verfährt man ähnlich – man färbt die Prüfkonsistenzen an. Das regelmäßige Absaugen wird dokumentiert, sodass es sein kann, dass z. B. erst nach 2 Stunden gefärbtes Sekret sichtbar ist. Schluckversuche bei tracheotomierten Patienten sollten immer mehrere Tage hintereinander durchgeführt werden, da die Ergebnisse häufig unterschiedlich ausfallen können. Wenn am ersten Tag ein Schluckversuch negativ war, kann er am nächsten Tag positiv ausfallen. Bezüglich der klinischen Aussagefähigkeit über mögliche Aspirationen bietet die Trachealkanüle daher einen Vorteil, weil man die Aspirationen direkt überprüfen kann. Bevor die Entscheidung über eine Oralisierung gefällt wird, sollte jedoch immer zusätzlich eine instrumentelle Schluckuntersuchung durchgeführt werden. Hierzu eignet sich die FEES hervorragend, weil sie auch Speichelansammlungen um den Larynx herum oder im Aditus laryngis offenbaren kann. Für das Vorgehen bei der Schluckdiagnostik sollte ein hauseigener Standard bestehen. Darin müssen die einzelnen Schritte und Voraussetzungen beschrieben sein. Auch ein Screening-Verfahren sollte standardisiert durchgeführt werden.

Kann der Patient nicht entblockt werden – entweder, weil er an der Beatmung bleiben muss oder weil die Entblockung nicht toleriert wird (starker Hustenreiz, schneller Sättigungsabfall) – dann muss das Vorgehen beim Schluckversuch etwas verändert werden.

EXKURS

Schluckversuche bei geblockter Kanüle?

Grundsätzlich sollten Schluckversuche bei Patienten mit einer Trachealkanüle immer nur im entblockten Zustand durchgeführt werden. Dafür spricht:

- dass Patienten ihre Schutzreflexe nutzen können
- dass sie eine Stimmprobe abgeben können
- dass aspiriertes Material willkürlich oder reflektorisch entfernt werden kann

Da jedoch Patienten mit Langzeit- oder Dauerbeatmung bei Wachheit und erhaltenen kognitiven Funktionen immer häufiger in den sprachtherapeutischen Wirkungskreis treten (z. B. auf Beatmungsstationen, in Beatmungspflegeheimen) und gleichzeitig ein früherer Beginn der Schlucktherapie bereits im Weaning (Heidler & Bidu 2015) ein besseres Outcome bedeutet, bleibt es nicht aus, dass Schluckversuche auch im geblockten Zustand durchgeführt werden müssen und – unter o. g. Bedingungen – auch sollten (Bartolome 2018).

Zunächst kann man den Blue Dye Test „trocken" durchführen, indem man die Zunge bzw. den Speichel alle 2 Stunden mit blauer Farbe betupft und im Tagesverlauf auf gefärbtes Sekret achtet, welches sich im Beatmungsschlauch abzeichnet oder abgesaugt wird. Im nächsten Schritt prüft man mit Wasser und Götterspeise, beides Konsistenzen, die sich gut absaugen lassen. Hat der Patient eine Trachealkanüle mit Absaughilfe, dann ist es noch einfacher, mögliche Aspirationen zu entdecken. Im Verlauf wird dann eine instrumentelle Diagnostik zum Ausschluss von Penetrationen oder Aspirationen und zur Bestimmung der Kostform durchgeführt. Voraussetzung für eine Oralisierung (vgl. nachfolgender Exkurs) sind ausreichende Wachheit, Aufmerksamkeit und die Einnahme einer optimalen Schluckhaltung.

EXKURS

Essen mit geblockter Kanüle?

Grundsätzlich gilt: Dekanülierung geht vor Oralisierung und Atmung geht vor Oralisierung (Prosiegel & Weber 2013; Bartolome 2018). Es gilt: Atmung geht vor Schlucken. Wenn ein Patient noch keine längeren Entblockungsphasen (> 30 Min.) toleriert oder schnell erschöpft ist und zurück an den Respirator muss, dann sollte man abwägen, ob in diesen Fällen eine Oralisierung so wichtig und ob nicht eine weitere parenterale Ernährung sinnvoller ist. Das bedeutet, dass Patienten eher länger über eine nasogastrale oder PEG-Sonde ernährt werden sollten, bevor man eine erhöhte Aspirationsgefahr bei liegender Trachealkanüle in Kauf nimmt. Aber es gibt auch Patienten, die trotz Trachealkanüle keine Dysphagie haben. Insbesondere nicht-neurologische oder HNO-Patienten erholen sich schneller von der Intubation und zeigen ein sicheres Schlucken. Sobald dies instrumentell nachgewiesen ist, spricht nichts gegen eine Oralisierung. Man beginnt zunächst auf unteren Koststufen, mit passierter oder grob pürierter Kost und – idealerweise nach der Dekanülierung – steigert dann auf normale Kost. Verbleibt die Trachealkanüle länger oder dauerhaft, sollte man die Essenszeiten mit den Entblockungszeiten zusammenlegen. So hat der Patient die Möglichkeit, sich zu räuspern oder zu husten. Dauerbeatmete Patienten können mithilfe vom Passy Muir-Ventil oder der Blom-Kanüle essen, trinken und sprechen. Allgemeine Voraussetzungen für eine Oralisierung sind:

- Wachheit
- kein Delir bzw. rückläufiges Delir
- aufrechte Position im Stuhl oder Bett möglich
- Speichelmanagement
- ausreichend kräftiger Hustenstoß (mind. 160 l/min Peak Flow; Winck et al. 2015)

Sprechversuche bei Patienten mit Trachealkanüle

Neben dem Schlucken ist die Kommunikation mit Trachealkanüle eine wesentliche Aufgabe der Sprachtherapeutin. Um ein Sprechventil verwenden zu können, muss die Trachealkanüle entblockt werden. Der Erstversuch des Entblockens sollte immer unter Monitoring von Puls, Blutdruck, Sauerstoffsättigung und Atemfrequenz stattfinden und man sollte zu zweit sein. Auf massiven Sekretstau im subglottischen und supraglottischen Raum sollte man vorbereitet sein, d. h. wenn der Patient klinisch einen Speichelfluss zeigt oder bei der Mundinspektion Speichelseen an der Pharynxwand entdeckt werden, muss vor dem Entblocken und dem endotrachealen Absaugen zunächst oral bzw. transnasal abgesaugt werden. Tücher zum Ausspucken von Sekret sollten bereitliegen.

Für den ersten Entblockungsversuch sollte der Patient ausreichend vigilant und wach sein. Es ist jedoch auch möglich, Entblockungsversuche bei schwer betroffenen, weniger vigilanten Patienten durchzuführen (Heidler 2007; Ehlers & Mielke 2012). Der Belüftungseffekt bleibt gleich. Es erklärt sich von selbst,

11

dass zum Sprechen und für einen Phonationsversuch beim Patient die Vigilanz vorhanden sein muss. Beim ersten Entblocken wird zunächst beobachtet, wie der Patient reagiert: Hustet er? Kann er Sekret mobilisieren? Steigt die Atemfrequenz? Fällt die Sauerstoffsättigung? In seinem Atemrhythmus kann man zunächst mit dem sterilen Handschuh die Kanüle bei der Ausatmung verschließen, um zu überprüfen, ob eine Atemumlenkung stattfindet. Dann setzt man das Sprechventil auf und fordert den Patienten auf, zu phonieren. Häufig hört man schon beim Hustenstoß, ob Stimme kommt oder nicht. In vielen Fällen schaffen es die Patienten spontan zu sprechen, ohne dass eine Anstrengung sicht- oder hörbar ist. Sie sind dann oft sehr erleichtert und freuen sich, dass sie ihre eigene Stimme hören. In vielen Fällen kommt nur ein angestrengtes Pressen, evtl. ist ein Stridor hörbar, der Patient bringt trotz Artikulation keinen Ton heraus. Die Ursachen dafür können sein:

- zu wenig Platz zwischen Kanüle und Tracheawand
- Kanüle liegt an der Tracheawand an
- Patient schafft es nicht, genügend Druck für die Phonation aufzubauen
- er schafft es nicht, seine Atmung umzustellen

PRAXISTIPP

Beim **Entblocken** einer Trachealkanüle muss immer gleichzeitig abgesaugt werden, damit das Sekret oberhalb des Cuffs, welches man auch nicht über orales/transnasales Absaugen erwischt, aufgefangen wird. Beim Entblocken ist man daher grundsätzlich zu Zweit. Einer saugt ab, der andere entblockt. Der Cuff wird immer mit einer Spritze entblockt. Wenn man mit dem Cuffdruckmesser entblockt, nimmt man nur den Druck, aber er faltet sich nicht zusammen. Das Vorgehen ist wie folgt:

- Patient wird in eine entspannte, halb-sitzende Position gebracht
- ihm wird erklärt, was gemacht wird
- Material wird bereitgelegt: 20 ml Spritze zum Entblocken, Absaugkatheter, steriler Handschuh, außerdem ein Handtuch als Kleiderschutz für den Patienten und Tücher zum Ausspucken von Sekret
- Spritze wird an das Ventil der Kanüle aufgesteckt
- erst wird endotracheal abgesaugt
- dann wird mit der Spritze die Kanüle entblockt, gleichzeitig weiter abgesaugt und der Patient aufgefordert, kräftig zu husten
- dann wird das Sprechventil aufgesetzt, evtl. mit Sauerstoffanschluss

Ein Tipp von einem erfahrenen Intensivpfleger: Während man absaugt, sollte man selbst die Luft anhalten, um ein Gefühl dafür zu bekommen, wie es sich anfühlt und wie lange man es aushält.

Die ersten Einsätze des Sprechventils finden immer unter Aufsicht statt. Der Patient bedarf regelmäßiger Beobachtung der Vitalparameter sowie der klinischen Beobachtung seiner Atmung. Gerade Patienten, die sich im Weaning befinden, schaffen zunächst nur kurze Phasen (5–20 Min. max.). Die Gefahr liegt darin, dass sie sich respiratorisch erschöpfen und dann wieder die Beatmung zur Erholung brauchen. Die Entblockungsphasen werden kontinuierlich bis zu dem Punkt gesteigert, an dem der Patient sicher und ohne Aufsicht am Sprechventil atmet und spricht. Ein Entblockungsprotokoll hilft bei der Verlaufsdokumentation und zeigt die täglichen Fortschritte.

INTERDISZIPLINÄR

Das **Absaugen** ist eine minimalinvasive pflegerische Tätigkeit. Wenn Sprachtherapeutinnen in ihrem Berufsalltag mit Trachealkanülen-Patienten arbeiten, dann sollten sie in diese Tätigkeit eingewiesen worden sein. Rechtlich gesehen ist diese Situation eine Grauzone. In einer Klinik handelt die Therapeutin immer auf Anweisung eines Arztes, der dadurch die Verantwortung trägt. Im ambulanten Bereich handelt die Therapeutin auf Weisung des verordnenden Arztes durch die Heilmittelverordnung. Dadurch übernimmt sie die Behandlungsverantwortung und haftet für Fehler während der Behandlungsdurchführung (Motzko & Weinert 2014). In vielen Kliniken gibt es hausinterne Regelungen, die es den Therapeuten nach einer offiziellen Einweisung, z. B. durch einen Praxisanleiter der Pflege, erlauben, abzusaugen. Dabei sollte man darauf achten, dass es schriftlich hinterlegt ist, dass die Schlucktherapeutin im Rahmen des Trachealkanülenmanagements alle damit zusammenhängenden Tätigkeiten ausführen darf (Motzko & Weinert 2004a). Es gibt aber keinen Gesetzestext, der besagt, dass Sprachtherapeutinnen nicht absaugen dürfen. In Fällen von akuter Atemnot durch drohende Verschleimung ist sie sogar verpflichtet, dies zu tun, sonst kann man es als unterlassene Hilfeleistung auslegen (Fillbrandt 2013).

Sprechventil = Schluckventil

Der Einsatz des Sprechventils ist wesentlich für die Kommunikation, für die Stimm-, Sprach-, Sprech-

und für die Schlucktherapie. Ohne Sprechventil ist keine effektive Schlucktherapie möglich. Ohne Sprechventil kann keine Dekanülierung angebahnt werden. Die Funktionen und Vorteile des Sprechventils sind:

- Ermöglichen einer Phonation – der Patient kann seine Bedürfnisse mitteilen
- Ermöglichen der Schutzreflexe Husten und Räuspern
- Ermöglichen von Riechen und Schmecken
- Steigerung der Schluckfrequenz, da sensorischer Input steigt
- verbesserter Gasaustausch
- Ermöglichen einer Sprech- bzw. Sprachtherapie bei Dysarthrie bzw. Aphasie
- verbessertes Sekretmanagement, da es mobilisiert und über den Rachenraum expektoriert werden kann
- Steigerung der laryngealen und pharyngealen Sensibilität

Auch bei Speichelaspirationen und schweren Dysphagien ist der Einsatz des Sprechventils notwendig, um den Kreislauf zu durchbrechen. In diesen Fällen ist es immer ein Abwägen zwischen dem Schaden (Aspiration größerer Mengen Speichel) und Nutzen (Verbesserung der Sensibilität und in Folge der Schluckfrequenz zur Dysphagietherapie). Wartet man ab, bis keine Speichelaspirationen mehr stattfinden, verliert man wertvolle Zeit, die den Schluckvorgang weiter verschlechtert. Das Motto lautet in diesen Fällen *„Use it or lose it"* (Schwegler 2017; Heidler 2011). In diesem Sinne plädiert Heidler (2011) für mehr Risikobereitschaft auf dem Weg zur Dekanülierung. Einzige Kontraindikationen, die gegen eine Entblockung sprechen, sind:

- akute (pulmonale) Infekte
- Erbrechen
- Reflux

Oft sind dies temporäre Erscheinungen, die sich gut behandeln lassen und somit den Rehabilitationsverlauf nicht vollständig behindern.

Evidenz: Der fehlende Luftstrom durch den Kehlkopf führt zu einer fehlenden Stimulation der Chemo- und Druckrezeptoren der Kehlkopfschleimhaut und als Folge davon zu einer Verminderung von Schluck- und Hustenreflex (Denk, Bigenzahn, Komenda-Prokop et al. 1999).

Umgekehrt führt die Luftstromlenkung durch den Kehlkopf zu einer verbesserten Sensibilität und einer Steigerung der Schluckfrequenz (Seidl, Nusser-Müller-Busch & Ernst 2005).

Durch die Verwendung eines Sprechventils entsteht ein ausreichender subglottischer Druck, der den Schluck effektiver macht und das Aspirationsrisiko vermindert (Suiter, McCullough & Powell 2003).

Trachealkanülenwechsel

Eine Kanüle darf max. 28 Tage lang liegen (entsprechend den Herstellerangaben). Bei Kanülen mit Innenkanüle ist dieser Zeitraum tatsächlich unproblematisch, weil man selbst bei vermehrter Verschleimung regelmäßig die Innenseele säubern bzw. wechseln kann. Wenn keine Innenseele vorhanden ist, sollte die Kanüle wöchentlich gewechselt werden. Dies entspricht auch den Vorgaben der DGN in ihrer Leitlinie „Neurogene Dysphagien" (Prosiegel 2014). Der Kanülenwechsel sollte in einer ruhigen Umgebung stattfinden, der Patient möglichst entspannt in einer halbhohen Position liegen und nüchtern sein. Wenn ein dilatatives Tracheostoma vorliegt, sollte ein Notfallset mit Beatmungsbeutel bereitliegen. Bei jedem Kanülenwechsel muss ebenfalls eine kleinere Kanüle für den Notfall vorhanden sein, falls sich das Tracheastoma zu schnell zuzieht. Generell findet der erste Wechsel nach Anlage eines dilatativen Tracheostomas nach ca. 1 Woche statt. Auf Intensivstationen führen meist die Ärzte oder die Atmungstherapeuten diesen Wechsel durch. Der Wechsel bei einem chirurgischen oder epithelisierten Tracheostoma gestaltet sich meist komplikationsloser.

PRAXISTIPP

Above Cuff Vocalization (ACV)

Eine Möglichkeit, Patienten mit einer Trachealkanüle zum Sprechen zu bringen, ist die sog. *Above Cuff Vocalisation* (ACV). Diese Methode kann angewendet werden, wenn die Trachealkanüle mit einer subglottischen Absaugung (*suction aid*) versehen ist. Manche Patienten sind wach, können aber noch nicht von der Beatmung genommen bzw. aufgrund von z.B. Hypersalivation, Reflux oder instabilen Vitalparametern nicht entblockt werden. Bei diesen kann man die ACV anwenden. Dabei entfernt man zunächst das Sekret über die subglottische Absaugung und spült diese mit NaCl durch. Danach schließt man über einen Adapter Sauerstoff an. Man beginnt mit 1l Flow und steigert diesen dann bis auf 4 bis max. 6l

Sauerstoff. Durch diese Luftzufuhr in den subglottischen Raum bei geblockter Kanüle bringt man die Stimmlippen in Schwingungen und ermöglicht so den Patienten die Phonation. Die Methode funktioniert gut, wenn sich kein Sekret im subglottischen Raum befindet und wenn das Tracheostoma nicht zu groß ist. Denn dann würde die Luft über das Stoma entweichen (Leckage) und nicht nach oben geleitet werden. So können sich die Patienten für einen kurzen Zeitraum (ca. 10-15 min) mitteilen, ohne dass entblockt werden muss.

Dekanülierung

Auf dem Weg zur Dekanülierung sind viele Zwischenschritte erforderlich, die ein standardisiertes Vorgehen erfordern. Wie in der Schluckdiagnostik auch, sollten klare Algorithmen festgelegt werden, damit das Prozedere für alle transparent und nachvollziehbar ist. Der Weg führt (fast) immer von der geblockten über die ungeblockte Trachealkanüle zur Dekanülierung (Ausnahmen sind Patienten, die lebenslang invasiv beatmet werden müssen). Die Einzelschritte sind: erste Entblockungsversuche, erste Sprechversuche, erste Schluckversuche, Festlegung von Entblockungsphasen und instrumentelle Diagnostik. Die Kriterien für eine Dekanülierung müssen erfüllt sein. Diese betreffen: 1. Atmung, 2. Sekretmanagement, 3. Schlucken (Schwegler 2017; Frank 2008). Umgekehrt kann eine Dekanülierung bei stabiler Atmung trotz bestehender Dysphagie erfolgen. Die Kriterien:

1. **Atmung**: pulmonale Situation ist stabil; Patient atmet spontan und suffizient (evtl. auch mit einer nicht-invasiven Beatmung); es gibt kein morphologisches Hindernis in den oberen Atemwegen
2. **Sekretolyse**: es bildet sich nur noch wenig Sekret; es kann vom Patient ausreichend mobilisiert, hochgehustet und ausgespuckt werden, willkürliche Hustenstoß hat eine Kraft von mind. 160 ml *Peak Cough Flow* (Winck et al. 2015); reflektorische Hustenstoß ist ausreichend und / oder suffizient
3. **Schlucken**: Speichel wird ausreichend sicher abgeschluckt; es kann weiterhin eine schwere Dysphagie bestehen, die jedoch nicht trachealkanülenpflichtig ist

Vor jeder Dekanülierung sollte eine FEES stattfinden, um das Speichelmanagement und die Schluckfähigkeit sowie die strukturellen Gegebenheiten (Schwellungen, Entzündungen) zu überprüfen.

EXKURS

Risikovermeidung in der Dysphagie-Therapie

Die Arbeit mit Dysphagiepatienten erfordert ein besonders Verantwortungsbewusstsein der Schlucktherapeutin und anderer Berufsgruppen, die involviert sind. Denn fehlerhafte Maßnahmen können zu z.T. gravierenden gesundheitlichen Schäden führen. Eine falsche Einschätzung der Schluckfähigkeit und somit eine Erhöhung der Aspirationsgefahr kann lebensbedrohlich sein. Newesely et al. (2013) haben eine Liste an Risiken zusammengetragen, die im Umgang mit Dysphagiepatienten auftreten. Dazu haben sie mögliche Präventivmaßnahmen aufgeführt (➤ Tab. 11.22). Die Risiken sind gegliedert in:

1. allgemeine Risiken:
2. Risiken in Zusammenhang mit der Lagerung
3. Risiken in Zusammenhang mit der Diagnostik
4. Risiken in Zusammenhang mit der Therapie
5. Risiken in Zusammenhang mit der Nachsorge bzw. Pflege

11.7 Sonderfall beatmete Patienten

Wie bereits erwähnt, findet immer mehr Sprachtherapie auf Beatmungsstationen bzw. in Beatmungspflegeheimen statt. Sobald die Patienten im *Weaning* sind, kann mit der Sprach- und Schlucktherapie begonnen werden.

DEFINITION

Weaning bedeutet Entwöhnung und ist definiert als die schrittweise Entwöhnung vom Respirator hin zu einer selbstständigen, spontanen Atmung.
Bei der Entwöhnung von der Trachealkanüle kann man auch von Weaning sprechen, sollte aber Missverständnisse vermeiden.

Sind erste Entblockungsversuche möglich, bleiben die Vorgänge und Methoden der Schluck-und Sprechtherapie gleich. Die Sprachtherapeutin sollte sich ein Grundwissen über den Bereich der Beatmung aneignen, wenn sie auf einer solchen Station bzw. im Pflegeheim tätig ist.

Tab. 11.22 Beispiele für Risiken in der Dysphagietherapie und deren Vermeidung (Newesely et al. 2013)

Risiko	Mögliche Folge	Vermeidung
fehlende Information bei mangelhafter Übergabe	erhöhte Gefahr der Körperschädigung	umfassende Informationen einholen vom Vorbehandler, Pflegedienst und Krankenhaus
Aspiration bei Lagerung in Rückenlage	enorale und pharyngeale Residuen werden penetriert/aspiriert	• nach dem Essen mind. 20 Min. Sitzposition belassen • Mundpflege nach dem Essen
falsche Boluskonsistenz bei Schluckversuch	Bolus kann steckenbleiben bzw. aspiriert werden	Boluskonsistenz gezielt nach Anamnese und KSU auswählen
unzureichende Schutzmechanismen vorhanden	stille Aspiration	• Schluckversuch abwägen • „ungefährliche" Konsistenz wählen • nur geringste (½ TL) Mengen prüfen
Verflüssigung von Götterspeise o. ä. durch verzögerten Abtransport	• erhöhte Aspirationsgefahr • Pneumoniegefahr	Amylase-resistente Gelees und Dickungsmittel verwenden
endotracheales Absaugen	• Verletzungen, Vagusreiz • Schmerzzufügung	• nur geschultes Personal (Arzt/Pflege/Schlucktherapeut) darf absaugen • max. Tiefe (ca. 1 cm über Kanülenlänge) beachten

KLINISCHER HINTERGRUND

Im Zuge der Pandemie des SARS-CoV-2-Virus, welche sich seit Anfang 2020 auf der ganzen Welt ausbreitet, hat die Anzahl an Patienten, die beatmet werden müssen, massiv zugenommen. Die Covid-19-Infektion kann zu einem schweren Lungenversagen führen, dem sog. ARDS (*Acute Respiratory Distress Syndrome*), welches zunächst eine Intubation und dann im Verlauf nicht selten auch eine Tracheotomie erfordert. Viele Kliniken wurden daraufhin mit mehr Beatmungsgeräten und -betten aufgerüstet. Aufgrund der Übertragung des Virus via Aerosole wird die Tracheotomie möglichst spät durchgeführt, um das ärztliche und pflegerische Personal bei dieser Prozedur keiner hohen Viruslast auszusetzen. Das führt zu Intubationsdauern von über 20 Tagen und einem prolongierten (verlängerten) *Weaning*, das sich über Monate hinziehen kann. Diese Patienten zeigen sehr häufig schwere Post-Extubations-Dysphagien bzw. Dysphonien und nur eine zögerliche Entwöhnung von der Beatmung und der Trachealkanüle (Sandblom, Dotevall, Svennerholm et al. 2021). Sie sind also in besonderem Maße darauf angewiesen, dass frühzeitige sprachtherapeutische Interventionen in Form von Sprech- und Schluckversuchen stattfinden. Hier zeigt sich die Notwendigkeit einer sprachtherapeutischen Versorgung auf den Intensivstationen einerseits, und der Ausbildung und Schulung im Trachealkanülenmanagement andererseits. Zudem ist hier die interdisziplinäre Zusammenarbeit der verschiedenen therapeutischen Gruppen unabdingbar. Hier ist neben der Physiotherapie auch in erster Linie die Atmungstherapie zu nennen. Sie ist ein junges Berufsbild, das aber gemeinsam mit der Sprachtherapie eine wichtige Schnittstelle bei der Behandlung beatmeter Patienten betreut. Atmungstherapeuten kümmern sich um die Einstellung der Beatmung, das Sekretmanagement, das Trachealkanülenmanagement und die Überleitung nach Hause. Es ist eine berufliche Weiterbildung, die auch Sprachtherapeutinnen offensteht.

Es gibt drei Modi der Beatmung (Heidler & Bidu 2015; Schwegler 2017):

1. **kontrollierte Beatmung:** Patient atmet nicht selbstständig, sondern die Beatmungsmaschine (Respirator) übernimmt das für ihn; sie bestimmt auch den Rhythmus von Inspiration und Exspiration; eine Entblockung in diesem Modus ist nicht möglich
2. **assistierte Beatmung:** Patient triggert selbstständig seine Atmung und bekommt vom Gerät unterstützende Drücke (PEEP, *Positive Endexpiratory Pressure*); er bestimmt seine Atemfrequenz und die Tiefe der Atmung; diesen Modus nennt man auch CPAP (*Continuous Positive Airway Pressure,* kontinuierlicher positiver Atemwegsdruck), meist in Kombination mit ASB (*Assisted Spontaneous Breathing)*; hierbei besteht bei Ein- und Ausatmung ein gleichbleibender positiver Druck, der für ein größeres Residualvolumen sorgt und so einem Kollaps der Alveolen

vorbeugt (Schwegler 2017); in diesem Modus sind Entblockungen möglich, grundsätzlich in den Spontanatemphasen weg vom Respirator, aber auch am Respirator, z. B. mit einem Passy Muir-Sprechventil
3. **kombinierte Beatmung:** der Respirator bestimmt sowohl die Atemzüge und reagiert auch auf die selbstständigen Atemzüge des Patienten; diesen Modus nennt man auch BIPAP (*Biphasic Positive Airway Pressure*); es ist wiederum schwieriger, am Gerät zu entblocken; Therapie sollte in die Phasen der Spontanatmung fallen; bzgl. des *Weanings* gibt es zwei Methoden:
    1. Patient wird entweder **kontinuierlich** vom Respirator entwöhnt, indem man die Einstellungen immer mehr zugunsten einer selbstständigen Atemtätigkeit vornimmt
    2. man wechselt Phasen der Beatmung am Gerät mit Spontanisierungsphasen ab, in denen Patient an der feuchten Nase mit Sauerstoffzufuhr atmet, ein **diskontinuierliches** Weaning (Heidler & Bidu 2015)

Es bietet sich an, in diese Phasen die schlucktherapeutischen Maßnahmen zu legen. Wichtig dabei ist eine ständige Kontrolle der Vitalparameter, eine gute klinische Beobachtung des Patienten auf Stressfaktoren wie Kaltschweißigkeit, hoher Blutdruck, hohe Herz- sowie steigende Atemfrequenz. All das sind Abbruchkriterien.

Patienten, die über eine Trachealkanüle künstlich beatmet werden, waren zuvor alle oral intubiert und sediert. Durch die Beatmung werden das Zwerchfell und die Atemmuskulatur inaktiv, es kommt zum Muskelabbau. Die Luft bei der künstlichen Beatmung nimmt den Weg des geringsten Widerstands und folgt der Schwerkraft, was bedeutet, dass je nach Lagerung des Patienten nur bestimmte Teile der Lunge belüftet werden: Im Sitzen und Stehen die unteren Lungenflügel, in der Seitenlage der untenliegende Lungenflügel und in der Rückenlage die nach unten gerichteten Abschnitte der Lunge. Alle diese Faktoren wirken sich letztendlich auch auf das Schlucken und Sprechen aus. Daher sind v. a. atemtherapeutische Maßnahmen wesentlich für die Rehabilitation des Patienten. Diese fallen normalerweise in den Bereich der Physiotherapie, können und sollten aber auch von der Sprachtherapie übernommen bzw. ergänzt werden (vgl. nachfolgender Exkurs).

EXKURS

Atemtherapie in der Dysphagietherapie

Atmen und Schlucken teilen sich den gleichen Weg. Wenn wir atmen, können wir nicht schlucken und umgekehrt. Im Moment des Schluckens kommt es zur Schluckapnoe – die Atmung wird gestoppt. Physiologisches Schlucken erfolgt am Anfang oder während der Exspirationsphase, damit genügend subglottischer Druck für den Verschluss der laryngealen Strukturen aufgebaut werden kann und gleichzeitig Reinigungsmechanismen (Räuspern, Husten) greifen können. Patienten mit gestörter Atmung, z. B. aufgrund einer COPD, einer Trachealkanüle oder künstlicher Beatmung, können eine gestörte Atem-Schluck-Koordination haben und einen insuffizienten Hustenstoß. Ein suffizienter Hustenstoß ist jedoch Voraussetzung für die Oralisierung.
Ziele der Atemtherapie sind demnach:
- Anbahnung eines kräftigen Hustenstoßes
- Regulierung der Atemfrequenz und Atemtiefe
- Sekretolyse (Mobilisieren von Sekret, welches geschluckt oder expektoriert werden kann)
- verbesserte Atemwahrnehmung

Die atemtherapeutischen Maßnahmen können zu jeder Zeit und in jeder Position durchgeführt werden. Sie erfordern seitens des Patienten nur ein geringes Maß an Compliance. Sprachtherapeutinnen, die mit diesen Patienten arbeiten, erweitern mit den Methoden der Atemtherapie ihre Kompetenz im Umgang mit schwer betroffenen, multimorbiden Dysphagiepatienten.

11.8 Sonderfall Wachkomapatienten

Patienten im Wachkoma (➤ Kap. 2.2.1) werden insbesondere im ambulanten Bereich von Sprachtherapeuten mitbetreut. Die Behandlung umfasst:
- basale Stimulation
- orale Stimulation und Mundpflege
- Atemtherapie
- Trachealkanülenmanagement
- Kommunikation

Die interdisziplinäre Zusammenarbeit mit den Kollegen der Pflege, der Physiotherapie und Ergotherapie ist hier ganz wichtig. Ebenso spielt die Angehörigenarbeit eine große Rolle. Die meisten Wachkomapatienten sind eher junge Menschen und werden v. a. zu Hause betreut. Dort sind sie Teil der Familie. Viele Angehörige sind meist sehr gut in die Pflege und Behandlung involviert.

Die Behandlung von Wachkomapatienten ist eine erhaltende Therapie, es werden zwar restituierende Maßnahmen eingesetzt, aber die Fortschritte sind – je nach Dauer des Zustands – nur gering. Die Wahrscheinlichkeit, dass ein Patient im Wachkoma wieder aufwacht, wird umso geringer, je länger dieser Zustand anhält (Jorgensen & Holm 1998).

Basale Stimulation

Die basale Stimulation ist ein Konzept aus der Pflege und bedeutet, dass man dem Patienten multimodale sensorische Reize anbietet. Dies kann durch Waschen, Lagern und Mundpflege geschehen (Böthin & Keiper 2011). Insbesondere beim Lagern werden über passive Bewegungen sensorische Reize der Bewegung und Position gesetzt. Dabei wird der Patient in verschiedene Liege- und Sitzpositionen gelagert. Kopf und Schultern werden passiv bewegt. Ebenso kann man vorsichtig die laryngeale Muskulatur mobilisieren, z. B. mit Maßnahmen aus der manuellen Schlucktherapie (Nusser-Müller-Busch & Horst 2011) bzw. manuellen Stimmtherapie (Münch 2011). Bei all diesen Maßnahmen ist es wichtig, langsam und mit viel Druck zu arbeiten, um der Spastik entgegenzuwirken. Vibrationen oder Tapping sind nicht angebracht. Auch Taping ist eine Möglichkeit, um Tonuserhöhungen und -senkungen zu bewirken.

Orale Stimulation und Mundpflege

Wachkomapatienten haben häufig eine stark erhöhte Sensibilität im orofazialen und enoralen Bereich. Oft sind pathologische Reflexe vorhanden. Die Mundpflege zielt auf eine Desensibilisierung ab. Sie sollten entlang der Quadranten mit Wasser oder Tee durchgeführt werden. Eine Gesichtsmassage sollte immer von oben nach unten beidseitig mit großem Druck ausgeführt werden. Eine sensorische Stimulation ist auch über Düfte oder Schaum aus der Molekularküche (➤ Kap. 17.3) möglich.

Atemtherapie

Wie bereits in ➤ Kap. 11.5.1 erwähnt, ist Atemtherapie eine Maßnahme, die jederzeit stattfinden kann, die sehr angenehm für den Patienten und mit einfachsten Mitteln durchzuführen ist. Mögliche Techniken sind:

- sanfte Massage, z. B. mit einem Igelball oder dem Novafon-Gerät (➤ Kap. 11.5.1)
- Kontaktatmung: Hand auf das Zwerchfell oder die Rippenbögen legen
- Atem lösen: in die Haut kneifen

Trachealkanülenmanagement

Wachkomapatienten sind mit einem epithelisierten Tracheostoma versorgt. Dadurch gestalten sich die Pflege und der Kanülenwechsel unproblematisch. Das Handling und die therapeutischen Maßnahmen (Entblockungsversuche, Schluckversuche) unterscheiden sich ansonsten nicht von dem unter Kap. 11.6 beschriebenen.

Kommunikation

Man weiß nicht, wieviel der Wachkomapatient von seiner Umwelt wahrnimmt. Man weiß aber, dass die Patienten auf ihre Umwelt reagieren. Es zeigen sich Reaktionen im Blutdruck, in der Herzfrequenz, in vegetativen Zeichen wie Schwitzen oder einem Anstieg in der Spastik. In der Remissionsphase aus dem Wachkoma kommt es zu ersten Reaktionen mit Blinzeln, Augenkontakt, Lautäußerungen. Therapieinhalt ist es v. a., einen Ja- / Nein-Code mit dem Patienten zu vereinbaren. Wenn er wacher wird, können evtl. externe Kommunikationshilfen eingesetzt werden (Roth 2014).

LITERATUR

American-Speech-Language-Hearing Association. Knowledge and skills or speech-language pathologists performing endoscopic assessment of swallowing functions. https://www.asha.org/policy/ks2002-00069.htm (zuletzt abgerufen am 10.12.18)

Apostolakis LW, Funk GF, Urdaneta LF et al. The nasogastric tube syndrome: two case reports and review of literature. Head Neck 2001; 23: 59-63.

Aviv JE et al. Flexible endoscopic evaluation of swallowing with sensory testing: patient characteristics and analysis of safety in 1,340 consecutive examinations. Ann Otol Rhinol Laryngol 2005; 114:173-176.

Aviv JE, Kaplan ST, Thomson JE, Spitzer J, Diamond B, Close LG. The safety of flexible endoscopic evaluation with sensory testing (FEEST): an analysis of 500 consecutive evaluations. Dysphagia 2000, 15:39–44.

Awounou A, Stanschus S. Untersuchung des Schluckaktes mittels Videofluoroskopie (VFS). In: Stanschus S, Seidel S (Hrsg.) Dysphagie.- ein Kompendium. Idstein: Schulz-Kirchner, 2009: 65-102.

Bartolome G. Grundlagen der funktionellen Dysphagietherapie. In: Bartolome G, Schröter-Morasch H (Hrsg.). Schluckstörungen-Diagnostik und Rehabilitation. 6. Auflage. München: Elsevier, 2018.

Bartolome G, Neumann S. Physiologie des Schluckvorgangs. In: Bartolome G, Schröter-Morasch H (Hrsg.). Schluckstörungen-Diagnostik und Rehabilitation.6. Auflage. München: Elsevier, 2018: 23-42.

Bartolome G, Schröter-Morasch H (Hrsg.). Schluckstörungen-Diagnostik und Rehabilitation.6. Auflage. München: Elsevier, 2018.

Bartolome G, Starrost U, Schröter-Morasch H, Schilling B, Fischbacher L, Kues L, Graf S, Ziegler W. Validation of the Munich Swallowing Score (MUCSS) in patients with neurogenic dysphagie: A preliminary study. NeuroRehabilitation 2021; DOI:10.3233/NRE-210011.

Belafsky PC, Blumenfeld L, Lepage A, Nahrstedt K. The accuracy of the modified Evan's blue dye test in predicting aspiration. The Laryngoscope 2003, 113 (11): 1969–1972.

Belafsky PC, Mouadeb DA, Rees CJ, Pryor JC, Postman GN, Allen J et al. Validity and Reliability of the Eating Asessment Tool (EAT-10). Annals of Otology, Rhinology and Laryngology 2008; 117(12):919-924.

Birkmann U. Kö.Be.S. Kölner Befundsystem für Schluckstörungen. Hofheim: Prolog Verlag, 2007.

Bisch EM, Logemann JA, Rademaker AW, Kahrilas PJ, Lazarus CL. Pharyngeal Effects of Bolus Volume, Viscosity, and Temperature in Patients With Dysphagia Resulting From Neurologic Impairment and in Normal Subjects. Journal of Speech, Language, and Hearing Research; 1994, 37: 1041–1049.

Bobath B, Bobath K. Die motorische Entwicklung bei Zerebralparesen. 6. Aufl. Stuttgart: Thieme, 2005.

Böthin S, Keiper O. Leitgedanken zur Pflege von Wachkomapatienten. Universitätsklinikum Essen, 2011 http://www.ukessen.de/fileadmin/Neurochirurgie/PDF_Dateien/Stationen/Konzeption_Mitarbeiterfortbildung.pdf (zuletzt abgerufen am 11.09.2018)

Bülow M, Olsson R, Ekberg O. Videoradiographic Analysis of How Carbonated Thin Liquids and Thickened Liquids Affect the Physiology of Swallowing in Subjects with Aspiration on Thin Liquids. Acta Radiologica 2003; 44 (4): 366–372.

Burgos R, Breton I, Cereda E, Desport JC, Dziewas R, Genton L et al. ESPEN Guideline clinical nutrition in neurology. Clin. Nutr. 2018; 37(1):354-396.

Carnaby G, Hankey GJ, Pizzi J. Behavioural intervention for dysphagia in acute stroke: a randomized controlled trial. Lancet Neurology 2006; 5: 31–37.

Chen AY, Frankowski R, Bishop-Leone J, Hebert T, Leyk S, Lewin J, Göpfert H. The development and validation ofa dysphagia-specific quality-of-lief-questionnaire for patients with head and neck cancer: the M.D. Anderson dysphagia inventory. Arch Otolaryngol Head Neck Surg. 2001; 127(7):870-876.

Clave P, de Kraa M, Arreola V et al. The effect of bolus viscosity on swallowing function in neurogenis dysphagia. Aliment Pharmacol Ther 2006; 24:1385-1394.

Crary mA, Mann GD, Groher ME. Initial Psychometric Assessment of a Functional Oral Intake Scale for Dysphagia in Stroke Patients. Arch Phys Med Rehabil 2005; 86(8):1516-1520.

Daniels SK, McAdam CP, Brailey K Foundas AL. Clinical assessment of swallowing and prediction of dysphagia severity. Am J Speech Lang Pathol, 1997; 6: 17–24.

Davis et al. Prolonged use of heat and moisture exchangers does not affect device efficiency or frequency rate of nosocomial pneumonia, Crit Care Med, 28(5);2000; 1412-1418.

Denk D, Bigenzahn W, Komenda-Prokop E et al. Funktionelle Therapie oropharyngealer Dysphagien. In: Bigenzahn W, Denk D (Hrsg). Oropharyngeale Dysphagien. Stuttgart: Thieme Verlag, 1999: 66-96.

Dodds WJ. Physiology of swallowing. Dysphagia 1989; 3:171-178.

Dziewas R, Pflug C et al. Neurogene Dysphagie, S1-Leitlinie, 2020. Deutsche Gesellschaft für Neurologie (Hrsg.). Leitlinien für Diagnostik und Therapie in der Neurologie. www.dgn.org/leitlinien (zuletzt abgerufen am: 21.11.2022).

Dziewas R, Stellato R, van der Tweel I, Walther E, Werner CJ, Braun T, et al. Pharyngeal electrical stimulation for early decannulation in tracheotomised patients with neurogenic dysphagia after stroke (PHAST-TRAC): a prospective, single-blinded, randomised trial. The Lancet Neurology 2018; 17(10): 849-59

Dziewas R, Warnecke T, Hammacher C et al. Do nasogastric tubes worsen dysphagia in patients with acute stroke? BMC Neurol 2008; 8:28.

Ebihara T, Ebihara S, Muramaya M. A randomized controlled trial of olfactory stimulation using black pepper oil in older people with swallowing dysfunction. JAGS. 2006; 54:1401–1406.

Edmiaston J, Connor LT, Loehr L, Nassief A. Validation of a dysphagia screening tool in acute stroke patients. Am J Crit Care 2010; 19(4):357–64. www.gbhn.ca/ebc/documents/Dysphagia_Screening_Tool_Jan_2015.pdf (zuletzt abgerufen am 30.07.2018)

Ehlers J, Mielke R. Trachealkanülenmanagement und Dekanülierung bei Menschen mit chronischen Bewusstseinsstörungen. Neurologie & Rehabilitation 2012; 18:229–235.

Ehlers J. Intensivmedizin – ein Handlungsfeld nicht nur für Physiotherapeuten?! Sprachheilarbeit 2010; 2: 79–82.

Ehlers J. Tracheotomierte und beatmungsabhängige Menschen in der Sprachtherapie. Logos 2013; 21 (2): 138–141.

Farneti D. The instrumental gold standard: fees. Journal of Gastroenterology and Hepatoloy Research 2014; 3(10): 1281-1291

Frank U, Pluschinski P, Hofmayer A, Duchac S (Hrsg.). FAQ Dysphagie. Antworten - prägnant und praxisnah. München: Elsevier 2021.

Frank U, Sticher M, Mäder M. Trachealkanülenmanagement in der Dysphagietherapie: Evaluation eines multidisziplinären Interventionsansatzes. Neurologie & Rehabilitation 2008; 14(2):81–90.

Frazer C et al. Driving plasticity in human adult motor cortex is associated with improved motor function after stroke. Neuron. 2002; 34:831–840.

Fujiu M & Logemann JA. Effect of a tongue-holding maneuver on posterior pharyngeal wall movement during deglutition. American Journal of Speech Language Pathology 1996, 5: 23–30.

Gallas S, Marie JP, Leroi AM, Verin E. Sensory transcutaneous electrical stimulation improves post-stroke dysphagic patients. Dysphagia; 2010, 25:291–297.

Gerschke M, Schöttker-Königer T, Förster A, Netzebrandt JF, Beushausen UM. Validation oft he German Version oft he Yale Pharyngeal Residue Severity Rating Scale. Dysphagia 2018, publ. online 16.Aug. http://doi.org/10.1007/s00455-018-9935-2.

Glassl O. Zum Wert der Pulsoximetrie für das klinische Screening des Aspirationsrisikos. Forum Logopädie 2013, 5(27):20–26.

Graf S. Anatomie des Schluckvorgangs. In: Bartolome G, Schröter-Morasch H (Hrsg.). Schluckstörungen-Diagnostik und Rehabilitation.6. Auflage. München: Elsevier, 2018: 3-19.

Hägg M, Larsson B. Effects of motor and sensory stimulation in stroke patients with long-lasting dysphagia. Dysphagia 2004; 19(4):219-30.

Hamakawa S, Koda C, Umemo H et al. Oropharyngeal dysphagia in a case of Huntingtons's disease. Auris Nasus Larynx 2004; 3:171-176.

Hamdy S. Rothwill JC, Aziz Q, Singh KD, Thompson DG. Long-term reorganization of human motor cortex driven by short-term sensory stimulation. Nat Neurosci 1998; 1: 64–68.

Heidler MD, Bidu L. Therapie bei beatmeten Patienten. Forum Logopädie 2015; 1(29):18–23.

Heidler MD. Dekanülierungsmanagement in der Frührehabilitation. Forum Logopädie 2011; 3 (25): 22–25.

Heidler MD. Rehabilitation schwerer pharyngo-laryngotrachealer Sensibilitätsstörungen bei neurologischen Patienten mit geblockter Trachealkanüle. Neurologie & Rehabilitation 2007; 13 (1): 3–14.

Herbst W. Neurogene Dysphagien und ihre Therapie bei Patienten mit Trachealkanüle. Idstein: Schulz-Kirchner, 2008.

Hey C, Pluschinski P, Zaretsky Y, Almahameed A, Hirth D, Vaerst B, Wagenblast J, Stöver T. Penetrations-Aspirations-Skala nach Rosenbek. Validierung der deutschen Version für die endoskopische Dysphagiediagnostik. HNO 62 (4), 276–281, 2014.

Hirst LJ et al. Is a safe swallow really safe? Int J Lang Commun Disord. 1998; 33(Suppl):279–280.

Hoffmann MR et al. High-resolution manometry of pharyngeal swallow pressure events associated with effortful swallow and the Mendelsohn maneuver. Dyphagia; 2012; DOI 10.1007/s00455-011-9385-6.

Höhling R. Schluckstörung bei Wallenberg-Syndrom. Störungsmuster und Outcome. Dissertation. LMU, Klinik für Neurologie Großhadern, 2006.

Holzapfel K. Radiologische Funktionsdiagnostik von Schluckstörungen bei neurologischen Krankheitsbildern und bei therapierten onkologischen Kopf-Hals-Erkrankungen. In: Bartolome G, Schröter-Morasch H (Hrsg.). Schluckstörungen-Diagnostik und Rehabilitation.6. Auflage. München: Elsevier, 2018.

Horst R. Motorisches Strategietraining und PNF. Stuttgart: Thieme, 2005.

Horst R. Ungenutzte Möglichkeiten der manuellen Therapie und der Proprioceptiven Neuromuskulären Fascilitation (PNF): Neuromuskuläre arthro-ossäre Plastizität (N.A.P.) Fisio Active 10, 2003.

Hotzenköcherle S. Funktionelle Dysphagie-Therapie – Ein Übungsprogramm. 5. Auflage. Edition Steiner. Idstein: Schulz-Kirchner Verlag, 2016.

Huckabee ML, Pelletier CA. Management of adult neurogenic dysphagia. San Diego: Singular, 1998.

Ickenstein GW, Hofmayer A, Lindner-Pfleghar B, Pluschinksi P, Riecker A, Schelling A, Prosiegel M. Standardisierung des Untersuchungsablaufs bei neurogener oropharyngealer Dysphagie. Neurologie & Rehabilitation 2009, 15(5):290–300.

Jayasekaran V et al. Adjunctive functional pharyngeal electrical stimulation reverses swallowing disability after brain lesions. Gastroenterology. 2010; 138:1731–1746.

Jorgensen EO, Holm S. The natural course of neurological recovery following cardiopulmonary resuscitation. Resuscitation 1998; 36(2): 111-122.

Kartmann A. Funktionelle Therapieverfahren bei oropharyngealen Dysphagien. In: Seidel S, Stanschus S. (Hrsg). Dysphagie – Diagnostik und Therapie. Ein Kompendium. Idstein: Schulz-Kirchner, 2009.

Kelly AM, McLaughlin C, Wallace S et al. Fibreoptic endoscopic evaluation of swallowing (FEES): the role of speech and language therapy. RCSLT Position Paper, 2015. http://www.rcslt.org/members/publications/publications2/fees_position_paper_300315 (zuletzt abgerufen am 10.12.18)

Kerz T (Hrsg.) Von der Tracheotomie bis zur Dekanülierung: ein transdiziplinäres Handbuch. 2. Aufl. Lehmanns, 2013.

Khedr Em, Abo-Elfetoh N, Rothwell JC. Treatment of post-stroke dysphagia with repetitive transcranial magnetic stimulation. Acta Neurol Scand 2009; 119: 155–161.

Kim Y, McCullough GH, Asp CW. Temporal measurements of pharyngeal swallowing in normal populations. Dysphagia 2005; 20:290-296.

Kleim JA, Jones TA. Principles of experienced-dependent Neural Plasticity: Implications for Rehabilitation after Brain Damage. Journal of Speech, Language and Hearing Research 2008; 51:225-239.

Klemm E, Nowak A. Kompendium der Tracheotomie. Heidelberg: Springer, 2011.

Kollen BJ, Lennon S, Lyons B et al. The effectiveness of the bobath concept in stroke rehabilitation: what is the evidence? Stroke 2009; 40:e89-e97.

Konradi J, Lerch A, Cataldo M, Kerz T. Direct effects of Facial Oral Tract Therapy on swallowing frequency of non-tracheotomised patients with acute neurogenic dysphagia. Sage open Med 2015; 3, DOI10.1177/2050312115578958.

Koop H, Fuchs KH, Labenz J et al. Gastroösophageale Refluxkrankheit. Sk2 Leitlinie der DGVS. 2014. https://www.awmf.org/uploads/tx_szleitlinien/021-013l_S2k_Refluxkrankheit_2014-05.pdf

Kraus EM, Rommel N, Stoll LH, Öttinger A, Vogel AP, Synofzik M. Validation and Psychometric Properties oft he German Version oft he SWAL-QOL. Dysphagia 2018; 33(4):431-440.

Langmore SE, Schatz K, Olsen N. Fiberoptic endoscopic examination of swallowing safety: a new procedure. Dysphagia 1988; 2:216-219.

Langmore SE. Endoscopic Evaluation and treatment of swallowing disorders. New York: Thieme, 2011.

Langmore SE. Scoring a FEES examination. In: Langmore SE. Endoscopic Evaluation and treatment of swallowing disorders. New York: Thieme, 2001: 101-143.

Langmore SE. Terpenning MS, Schork A et al. Predictors fo aspiration pneumonia: how important is dysphagia? Dysphagia 1998; 13:69-81.

Lazarus C et al. Effects of voluntary maneuvers on tongue base function for swallowing. Folia Phoniatr Logop. 2002; 54:171–176.

Leigh JH, Oh BM, Seo HG, Lee GJ, Min Y, Kim K, Lee JC, Han TR. Influence of the chin-down and chin-tuck maneuver on the swallowing kinematics of healthy adults. Dysphagia. 2015; 30(1):89–98.

Logemann JA et al. Effects of postural change on aspiration in head and neck surgical patients. Otolaryngol Head Neck Surg. 1994; 110:222–227.

Logemann JA et al. The benefit of head rotation on pharyngoesophageal dysphagia. Arch Phys Med Rehabil. 1989, 70:767–771.

Logemann JA, Gensler G, Robbins J, Lindblad AS, Brandt D, Hind JA, Kosek S, Dikeman K, Kazandjian M, Gramingna GD, Lundy D, McGarvey-Toler S, Miller Gardner PF. A randomized study of three interventions for aspiration of thin liquids in patients with dementia or Parkinson's disease. J Speech Lang Hear Res 2008; 51:173–183.

Logemann JA, Pauloski BR, Colangelo L et al Efffects of a sour bolus on oropharyngeal swallowing measures in patients with neurogenic dysphagia. J Speech Hear Res 1995; 38:556-563.

Martino R, Silver F, Teasell L, Bayley M, Nicholson G, Streiner DL, Diamant NE. Development and Validation of a Dysphagia Screening Tool for Patients With Stroke. Stroke. 2009; 40: 555–561.

McCullough GH, Kamarunas E, Mann GC, Schmidley JW, Robbings JA, Crary MA. Effects of Mendelsohn maneuver on measures of swallowing duration post stroke. Top Stroke Rehabil 2012; 19(3):234-243.

McHorney CA, Robbins J, Lomax K, Rosenbek JC, Chignell K, Kramer AE, Bricker DE. The SWAL-QOL and SWAL-CARE outvomes tool for oropharyngeal dysphagia in adults: III. Documentation of reliability and validity. Dysphagia 2002; 17(2):97-114.

Miles A, Jardine M, Johnston F et al. Effect of Lee Silverman Voice Treatment (LSVT loud) on swallowing and cough in Parkinson⊠s disease: A pilot study. J Neurol Sci 2017; 383; 180-187.

Motzko M, Weinert M. Haftungsrecht in der Dysphagietherapie. Forum Logopädie Beruf & Verband, 2004a: 11–14.

Motzko M, Weinert M. Stimm- und Schlucktherapie nach Larynx- und Hypopharynxkarzinomen. München: Elsevier, 2004b.

Münch G. Manuelle Stimmtherapie (MST), eine Therapie, die berührt. Idstein: Schulz-Kirchner, 2011.

Murray J, Langmore SE, Ginsberg S et al. The significance of accumulated oropharyngeal secretions and swallowing frequency in predicting aspiration. Dysphagia 1996; 111: 99-103

Nebel A, Deuschl G (Hrsg.). Dysarthrie und Dysphagie bei Morbus Parkinson. Stuttgart: Thieme, 2008.

Neubauer PD, Rademaker AW, Leder SB. The Yale pharyngeal residue severity rating scale: an anatomically defined and image- based tool. Dysphagia. 2015;30:521–8. https://doi.org/10.1007/ s00455-015-9631-4, zuletzt abgerufen am 11.09.2018

Neumann S, Bartolome G, Buchholz D, Prosiegel M. Swallowing therapy of neurologic patients: correlation of outcome with pretreatment variables and therapeutic methods. Dysphagia 1995, 10: 1–5.

Newesely G, Weinert M, Motzko M, Holzer A. Zur Risikovermeidung im Dysphagiemanagement. Forum Logopädie 2013; 3(25):14–21.

Niers N. Tracheotomie: Ein Ratgeber für Betroffene, Angehörige, Pflegekräfte und Ärzte. 2. Aufl. Idstein: Schulz-Kirchner, 2014

Nusser-Müller-Busch R, Horst R. Manuelle Schlucktherapie – reset the brain. Forum Logopädie 2011, 3(25):6–13.

Nusser-Müller-Busch R. Die Therapie des Facio-Oralen Trakts. Berlin: Springer, 2008.

Oczenski W. Atmen – Atemhilfen: Atemphysiologie und Beatmungstechnik. 9. Aufl. Stuttgart: Thieme Verlag, 2012.

Ohmae Y et al. Effects of two breath holding maneuvers on oropharyngeal swallowing. Ann Otol Rhino Laryngol. 1996; 105:123–131.

Palmer JB, Kuhlemeier KV, Tippett DC, Lynch C. A protocol for the videofluorographic swallowing study. Dysphagia 1993; 8 (3): 209-214.

Park JS, Oh DH, Chang MY, Kim KM. Effects of expiratory muscle strength training on oropharyngeal dysphagia in subacute stroke patients: a randomised controlled trial. J Oral Rehabil. 2016 May;43(5):364–72.

Perlman AL, Luschei ES, DuMond CE. Electrical activity from the superior pharyngeal constrictor during reflexive and nonreflexive tasks. J Speech Hear Res. 1989; 32: 749–754.

Perry L. Screening swallowing function of patients with acute stroke. Part one: identification, implementation and initial evaluation of a screening tool for use by nurses. Journal of Clinical Nursing. 2001a, 10:463–473.

Perry L. Screening swallowing function of patients with acute stroke. Part two: detailed evaluation of the tool used by nurses. Journal of Clinical Nursing, 2001b, 10:474–481.

PIckenbrock H, Ludwig VU, Zapf A, Dressler D. Lagerung von Patienten mit zentral neurologischen Erkrankungen. Dtsch Ärzteblatt Int 2015; 112(3): 35-42.

Plinkert PK. Schluckbezogene Lebensqualität bei Mundhöhlenkarzinomen; Anderson-Dysphagia-Inventory, deutsche Version (MDADI). Heidelberg, 2010.

Pluschinski P, Zaretsky E, Almahameed et al. Sekretbeurteilungsskala nach Murray et al für FEES. Der Nerven arzt 2014; 85(12):1582-1587.

Prosiegel M, Riecker A, Weinert M et al. Dysphagienmanagement in der akuten Schlaganfallphase. Nervenarzt 2012, 83:1590–1599.

Prosiegel M, Schelling A, Wagner-Sonntag E. Dysphagia and multiple sclerosis. Int MS J 2004; 11: 22-31.

Prosiegel M, Weber S. Dysphagie. Diagnostik und Therapie. 2. Auflage. Heidelberg: Springer, 2013.

Prosiegel M. Deutsche Fassungen des SWAL-QOL und SWAL-CARE. In: Rosenbek JC, Donovan NJ. Assessment der Behandlungsqualität und der Lebensqualität als Teil eines Repertoires der Ergebnismessung bei Erwachsenen mit erworbenen Dysphagien. In: Stanschus S (Hrsg) Rehabilitation von Dysphagien. Idstein: Schulz-Kirchner, 2006.

Prosiegel M. DGN Leitlinie für neurogene Dysphagien. www.dgn.org/images/red_leitlinien/LL_2014/PDFs_Download/030111_DGN_LL_neurogene_dysphagien_final.pdf. Zuletzt abgerufen am 26.08.18

Prosiegel M. Neuroanatomie des Schluckens. In: Bartolome G, Schröter-Morasch H (Hrsg.). Schluckstörungen-Diagnostik und Rehabilitation.6. Auflage. München: Elsevier, 2018.

Prosiegel M. Neurologie der Dysphagien. Neurologie & Psychiatrie. Universimed.com, 2008.

Prosiegel M. Neurologie von Schluckstörungen. In: Prosiegel M (Hrsg). Praxisleitfaden Dysphagie. Bad Homburg: Verlag Hygieneplan, 2002: 9-46.

Ravich WJ, Wilson RS, Jones B, Donner MW. Psychogenic dysphagia and globus: reevaluation of 23 patients. Dysphagia 1989; 4:35-38

Robbins J, Gensler G, Hind J, Logemann JA, Lindblad AS, Brandt D, Baum H, Lilienfeld D, Kosek S, Lundy D, Dikeman K, Kazandjian M, Gramingna GD, McGarvey-Toler S, Miller Gardner PF. Comparison of 2 interventions for liquid aspiration on pneumonia incidence: a randomized trial. Ann Intern Med 2008; 148:509–518.

Rood MA. Neurophysiological mechanisms utilized in the treatment of neuromuscular dysfunction. Am J Occ Ther. 1956; 10:220.

Rosenbek JC, Robbins JA, Roecker EB, Coyle JL, Wood JL. A penetration-aspiration scale. Dysphagia 1996, 11:93–98.

Rosenbek JC, Roecker EB, Wood JL, Robbins J. Thermal application reduces the duration of stage transition in dysphagia after stroke. Dysphagia 1996; 11:225–233.

Rosendahl C, Flader C, Günther T. Diagnostik von Dysphagien anhand der Leitlinie der Deutschen Gesellschaft für Neurologie. Forum Logopädie 2016; 3(30):24–31.

Roth S. Therapie von Wachkomapatienten. Seminarkript, 2014.

Sandblom OH, Dotevall H, Svennerholm K, Tuomi L, Finizia C (2021). Characterization of dysphagia and laryngeal findings in COVID-19 patients treated in the ICU – An observational clinical study. PLoS ONE 16(6):e0252347. https://doi.org/10.1371/journal.pone.0252347

Schäfer S, Kirsch F, Scheuermann G, Wagner R. Fachpflege Beatmung. München: Elsevier, 2015.

Schalch F. Schluckstörungen und Gesichtslähmungen. Stuttgart, 1995.

Schindelmeiser J. Anatomie und Physiologie für Sprachtherapeuten. 4. Aufl. München: Elsevier, 2018.

Schwegler H. Trachealkanülenmanagement. Dekanülierung beginnt auf der Intensivstation. Idstein: Schulz-Kirchner, 2017.

Sciortino et al. Effects of mechanical, cold, gustatory and combined stimulation to the human anterior faucial pillars. Dysphagia. 2003; 18:16–26.

Seidl RO, Nusser-Müller-Busch R, Ernst A. The Influenza of tracheotomy tubes on the swallowing frequency in neurogenic dysphagia. Otolaryngology an Head and Neck Surgery 2005; 132(3): 484–486.

Seidl RO, Nusser-Müller-Busch R, Hollweg W et al. Pilot study of a neurophysiological dysphagia therapy for neurological patients. Clin Rehabil 2007; 21: 686-697.

Shaker R, Easterling C, Kern M, Nitschke T, Massey B, Daniels S, Grande B, Kazandjian M & Dikeman K. Rehabilitation of swallowing by exercise in tube-fed patients with pharyngeal dysphagia secondary to abnormal UES opening. Gastroenterology 2002; 122:1314–1321.

Shaker R, Kern M, Bardan E, Taylor A & Stewart ET. Augmentation of deglutitive upper esophageal sphincter opening in the elderly by exercise. American Journal for Physiology/Gastrointestinal and Liver Physiology 1997; 272: G1518–1522.

Shanahan TK et al. Chin down posture effects on aspiration in dysphagic patients. Arch Phys Med Rehabil. 1993; 74:736–739.

Sharkawi AE, Ramig L, Logemann JA, Pauloski BR, Rademaker AW, Smith CH, Pawlas A, Baum S & Werner C. Swallowing and voice effects of Lee Silverman Voice Therapy (LSVT): a pilot study. Journal of Neurology, Neurosurgery and Psychiatry 2002; 72:31–36.

Silbergleit A, Schultz L, Jacobson B et al. The Dysphagia Handicap Index: Development and Validation. Dysphagia 2011; 27(1):46-52.

Simons J. Früherkennung von Dysphagien bei Parkinson (IPS). Entwicklung und Validierung eines klinischen Patientenfragebogens (Münchner Dysphagie Test – Parkinson's Disease, MDT-PD) zur Früherkennung von Schluckstörungen bei idiopathischem Parkinson-Syndrom sowie Konzeptionierung eines Standards für die parkinsonspezifische klinisch und videoendoskopische Dysphagie-Diagnostik. Inaugural-Dissertation. LMU München, Fakultät für Psychologie und Pädagogik, 2012.

Spicer SD, Matyas TA. Facilitation of the TVR by cutaneous stimulation. Am J Phys Med 1980; 59:223-231.

Stanschus J, Seidel S. Rehabilitation pharyngealer Schluckstörungen unter Verwendung von Oberflächen-EMG: Fünf Fallstudien. Forum Logopädie 2002b, 5: 6–11.

Stanschus S. (Hrsg.). Methoden in der klinischen Dysphagiologie. Idstein: Schulz-Kirchner Verlag, 2002c.

Stanschus S. Rehabilitation von Dysphagien. Dysphagie-Forum. Idstein: Schulz-Kirchner, 2013.

Stanschus S. Videofluoroskopie in der Untersuchung von oropharyngealen Dysphagien: Zur Methode des sprachtherapeutischen Aufgabenteils. In: Stanschus S (Hrsg.). Methoden in der klinischen Dysphagiologie. Idstein: Schulz-Kirchner Verlag, 2002a.

Starrost U, Bartolome G, Schröter-Morasch H et al. Der Bogenhausener Dysphagiescore- BODS: Inhaltsvalidität und Reliabilität. Dysphagieforum 2012; 2.

Steppuhn H, Kuhnert R, Scheidt-Nave C. 12-Monats-Prävalenz der bekannten chronisch obstruktiven Lungenerkrankung (COPD) in Deutschland. Journal of Health Monitoring 2017; 2(3) DOI 10.17886/RKI-GBE-2017-053

Suiter DM, Leder SB. Clinical Utility fot he 3-ounce Water Swallow Test. Dysphagia 2008, 23:244–250.

Suiter DM, McCullough GH, Powell PW. Effects of Cuff Deflation and One-Way Tracheostomy Speaking Valve Placement on Swallow Physiology. Dysphagia 2003; 18(4):284-292.

Suntrup S, Meisel A, Dziewas R et al. Dysphagiediagnostik und -therapie des akuten Schlaganfalls. Eine bundesweite Erhebung auf zertifizierten Stroke Units. Nervenarzt 2012, 83:1619–1624.

Suntrup-Krueger S, Ringmaier C, Muhle P, Wollbrink A, Kemmling A, Hanning U et al. Randomized trial of transcranial direct current stimulation for poststroke dysphagia. Annals of neurology 2018; 83(2): 328-40.

Suttrup I, Warnecke T. Dysphagia in Parkinson's Disease: Pathophysiology, Diagnosis and Therapy. Fortschr Neurol Psychiatr. 2016; 84 (1, Suppl): 18–23.

Terk AR, Leder SB, Burrell MI. Hyoid bone and laryngeal movement dependent upon presence of a tracheotomy tube. Dysphagia 22: 89–93, 2007.

The Toronto Bedside Swallowing Screening Test (TOR-BSST). http://swallowinglab.com/tor-bsst/. Zuletzt abgerufen am 11.09.2018

Tracy JF, Logemann JA, Kahrilas PJ et al. Preliminary observations on the effects of age on oropharyngeal deglutition. Dysphagia 1989; 4: 90-94.

Trapl M, Enderle P, Nowotny M, Teuschl Y, Matz K, Dachenhausen A, Brainin M. Dysphagia bedside screening for acute-stroke patients: the Gugging Swallowing Screen. Stroke 2007, 28(11):2948–2952.

Troche MS1, Okun MS, Rosenbek JC, Musson N, Fernandez HH, Rodriguez R, Romrell J, Pitts T, Wheeler-Hegland KM, Sapienza CM. Aspiration and swallowing in Parkinson disease and rehabilitation with EMST: a randomized trial. Neurology. 2010 Nov 23;75(21):1912–1919.

Türk C, Söhlemann S, Rummel H (Hrsg.). Das Castillo-Morales-Konzept. Stuttgart: Thieme, 2012.

Wagner-Sonntag E. Dysphagie und Lebensqualität. In: Seidel S, Stanschus S. (Hrsg). Dysphagie – Diagnostik und Therapie. Ein Kompendium. Idstein: Schulz-Kirchner, 2009.

Wallace S, McGrath B. Laryngeal complications after intubation and tracheostomy. BJA Education 2021; 21(7):250-257; doi: 10.1016/j.bjae.2021.02.005

Warnecke T, Dziewas R. Neurogene Dysphagien. Diagnostik und Therapie. 2.Aufl. Stuttgart: Kohlhammer, 2018.

Winck JC, LeBlanc C, Soto JL, Plano F. The value of cough peak flow measurements in the assessment of extubation or decannulation readiness. Revista Portuguesa de Pneumologia 2015; 21(2): 94–98.

KAPITEL

12 Hirnnervenlähmungen

K. Eibl

Lähmungen einzelner Hirnnerven können primäre und / oder sekundäre Auswirkungen auf Sprechen und Schlucken haben (➤ Kap. 9.3; ➤ Kap. 11.2). In diesem Kapitel geht es um die Behandlung von Lähmungen der Gesichts- (➤ Kap 12.1.1), Zungen- (➤ Kap 12.1.4), Rachen-und Kehlkopfmuskulatur (➤ Kap 12.1.2; ➤ Kap 12.1.3). Dabei wird zwischen zentralen und peripheren Lähmungen unterschieden. Diese Unterscheidung ist wichtig für die Auswahl der Behandlungsansätze, die in ➤ Kap 12.4 dargestellt werden. Unterschiedlichste Ursachen können Lähmungen der Hirnnerven auslösen (➤ Kap 12.2). Die Diagnostik ist sowohl klinisch (➤ Kap 12.3.1) als auch apparativ (➤ Kap 12.3.2). Ein Schwerpunkt ist auch die Behandlung von Stimmstörungen bei Recurrensparese (➤ Kap 12.4.5).

DEFINITION

Man spricht von einer **peripheren Fazialisparese,** wenn der N. facialis (VII. Hirnnerv) selbst entweder im Kern oder in seinem Verlauf geschädigt ist. Man spricht von einer **zentralen fazialen Parese,** wenn die Lähmung aufgrund von einer Schädigung der kortikalen Bahnen, die die mimische Muskulatur steuern, auftritt. In Analogie dazu spricht man z. B. von einer **peripheren Hypoglossusparese** oder einer **zentralen lingualen Parese.**

12.1 Erscheinungsbild

12.1.1 Schädigungen des N. facialis (VII)

Bei einer **zentralen fazialen Parese** sind die kortikalen bzw. die supranukleären (oberhalb des Kerns liegenden) Nervenbahnen betroffen. Dabei zeigt sich kontralateral v. a. eine Asymmetrie in der Mund- und Nasenpartie. Der Mundwinkel aktiviert nicht, wenn der Patient spricht oder die Zähne zeigt. Es kann zu Speichelfluss kommen bzw. beim Trinken Flüssigkeit austreten (*Drooling*, ➤ Kap. 11.1.3). Dies ist häufig nach einem Schlaganfall der Fall. Nicht zuletzt ist der „herabhängende Mundwinkel“ ein Warnsymptom für einen Schlaganfall. Das Stirnrunzeln und das Augen schließen gelingen meist, wenn auch etwas abgeschwächt.

PRAXISTIPP

Eine Anmerkung am Rande: „Dem Gesicht wird in unserer Gesellschaft eine besondere Bedeutung zugemessen. Dies wird schon deutlich, wenn wir uns nur einmal die Werbung für Kosmetika ansehen. (…) Im täglichen Leben spielt das Gesicht des Menschen eine große Rolle. (…) Anders als andere Körperteile ist das Gesicht immer offen sichtbar und kann nicht durch Kleidung versteckt oder anders verdeckt werden. Treffen wir einen Menschen zum ersten Mal, beurteilen wir ihn nach seinem Gesicht und seinem Mienenspiel. Wir sagen zum Beispiel, ein Mensch habe ‚ein ausgesprochen freundliches Lächeln', ‚ein intelligentes Gesicht' oder ‚einen konzentrierten Gesichtsausdruck'. Nach diesem ersten Eindruck entscheiden wir, ob wir jemanden näher kennenlernen möchten und wie wir uns dem betreffenden Menschen gegenüber verhalten wollen. Die kleinen, dicht innervierten Muskeln der mimischen Muskulatur ermöglichen es dem Menschen, seinen Gesichtsausdruck durch eine Vielzahl subtilster Bewegungen zu verändern. Zusammen mit der Bewegung des Kopfes ist das Mienenspiel das wichtigste Kommunikationsmittel des Menschen." (Davies 1986, S. 271)
Trotz der Vielzahl anderer Störungsbilder wie Dysarthrie, Dysphagie oder Aphasie sollte immer auch die Behandlung der fazialen Parese, sei sie auch nur leicht ausgeprägt, Teil der Therapie sein.

Bei der **peripheren Fazialisparese (PF)** zeigt sich ipsilateral eine inkomplette oder komplette Lähmung einer Gesichtshälfte. Dabei sieht man in Ruhe deutlich eine Asymmetrie des ganzen Gesichts: Die Stirn- und die nasolabialen Falten sind verstrichen, ein Lidschluss ist nicht möglich. Beim Augen schließen rutscht der Augapfel auf der betroffenen Seite nach oben, sodass man nur das Augenweiß sieht (**Bell Phänomen**). Das Sprechen ist verwaschen und beim Schlucken ist die orale Phase gestört. Es kommt zu Bisswunden in der Wange und auf den Lippen, die Speise wird in der Wangentasche auf der betroffenen Seite retiniert und Flüssigkeiten laufen aus dem Mund. Meist klagen die Patienten zusätzlich über **Missempfindungen** (Parästhesie) der betroffenen Wange und Schmerzen hinter dem Ohr. Dies ist auf die reduzierte Innervation und Tonusminderung zurückzuführen.

EXKURS

Bell Lähmung (Bell's palsy)

Die Bezeichnung geht auf Sir Charles Bell zurück, der 1821 die Innervation der Gesichtsmuskulatur ausführlich untersuchte, nachdem er selbst an einer Gesichtslähmung erkrankte. Auf ihn geht die Bezeichnung des VII. Hirnnervs als Gesichtsnerv zurück. Ursprünglich wurden alle peripheren Gesichtslähmungen als Bell-Lähmungen bezeichnet. Heute ist die Bezeichnung nur für **idiopathische Lähmungen** gültig (➤ Kap. 11.3; Gemmetzer 1983).

Begleitstörungen bei peripherer Fazialisparese

Je nach Lokalisation der Schädigung kommt es auch zu sensorischen Ausfällen. Der Arzt erkennt aufgrund der Symptomatik, in welchem Bereich die Schädigung vorliegt.

- Schädigung im Bereich des Kleinhirnbrückenwinkels, z. B. bei Akustikusneurinom (➤ Kap. 2.3):
  - Taubheit / Schwerhörigkeit
  - Schwindel
- Schädigung im Bereich des Labyrinths:
  - Geschmacksstörung
  - verminderte Tränen- und Speichelsekretion
- Schädigung im Bereich des inneren Gehörgangs:
  - Geschmacksstörung
  - verminderte Tränen- und Speichelsekretion
  - Hyperakusis bei Störung des M. stapedius; der M. stapedius sorgt für einen Lärmschutz des Innenohrs vor zu hohem Schalldruck; ist er gelähmt, kommt es zu einer **Hyperakusis,** eine Hörempfindlichkeit

DEFINITION

Unterscheidung zentrale und periphere Gesichtslähmung (➤ Abb. 12.1)

Bei einer *zentralen Lähmung* ist die Innervation des Stirnasts erhalten. Denn die Fasern für die Innervation sind doppelt vorhanden: gekreuzt und nicht gekreuzt, d. h. sowohl kontralateral, als auch ipsilateral. Bei einer Schädigung im rechten Kortex bleibt die Funktion des linken Stirnasts erhalten, denn vom linken Kortex übernehmen die gleichseitigen Fasern die Innervation, evtl. etwas abgeschwächt. Die Muskulatur wird im Verlauf spastisch und tonuserhöht.

Bei einer *peripheren Lähmung* ist der Nerv selbst durch unterschiedliche Ursachen geschädigt. Dadurch sind alle motorischen Fasern beeinträchtigt und somit auch der Stirnast. Häufig ist kein vollständiger Lidschluss vorhanden. Die Muskulatur wird schlaff und es kommt im Verlauf zu Atrophien.

Die periphere Fazialisparese ist die häufigste Hirnnervenläsion mit einer Prävalenz von 7–40 Personen pro 100.000 Einwohnern (Heckmann et al. 2017). 25–40 % sind nicht idiopathisch und müssen differenzialdiagnostisch genau untersucht werden. Betroffen sind sowohl junge Erwachsene als auch Senioren, die Verteilung auf Frauen und Männer ist gleich häufig (Heckmann et al 2017).

12.1.2 Schädigungen des N. glossopharyngeus (IX) und N. vagus (X)

Aufgrund der gemeinsamen Innervation des Gaumensegels, der Uvula und der oberen Pharynxkonstriktoren kommt es dann zu wesentlichen motorischen Ausfällen, wenn die Bahnen beider Nerven betroffen sind. Dann findet man sowohl eine **Gaumensegel-** als auch eine **Rachenmuskelparese.**

Das Hauptkriterium zur Unterscheidung zwischen einer zentralen und einer peripheren Parese liegt im Erhalt der Reflexe. Bei einer zentralen Gaumensegel- oder Stimmbandparese sind die Schutzreflexe Würgen und Husten erhalten.

Bei der **einseitigen zentralen Gaumensegelparese** und auch bei der **einseitigen peripheren Gaumensegelparese** verzieht sich das Zäpfchen zur gesunden Seite – das sog. **Kulissenphänomen.** Dies ist ein eindeutiger Hinweis auf eine gleichzeitige

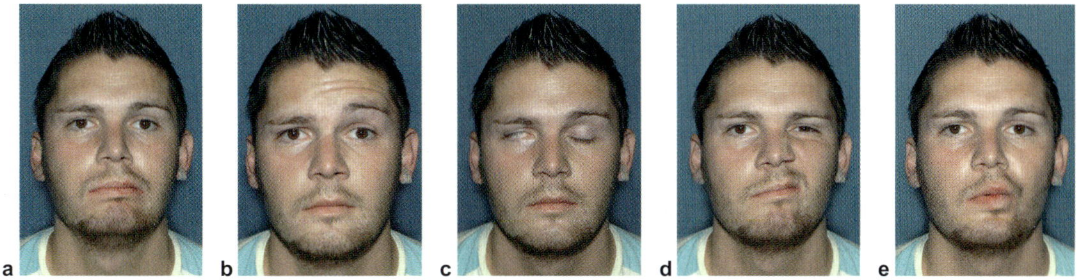

Abb. 12.1 Periphere Gesichtslähmung. a) in Ruhe b) Stirn runzeln, c) Augen schließen, d) Nase rümpfen, e) Mund spitzen [L126]

Schädigung von IX. und X. Hirnnerv. Im ersten Fall liegt es an dem Ruhetonus der gesunden Seite, im letzteren an dem gesenkten Tonus der betroffenen Seite.

Sensorische Ausfälle zeigen sich in einer reduzierten Speichelsekretion der Ohrspeicheldrüse und einer reduzierten Empfindlichkeit an Gaumensegel, Zäpfchen, hinterem Zungendrittel und oberen Rachen (Schindelmeiser 2016). Bei einer einseitigen Schädigung wirkt sich dies jedoch nur mäßig auf das Sprechen und Schlucken aus. Bei einer **beidseitigen Parese** erlöschen der Würgereflex und die Sensibilität im Bereich Gaumensegel, Zäpfchen und oberer Rachen fällt aus. Eine Hebung des Gaumensegels ist nicht möglich. Beim Schlucken kann es zur **nasalen Regurgitation** kommen (➤ Kap. 11.1.3), das Sprechen ist durch eine **Hypernasalität** gekennzeichnet. Im Falle einer zentralen beidseitigen Lähmung besteht eine ähnliche Symptomatik, jedoch ist die reflektorische Hebung des Velums erhalten.

KLINISCHER HINTERGRUND

Periphere und zentrale Lähmungen

Man unterscheidet zwischen willkürlicher, reflektorischer, automatisierter und emotionaler Bewegung.
Eine periphere Schädigung eines Hirnnervs geht immer mit einer vollständigen Beeinträchtigung der Bewegung einher, unabhängig davon, ob sie reflektorisch, emotional oder willkürlich gesteuert ist.
Bei einer zentralen Läsion, also einer Schädigung des 1. Motoneurons, können die Bewegungen dissoziieren. Während bei einer zentralen Schädigung die Willkürmotorik aufgehoben ist, ist die reflektorische und automatisierte Aktivität erhalten oder sogar übersteigert. Die Patienten können weiterhin husten, schlucken, würgen, gähnen. So können sie auf Aufforderung den Mund nicht symmetrisch breitziehen, beim spontanen Lächeln aber schon (Ziegler & Vogel 2010).

Eine **Parese der Pharynxkonstriktoren** bei Schädigung des N. vagus oberhalb der Abzweigung bzw. bei Schädigung des N. laryngeus superior ist v. a. durch eine Dysphagie gekennzeichnet: Der Bolus kann aufgrund der eingeschränkten einseitigen oder beidseitigen Symptomatik nicht ausreichend weiter transportiert werden. Es kommt zu Residuen und der Gefahr von Penetrationen und Aspirationen (➤ Kap. 11.1.3).

EXKURS

Vagus-Reiz / Vagus-Reflex

Der N. vagus versorgt u. a. das Herz-Kreislauf-System. Er ist zuständig für die Senkung des Herzrhythmus. Wenn ein Vagus-Reiz an der hinteren Rachenwand ausgelöst wird, kann es zu einer **Bradykardie** (einer Verlangsamung des Herzschlags) oder auch einem kurzzeitigen Herzstillstand (**Asystolie**) kommen, man spricht von einem **reflektorischen Herzstillstand.** Ein Auslöser kann die Prüfung des Würgreflex sein, Erbrechen, eine Untersuchung des Rachens mit einem Bronchoskop oder auch ein übermäßig starker Hustenreiz. I. d. R. erholt sich die Person nach kurzer Zeit wieder und das Herz schlägt regelmäßig weiter.

Stimmlippenlähmungen

Lähmungen der Stimmlippen können zentral oder peripher, einseitig oder beidseitig auftreten. Im Allgemeinen spricht man von einer **Rekurrensparese,** obwohl diese Bezeichnung nicht ganz korrekt ist, denn nicht immer ist der N. laryngeus recurrens isoliert betroffen (Hammer 2012).

Bei einer **Lähmung des N. laryngeus superior** kommt es zu einer deutlichen Heiserkeit, weil die grobe Beweglichkeit erhalten ist, aber eine schlaffe Stimmlippenlähmung vorliegt, denn der Nerv ist zuständig für die Stimmlippenspannung. Gleichzeitig kommt es zu einer Desensibilisierung oberhalb der Stimmlippen, was im Falle von Penetration bei Dysphagie (➤ Kap. 11.1.3) gefährlich ist. Eine zentrale Lähmung tritt hier eher selten auf (Schindelmeiser 2016).

Der „Rekurrens" ist zuständig für das Öffnen und Schließen der Glottis, für die Stimmbandspannung und für die Sensibilität der Schleimhaut unterhalb der Stimmlippen (➤ Tab. 12.1). Eine periphere Lähmung des **N. laryngeus recurrens** ist deutlich häufiger als eine zentrale, oft treten auch beidseitige Lähmungen auf. Dabei kommt es zu gravierenden Stimmstörungen mit ausgeprägter Heiserkeit und bei beidseitigen Läsionen zu akuter Atemnot, je nachdem, in welcher Stellung die Stimmlippen gelähmt sind. In manchen Fällen ist eine Tracheotomie notwendig.

Eine zentrale **Rekurrensparese** ist durch eine Median- oder **Paramedianstellung** gekennzeichnet, eine periphere durch eine **Intermediärstellung.**

Tab. 12.1 Funktionen der durch den N. laryngeus recurrens und N. laryngeus superior innervierten inneren Kehlkopfmuskeln

Innerer Kehlkopfmuskel	Funktion
M. vocalis	Stimmlippenspanner und -schließer
M. lateralis	schließt die vorderen ⅔ der Stimmlippen
M. transversus	schließt das hintere ⅓ der Stimmlippen
M. posticus	Stimmlippenöffner
M. ventricularis	Taschenfaltenschließer

KLINISCHER HINTERGRUND

Die verschiedenen Positionen (➤ Abb. 12.2), in denen eine Stimmlippe gelähmt ist, sind:

- Medianstellung: entspricht der Phonationsstellung, Stimmlippe steht an der Mittellinie (a)
- Paramedianstellung: Stimmlippe weicht nach außen von der Mittellinie ab (b)
- Intermediärstellung: Stimmlippe steht zwischen Phonations-und Respirationsstellung (c)
- Lateralstellung: Stimmlippe ist in der Respirationsstellung fixiert

Zentrale Lähmungen des N. vagus i. S. einer beeinträchtigen Beweglichkeit sind häufig Begleitsymptome neurologischer Erkrankungen und fallen entsprechend mit einer Dysarthrie zusammen. Insbesondere bei Morbus Parkinson (➤ Kap. 2.5), ALS (➤ Kap. 2.11), MS (➤ Kap. 2.4), bei Dystonien (➤ Kap. 2.8), bei der Myasthenie (➤ Kap. 2.14) und nach SHT (➤ Kap. 2.2) treten **neurogene Dysphonien** auf. Sie zeichnen sich u. a. durch unwillkürliche spastische Bewegungen, eine eingeschränkte Feinmotorik und eine reduzierte Stimmleistungsfähigkeit aus. Sie werden im Kapitel über Dysarthrie mit abgehandelt (➤ Kap. 9.1.4). Im Folgenden wird v. a. auf die peripheren Stimmlippenlähmungen eingegangen, da sie aufgrund von Verletzungen und Schädigungen des N. vagus häufiger auftreten. Je nach Läsionsort kommt es zu schlaffen oder straffen Lähmungen, d. h. die Stimmlippenspannung ist noch vorhanden. Im Verlauf verändern sie sich jedoch von schlaff (hyperton) zu straff (hyperton), womöglich aufgrund von ungeordnetem Nervenwachstum nach der Schädigung und einem Synkinesie-Effekt (Benjamin 2003).

➤ Tab. 12.2 fasst die Symptome der einzelnen Lähmungserscheinungen zusammen (Hammer 2012).

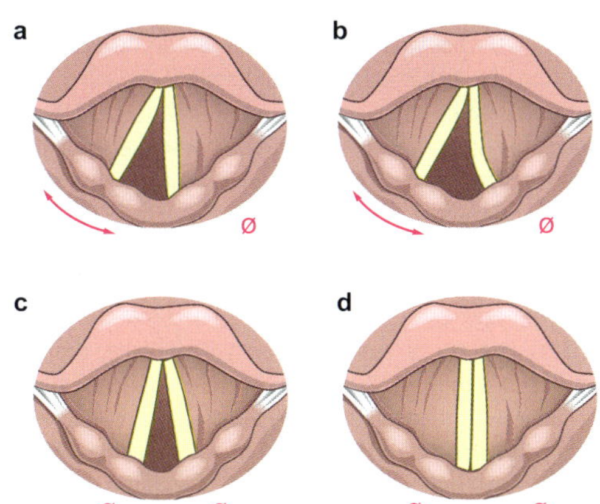

Abb. 12.2 Stellungen der Stimmlippen bei Lähmungen. a, b) einseitige Lähmung; c, d) beidseitige Lähmung [L157]

12.1.3 Schädigung des N. accessorius (XI)

Der N. accessorius kann verletzt werden bei Hals-Operationen, bei Traumen, Tumoren oder auch bei einer Neck dissection. Die Symptome sind eine gestörte Kopfdrehung und Schwäche beim Heben des Arms. In Ruhe sieht man ein Herabhängen der Schulter der betroffenen Seite und der Kopf liegt etwas schief zur nicht betroffenen Seite.

12.1.4 Schädigungen des N. hypoglossus (XII)

Eine **zentrale linguale Parese** tritt v. a. nach einem Schlaganfall auf. Dabei weicht die Zungenspitze in Ruhe zunächst zur gesunden Seite ab, im Verlauf, wenn die Spastik einsetzt, zur betroffenen. Beim Herausstrecken weicht sie immer aufgrund der Kraft der gesunden Seite zur betroffenen Seite ab. Eine einseitige Parese kann i. d. R. gut kompensiert werden, sodass es kaum zu Sprech- oder Schluckstörungen kommt. Anders ist es bei einer **beidseitigen Parese,** z. B. bei einem Foix Chavany Marie Syndrom oder einer Pseudobulbärparalyse (➤ Kap. 9.3): Hier kommt es zu einer schweren Dysarthrie und schweren Dysphagie, bei der u. a. der Bolustransport stark eingeschränkt ist (➤ Kap. 11.2).

Tab. 12.2 Symptomatik der verschiedenen Stimmlippenlähmungen

Betroffen	Tonus	Stellung	Symptome
einseitig	straff	median-/paramedian	• gute Phonation • Respiration mit (leichtem) Stridor • Schwingungsfähigkeit erhalten
einseitig	schlaff	median-/paramedian	• eingeschränkte Schwingungsfähigkeit • Phonation knarrend, kippend, durchschlagend • reduzierte Stimmleistungsfähigkeit
einseitig	straff	intermediär/lateral	• Respiration unauffällig • kein Glottisschluss • stark beeinträchtigte Phonation: behaucht, überhöht, dünn
einseitig	schlaff	intermediär/lateral	• Respiration unaufällig • stärker ausgeprägte Symptomatik wie bei straffer Parese
beidseitig	schlaff/straff	median	• akute Atemnot mit Stridor • Phonation möglich
beidseitig	schlaff/straff	Intermediär/Lateral	• Respiration unauffällig • keine Phonation möglich • nur Flüstern möglich

Eine **einseitige periphere Hypoglossusparese** (➤ Abb. 12.3) führt zu einer Atrophie der Muskulatur der betroffenen Hälfte sowie zu **Faszikulationen,** unwillkürlichen Muskelfaserzuckungen. Es kommt zu einer funktionellen Einschränkung beim Kauen, weil der Bolus nicht ausreichend aus der Wangentasche der betroffenen Seite befördert werden kann. Beidseitig periphere Hypoglossusparesen bedeuten i. d. R. eine nukleäre Schädigung, also der Nervenkerne. Dies kann man z. B. im Verlauf einer ALS-Erkrankung oder einer Bulbärparalyse beobachten (➤ Kap. 2.11). Es kommt zu einer schweren schlaffen Dysarthrie (➤ Kap. 9.4.1) und einer schweren Dysphagie (➤ Kap. 11.1). Nicht neurologisch bedingte periphere Schädigungen des N. hypoglossus bzw. der von ihm innervierten Muskulatur führen zu einer **Dysglossie.**

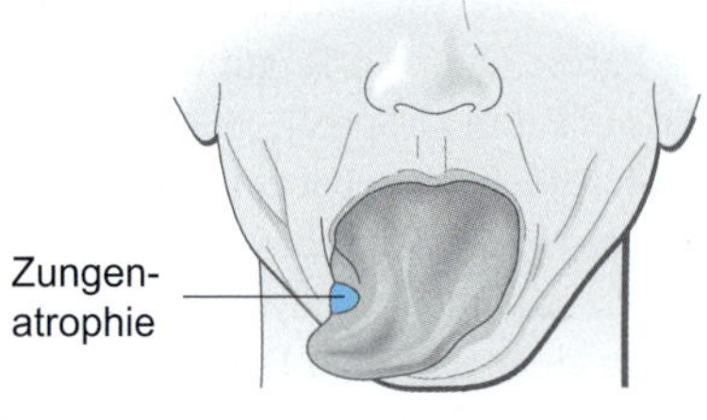

Abb. 12.3 Periphere Zungenparese [L106]

KLINISCHER HINTERGRUND

Dysglossie

Mit der Dysglossie wird eine Sprechstörung beschrieben, die auf eine periphere Schädigung der Zungen-, Mund- und Rachenmuskulatur zurückzuführen ist. Häufig sind die Ursachen Tumore, Traumata oder Missbildungen, wodurch Teile der Strukturen und der Muskulatur verletzt oder entfernt wurden. Liegen neurologische Ursachen vor, spricht man von einer Dysarthrie (➤ Kap. 9.1).

EXKURS

Syndrome kaudaler Hirnnerven

Es gibt verschiedene Syndrome, die aufgrund der Kombination der Schädigung der hinteren (kaudalen) Hirnnerven zu einer besonderen Klinik führen und nach den Ärzten benannt wurden, die sie zuerst beschrieben haben.

Avellis-Syndrom: L: Läsion des N. vagus und N. glossopharyngeus bzw. Läsion der lateralen Medulla oblongata. Führt zu einer einseitigen Gaumensegelparese mit Störungen der Sensibilität im oberen Pharynx und im Zungengrund. Es bestehen Heiserkeit und offenes Näseln und es kommt zu einer schweren Dysphagie, die sich i. d. R. gut remittiert. Zusätzlich besteht eine motorische Hemiparese und eine Hemihypästhesie.

Tapia-Syndrom: Einseitige Läsion von N. vagus und N. hypoglossus mit Rekurrens- und Zungenparese. Häufig als Folge von Operationen oder Traumen und nicht selten auch als Folge einer Intubation aufgrund von Druckschäden des endotrachealen Tubus.

Dejerine-Syndrom: Läsion der ventralen Anteile der medialen Medulla oblongata mit einer ipsilateralen Läsion des N. hypoglossus und einer kontralateralen Hemiparese.
Cestan-Chenais-Syndrom: Nach Infarkten der lateralen Medulla oblongata mit einer ipsilateralen Gaumensegel- und Rachenhinterwandparese, einer Rekurrensparese sowie einem ipsilateralen Horner-Syndrom und einer ipsilateralen Hemiataxie. Auf der Gegenseite liegen eine motorische Hemiparese und eine Hemihypästhesie vor. (Urban 2006)

12.2 Ursachen

Im Folgenden werden die Ursachen sowohl für die zentralen als auch für die peripheren Läsionen der Hirnnerven aufgezählt. ➤ Tab. 12.3 fasst alle zusammen.

Idiopathisch

Periphere Läsionen können durch vielfältige Ursachen und Erkrankungen hervorgerufen werden.

Tab. 12.3 Überblick über mögliche Ursachen für Hirnnervenlähmungen

Hirnnerv	Ursache: zentrale Schädigung	Ursache: periphere Schädigung
VII	Schlaganfall	• idiopathisch • Felsenbeinfraktur • Borreliose • HSV-Viren • Gürtelrose (Herpes zoster) • Guillain-Barré-Syndrom • Akustikusneurinom • Kleinhirnbrückenwinkeltumor
IX, X	Schlaganfall	• ALS • MS • Schädelbasisfraktur • Schilddrüsenoperation • Intubation • Metastasen von Karzinomen der Lunge, Speiseröhre, Schilddrüse
XI	Schlaganfall	• Neck Dissection • Kopf-Hals-Tumor
XII	Schlaganfall	• ALS • Bulbärparalyse • Metastasen • Intubation

Wenn keine Ursache erkennbar oder diagnostizierbar ist, spricht man von idiopathisch. Dies ist die **häufigste Ursache** für eine periphere Fazialisparese. Sie hat eine Inzidenz von 50–70 % (Schindelmeiser 2016). Das restliche ⅓ lässt sich auf eine der im Folgenden besprochenen Ursachen zurückführen. Es kann auch zu idiopathischen Rekurrensparesen kommen.

Schlaganfall

Zentrale Läsionen von Hirnnerven haben ihre Ursache in Schädigungen der Bahnen des zentralen Nervensystems (ZNS). Durch die Schädigung kortikaler und subkortikaler Regionen werden auch die kortikobulbären Bahnen betroffen, die die Gesichts- und Rachenmuskulatur innervieren. Eine häufige Ursache ist der ischämische oder hämorraghische Schlaganfall. Eine kortikale Läsion führt häufig zu einer Mundastschwäche der kontralateralen Seite, manchmal begleitet von einer lingualen Schwäche und perioralen Parästhesien. Diese remittieren sich häufig innerhalb der Akutphase.

Neurodegenerativ – Schädigung des 2. Motoneurons

Erkrankungen wie die Multiple Sklerose (MS) (➤ Kap. 2.4), die Amyotrophe Lateralsklerose (ALS) oder die Bulbärparalyse (➤ Kap. 2.11) ziehen im Verlauf Schädigungen der Hirnnerven mit sich. Da in allen Fällen die Nervenleitungen (peripher) und z. T. auch die Nervenkerne (nukleär) betroffen sind, bleiben Ausfälle nicht aus. Im Falle von MS und ALS sind v. a. auch die Zungen- und Rachenmuskulatur mit betroffen, hier kommt es i. d. R. zu beidseitigen nukleären Schädigungen der Nn. glossopharyngeus, N. vagus und N. hypoglossus.

Traumatisch

Schädelbasisfrakturen und Felsenbeinfrakturen führen häufig zu peripheren Fazialisparesen. Eine Rekurrensparese ist eine häufige Komplikation bei Operationen an der Schilddrüse oder bei Halsverletzungen. Bei der Operation von Hirntumoren passieren je nach Lokalisation Schädigungen des N. vagus und N. glossopharyngeus, des N. hypoglossus und des N. facialis. Auch treten Lähmungen des N. vagus nach Operationen am Hals, z. B. bei Aneurysmen der Hirnbasisarterien, an der Halswirbelsäule, dem Herzen oder auch im Brustraum bei Speiseröhren- oder Bronchialtumoren auf. Eine Schädigung des N. vagus tritt ebenfalls oft als Folge einer Intubation auf. Der Tubus reizt die Stimmlippenschleimhäute, bei Langzeitintubation können Granulationen entstehen und beim Vorschieben des Tubus kann es zu einer Luxation (Ausrenkung) des Aryknorpels kommen. Eine Schädigung des N. laryngeus recurrens aufgrund von Intubation ist eher selten (Hammer 2012).

Entzündlich
Häufige Ursache für eine periphere Fazialisparese sind Borrelioseviren, Herpes simplex Viren, Herpes zoster oticus Viren (Gürtelrose im Ohr), aber auch die Erreger von Mumps, HIV, Influenza und Röteln. Die gleichen Erreger können auch eine Stimmlippenlähmung auslösen. Beim Guillain-Barré-Syndrom (➤ Kap. 2.13) kommt es häufig zu einer beidseitigen Gesichtslähmung.

Tumore – neoplastisch
Ein Akustikusneurinom zeichnet sich häufig verantwortlich für eine periphere Fazialisparese. Ebenso Meningeome und Tumoren an der Schädelbasis oder am Kleinhirnbrückenwinkel. Natürlich können auch Metastasen die Nervenbahnen unterbrechen. Ein Sonderfall ist die Meningeosis carcinomatosa, eine Erkrankung der Hirnhäute mit Tumorzellen einer Krebserkrankung, die gestreut hat, und neben Schwindel, Übelkeit und Gangstörungen auch Hirnnervenausfälle verursachen kann. Tumore der Bronchien, des Ösophagus, der Schilddrüse oder des Mediastinums gehen häufig mit Rekurrensparesen einher.

Internistisch
Hier ist v. a. der Diabetes mellitus (➤ Kap. 3.1.2) zu nennen, insbesondere in Kombination mit Bluthochdruck. Manchmal treten auch periphere Fazialisparesen in der Schwangerschaft auf, das sog. Mona-Lisa-Syndrom. Als Erklärung vermutet man den veränderten Hormonhaushalt sowie eine Herpes-Infektion. Rheumatische Erkrankungen sind ebenso ursächlich für Hirnnervenausfälle (Heckmann et al. 2017).

Seltene Fälle
Für die periphere Fazialisparese sind auch seltene Erkrankungen als Auslöser beschrieben: Hierzu zählen die (Neuro-)Sarkoidose (Erkrankung v. a. der Lunge, aber auch des ZNS und anderer Organe durch entzündliche Knötchen – Granulome – im Organgewebe), Morbus Wegener (ebenfalls Granulombildung im Organgewebe) und das Sjögren-Syndrom (chronische Autoimmunerkrankung, die die Speichel- und Tränendrüsen befällt). Aber auch eine lymphatische Leukämie und eine Dissektion der A. carotis interna wurden beschrieben (Heckmann et al. 2017).

12.3 Diagnostik

12.3.1 Klinische Diagnostik

Die Sprachtherapeutin kann einen Hirnnervenausfall klinisch testen und beurteilen. Die motorischen und z. T. die sensorischen Funktionen aller hier genannten Hirnnerven sind zum Großteil ihres Verlaufs durch eine klinische Prüfung zugänglich. Dabei wird ähnlich wie in der Dysarthrie- und Dysphagiediagnostik vorgegangen.

N. facialis (VII)
Für die motorische Prüfung (➤ Tab. 12.4) der mimischen Muskulatur (➤ Abb. 12.4) wird der Patient aufgefordert, der Reihe nach, bei der Stirn beginnend, die einzelnen Muskeln bzw. Muskelgruppen anzuspannen. Dabei sind klare und konkrete Anweisungen wichtig, weil es für viele Patienten ungewohnt ist, die mimische Muskulatur bewusst zu bewegen.

Für die **sensorische Prüfung** taucht man ein Wattestäbchen in Zuckerwasser und testet die vorderen ⅔ der Zunge auf Geschmackseinschränkungen.

Eine Schweregradeinteilung einer peripheren Fazialisparese wird am häufigsten anhand der 6-stufigen **House-Brackmann Skala** (➤ Tab. 12.5; House & Brackmann 1985; Steigerwald 2016) vorgenommen.

N. glossopharyngeus (IX) und N. vagus (X)
Hier sind visuell und taktil nur das Velum, die Uvula und die Rachenhinterwand prüfbar (➤ Tab. 12.6). Eine Stimmprobe kann Hinweise auf eine Rekurrens- oder Superiorlähmung geben.

Eine genaue und visuelle Überprüfung der Rachen- und Kehlkopfmuskulatur erfordert eine laryngoskopische Untersuchung beim HNO-Arzt (➤ Kap. 9.5.5).

Tab. 12.4 Überprüfung bzw. Übungen der mimischen Muskulatur

Nr.	Anweisung	Beteiligte Muskeln
1	• Runzeln Sie die Stirn! • Alternativ: Ziehen Sie die Augenbrauen hoch!	M. occipitofrontalis
2	• Ziehen Sie die Augenbrauen zusammen! • Alternativ: Schauen Sie böse!	M. corrugator supercilii
3	• Schließen Sie fest die Augen! • Wichtig: hierbei wird auf das Bellsche Phänomen geachtet	M. orbicularis oculi
4	Rümpfen Sie die Nase!	M. procerus
5	Machen Sie die Nasenlöcher weit!	M. nasalis, pars alaris
6	Zeigen Sie die oberen Zähne!	• M. levator labii superioris • M. levator labii superioris alaeque nasi • M. zygomaticus minor
7	Lächeln Sie mit geschlossenem Mund!	• M. risorius • M. levator anguli oris
8	Zeigen Sie die Zähne!	• M. zygomaticus major • M. risorius
9	Spitzen Sie den Mund!	M. orbicularis oris
10	• Ziehen Sie die Unterlippe nach unten! • Alternativ: Machen Sie einen Schmollmund!	• M. depressor labii inferioris • M. platysma
11	Schieben Sie die Unterlippe nach oben und spannen Sie ihr Kinn an!	M. mentalis
12	Saugen Sie Ihre Wangen fest ein!	M. buccinator

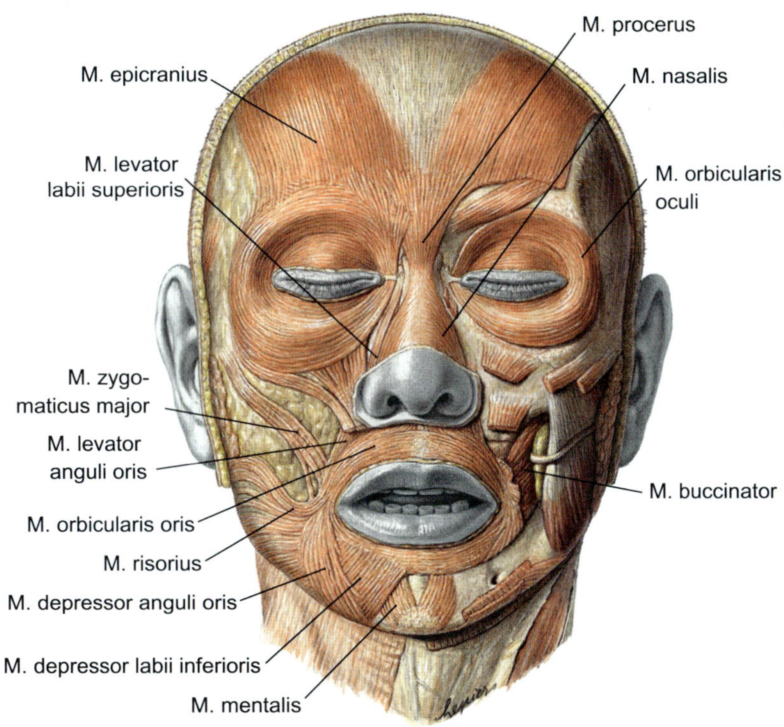

Abb. 12.4 Mimische Muskulatur [S007-3-23]

Tab. 12.5 House Brackmann Skala zur klinischen Bewertung einer peripheren Fazialisparese

Grad	Bewertung	Beschreibung
I	normale Funktion	normale Funktion
II	leichte Dysfunktion	offensichtliche aber geringe Abweichung bei genauem Hinsehen zwischen beiden Seiten; Stirn kann schwach sein; Lidschluss ist komplett; leichte Mundastschwäche
III	moderate Dysfunktion	offensichtlicher, nicht entstellender Unterschied; Stirn leichte bis moderate Schwäche; Lidschluss unter Anstrengung komplett; Mundast leicht schwach mit Anstrengung
IV	moderat schwere Dysfunktion	offensichtliche Schwäche und entstellende Asymmetrie; keine Stirnbeweglichkeit vorhanden; inkompletter Lidschluss; Mundasymmetrie bei maximaler Anstrengung
V	schwere Dysfunktion	kaum wahrnehmbare Beweglichkeit; Asymmetrie bei der Restbeweglichkeit; keine Stirnbeweglichkeit möglich; inkompletter Lidschluss; schwache Bewegung des Mundes möglich
VI	totale Parese	keinerlei Beweglichkeit

Tab. 12.6 Überprüfung des Velums und der Reflexe

Nr.	Anweisung	Pathologische Hinweise
1	Öffnen Sie den Mund und sagen Sie lange „Ah"! Sagen Sie hintereinander „Ah, Ah, Ah"!	Kulissenphänomen: Velum weicht zur betroffenen Seite ab
2	Therapeutin berührt mit einem Wattestäbchen oder einem Spatel jeweils den rechten und den linken Gaumenbogen	Palatalreflex wird nicht oder nur einseitig ausgelöst
3	Therapeutin berührt mit einem Wattestäbchen oder einem Spatel die Rachenhinterwand bzw. den Zungengrund	Würgereflex wird nicht oder nur verzögert ausgelöst – der Patient hustet verzögert
4	Sagen Sie ein langanhaltendes „Ah"!	Phonation ist rau, behaucht, gepresst, aphon, diplophon, bricht ab

Stimmdiagnostik

Allein der akustische Eindruck zusammen mit der Anamnese und Diagnose kann Hinweise auf eine Stimmlippenlähmung oder Minderbeweglichkeit geben. Wenn der Verdacht besteht, sollte zunächst eine HNO-ärztliche Abklärung mittels Laryngoskopie erfolgen. Wichtige Informationen sind:

- Liegt eine Lähmung oder eine Minderbeweglichkeit vor?
- In welcher Position ist die gelähmte Stimmlippe?
- Wieviel Funktion ist noch vorhanden?

Da Schluckprobleme bei Recurrensparese nicht selten sind, sollten auch diese klinisch und apparativ (mittels FEES; ➤ Kap. 11.4.6) abgeklärt werden.

Eine ausführliche Stimmdiagnostik wird u. a. im Zusammenhang mit Dysarthrie (➤ Kap. 9.5.1) und Presbyphonie (➤ Kap. 14.5.3) vorgestellt. Zur Bewertung des Stimmklangs eignet sich die **RBH-Skala** (Nawka, Anders, Wendler 1994), die pro Merkmal vier Schweregrade beurteilt, wobei die Wertung von Rauigkeit und Behauchtheit in Summe die Heiserkeit ausmachen (max. 3): 0 = nicht vorhanden, 1 = geringgradig vorhanden, 2 = mittelgradig vorhanden, 3 = hochgradig vorhanden.

N. hypoglossus (XII)

Die Sprachtherapeutin prüft die Zungenbeweglichkeit, Kraft und Amplitude. Außerdem wird eine visuelle Inspektion vorgenommen, um Atrophien, einen Sulcus, Faszikulationen oder Fibrillationen zu erkennen (➤ Tab. 12.7).

12.3.2 Apparative und medizinische Diagnostik

Elektrophysiologie

Um die Unterscheidung peripher vs. zentral zu treffen, kann man in der Akutphase (Tag 1–3) eine **kanalikuläre Magnetstimulation** (transkranielle Magnetstimulation) durchführen. Bei einer idiopathischen peripheren Fazialisparese sieht man eine Untererregbarkeit, die typisch ist. Für die Prognose sind die **Elektroneurographie** (ENG) und die **Elektromyographie** (EMG) wichtig. Eine günstige Prog-

Tab. 12.7 Überprüfung der Zungenmuskulatur

Nr.	Anweisung	Pathologische Hinweise
1	Strecken Sie die Zunge gerade heraus!	Deviation zur betroffenen Seite, Sulcusbildung, Zigarrenform (Hinweis auf Spastik)
2	Strecken Sie die Zunge nach oben Richtung Nase und nach unten Richtung Kinn!	Synkinesien mit dem Unterkiefer
3	Strecken Sie die Zunge in den rechten und in den linken Mundwinkel!	eingeschränkte Amplitude, Asymmetrie, Synkinesien, z. B. Kopf geht mit
4	Bohren Sie die Zungen in die rechte und in die linke Wange!	eingeschränkte Amplitude und Kraft
5	Strecken Sie die Zunge gerade heraus und drücken Sie mit der Zungenspitze gegen den Spatel! – Die Therapeutin setzt mit einem Spatel einen Widerstand.	Kraftminderung
6	Strecken Sie die Zunge nach oben und drücken Sie mit der Zungenspitze gegen den Spatel! – Die Therapeutin setzt mit dem Spatel einen Widerstand.	eingeschränkte Amplitude nach oben, Kraftminderung
7	Bewegen Sie die Zunge nach rechts und nach links! – Die Therapeutin setzt mit dem Spatel einen Widerstand.	Asymmetrie, Kraftminderung
8	Im Mund: Drücken Sie die Zunge nach oben gegen den Spatel! – Die Therapeutin setzt einen Widerstand gegen den Zungenrücken.	Kraftminderung
9	Öffnen Sie den Mund und lassen Sie ihre Zunge ganz ruhig liegen. – Die Therapeutin beobachtet die Zunge in Ruhe 1 Min. lang.	Faszikulationen, Fibrillationen

nose liegt vor, wenn bei willkürlicher Bewegung einige Nervenaktionspotenziale auftreten. Treten solche Potenziale spontan auf, ist es ein Zeichen für einen degenerativen Prozess und eher ungünstig (Heckmann et al. 2017). Die Elektrophysiologie kann ebenso auf Zunge und Kehlkopf angewendet werden.

Bildgebung

Ein MRT oder CCT wird nur dann durchgeführt, wenn es Hinweise auf eine Hirnstammschädigung oder Raumforderungen, Frakturen oder Entzündungen im Bereich des Kleinhirnbrückenwinkels oder Felsenbeins gibt. Auch bei der Frage nach einer Multiplen Sklerose ist die Bildgebung unerlässlich.

Lumbalpunktion

Eine Untersuchung des Nervenwassers (Liquor) ist wichtig, um virale Erreger (Borreliose, Herpes Zoster, FSME, HIV) zu identifizieren. Sie wird meistens durchgeführt.

Labor

Das Blut wird ebenfalls auf Erreger sowie internistische Hinweise wie Diabetes mellitus untersucht.

12.4 Therapie

Die Behandlung der Hirnnervenlähmungen ist ein wichtiger Teil der sprachtherapeutischen Intervention, denn die Ausfälle können Teil oder auch Ursache für Dysarthrien, Dysphonien und Dysphagien sein. Nicht zuletzt haben auch viele Patienten mit Aphasie häufig eine zentrale faziale Parese, die sie entstellt und beim Sprechen behindert.

Das Ziel der Behandlung von Lähmungen der Gesichts-, Zungen-, Rachen- und Kehlkopfmuskulatur ist zum einen die **Restitution der sensomotorischen Funktionen,** zum anderen, bei peripheren Läsionen, das **Vermeiden bzw. Begrenzen von Muskelatrophien.** Der Sprachtherapeutin stehen dabei verschiedene kausale Behandlungsansätze zur Verfügung. Diese beruhen auf der Grundannahme, dass physiologische Bewegungen durch repetitive und hochfrequente Übungen der Kraft, Ausdauer und Dynamik wiederhergestellt werden können und dadurch eine neuronale Reorganisation stattfindet. Dabei werden folgende Maßnahmen eingesetzt:

- Kräftigung: aktive und passive Übungen mit Widerstand und häufigen Wiederholungen

- Massagen: Streichen, Zupfen, Tapping, Vibrieren
- thermische Stimulation: Kälte, Wärme
- Stretch: passive und aktive Dehnungen
- Elektrostimulation

Neben der Behandlung durch die Sprachtherapeutin werden die Patienten immer auch angeleitet, selbstständig Übungen durchzuführen.

INTERDISZIPLINÄR

Die Behandlung der peripheren Fazialisparese wird im stationären wie im ambulanten Bereich sowohl von Physio- als auch von Sprachtherapeuten durchgeführt. Häufig wird mit der Methode der **propriozeptiven neuromuskulären Fazilitation (PNF)** gearbeitet, die aus der Physiotherapie kommt. In Kliniken profitieren die Patienten von den Anwendungen der **physikalischen Therapie:** Es gibt Behandlungen mit Licht, Wärme, Biofeedback, Elektrostimulation und Akupunktur.

Alle im Folgenden aufgeführten Behandlungstechniken erfordern Weiterbildungen, die regelmäßig in ganz Deutschland von verschiedenen Instituten angeboten werden. Hier kann nur ein grober Überblick und Einblick in die unterschiedlichen Techniken gegeben werden. Jede dieser Behandlungsmethoden hat ihre eigene Philosophie und basiert auf eigenen Sichtweisen auf den Menschen und die Erkrankung. Zudem erfordern die meisten dieser Behandlungsansätze ein fundiertes anatomisches Wissen der beteiligten Strukturen. Die Sprachtherapeutin ist gefordert, für sich zu entscheiden, welcher Philosophie sie folgen möchte und welche Technik für sie vertretbar und durchführbar ist. Denn bei keiner der u. g. Methoden liegen überzeugende Effektivitätsnachweise vor. Keine ist allerdings schädlich für den Patienten. Im Gegenteil: Die meisten Patienten fühlen sich sehr gut aufgehoben und behandelt, egal mit welcher Methode. Laut den Leitlinien für die Therapie der idiopathischen Fazialisparese „können aber psychologische Gründe dazu veranlassen, zu einer Übungsbehandlung zu raten (nach kurzer Anleitung und unter Selbstkontrolle vor dem Spiegel)“ (Heckmann et al. 2017, S. 21). Stimmtherapie bei einer Stimmlippenlähmung bedient sich der Ansätze aus der funktionellen Stimmtherapie (Kap 12.4.5).

12.4.1 Anleitung zum selbstständigen Üben

Bei Lähmungen der mimischen, der Sprech- und Schluckmuskulatur ist es immer sinnvoll, die Patienten anzuleiten, Eigenübungen durchzuführen. Zum einen erhöht man so die Übungsfrequenz, zum anderen sind die Patienten meist sehr dankbar, wenn sie selbst aktiv werden können. Die entsprechenden Übungen ergeben sich aus der klinischen Diagnostik (➤ Kap. 12.3.1) und werden daher an dieser Stelle nicht wiederholt. Hilfreich ist es immer, die Übungen zu verschriftlichen, idealerweise mit klaren Zeichnungen oder Fotos dazu und eine klare Anweisung zu geben, wie oft, mit welcher Anzahl an Wiederholungen sie durchgeführt werden sollen. Eine Richtzahl sind 7–10 Wiederholungen pro Übung, zwei Durchgänge am Tag. Ein Beispiel für ein Übungsblatt „Fazialisparese“ steht im Online-Material zur Verfügung.

12.4.2 Manuelle Therapiemethoden

Propriozeptive neuromuskuläre Fazilitation (PNF)

Am bekanntesten und am weitesten verbreitet ist die Behandlung mittels PNF (➤ Kap. 11.5.1). Diese Methode wurde in den 40er Jahren von Dr. Hermann Kabat entwickelt und ist Teil der Ausbildung in der Physiotherapie. Sie basiert auf der Grundphilosophie, dass in jedem Menschen noch latente motorische Fähigkeiten schlummern, die aktiviert werden können. Sie ist sowohl für die Muskeln im Gesicht, als auch der Zunge und des Velums einsetzbar.

DEFINITION

- **propriozeptiv**: Propriozeptoren sind die sensorischen Rezeptoren für die Tiefensensibilität; sie nehmen Informationen über Haltung und Bewegung auf und senden diese an das Kleinhirn und den Kortex; propriozeptive Reflexe sind solche, bei denen der Reiz- und der Erfolgsort identisch sind
- **neuromuskulär**: Verbindung von Nerven und Muskeln
- **Fazilitation**: etwas „einfacher" machen, etwas „erleichtern", in diesem Fall dem Patienten eine Bewegung erleichtern und anbahnen

(Buck, Beckers, Adler 1993)

Die Behandlung nach PNF basiert auf den folgenden Prinzipien:

1. positive Grundeinstellung: man behandelt den Patienten auf einem für ihn angemessenem physischem und psychosozialen Niveau
2. optimale Funktionsfähigkeit: Erreichen der optimalen Funktionsfähigkeit des Patienten ist oberstes Behandlungsziel
3. ganzen Menschen behandeln: nicht nur einen Teil des Körpers behandeln, sondern den ganzen Menschen in allen seinen physischen, psychischen und sozialen Aspekten

(Buck, Beckers, Adler 1993)

Diese Behandlungsprinzipien entsprechen den Vorgaben der Behandlung nach dem ICF-Modell, nach dem man alle bio-psycho-sozialen Aspekte berücksichtigt (➤ Kap. 5.2).

KLINISCHER HINTERGRUND

PNF arbeitet mit diesen motorischen Prinzipien:

- **Widerstand**: es wird ein adäquater Widerstand gesetzt, um die Muskelkontraktion zu stimulieren, die motorische Kontrolle zu verbessern und die Muskulatur zu stärken; dieser Widerstand erfolgt entweder
  - **isometrisch**: ein statischer Haltewiderstand, der die Bewegung des Patienten verhindert und zur Kraftübertragung führt
  - **isotonisch**: ein dynamischer Bewegungswiderstand, der angemessen sein muss; d. h. er muss so viel sein, dass der Patient die Bewegung noch ausführen kann und sie nicht gestoppt wird; ist er zu gering, findet keine Fazilitation statt
- **Irradiation und Reinforcement**: damit ist die Kraftübertragung gemeint, das Überfließen von Nervenimpulsen auf benachbarte Regionen; die findet immer vom kräftigen auf den schwächeren Muskel statt sowohl von der gesunden auf die betroffene als auch innerhalb der betroffenen Seite; daher wird die Behandlung immer dort begonnen, wo am meisten Muskelaktivität ist
- **manueller Kontakt**: der richtige Handgriff und die richtige Führung des Muskels erleichtert die Bewegung; der Druck stimuliert die Hautrezeptoren und fazilitiert die Bewegung
- **verbale Anweisungen**: kurze, laut und präzise gesprochene Anweisungen fördern die Fazilitation und verstärken die motorische Aktivierung; der Patient ist gefordert, die Bewegung mitzudenken; je lauter und bestimmter die Anweisung, desto anregender, je ruhiger und leiser, desto entspannender für die Muskelaktivität; Beispiele für die verbalen Anweisungen finden sich in ➤ Tab. 12.4
- **visuelles Feedback**: Patient verfolgt seine Bewegungen entweder im Spiegel oder durch den Blickkontakt zum Therapeuten; dadurch wird die Bewegungsausführung erleichtert
- **Stretch**: Auslösen des Eigenreflexes des Muskels; durch die Kontraktion wird die Dehnung der Muskulatur erleichtert; gleichzeitig wird ein Ermüden der Muskulatur verhindert

Bei der Behandlung des Gesichts oder der Zunge wird mit einer Kombination von Stretch, Widerstand und Stimulation durch Eis (*quick-ice*) gearbeitet. Durch den Kältereiz wird die Muskulatur in Vorspannung versetzt.

Die Vorgehensweise im Einzelnen:

1. Kältereiz setzen: mit einem Stück Eis 2- bis 3-mal kurz und schnell über die Haut über dem Muskel streichen (bzw. über die Zunge oder im Mundraum) und zwar entgegen der Aktionsrichtung – nur auf der betroffenen Seite
2. manuellen Kontakt setzen: entgegen der Aktionsrichtung mit einem Tuch abtupfen – nur auf der betroffenen Seite
3. Stretch: kurz, schnell und kräftig den Muskel vordehnen – auf beiden Seiten
4. verbale Stimulation: mit dem Stretch zusammen eine klare, laute Anweisung geben
5. isometrischen Widerstand setzen: bis zum Beginn der Bewegung Haltewiderstand setzen – auf beiden Seiten
6. isotonischen Widerstand setzen: mit der Bewegung mitgehen – auf beiden Seiten
7. entspannen
8. jeweils 2-mal wiederholen

Behandlung des Gesichts

Für das Gesicht gilt:

- immer das ganze Gesicht behandeln – auch bei einer zentralen Parese
- die Bewegungen immer vollständig ausführen, bis zum Maximum der Auslenkung
- die Bewegungen **immer bilateral** durchführen; dies fördert die Symmetrie und Kräftigung der schwächeren durch die stärkere Seite
- immer mit der kräftigsten Muskulatur beginnen, d. h. von der Stirn abwärts
- Therapeut sollte eine geeignete Ausgangsposition finden: entweder stehend hinter dem Patienten, der liegt oder steht, oder sitzend vor dem Patienten, der sitzt

- es wird mit Synergisten (zusammenwirkenden Muskelgruppen) gearbeitet

(Mebus 2006)

Behandlung der Zunge

Bei der Behandlung der Zunge nimmt man einen angefeuchteten Spatel oder den Finger zu Hilfe. Der Einsatz von Eis ist sinnvoll, um eine Vorspannung zu erzeugen. Die Übungen im Einzelnen:

1. Zunge gerade herausstrecken – mit dem Spatel einen Widerstand setzen
2. Zunge in den rechten und den linken Mundwinkel bewegen – mit dem Spatel jeweils einen Widerstand setzen
3. Zunge nach oben zur Nase strecken – mit dem Spatel einen Widerstand setzen
4. Zunge nach unten zum Kinn strecken – mit dem Spatel einen Widerstand setzen
5. Zunge im Mund nach rechts und links bewegen – mit dem Spatel einen Widerstand setzen
6. Zunge in die rechte und die linke Wangentasche bohren, jeweils an der oberen Zahnreihe und der unteren Zahnreihe entlang – mit dem Finger von außen einen Widerstand setzen

Behandlung des Gaumensegels

Für die Fazilitation des Gaumensegels ist eine kurze Stimulation mit einem Eisstäbchen möglich. Der Patient sollte daraufhin Sprechübungen mit nasal-oralen Lautkombinationen machen, z. B. „mba, ndo, ngu, sne, smi" (➤ Kap. 9.6.1) Training des Gaumensegels bzw. Druckübungen: Wangen aufblasen, Pfeifen, Luftschaukel.

Evidenz: Die PNF-Methode ist, wie bereits erwähnt, weit verbreitet in der Behandlung von zentralen und peripheren Gesichts- und Zungenlähmungen. Sie basiert auf der Annahme von propriozeptiven Eigenreflexen der Muskulatur sowie auf dem Prinzip der Irradiation und Reizübertragung, die angeregt werden soll. Die Gesichts-, Zungen- und Rachenmuskeln haben im Gegensatz zu den Gliedmaßen jedoch keinen agonistisch-antagonistischen Wirkungskreis und keine klaren Muskeleigenreflexe (Cooper 1953; Neilson et al. 1979). Somit kann aus physiologischen Gründen PNF in diesem Bereich nicht wirken. Dennoch zeigen einige Studien, allerdings nur mit kleinen Patientenzahlen, dass PNF, wenn es hochfrequent und intensiv (45 Min. täglich, 6-mal wöchentlich, 4 Wochen lang) angewendet wird, einen messbaren Effekt zeigt (Kumar & Bagga 2015). Ein frühzeitiger Beginn der Therapie wird als begünstigend für den Outcome gesehen (Barbara et al. 2010).

Orofaziale Regulationstherapie (ORT)/Castillo-Morales-Konzept

Anfang der 70er Jahre entwickelte der argentinische Arzt Rodolfo Castillo Morales ein sensomotorisches Behandlungskonzept zur Therapie von Kindern mit muskulärer Hypotonie. Er beschäftigte sich zunächst mit Kindern mit Down-Syndrom und Kindern mit Gaumenspalten. Das Konzept wurde in Europa weiterentwickelt und ausgedehnt auf die Therapie bei Erwachsenen mit zentralmotorischen Störungen, peripheren Paresen, neuromuskulären Erkrankungen, nach Schädel-Hirn-Trauma und nach Koma. Der Behandlungsschwerpunkt liegt auf dem orofazialen Komplex (OFK; Enders, Haberstock 2004). Die Therapie beinhaltet Konzepte der Bobath-Therapie, der PNF sowie der Kieferorthopädie und arbeitet mit den Prinzipien der Inhibition und Fazilitation (Hoffmann-Keining, Limbrock 2012). Die ORT arbeitet ganzheitlich und zielt zum einen auf die Bewusstmachung des Gesicht-, Mund- und Rachenbereichs, zum anderen auf die Integration der Bewegungen des OFK in die gesamte Körpermotorik (Castillo Morales, Brondo, Haberstock 1998). Es geht um die Anbahnung von physiologischen Bewegungen im OFK, um ideale Voraussetzungen für das Sprechen und Schlucken zu schaffen. Das bedeutet, dass zunächst die Rumpf-, Schultergürtel-, Nacken-, Kopf-, Gesichts- und Halsmuskulatur nach den individuellen Bedürfnissen des Patienten entspannt oder mobilisiert werden, um die Voraussetzung für eine physiologische Bewegung des orofazialen Komplexes zu schaffen. In der ORT gibt es für die Stimulation der mimischen Muskulatur sog. motorische Punkte im Gesicht (➤ Abb. 12.5). Die Behandlungstechnik ist v. a. die **Vibration**: eine kurze, intermittierende Vibration wirkt anregend, eine langsame, gleichmäßige Vibration wirkt entspannend.

Die motorischen Punkte im Gesicht im Einzelnen:

1. über der Nasenwurzel
2. am M. temporalis, vor dem Kiefergelenk (bilateral)
3. an der nasolabialen Falte (bilateral)

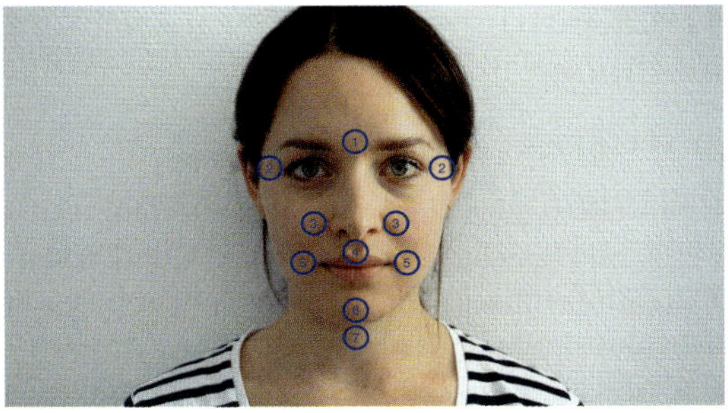

Abb. 12.5 Motorische Punkte im Gesicht [M1011]

4. auf der Oberlippe
5. an den Mundwinkeln (bilateral)
6. am Kinn (M. mentalis)
7. am Mundboden

(Castillo Morales, Brondo, Haberstock 1998)

Das Konzept und die Methoden der ORT zu erlernen erfordert eine mehrwöchige Ausbildung. Hier wird die für die Gesichtsmuskulatur stimulierende Behandlung vorgestellt, die ein eigenständiger Teil ist und auch als Vorbereitung für PNF oder Eigenübungen dienen kann.

PRAXISTIPP

Behandlung des Gesichts nach dem Castillo-Morales-Konzept

Der Patient liegt in Rückenlage, die Knie mit einer Rolle als Unterlage leicht gebeugt. Es wird grundsätzlich in die Ausatemphase gearbeitet.

1. Körper entspannen: Therapeutin greift unter die Schulterblätter – sie setzt Vibrationen zunächst symmetrisch, dann asymmetrisch, dann wieder symmetrisch; Therapeutin legt die Hände auf die Schultern – Vibrationen; sie legt die Hände auf das Brustbein – Vibrationen
2. Kopf mobilisieren: Kopf in die gekreuzten Hände legen, mit leichtem Zug erst nach rechts, dann nach links, dann noch oben, dann nach unten bewegen
3. Kopf massieren: mit leichten kreisenden Bewegungen am M. epicranius
4. Gesichtsmuskulatur massieren: von innen nach außen, von oben nach unten
5. motorische Punkte stimulieren: hierbei erst beide Seiten, dann die betroffene, die gesunde und zum Schluss wieder die betroffene Seite; dabei werden anregende Vibrationen auf der betroffenen Seite und entspannende Vibrationen auf der gesunden Seite eingesetzt
6. gesamtes Gesicht ausstreichen

(Hoffmann-Keining & Limbrock 2012)

Die Patienten empfinden diese Behandlung häufig als sehr angenehm und berichten von einem besseren Empfinden direkt danach (eigene Beobachtung).

Evidenz: Bisher keine Studien in diesem Bereich dazu (s. u.).

Kognitiv-therapeutische Übungen nach Perfetti

Dieser Ansatz wurde in den 70er Jahren von Prof. Carlo Perfetti mit seinen Mitarbeitern entwickelt und bis heute in einem eigenen Studienzentrum in Italien fortgeführt. Dieses Konzept hat die Idee, die neuronale Reorganisation bei einer zentralen oder auch peripheren Lähmung top-down, also über die Kognition zu beeinflussen und zu verbessern. Dabei findet eine ganzheitliche Betrachtung des Patienten und der betroffenen Funktion statt, es wird danach gefragt, welchen Einfluss diese veränderte Funktionsweise auf den gesamten Organismus hat (Klossek & Rizello 2017). Dieses Konzept hat also die Reorganisation des Nervensystems zum Ziel, nicht indem Bewegungen wiedererlernt werden, sondern indem man die Reizinformation und Wahrnehmung schult. Die Sensibilität, Aufmerksamkeit und Motivation stehen dabei im Vordergrund. Es geht darum, ganz bewusst Aufgaben mithilfe der sensiblen Informationen zu lösen. Über kognitive Prozesse will man die Wiederherstellung von Funktionen positiv mithilfe von sensiblen und sensorischem Input beeinflussen.

Die Ziele und Durchführungen der Aufgaben werden vorher vom Therapeuten genau festgelegt, erklärt und in verschiedenen Schritten mit dem Patienten geübt. Nach einer ausführlichen Anamnese und Diagnostik wird eine Hypothese formuliert und das Übungsniveau festgelegt. Im Falle einer peripheren Fazialisparese kann es die gestörte orale Boluskontrolle sein, weil das Kauen auf der betroffenen Seite erschwert ist bzw. sich orale Residuen bilden und der Mundschluss mangelhaft ist.

Die Übungen sind hierarchisch in drei Schwierigkeitsstufen aufgebaut:

- *1. Stufe*: Therapeut bewegt den Muskel, der Patient bleibt passiv; mit geschlossenen Augen nimmt er den sensorischen Reiz wahr; Ziel ist, die taktile Sensibilität zu fördern

- *2. Stufe*: Therapeut unterstützt den Patienten in der Bewegung; Ziel ist die Förderung der Wahrnehmung und die Abnahme überschießender Aktivität benachbarter Regionen
- *3. Stufe*: Patient bewegt selbstständig und willkürlich; Ziel ist die Kontrolle der räumlichen (wie weit und wohin wird bewegt), zeitlichen (wie lange) und Intensitätsparameter (wie kräftig wird die Bewegung ausgeführt)

Evidenz: Zur Effektivität dieser Behandlung gibt es bisher keine Studien (s. u.).

Facio-orale-Trakt-Therapie nach Kay Coombes (F. O. T. T.)

Die F. O. T. T. wird in ➤ Kap. 11.5.1 vorgestellt. Die Prinzipien der Behandlung gelten auch für Hirnnervenlähmungen. Dabei werden – im Gegensatz zu PNF – die Muskeln nicht nur stimuliert, sondern die Bewegung in ein ganzheitliches physiologisches Körperkonzept integriert. In der F. O. T. T. geht es immer um die physiologische und **sinnvolle Bewegung.** Ein isoliert stimuliertes Wangen einziehen macht keinen Sinn, wenn nicht auch eine motorische Antwort fazilitiert wird, z. B. die Artikulation von / e / und / u / (Nusser-Müller-Busch 2007). Auch wird hier auf keinen Fall mit Kältereizen an der mimischen Muskulatur gearbeitet. Laut den F. O. T. T.-Behandlungsprinzipien ist Eis im Gesicht ein zu starker Reiz, der gerade bei wahrnehmungsgestörten Patienten überfordernd sein kann (Nusser-Müller-Busch 2007). Für die Behandlung im Gesicht oder an der Zunge muss eine geeignete Ausgangsstellung des Patienten gefunden werden, die eine selektive Bewegung der Muskeln möglich macht und die ihm die Kapazitäten für die Wahrnehmung in dem Bereich freisetzt. Hierzu bietet sich weniger das Sitzen als z. B. die Seitenlage oder auch ein unterstütztes Stehen an, welches die Aufrichtung des Kopfes erleichtert (Nusser-Müller-Busch 2007).

Evidenz: Für die konservativen Ansätze ORT, F. O. T. T., Perfetti liegen für diesen Bereich keine Studien vor. In der klinischen Praxis zeigt sich jedoch eine hohe Akzeptanz seitens der Patienten. Evtl. handelt es sich hier v. a. um eine psychologische Wirkung, die nicht messbar ist.

12.4.3 Instrumentelle Therapiemethoden

Biofeedback

Eine weitere mögliche konservative Herangehensweise an Fazialisparesen ist das **Oberflächen-EMG-Biofeedback** (sEMG). Man spricht hier von **neuromuskulärer Reedukation.** Dieser Ansatz ist eine Mischung aus Neurophysiologie, Psychologie, Lerntheorie und Therapieforschung (Kumar & Bagga 2015). Dies ist ein Prozess, bei dem zum einen die Gesichtsbewegungen in funktionellen Mustern und Gesichtsausdrücken mittels Feedback angebahnt werden, zum anderen werden abnorme Bewegungen unterdrückt und korrigiert. Sie ist somit für Patienten geeignet, die keine oder nur eine Restfunktion haben als auch für Patienten, bei denen bereits unerwünschte Synkinesien oder Massenbewegungen aufgetreten sind. Die Annahme hierbei ist, dass – ähnlich wie bei den Gliedmaßen – auch faziale Bewegungen wieder erlernt werden können, wenn sie angemessene Informationen über die richtige Bewegung und Lage bekommen, in diesem Fall über sEMG mit Spiegel oder allein über den Spiegel (VanSwearingen 2008). Die Übungen sind auf die Patienten zugeschnitten und beinhalten immer ein Ziel, eine Funktion. Also z. B. anstatt „Pusten Sie", fordert man auf, in ein Wasserglas mit Strohhalm zu pusten, eine Kerze auszupusten. Anstatt einfach nur die Lippen zu spitzen, werden Übungen konstruiert, die automatisch zu einem Lippenschluss führen, z. B. bilabilale Laute äußern (Manikandan 2007).

Evidenz: Die neuromuskuläre Re-Edukation zeigt Wirkung, wenn sie hochfrequent angewendet wird. Das erfordert auch, dass die Patienten zu Hause üben. Die Vorgaben liegen bei 5–10 Wiederholungen pro Übung, 3–5 Übungen, 2-mal täglich (VanSwearingen 2008).

Schallwellengerät (Novafon®)

Mit diesem Schallwellengerät (➤ Kap. 9.6.4; ➤ Kap. 11.5.1) können Vibrationsmassagen mit einer sehr hohen Frequenz, die man manuell nicht erreichen würde, ausgeführt werden (50 und 100 Hz). Es gibt verschiedene Aufsätze für diese Geräte, mit denen man die Gesichts-, Mund- und Zungenmuskulatur stimulieren kann. Die Vibration soll bis zu 6 cm tiefe Wellen in das Gewebe entsenden und dient daher der Stabilisierung von Tonus und Reduktion von Schmerzen (www.novafon.com). Das Gerät ist zur Tonisierung einzelner Muskeln einsetzbar, bevor man motorische Übungen durchführt, sowie zur besseren Durchblutung. Insbesondere für die orofaziale Muskulatur gibt es intraorale Aufsätze mit verschiedenen Formen, die gezielt auf den einzelnen mimischen Muskeln, der Zunge und am Velum einsetzbar sind.

Der Einsatz dieser Geräte ist kontraindiziert bei Verletzungen, frischen Narben, Herzrhythmusstörungen, Tremor und Epilepsie. Ihre Wirkung ist, wie die Firma selbst zugibt, „medizinisch nicht unumstritten". Dennoch erfreuen sie sich unter den Sprachtherapeutinnen steigender Beliebtheit und sollte daher nicht unerwähnt bleiben.
Evidenz: Bisher gibt es keine Studien mit Nachweisen. Die Firma stellt Erfahrungsberichte anderer Therapeutinnen zur Verfügung, z. B. www.novafon.ch/anwendungen/fazialisparese/

Elektrotherapie

Die Behandlung einer peripheren Fazialisparese mit Reizstrom ist umstritten. Wichtig bei der Anwendung ist die richtige Dosierung der Übungen. Es kann auch zu einer Überreizung kommen, sodass es zu Massenbewegung und Synkinesien kommt (Diels 1995). In chronischen Fällen bilden sich Kontrakturen. Diese sind irreversibel und führen ihrerseits zu Asymmetrien.

Hingegen wird Reizstrom regelmäßig zur Behandlung einer Stimmlippenlähmung eingesetzt. Ziel ist v. a. die Vorbeugung einer Atrophie durch muskuläre Inaktivität. Dabei werden zwei Elektroden an den Kehlkopf gesetzt, die unterschiedlich gepolt (bipolar) sind. Während der Stimulierung von ca. 10 Min. werden intensive Stimmübungen durchgeführt. Nur in dieser Kombination sollte Reizstrom eingesetzt werden (Hammer 2012).

Evidenz: Für die Elektrotherapie konnte in Studien zur peripheren Fazialisparese bisher noch keine Überlegenheit im Gegensatz zu Übungsbehandlungen nachgewiesen werden (Teixera et al. 2008; Diels 1995).

12.4.4 Alternative Therapiemethoden

Akupunktur

Der Einsatz von Akupunktur ist möglich und nicht schädlich. Auch hier existieren keine verwertbaren Nachweise einer Wirksamkeit (Heckmann et al. 2017).
Evidenz: Die Wirksamkeit von Akupunktur bei peripherer Fazialisparese konnte bisher nicht bewiesen werden (s. u.).

Kinesiologie-Taping

Dies ist sicherlich eine der neusten Methoden in der Behandlung von Lähmungen der Gesichtsmuskulatur, die ebenso aus der Physiotherapie kommt. Die vielen Überschneidungen beider Disziplinen, gerade im Bereich der Schluck-, Sprech- und Stimmstörungen bleiben nicht aus, da beide Gruppen an der beteiligten Muskulatur arbeiten. Dabei geht es nicht darum, die Physiotherapeuten zu ersetzen, vielmehr schafft man sich hier eine Schnittmenge, bei der die Expertise beider Berufsgruppen dem Patienten zu Gute kommt.

Das Taping (➤ Abb. 12.6) basiert auf der Grundannahme, dass man über die Hautrezeptoren Einfluss auf die Propriozeptoren der Muskeln nehmen kann und damit auf deren Funktion. Man kann sowohl tonisierende als auch detonisierende Tape-Anlagen machen. Das Tape ist elastisch und hat dadurch die Eigenschaft, die Eigendehnung des Muskels zu unterstützen. Im Falle einer zentralen oder peripheren Gesichtslähmung geht es v. a. um die Verbesserung der Muskelaktivität. Ähnlich wie bei der PNF kann man alle mimischen Muskeln einzeln

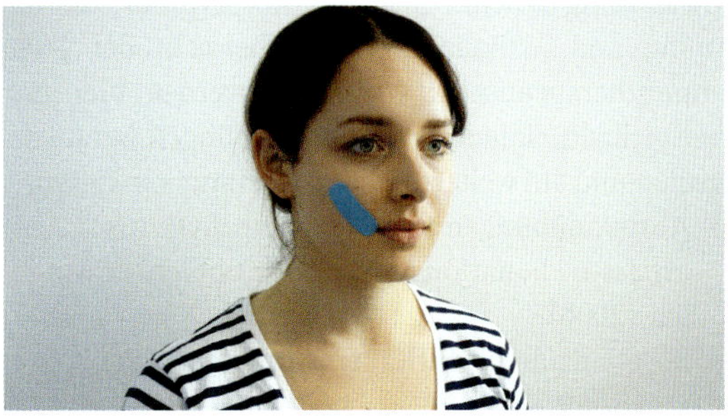

Abb. 12.6 Taping des M. risorius bei zentraler und peripherer Fazialisparese [M1011]

oder in Gruppen mit einem entsprechend angepassten Tape unterstützen.

Evidenz: In Kombination mit Taping als einer relativ neuen Behandlungsmethode wurde die Akupunktur in einer türkischen Einzelfallstudie überprüft (Alptekin 2017). Das Ergebnis zeigt zumindest eine gute Akzeptanz seitens der Patienten. Beide Methoden werden als sicher und ergänzend zur Übungsbehandlung empfohlen. Randomisiert kontrollierte Studien stehen noch aus.

12.4.5 Stimmtherapie bei Stimmlippenlähmungen

Wichtig sind ein **frühzeitiger Beginn** und ein **intensives Training** in den ersten Tagen nach Auftreten eine Stimmstörung (nach einer Operation sollte man die erste Woche abwarten, Hammer 2012). Prognostisch kann sich ein Stimmlippenstillstand oder eine Stimmlippenminderbeweglichkeit (bei erhaltenem Nerv) in einem Zeitraum von 6 Monaten erholen. Darüber hinaus sind kaum noch spontane Verbesserungen zu erwarten (Fleischer & Hess 2016). Dennoch sollte regelmäßige Stimmtherapie erfolgen, um den Prozess zu unterstützen. Ziel ist eine Annäherung der Stimmlippen, um einen möglichst vollständigen **Glottisschluss** zu erreichen. Die Anbahnung kann über direkte Stimm- und Bewegungsübungen oder über indirekte Übungen über den **Anblasedruck** und die Atmung erfolgen. Die Sprachtherapeutin stellt dabei ein patientenorientiertes Übungsprogramm zusammen. Dabei evaluiert sie die Maßnahmen regelmäßig und prüft, welche sich positiv auf die Phonation auswirken (Hammer 2012). Grundsätzlich sucht man sich Übungen aus der **funktionellen Stimmtherapie,** die einen Glottisschluss fördern. Gleichzeitig arbeitet man am Körpertonus, an Atmung und Artikulation. In Anbetracht der Fülle stimmtherapeutischer Methoden werden hier nur beispielhalft einige Ansätze und Übungen herausgegriffen und auf weiterführende Literatur verwiesen:

- Abspannübungen nach der Atemrhythmisch Angepasste Phonation (AAP) nach Coblenzer/Muhar (2006)
- Resonanzübungen (Kauen, Summen) nach Fröschels (1952)
- rhythmische Übungen aus der Akzentmethode nach Smith (Thyme-Frøkjaer, Frøkjaer-Jensen 2003)
- Phonationsübungen zum Training des Unterdruckventils aus dem Funktionalen Stimmtraining nach dem Erlanger Modell (Degenkolb-Weyers 2012)
- manuelle Techniken aus der Manuellen Stimmtherapie (Münch 2003)
- Vokaleinsatzübungen aus der Atemwurfmethode nach Fernau-Horn (1955 / 56)

Hammer (2012) betont, dass insbesondere Stoßübungen, die meistens zum Standardprogramm der Therapie von Rekurrensparesen gehören, eben nicht eingesetzt werden sollten, solange andere Übungen genauso erfolgreich sind. Die Gefahr, dass sich über den gesteigerten Kraftaufwand und Druckaufbau hyperfunktionelle Stimmmerkmale ausbilden (vermehrter Einsatz der Taschenfalten, gepresste Phonation), ist zu hoch. Sollte sich nach einem Jahr noch keine Verbesserung der Stimmstörung ergeben haben, kann man konservativ versuchen, eine Taschenfaltenstimme anzubahnen (Hammer 2012). Alternativ dazu wird auf **phonochirurgische Verfahren** verwiesen.

Bei einseitiger Stimmlippenlähmung führt man eine **Stimmlippen-Medialisierung** durch:

- **Unterfütterung** (Augmentation): eine sehr alte Methode, bei der in die gelähmte Stimmlippe eine Substanz gespritzt wird, die sie dicker macht und dadurch wieder an die Mittellinie annähert; die Substanz kann resorbierend sein, sodass sie sich nach einiger Zeit wieder abbaut; dies macht man bei noch „frischen“ Lähmungen, sozusagen als Probeversuch; die Substanzen sind körpereigenes Fett, Hyaluronsäure, Calcium-Hydroxylapatit oder Silikon; der Eingriff selbst ist unkompliziert und kann unter örtlicher Betäubung stattfinden, entweder transoral oder perkutan (von außen) oder auch in Vollnarkose (Fleischer & Hess 2016)
- **Thyreoplastik:** eine sehr neue Methode der „Laryngeal Framework Surgery“; hier wird von außen durch den Hals ein Implantat eingeführt, welches die Stimmlippe zur Mittellinie drückt; dieses Implantat kann eine Titanspange sein, ein Silikonkeil, ein GoreTex-Streifen oder auch körpereigener Knorpel (Fleischer & Hess 2016)

Bei beidseitigen Lähmungen kann man eine **Glottiserweiterung** erwägen. Dies geht immer zu Lasten der Stimme, denn dann ist kein Glottisschluss mehr möglich. In schweren Fällen kommt es zur Tracheotomie, manche Patienten können daraufhin mit einer Sprechkanüle versorgt werden:

- **Injektion von Botulinumtoxin,** nur eine temporäre Maßnahme
- **CO2-Laser,** der die Glottis unwiderruflich erweitert
- **Laterofixation** der Stimmlippe: eine Stimmlippe wird mit einer speziellen Naht seitlich festgenäht, um die Glottis zu erweitern; dies kann man z. T. rückgängig machen (Fleischer & Hess 2016)

EXKURS

Symptomatische und medikamentöse Behandlung der peripheren Fazialisparese

- **Kortisontherapie:** davon ausgehend, dass der Fazialisnerv entzündet ist, wird für die idiopathische Fazialisparese in den Leitlinien empfohlen, eine 10-tägige Behandlung mit Kortison (Prednisolon) durchzuführen; tatsächlich zeigen sich häufig bereits in der ersten Woche nach Beginn der medikamentösen Behandlung Besserungen in der Funktion (Heckmann et al. 2017)
- **symptomatische Therapie:** wenn sich die periphere Fazialisparese nur bedingt zurückbildet, gibt es verschiedene Maßnahmen, um die Beschwerden der Patienten zu lindern. Gerade um das Auge zu schützen, damit aufgrund der Trockenheit die Hornhaut keinen Schaden nimmt, verwendet man zunächst Augensalbe, künstliche Tränen und v. a. in der Nacht einen **Uhrglasverband;** das ist ein Pflaster mit einem Fenster, welches dicht um das betroffene, nicht schließende Auge geklebt wird; ein kleiner Eingriff ist das sog. **Lidloading:** hierbei wird entweder ein kleines Gold- oder Platinplättchen in den M. orbicularis eingenäht (internes Lidloading) oder ein Bleiplättchen auf das Oberlid geklebt, um es zu beschweren (externes Lidloading) und einen Lidschluss zu ermöglichen; eine andere Möglichkeit ist, die Augenspalte chirurgisch zu verengen
- **mikrochirurgische Verfahren:** bei chronischen PF gibt es mittlerweile hervorragende Verfahren der plastischen Chirurgie, die zumindest Teilfunktionen der mimischen Muskulatur wiederherstellen können; hierzu zählen die **cross-face Nervennaht,** bei der der betroffene N. facialis mit dem gesunden N. facialis der Gegenseite vernäht wird, die **Hypoglossus-Fazialis-Jump-Nervennaht,** bei der eine Verbindung zwischen beiden Nerven hergestellt wird (Anastomose), daraufhin kann über die Bewegung der Zunge z. B. der Mundwinkel gehoben werden; oder man führt einen Muskeltransfer durch. Hier wird meist der M. temporalis verwendet.

LITERATUR

Alptekin DÖ. Acupuncture and Kinesio Taping for the acute management of Bell's palsy: A case report. Complement Ther Med 2017; 35:1–5.

Benjamin B. Vocal cord paralysis, synkinesis and vocal fold motion impairment. A NZ J Surg. 2003; 73:784–786.

Barbara M, Antonini F, Vestri A, Volpini L, Monini S. Role of Kabat physical rehabilitation in Bell's palsy: a randomized trial. Acta Otolaryngol 2010; 130:167–172.

Brach JS, VanSwearingen JM. Physical Therapy for Facial Paralysis: A Tailored Approach. Phys Ther 1999; 79:397–404.

Buck M, Beckers D, Adler S. PNF in der Praxis. Eine Anleitung in Bildern. Berlin, Heidelberg: Springer 1993.

Castillo Morales R, V Brondo JJ, Haberstock B. Die orofaziale Regulationstherapie. München: Pflaum, 1998.

Coblenzer H, Muhar F. Atem und Stimme. Anleitung zum guten Sprechen. 17. Aufl. ÖBV: Wien, 2006.

Cooper S. Muscle spindles in the intrinsic muscles of the human tongue. The Journal of Physiology 1953; 122.

Davies PM. Hemiplegie. Rehabilitation und Prävention. Vol. 18. Heidelberg: Springer-Verlag, 1986.

Degenkolb-Weyers S, Visser I. Funktionales Stimmtraining: Erlanger Modell In: Hammer S. Stimmtherapie mit Erwachsenen. Heidelberg: Springer, 2012.

Diels JH. New concepts in nonsurgical facial nerve rehabilitation. Advances in Otolaryngology. Head and Neck Surgery 1995; 9:289–315.

Einsingbach, T. PNF in Orthopädie und Traumatologie, Pflaum 1988

Enders A, Haberstock B, Das Castillo Morales Konzept in Frühförderung interdisziplinär, 23. Jg, Basel: Ernst Reinhardt Verlag, 2004: 31–34.

Fernau-Horn H. Prinzip der Weitung und Federung in der Stimmtherapie. HNO 1955/56; 5:365.

Fleischer S, Hess M. Basiswissen Phonochirurgie für Logopädinnen und Logopäden. Forum Logopädie 2016; 4(30):6–15.

Fröschels E. Chewing Methos as the Therapy. Archives of Otolaryngology 1952; 56:427–434.

Gemmetzer J. Neurootologische Befunde bei der Facialisparese. Diss. Würzburg, 1983.

Hammer S. Stimmtherapie mit Erwachsenen. 5. Aufl. Berlin, Heidelberg: Springer, 2012.

Heckmann JG et al. S2k-Leitlinie Therapie der idiopathischen Fazialisparese (Bell's palsy). 2017. In: Deutsche Gesellschaft für Neurologie, Hrsg. Leitlinien für Diagnostik und Therapie in der Neurologie. www.dgn.org/leitlinien. Zuletzt abgerufen am 30.07.2018

Hoang Oan Le thi. Verlaufsbeobachtungen bei Kranken mit peripherer Fazialisparese. Diss. Würzburg, 1979.

Hoffmann-Keining A, Limbrock J. Fazialisparese – therapeutische Vorgehensweise im Castillo-Morales-Konzept. In: Türk C, Söhlemann S, Rummel H (Hrsg). Das Castillo Morales Konzept. Stuttgart: Thieme, 2012.

Horst R. Motorisches Strategietraining und PNF. Stuttgart: Thieme, 2005.

House, J. W., Brackmann, D. E. Facial nerve grading system. Otolaryngol. Head Neck Surg 1985; 93: 146–147.

Karow H. Neurokognitive Rehabilitation bei Fazialisparese – Gesicht ist Emotion. Ergopraxis 2014; 4: 33–35.

Klossek R, Rizzello C. Ein Beispiel einer neurokognitiven „Perfetti-Übung" der multisensorischen INegration bei Läsion des Facialisnervs. Logos 2017; 25(2): 127–131.

Kumar C, Bagga TK. Comparison between Proprioceptive Neuromuscular Facilitation and Neuromuscular Re-Education for Reducing Facial Disability and Synkinesis in Patients with Bell's Palsy: A Randomized Clinical Trial. Int J Phys Med Rehabil 2015; 3:290.

Manikandan N. Effect of facial neuromuscular re-education on facial symmetry in patients with Bell's palsy: a randomized controlled trial. Clinical Rehabilitation 2007 (21)4: 338–343.

Mebus M. Die Behandlung von Fazialisparesen: Stimulation der orofazialen Muskulatur durch PNF. www.logomuc.de. 2006. Zuletzt abgerufen am 30.07.2018.

Münch G. Die Manuelle Stimmtherapie (MST). Idstein: Schulz-Kirchner, 2003.

Nawka T, Anders LC, Wenders J. Die auditive Beurteilung heiserer Stimmen nach dem RBH-System. Sprache – Stimme – Gehör 1994; 18.130–133.

Neilson PD, Andrews G, Guitar BE, Quinn PT. Tonic stretch reflexes in lip, tongue and jaw muscles. Brain Research 1979; 178 (2–3):311.

Nusser-Müller-Busch R. Die Therapie des facio-oralen Trakts. 2. Aufl. Heidelberg: Springer-Verlag, 2007.

Oberleit S. Einführung in das Perfettikonzept. Praxis Ergotherapie 1993; 6:307–313.

Perfetti C. Rehabilitieren mit Gehirn – Kognitiv-therapeutische Übungen in der Neurologie und Orthopädie. München u. a.: Richard Pflaum Verlag, 2007.

Reichel, H. S., Das PNF-Konzept, Hippokrates 2001

Schindelmeiser J. Neurologie für Sprachtherapeuten. 3. Aufl. München: Elsevier, 2016.

Steigerwald, Franziska: Facial Disability Index und Facial Clinimetric Evaluation Skala. Validierung der deutschen Versionen. Jena 2016.

Sullivan P. PNF – Ein Weg zum therapeutischen Üben. München: Urban und Fischer, 1985.

Teixera LJ, Soares BG, Vieria VP, Prado GF. Physical therapy for Bell's palsy (idiopathic facial paralysis). Cochrane Database Syst Rev 2008; 3 CD006283.

Thyme-FrØkjaer K, Frøkjaer-Jensen B. Die Akzentmethode. Idstein: Schulz-Kirchner, 2003.

Trepel M. Neuroanatomie. Struktur und Funktion. 7. Aufl. München: Elsevier, 2017.

Urban P. Multiple kaudale Hirnnervenläsionen. In: Hopf HC, Kömpf D (Hrsg). Erkrankungen der Hirnnerven. Stuttgart: Thieme, 2006: 232–238.

VanSwearingen J. Facial rehabilitation: a neuromuscular reeducation, patient-centered approach. Facial Plast Surg 2008; 24:250–259.

Ziegler W, Vogel M. Dysarthrie – Verstehen, Untersuchen, Behandeln. Stuttgart: Thieme, 2010.

KAPITEL

13 Sonderformen neurogener Sprach- und Sprechstörungen

K. Eibl

Dieses Kapitel wirft einen Blick auf die Sprach- oder Sprechstörungen, die sich nicht den klassischen Störungsbildern zuordnen lassen. Entsprechend gibt es für diese Störungen kaum standardisierte Diagnostiken oder evidenzbasierte sprachtherapeutische Therapieansätze (Büttner & Glindemann 2019). Häufig erkennt man diese Störungen genau daran: Dass sie sich nicht zuordnen lassen, dass sie Merkmale zeigen, die nicht mit den Definitionen von Aphasie, Dysarthrie oder Sprechapraxie einhergehen. Dennoch zeigen diese Menschen Auffälligkeiten in der Sprachsystematik, beim Sprechen und in der Kommunikation. Die Ursachen dieser Störungsbilder sind neurogen. Sie bilden häufig eine Schnittstelle zwischen der Sprachtherapie, der Neuropsychologie und der Medizin. Beschrieben werden die kognitive Kommunikationsstörung (➤ Kap. 13.1), der Mutismus (➤ Kap. 13.2.1), der (Stimm)tremor (➤ Kap. 13.2.2), die spasmodische Dysphonie (➤ Kap. 13.2.3) und das neurogene Stottern (➤ Kap. 13.2.4).

13.1 Kognitive Kommunikationsstörung

In der Klinik begegnen der Sprachtherapeutin Patienten, die auffällig in ihrer Sprache und ihrem Kommunikationsverhalten sind: Sie zeigen Wortfindungsstörungen, vereinzelte semantische Paraphasien, brechen Sätze ab und verlieren im Gespräch den roten Faden. Führt man einen standardisierten Aphasietest durch, stellt man fest, dass das Benennen sehr gut erhalten ist, dass das Lesen bis auf Textebene gut funktioniert, beim Schreiben gelegentlich Paragraphien auftreten, aber alles in allem wenig sprachsystematische Auffälligkeiten bestehen. Dennoch „stimmt etwas mit diesen Patienten nicht“: Sie können keine Informationen vermitteln, sind weitschweifig im Gespräch, verlieren den roten Faden.

Das Gebiet der kommunikativen Kommunikationsstörungen ist relativ jung. Es gibt Einzelfallbeschreibungen und Forschungen seit Mitte des letzten Jahrhunderts (Glindemann & von Cramon 1995; Prigatano, Roueche, Fordyce 1985). Davor hat v. a. der russische Aphasieforscher Luria (Luria 1947), der Patienten nach Schädelhirnverletzungen (insbesondere Soldaten aus dem zweiten Weltkrieg) untersuchte, den Weg bereitet für die Erforschung von Kommunikationsstörungen, die Auffälligkeiten in der Sprache, der Kognition und Verhalten zeigen (Büttner 2017; Büttner & Glindemann 2019).

13.1.1 Erscheinungsbild

In der Literatur findet man unterschiedliche Bezeichnungen für Sprachstörungen, die sich v. a. durch kognitive Defizite auszeichnen. Heidler (2006) hat den Begriff der **kognitiven Dysphasie** geprägt (➤ Kap. 6.6.3; ➤ Kap. 15.4) und fasst darunter alle kognitiven Störungen, die sprachliche Auffälligkeiten zeigen. Daher spricht sie auch von primären und sekundären Aphasien. Anderen Autoren geht dieser Begriff zu weit (Regenbrecht & Guthke 2017). Ein weiterer Begriff ist die **nicht-aphasische Kommunikationsstörung (NAKS)**, die v. a. für Sprachstörungen nach Schädel-Hirn-Trauma verwendet wird (Regenbrecht & Guthke 2017). An anderer Stelle liest man von **pragmatischer Aphasie** (Coelho 2011).

DEFINITION

Der Begriff kognitive Kommunikationsstörung beschreibt die funktionelle Beeinträchtigung von Sprache und Kognition und umfasst alle linguistischen, kognitiven und behavioralen Symptome. Die Bezeichnung ist unabhängig von der Ätiologie (Regenbrecht & Guthke 2017). Büttner & Glindemann (2019, S. 6) definieren den Begriff folgendermaßen:

„Einschränkungen im interpersonellen mündlichen und schriftlichen Handlungs- und Verständigungsprozess durch:

- dysexekutive Symptome beim Planen, Problemlösen und Monitoring kommunikativer Handlungen“

Weitere Symptome können sein (ebd.):

- eingeschränktes Abstraktionsvermögen
- eingeschränkte Verarbeitung von Textinformationen
- Störung von Gedächtnis- und Aufmerksamkeitsleistungen
- erhöhter verbaler Output (Enthemmung) oder reduzierter verbaler Output (Antriebsstörung)
- reduzierte Wortflüssigkeit
- mögliche Überlagerung mit aphasischen Symptomen

Die Störung tritt an der Schnittstelle zwischen Sprache und Kognition auf. Dabei sind v. a. **Störungen der Exekutivfunktionen** (➤ Kap. 4.8) ausschlaggebend für ein auffälliges sprachliches Verhalten. Dies führt aber zu einem sehr heterogenen Störungsbild, da die Symptome abhängig vom

Schweregrad der kognitiven und sprachlichen Beeinträchtigung sind (Büttner 2017).

Beschrieben werden die Symptome auf drei Ebenen:

- sprachliche Klarheit: Auffälligkeiten der Semantik, der Syntax, des Sprachstils, der Kohäsion und der Textverarbeitung
- inhaltlich-thematische Struktur: roten Faden verlieren, Weitschweifigkeit, mangelnder Bezug zum Thema und zum Gesprächspartner
- Verhalten: verbales und nonverbales Gesprächsverhalten, Prosodie, Angemessenheit

(Regenbrecht & Guthke 2017)

Die Patienten zeigen Wortfindungsstörungen, vereinfachte oder komplizierte Satzstrukturen, Probleme beim Produzieren von Texten, es kommt zum Abdriften oder Hängenbleiben an Themen. Den Texten fehlt die Kohärenz, sie sind unstrukturiert und planlos. Die Betroffenen haben eine **Störung der theory of mind**: Sie sind nicht in der Lage, sich in den anderen hineinzuversetzen, dessen Absichten, Wissenstand, Gefühle oder Meinungen zu erkennen. Auf der pragmatischen Ebene können sie prosodische Merkmale nicht verarbeiten, sie halten sich nicht an die Gesprächssituation, nehmen Sprecher- und Hörersignale nicht wahr. Auffällig ist die Verarbeitung von Texten sowohl auf der Makro- als auch auf der Mikroebene (Büttner & Glindemann 2019; Büttner 2014).

DEFINITION

- **Makrostruktur**: semantische Struktur eines Textes, sein inhaltlicher Zusammenhang zwischen den einzelnen Sätzen, z. B. eine Gliederung oder eine Inhaltsangabe
- **Mikrostruktur**: sprachliche Struktur eines Textes, welche linguistischen Mittel verwendet werden (Wortwahl, Satzbau)

Zu den sprachlichen Symptomen kommen die Symptome gestörter exekutiver Funktionen (➤ Kap. 4.8) wie Aufmerksamkeit, gestörte kognitive Flexibilität (Umstellungsfähigkeit; ➤ Kap. 6.1.6) und Störungen des Monitorings. Dazu kommen Störungen der Krankheitseinsicht (Anosognosie, ➤ Kap. 4.4) und Verhaltensstörungen wie gestörter Antrieb oder gestörte Impulskontrolle (Büttner 2017; Regenbrecht & Guthke 2017; Coelho 2011).

13.1.2 Ursachen

Kognitive Kommunikationsstörungen vorrangig nach Schädelhirnverletzungen wie Schädel-Hirn-Trauma oder Schussverletzungen auf (Coelho 2011; Büttner 2017). Weitere Ursachen sind Schlaganfall oder demenzielle Entwicklungen. Die Prävalenz lässt sich aufgrund der Heterogenität des Störungsbildes an sich als auch teilweise uneinheitlichen Definitionen nur schwer ermitteln (Büttner & Glindemann 2019). Sehr häufig findet man das Störungsbild bei rechtshirnigen Schädigungen. Eine Studie bei 123 rechtshemisphärisch geschädigten Patienten zeigte bis zu 80 % kognitiv kommunikativ auffällige Patienten (Lehman Blake, Duffy, Myers & Tomkins 2002). Viele dieser Kommunikationsstörungen werden bei Patienten nach rechtshirniger Schädigung erst erkannt, wenn diese zusätzlich eine Dysarthrie oder Dysphagie aufweisen und somit der Sprachtherapie zugewiesen werden (ebd.).

13.1.3 Diagnostik

Das Störungsbild liegt an der Grenze zwischen **Neuropsychologie und Sprachtherapie.** Bisher wurde es in der Sprachtherapie wenig beachtet, gewinnt aber zunehmend an Aufmerksamkeit. Die ASHA (*American Speech-Language-Hearing Association*) plädiert klar afür, dass Sprachtherapie in die Diagnostik auf diesem Gebiet eingebunden werden muss (ASHA 2005). Dabei ist die Verknüpfung von Sprache und Kognition in den USA viel enger als bisher im europäischen Raum, was sich dort in den Ausbildungen widerspiegelt (Regenbrecht & Guthke 2017).

Letztlich ist eine interdisziplinäre Zusammenarbeit erforderlich, die die Expertise beider Berufsgruppen bündelt, um eine genaue und ausführliche Diagnostik zu gewährleisten.

Die Neuropsychologie klärt die kognitiven Defizite im Allgemeinen und ganz spezifisch die Störungen der Exekutive. Die Sprachtherapie erfasst die allgemein sprachsystematischen Defizite und blickt gezielter nach den sprachpragmatischen Beeinträchtigungen auf der Textebene (➤ Tab. 13.1).

Büttner (2014) beschäftigt sich sehr intensiv mit den kognitiven Kommunikationsstörungen und hat ein Diagnostikmaterial entwickelt, mit dem die

Tab. 13.1 Überblick über die Diagnostikinhalte von Neuropsychologie und Sprachtherapie (Regensbrecht & Guthke 2017)

Standarddiagnostik Neuropsychologie	Spezielle Diagnostik	Standardiagnostik Sprachtherapie	Spezielle Diagnostik
Aufmerksamkeit	verbale Intelligenz	Lexikon-Semantik	sprachliche Klarheit
Gedächtnis	Theory of Mind	Artikulation und Prosodie	Kohärenz
Exekutivfunktion	Textgedächtnis	Morphologie-Syntax	inhaltlich-thematische Struktur
Verhalten	Wortflüssigkeit	Schriftsprache	Kommunikationsverhalten
			Textproduktion
			Textverstehen

Tab. 13.2 Untertests des Screeningverfahrens MAKRO (Büttner 2014; Büttner 2018)

Untertest	Beschreibung
Textrezeption	zu einem narrativen Text werden 10 Multiple Choice Fragen gestellt, die die Propositionen abfragen
Textproduktion	2 Bildergeschichten (4 Bilder, 8 Bilder); bewertet wird die Nennung von obligatorischen und optionalen Propositionen
Inferenzen	• anhand von Kurztexten wird geprüft, ob Schlussfolgerungen korrekt gezogen werden können • Beispiel: Herr Weizl beißt in einen knackigen Apfel. Am nächsten Tag muss er zum Zahnarzt. • mögliche Interferenz: „Dabei fiel ihm eine Plombe aus dem Backenzahn."
prozedurale Sequenzen	es werden alltägliche Skripte vorgelegt, die in die richtige zeitliche Abfolge gebracht werden sollen, z. B. Einkaufen im Supermarkt, Planen einer Zugreise

Text- und Diskursverarbeitung erfasst und behandelt werden kann.

MAKRO – ein Screeningverfahren für die Text- und Diskursverarbeitung

Der Test überprüft die Fähigkeiten von Patienten, die, Makrostruktur von Texten zu erfassen und zu verstehen. Dazu werden narrative und prozedurale Texte überprüft. Der Test besteht aus vier Untertests (➤ Tab. 13.2).

Gütekriterien: Der Test ist standardisiert. Die Objektivität ist gegeben, es besteht eine gute Rater-Reliabilität. Die Re-Testreliabilität ist ebenfalls sehr hoch, so dass auch Verlaufskontrollen zuverlässig sind. Der Test zeigt ebenfalls eine hohe Kriteriumsvalidität gemessen am FIM-Score (Functional Independent Measure) für die Kommunikation.

13.1.4 Therapie

Auch in der Therapie ergänzen sich beide Fachdisziplinen. Die Neuropsychologie arbeitet gezielt an den Exekutivfunktionen, erarbeitet Strategien mit den Patienten, die auf eine Verhaltensänderung oder -anpassung abzielen.

Die Therapieziele der Sprachtherapie bewegen sich auf den o. g. drei Ebenen (Regenbrecht & Guthke 2017):

- sprachliche Klarheit: gezielte funktionelle Übungen im Bereich der Semantik und Wortfindung
- inhaltlich-semantische Struktur: Verbesserung der Wahrnehmung von Themenwechseln bzw. Haftenbleiben, weniger Weitschweifigkeit
- Verhalten: Einhalten konventioneller Gesprächsregeln (nicht unterbrechen, auf den Gesprächspartner eingehen)

Die Therapie findet auf der Dialog- und Textebene statt. Es wird in Einzel- und Gruppentherapie gearbeitet. Dabei werden möglichst alltagsnahe Situationen kreiert, z. B. das Erzählen von Urlaubsgeschichten, eine pro und contra Diskussion zu einem aktuellen Thema oder auch Nacherzählungen. Zur Verbesserung der Eigenwahrnehmung können Sequenzen per Audio- oder Videoaufzeichnung dokumentiert und mit den Patienten gemeinsam durchgesprochen werden.

Die Sprachtherapie ist noch nicht verbindlich in die Behandlung der kognitiven Kommunikationsstörungen involviert, doch zeigen die aktuellen Studien und Artikel zum Thema, dass es ein wichtiges Betätigungsfeld innerhalb der Sprachtherapie werden kann und sollte (Regenbrecht & Guthke 2017; Büttner & Glindemann 2019; Büttner 2017).

13.2 Neurogene Sprech- und Stimmstörungen

Im Folgenden werden einige besondere Formen neurogener Sprech- und Stimmstörungen aufgelistet, die der Sprachtherapeutin begegnen können. Auch hier sind es meist Störungen, die sich zunächst nicht in ein Schema einer Dysarthrie oder Dysphonie einordnen lassen. Umso wichtiger ist es, über diese Formen Kenntnis zu haben.

Sprachtherapeutisch sind sie nur in geringem Maße beeinflussbar, es sind vorrangig medizinische Maßnahmen angezeigt.

13.2.1 Mutismus

Der Mutismus, das absolute Verstummen der Patienten, ist ein Phänomen, welches der Sprachtherapeutin gar nicht so selten begegnet. Der Mutismus kann unterschiedliche Ursachen haben. Zunächst wird unterschieden zwischen **chronischem** und **transientem Mutismus.** Der vorübergehende Mutismus ist der häufigere Fall.

Mutismus im Rahmen einer schweren Sprechapraxie (➤ Kap. 10.5.8) und im Rahmen einer akuten transkortikalen motorischen (➤ Kap. 6.6) oder schweren globalen Aphasie (➤ Kap. 6.6) wurden bereits beschrieben.

Im Bereich der Sprechstörungen tritt Mutismus bei ganz schweren Formen und Verläufen von Dysarthrie auf. So können Patienten im Verlauf der Erkrankungen ALS, Morbus Parkinson, Chorea Huntington und der atypischen Parkinsonsyndrome verstummen. Bei bilateralen Schädigungen wie beim Foix-Chavany-Marie-Syndrom oder einer Pseudobulbärparalyse kommt es zur Anarthrie oder zum kompletten Verstummen (Ziegler & Vogel 2010).

Nach Schädel-Hirn-Traumata kann es initial zu einem **traumatischen Mutismus** kommen. Dieser kann in verschiedenen Stadien verlaufen. Initial haben die Patienten keine willkürliche Kontrolle über ihre Sprech- und Sprachfunktionen. Nach ca. 2 Monaten kommt es zu ersten Lautäußerungen, die reizabhängig sind, die Artikulation ist anarthrisch. Das Ende des traumatischen Mutismus ist ein Übergang in eine gemischt spastisch-hypokinetische Dysarthrophonie, anfänglich flüstern die Patienten nur (de Langen 2012).

Der **akinetische Mutismus** ist durch eine erhaltene Vigilanz bei fehlenden Reaktionen gekennzeichnet. Er tritt auf in Fällen von apallischem oder Locked-In-Syndrom. Auch hier sind häufig bilaterale Schädigungen des Frontallappens ursächlich.

13.2.2 Tremor

Der Tremor ist definiert als unwillkürliche, rhythmisch-oszillatorische Bewegungen von einzelnen oder mehreren Körperabschnitten. Er wird unterteilt nach dem Auftreten: Haltetremor, Ruhetremor, Aktionstremor, Intentionstremor und nach seiner Frequenz: ca. 2–12 Hz. Tremores der Atmungs- und Vokaltraktmuskulatur sind für das Sprechen relevant. Ein Tremor kann im Rahmen eines essenziellen Tremors auftreten oder als Symptom bei Erkrankungen wie Morbus Parkinson, Kleinhirnerkrankungen, nach Schädel-Hirn-Trauma und bei Dystonien. Es kommt zu **Stimmzittern**, Schwankungen in Tonhöhe und Lautstärke. Dabei kann die Ursache ein Tremor der Atmungs- oder Kehlkopfmuskulatur oder auch der orofazialen Muskulatur sein.

Eine besondere Form ist der **palatale Tremor** (auch Gaumensegelnystagmus oder palataler Myoklonus): Als isoliertes Symptom ist er bei manchen Patienten nur in Ruhe beobachtbar. Als sekundäres Symptom im Rahmen einer Hirnstamm- oder zerebellären Erkrankung führt er zu Dysarthrie. Somit kann eine zitternde Stimme auch einen Hinweis auf eine Hirnstammerkrankung sein (Ziegler et al. 1998; Ziegler & Vogel 2010).

13.2.3 Spasmodische Dysphonie

Dystonien (➤ Kap. 2.8), die v. a. eine Sprechstörung hervorrufen, sind die **oromandibuläre Dystonie,** das sog. Meige-Syndrom, und die **spasmodische**

Dysphonie. Beide betreffen isoliert einen Funktionskreis. Bei der oromandibulären Dystonie werden die Artikulatoren durch die Muskelkontraktionen in ihrer Beweglichkeit eingeschränkt und beeinflussen dadurch die Sprechweise.

Bei der spasmodischen Dysphonie handelt es sich um eine neurogene Dysphonie aufgrund von Störungen der Stimmlipppenbewegungen. Man unterscheidet drei Formen:

- Adduktor-spastische Dysphonie
- Abduktor-spastische Dysphonie
- gemischte Adduktor-Abduktor-spastische Dysphonie

Die Symptome sind eine angestrengte, gepresste, raue Stimmqualität, häufig auch eine empfundene Anspannung im orofazialen Bereich. Interessant bei diesem Syndrom ist, dass nicht-propositionale Sprache wie Singen, Lachen, emotionale Ausdrücke häufig symptomfrei gesprochen werden können (de Langen 1998). Die Erkrankung verläuft zunächst progredient und stabilisiert sich dann nach 3–5 Jahren.

Die spasmodische Dysphonie wird mit Botulinumtoxin-Injektionen behandelt. Eine begleitende Atem-und Stimmtherapie kann sinnvoll sein (Fleischer & Hess 2016).

13.2.4 Neurogenes Stottern

Das erworbene neurogene Stottern ist ein sehr seltenes und heterogenes Phänomen. Eine einheitliche Definition ist schwierig, aber über folgende Aspekte ist sich die Forschung einig (König 2009):

DEFINITION

Neurogenes Stottern

- entsteht aufgrund einer neurologischen Erkrankung
- kann bei Kindern, Jugendlichen und Erwachsenen in jedem Alter auftreten
- kann in der Dauer variieren: es gibt transientes (vorübergehendes) Auftreten oder persistierendes (anhaltendes Auftreten)

Angaben zur Prävalenz finden sich in der Literatur fast gar nicht (König 2009). Es tritt unabhängig von einer Aphasie oder Dysarthrie auf. Dabei können die Schädigungen überall im Hirn sein (De Nil, Rochon & Jokel 2009). Es zeigt sich eher nach Schädel-Hirn-Trauma, bei Morbus Parkinson oder als Nebenwirkung von Psychopharmaka (Ziegler & Vogel 2010), aber auch nach Schlaganfall (Ackermann, Hertrich, Ziegler et al. 1996).

Im Unterschied zu idiopathischem Stottern zeigen sich ausschließlich klonische Anteile und keine Sekundärsymptome wie Grimassieren, Fäuste ballen etc. (De Nil et al. 2009). Das Sprechen ist gekennzeichnet durch eine überweite Kieferöffnung, überschießende Zungenbewegungen und einen leicht angespannten Stimmansatz. Erhalten sind häufig automatisierte Sprache wie Reihensprechen, das Singen und das laute Lesen. Die Patienten zeigen häufig keinen hohen Leidensdruck und kein Vermeidungsverhalten (Ziegler & Vogel 2010; de Langen 2012).

Abzugrenzen ist das neurogene Stottern von den iterativen Phänomenen bei Morbus Parkinson und stotterähnlichen Symptomen bei Sprechapraxie. In vielen Fällen wird eine psychogene Ursache vermutet, insbesondere wenn:

- es keinen Zusammenhang zu einem auslösenden Ereignis gibt
- die Symptomatik durchgehend ist und sich nicht beeinflussen lässt
- es keine störungsfreien Inseln des Sprechens gibt

(Ziegler & Vogel 2010)

Die Therapie des neurogenen Stotterns orientiert sich an den Therapiemaßnahmen bei idiopathischem Stottern. Die wichtigsten Ziele der Therapie sind (König 2009):

- Reduktion der Hauptsymptome
- Umgang mit dem Stottern
- Verbesserung allgemeiner sprachlicher Fähigkeiten

Die Behandlung zielt sowohl auf die Behandlung der Grunderkrankung mit medikamentösen oder operativen Verfahren ab, geht aber gleichzeitig die sprachtherapierelevanten Symptome an.

Mögliche Methoden der Stottertherapie, die auch hier eingesetzt werden können, sind (König 2009, De Langen 2012):

- Atemtherapie
- Entspannungstechniken
- Fluency Shaping
- Pacing Board
- rhythmisches Sprechen
- weicher Stimmeinsatz

LITERATUR

Ackermann H, Hertrich I, Ziegler W et al. Acquired dysfluencies following infarction of the left mesiofrontal cortex. Aphasiology 1996; 10:409–417.

American Speech-Language-Hearing Association. Roles of speech-language pathologists in the identification, diagnosis, and treatment of individuals with cognitive-communication disorders: position statement, 2005. www.asha.org/policy. (zuletzt abgerufen am 10.12.18)

Büttner J, Glindemann R. Kognitive Kommunikationsstörungen. Göttingen: Hogrefe, 2019.

Büttner J. Kognitive Sprach-und Kommunikationsstörungen – Diagnostik und Therapieimplikationen anhand des Screeningsverfahrens MAKRO. Aphasie und verwandte Gebiete 2014; 23–13.

Büttner J. MAKRO – Screening zur Verarbeitung der Makrostruktur von Texten bei neurologischen Patienten. Hofheim: NAT Verlag, 2018.

Büttner J. Neuropragmatik – Taxonomie von Kommunikationsstörungen und Diagnostik bei SHT. Aphasie und verwandte Gebiete 2017; 1: 31–45.

Coelho CA. Traumatic Brain Injury, Blast Injuries, and Mulitsystem Injuries. In: LaPointe LL. Aphasia and Related Neurogenic Language Disorders. 4. Aufl. New York: Thieme, 2011.

De Langen E. Basale Mechanismen lautsprachlicher Kommunikation. In: Ohlendorf IM, Widdig W, Malin J. (Hrsg.). Arbeiten mit Texten in der Aphasietherapie. Bonn-Bochumer Beiträge zur Neuropsychologie und Neurolinguistik Bd. 5. Freiburg: Hochschul-Verlag, 1998.

De Langen E. Sonderformen neurogener Kommunikationsstörungen. Seminarskript, 2012.

De Nil LF, Rochon E, Jokel R. Adult-onset neurogenic stuttering. In: McNeil MR (Hrsg). Clinical Management of Sensorimotor Speech Disorders. Stuttgart, New York: Thieme, 2009: 235–248.

Fleischer S, Hess M. Diagnostik und Therapie von Stimmstörungen. HNO-Nachrichten 2016; 46 (6): 26–31.

Glindemann R, v. Cramon DY. Kommunikationsstörungen bei Patienten mit Frontalhirnläsionen. Sprache-Stimme-Gehör 1995; 19: 1–7.

Heidler DM. Kognitive Dysphasien. Europäische Hochschulschriften Reihe VI. Psychologie. Frankfurt / M: Peter Lang, 2006.

König K. Neurogenes Stottern. Möglichkeiten und Grenzen in der Behandlung. Dissertation. Universität Dortmund, 2009. https://eldorado.tu-dortmund.de/bitstream/2003/27001/4/Dissertation_Koenig_Kathrin.pdf, (zuletzt abgerufen am 10.12.18).

Lehman Blake M, Duffy JR, Myers PS, Tompkins CA. Prevalence and patterns of right hemisphere cognitive / communicative deficits: Retrospective data from an inpatient rehabilitation unit. Aphasiology 2002; 16 (4-6): 537–547.

Luria AR. Traumatic Aphasia. Moskau: Publ. House of the Academy of Medical Sciences of the USSR, 1947.

Prigatano GP, Roueche JR, Fordyce DJ. Nonaphasic language disturbances after closed head injury. Language Sciences 1985; 7(1): 217–229.

Regenbrecht F, Guthke T. Kognitive Kommunikationsstörungen in der Sprachtherapie und der Neurospychologie. Aphasie und verwandte Gebiete 2017; 1:16–30.

Ziegler W, Vogel M, Gröne B, Schröter-Morasch H. Dysarthrie: Grundlagen – Diagnostik – Therapie. Stuttgart: Thieme, 1998.

Ziegler W, Vogel M. Dysarthrie: Verstehen – Untersuchen – Handeln. Stuttgart: Thieme, 2010.

IV Geriatrische Störungsbilder

KAPITEL

14 Sprachtherapie in der Geriatrie

K. Eibl

Für die Sprachtherapeutin in der Geriatrie stellen sich besondere Herausforderungen und Aufgaben. Die Patienten, die sich auf einer akutgeriatrischen Station, in einer geriatrischen Rehabilitation oder Tagesklinik (➤ Kap. 14.1.4) befinden, erfordern aufgrund ihrer zahlreichen Erkrankungen und ihres hohen Alters eine enge Zusammenarbeit aller Disziplinen (➤ Kap. 14.2.1). Die therapeutischen Interventionen sind häufig kompensatorisch und / oder adaptiv (➤ Kap. 14.4.4; ➤ Kap. 14.5.4; ➤ Kap. 14.6.6). Die altersbedingten physiologischen und kognitiven Veränderungen müssen bei allen Interventionen bedacht werden (➤ Kap. 14.1.1). Nicht zuletzt spielen ethisch-rechtliche Aspekte eine große Rolle (➤ Kap. 14.7). In diesem Kapitel werden neben der Beschreibung der physiologischen und pathologischen Veränderungen im Alter (➤ Kap. 14.1.1) auf die sprachtherapierelevanten Störungen einzeln eingegangen: Störungen der Sprache (➤ Kap. 14.3)., des Sprechens (➤ Kap. 14.4), der Stimme (➤ Kap. 14.5) und des Schluckens (➤ Kap. 14.6).

DEFINITION

Geriatrie bedeutet **Altersmedizin,** die Lehre von den Krankheiten des alternden Menschen. Diese medizinische Disziplin hat sich aus der inneren Medizin heraus entwickelt. Sie betrachtet und behandelt nicht nur die rein körperlichen und geistigen Aspekte von Erkrankungen im hohen Alter, sondern bezieht auch die sozialen und funktionalen Aspekte mit ein. Dabei geht es um die Versorgung von akuten Erkrankungen und chronischen Krankheiten im Krankenhaus und im Rahmen von Rehabilitation (Deutsche Gesellschaft für Geriatrie 2013).

14.1 Der geriatrische Patient

Der geriatrische Patient zeigt spezielle Erkrankungen des Alters, die entweder aufgrund des hohen Lebensalters entstehen oder sich im Verlauf des Lebens summiert haben. Ab einem Lebensalter von 65 Jahren gilt ein Patient als geriatrisch, wenn gleichzeitig verschiedene Erkrankungen bestehen, also eine sog. **Multimorbidität** vorliegt.

Ab einem Lebensalter von über 80 Jahren fällt ein Patient automatisch in die Kategorie geriatrisch, einfach, weil die Anfälligkeit für Erkrankungen und Komplikationen bei medizinischen Eingriffen steigt.

DEFINITION

Der geriatrische Patient ist durch folgende Kriterien definiert:

- Multimorbidität: das Vorliegen mehrerer (mind. fünf), zumeist internistischer, aber auch neurogener Krankheiten, die entweder noch akut oder bereits chronifiziert sind
- Alter: über 65 Jahre
- Risiko des Verlusts der Selbstständigkeit

Der geriatrische Patient lebt entweder noch allein zu Hause, zusammen mit seinen Angehörigen, in einem betreuten Wohnen oder er ist bereits institutionalisiert. Das bedeutet, die Sprachtherapeutin begegnet ihm in Krankenhaus, Rehabilitation, Alten- oder Pflegeheim oder auch in einem Hospiz, in der Ambulanz in der Praxis oder beim Hausbesuch.

14.1.1 Physiologische und pathologische Veränderungen im Alter

Zwischen Gesundheit und Krankheit bewegen wir uns in einem Kontinuum. Laut der ICF hängt der Gesundheitszustand von vielen verschiedenen Faktoren ab. Auf der Ebene der Körperfunktionen und Körperstrukturen nach ICF (➤ Kap. 5.2) unterscheidet man verschiedene Erkrankungen im Alter:

- **primäre Alterskrankheiten**: sind altersgebunden und treten erst im Alter auf, z. B. Arthrose oder Altersdiabetes
- **alternde Krankheiten**: haben sich bereits früher entwickelt und sind jetzt chronifiziert, z. B. Bluthochdruck oder eine chronische Bronchitis (COPD)
- **Krankheiten im Alter**: sind altersunabhängig, wirken sich aber im Alter anders aus und zeigen häufig einen komplizierten Verlauf, z. B. Infektionskrankheiten (Corsten & Grewe 2017)

Zu den häufigsten Erkrankungen im Alter zählen die **Herz-Kreislauf-Erkrankungen,** u. a. **Schlaganfälle.** Laut Statistischem Bundesamt finden 85 % aller Schlaganfälle bei über 60-Jährigen statt. Der Schlaganfall war 2012 unter den zehn häufigsten Todesursachen. An zweiter Stelle folgen die **Muskel-Skelett-Erkrankungen.** Hier ist insbesondere die Osteoporose bei Frauen zu nennen, die zu Wirbelkörper- und Oberschenkelhalsfrakturen führt – eine der fünf häufigsten Einweisungen ins Krankenhaus bei über 65-Jährigen (Destatis 2016). Bei über 70 % der Betroffenen bleibt eine Einschränkung in den

Aktivitäten des täglichen Lebens (ADLs; ➤ Kap. 5.1.2; ➤ Kap. 14.2.1,). An dritter Stelle sind **Krebserkrankungen** zu nennen. Bis zu 65 % der neuen Krebserkrankungen pro Jahr treffen die über 65-Jährigen bei ca. 432.000 Neuerkrankungen (RKI 2012). Zu den psychischen Erkrankungen im Alter zählen die **Depression** und die **Demenz** (➤ Kap. 15). Die Ursachen liegen häufig in einem Verlust an Mobilität und Aktivität sowie der sozialen Teilhabe. Ein nicht unwesentlicher Anteil entfällt auf die Post-Stroke-Depression (➤ Kap. 3.3.4; ➤ Kap. 5.6.3). Manche Literatur spricht davon, dass 40 % aller Schlaganfallpatienten betroffen sind (Huff, Ruhrmann, Sitzer 2001). Dabei spielen sowohl physiologische Prozesse als auch die psychosozialen Folgen eine große Rolle (➤ Kap. 5.6.3).

Für die Sprachtherapie relevant sind v. a. die altersbedingten und neurogenen Erkrankungen, die zu Sprach-, Sprech-, Stimm- oder Schluckstörungen führen.

Der geriatrische Patient leidet unter altersbedingten physiologischen Veränderungen seiner Körperstrukturen und Körperfunktionen:

- **frailty** (engl. Gebrechlichkeit): körperliche und organische Veränderungen im Alter, die zu Gebrechlichkeit und Anfälligkeit für Krankheiten führen
- **Sarkopenie**: Muskelmasse baut sich im Alter ab; Körperfettanteil nimmt zu, während das Muskelgewebe aufgrund von Mindernutzung und hormonellen Veränderungen schwindet
  Malnutrition (Mangelernährung): Ursachen dafür sind vielfältig, u. a. weniger Appetit, veränderter Zahnstatus und Schluckstörungen (➤ Kap. 14.6); Probleme in der Ernährung hängen mit den Erkrankungen, den Medikamenten, aber auch mit der sozialen Einbindung zusammen; neben Immobilität und Kaustörungen wird auch die einsame Wohnsituation als Risikofaktor für Malnutrition aufgeführt; neurogene Erkrankungen und Demenz führen häufig zu einem Verlust von Hunger- und Durstgefühl; wenn eine Mangelernährung im Alter bereits fortgeschritten ist, lässt sie sich nur schwer kompensieren; daher ist v. a. die Prävention ein wichtiger Aspekt; die Angehörigen, der Hausarzt, die Nachbarn oder der Pflegedienst sind gefordert, eine soziale Kontrolle auszuüben; denn mit rechtzeitigem Erkennen können noch ernährungsmedizinische Maßnahmen wie z. B. eine supportive Sondenernährung (➤ Kap. 14.6.7) eingeleitet werden; bei bereits betroffenen Patienten ist es wichtig, sie weiterhin für das Essen und Trinken zu motivieren und mit Nahrungsmitteln zu stimulieren, die ihnen schmecken; man sollte sie, gerade im stationären Rahmen, nicht dazu zwingen, bestimmte Speisen zu sich zu nehmen, wenn sie sie nicht mögen; zu häufig wird aus Zeitgründen z. B. Brei verabreicht, obwohl das Kauvermögen noch vorhanden ist und keine Dysphagie eine Kostanpassung erforderlich macht (➤ Kap. 14.6.1)

DEFINITION

- **Frailty-Syndrom**: Gebrechlichkeit aufgrund von Alterungsprozessen, welche mind. drei der folgenden Faktoren umfassen:
  - unfreiwilliger Gewichtsverlust
  - Erschöpfung (mental und physisch)
  - Muskelschwäche
  - langsame Gehgeschwindigkeit
  - verminderte körperliche Aktivität
- **Sarkopenie**: fortschreitender allgemeiner Kraftverlust und Verlust von Muskelmasse aufgrund von veränderten Stoffwechselprozessen; dabei sind insbesondere die schnellen Muskelfasern (Typ II Fasern) von der Atrophie betroffen; ab dem 50. Lebenjahr nimmt die Muskelmasse um 1–2 % jährlich ab; eine Mangelernährung begünstigt die Sarkopenie; die Sarkopenie wiederum führt zu Frailty
- **Malnutrition**: in den ESPEN-Richtlinien wurde im Rahmen einer Expertenempfehlung 2015 festgelegt, dass eine Malnutrition dann vorliegt, wenn entweder der BMI < 18,5 beträgt oder ein unfreiwilliger Gewichtsverlust in Kombination mit einem reduzierten BMI vorliegt; dabei muss der Gewichtsverlust entweder > 10 % des normalen Gewichts über einen unbekannten Zeitraum oder > 5 % innerhalb der letzten drei Monate sein; der BMI muss dabei < 20 bei unter 70-Jährigen bzw. < 22 bei über 70-Jährigen betragen (Cederholm, Bosaeus, Barazzoni et al. 2015)

Diese altersphysiologischen Veränderungen führen zu Einschränkungen im funktionellen Bereich, aber auch zu Veränderungen im affektiven und kognitiven Bereich. Es kommt zu Wechselwirkungen mit den Bereichen der Aktivitäten und Teilhabe und mit dem persönlichen und sozialen Umfeld. Viele geriatrische Patienten entwickeln oder haben bereits eine **Demenz** (➤ Kap. 15), die sich durch einen Krankenhausaufenthalt noch verstärken kann. Für die optimale Gesundheitsversorgung der alten Menschen ist ein besseres kommunales Netzwerk von Ärzten, Krankenhäusern, sozialpädagogischen Angeboten, Rehabilitationsmöglichkeiten und Palliativeinrichtungen erforderlich (Siebter Altenbericht 2017).

In der Geriatrie spricht man von den **geriatrischen „I"s: intellektueller Abbau, Immobilität, Irritabilität, Instabilität, Inkontinenz, Isolation, iatrogene Schädigungen**. Mit iatrogenen (griech. „vom Arzt erzeugt") Schädigungen sind Erkrankungen wie Delir, künstliche Ernährung oder Beatmung gemeint, die als Folge eines Krankenhausaufenthaltes auftreten, die wiederum zu Dysphagie führen können (Freund 2013). Viele geriatrische Patienten sind gefährdet, zum Pflegefall zu werden.

14.1.2 Begriff „Alter"

Wann bezeichnet man einen Menschen als alt? Zunächst einmal kann das eine sehr relative Einschätzung sein, je nach Perspektive. Die **Gerontologie,** die Altersforschung, beschäftigt sich mit dem Alter und dem Altern aus biologischer, psychischer, sozialer und kultureller Sicht. Man unterscheidet zwischen dem **chronologischen Alter** (der Zahl, die auf dem Ausweis steht) und dem **biologischen Alter** (dem Zustand der körperlichen und geistigen Funktionen). Beide Alter können divergieren. Zu diesen beiden zählt man noch **soziale** und **psychologische Aspekte.** Es kann einen Unterschied machen, ob man noch im Beruf steht oder bereits viele Jahre zu Hause in Rente oder Pension lebt. Das soziale Umfeld und die soziale Einbindung in ein funktionierendes Netzwerk wirken sich auf die Gesundheit und das Wohlbefinden aus. In Bezug auf das chronologische Alter kann folgende Einteilung vorgenommen werden (➤ Tab. 14.1).

Tab. 14.1 Einteilung von Altersstufen

Alter	Bezeichnung
55–65 Jahre	jung-alt
65–75 Jahre	mittelalt
75–85 Jahre	alt-alt
> 85 Jahre:	sehr alt
>100 Jahre:	„langjährig"

Das biologische Alter orientiert sich an den physiologischen Alterungs- und Abbauprozessen, die i. d. R. zwischen dem 50. und 65. Lebensjahr stattfinden. Man unterscheidet zwischen dem **primären Altern,** den genetisch bedingten, also intrinsischen physiologischen Zellveränderungen. Dabei kommt es zu Ablagerungen in den Gefäßen, die auch zu zerebrovaskulären Erkrankungen führen können. Im Gehirn kommt es vermehrt zu Eiweißablagerungen, den sog. Plaques (➤ Kap. 15.3) und einer Abnahme von Neurotransmittern, die das Erlernen neuer Inhalte im Alter erschweren. Das Gehirnvolumen nimmt ab und die Ventrikel vergrößern sich (Corsten & Grewe 2017). Je nach genetischer Disposition können die Alterungsprozesse auch vor dem 50. Lebensjahr einsetzen und die Kompensation dieser Prozesse ist entweder gut oder weniger gut möglich. Dann gibt es das **sekundäre Altern**: Zellabbau- und Alterungsprozesse, die aufgrund von extrinsischen Faktoren wie der Lebensweise, der Umwelt und der Ernährung stattfinden.

Für die physiologischen Alterungsprozesse gibt es verschiedene Hypothesen und Theorien, die sich z. T. ergänzen, z. T. widersprechen. Keine für sich genommen gibt eine befriedigende Erklärung. Zusammengefasst weiß man, dass im Alter v. a. die Funktionen Aufmerksamkeit, Arbeitsgedächtnis und exekutive Funktionen abnehmen (➤ Kap. 4). Laut der **Theorie des sensorischen Defizits** (Lindenberger & Baltes 1994) haben das Nachlassen von Sehen und Hören einen großen Einfluss auf die kognitiven Leistungen. Man spricht zum einen von einem „Kaskadeneffekt": durch die eingeschränkte Seh- und Hörleistung können kognitive Prozesse nicht mehr reibungslos ablaufen. Zum anderen geht man von einem parallelen Abbau der sensorischen und kognitiven Leistungen aus, da alle Verbindungen neuronalen Abbauprozessen unterworfen sind. Bei der Verarbeitung von sensorischen Reizen gibt es bottom-up- (auf den Reiz folgt eine kognitive Antwort) und top-down-Prozesse (die kognitive Erwartungshaltung und das Wissen bestimmen die Wahrnehmung eines visuellen oder auditiven Reizes). In Bezug auf die Aufmerksamkeit geht man von einer **Inhibitions-Defizit-Hypothese** (Zacks et al. 2000) aus: Im Alter wird es schwerer, Informationen zu filtern und Wichtiges von Überflüssigem zu unterscheiden, weil die Reizunterdrückung gestört ist. Dadurch können auch Aufgaben weniger schnell und präzise erledigt werden. Es erklären sich die phonologischen Fehler in der Spontansprache: phonologisch ähnliche Items werden nicht ausreichend gehemmt

(➤ Kap. 14.3.2). Ähnlich sieht es die Theorie der allgemeinen kognitiven Verlangsamung, die **speed-deficit-theory** (Salthouse 1996). Aufgrund des Rückgangs der weißen Substanz im Gehirn, also u. a. den Myelinscheiden, findet eine Verlangsamung der Reizweiterleitung statt und es braucht größere Netzwerke und Regionen, die aktiviert werden müssen, was die Verarbeitungsdauer erhöht. Die reduzierte Leistung des Arbeitsgedächtnisses wird mit einer herabgesetzten Aktivität im präfrontalen Kortex erklärt. Dabei kommt es zu einer reduzierten Verarbeitungskapazität, sodass z. B. komplexe Aufgaben, die das parallele Verarbeiten von Informationen erfordern, nur schwerlich gelöst werden. Sensorische Reize werden daraufhin überwiegend top-down verarbeitet und nehmen somit die Ressourcen für das Aufnehmen von neuen Informationen und Reizen (bottom-up). So erklärt sich u. a. die eingeschränkte Lernfähigkeit im Alter.

Im Gegensatz zur Inhibitionsdefizit-Hypothese steht die **Transmissionsdefizit-Hypothese:** Sie geht davon aus, dass die Weiterleitung der Informationen beeinträchtigt wird. Basierend auf der Annahme, dass semantische und phonologische Informationen in Netzwerken gespeichert sind, meint man, der verzögerte Abruf im Alter lässt sich auf schwächere Verbindungen zwischen den Knoten zurückführen (➤ Kap. 14.3.2).

EXKURS

Die Veränderung der Altersstruktur der Bevölkerung von Deutschland und den meisten europäischen Ländern wird mit dem Begriff **„demografischer Wandel"** zusammengefasst: Weg von einer Pyramiden-, hin zu einer Pilzform. Die Geburtenrate ist mit 1,4 Kindern pro Frau vergleichsweise niedrig im Hinblick auf die steigende Lebenserwartung. Im Vergleich zu 2009 werden im Jahr 2030 34,5 % mehr Menschen über 60 Jahre in Deutschland leben. Das bedeutet, dass 37 % der Einwohner über 60 sind. Im Jahr 2050 sind es sogar 40 % der Bevölkerung. Das Durchschnittsalter lag 2011 bei 43,9 Jahre. Die gesellschaftliche Herausforderung liegt in der Finanzierung von Kranken-, Renten- und Pflegeversicherung. Der voraussichtliche Pflegebedarf wird 2030 um mehr als 50 % steigen. 2007 waren rund 31 % der über 80-Jährigen pflegebedürftig. (Statistisches Bundesamt 2010)

„(…) mit der Veränderung des Altersaufbaus der Bevölkerung verändern sich gleichzeitig die Aufgaben der in der medizinischen Versorgung engagierten Disziplinen, gewinnt die Behandlung chronischer Erkrankungen gegenüber der Behandlung akuter Erkrankungen noch mehr an Bedeutung." (Siebter Altenbericht 2017, S.150)

14.1.3 Teilhabe und Lebensqualität im Alter

Die **psychologischen und soziologischen Aspekte des Alterns** befassen sich mit der Veränderung der sozialen Netzwerke im Alter und mit den Lebensthemen, mit denen sich alte Menschen auseinandersetzen. Das Alter ist häufig durch Vorurteile negativ besetzt. Alter wird häufig gleichgesetzt mit Verlust: Verlust von Lebensqualität durch Einsamkeit, Krankheit, geminderte Leistungsfähigkeit und Produktivität und Verlust der Selbstständigkeit (Steiner 2007). Dabei kann man das Alter auch positiv besetzen: Alte Menschen zeigen mehr Weisheit, Gelassenheit, Lebenserfahrung. Sie haben viel mehr Zeit zur Verfügung, sie können gut vermitteln, historische Ereignisse und Entwicklungen besser beurteilen. Und nicht zuletzt können sie sich gesellschaftlich einbringen durch ehrenamtliche Tätigkeiten. Gerade im Alter vernetzen sich viele Menschen häufiger und setzen auf Teamwork. Steiner (2007) propagiert eine Sichtweise weg von der Angst vor dem Altwerden und findet, dass Alter nur relativ und individuell bestimmbar ist und keinesfalls durch Zahlen abbildbar. Die **psychologischen Aspekte** des Alterns spiegeln sich in einer Veränderung der geistigen Leistungen, die nicht unbedingt schlechter sind als in jüngeren Jahren. Manche Aspekte bauen ab, während andere zunehmen. Man spricht hier von der Mechanik und Pragmatik der Intelligenzentwicklung bzw. von **fluiden und kristallinen Fähigkeiten.** Die **Mechanik der Intelligenz** ist neuronal bedingt und unterliegt den biologischen Abbauprozessen, während die **Pragmatik der Intelligenz** altersunabhängig ist und sich durch die Wissens- und Lebenserfahrung bedingt (Steiner 2010; Corsten & Grewe 2017; ➤ Tab. 14.2).

Die psychologischen Alterungsprozesse lassen sich durch einen höheren Bildungsgrad und einen anspruchsvollen Beruf positiv beeinflussen. Alte Menschen haben auch andere Lebensthemen: Sie müssen sich häufiger mit dem Tod auseinandersetzen, erleben den Verlust des Partners und beginnende körperliche Einschränkungen, was letztlich mit einer veränderten Wohnsituation und einer Einschränkung ihrer Selbstständigkeit einhergeht (Corsten & Grewe 2017). Dennoch geben mehr ältere als jüngere Menschen ein hohes Maß an Zufriedenheit

14

Tab. 14.2 Mechanik und Pragmatik der Intelligenz

Mechanik – fluide Fähigkeiten	Pragmatik – kristalline Fähigkeiten
Schnelligkeit der Wahrnehmung	sprachliche Fähigkeiten
Tempo der Denkprozesse	soziale Kompetenz, Fähigkeit zu reflektieren
Denkfähigkeit, Konzentration	Weltwissen
quantitative Merkfähigkeit, Arbeitsgedächtnis	prozedurales Wissen
Flexibilität	mentales Lexikon
Multitasking	kulturelles Wissen und Können

und Wohlbefinden an. Auch wenn sie bereits objektivierbare körperliche Krankheiten haben, so empfinden sie sich selbst häufig nicht als krank. Man spricht hier von dem **Wohlbefindensparadox,** welches beschreibt, wie die objektive und die subjektive Gesundheit voneinander abweicht: „Trotz altersspezifischer Verluste und Einschränkungen erleben ältere Menschen eine hohe Lebenszufriedenheit und ein hohes Maß an Glück" (Corsten & Grewe 2017, S. 38). Ältere Menschen haben eine andere Erwartung an ihre Gesundheit, sie passen sich an und erleben sich solange als „gesund" als sie weiter ein hohes Maß an Selbstständigkeit und Aufgaben haben.

Auf der **soziologischen Ebene** geht es um die Teilhabe und den gesellschaftlichen Blick auf das Altern. Die Arbeits- und Lebenssituation und die gesellschaftliche Stellung des alternden Menschen werden untersucht. Das soziale Netzwerk im Alter verändert sich in Richtung Pflege von Freundschaften, weg von den Beziehungen innerhalb der Familie. Während sich Freundschaften im Alter auf das Wohlbefinden und die Gesundheit eher positiv auswirken, können familiäre Beziehungen eher belastend sein. Es wird erklärt mit einem ähnlichen Lebenshintergrund, den gleichaltrige Freunde haben, im Gegensatz zu den Unterschieden zwischen den Generationen.

14.1.4 Medizinisch-therapeutische Versorgung im Alter

Ähnlich wie in der Neurologie stehen den geriatrischen Patienten mehrere Möglichkeiten zur Verfügung. Neben akuten und stationären Behandlungen gibt es auch ambulante Konzepte und Maßnahmen für zu Hause, z. B. die Geriatrische Institutsambulanz (GIA), die seit Juli 2016 in Kraft getreten ist. Dabei stehen dem Hausarzt Geriater aus Kliniken beiseite, um den Patienten die therapeutische Versorgung wohnortnah zu ermöglichen bzw. die Hausärzte sind geriatrisch geschult und können die Leistungen verordnen. Grundsätzlich gilt, dass eine Rehabilitationsmaßnahme zur Vermeidung der Pflegebedürftigkeit bzw. Erhaltung des Pflegebedarfs dient. Um eine Maßnahme genehmigt zu bekommen, werden die Rehabilitationsbedürftigkeit und -fähigkeit geprüft sowie Rehabilitationsziele durch den MDK (medizinischer Dienst der Krankenkassen) festgelegt.

Akut-komplex-Behandlung

Seit 2004 gibt es im Katalog der DRGs (*Diagnosis Related Groups*) eine **geriatrische frührehabilitative Komplexbehandlung.** Diese ist meist in einem Krankenhaus oder Rehabilitationsklinik angesiedelt und muss folgende Kriterien erfüllen:

- interdisziplinäres Team unter fachärztlicher Leitung eines Geriaters
- standardisiertes Assessment bei Aufnahme in mind. vier Bereichen (Mobilität, Selbsthilfefähigkeit, Kognition, Emotion) und bei Entlassung in mind. zwei Bereichen (Mobilität, Selbsthilfefähigkeit)
- wöchentliche Teambesprechung mit fachbezogener Dokumentation
- aktivierend-therapeutische Pflege durch geschultes Pflegepersonal
- teamintegrierter Einsatz von mind. zwei der folgenden Fachdisziplinen: physikalische Therapie / Physiotherapie, Ergotherapie, Logopädie, Psychologie / Neuropsychologie

Die Komplexbehandlung umfasst entweder 7, 14 oder 21 Tage. Bei entsprechender Indikation kann sie verlängert werden. Je nach Bundesland wird sie unterschiedlich durchgeführt. Die Zahl der Therapieeinheiten ist festgelegt, jede Einheit dauert mind. 30 Min. Das Ziel ist die bestmögliche Wiederherstellung der Selbstständigkeit bzw. des prämorbiden Zustands. Ganz im Sinne der ICF geht es um die Teilhabe und Lebensqualität alter Menschen. Es geht um das Erhalten der Alltagskompetenz und der Vermeidung von Pflegebedürftigkeit (Sickert & Fichtmüller 2015). Daher ist die Kollegin des Sozialdienstes ein wichtiger Bestandteil des Teams. Sie führt ein ausführliches soziales Assessment durch und sorgt für die Beantragung von Pflegegraden, organisiert Pflegedienste und gewährleistet die Überleitung zurück nach Hause oder in eine entsprechende Wohn- oder Pflegeeinrichtung. Die wöchentliche Teambesprechung trägt alle medizinischen, funktionellen, sozialen, kognitiven und psychologischen Aspekte des jeweiligen Patienten zusammen, um die therapeutischen Maßnahmen zu evaluieren und ggf. zu adaptieren. Aufgrund der Komorbidität der Erkrankungen müssen die verschiedenen Disziplinen eng miteinander verzahnt sein und im Gespräch bleiben.

Geriatrische Rehabilitation

Eine geriatrische Rehabilitationseinrichtung ist eine Rehaklinik für betagte Menschen. Die Zulassungsbedingungen sind ein Alter über 65 Jahren und das Vorhandensein mehrerer Erkrankungen. Anders als bei einer neurologischen Rehabilitation wird hier nicht mehr in die Phasen B, C, D oder E eingeteilt (➤ Kap. 5.1.2). Die Multimorbidität und reduzierte Belastbarkeit der Patienten stehen im Vordergrund. Vom Leistungsspektrum her bietet die geriatrische Reha alle therapeutischen Angebote von der Physiotherapie, Ergotherapie, Logopädie bis hin zu Psychotherapie und Sozialdienst. Die Patienten profitieren insbesondere von Gruppenangeboten wie Beschäftigungstherapie, Musiktherapie, Bastelnachmittagen oder Kochgruppen. Die Kriterien vom medizinischen Dienst der Krankenkassen (MDK) für eine stationäre oder auch ambulante Rehabilitationsbehandlung sind:

- ärztliche Diagnostik, Behandlung und Leitung des Teams
- aktivierend-therapeutische Pflege
- physiotherapeutische, physikalische, ergotherapeutische, logopädische Maßnahmen
- Neuropsychologie und psychologische Behandlung
- soziale Beratung
- Ernährungsberatung

Geriatrische Tagesklinik

Die teilstationäre Form einer geriatrischen Komplexbehandlung findet immer mehr Verbreitung. Sie ist sozusagen das Bindeglied zwischen einer Rehabilitation und einer ambulanten Versorgung zu Hause. Die Tageskliniken sind i.d.R. an ein Akuthaus oder eine Rehabilitationsklinik angebunden, sodass in manchen Fällen eine stationäre Übernahme problemlos möglich ist. Die Voraussetzungen für die Durchführung einer teilstationären geriatrischen Komplexbehandlung entsprechen denen der stationären Maßnahme. Die Mindestaufenthaltsdauer der Patienten am Tag muss 330 Minuten betragen. Dabei sind Essens- und Ruhezeiten mit eingerechnet. Die Patienten werden montags bis freitags früh von zu Hause abgeholt und verbringen den Tag von z. B. 8:30 Uhr bis 15:30 Uhr in der Tagesklinik. Dort werden sie medizinisch betreut und Diagnostiken und Untersuchungen finden statt. Einen Schwerpunkt bilden die Therapien, die ähnlich wie in der Reha aufgebaut sind, also alle wichtigen Therapiebereiche Physiotherapie, physikalische Therapie, Ergotherapie, Logopädie, Psychotherapie und Sozialdienst umfassen. Den Patienten stehen Ruheräume zur Verfügung, damit sie sich in den Pausenzeiten erholen können.

Ambulante Versorgung

Erster Ansprechpartner für ältere Menschen, die zu Hause leben, ist der Hausarzt. Er kennt die Krankengeschichte und begleitet seine Patienten teilweise über viele Jahre. Ambulante Pflegedienste ermöglichen den Menschen, möglichst lange noch zu Hause leben zu können und ihre Selbstständigkeit zu bewahren. Dabei unterstützen sie bei der Grundpflege, der speziellen Versorgung von Stomas, Wunden oder postoperativen Behinderungen als auch bei der Haushaltsführung. Viele kommunale und christliche Dienste bieten Essen auf Rädern, Hausnotrufe und Transporte an. Auch ambulante Therapien wie Physiotherapie und Logopädie werden verordnet.

14.2 Geriatrisches Assessment

„Multimorbidität erfordert Multidisziplinarität und Multiprofessionalität" (Steiner 2010, S. 9). Das **geriatrische Team** besteht aus Internisten, Psychologen, Sozialpädagogen, Physiotherapeuten, Ergotherapeuten und Sprachtherapeuten. Voran steht ihm ein Geriater, der die spezielle medizinische Zusatzausbildung absolviert hat. Die interdisziplinäre Zusammenarbeit wird hier ganz großgeschrieben und ist wesentlich für eine erfolgreiche Behandlung von älteren und alten Menschen. Die Versorgung dieser Patientengruppe hat in den letzten Jahren deutlich an Bedeutung gewonnen, auch wenn die Verteilung der geriatrischen Kliniken und Einrichtungen bundesweit ungleich ist und bei Weitem noch nicht die erforderlichen Zahlen abdeckt (Sickert & Fichtmüller 2015; Siebter Altenbericht 2017). Grundlage der geriatrischen Arbeit ist das **geriatrische Assessment.** Es ist eine Erfassung und Bewertung der gesundheitlichen und sozialen Situation des Patienten. Aus den verschiedenen Blickwinkeln der beteiligten Professionen wird ein Gesamtbild erstellt, welches die medizinischen, psychologischen, psychischen, körperlichen und sozialen Daten eines Patienten erfasst. Jede Berufsgruppe sammelt je nach Fragestellung mittels Anamnese, Screening- und Testverfahren sowie Untersuchungen Daten. Ziele dieser Assessments sind es, sowohl die Wünsche des Patienten und seiner Angehörigen zu ermitteln, als auch therapeutische Zielsetzungen und Behandlungsformen zu finden. Erhoben werden:

- **biomedizinische Daten**: Diagnose, Ernährungssituation, sensorische Funktionen (Gehör, Visus), Medikation und deren regelmäßige Einnahme, bisherige Hilfsmittelversorgung, nicht-medikamentöse Therapien, Arztkontakte, Krankenhausaufenthalte
- **psychologische Daten**: kognitive Funktionen (Sprache, Gedächtnis, Orientierung, Aufmerksamkeit, Konzentration, visuell-räumliche Fähigkeiten, Handfertigkeit) sowie psychische Funktionen (Depression, Wahnvorstellungen, Angstzustände, Halluzinationen)
- **soziale Daten**: Lebensgeschichte, finanzieller Hintergrund, Betreuung oder Vollmachten, soziales Umfeld, Wohnung und Nachbarschaft, professionelle ambulante Hilfsdienste, Zukunftsplanung
- **funktionelle Daten**: funktionelle Einschränkungen auf Organebene, Beurteilung von Gang und Gleichgewicht, funktionelle Einschränkungen im Alltag (Körperpflege, Haushalt, Freizeit, Beruf)
- **Wertvorstellungen und Ressourcen**: persönliche Wertvorstellungen, Einstellung zu medizinischer Behandlung, subjektive Prognose (Rückkehr nach Hause, Krankheitseinsicht), Erarbeitung eines individuellen Ziels

14.2.1 Aufgaben des interdisziplinären Teams

Arzt

Die Ärzte führen nach Erhebung von Daten aus aktueller Anamnese, Krankengeschichte und sozialen Daten eine ausführliche körperliche und psychische Untersuchung durch. Hier liegt das Augenmerk auf altersbedingten Körperveränderungen, Erkrankungen und Einschränkungen in der Teilhabe.

Pflege

Die Pflege ist die wichtigste Bezugsgruppe der geriatrischen Patienten, da sie am meisten Kontakt mit ihnen haben. Sie beobachten die körperlichen Fähigkeiten und Einschränkungen des Patienten. Erfasst werden diese mittels des **Barthel-Index** (➤ Tab. 14.3). Dieser bewertet die Selbstpflege, Motilität und Ernährungssituation des Patienten. Dazu gehören Waschen, Anziehen, Kontinenz, Transfer, Essen. Erreicht werden können bis zu 100 Punkte in 5er, 10er, 15er Schritten. Der Barthel-Index wird i.d.R. am Anfang und am Ende einer stationären Maßnahme erhoben. In einer erweiterten Form werden auch die kognitiven Funktionen erfasst (Prosiegel, Böttger, Schenk et al. 1996).

Die **aktivierend-therapeutische Pflege** umfasst die Lagerung und Mobilisierung der Patienten nach dem Bobath-Konzept (➤ Kap. 11.5.1). Die Pflege

Tab. 14.3 Barthel-Index Beispiele

Bereich	Beschreibung	Punktzahl
Essen	komplett selbstständig oder selbstständige PEG-Beschickung / Versorgung	10
	Hilfe bei mundgerechter Vorbereitung, aber selbstständiges Einnehmen oder Hilfe bei PEG-Beschickung / Versorgung	5
	kein selbstständiges Einnehmen und keine MS / PEG Ernährung	0
sich verständlich machen	kann sich über fast alles verständlich machen	15
	kann einfache Sachverhalte ausdrücken	5
	kann sich nicht oder fast nicht verständlich machen	0

soll die Patienten dabei unterstützen, möglichst viel Selbstständigkeit im Alltag zurückzugewinnen. Dabei orientiert sie sich an den vorhandenen Ressourcen des Patienten.

Ernährungsberatung

Der Ernährungszustand wird mittels BMI (Body Mass Index) und eines Ernährungs-Screenings wie dem **Nutritional Risk Screen** (NRS, Schütz, Valentini, Plauth 2005) oder dem Mini-Nutrional Assessment (MNA, Rubenstein et al. 2001) ermittelt.

Physiotherapeutin

Um die motorischen Fähigkeiten und Einschränkungen der unteren Extremitäten zu erfassen, machen die Physiotherapeuten folgende Tests:

- **Tinetti-Test** (Tinetti 1986): analysiert das Gangbild und das Gleichgewichtspotenzial; Patient wird beim Sitzen, Aufstehen, im Stand, bei Drehung, beim Gehen und Hinsetzen beobachtet; beim Gehen werden insbesondere der Start, die Schrittlänge, -symmetrie, -kontinuität, die Geradlinigkeit des Ganges, die Rumpfhaltung sowie die Spurbreite erfasst; es kann eine Höchstzahl von 28 Punkten erreicht werden; hilfreich ist dieser Test bei der Erkennung von Gleichgewichtsstörungen und der Einschätzung des Sturzrisikos
- **Timed up and go-Test (TUG,** Podsiadlo & Richardson 1991): hier wird zusätzlich die Gehgeschwindigkeit gemessen; dazu nimmt man die Zeit vom Aufstehen, Gehen, Drehen, Zurückgehen und wieder Hinsetzen

Ergotherapeutin

Die Kollegen von der Ergotherapie sind zuständig für die oberen Extremitäten, die Feinmotorik, die Bewegungen und Funktionen in den **Aktivitäten des täglichen Lebens** (ADLs; ➤ Kap. 5.1.2) sowie für die kognitiven Funktionen bei der Planung und Handlung im Alltag (Apraxie). Neben der Beobachtung messen sie die **Handkraft** des Patienten. Die Handkraft spiegelt den generellen Kraftzustand eines Patienten wieder.

Neuropsychologin

Die kognitiven Funktionen werden mittels Screening- und Testverfahren erfasst. Die Neuropsychologin hat dazu eine große Auswahl an Verfahren. Im Assessment wird v. a. der **Mini-Mental-Status-Test (MMST)** und der **Uhren-Zeichnen-Test** verwendet. Bei Verdacht auf eine demenzielle Erkrankung erfolgen weitere Tests (➤ Kap. 15.5.2).

Sprachtherapeutin

Während alle anderen Disziplinen ihre festgelegten Tests und Screenings haben, sieht das geriatrische Assessment i. d. R. keine generelle Überprüfung der Sprach-, Sprech- und Schluckfunktionen durch eine Sprachtherapeutin vor. Sollten bei den anderen Untersuchungen entsprechend logopädisch relevante Störungen auftreten, wird die Sprachtherapeutin hinzugezogen. Bisher gibt es also noch **kein spezielles logopädisches Assessment** in der Geriatrie. Die Sprachtherapeutin verwendet die üblichen standardisierten Verfahren aus der Aphasie- und Dysarthrietherapie. Sickert & Fichtmüller (2015) wünschen sich, dass die Sprachtherapie im geriatrischen Team ihren festen Platz hat, dass es mehr Fort- und Weiterbildungen in diesem Bereich geben muss, um auch den Stellenwert der sprachtherapeutischen Intervention zu erhöhen. Diese Forderung kann in Anbetracht der steigenden Zahlen an geriatrischen Patienten nur unterstützt werden.

Sozialdienst

Der Sozialdienst ist wesentlich für die Erfassung der sozialen Daten. Er erfasst die jetzige Wohnsituation, das soziale Umfeld, pflegt den Kontakt mit den Angehörigen und beteiligt sich an der weiteren Versorgung des Patienten. Er kümmert sich um die Einstufung in einen Pflegegrad, um ambulante Pflegedienste oder die Unterbringung in einem Pflegeheim.

14.3 Altersbedingte Störungen der Sprache

Im Alter nimmt Kommunikation zwar einen hohen Stellenwert ein, aber die Anlässe zur Kommunikation werden weniger. Die Lebenssituation vieler geriatrischer Patienten ist häufig bereits von Einsamkeit geprägt: Sie leben allein zu Hause oder in einem Heim. Aufgrund des hohen Alters haben sie weniger Kontakte und somit auch weniger Redeanlässe. Die Gesprächspartner sind Angehörige oder Pflegepersonen. Die Aktivitäten sind auf alltägliche Routinen beschränkt, somit gibt es auch weniger Gesprächsthemen. Die Gespräche sind meist auf einen Small Talk verkürzt. Es gibt aber auch viele alte Menschen, die ein soziales Netzwerk pflegen. Gerade zu Freunden, Bekannten und Nachbarn, aber auch zu Dienstleistern wie dem Bäcker, dem Apotheker oder der Hausärztin wird der soziale Kontakt so gut es geht aufrechterhalten (Corsten & Grewe 2017).

Sind diese Menschen zusätzlich durch eine Sprachstörung in ihrer Kommunikationsfähigkeit eingeschränkt, verringert sich ihre Teilhabe noch mehr. Die psychosozialen Folgen können Isolation, ein gestörtes Selbstbild und Depression umfassen (ebd).

14.3.1 Erscheinungsbild

Im Zusammenhang mit den altersbedingten Veränderungen in der Sprache und im Kommunikationsverhalten kann man den Begriff **Presbyphasie** benutzen.

DEFINITION

Presbyphasie bezeichnet die altersphysiologischen Veränderungen in den Modalitäten Sprechen, Verstehen, Lesen und Schreiben, die einerseits beeinflusst sind durch den Bildungsstand, den Beruf, die verbalen und kognitiven Fähigkeiten sowie durch das soziale Umfeld, andererseits durch periphere Beeinträchtigungen der Wahrnehmung (Sehen, Hören), eine reduzierte Leistung des Arbeitsgedächtnisses und eine beeinträchtigte Leistung der Aufmerksamkeit (Heidler 2005).

Abgesehen von den normalen altersbedingten Veränderungen der Sprache kommt es jedoch gehäuft im Alter zu einer **Aphasie.** Das wiederum ist zurückzuführen auf die hohe Prävalenz von Schlaganfällen ab einem Lebensalter ab 60 Jahren (85 %) bzw. ab 75 Jahren (51 %). Somit ist die Wahrscheinlichkeit höher, im Alter an einer ischämisch bedingten Aphasie zu erkranken. Nicht zuletzt kommt es im Rahmen von demenziellen Entwicklungen zu **kognitiven Dysphasien** bzw. **Sprachabbau bei Demenz** (➤ Kap. 15.1).

Es gibt einige Studien, die sich dem Zusammenhang von Aphasie und Alter angenommen haben. Dabei wurde v. a. untersucht, welche Aphasiesyndrome auftreten und wie die Schweregradverteilung ist. Auch wenn unterschiedliche Ergebnisse vorliegen, so herrscht Einigkeit darüber, dass es vermehrt zu **Wernicke-** und **globalen Aphasien** im Alter kommt, während eine Broca-Aphasie eher Jüngere (40–59-Jährige) trifft (Eslinger & Damasio 1981; Ellis & Urban 2016). Das Erscheinungsbild der Aphasie bei geriatrischen Patienten ist beeinflusst durch zusätzliche Erkrankungen und kognitive Defizite.

Sprachproduktion

Auch ohne umschriebene Aphasie fallen im Alter v. a. **Störungen im Wortabruf** auf. Dies wird vom sozialen Umfeld als Erstes wahrgenommen. Es kann ein Vorzeichen für eine demenzielle Entwicklung sein, es kann auch im Rahmen der neurophysiologischen Alterungsprozesse erklärt werden. Insbesondere Namen von Personen und Eigennamen können häufig nicht abgerufen werden. Es werden vermehrt Füllwörter wie „Ding" eingesetzt. Ebenso häufig werden im Alter zwei Wortabrufphänomene beobachtet:

- **Tip-of-the-tongue (TOT) Phänomen**: Zielwort kann zwar umschrieben werden, aber die phonologische Form ist nicht abrufbar
- **Slip-of-the-tongue (SOT) Phänomen**: führt dagegen zum Abruf von einem formal ähnlichen, aber semantisch abweichenden Wort

(Heidler 2005)

Auf der Satz- und der Textebene finden sich in der Sprachproduktion mehr irrelevante Informationen, weniger kohäsive Elemente und weniger referenzielle Bezüge (Kemper 1988). Viele alte Menschen zeigen einen ausgeprägten Kommunikationsdrang und unterscheiden nicht zwischen wichtigen und unwichtigen Informationen. Man nennt dies auch **„assoziatives Drauflossprechen"** (*Off-target-verbosity*, Thimm 2000). Das kann zu Monologisieren führen, zur Themenwiederholung oder auch zu abrupten Themenwechseln. Thematisiert werden häufig die Vergangenheit, die Lebenssituation, Krankheiten, ausführliche Berichte über Familie und Bekannte.

Im Fall einer Aphasie zeigen sich die typischen Merkmale einer flüssigen Aphasie (Ellis & Urban 2016) mit flüssiger Sprachproduktion, vielen semantischen und / oder phonematischen Paraphasien, mit Echolalie, Perseverationen und Stereotypien (➤ Kap. 6.1). Hinzu kommen jedoch sensorische Defizite des Sehens oder Hörens sowie Aufmerksamkeitsdefizite und eine reduzierte

Arbeitsgedächtnisleistung. Insofern kann eine Aphasie im Alter auch wie eine vaskuläre Demenz erscheinen bzw. als eine solche definiert werden, wenn die kognitiven Defizite die sprachlichen überlagern oder sogar verstärken (Exkurs, ➢ Kap. 15.3.4).

Sprachrezeption

Ein einschränkender Faktor in den rezeptiven Sprachleistungen im Alter ist die allgemeine kognitive Verlangsamung (Mattson 2001). Das führt zu Problemen bei der Verarbeitung und Filterung von neuen Informationen in einem fortlaufenden Gespräch. Unter Zeitdruck fällt es umso schwerer, Wichtiges von Unwichtigem zu trennen. Das Verständnis komplexerer syntaktischer Strukturen ist aufgrund einer reduzierten Arbeitsgedächtnisleistung eingeschränkt, die auch beim Nacherzählen von Gehörtem oder Gelesenem zu Unvollständigkeiten führt (Parkin 2000). Der Vorteil, den ältere Menschen sich zunutze machen können, ist ihr lange erhaltenes und meist größeres Weltwissen (➢ Tab. 14.2). Über den Kontext können sie sich viele Inhalte erschließen. Eine Einschränkung des Hörvermögens sowohl peripher als auch zentral bedingt kann zu Sprachverständnisdefiziten führen. Bei Vorliegen einer peripher bedingten **Presbyakusis** werden insbesondere Frikative und Affrikaten nicht gehört (Lehr 1987).

DEFINITION

Presbyakusis: Dieser Begriff wird synonym verwendet für Altershörigkeit oder für Altersschwerhörigkeit. Damit wird der Abbau der Hörfähigkeit im Alter beschrieben, die sich durch eine beidseitige Schwerhörigkeit insbesondere für hohe Frequenzen sowie einem eingeschränkten Sprachverständnis bei Störgeräuschen auszeichnet (Corsten & Grewe 2017).

Bei einer Aphasie kommt es zusätzlich zu Sprachverständnisstörungen auf syntaktischer, semantischer und phonologischer Ebene (➢ Kap. 6.1.2). Eine Interferenz mit einer Schwerhörigkeit kann die Sprachtherapie deutlich erschweren.

Schriftsprachliche Leistungen

Beim **Lesen** kommt es zu Beeinträchtigungen zunächst aufgrund peripherer Visusminderungen wie **Presbyopie** (Altersweitsichtigkeit), grauem oder grünem Star oder Makuladegeneration. Die meisten alten Menschen brauchen eine Lesebrille bzw. eine operative Linsenkorrektur. Neurophysiologisch beeinträchtigt beim Lesen das **reduzierte Arbeitsgedächtnis** die Fähigkeit, komplexe Sätze und Text zu verstehen und zu interpretieren (Parkin 2000). Hier zeigt sich ein deutlich positiver Einfluss des Bildungsniveaus und gewohnten Umgangs mit Texten, z. B. Zeitung lesen (Heidler 2005). Zusammenfassend lässt sich feststellen, dass Zeitungstexte leichter zugänglich sind als Beipackzettel oder medizinische Aufklärungsbögen. Wenn also keine Alexie vorliegt, sind diese Beeinträchtigungen im Alltag gut zu kompensieren.

Bezüglich des **Schreibens** lassen sich kaum altersbedingte Veränderungen aufzeigen. In der Regel zeigen sich motorische Einbußen in der Feinmotorik, was zu einer veränderten Handschrift führt. Ebenso begegnet man sehr vielen alten Menschen, die abgesehen von Kreuzworträtseln oder Einkaufslisten kaum noch schreiben. Hier zeigen sich manchmal orthografische Unsicherheiten.

14.3.2 Ursachen

Die Ursachen, die zu einer Aphasie führen können, wurden ausführlich in ➢ Kap. 6.4 erläutert. Die Ursachen für Sprachabbau bei Demenz werden in ➢ Kap. 15.3. beschrieben. Die Ursachen einer Presbyphasie sollen an dieser Stelle Erwähnung finden. Die bereits erwähnte **Inhibitionsdefizit-Hypothese** (➢ Kap. 14.1.2) liefert plausible Erklärungen für die Defizite im Sprachverständnis und der Sprachproduktion. Eine entgegengesetzte Hypothese geht von einer gestörten Reizweiterleitung zwischen dem semantischen und dem phonologischen Netzwerk aus (**Transmissionsdefizit-Hypothese,** ➢ Kap. 14.1.2**).** Dadurch verringert sich die Geschwindigkeit, welches sich im spontanen Gespräch in Wortabrufstörungen äußern kann.

14.3.3 Diagnostik

Die Diagnostik eines Störungsbildes wird dann relevant, sobald die Störung zu Einschränkungen im Alltag führt. Presbyphasische Symptome sind solange nicht als pathologisch zu werten, solange sie den Sprecher im Alltag nicht behindern bzw. in seiner

14

Teilhabe einschränken. Sie können jedoch ein Frühwarnzeichen für eine Demenz bedeuten. Die Diagnostik hat folgende Ziele:

- Erkennen einer pathologisch bedingten Sprachstörung, z. B. einer Aphasie oder Sprachabbau bei Demenz
- Bestimmung des Schweregrads
- Beurteilung der Einschränkungen in Aktivitäten und Teilhabe gemäß der ICF
- Verlaufskontrolle

Für die Erfassung speziell presbyphasischer Symptome stehen keine eigenen Diagnostikinstrumente zur Verfügung. Somit greift die Sprachtherapeutin auf die verfügbaren Aphasie-Diagnostiken (➤ Kap. 6.7.4) zurück:

- **Aphasie Check Liste** (ACL, Kalbe et al. 2002)
- **Aachener Aphasie Test** (AAT, Huber et al. 1983)
- **Bielefelder Aphasie Screening** (BIAS, Richter et al. 2006)
- **Kurze Aphasieprüfung** (KAP, Lang et al. 2000)
- **Aphasie-Schnell-Test** (AST, Kroker 2000)

Eine ausführlichere modellorientierte Diagnostik kann mit LEMO 2.0 (Stadie et al. 2013) oder der Bogenhausener Semantik-Untersuchung (BOSU, Glindemann et al. 2002; ➤ Kap. 6.7.5) durchgeführt werden.

In Bezug auf die Bewertung der pragmatisch-kommunikativen Einschränkungen im Alltag gibt es die Instrumente (➤ Kap. 6.7.6):

- **ANELT** (Blomert & Buslach 1994)
- **Szenario Test** (Nobis-Bosch et al. voraus. 2019)
- **CETI** (Schlenck & Schlenck 1994)
- **ALQI** (Engell et al. 2003)

Für eine grundsätzliche Abklärung, ob eine Aphasie vorliegt oder doch hauptsächlich kognitive Defizite, eignen sich der Token Test (Orgaß 1976a, 1976b; ➤ Kap. 6.7.4) und der Regensburger Wortflüssigkeitstest RWT (Aschenbrenner et al. 2000; ➤ Kap. 15.5.2). Der RWT gibt insbesondere Hinweise auf Störungen der Exekutivfunktionen (➤ Kap. 4.8; ➤ Kap. 6.1.6).

Bei geriatrischen Patienten trifft die Sprachtherapeutin eine Auswahl aus diesen verschiedenen Testverfahren, um sich ein Bild der Sprachstörung und seiner Auswirkungen auf den Alltag der Patienten zu machen. Was hier nicht von Belang ist, ist die Frage nach einem Syndrom oder der Ausprägung eines bestimmten Syndroms. Mehr als bei (jüngeren) neurologischen Patienten sollten in der sprachtherapeutischen Diagnostik insbesondere die Auswirkungen auf den Alltag untersucht werden, um dann ganz gezielt auch nur die den Alltag einschränkenden Funktionen störungsspezifisch und funktionell-pragmatisch zu behandeln.

14.3.4 Therapie

Die therapeutischen Maßnahmen bei geriatrischen Patienten mit einer vaskulär bedingten Sprachstörung unterscheiden sich nicht von denen bei neurologischen Patienten. Wie in jedem Störungsbereich in der Geriatrie stehen hier aber die **Aktivitäten- und Teilhabeziele** im Vordergrund. In der akuten Phase ist es zwar wichtig, restituierende Maßnahmen zu ergreifen, um die spontanen Rückbildungsprozesse zu unterstützen. In der störungsspezifischen Phase sollten allerdings die funktionell-pragmatischen Übungen überwiegen.

Bei schweren expressiven Störungen, womöglich in Verbindung mit einer Sprechapraxie (➤ Kap. 10) eignen sich stimulierende Methoden zur Anbahnung des Sprechens (➤ Kap. 6.8.3):

- Melodische Intonationstherapie (**MIT,** Helm 1979)
- **SIPARI** (Jungbluth et al. 2014)
- Visual Action Therapy (**VAT,** Helm-Estabrooks et al. 1982)

Bei mittelschweren bis leichten Aphasien / Sprachabbauprozessen eignet sich der multimodale Ansatz von **MODAK** (Lutz 1997), da er besonders im *Dialog* den kommunikativen Aspekt betont und eine klare einfache Vorgehensweise umfasst. Die **Deblockierungsmethode** nach Weigl (1979) und assoziative Wortfindungsübungen eignen sich zur Behandlung des Wortabrufs. Wichtig sind hier v. a. für den Patienten relevante Themen, am besten nimmt man Themen mit biografischem Bezug, z. B. Enkelkinder, Garten, Kochen, Autofahren. Sollten Lesen und Schreiben wichtige Aktivitäten im Alltag sein, werden die Materialien entsprechend ausgewählt: Heimatzeitung, Lieblingszeitschrift, Sudoku-Rätsel, Kreuzworträtsel, Kinderbücher für die Enkel, Postkarten usw.

Für ein Kommunikationstraining bietet sich das **PACE-Setting** (Davis & Wilcox 1985) an. Hier kann man den originalen Ablauf abändern und auf die Therapieziele des Patienten zuschneiden.

Die Therapieform der **Gruppentherapie** bietet sich ganz besonders in der Geriatrie an, da alltagsnah Kommunikation geübt werden kann. Es gibt sehr viele verschiedene Formen von Sprachspielen zu Wortfindung, Satzbildung, Semantik, Phonologie, die sich in einem Setting mit drei oder vier Teilnehmern umsetzen lassen, z. B. Tabu, „Ich packe meinen Koffer…", Scrabble, Activity. Gerade bei beginnendem kognitivem Abbau helfen oft der Kontext und die Situation, mögliche Defizite zu kompensieren. Die Zielsetzung ist v. a. die Verbesserung der Kommunikation im Alltag, um Teilhaben zu erhalten. Für die Gruppentherapie kann man z. B. das Spiel „Vertellekes" (Fiedler & Hohlmann 2006) einsetzen: ein kommunikatives Spiel, welches auch bei demenziellen Entwicklungen geeignet ist.

Geeignetes Therapiematerial bieten verschiedene Bände aus dem Storch Verlag, u. a. „Sprachtraining für Senioren" (Storch 2001) und „Alltagssprache für Aphasiker" (Storch 2003). Die Materialien basieren auf dem **situativen Ansatz in der Aphasietherapie,** der auf der Schematheorie (aus der Psychologie; Anderson & Pearson 1984) beruht. Ähnlich wie beim Skript-Ansatz (Logan 1988; Holland et al. 2002) werden hier typische alltägliche Situationen anhand von verschiedensten sprachlich-funktionellen und situativ-kontextuellen Übungen erarbeitet (Storch & Weng 2010).

Weitere Therapieansätze und -ideen finden sich in ➤ Kap. 6.8 zur Aphasie.

Die Therapiefähigkeit von geriatrischen Patienten und die Prognose der Aphasie ist von verschiedenen Faktoren abhängig:

- bestehende kognitive Defizite
- Multimorbidität
- psychische, physiologische und soziale Situation des Betroffenen

Das Alter hingegen gilt nicht als negativer Prädiktor für eine Verbesserung der Sprachstörung. Auch alte Patienten profitieren von intensiver Sprachtherapie (➤ Kap. 5.1).

Evidenzen: Für die o. g. Therapieansätze finden sich keine Wirksamkeitsstudien, die den Schwerpunkt auf das Alter der Patienten setzen. Es wird auf die Beschreibung in ➤ Kap. 6.8 verwiesen.

14.4 Altersbedingte Störungen des Sprechens

Sprechen und Stimmgebung sind motorische Prozesse, bei denen viele Muskeln und Hirnnerven beteiligt sind. Sie sind daher besonders störanfällig für die physiologischen und neurophysiologischen Veränderungen im Alter wie Muskelabbau (Sarkopenie), Gebrechlichkeit (frailty), verringerte Dopaminaktivität in den Stammganglien (Steuerung motorischer Prozesse) und dem Abbau von neuronalen Verschaltungen im frontalen Kortex und der primär-motorischen Rinde. Die Veränderungen sind morphologisch, biochemisch und neurologisch. In Bezug auf das Sprechen kann man insbesondere eine Verlangsamung des Sprechtempos im Alter ausmachen (Ziegler & Vogel 2010). In Bezug auf die allgemeine Kommunikationsfähigkeit spielen zusätzliche Begleiterscheinungen eine große Rolle: Einschränkungen der Hörfähigkeit, depressive Verstimmungen und kognitive Alterungsprozesse verändern die Kommunikation und insbesondere auch das Sprechen.

14.4.1 Erscheinungsbild

Veränderung der Respiration

Phonation und Respiration stehen in Abhängigkeit voneinander. Im Alter verändern sich unsere Atmung und unser Atemvolumen. Dies wirkt sich negativ auf die Stimmgebung und die Sprechweise aus. Bei einem erwachsenen, durchschnittlich sportlichen Menschen geht man von einer Gesamtkapazität der Lunge von 3–5 l aus. Davon verteilen sich 2,5–3 l auf die Vitalkapazität und 1 l auf das Residualvolumen. Das ist die Luft, die immer in der Lunge verbleibt (➤ Kap. 9.1.3). Pro Atemzug atmen wir 0,5 l ein und das ungefähr 15-mal in der Minute. Mit dem Älterwerden verschieben sich diese Werte. Mit dem allgemeinen Muskelschwund nimmt auch die Kraft der Atemmuskulatur ab. Die Rippenknorpel verkalken, dadurch wird der Brustkorb steifer und weniger elastisch zusammen mit einem Verlust der Elastizität des Lungengewebes. Häufig kommen degenerative Veränderungen an den Brustwirbeln hinzu, die die Beweglichkeit des Brustkorbs weiter einschränken. Das Lungenvolumen setzt sich anders zusammen: Während die Vitalkapazität sinkt, steigt das Residualvolumen.

14

Für die Sprechatmung bedeutet es, dass ältere Menschen mehr Luft pro Atemzug brauchen und weniger Silben pro Atemzug sprechen können (Norm: 10–15 Silben / Atemzug; Hoit & Hixon 1987).

Veränderung der Phonation

Ab dem 70. Lebensjahr kommt es zu geschlechtsspezifischen Unterschieden bei der Phonation: Bei Frauen kommt es eher zu einer Verdickung der Stimmlippen und einer eingeschränkten Koordination. Die Folge ist eine tiefere Stimme, der sog. **Virilismus.** Bei Männern verschmälern sich die Stimmlippen, es kommt zu einem unvollständigen Glottisschluss, die Stimme wird behauchter und höher, man nennt dies **Greisendiskant** (Ziegler & Vogel 2010; ➤ Kap. 14.5.1).

Veränderung der Artikulation

Es kommt häufig zu Überlappungen von Dysarthrie und altersbedingter Sprechweise. Diese Differenzierung ist schwer zu treffen. Umso mehr als es noch zu wenig Altersnormen für die Dysarthriediagnostik gibt (Ziegler & Vogel 2010). Nicht zuletzt haben v. a. Personen über 65 einen Schlaganfall oder entwickeln eine Parkinson-Erkrankung, sodass die Ursachen von Sprechstörungen häufig auch neurogener Natur sind.

Rein altersphysiologisch bedingte Veränderungsprozesse sind:

- Atrophie von Gesichts-, Zungen- und Kiefermuskulatur
- Ab- und Umbau des Kiefergelenks
- Tieferstellung des Larynx
- Verlust der Elastizität der Mundschleimhaut
- verringerte Speichelproduktion
- veränderter Zahnstatus
- Verlust von Muskelkraft
- veränderte neuromuskuläre Aktivität

(Ziegler & Vogel 2010)

Diese Veränderungen äußern sich in der Sprechweise durch eine reduzierte max. Sprechgeschwindigkeit und eine verringerte Genauigkeit der Sprechbewegungen. Die Resonanzverhältnisse verändern sich und somit auch die Vokalfärbung. Die Dauer der einzelnen Segmente verlängert sich. Bei intakten internen Kontrollprozessen sowie guter Hörfähigkeit werden diese Veränderungen ausreichend kompensiert, z. B. wenn der Zahnstatus durch Zahnverlust oder Prothesen sich verändert (➤ Kap. 9.1.1).

Veränderung der Hörfähigkeit

Eine Schwerhörigkeit führt zu Veränderungen in der Wahrnehmung und Produktion gesprochener Sprache. Tonhöhe, Lautstärke, Intonation und Artikulation werden in Mitleidenschaft gezogen. Die Abbauprozesse der Hörleistung betreffen insbesondere die hohen Frequenzen und die Wahrnehmung von Affrikaten und Frikativen (Lehr 1987). Die Schwerhörigkeit kann auch Folge von schädlichen Stoffen oder dauerhaft ausgesetztem Lärm sein, z. B. im ehemaligen Beruf.

PRAXISTIPP

In der Therapie mit schwerhörigen Patienten ist es wichtig, für ein ruhiges Umfeld zu sorgen. Alle Lärmquellen im Raum (Radio, Fernseher) sollten ausgeschaltet sein, die Tür geschlossen werden. Als Sprachtherapeutin hilft es, mit tieferer Stimme zu sprechen und kurze Sätze mit klaren und konkreten Anweisungen zu formulieren.

Eine Dysarthrie im Alter kann aufgrund o. g. physiologischer Veränderungen stärker ausgeprägt sein als bei jüngeren Patienten. Die Dysarthrien treten auch häufiger auf, sie werden aber v. a. im Alter seltener behandelt. Die Häufigkeit lässt sich u. a. auf die hohe Zahl an vaskulären Läsionen bei alten Menschen zurückführen.

Insbesondere die Dysarthrie bei Parkinson-Erkrankungen führt zu einer Einschränkung in den Aktivitäten und der Teilhabe der Betroffenen. Die Sprechstörung ist gekennzeichnet durch eine stark reduzierte Verständlichkeit aufgrund folgender Symptome:

- unpräzise Konsonantenbildung
- inkomplette Zungenhebung
- unvollständiger Verschluss bei Plosiven und Affrikaten
- schlechtere Sprechleistung je höher die kognitive Anforderung ist

Problematisch ist zudem eine eingeschränkte Selbstwahrnehmung der Patienten. Patienten mit Morbus Parkinson können z. B. ihre Sprechlautstärke nicht an die Umgebung anpassen, was zu einer sehr leisen, behauchten Stimmgebung führt (**Hypophonie**).

14.4.2 Ursachen

Sehr viele Dysarthrien im Alter entstehen durch degenerative Erkrankungen wie die unterschiedlichen Formen des Morbus Parkinson. In diesem Zusammenhang treten eher Hypophonien und Dysarthrophonien auf (➤ Kap. 9.4.3). Weitere Ursachen sind Karotisstenosen, Schlaganfälle und eine hohe Anzahl an Medikamenten. Hinzu kommen neurologische Veränderungen, die sich zusätzlich auswirken:

- Gehirn verliert an grauer und weißer Substanz
- es kommt zu „stummen" Hirninfarkten kleinerer Gefäße
- zur Aufrechterhaltung der motorischen Funktionen werden mehr Hirnregionen aktiviert, dies führt zu einer Verminderung der Ressourcen für motorische Adaptionsprozesse (kognitiver Overload)
- Dopaminausschüttung in den Basalganglien verringert sich und führt zu einer motorischen Verlangsamung

(Ziegler 2011)

14.4.3 Diagnostik

Eine Sprechstörung im Alter wirkt sich ganz besonders auf die Teilhabe und Aktivitäten des Betroffenen aus. Neben den üblichen Dysarthrie-Diagnostiken wie Bogenhausener Dysarthrieskalen, Frenchay Dysarthrie Assessment oder UNS (➤ Kap. 9.5) sollte die Sprachtherapeutin insbesondere die Umweltfaktoren und die Einschränkung der Lebensqualität bemessen. Für die Sprechdiagnostik wählt man Verfahren, die mit möglichst wenig Aufwand und Beanspruchung genügend Informationen für die Therapie liefern, z. B. das FDA-2 oder eine Kurzversion der BoDyS. Problematisch bei allen bekannten Diagnostikverfahren sind die fehlenden Normwerte für geriatrische Patienten (ab 65 Jahren) oder alterskorrigierte Bewertungen für Sprechparameter wie Aufgaben zur Maximalleistung oder Diadochokinese. Ebenso finden die kognitiven Anforderungen keine Berücksichtigung. Parkinson-Patienten zeigen z. B. eine bessere Sprechleistung, wenn sie Wörter oder Sätze nachsprechen, als wenn sie eine Geschichte erzählen sollen (Ziegler & Vogel 2010).

Frenchay Dysarthie Assessment (FDA-2)

Das **Frenchay Dysarthie Assessment** (Grosstück 2012; ➤ Kap. 9.5.1) ist gut für die Geriatrie geeignet, da es in ca. 30 Min. ein Sprechprofil erstellt. Dabei sind nur die Normwerte für die Tonhaltedauer kritisch zu sehen bzw. sollten alterskorrigiert werden. Für ältere Menschen sind 10 Sek. nicht als pathologisch zu werten bei einer Spanne von 8–21 Sek. für Männer und Frauen über 65 Jahren (Brockmann-Bauser & Bohlender 2014).

Bogenhausener Dysarthrieskalen (BoDyS)

Möchte man die **Bogenhausener Dysarthrieskalen (BoDyS**, Ziegler et al. 2018; ➤ Kap. 9.5.1) durchführen, könnte man eine verkürzte Form verwenden, die aus nur zwei Untertests besteht, oder auch eine Version ohne die Leseaufgaben (Ziegler et al. 2015).

Wichtig in der Diagnostik bei geriatrischen Patienten ist, dass möglichst viele verschiedene Äußerungen elizitiert werden, die unterschiedliche kognitive und linguistische Anforderungen haben. So tun sich z. B. Patienten mit einer Demenz leichter, bekannte Sprichwörter nachzusprechen als unbekannte Sätze (Corsten & Grewe 2017).

Für die Bewertung des Leidensdrucks und der Einschränkung der Lebensqualität bei Patienten mit Dysarthrie gibt es noch wenige Selbsteinschätzungsinstrumente. Der Faktor, der die Patienten mit Dysarthrie am meisten einschränkt und sie belastet, ist die **Verständlichkeit.** Betroffene leiden sehr darunter, dass sie häufig Gesagtes wiederholen müssen und es zu Missverständnissen kommt. Bei einer Dysarthrie können sich die Natürlichkeit des Sprechens und die Verständlichkeit diametral gegenüberstehen (Ziegler & Vogel 2010). Bei vielen Dysarthrieformen besteht eine gute Verständlichkeit bei großer Einbuße der Natürlichkeit, z. B. bei einer schlaffen Dysarthrie bei einer ALS. Gerade eine reduzierte Sprechgeschwindigkeit, die mangelnde Modulationsfähigkeit und die monotone Sprechweise sind sehr belastend für die Betroffenen (➤ Kap. 9.5.6).

Fragebögen zur Einschätzung der Lebensqualität

Living with Dysarthria

Dieser umfassende Fragebogen (Hartelius et al. 2008) stellt Fragen nach Kommunikationsituationen, Empfindungen, Problemen in Sprechsituationen und auch nach Wünschen in Bezug auf die Sprechstörung. Er wird in ➤ Kap. 9.5.7 beschrieben.

Parkinson's Disease Questionnaire (PDQ-39)

Der PDQ (dt. Version Berger et al. 1999) besteht aus 39 Fragen zu acht Lebensbereichen:

- Mobilität: Freizeitaktivitäten, Haushaltstätigkeiten, Einkaufen

- Aktivitäten des täglichen Lebens (ADL): Waschen, Anziehen, Schreiben
- emotionales Wohlbefinden
- Stigmatisierung: z. B. Krankheit verheimlichen, Situationen vermeiden
- soziale Unterstützung
- kognitive Funktionen: z. B. tagsüber einschlafen, Konzentrationsprobleme, Gedächtnisprobleme
- Kommunikation: z. B. Sprechschwierigkeiten, Kommunikationsprobleme
- körperliche Missempfindungen: z. B. Muskelkrämpfe, Gelenkschmerzen

Die Bewertung der Fragen reicht von 0 = niemals, 1 = selten, 2 = manchmal, 3 = häufig bis 4 = immer oder kann ich überhaupt nicht.

14.4.4 Therapie

Die Therapie der altersbedingten Sprechstörungen sollte v. a. eine **ausreichende Verständlichkeit** zum Ziel haben. Diese erreicht man über physiologische Körperhaltung und gute Tonusverhältnisse. Geeignete Behandlungsmethoden des Sprechens in der Geriatrie sind:

- **LSVT LOUD:** das Lee Silverman Voice Treatment wird ausführlich in ➤ Kap. 9.6.1 und auch im nächsten Abschnitt in ➤ Kap. 14.5.4 beschrieben; die Methode besticht durch ihre Einfachheit; die Lautstärke ist der wesentliche Faktor, der behandelt wird; die Patienten müssen sich nur auf diesen einen Parameter konzentrieren; das LSVT LOUD ist eine intensive Intervalltherapie; inwieweit sie sich tatsächlich nach den Vorgaben (4 × 45 Min. pro Woche 4 Wochen lang) in der Geriatrie umsetzen lässt, hängt von den externen Bedingungen ab, aber vorrangig natürlich auch von der Belastbarkeit des Patienten
- **Körper- und Entspannungsübungen:** es ist wichtig, eine physiologische Ausgangsstellung der Patienten zu schaffen; allein eine physiologische Körperhaltung verbessert und erleichtert das Sprechen; die Patienten sollten gut aufgerichtet im Stuhl oder im Herzbett sitzen
- **Atemübungen:** einfache Atemwahrnehmungsübungen im Liegen oder Sitzen sowie Atemvertiefungsübungen lassen sich gut umsetzen
- **Phonationsübungen:** neben der Lautstärke kann an der Stimmqualität gearbeitet werden
- **Artikulationsübungen:** auf Silben-, Wort- und Satzebene; je nach Ausprägung der Dysarthrie kann auch hier ein Schwerpunkt gesetzt werden; geeignetes Material sind Sprichwörter, Zungenbrecher und Gedichte
- **prosodische Übungen:** die Beeinflussung des Sprechtempos gelingt über eine Rhythmisierung und Verlangsamung des Sprechens
- **Gruppentherapie:** gerade in einer geriatrischen Rehaklinik / Tagesklinik ist die Gruppentherapie eine geeignete Form der Sprechtherapie; man kann Sprechspiele einsetzen (Sprichwörter ergänzen; Tabu; Kim-Spiele etc.); hier sind Transferleistungen der in der Einzeltherapie erarbeiteten Strategien möglich, eine angemessene Lautstärke ist wesentlich für das Gelingen der Interaktion in der Gruppe; mit entsprechenden Themen kann man die Patienten anregen, ins Gespräch zu kommen

14.5 Altersbedingte Störungen der Stimme

Die Dysphonie ist definiert als eine Störung der Stimmerzeugung, die belastungsabhängig oder auch unabhängig sein kann (Hammer 2012). Im Alter kommt es häufig in Kombination mit einer Hörstörung zu einer Dysphonie. Ebenso findet sich oft die Verquickung von Dysarthrie und Dysphonie. Eine organisch bedingte Dysphonie von einer altersbedingten Dysphonie abzugrenzen, ist aufgrund der verschiedenen Ursachen schwierig.

Die Prävalenz von Dysphonien in Deutschland bei Personen über 65 wird mit 29 % angegeben. Von diesen Betroffenen leben 20 % noch selbstständig, 25 % im betreuten Wohnen und 33 % im Pflegeheim (Corsten & Grewe 2017). Man weiß aus Studien, dass sich die Betroffenen stark in ihrer Lebensqualität und Teilhabe eingeschränkt fühlen (Cohen 2010).

14.5.1 Erscheinungsbild

Die Stimme ist unser akustischer Fingerabdruck. Jede Stimme hat ihre physischen, psychischen und sozialen Marker, die jedem Menschen zu eigen sind. Verändert sich die Stimme, verändert sich die Wahrnehmung dieses Menschen. Man kann hören, ob jemand gute oder schlechte Laune hat, ob jemand müde ist oder hellwach oder ob jemand jung oder alt ist. Eine Studie über Frauenstimmen hat nachgewiesen, dass über die Vitalkapazität, die Grundfrequenz und die Tonhöhenschwankungen mit 84 % Treffsicherheit das Alter bestimmt werden kann (Awan 2006).

Die rein altersbedingten Veränderungen der Stimme bezeichnet man als **Presbyphonie.**

DEFINITION

Presbyphonie: Störung der Stimmgebung, der Stimmstabilität und des Stimmumfangs aufgrund von altersbedingten Funktionseinschränkungen. Häufig einhergehend mit Hörstörungen und Nebenwirkungen von Medikamenten.

Die Merkmale einer Presbyphonie oder **Dysphonie im Alter** entsprechen häufig denen einer hyperfunktionellen Dysphonie:

- erhöhte Sprechstimmlage
- behauchter Stimmklang
- geringe Tonhöhenvariation
- reduzierte Stimmstabilität

Liegt zusätzlich ein Morbus Parkinson vor, kann es zu einer ausgeprägten **Hypophonie** kommen: Die Patienten sprechen stark behaucht und manchmal so leise, dass sie fast gar nicht mehr verstanden werden.

Viele Faktoren verändern unsere Stimme im Alter. So spielen morphologische, endokrinologische, biochemische, neuromuskuläre, psychische und kognitive Faktoren eine große Rolle. Aufgrund von hormonellen Veränderungen verdickt sich das Epithel der Stimmlippen. Dies passiert bei Frauen mehr als bei Männern. Ab dem 70. Lebensjahr bauen sich v. a. bei Männern die Stimmlippen wiederum ab und verschmälern sich. Akustisch äußert sich das in veränderten Grundfrequenzen. Bei Frauen sinkt sie i. d. R. um bis zu 10–15 Hz ab, bei Männern kommt es seltener zur Erhöhung der mittleren Sprechstimmlage um bis zu 35 Hz. Tonhaltedauer und Stimmumfang sind reduziert, die Stimmdynamik und Modulationsfähigkeit sind eingeschränkt. Der Stimmklang verändert sich: Im Alter kommt es häufiger zu Stimmabbrüchen, Zittrigkeit und Behauchtheit der Stimme. Dabei verändert sich zunächst die Singstimme, bevor auch die Sprechstimme ihren vertrauten Klang verliert. Dies ist auf ein offenes Phonationsdreieck zurückzuführen. Bei der Singstimme beobachtet man eine Tendenz zu Vibrato und Problemen, den Ton halten zu können. Sowohl die Tonhaltedauer als auch die Resonanz sind reduziert (Linville 2004).

14.5.2 Ursachen

Die physiologischen Ursachen für eine veränderte Stimmgebung im Alter gehen u. a. auf morphologische Veränderungen im Ansatzrohr zurück (Inamoto et al. 2015; Tarafder et al. 2012):

- Kehlkopf sinkt ab und vergrößert damit den Rachenraum
- Knorpelgerüst des Kehlkopfes verknöchert
- Epiglottis und Aryknorpel verkalken
- es kommt zu Abnutzungserscheinungen der Strukturen

Hinzu kommen bei vielen älteren Patienten endokrinologische Veränderungen, Schilddrüsenfehlfunktionen oder Reflux, die zu Dysphonien führen können. Viele Medikamente machen Mundtrockenheit oder lösen Reizhusten aus. Weitere Ursachen für eine Dysphonie im Alter sind:

- Schlaganfall
- Stimmbandlähmung (postoperativ oder neurogen)
- Entzündungen
- Neoplasien

14.5.3 Diagnostik

Die Diagnostik verfolgt verschiedene Ziele: veränderte Stimmgebung im Alter gehen u. a. auf morphologische Veränderungen im

- Erstellung eines individuellen Störungsprofils
- Bestimmung des Schweregrads
- Bestimmung der Behandlungsbedürftigkeit
- Bestimmung der Behandlungsfähigkeit
- Feststellung der Auswirkungen auf Teilhabe und Aktivitäten

Wesentlich zur Diagnostik gehören die **Eigen- und die Fremdanamnese**, welche über die Angehörigen oder das Pflegepersonal eingeholt wird. In der Anamnese sammelt die Sprachtherapeutin Informationen zu Zeitpunkt und Verlauf der Störung. Es wird nach situativen Aspekten gefragt sowie nach der ehemaligen Stimmbelastung im Beruf. Zusätzlich sind Informationen zum allgemeinen Gesundheitszustand, Symptomen wie Reflux oder Sodbrennen, Medikamenteneinnahme sowie Noxen wie Alkohol und Rauchen wichtig.

In die Untersuchung fließen Beobachtungen des **Muskeltonus,** der **Körperhaltung** und der **Atmung** mit ein. Pulmologische Erkrankungen wie COPD oder Asthma wirken sich direkt auf die Phonation aus und müssen bei der Beurteilung mit berücksichtigt werden.

Auditive Diagnostik

Es gibt keine eigene Diagnostik für die veränderte Stimmgebung im Alter gehen u. a. auf morphologische Veränderungen im Geriatrie. Wie bei den anderen Störungsbildern auch, greift man auf die gängigen Diagnostikverfahren zurück und legt aber gleichzeitig einen Schwerpunkt auf die Erfassung der Teilhabe. Mögliche Verfahren sind formelle wie die BoDyS oder das FDA-2 und Fragebögen wie der VHI und der V-RQOL oder auch informelle Screening-Verfahren. In der Diagnostik werden erfasst:

- Stimmklang
- Sprechstimmlage
- Stimmeinsatz
- Prosodie

Hierzu lässt man den Patient Wortlisten, Satzlisten und einen Standardtext lesen. Für die Spontansprache führt man ein kurzes Interview. Wichtig sind außerdem Maximalleistungsaufgaben wie Ton- und Geräuschhaltedauer. Die Beurteilung des Stimmklangs ist anhand der **RBH-Skala** (Nawka, Anders, Wendler 1994) möglich: Diese 4-stufige Skala von 0 = nicht vorhanden bis 3 = hochgradig vorhanden wird häufig eingesetzt und ist somit von Therapeutin zu Therapeutin gut vergleichbar (➤ Kap. 12.4.5). Das internationale Pendant dazu ist die **GRBAS-Skala,** die ähnlich aufgebaut und 4-stufig ist (Hirano 1989, entnommen aus Hammer 2012):

- G = Grad der Heiserkeit (klare Stimme, Heiserkeit, Aphonie)
- R = Rauigkeit (Rauheit, Knarren)
- B = Behauchtheit (durch Ausströmen „wilder" Luft)
- A = Asthenie (Kraftlosigkeit, daher Verlust an Klangfülle)
- S = Strain (gepresste Stimmfunktion).

Apparative Diagnostik

Grundsätzlich sollte man immer abwägen, inwieweit eine ausführliche apparative Untersuchung zielführend und ob der Patient überhaupt ausreichend belastbar für solche Untersuchungen ist. Hierzu zählen neben Tonbandaufnahmen die Stimmfeldmessung und der Stimmbelastungstest. Bei Letzterem soll der Patient 20 Min. lang in einer Lautstärke, die 10 dB unter seiner Rufstimme liegt, sprechen. Diese Untersuchung ist für geriatrische Patienten eher weniger geeignet. Inwieweit man ein Sprechstimmfeld oder auch ein Singstimmfeld absolviert, sollte individuell nach Zielsetzung und Motivation des Patienten entschieden werden.

Für die auditive Auswertung stehen Softwareprogramme zur Verfügung, z. B. PRAAT (➤ Kap. 9.5.4). Die Einsatzmöglichkeiten unterscheiden sich für geriatrische Patienten nicht. Es eignet sich hervorragend für den Einsatz bei Patienten mit Morbus Parkinson.

Die Bewertung der Stimmqualität kann anhand des **DSI (Dysphonia Severity Index**, Wuyts et al. 2000) erfolgen. Hierbei werden die max. Tonhaltedauer, das Singstimmfeld und eine rechnergestützte Schallanalyse miteinander verrechnet. Dabei ergibt sich eine Wertung von -5 = gute Stimme bis +5 = hochgradig gestörte Stimme. Es wurde festgestellt, dass das Alter einen wesentlichen Einfluss auf die Berechnung hat und somit alterskorrigierte Werte ermittelt (Hakkesteegt et al. 2006): Als Formel für die Alterskorrektur gilt für Frauen: DSI = 6,33-0,05 × Alter in Jahren. Für Männer: DSI = 5.96-0,05 × Alter in Jahren. Das führt dazu, dass die Normwerte für ältere Menschen deutlich unter +5 liegen. Wie bereits erwähnt, ist jedoch individuell zu bemessen, ob eine solche Bewertung zielführend ist.

Bewertung von Teilhabe und Lebensqualität

Viel wichtiger erscheinen in der Geriatrie die Selbstbeurteilungsbögen, die die subjektive Einschränkung erfassen. Internationaler Goldstandard ist der **Voice Handicap Index (VHI),** der insbesondere für organische und funktionelle Dysphonien entwickelt wurde und in einer deutschen Version vorliegt (Nawka et al. 2003).

Voice Handicap Index (VHI)

In 30 Fragen werden mögliche funktionelle, physische und emotionale Probleme, die im Zusammenhang mit der Stimmstörung auftreten können, aufgezählt. Der Patient trägt auf einer 5-stufigen Skala

Tab. 14.4 Beispielaussagen aus dem VHI (dt. Version, Nawka et al. 2003)

Bereich	Aussage	0	1	2	3	4
F8	Vielen Leuten geht meine Stimme anscheinend auf die Nerven.					
P2	Beim Sprechen geht mir die Luft aus.					
E9	Ich meide größere Gruppen wegen meiner Stimme.					
F22	Wegen meiner Stimme habe ich Einkommensverluste.					
P20	Ich muss mich beim Sprechen sehr anstrengen.					
E30	Ich schäme mich wegen meines Stimmproblems.					

seine Einschätzung ein: 0 = nie, 1 = selten, 2 = manchmal, 3 = oft, 4 = immer (➤ Tab. 14.4).

Die max. erreichbare Punktzahl ist 120. Die Punkte werden addiert und einer Klassifikation des Schweregrads zugeordnet. Dabei wurde folgende Skalierung errechnet (➤ Tab. 14.5).

Zusätzlich wird in dem Bogen erfasst, wie man seine Gesprächigkeit einschätzt und wofür man seine Sprech- bzw. Singstimme braucht, ob für den Beruf, die Freizeit oder ganz normale Unterhaltungen. Eine Kurzversion – der **VHI-12** (früher Stimmstörungsindex SSI genannt) – ist reduziert auf 12 Feststellungen, die v. a. die am stärksten belastenden Bereiche wiedergeben: negative Stimmerfahrung, Selbstunsicherheit, mangelnde Tragfähigkeit der Stimme und negative Emotionalität (Nawka & Gonnermann 2003).

Voice Related Quality of Life-Test (V-RQOL)

Zur Bewertung der Lebensqualität bei Dysphonie kann dieser Fragebogen herangezogen werden (Hogikyan & Sethuraman 1999). Er liegt ebenfalls in einer deutschen Version vor und eignet sich für geriatrische Patienten. Hier werden 10 Fragen gestellt und das Ergebnis in Prozent ausgedrückt. Dabei gelten Werte über 80 % als normal, Werte zwischen 41–80 % als nicht klinisch bedeutsam und Werte darunter als auffällig (Gräßel et al. 2009).

Tab. 14.5 Voice Handicap Index Klassifikation (Nawka et al. 2003)

Handicap	Perzentile	VHI-Bereich (Punktzahl)
kein	25	0–14
gering	50	15–28
mittelgradig	75	29–50
hochgradig	100	51–120

Subjektive Selbstevaluation im Basisprotokoll der ELS (European Laryngological Society)

Das Basisprotokoll des ELS (Bergauer & Janknecht 2011) liefert Kriterien und Normwerte für die Stimmdiagnostik in den Bereichen Perzeption (Heiserkeit, Behauchtheit, Rauigkeit), Videolaryngostroboskopie, aerodynamische Messungen (Tonhaltedauer), akustische Messungen (u. a. Jitter, Shimmer, Grundfrequenz, Stimmumfang) und Selbsteinschätzung. Diese betrifft die Stimmqualität und die kommunikative Beeinträchtigung auf einer 4-stufigen Skala von 0 = ungestört bzw. unbeeinträchtigt bis 3 = hochgradig gestört bzw. beeinträchtigt (Friedrich 2006).

14.5.4 Therapie

Die Behandlung von Stimmstörungen in der Geriatrie ist eine multiprofessionelle Aufgabe von Fachärzten und Therapeuten. Voraussetzung ist immer eine HNO-ärztliche Abklärung der stimmlichen Beschwerden. Für die Therapie bei älteren Patienten werden bestimmte Grundprinzipien von Hammer (2011, S. 85) vorgeschlagen, u. a.:

- „Berücksichtigung von Komorbidität und individueller körperlicher sowie geistiger Leistungsfähigkeit
- intensives Training (4-mal wöchentlich) über einen begrenzten Zeitraum (ca. 1 Monat)
- gezieltes Training von Lautstärke, Tonhaltedauer, Modulation der Stimme, Sprechtempo und Artikulationsprägnanz
- gezielte Förderung von Stimmübungen im Alltag und Transfer
- Kontrolle des Therapieerfolgs anhand von Alltagsbewältigung / Teilhabe“

Übergeordnetes Therapieziel ist die Verbesserung der Lebensqualität durch eine Verbesserung der kommunikativen Fähigkeiten, was nur über eine Wiederherstellung der Verständlichkeit und Natürlichkeit der Stimme erfolgen kann. Dabei sollten die Feinziele immer die Multimorbidität und die begrenzten motorischen und kognitiven Ressourcen berücksichtigen. Konkrete Zielformulierungen mit dem Schwerpunkt der Kommunikation können sein:

- dem Enkelkind 20 Min. lang eine Geschichte vorlesen ohne stimmliche Probleme
- mit der Tochter eine Stunde lang telefonieren ohne stimmliche Probleme

(Hammer 2011)

Zu unterscheiden sind verschiedene stimmtherapeutische Ansätze: **symptomorientiert, physiologisch, chirurgisch.** Der Einsatz von symptomorientierten Stimmtherapieansätzen in der Geriatrie bietet sich nicht an. Nur isoliert an einzelnen Symptomen zu arbeiten ist für diese Patientengruppe zu kurz gedacht. Viel besser sind daher die Therapiemethoden, die sich an der Physiologie orientieren und die Funktionskreise Atmung, Phonation und Artikulation in den Übungen verbinden (Hammer 2012; Corsten & Grewe 2017). Insbesondere in der Geriatrie profitieren die Patienten vom interdisziplinären Team: eine Kombination aus Physiotherapie mit Schwerpunkt Atemtherapie und Aufrichtung sowie Logopädie mit dem Schwerpunkt Phonation ist sinnvoll.

Physiologische Stimmtherapiemethoden

Für alle Übungen in der Stimmtherapie bei älteren Patienten gilt: Weder die körperlichen noch die kognitiven Anforderungen dürfen zu anspruchsvoll sein. Wahrnehmungs- und Entspannungsübungen sollten wohl dosiert, aber eher sparsam eingesetzt werden.

Atemrhythmisch Angepasste Phonation (AAP)

Dieser Ansatz arbeitet viel mit Vorstellungshilfen und setzt kleine Bewegungen zur Unterstützung der Stimmgebung ein. Sie eignet sich daher sehr gut für ältere Patienten.

Akzentmethode

Bei der Akzentmethode wird ebenfalls mit körperlichen Übungen in Verbindung mit Phonationsübungen gearbeitet. Der Schwerpunkt liegt auf der bewussten Bauchatmung und Nutzung der Zwerchfellstütze. Die Übungen sind hierarchisch aufgebaut und leicht vermittelbar.

Evidenz: Die **Akzentmethode** konnte in einigen RCTs und Einzelfallstudien gegenüber konservativen stimmhygienischen Maßnahmen und nicht-methoden-orientierter Stimmtherapie eine Überlegenheit in den Verbesserungen von akustischen und auditiven Parametern zeigen (www.akzentmethode.de).

Lee Silverman Voice Treatment (LSVT LOUD)

Diese Methode aus den USA ist urheberrechtlich geschützt und verlangt eine Teilnahme am Seminar, um nach ihr behandeln zu dürfen. Sie wurde initial für Patienten mit Morbus Parkinson entwickelt. Es gibt die Variante LSVT LOUD für die Artikulation und Phonation und LSVT-BIG für die Bewegungen, die beide mittlerweile durch Seminare weite Verbreitung finden.
Evidenz: Dieser Methode konnte nachgewiesen werden, effektiv in der Verbesserung der Stimmlautstärke und Stimmqualität zu sein, sowohl für Parkinson-Patienten als auch mittlerweile für Betroffene mit Presbyphonie (Ramig et al. 2001; Fox et al. 2006; ➤ Kap. 9.6.1)

Vocal Function Exercises nach Stemple (VFE)

Ebenfalls aus den USA kommt die Methode der VFE (Stemple & Hapner 2014) und ist gut für ältere Patienten geeignet. Sie orientiert sich auch an der Lautstärke und Stimmstabilität. Es werden Übungen zur Luftstromlenkung, Resonanz und Dehnung durchgeführt. Der Ablauf ist hierarchisch aufgebaut von Wortebene über Phrasen, Sätze bis hin zu kurzen Konversationen. Es konnten auch hier Belege für eine Verbesserung bei Betroffenen mit Presbyphonie gefunden werden.
Evidenz: In einem systematischen Review über die Effekte der **VFE** konnten anhand von 21 Studien leichte bis moderate Verbesserungen der Stimme anhand der objektiven Parameter der GRAS-Skala, akustischer Parameter, aerodynamischer Parameter zeigen. Bei den subjektiven Parametern, über den Voice Handicap Index ermittelt, zeigten sich sogar moderate bis deutliche Verbesserungen. Dies betraf Stimmpatienten und Gesunde und v. a. auch ältere Patienten mit Presbyphonie (Angadi, Croake, Stemple 2017).

Lax Vox®

Dies ist eine sehr unkonventionelle Methode, die zunächst Verbreitung über das Internet (Kruse 2013) und YouTube-Schulungsvideos gefunden hat. Ursprünglich als Stimmtraining für gesunde Stimmen

entwickelt, hat es rasenden Einzug in die Therapieräume gefunden. Gerade für ältere Patienten ist diese Methode einfach und gleichzeitig sofort wirksam. Bei Lax Vox nimmt man einen 30 cm langen Silikonschlauch mit einem Durchmesser von 1 cm. Diesen hält man in ein hohes Gefäß, eine Flasche oder ein hohes Glas, welches mit bis zu 5 cm Wasser gefüllt ist. Der Schlauch hat am unteren Ende drei Markierungen, welche den Schwierigkeitsgrad der Übungen bestimmen: Je tiefer man den Schlauch in das Wasser hält, desto mehr Druck wird aufgebaut. Die Übung ist folgende: Man nimmt den Schlauch in den Mund und schließt die Lippen herum. Dann bläst man mit einem Summton / u / oder / o / in den Schlauch hinein. Das „laxvoxen" führt zum Aufbau eines supraglottalen Druck, der auf den subglottalen Druck trifft und dadurch ein Druckausgleich bewirkt. Dieser wiederum führt zu einem vollständigen Stimmlippenschluss und einer gleichmäßigen Randkantenverschiebung. Der Effekt ist, dass die Stimme unmittelbar danach sonorer, tiefer und resonanter klingt (Kruse 2015)
Evidenz: Enflo et al. (2013) konnte eine signifikante Verbesserung des Anblasedrucks messen und eine (nicht signifikante) Verbesserung des Höreindrucks der Stimme bei 12 mehr und weniger erfahrenen Sängerinnen.

Chirurgische Therapiemethoden

Im Bereich der Phonochirurgie kann man durch operative Maßnahmen die Phonation verbessern oder teilweise wiederherstellen. Gerade bei Stimmbandlähmungen gibt es minimalinvasive Methoden, die eine Medialisierung der Stimmlippen temporär (durch Augmentierung) oder dauerhaft (durch Lateralisierung) bewirken können (➤ Kap. 12.4.5).

14.6 Altersbedingte Störungen des Schluckens

In diesem Kapitel geht es v. a. um die Besonderheiten und Unterschiede einer altersbedingten Dysphagie – einer **Presbyphagie** – zu einer rein neurogen bedingten Dysphagie. Im Alter kommt es zu einem vermehrten Auftreten von Schluckstörungen, weil ältere Menschen häufiger Erkrankungen haben, die primär oder sekundär eine Dysphagie verursachen und weil sich die altersphysiologischen Veränderungen auf den Schluckakt auswirken. Diese schluckphysiologischen Veränderungen aufgrund des Alters, ohne dass eine Erkrankung vorliegt, bezeichnet man als Presbyphagie, oder genauer **primäre Presbyphagie** (Muhle, Wirth, Glahn et al. 2015).

DEFINITION

(Primäre) Presbyphagie: steht für Schluckstörung im Alter bei ansonsten gesunden alten Menschen. Die Prozesse des natürlichen Alterns erfassen auch die Physiologie und Anatomie des Kopf-Hals-Bereichs und somit die Strukturen und Abläufe des Schluckvorgangs, die sich in spezifischen Symptomen äußern. Die altersbedingte Schluckstörung hat noch keinen Krankheitswert, sie vermindert aber die funktionellen Reserven (Muhle et al. 2015). Sie kann außerdem ein Begleitsymptom einer Erkrankung im Alter sein (Komorbidität; Robbins et al. 1992; Ney et al. 2009).

Liegt bereits eine Presbyphagie vor, ist das Risiko einer Dysphagie erhöht. Man spricht dann von **sekundärer Presbyphagie,** die aufgrund von Erkrankungen im Alter (z. B. Schlaganfall, Parkinson-Erkrankung) entstehen (Muhle et al. 2015). Einige Studien konnten eine hohe Prävalenz von primären oder sekundären Dysphagien in der älteren Bevölkerung nachweisen, insbesondere bei Heimbewohnern. So fanden Steele et al. (1997) eine Prävalenz von Schluckstörungen von 68 % bei 349 Heimbewohnern. Sie zeigten Husten, Würgen, Erbrechen, langsames oder aufgehobenes Schlucken und orale Residuen. Ebenso fanden Kim & Park (2014) eine Prävalenz von 62,3 % unter 260 Altenheimbewohnern über 65 Jahre. Deren Symptome waren u. a. Mundtrockenheit, neurogene Erkrankungen und Gastritis.

14.6.1 Erscheinungsbild

Ohne die Schluckmechanismen im Detail zu wiederholen, sollen insbesondere die Veränderungen des Schluckakts im Alter aufgeführt werden (➤ Abb. 14.1). Im Folgenden werden die altersbedingten Veränderungen des Schluckakts den Schluckphasen zugeordnet. Eine ausführliche Beschreibung der physiologischen und neurologischen Abläufe des Schluckens findet man in ➤ Kap. 11.1, sie werden hier nur – wenn sinnvoll – wiederholt.

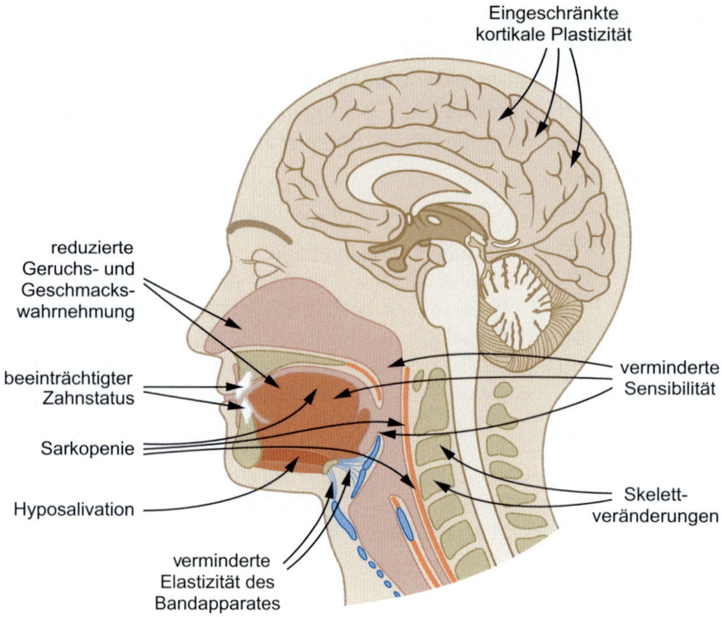

Abb. 14.1 Altersbedingte Veränderungen des Schluckens [L231]

Die altersphysiologischen Veränderungen des Schluckens betreffen alle Bereiche in allen Schluckphasen: Die Sensorik, die Motorik, die Sensibilität und die neuronale Steuerung.

Im Bereich der **Sensorik** kommt es zu:

- vermindertem Geschmacks- und Geruchssinn aufgrund der Abnahme der Geschmacksrezeptoren und der reduzierten Leitungsgeschwindigkeit der afferenten Fasern (Glassl 2017)
- verminderten Speichelproduktion, meistens als Nebenwirkung von Medikamenten (Muhle et al. 2015); dies führt zu Mundtrockenheit

Im Bereich der **Motorik** kommt es zu:

- muskulären Veränderungen der Schluckmuskulatur durch Muskelabbau (Sarkopenie, Muhle et al. 2015)
- reduzierter Peristaltik von Pharynx und Ösophagus

Im Bereich der **Sensibilität** kommt es zu:

- Sensibilitätsminderung im Mund-Rachen-Raum, die v. a. die Schluckreflextriggerung betrifft (Aviv et al 1994)

Im Bereich der **neuronalen Steuerung** kommt es zu:

- Steigerung der kortikalen Aktivität beim Schlucken (kognitiver Overload, Humbert et al. 2009)

Unbedingt muss diagnostisch (➤ Kap. 14.6.4) geklärt werden, ob es sich um eine primäre Presbyphagie oder eine erworbene neurogene, strukturelle oder eben sekundäre (Presby-)Dysphagie handelt. Es bestimmt das therapeutische Handeln (➤ Kap. 14.6.6). Oft werden alte Menschen „überbehandelt" oder falsch-positiv als dysphagisch eingestuft, obwohl es sich um normale Alterungsprozesse handelt (Glassl 2017; Wilmskötter & Stanschus 2012).

Die Presbyphagie führt i. d. R. nicht oder nur selten zur Gefährdung der Atemwege (Wilmskötter & Stanschus 2012). Im Altersschluck sieht man vermehrte stille Penetrationen, aber nicht mehr Aspirationen (ebd.; Glassl 2017). Es treten gehäuft Residuen im Mundraum, in den Valleculae und den Sinus piriformes auf (Leonard et al. 2004). Solange der Mensch gesund ist, kann er diese Veränderungen gut kompensieren. Problematisch und gefährlich wird es, wenn eine Erkrankung hinzukommt. Das Risiko, eine Dysphagie zu entwickeln, steigt dadurch an; insbesondere, da aufgrund der Presbyphagie die (neuro-)muskulären und kognitiven Ressourcen erschöpft sind (Wilmskötter & Stanschus 2012).

Orale Vorbereitungsphase

Die Veränderungen der oralen Vorbereitungsphase sind hauptsächlich auf einen veränderten **Zahnstatus** zurückzuführen und somit auf eine **Störung der Bolusvorbereitung.** Ältere Menschen tragen Prothesen oder Teilprothesen oder haben nur mehr ein unvollständiges Gebiss. Das führt zu Problemen bei fester Kost, sie kann nicht richtig abgebissen und zerkleinert werden. Grundsätzlich hat man es mit einer reduzierten Beißkraft zu tun, die wiederum mit der Anzahl der Zähne assoziiert ist. Wenn eine Prothese nicht richtig sitzt, führt das zu Druckstellen und Wunden im Mund, die die Bolusvorbereitung negativ beeinflussen. Die Erstickungsgefahr bei Patienten mit mangelhaftem Zahnstatus ist deutlich höher. Es kommt tatsächlich auch vor, dass eine Prothese im Rachen verschluckt wird und feststeckt.

Orale Phase

Diese Phase ist gekennzeichnet durch eine **reduzierte Sensibilität** und **Stereognosie.** Geschmack, Temperatur, Konsistenz und Viskosität werden weniger gut wahrgenommen. Die Anzahl der Schlucke pro Minute ist reduziert (Ginocchio et al. 2009). Die **Zungenkraft und -koordination** sind eingeschränkt. Die reduzierte Zungenkraft ist noch ausreichend für einen gelingenden Schluck, führt bei einer schwächeren Zungenbasisretraktion zu **Residuen in den Valleculae.** Grundsätzlich ist diese Phase im Vergleich zu jungen Menschen verlängert. Die Gefahr, dass es zu Pooling kommt, ist aufgrund des veränderten intraoralen Drucks höher (Ney et al. 2009). Aufgrund der reduzierten Sensibilität brauchen ältere Menschen oft größere Schlucke und Boli, um den Schluckreflex zu triggern. Gleichzeitig zeigen sie gehäuft orale Residuen (Glassl 2017).

Pharyngeale Phase

Die altersbedingten Veränderungen betreffen die:
- Pharynxkonstriktion
- hyolaryngeale Elevation
- Schluckreflexauslösung
- pharyngeale Sensibilität

Im Alter verlängert und weitet sich der Rachen. Dadurch reduziert sich die Kontraktion der Pharynxmuskulatur (Leonard, Kendall, McKenzie et al. 2004). Gleichzeitig nimmt die pharyngeale Sensibilität ab (Aviv et al. 1994). Die oro-, hypo- und pharyngealen Transitzeiten sind verlängert (Leonard et al. 2004). Daraus ergeben sich häufiger **Residuen** in den Valleculae und den Sinus piriformes sowie **Penetrationen** (Daggett et al. 2006). Die Bewegung des Zungenbeins und des Larynx während der hyolaryngealen Elevation sind gut erforscht. Im Alter zeigt sich, dass sich das Zungenbein später in Bewegung setzt (verspätete Schluckreflextriggerung), länger braucht, um die max. Position zu erreichen und dort nur verkürzt gehalten werden kann (Kendall & Leonhard 2001). Der Abstand zwischen Hyoid und Kehlkopf ist in der Ruheposition größer, dadurch ist die Annäherung geringer (Kendall & Leonhard 2001). Die hyolaryngeale Elevation ist wesentlich für eine erfolgreiche pharyngeale Phase. Das erfolgreiche Zusammenspiel zwischen Hyoid und Larynx führt zu einer ausreichenden Öffnung des OÖS und somit zu einem Abschlucken des Bolus. Störungen in dieser Phase führen zu Residuen, Pooling, Penetrationen und gelegentlichen Aspirationen.

Ösophageale Phase

Hier kommt es häufig zu ösophagealen Erkrankungen und Schädigungen. Im Alter treten die Folgen von Reflux durch Schleimhautblutungen und -verletzungen zutage, es bilden sich **Zenker-Divertikel** oder es besteht eine **Achalasie** (Motilitätsstörung des Ösophagus), z. B. bei Patienten mit Parkinson. Funktionell kommt es zu:
- reduzierter Öffnungsweite des OÖS
- verlängerter Öffnungsdauer des OÖS
- reduziertem Ruhetonus des OÖS

(Ginocchio et al. 2009)

Des Weiteren ist die Peristaltik des Ösophagus verlängert und eingeschränkt, sowohl die primäre als auch die sekundäre. Dadurch ist der Transport Richtung Magen eingeschränkt und resultiert oft in Reflux (Ney et al. 2009). Hier kommt es zu Pooling in den Sinus piriformes und zu Penetrationen.

Eine Übersicht über die pathophysiologischen Veränderung des Altersschlucks gibt ➤ Tab. 14.6.

14.6.2 Risiken der primären und sekundären Presbyphagie

Gerade ältere Menschen sind gefährdet, an Mangel- oder Unterernährung zu leiden. Aufgrund von Schluckbeschwerden verändern sie ihre Ess- und

Tab. 14.6 Pathophysiologie des Schluckens im Alter

Schluckphase	Altersbedingter Pathomechanismus	Symptome
präorale Phase	• unzureichender Zahnstatus • Teilprothesen / Prothesen • Verletzungen von Zahnfleisch und Mundschleimhäuten	• gestörter Bolustransport • unzureichende Bolusformung
orale Phase	• reduzierte orale Sensibilität • reduzierte Stereognosie • reduzierter Geschmack	• eingeschränkter, verlängerter Bolustransport • enorale Residuen • nehmen größere Schlucke
	• reduzierte Zungenkraft • eingeschränkte Zungenkoordination • eingeschränkte Zungenbasisretraktion	• eingeschränkter Bolustransport • Residuen in den Valleculae
pharyngeale Phase	reduzierte Pharynxkonstriktion	Residuen im Pharynx
	eingeschränkte hyolaryngeale Elevation	• Pooling in den Sinus piriformes • Penetration
	verzögerte Schluckreflexauslösung	Leaking
	reduzierte Sensibilität	• Residuen • Penetration • Aspiration
ösophageale Phase	Öffnungsstörungen des OÖS	• Pooling in den Sinus piriformes • Penetration • Aspiration
	reduzierte primäre und sekundäre Peristaltik des Ösophagus	• Gefahr der Regurgitation • erhöhter Reflux

Trinkgewohnheiten und nehmen nicht mehr genügend Nährstoffe und Flüssigkeit auf. Die Mangelernährung führt daher zu einer Abnahme der Eiweiße im Körper. Diese **PEM (Protein-Energy-Malnutrition)** bedingt weitere Komplikationen wie ein geschwächtes Immunsystem und dadurch eine höhere Infektionsgefahr, eine erhöhte Pneumoniegefahr, die Entwicklung von Dekubitus und Muskelschwäche mit Immobilität (Hudson, Daubert, Mills 2000). Die Prognose für eine Rehabilitation der Dysphagie verschlechtert sich, die stationäre Aufenthaltsdauer verlängert sich, die Gefahr der Mortalität steigt (Wirth, Dziewas, Beck et al. 2016). Die **Dehydratation** erhöht die Gefahr, eine Aspirationspneumonie zu entwickeln aufgrund der Mundtrockenheit und dadurch veränderten Mundflora, gestörter oraler Hygiene und erhöhter Bakterienanzahl im Mundraum (Wirth et al. 2016). Anzeichen für eine **Austrocknung (Exsikkose)** sind: trockene Mundschleimhaut und Zunge, konzentrierter Urin und weniger Urinausscheidung und stehende Hautfalten. Die Patienten sind häufig verwirrt oder apathisch (Schröter-Morasch 2018).

INTERDISZIPLINÄR

Der Flüssigkeitsbedarf beträgt 1500 ml pro Tag, ca. 30–40 ml / kg. Es ist schwierig, den Bedarf allein über das Trinken zu decken, wenn eine Dysphagie vorliegt. Hier ist eine genaue Bilanzierung der Flüssigkeitsmenge wichtig. Bei gefährdeten Patienten sollte ein **Trinkprotokoll** geführt und zusätzlich Infusionen (zumindest für die ersten Tage) verordnet werden. Weitere Empfehlungen für die Pflege sind: geeignete Trinkgefäße benutzen (➤ Kap. 14.6.6), die Vorlieben des Patienten berücksichtigen und die Getränke, wenn selbstständiges Trinken erlaubt ist, in Reichweite stellen (Brüggemann, Jung, Kreck et al. 2003).

14.6.3 Ursachen

Die Ursachen für geriatrische Dysphagien sind – vergleichbar zu den neurologischen – entweder **neurogen, strukturell** oder **iatrogen** bedingt. Wie bereits oben erwähnt, kommt es zu Komorbiditäten mit internistischen Erkrankungen und Nebendiagnosen (Ney et al. 2009; Wilmskötter & Stanschus 2012). Man unterscheidet zwischen einer primären Presby-

phagie, altersphysiologischen Veränderungen des Schluckakts bei einem ansonsten gesunden älteren Menschen, und einer sekundären Presbyphagie, einer Schluckstörung, die aufgrund von Erkrankungen auftritt, die primär oder sekundär eine Dysphagie verursachen (Wilsmkötter & Stanschus 2012). Dabei kann ursächlich für die Dysphagie die Summe der Diagnosen an sich sein oder die Nebenwirkungen der Medikamente, mit denen diese behandelt werden.

KLINISCHER HINTERGRUND

Die **Prävalenz von geriatrischen Dysphagien** liegt bei Menschen mit Demenz bei 84 %. Davon entfallen ca. 70 % auf Alzheimer-Demenz, 15–20 % auf vaskuläre Demenzen und ca. 10 % auf Lewy-Body-Demenz (Prosiegel 2018). Bei Patienten mit Schlaganfall liegt die Prävalenz bei mehr als 50 % und bei Patienten mit idiopathischem Parkinsonsyndrom bei 50 % bzw. mit atypischem Parkinsonsyndrom bei 82 % (progressiver supranukleärer Blickparese) und 73 % (Multisystematrophien; Prosiegel 2005).

Neurogene Ursachen

Die häufigsten altersbedingten neurogenen Erkrankungen, die eine Dysphagie bedingen, sind der Schlaganfall und die unterschiedlichen Parkinson-Syndrome. Hinzu kommen häufig Demenzen oder auch Depressionen. Weitere neurogene Erkrankungen, die nicht nur, aber v. a. auch im Alter auftreten, sind Epilepsie, Hirntumor, Schädel-Hirn-Trauma, Amyotrophe Lateralsklerose, Myasthenia gravis und die Criticial-Illness-Polyneuropathie (CIP) / Critical Illness Polymyopathie (CIM) nach Langzeitintubation und Intensivaufenthalt (Corsten & Grewe 2017; Prosiegel 2005; ➤ Kap. 11.2).

Strukturelle Ursachen

Bei den strukturellen Ursachen finden sich Kopf-Hals-Tumoren sowie Spätfolgen von Bestrahlung und Chemotherapie. Insbesondere im Alter kommt es zum **Morbus Forrestier** bzw. knöchernen Anbauten der Halswirbelsäule, sog. Spondylophyten, gastrointestinalen Erkrankungen, z. B. **Zenker Divertikel,** Achalasie, einem mangelhaften Zahnstatus, zur chronisch obstruktiven Lungenerkrankung **(COPD)** und den folgenden internistischen Erkrankungen, die allesamt komorbide mit einer Dysphagie vorliegen können:

- arterielle Hypertonie
- Diabetes mellitus
- Herzinsuffizienz
- Vorhofflimmern
- Depression
- Schilddrüsenerkrankungen
- gastroösophagealer Reflux
- Harninkontinenz

Iatrogene Ursachen

Hiermit sind Ursachen gemeint, die durch medizinische oder ärztliche Maßnahmen bedingt sind. Dazu zählt ein prolongierter Krankenhausaufenthalt, der z. B. ein Delir hervorrufen und dadurch Schluckstörungen auslösen kann. Außerdem zählt man Sondenernährung, Beatmung und v. a. die Nebenwirkungen von Medikamenten dazu. Viele geriatrische Patienten sind „überversorgt" mit Tabletten gegen Blutdruck, für die Blutverdünnung, gegen Herzrasen, bei hohen Cholesterinwerten, gegen Depression, Schlafstörungen u. v. m. Da treffen manchmal bis zu 15 verschiedenen Medikamente aufeinander, die allesamt Nebenwirkungen und Wechselwirkungen haben. Es kommt u. a. zu Mundtrockenheit, Müdigkeit, trockenem Husten und Heiserkeit. Diese Wechselwirkungen sind nicht zu unterschätzen und sollten bei der Diagnostik einer Presbyphagie berücksichtigt werden.

INTERDISZIPLINÄR

Die Diagnostik einer Presbyphagie umfasst auch ein Studium des Medikamentenplans. Hier findet man teilweise Medikamente, die eine Schluckstörung begünstigen. Die Sprachtherapeutin sollte sich mit der Ärztin besprechen, ob evtl. andere Wirkstoffe möglich wären. Gleichzeitig muss darauf geachtet werden, ob die Applikationsform bei vorhandener Dysphagie verändert werden kann, z. B. Sirup statt Tablette.

14.6.4 Diagnostik

Die Diagnostik der Schluckstörungen ist ein 3-Stufen-Prozess: Zunächst werden die Patienten auf ein mögliches Aspirationsrisiko bzw. Hinweise auf eine Dysphagie gescreent. Im zweiten Schritt folgt die ausführliche klinische Schluckuntersuchung (KSU,

14

➤ Kap. 11.4.2) und an dritter Stelle steht die instrumentelle Diagnostik, wenn sie erforderlich ist und sinnvoll erscheint. In der Geriatrie sollte das Augenmerk v. a. auf dem Erhalt der Lebensqualität und der Teilhabe liegen. Zu häufig werden geriatrische Patienten bei Auffälligkeiten vom Pflegepersonal oder auf Anraten der Ärztin auf pürierte Kost und angedickte Flüssigkeiten gesetzt, ohne dass eine ausführliche klinische Untersuchung durch eine Schlucktherapeutin stattfand. Wesentlich für ein effizientes Dysphagiemanagement in der Geriatrie sind standardisierte Abläufe und Entscheidungspfade. Die Ziele des **Dysphagiemanagements** sind:

- Unterscheidung zwischen physiologischer (Presbyphagie) und pathologischer (Dysphagie) Schluckstörung
- Sicherstellen eines effizienten und aspirationsfreien Schluckens
- Sicherstellen einer individuell angepassten ausreichenden Kalorien- und Flüssigkeitszufuhr
- individuell angepasste therapeutische Maßnahmen in Bezug auf Lebensqualität und Teilhabe
- Beratung der Patienten und Angehörigen

Grundsätzlich sollte in jedem Haus ein **standardisiertes Verfahren** zum Dysphagiemanagement festgelegt werden. Die Algorithmen und Entscheidungspfade können an die hausinternen Strukturen angepasst werden. Ein Beispiel für Behandlungspfade bei akuten neurogenen und erworbenen Dysphagien findet sich in den Leitlinien der DGNKN von Prosiegel (2003).

Schluckscreeningverfahren

Im ➤ Kap. 11.4.3 werden die bis heute verfügbaren und am meisten verwendeten Screening-Verfahren ausführlich dargestellt. Dazu zählen der:

- **GUSS** (Trapl, Enderle, Nowotny et al. 2007)
- **SSA** (Perry 2001a, 2001b)
- **TOR-BSST** (Martino, Silver, Teasell et al. 2009)

Für Parkinsonpatienten gibt es einen Fragebogen, den Münchner Dysphagie Test (**MDT;** Simons 2012).

In Bezug auf die Geriatrie stellen sich folgende Fragen:

1. Welches Screening ist für die geriatrischen Patienten angemessen und valide bzgl. der Aussagekraft?
2. Wer führt das Screening durch?
3. Sollen alle Patienten auf der Station dieses Screening durchlaufen oder nur diejenigen, die der Sprachtherapie gemeldet wurden?

(Pluschinski 2017)

Zu **Frage 1**: letztlich sollte auf die Screeningverfahren zurückgegriffen werden, die die beste Sensitivität und Spezifität aufweisen. Der **TOR-BSST** (Martino et al. 2009), der ursprünglich nur für die Akutphase des Schlaganfalls entwickelt wurde, wurde inzwischen auf andere Ätiologien ausgeweitet (Martino, Flowers, Shaw et al. 2013). Ein weiteres Screening ist das **Barnes Jewish Hospital Stroke Dysphagia Screen** (Edmiaston, Connor, Loehr et al. 2010), welches im Internet verfügbar ist.

Ein anderes Kriterium betrifft die Umsetzung in der Klinik, womit die **zweite Frage** angesprochen wird. In den meisten Kliniken ist es sinnvoll, das Pflegepersonal mit einzubeziehen. Sie sind die ersten, die am Patienten sind und eine ausführliche stationäre Aufnahme mit Anamnese durchführen. Häufig ist eine Sprachtherapeutin zu den Aufnahmezeiten des Patienten gar nicht verfügbar. Eine geschulte Pflegekraft kann folglich bereits ein Screening durchführen, um risikobehaftete Patienten zu identifizieren.

INTERDISZIPLINÄR

Regelmäßig sollte eine **Schulung des Pflegepersonals** auf einer geriatrischen Station oder Rehabilitationsklinik zum Thema Dysphagie und Dysphagiemanagement erfolgen. Bei geeigneten Strukturen kann ein Aspirationsscreening eingeführt werden, das in regelmäßigen Abständen bzw. bei Neueinstellungen aktualisiert werden muss. Voraussetzung dafür ist ein auf Schluckstörungen sensibilisiertes und geschultes Pflegepersonal und Ärzteschaft, die um die Auswirkungen nicht erkannter Schluckproblematik weiß und die Expertise der Sprachtherapie wertschätzt.

Lassen die klinikinternen Strukturen eine Delegierung des Schluckscreenings nicht zu, sollte die Sprachtherapie diese Kompetenz nicht aus der Hand geben. Dann kann es jedoch zu Kapazitätsengpässen kommen, wenn man die **dritte Frage** betrachtet: Es spricht einiges dafür, alle Patienten einer akutgeriatrischen oder rehabilitativen Station ein Schluckscreening durchlaufen zu lassen. Die statistischen Zahlen unerkannter Schluckprobleme

14

(➤ Kap. 14.6.1) bei Heimbewohnern und alten Menschen, die zu Hause versorgt sind, würden diese Maßnahme rechtfertigen. Die personellen Ressourcen im Bereich der Sprachtherapie in der Geriatrie ermöglichen diesen Ansatz meistens nicht. Viele Sprachtherapeutinnen sind nur konsiliarisch in diesem Bereich tätig, die wenigsten Häuser leisten sich „eigene" Sprachtherapeutinnen. Der Personalschlüssel für die Logopädie in der stationären Geriatrie liegt z. B. laut der Ärztlichen Arbeitsgemeinschaft zur Förderung der Geriatrie in Bayern (AFGiB e. V.) bei 1:20 bis 1:50. Insofern ist eine hausgebundene individuell festgelegte Vorgehensweise erforderlich.

Anamnese

Teil jeder Schluckdiagnostik ist die ausführliche Anamnese. Insbesondere in der Geriatrie interessieren neben der Eigen- und Fremdananmese die medizinischen Daten. Aus der Kurve oder dem Arztbrief sammelt die Sprachtherapeutin folgende Informationen (Pluschinski 2017):

- Haupt- und Nebendiagnosen: Liegen Krankheiten vor, die eine Dysphagie begünstigen?
- aktuelle Medikation: Sind Medikamente dabei, die eine Dysphagie begünstigen?
- Laborwerte: Wie sind die Entzündungsparameter (Leukozyten, C-reaktives Protein; ➤ Kap. 11.4.1)? Wie sind die Proteinwerte (Serum Albumin)?
- Gibt es einen Befund vom Röntgen-Thorax? Gibt es Hinweise auf eine Pneumonie?
- Welche aktuelle Kostform ist festgelegt?

Weitere Informationen, die – mit Blick auf Lebensqualität und Teilhabe – wichtig sind für die Einschätzung des Patienten: kognitiver Status (z. B. anhand des Mini-Mental-Status-Test, ➤ Kap. 15.5), Pflegebedürftigkeit (anhand des Barthel-Index, ➤ Kap. 14.2) und Ernährungsstatus mittels eines Ernährungsscreenings (➤ Kap. 14.2).

Klinische Schluckuntersuchung (KSU)

Die KSU in der Geriatrie unterscheidet sich nicht von der KSU in der Neurologie (➤ Kap. 11.4.2). Überprüft werden die Vigilanz und Kontaktfähigkeit und der Hirnnervenstatus gefolgt von der Schluckprüfung mit verschiedenen Konsistenzen. Die Herausforderung bei der Arbeit mit den geriatrischen Patienten liegt v. a. im Zugang. Kognitive Defizite, reduzierte Vigilanz und Bettlägerigkeit erschweren häufig eine ausführliche Prüfung aller Bereiche. Ergebnisse der klinischen Untersuchung sollten sein:

- Einschätzung der Aspirationsgefahr
- Entscheidung über eine zusätzliche instrumentelle Diagnostik (FEES oder VFSS, ➤ Kap. 11.4.6)
- Einschätzung des Pneumonierisikos, z. B. nach den Langmore Prädiktoren (Langmore et al. 1998):
  - Unselbstständigkeit bei der Mundpflege
  - Unselbstständigkeit bei der Nahrungsaufnahme
  - Ernährung über Sonde
  - Anzahl der Medikamente
  - Rauchen
  - Multimorbidität
  - schlechter Zahnstatus (Karies)
  - Dysphagie
- Festlegen einer Ernährungsform für die nächste Zeit (non-oral, teil-oral, oral, per Sonde oder intravenösem Zugang)

Instrumentelle Untersuchung

Die Entscheidung über eine weitere instrumentelle Diagnostik sollte auch unter dem Aspekt erfolgen, ob die Ergebnisse eine therapeutische Konsequenz haben (Glassl 2017). In manchen Fällen liegt z. B. eine Patientenverfügung vor oder der Patient selbst oder seine Angehörigen lehnen eine künstliche Ernährung via PEG- oder nasogastraler Sonde ab. Dann würde die Untersuchung die Situation evtl. verkomplizieren. Sieht die Sprachtherapeutin noch ein rehabilitatives Potenzial oder geht es um den Erhalt der Lebensqualität, indem Essen eine wichtige Rolle spielt, sollte man bei hohem Aspirationsverdacht die Untersuchung nutzen, um zumindest „sichere" Kostformen oder Schlucktechniken zu bestimmen.

Grundsätzlich erfolgt eine instrumentelle Untersuchung mittels der FEES oder der VFSS (➤ Kap. 11.4.6) anhand folgender Kriterien:

- Symptomatik der Dysphagie ist unklar
- medizinische Verdachtsdiagnose soll bestätigt werden
- Therapieplanung und Verlaufskontrolle
- Kostformbestimmung
- Ursachensuche bei Verdacht auf Aspirationspneumonie

- Differenzierung zwischen Presbyphagie und Dysphagie

(Pluschinski 2017)

In der Geriatrie erweist sich die Videoendoskopie eindeutig als überlegen gegenüber der Videofluoroskopie (Glassl 2017). Die Patienten sind selten ausreichend mobilisierbar und die Untersuchungsdauer kann an die Situation und Fragestellung angepasst werden. Die FEES kann bedside durchgeführt werden und gibt ausreichend Aufschluss über mögliche Ernährungsmöglichkeiten. Der Nachteil liegt in der Erfassung von ösophagealen Störungen, die oft im hohen Alter auftreten. Hierfür sind röntgenologische Untersuchungen unabdingbar. Zum Vergleich von FEES und VFSS wird auf das ➤ Kap. 11.4.6 verwiesen.

14.6.5 Erfassung der Lebensqualität und Teilhabe

Die zur Verfügung stehenden Fragebögen, die die Lebensqualität bzw. Auswirkungen der Dysphagie auf den Alltag des Patienten erfassen, wurden bereits in ➤ Kap. 11.4.5 beschrieben. Für geriatrische Patienten stellen sich in Bezug auf die Lebensqualität oft andere Fragen. Die Patienten sind häufig bereits in einem Pflege- oder Altenheim untergebracht, sind bereits in ihrer Selbstständigkeit eingeschränkt und haben häufig fortgeschrittene kognitive Defizite. Angesichts dieser schwierigen sozialen, funktionalen und physischen Umstände nimmt an dieser Stelle die ausführliche Anamnese (Eigen- und Fremdanamnese) einen hohen Stellenwert ein. Um eine möglichst hohe Lebensqualität trotz funktionaler Einschränkungen in der Nahrungsaufnahme zu gewährleisten, fragt die Sprachtherapeutin bzw. das Pflegepersonal nach bestimmten Vorlieben. Gibt es besondere Lebensmittel und Speisen, die der Patient sehr gerne isst? Welche Getränke bevorzugt er? Wie wichtig ist ihm das Essen und Trinken? Hat er schon immer gerne gegessen oder war es nie ein relevantes Thema für ihn? Welchen Stellenwert hatte ein gutes Essen oder Essen in Gesellschaft für ihn? Diese Faktoren sind zwar nicht messbar, aber individuell erfassbar. Die Informationen, die so gewonnen werden, spielen in die Abwägung der diagnostischen und therapeutischen Maßnahmen wesentlich hinein.

EXKURS

Der Begriff Lebensqualität

Was bedeutet Lebensqualität? Dieser Begriff wird so häufig gebraucht, ohne dass bisher eine klare Definition gegeben wurde. Lebensqualität ist ein Konzept und es definiert sich immer aus der Perspektive der Person. Für einen gesunden Menschen definiert sich Lebensqualität anders als für einen kranken. Die **WHO-Definition von Lebensqualität** lautet: „Lebensqualität ist die subjektive Wahrnehmung einer Person über ihre Stellung im Leben in Relation zur Kultur und den Wertsystemen in denen sie lebt und in Bezug auf ihre Ziele, Erwartungen, Standards und Anliegen." (Angermeyer, Kilian, Matschinger 2000, S. 10). Dazu kommt die **WHO-Definition von Gesundheit:** „Gesundheit ist ein Zustand umfassenden physischen, geistigen und sozialen Wohlbefindens und nicht nur die Abwesenheit von Krankheit oder Behinderung" (WHO-Verfassung 2014, S. 1).

Im Gesundheitswesen wird immer von der **gesundheitsbezogenen Lebensqualität** gesprochen. Diese hat drei Dimensionen: die körperliche, die psychische und die soziale. Die körperliche Dimension umfasst die allgemeinen körperlichen Beschwerden und körperliche Symptome. Die psychische Dimension umfasst das emotionale Erleben, die kognitiven sowie kommunikativen Fähigkeiten und die Motivation. Die soziale Dimension umfasst Wohnen, Arbeit, Freizeit und Umwelt. (Bestmann 2013)

Es ist also wichtig, die individuelle Definition von gesundheitsbezogener Lebensqualität für jeden Patienten herauszufinden, um angemessen und in seinem Sinne handeln zu können.

EXKURS

Der **Kalorienbedarf eines Erwachsenen** bemisst sich anhand von Formeln und Schätzformeln, die das Körpergewicht, die Körpergröße, den Grundumsatz und die Mobilität berücksichtigen. Außerdem werden medizinische Maßnahmen, z. B. Operationen, Intensivaufenthalt und Erkrankungen wie COPD, Dekubitus, Krebs, Niereninsuffizienz einbezogen.

Die Formel für den **Energiebedarf** gesunder Erwachsene lautet:

- Grundumsatz (GU) × Aktivitätsfaktor (PAL, *physical activity level*) = Energiebedarf

Die übliche Schätzung des **Grundumsatzes** liegt bei:

- Erwachsene 20–30 Jahre: 25 kcal / kg Körpergewicht (KG)
- Erwachsene 30–70 Jahre: 22,5 kcal / kg KG

Für stationäre Patienten schätzt man:

- geriatrischer Patient: 30 (24–36) kcal / kg KG / Tag
- Intensivpatient: 20–25 kcal / kg KG / Tag

Eine genauere Berechnung des GU erfolgt nach der Schätzformel von Harris & Benedict (1918):
- Männer (kcal / Tag): 66,47 + (13,75 x Körpergewicht [kg]) + (5 x Körpergröße [cm]) - (6,76 x Alter [Jahre]
- Frauen (kcal / Tag): 655,1 + (9,6 x Körpergewicht [kg]) + (1,85 x Körpergröße [cm]) - (4,68 x Alter [Jahre])
- der PAL vervielfacht den Grundumsatz, z. B. Bettlägerigkeit x1,2; Mobilität x 1,3

So hat ein 75-jähriger 1,70m großer geriatrischer immobiler Patient mit 80kg einen Energiebedarf von 3028 kcal / Tag. Hinzu kommt ein Flüssigkeitsbedarf von 2400 ml / Tag.

Der **Flüssigkeitsbedarf** berechnet sich wie folgt:
- 100 ml je kg für die ersten 10 kg KG, 50 ml je kg für die zweiten 10 kg KG, 15 ml für jedes weitere kg KG

Beispiel: Bei einem Körpergewicht von 65 kg → 10 kg × 10 kg × 45 kg ergibt sich ein Gesamtflüssigkeitsbedarf von 100 ml × 10 + 50 ml × 10 + 15 ml × 45 = 1000 m l + 500 ml + 675 ml = 2175 ml
(Engel 2004; Valentini 2013)

14.6.6 Therapie

Die Ziele in der Dysphagietherapie sind:
- Schutz der tiefen Atemwege vor Aspiration
- Erreichen einer ausreichenden Ernährung mittels einer angemessenen Ernährungsform (oral, teiloral, kombiniert PEG / NGS und oral, nur enteral)
- sichere Kostform bestimmen
- sicheres Trinken von Flüssigkeiten

Im Sinne der ICF gilt insbesondere bei Schluckstörungen in der Geriatrie, dass der Erhalt einer oralen Ernährung so lange wie möglich versucht werden sollte. Sind Patienten erst einmal „de“-oralisert, bleibt es i.d.R. auch so, weil die Stationen eines Patienten mit einer schweren Dysphagie v. a. ein Krankenhaus, Pflegeheim oder eine Kurzzeitpflegeeinrichtung sind, wo selten Schlucktherapie stattfindet.

Die Trias der therapeutischen Maßnahmen in der Behandlung der Dysphagie – Restitution, Kompensation, Adaptation – gilt auch für den Bereich der Geriatrie. Dabei überwiegen jedoch die kompensatorischen und adaptiven Maßnahmen.

Daneben sollte v. a. das therapeutische Handeln von folgenden Leitsätzen geprägt sein:
- *„use or lose it“*: im Sinne der neuronalen Plastizität; je länger ein Patient nicht schluckt, desto geringer die Chancen auf Verbesserung der Schluckfähigkeit; das bedeutet, möglichst frühzeitig mit Schluckversuchen beginnen und sei es auch nur in kleinen Mengen
- *„never change a running system“*: ein Patient, der den klinischen (und womöglich auch durch eine FEES bestätigten) Eindruck einer Schluckstörung macht, der aber bisher keine schwerwiegenden Folgen gezeigt hat, kompensiert offenbar noch ausreichend; er hat demnach ein eigenes Schluckmuster, welches ihm ermöglicht, trotzdem sicher zu schlucken; hier sollte die therapeutische Intervention hinterfragt werden
- *„less is more“*: sowohl bei der Diagnostik als auch der Therapie sollten die Maßnahmen im Rahmen gehalten werden; immer mit Blick auf die Patientenpräferenzen und die Teilhabe sollte so viel wie nötig, so wenig wie möglich gemacht werden (Pluschinski 2017)

Restituierende Maßnahmen

Die vielen Übungen aus der funktionellen Schlucktherapie fallen in diese Kategorie (➤ Kap. 11.5.1). Die kausalen Methoden, die hier Anwendung finden, sind v. a. die thermische und gustatorische Stimulation bei verzögertem Schluckreflex, Kehlkopfelevationsübungen und Zungenkräftigungsübungen. Ist ein geriatrischer Patient kognitiv und körperlich einigermaßen fit, kann er z. B. das Shaker-Manöver durchführen. Weitere kausale Methoden sind:
- **PNF** (Horst 2005)
- **F. O. T. T.** (Nusser-Müller-Busch 2004)
- **ORT** (Türk et al. 2012)
- **manuelle Schlucktherapie** (Nusser-Müller-Busch & Horst 2011)

Sie sind in diesem Bereich genauso angeraten wie in der Neurologie.

Kompensatorische Maßnahmen

Hierzu zählen Haltungsänderungen und Schlucktechniken (➤ Kap. 11.5.2). Sie sind nur während des Schluckens wirksam und bewirken keine funktionellen Verbesserungen. Auch diese Maßnahmen werden häufig bei geriatrischen Patienten eingesetzt. Allerdings setzt das Einhalten einer Schlucktechnik ausreichende kognitive Fähigkeiten voraus.

Haltungsänderungen: Am einfachsten umzusetzen ist die Kopfanteflexion (chin down und chin tuck). Oft hilft das schon vielen Patienten, z. B. bei

Morbus Parkinson, die häufig pharyngeale Residuen zeigen. Bei einseitiger Schwäche der Pharynxkonstriktoren oder bei Stimmlippenlähmung eignet sich eine Kopfdrehung zur betroffenen Seite, um einen Abtransport des Bolus über die kräftigere Seite zu gewährleisten.

Schluckmanöver: Darunter fallen das supraglottische Schlucken, das supersupraglottische Schlucken, das Mendelsohn-Manöver (welches auch restituierend wirkt) und das kräftige Schlucken. Diese Manöver müssen verstanden und gelernt, sie müssen durchgehend während einer Mahlzeit für ein sicheres Schlucken angewendet werden. Die Anzahl geriatrischer Patienten, die ein Schluckmanöver umsetzen können, ist eher gering einzuschätzen. Am ehesten ist noch das kräftige Schlucken zu vermitteln.

Adaptive Maßnahmen

Die adaptiven Maßnahmen machen sicherlich einen Großteil der therapeutischen Intervention in der Geriatrie aus. In vielen Fällen ist eine Anpassung der Umweltbedingungen an die Schluckstörung der einzige Weg, ein sicheres Schlucken zu gewährleisten. Hierzu zählen:

- diätetische Maßnahmen: Kostanpassung, Anpassung der Flüssigkeitskonsistenz
- Hilfsmittel: spezielle Trinkbecher, (spezielle) Strohhalme, Besteck mit dickem Griff
- Darreichungsform der Kost (schluck-, teelöffelweise)

Diätetische Maßnahmen: Es wird zwischen drei oder vier verschiedenen Koststufen unterschieden:

- Stufe 1: pürierte / fein pürierte Kost
- Stufe 2: pürierte / grob pürierte Kost
- Stufe 3: weiche Kost / Übergangskost
- Stufe 4: Vollkost / Normalkost

Die Verordnung einer Kostform sollte regelmäßig überprüft werden. Oftmals beginnt man mit der leichtesten Stufe, um dann nach und nach die Kost wieder zu steigern. Dazu unternimmt die Sprachtherapeutin täglich Ess-und Trinkbegleitungen zu verschiedenen Mahlzeiten. Die Wahl der Kostform ist abhängig von der Aspirationsgefahr und vom Zahnstatus. Einige geriatrische Patienten tragen keine Prothese oder haben Probleme mit deren Sitz. Selbst wenn sie eine Prothese tragen, können sie Probleme haben mit festen oder krümeligen Konsistenzen aufgrund eingeschränkter Wahrnehmung von Druck, Kraft und Vibration (Pluschinski 2017; Chen 2009). Grundsätzlich sollten die Vorlieben der Patienten abgefragt werden. Nicht alle alten Menschen mögen süße Puddings, viele wünschen sich lieber etwas Herzhaftes.

Hilfsmittel: Viele Ess- und Trinkhilfen sind in ➤ Kap. 11.5.3 vorgestellt. Insbesondere der F. O. T. T-Becher (➤ Abb. 11.11) soll hier noch einmal erwähnt werden. Er zeichnet sich dadurch aus, dass er leicht in der Handhabung ist und auch, wenn er nicht richtig herum gehalten wird, dennoch seinen Zweck erfüllt.

Darreichungsform: Da man vielen geriatrischen Patienten das Essen eingeben muss, kann dabei gleichzeitig ein kontrolliertes Schlucken stattfinden. Angepasst werden können die **Bolusgröße** (Teelöffel, Esslöffel), das **Schlucktempo** (ein Schluck nach dem anderen) und die **Schluckhaltung** (Kopf nach unten), z. B. indem die anreichende Person tiefer als der Patient sitzt.

EXKURS

Eine interessante Hypothese ist die der „**Eigenkompensation**" bei Presbyphagie von Wilmskötter (2011; Wilmskötter & Stanschus 2012). Die Annahme ist, dass es ältere Menschen trotz altersphysiologischer Veränderungen des Schluckakts schaffen, weiterhin effizient und i. d. R. sicher zu schlucken. Es wird dabei vermutet, dass sich die positiven wie negativen Veränderungen gegenseitig aufheben bzw. kompensieren. Fakt ist, dass es trotz der altersphysiologischen Defizite und Pathomechanismen so gut wie nie zu Aspirationen kommt. Die Atemwege sind im Rahmen des veränderten Altersschlucks gesichert. Legt man die Definition eines erfolgreichen Schlucks von Bartolome (2018) zugrunde, nämlich, dass „Speisen und Getränke effizient und aspirationsfrei" geschluckt werden müssen, so gelingt es den presbyphagischen alten Menschen. Wilmskötter (2011) nimmt an, dass über die Zeit Anpassungsprozesse an die veränderte Umgebung stattfinden. Die Eigenkompensationen sind individuell sehr unterschiedlich und abhängig von der Ess- und Trinksituation, von den Konsistenzen und den Bolusmengen. Sie führt zwei Prozesse an:

- verlängerte intradeglutitive Schluckapnoephase kompensiert die längeren Transitzeiten und die verkürzte Dauer der max. Hyoidverlagerung
- höhere Maximalposition des Hyoids kompensiert die tiefere Larynxposition, die verkürzte Dauer der hyolaryngealen Exkursion und die reduzierte Öffnungsweite des OÖS

Diese Überlegungen fanden anhand von Ergebnissen von videofluoroskopischen Untersuchungen statt (Wilmskötter & Stanschus 2011).

Alle therapeutischen Maßnahmen, die in Bezug auf die Dysphagie eingeleitet wurden, müssen regelmäßig überprüft und ggf. angepasst werden (Pluschinski 2017).

14.6.7 Anlage einer PEG-Sonde bei geriatrischen Patienten

Die Indikation für eine PEG-Anlage ist laut den Leitlinien (Prosiegel 2014) eine länger anhaltende Dysphagie, bei der nicht unter 28 Tagen mit einer Oralisierung zu rechnen ist. Studien haben gezeigt, dass viele Patienten mehr davon profitieren, wenn die PEG rechtzeitig gelegt wird und sie mit funktioneller Dysphagietherapie behandelt werden, als wenn man keine PEG-Sonde legt (Schulz et al. 2009). Dies sind im Normalfall Patienten, bei denen aufgrund der allgemeinen Verfassung von einer Rehabilitation der Schluckstörung auszugehen ist.

Die Sprachtherapeutin wird jedoch regelmäßig mit Fällen konfrontiert, bei denen sich die Frage einer künstlichen Ernährung stellt und die Prognose eher schwierig einzuschätzen ist. Manche dieser Patienten haben bereits mehrere Aspirationspneumonien erlitten, die immer wieder erfolgreich behandelt wurden, und die dennoch wieder ins Krankenhaus eingeliefert werden. Bei manchen Patienten steht die Frage nach einer Oralisierung auf der Kippe. Den Patienten zu oralisieren bedeutet eine Gratwanderung zwischen Erhalt der Lebensqualität und Risiko der Aspiration. Tritt der Eindruck einer hohen Aspirationsgefahr bereits in der klinischen Schluckuntersuchung auf, sollte eine weiterführende instrumentelle Diagnostik nur nach vorheriger Absprache mit dem Patienten, seinen Angehörigen und dem behandelnden Arzt durchgeführt werden. Denn über die Konsequenzen der Untersuchungsergebnisse müssen alle informiert sein. Liegt eine Patientenverfügung vor (➤ Kap. 14.7.1), dann kann man von der Diagnostik absehen. Dennoch bleibt die Frage nach der Ernährung. Die Sprachtherapeutin kann nur eine Empfehlung aussprechen, die Betroffenen müssen dann mit dem behandelnden Arzt eine Absprache treffen.

In Fällen fortgeschrittener Demenz wird meistens von einer PEG-Anlage abgesehen, da in Studien belegt wurde, dass die Patienten mit künstlicher Ernährung nicht länger leben.

Die Aufgabe der Schlucktherapeutin ist es – wie eingangs erwähnt – dafür zu sorgen, dass ein Patient möglichst lange oralisiert bleibt. Die beschriebenen adaptiven und kompensatorischen Maßnahmen können dieses Ziel unterstützen. Wichtig ist, die Angehörigen mit ins Boot zu holen, damit sie dafür sorgen, dass die Maßnahmen auch außerhalb der Schlucktherapie durchgeführt werden.

14.7 Ethisch-rechtliche Aspekte

Das Handeln im Gesundheitswesen unterliegt moralischen Prinzipien, die in jeder Situation neu bewertet und evaluiert werden müssen. Gerade im medizinischen Bereich, wo es im schlimmsten Fall um Leben oder Tod geht, in den meisten Fällen aber um die Bewertung und Einstellung zum Leben, Lebensqualität, Gesundheit und Leiden, muss das therapeutische und ärztliche Verhalten moralisch bewertet werden. Die Ärzte waren früher nach dem Hippokratischen Eid dazu verpflichtet, Leben zu retten und Leiden zu verhindern. Heute wird dieser Eid nicht mehr abgelegt, er gilt aber weiterhin als Richtlinie für das ethisch-ärztliche Handeln. Auch die Therapeutin ist dem Wohl ihrer Patienten verpflichtet. Sie geht mit ihrem Patienten eine Vereinbarung ein, die ausdrücklich seinem Willen entspricht. Ein Patient, der keine Therapie wünscht – und sei sie auch noch so dringend indiziert – wird nicht dazu gezwungen.

Oft befindet man sich in der Neurologie und Geriatrie in Grenzsituationen, in denen eine Entscheidung für oder gegen eine (symptomatische oder kausale) Therapie getroffen werden muss. Gerade nach schweren Schlaganfällen bei Patienten (nicht nur im hohen Alter) oder beginnender Demenz stellt sich die Frage der weiteren Versorgung. Man kann einen großen, schweren Schlaganfall überleben. Kommt man rechtzeitig ins Krankenhaus, können symptomatische Therapien wie Lyse oder mechanische Rekanalisation (➤ Kap. 2.1.4) das Leben retten. Inwieweit sich die schwere Symptomatik einer Hemiparese, globalen Aphasie oder schweren Dysphagie zurückbildet, hängt vom prämorbiden Zustand, dem Alter und Zeitfenster ab. Auch wenn viele Patienten überleben, so war es doch nicht ihr Wunsch, in einen Zustand der Pflegebedürftigkeit zu geraten. Auf der Stroke Unit stellt sich in der Akutphase immer die Frage nach der Ernährung. Wenn der Patient zunächst nicht schlucken kann, darf man ihm eine nasogastrale Sonde legen? Darf man ihm parenterale Ernährung zuführen? Diese Fragen werden zunächst den Angehörigen gestellt. Gleichzeitig wird geprüft, ob eine Patientenverfügung vorliegt.

14.7.1 Patientenverfügung

Das Selbstbestimmungsrecht des Patienten ist ein zentrales Grundrecht, das im Grundgesetz in Art. 1. GG geregelt ist: „Der Wille des Menschen ist unantastbar." und Art. 2 GG, der die freie Entfaltung der Persönlichkeit festlegt (May 2013). Das bedeutet, dass jeder Patient über seine Behandlungen selbst entscheidet. Wenn er sich gegen eine Behandlung entscheidet, dann sind damit der Fürsorgepflicht des Arztes die Grenzen gesetzt. Der Patient kann ebenso eine logopädische Therapie ablehnen. Für die meisten Untersuchungen und operativen Eingriffe gilt: Der Patient wird ausführlich mündlich und schriftlich darüber aufgeklärt, ihm werden alle für die Entscheidung notwendigen Informationen mitgeteilt. Er wird über Risiken und Nebenwirkungen informiert. Dies nennt man das **Prinzip der Einwilligung nach Aufklärung** (*informed consent*). Daraufhin kann sich der Patient dafür oder dagegen entscheiden.

In Deutschland steht jeder mündigen Person die Möglichkeit einer schriftlichen Festlegung seines Willens in Gesundheitsfragen seit dem 01.09.2009 in Form einer **Patientenverfügung** zu.

DEFINITION

In einer Patientenverfügung steht der Wille einer volljährigen Person für den Fall, dass sie die Entscheidungen nicht mehr selbstständig treffen kann. Sie legt darin fest, welche medizinischen Maßnahmen und Eingriffe sie möchte und welche nicht. Es werden Entscheidungen bzgl. lebensverlängernder Maßnahmen (Reanimation, Beatmung, künstliche Ernährung) getroffen. Die Patientenverfügung gilt nur in dem Fall, in dem der Patient nicht mehr einwilligungsfähig ist.

Eine Patientenverfügung muss schriftlich verfasst sein und sie gilt für alle Situationen, die noch „nicht unmittelbar bevorstehen". Das bedeutet, dass sie nicht vor einer Operation gilt. Sie gilt für den Zeitraum, in dem der Patient selbst nicht mehr einwilligungsfähig ist, z. B. im Koma. Sie gilt unabhängig auch von Art und Stadium der Erkrankung. Wichtig ist es bei der Anwendung einer Patientenverfügung zu klären, ob die Einwilligungsfähigkeit des Patienten nicht mehr gegeben ist. Bei Patienten mit Demenz kann es schwierig sein, die Grenze zu ziehen. Es kann auch vorkommen, dass die Festlegungen in der Patientenverfügung im Widerspruch zu den Äußerungen des Patienten stehen. Grundsätzlich kann jede Patientenverfügung auch mündlich widerrufen werden.

Eine Patientenverfügung muss folgende Kriterien erfüllen, um wirksam zu sein:

- „Verfasser ist zum Zeitpunkt der Unterschrift volljährig und einwilligungsfähig
- es besteht eine zeitliche Distanz zwischen den formulierten Wünschen und Ablehnungen für die bezeichnete Situation; sie ist also „nicht unmittelbar bevorstehend"
- idealerweise wurde der Verfasser sachkundig beraten (durch Hausarzt, juristische Person)
- es werden Wünsche und Ablehnungen von medizinischen und therapeutischen Maßnahmen schriftlich festgelegt
- formulierten Wünsche und Ablehnungen sollten regelmäßig überprüft und aktualisiert werden, da sich die Lebenssituation und / oder die Einstellung dazu ändern können

Die Situationen, in denen eine Patientenverfügung gilt, müssen nicht bedeuten, dass eine Bewusstlosigkeit oder eine nicht heilbare Erkrankung vorliegen. Die meisten sind:

1. unmittelbarer Sterbeprozess
2. Endstadium einer unheilbaren, tödlich verlaufenden Krankheit, bei der der Todeszeitpunkt noch nicht absehbar ist
3. schwere, dauerhafte Gehirnschädigung
4. Unfähigkeit zur effektiven und natürlichen Nahrungs- und Flüssigkeitsaufnahme
5. andere, individuelle Beschreibung der Einwilligungsunfähigkeit"

(May 2013, S. 133)

Es gibt Vordrucke für Patientenverfügungen, die leider häufig wenig konkret und sehr allgemein formuliert sind. Sie können dann nur eine Richtung weisen, weil sie zu ungenau sind. Die meisten Aussagen betreffen den Einsatz von künstlicher Ernährung und Flüssigkeitszufuhr, die Reanimation, die künstliche Beatmung und die Gabe von Antibiotika im Fall einer Lungenentzündung.

Patientenverfügung und Sprachtherapie

Es gibt Situationen in der Dysphagiediagnostik und -behandlung, bei denen eine Patientenverfügung eine wesentliche Rolle spielt. Zum einen, wenn es um die Entscheidung über künstliche Ernährung, zum anderen, wenn es um weiterführende Diagnostik zum Abklären einer schweren Dysphagie geht. Der Wille des Patienten bzw. die Durchsetzung seines Willens durch seine Angehörigen steht an erster Stelle.

Es gibt Fälle in der Geriatrie, die erscheinen eindeutig und nachvollziehbar. Bei hochbetagten Patienten, evtl. zusätzlich zu einer fortgeschrittenen Demenz, muss die Sprachtherapeutin genau abwägen, ob denn bei Aspirationsverdacht eine instrumentelle Untersuchung noch sinnvoll ist, wenn bereits in der Patientenverfügung eine Ablehnung künstlicher Ernährung vorliegt. Die Untersuchung hätte in diesem Fall keinerlei Konsequenz. Ist diese Person jedoch noch soweit wach und wäre in der Lage, kleine Mengen Nahrung zu sich zu nehmen, ließe sich abwägen, ob die Untersuchung hilfreich bei der Kostformbestimmung wäre. Die Sprachtherapeutin muss sich aber bewusst sein, dass ein positiver Befund in der FEES eine NPO-Empfehlung nach sich ziehen würde. Diese kann man nur umgehen, indem man den Patient bzw. Betreuer eine Erklärung unterschreiben lässt, in der die Ernährung auf eigene Verantwortung stattfindet.

Die Vorgehensweise der Sprachtherapeutin in Bezug auf eine Dysphagie kann auf drei Arten ablaufen:

1. *Aggressive Care*: „Tue alles!" – bei Patienten, die eine heilbare und gut behandelbare Erkrankung haben; Maßnahmen sind z. B. NPO, künstliche Ernährung (peripher parenteral, enteral via NGS, PEG-, PEJ-Sonde), Therapie
2. *Time-limited trials*: „Abwarten und Schauen!" – bei Patienten, bei denen die Prognose und Genesung noch unklar ist; es wird noch abgewartet, wie die Entwicklung ist, bevor eine Entscheidung Richtung palliativer Therapie getroffen wird; Maßnahmen sind künstliche Ernährung, modifizierte Kost, Andickung von Flüsssigkeiten, NPO, kompensatorische Schluckmanöver, Therapie
3. *Comfort and Quality of Life*: „Nur Wohlbefinden zählt!" – bei Patienten, die in einem terminalen Zustand sind, liegt der Schwerpunkt auf der Lebensqualität und der Linderung von Schmerz und Leiden; kann auch mit anderen Maßnahmen kombiniert werden; Maßnahmen sind z. B. – den Patientenpräferenzen entsprechend – sowohl künstliche Ernährung, Teil-Oralisierung innerhalb festgelegter Strategien, uneingeschränktes Essen und Trinken oder NPO

(Groher & Groher 2012)

INTERDISZIPLINÄR

Gerade in der Akutphase nach einem Schlaganfall liegt eine schwere Dysphagie vor, die eine künstliche Ernährung, zumindest für die nächste Zeit, erforderlich macht. Für viele Angehörige klingt die Bezeichnung „künstliche Ernährung" wie ein Damoklesschwert, was fortan über dem Patienten schwebt. In vielen Grenzsituationen ist es daher nicht einfach, die temporäre therapeutische Maßnahme einer nasogastralen Sonde durchzusetzen. Grenzsituationen sind: alte Menschen, die vigilanzgemindert sind, bei denen die Prognose nicht eindeutig und schwer abzuschätzen ist. Der Konflikt ist: Die Patienten können oral nicht ernährt werden, es liegt eine Patientenverfügung vor, in der eine künstliche Ernährung abgelehnt wird, die Entscheidung für ein palliatives Vorgehen ist noch nicht getroffen. Eine reine parenterale Flüssigkeitszufuhr mit NaCl-Lösung führt zum Abbau der Darmtätigkeit und kann den Patienten nicht stärken. In so einem Fall ist es wichtig, ausführlich mit den Angehörigen zu sprechen und sie davon zu überzeugen, dass eine vorübergehende enterale Ernährung mittels nasogastraler Sonde nicht bedeutet, dass erstens der Patient nie wieder essen darf und zweitens diese Sonde nicht wieder gezogen werden kann, sollte ein palliatives Vorgehen gewünscht werden. Dies entspricht dem Vorgehen „Abwarten und Schauen".

Der mutmaßliche Patientenwille im dialogischen Prozess

Liegt keine Patientenverfügung vor oder ist die gesundheitliche Situation nicht ausdrücklich in der Patientenverfügung formuliert, versucht der Arzt die **mutmaßlichen Behandlungswünsche** des Patienten mithilfe der Angehörigen und Bezugspersonen herauszufinden. Dabei wird versucht, anhand von früheren mündlichen Aussagen, von Berichten von Bezugspersonen (z. B. Pflegepersonal im Heim), von Informationen des Hausarztes, die persönlichen, spirituellen und religiösen Überzeugungen und Wertvorstellungen des Patienten zu ermitteln. Doch auch wenn eine Patientenverfügung vorliegt, wird sie nicht ungeprüft angewandt. Mithilfe des Stellvertreters wird noch einmal genau eruiert, ob die jetzige Situation tatsächlich der in der Patientenverfügung entspricht. Dabei geht es um einen **dialogischen Prozess** zwischen den Behandelnden (Arzt, Therapeut) und den Bevollmächtigten. Dabei werden die Therapieziele laufend überprüft und klare Regelungen bzgl. der Behandlungsmaßnahmen getroffen, damit im Notfall klar ist, was zu tun und was zu unterlassen ist, z. B. eine Reanimation. Geschieht dies einvernehmlich, ist es unproblematisch. Kommt es zu Konflikten, muss im Entscheidungsfall das Betreuungsgericht hinzugezogen bzw. eine Ethikkommision (➤ Kap. 14.7.3) einberufen werden (May 2013).

Behandlungsabbruch

In der Patientenverfügung kann der Patient auch Behandlungen ausdrücklich ablehnen. Das bedeutet, dass es zu einem Behandlungsabbruch kommen darf:

„Zulässig und ethisch geboten ist ein Behandlungsabbruch auf Basis des tatsächlichen oder mutmaßlichen Patientenwillens durch Unterlassen, Begrenzen oder Beenden einer begonnenen medizinischen Behandlung, wenn dies dazu dient, einem ohne Behandlung zum Tode führenden Krankheitsprozess seinen Lauf zu lassen" (May 2013, S. 133).

Der deutsche Ethikrat schlug 2006 vor, die Bezeichnung aktive und passive Sterbehilfe zu ersetzen durch genauer formulierte Beschreibungen der pflegerischen und palliativmedizinischen Maßnahmen am Lebensende:

- „**Sterbebegleitung**: Maßnahmen der Pflege und Betreuung von Menschen, bei denen der Sterbeprozess bereits begonnen hat
- **Therapien am Lebensende**: palliativmedizinische Maßnahmen
- **Sterbenlassen**: lebenserhaltende Maßnahmen werden unterlassen oder begrenzt"
  (May 2013, S. 133)

14.7.2 Vorsorgevollmacht

Für den Fall, dass ein Patient nicht in der Lage ist, seinen Willen zu äußern, braucht er einen Stellvertreter, der gegenüber Arzt und Therapeutin den Willen des Patienten vertritt und Entscheidungen trifft. Dieser Stellvertreter wird entweder in einer Vorsorgevollmacht oder einer Betreuungsverfügung / rechtliche Betreuung festgelegt. Wichtig ist es in diesem Zusammenhang zu wissen, dass weder der oder die Ehepartner / in noch die Kinder befugt sind, Entscheidungen zu treffen, wenn eine solche Vorsorgevollmacht nicht vorliegt.

Kriterien für eine Vorsorgevollmacht sind:

- muss schriftlich erteilt sein
- notarielle Beglaubigung ist nicht erforderlich, kann aber sinnvoll sein
- gilt ab dem festgelegten Zeitpunkt
- gilt für die festgelegten Bereiche: Wohnen, Finanzen und Gesundheit
- Gesundheitsfürsorge muss klar definiert sein (idealerweise in Kombination mit einer Patientenverfügung), damit der Bevollmächtigte Entscheidungen treffen kann
- muss nicht regelmäßig erneuert werden (ist aber zu empfehlen)

In der Regel werden Angehörige (Ehe-, Lebenspartner, Kinder, Geschwister) als Bevollmächtigte eingesetzt. Häufig gelten die Vorsorgevollmachten für bestimmte Bereiche, z. B. bereits Finanzen, obwohl der zu Betreuende noch selbst entscheidungsfähig ist. Der Bevollmächtigte hat für die festgelegten Bereiche uneingeschränkte Handlungsfreiheit.

Rechtliche Betreuung / Betreuungsverfügung

Liegt noch keine Vorsorgevollmacht vor, besteht keine Vollmacht für den Gesundheitsbereich und ist die Situation eingetreten, dass ein Patient nicht mehr einwilligungsfähig ist, muss eine Betreuung eingerichtet werden. Diese wird vom Krankenhaus über das Amtsgericht eingeleitet. In erster Linie versucht man, Angehörige, Freunde oder Bezugspersonen als Betreuer einzusetzen. Ist das nicht möglich, wird ein Berufsbetreuer eingesetzt. Für die Dauer des Verfahrens bis ein Betreuer vom Amtsgericht bestellt ist, hat der zuständige Arzt die Aufgabe und Pflicht, im Sinne des Patienten zu entscheiden und zu handeln.

14.7.3 Ethikberatung

Im Rahmen der medizinischen Ethik wird immer versucht, die bestmöglichste Entscheidung für das Wohl des Patienten zu finden.

DEFINITION

Die Ethikberatung in Institutionen des Gesundheitswesens befasst sich systematisch und strukturiert mit den moralischen Problemen und Herausforderungen, die die Institution als Ganzes, deren Mitarbeiter und von der Gesundheitsversorgung betroffene Personen betreffen und unterstützt sie in helfender Weise. Die Beratung bedeutet die gemeinsame Suche nach einer Lösung, die in Übereinstimmung mit den moralischen Grundwerten der Beteiligten steht. (Neitzke 2013)

Die Ethikberatung wird von einem **Ethikkomitee** oder einer **-kommission** durchgeführt, die sich aus den Personen zusammensetzt, die in dem Fall beteiligt sind, plus Mitglieder aus verschiedenen Professionen des Gesundheitswesens, i. d. R. Ärzte, Pflegekräfte, Seelsorger und Therapeuten sowie die Stellvertreter des Patienten. Geht es um die weitergehende Behandlung, sollte das behandelnde Team dabei sein. Geht es um die Feststellung des Patientenwillens, sollten Angehörige und juristische Vertreter anwesend sein.

In einer **ethischen Fallberatung** kann über die Sinnhaftigkeit von Behandlungsmaßnahmen entschieden werden, z. B. ob bei einem fortgeschrittenen Glioblastom noch eine Strahlentherapie durchgeführt oder ob trotz eines unheilbaren Tumorleidens noch eine PEG-Sonde gelegt werden sollte. Es werden Fragen nach der **Indikation** für die Maßnahme gestellt, nach den **Therapiezielen** und **Patientenpräferenzen** (Neitzke 2013). Wenn es um die Feststellung des Patientenwillens geht, sollten konkrete Fragen gestellt werden, z. B.:

- Wie hat der Patient seine Lebensqualität definiert?
- Welchen Stellenwert hatte z. B. das Essen und Trinken für ihn?
- Welche Behandlungen hat er früher durchführen lassen? War er jemand, der ständig zum Arzt ging oder hat er Ärzte und Krankenhausaufenthalte gemieden?
- Welche religiösen und spirituellen Glaubenssätze beeinflussen die Entscheidungen des Patienten?
- Worauf hofft der Patient? Möchte er noch mehr Zeit mit seiner Familie verbringen? Gibt es noch unerledigte Dinge?
- Was erwartet der Patient in Bezug auf seine Erkrankung?
- Wovor hat der Patient Angst? Was fürchtet er in Zusammenhang mit dem Sterben?

(Groher & Groher 2012)

Ganz wichtig ist klarzustellen, um wessen Ziele es geht. Sind es wirklich die Ziele des Patienten, die hier verfolgt werden sollen oder sind es vielmehr die Ziele der Angehörigen, die etwas für ihn wollen, was er vielleicht für sich nicht wollte. Im Idealfall kann sich der Patient noch selbst zu den Fragen äußern. Aus seiner Narration ergibt sich sein Weltbild, seine Lebenseinstellung, seine Werte und seine Wünsche. Daraufhin lassen sich auch seine Entscheidungen besser einordnen und verstehen.

Wenn die Ethikberatung zu einem Konsens gekommen ist, werden Therapieziele und Art und Umfang der indizierten Maßnahmen formuliert. Dieses Paket ist dann ein Behandlungsangebot an den Patienten, der dies annehmen oder ablehnen kann (Neitzke 2013). Bei einer Ablehnung seitens des Patienten ist es wichtig, dass die Behandelnden nicht in einen Gewissenskonflikt geraten, sondern die Entscheidung akzeptieren und respektieren können.

KLINISCHER HINTERGRUND

Implementierung einer Ethikkommission

1. Initiative der Mitarbeiter und / oder der Geschäftsführung: entweder aufgrund von aufgetretenen Problemfällen oder anlässlich einer Zertifizierung
2. Klärung der Zielsetzung: Welchen Nutzen hat die Institution? Sollen bestimmte Werte gestärkt werden (Selbstbestimmung, Verantwortung, Menschenwürde)?
3. Festlegung der Aufgaben: Weiterbildung im Bereich klinischer Ethik, Ethik-Fallberatung, Erarbeitung von Ethik-Leitlinien
4. Wahl der Besetzung: multiprofessionelles Team aus Ärzten, Pflege, Therapie etc.; hierbei sind kommunikative Kompetenzen und zeitliche Kapazitäten auch ausschlaggebend
5. formale Gründung
6. gemeinsame Erarbeitung der Satzung

Wenn eine Ethikkommission besteht, muss geregelt sein, wer die Kommission anfordern darf, wie die Anforderung auszusehen hat, wie schnell sie bearbeitet wird (Neitzke 2013).

14

LITERATUR

AFGIB e.V. Ärtzliche Arbeitsgemeinschaft zur Förderung der Geriatrie in Bayern.. www.afgib.de/fileadmin/INTERNET/1-DOWNLOADS/AKTUELLES/2014_PKZ_Ger_Team.pdf. Zuletzt abgerufen am 04.09.2018.

Anderson RC, Pearson PD. A schema-theoretic view of basic processes in reading comprehension. In P. D. Pearson (Hrsg.) Handbook of reading research. New York: Longman, 1984: 255–291.

Andrade PA, Wood G, Ratcliffe P, Epstein R, Pijper A, Svec JG. Electroglottographic study of seven semi-occluded exercises: LaxVox, straw, lip-trill, tongue-trill, humming, hand-over-mouth, and tongue-trill combined with hand-over-mouth. J Voice 2014; 28: 589–595.

Angadi V, Croake D, Stemple JC. Effects of Vocal Function Exercises: A systematic review. Journal of Voice 2017. Doi: 10.1016/j.jvoice.2017.08.031.

Angermeyer MC, Kilian R, Matschinger H. WHOQOL-100, WHOQOL-BREF (WHO-QOL): Handbuch für die deutschsprachigen Version der WHO Instrumente zur Erfassung von Lebensqualität. Hogrefe: Göttingen, 2000.

Aschenbrenner S, Tucha O, Lange KW. RWT Regensburger Wortflüssigkeitstest. Handanweisung. Göttingen: Hogrefe, 2000.

Aviv JE, Marin JH, Jones MH, Wee TA, Damond B, Keen MS, Ritzer A. Age related changes in pharyngeal and supraglottic sensation. Ann Otol Rhino Laryngol 1994; 103 (10): 749–752.

Awan SN. The aging female voice: acoustic and respiratory data. Clin. Linguist Phon. 2006; 20: 171–180.

Barnes Jewish Hospital Stroke Dysphagia Screen. www.gbhn.ca/ebc/documents/Dysphagia_Screening_Tool_Jan_2015.pdf, zuletzt abgerufen am 01.08.2018

Bergauer & Janknecht. Praxis der Stimmtherapie. 3. Aufl. Heidelberg: Springer Medizin, 2011. http://files_001_ELS-Basisprotokoll.pdf. Zuletzt abgerufen am 04.09.2018.

Berger K., Broll S., Winkelmann J., Heberlein I. et al. für die FAQT-Studienzentren. Untersuchung zur Reliabilität der deutschen Version des PDQ-39: Ein krankheitsspezifischer Fragebogen zur Erfassung der Lebensqualität von Parkinsonpatienten. Akt.Neurologie 1999; 26: 180–184

Bestmann B. Lebensqualität und ihre Bedeutung für die Gesundheitsversorgung. https://www.tk.de/centaurus/servlet/contentblob/575610/Datei/1700/WINEG-Summer-School-2013-Vortrag-Bestmann-Lebensqualität.pdf. Zuletzt abgerufen am 04.09.2018.

Blomert L, Buslach DC. Funktionelle Aphasiediagnostik mit dem Amsterdam–Nijmegen Everyday Language Test (ANELT). Forum Logopädie 1994; 2:3–6.

Blonder M, Pluschinski P, Weil K. Hohe Prävalenz von Aspirationen bei geriatrischen Patienten mit Dysphagie. Eine Replikationsstudie. Poster. 2016

Brockmann-Bauser M, Bohlender J. Praktische Stimmdiagnostik. Stuttgart: Thieme Verlag, 2014.

Brüggemann J, Jung C, Kreck C, Kurzmann K, Lucke M, Schlute C, Wermann OR. Grundsatzstellungnahme Ernährung und Flüssigkeitsversorgung älterer Menschen. In: Medizinischer Dienst der Spitzenverbände der Krankenkassen (Hrsg.), 2003.

Cederholm T, Bossaeus I, Brazzoni R, Bauer J, Van Gossum A, Klek S. et al. Diagnostic criteria for malnutrition–An ESPEN Consensus Statement. Clinical Nutrition 2015; 34, 3: 335–340.

Chen, A. Y., et al., The development and validation of a dysphagia-specific quality- of-life questionnaire for patients with head and neck cancer: The M. D. Anderson Dysphagia Inventory. Archives of Otolaryngology–Head and Neck Surgery, 2001; 127(7): p. 870–876.

Chen J. Food oral processing–a review. Food Hydrocoll. 2009; 23:1–25.

Cohen SM. Self-reported impact of dysphonia in a primary cre population: an epidemiological study. Laryngscope 2010; 120: 2022–2032.

Corsten A. Aphasie. In: Corsten S, Grewe T. Logopädie in der Geriatrie. Stuttgart: Thieme Verlag, 2017:106–110.

Corsten S, Grewe T. Logopädie in der Geriatrie. Stuttgart: Thieme Verlag, 2017.

Daggett A, Logemann J, Rademaker A, Pauloski B. Laryngeal Penetration During Deglutition in Normal Subjects of Various Ages. Dysphagia 2006; 21 (4): 270–274.

Davis GA, Wilcox MJ. Adult Aphasia Rehabilitation: Applied Pragmatics. San Diego: College-Hill Press, 1985.

Destatis. Homepage des Statistischen Bundesamts. www.destatis.de, Wiesbaden. Zuletzt abgerufen am 01.08.2018.

Dwivedi RC, Rose SST, Roe JW, Khan AS, Pepper C, Nutting CM, Clarke PM, Kerawala CJ, Rhys-Evans PH, Harrington KJ, Kazi R. Validation of the Sydney Swallow Questionnaire (SSQ) in a cohort of head and neck: Oral Oncol 2010; 46: 10–4.

Edmiaston J, Connor LT, Loehr L, Nassief A. Validation of a dysphagia screening tool in acute stroke patients. Am J Crit Care. 2010; 19(4): 357–364.

Ekberg OS, Hamdy S, Woisard V, Wuttge-Hannig A, Ortega P. Social and psychological burden of dysphagia: its impact on diagnosis and treatment: Dysphagia 2002; 17:139–46.

Ellis C, Urban S. Age and aphasia: a review of presence, type, recovery and outcomes. Top Stroke Rehabil 2016; 23(6):430–439.

Engel M. Essen im Alter. Zu wenig? Zu viel? Das Falsche? Verbraucherzentrale Bundesverband e. V., 2004. http://vzbv.de/sites/default/files/mediapics/essen_im_alter_januar_2004.pdf. Zuletzt abgerufen am 04.09.2018.

Engell B, Hütter BO, Willmes K, Huber W. Quality of life in aphasia: Validation of a pictorial self-rating procedure. Aphasiology 2003; 17 (4):383–396.

Eslinger PJ, Damasio AR. Age and type of aphasia in patients with stroke. Journal of Neurology, Neurosurgery and Psychiatry 1981; 44:377–381.

Fiedler P, Hohlmann V. Vertellekes-Sprachspiel. Hannover: Vincentz Network, 2006.

Fox CM, Ramig LO, Ciucci MR et a. The science and practice of LSVT / LOUD: Neural plasticity-principled approach to treating individuals with Parkinson's disease and other neurological disorders. Seminars in Speech and Language 2006; 27:283–299.

Freund H. Altersmedizin und Geriatrisches Assessment. ÄP Neurologie Psychiatrie 2013; 1:24–31. https://www.dggeriatrie.de/images/Dokumente/13XXXX_Freund_Altersmedizin_und_Geriatrisches_Assessment.pdf.

Friedrich G. Basisprotokoll für die Stimmdiagnostik – Richtlinien der European Laryngological Society (ELS). Forum Logopädie 2006; 20:6–12.

Ginocchio D, Borghi E, Schindler A. Dysphagia assessment in the elderly. Nutritional Therapy & Metabolism 2009; 27 (1) :9–15.

Glassl O. Therapie bei Dysphagien. In: Corsten S, Grewe T. Logopädie in der Geriatrie. Stuttgart: Thieme Verlag, 2017: 234–242.

Glindemann R, Klintwort D, Ziegler W, Goldenberg G. Die Bogenhausener Semantik-Untersuchung (BOSU). München: Urban& Fischer, 2000.

Gorman S, Weinrich B, Lee L et al. Aerodynamic changes as a result of vocal function exercises in elderly men. Laryngoscope 2008; 118:1900–1903.

Gräßel E, Hoppe U, Ronsanowski F. Graduierung des Voice-Quality-Of-Life-index. HNO 2009; 57: 896–901.

Groher ME, Groher TP. When Safe Oral Feeding Is Threatened: End-of-LifeOptions and Decisions. Topics in Language Disorders 2012; 32(2):149–167. doi: 10.1097/TLD.0b013e3182543547

Grosstück K (Hrsg.). Frenchay Dysarthrie-Assessment 2. Handanweisung. Idstein: Schulz-Kirchner, 2012.

Hakkesteegt MM, Brocaar MP, Wieringa MH et al. Influence of age and gender on the dysphonia severity index. A study of normative values. Folia Phoniatr Logop 2006; 58:264–273.

Hammer S. Stimmstörungen im Alter aus logopädischer Sicht. In Böhme G (Hrsg.) Stimmstörungen im Alter. Bern: Hans Huber, 2011.

Hammer S. Stimmtherapie mit Erwachsenen. Berlin: Springer, 2012.

Harris JA, Benedict FG, A Biometric Study of Human Basal Metabolism. Proc Natl Acad Sci USA. 1918; 4(12): 370–373.

Hartelius L, Elmberg M, Holm R, Lovberg AS, Nikolaidis S. Living with dysarthria: evaluation of a self-report questionnaire. Folia Phoniatr Logop 2008; 60(19):11–19.

Heidler MD: Presbyphasien: Grenzpathologische Veränderungen sprachlicher Leistungen bei gesunden Älteren. Sprache-Stimme-Gehör 2005; 29(4): 182–188. www.researchgate.net/publication/248875426_Presbyphasien_Grenzpathologische_Veranderungen_sprachlicher_Leistungen_bei_gesunden_Alteren (zuletzt abgerufen am 10.12.18)

Helm N. Melodische Intonationstherapie. In: Peuser G (Hrsg.) Studien zur Sprachtherapie. München: Fink, 1979.

Helm-Estabrooks N, Fitzpatrick PM, Barresi B. Visual Action Therapy for Global Aphasia. Journal of Speech and Hearing Disorders 1982; 47: 385–389.

Hirano M. Objective evaluation of the human voice: clinical aspects. Folia Phoniatr Logop 1989; 41:89–144.

Hogikyan ND, Sethuraman G. Validation of an instrument to measure voice-related quality of life (V-RQOL). J Voice 1999; 13:557–569.

Hoit JD, Hixon TJ. Age and speech breathing. Journal of Speech, Language, and Hearing Research 1987; 30: 351–366.

Holland A, Milman L, Munoz M, Bays G. Scripts in the management of aphasia. Paper presented at the World Federation of Neurology, Aphasia and Cognitive Disorders Section Meeting, Villefranche, France. 2002.

Horst R. Motorisches Strategietraining und PNF. Stuttgart: Thieme, 2005.

Hotzenköcherle S. Sydney Swalllow Questionnaire-Übersetzung eines dysphagiespeziefischen Lebensqualität-Fragebogens. In: Logopädie. Zentrum für Management und Qualität im Gesundheitswesen der Donau-Universität, Krems; 2011, S. 59.

Huber W, Poeck K, Weniger D. Der Aachener Aphasie Test (AAT). Göttingen: Hogrefe, 1983.

Hudson H, Daubert C, Mills R. The Interdependency of Protein-Energy Malnutrition, Aging, and Dysphagia. Dysphagia; 2000, 15: 31–38.

Huff W, Ruhrmann S, Sitzer M. Diagnostik und Therapie der Depression nach Schlaganfall. Fortschr Neurol Psychiatr 2001; 69:581–591.

Inamoto Y, Saitoh E, Okada S et al. Anatomy of the larynx and pharynx: effects of age, gender and height revealed by multidetector computed tomography. J Oral Rehabil 2015; 42(9):670–677.

Jungbluth M, Huber W, Mais C, Schnitker R. Paving the Way for Speech: Voice-Training-Induced Plasticity in Chronic Aphasia and Apraxia of Speech – Three Single Cases Neural Plasticity 2014, Article ID 841982, http://dx.doi.org/10.1155/2014/841982. Zuletzt abgerufen am 26.08.18

Kalbe E, Reinhold N, Ender U. Aphasie-Check-Liste (ACL). Köln: Prolog, 2002.

Kastner U, Löbach R. Handbuch Demenz. 3. Aufl. München: Elsevier, 2014.

Kemper S. Geriatric psycholinguistics: Syntactic limitations of oral and written language. In: Light LL, Burke DM (Ed). Language, memory,and aging New York, New Rochelle, Cambridge et al.: Cambridge University Press, 1988: 58–76.

Kendall KA, Leonard RJ. Hyoid Movement during Swallowing in older Patients with Dysphagia. Arch Otolaryngol Head Neck Surg 2001; 127: 1224–1229.

Kim, MS, Park YH. The Risk of Dysphagia and Dysphagia-specific Quality of Life among Community Dwelling Older Adults in Senior Center. Korean Journal of Adult Nursing 2014; 26 (4): 393–402.

Kraus EM, Rommel N, Stoll LH, Oettinger A, Vogel AP, Synofzik M. Validation and PSychometric Properties of the German Version of the SWAL-QOL. Dysphagia; 2018. Jan 8. doi: 10.1007/s00455-017-9872-5. [Epub ahead of print]

Kroker U. Aphasie-Schnell-Test (AST). Leverkusen: Steiner, 2000.

14

Kruse SA. Die LAX VOX Methode – Übungen zu Pflege, Heilung und Schulung der Stimme. Deutsche Version 2013 online. www.lax-vox.de. Zuletzt abgerufen am 26.08.18

Kruse SA. LAX VOX- Die Übung zur Pflege, Heilung und Schulung der Stimme. PathoLink 2015; 25(1): 5–7. www.laxvox.de/wp-content/uploads/2015/02/lax-vox-Artikel.pdf (zuletzt abgerufen am 10.12.18)

Lang C, Dehm A, Dehm B & Leuschner T. Kurze Aphasieprüfung. Frankfurt: Swets, 1999.

Langmore SE, Terpenning MS, Schork A et al. Predictors of aspiration pneumonia: how important is dysphagia? Dysphagia 1998; 13:69–81.

Lehr U. Psychologie des Alterns. (6. Aufl.). Heidelberg, Wiesbaden: Quelle & Meyer Verlag, 1987; 300, 88: 91–93.

Leonard R, Kendall KA, McKenzie S. Structural displacements affecting pharyngeal constriction in nondysphagic elderly and nonelderly adults. Dysphagia 2004; 19: 133–141.

Lindenberger U, Bltes PB. Seonsory functioning and intelligence in old Age: A strong connection. Psychol Aging 1994; 9: 339–355.

Linville SE. The aging voice. ASHA Leader 9, 12–21, 2004.

Logan GD. Toward an instance theory of automatization. Psychological Review 1988; 95, 492–527.

Lutz L. MODAK – Modalitätenaktivierung in der Aphasietherapie. Ein Therapieprogramm. Berlin: Springer, 1997.

Martino R, Flowers HL, Shaw SM, Diamant NE. A systematic review of current clinical and instrumental swallowing assessment methods. Curr Phys Med Rehabil Rep. 2013; 1:267–279.

Mattson MP. Neuroplasticity and how the brain adapts to aging. Geriatrics & Aging 2001; 4: 24–25.

May AT. Patientenvorsorge – Patientenverfügung und Vorsorgevollmacht in Behandlungsentscheidungen. Sprache – Stimme – Gehör 2013; 37:131.135.

McHorney CA, Robbins J, Lomax K, Rosenbek JC, Chignell K, Kramer AE & Bricker DE. The SWAL-QOL and SWAL-CARE outcomes tool for oropharyngeal dysphagia in adults: III. Documentation of reliability and validity. Dysphagia 2002; 17:97–114.

Martino R, Silver F, Teasell L, Bayley M, Nicholson G, Streiner DL, Diamant NE. Development and Validation of a Dysphagia Screening Tool for Patients With Stroke. Stroke. 2009; 40: 555–561.

Muhle P, Wirth R, Glahn J, Dziewas R. Schluckstörungen im Alter. Physiologie und Pathophysiologie. Der Nervenarzt; 2015, 86 (4): 440–45.

Nawka T, Gonnermann U. Stimmstörungsindex (SSI) in Gross M (ed.). Aktuelle phoniatrisch-pädaudiologische Aspekte. Median Verlag, 2003/2004: 375–379.

Nawka T, Wiesmann U, Gonnermann U. Validierung des Voice handicap Indes (VHI) in der deutschen Fassung. HNO 2003; 51:921–929.

Nawka T, Anders LC, Wendler J. Die auditive Beurteilung heiserer Stimmen nach dem RBH-System. Sprache Stimme Gehör 1994; 18: 130–133.

Neitzke G. Klinische Ethikberatung als multiprofessionelle Aufgaben. Sprache-Stimme-Gehör 2013; 37:136–140.

Ney DM, Weiss JM, Kind AJH, Robbins J. Senescent Swallowing: Impact, Strategies, and Interventions. Nutrition in Clinical Practice 2009; 24 (3): 395–413.

Nicola F, Ziegler W, Vogel M. Die Bogenhausener Dysarthrieskalen (BoDyS). Forum Logopädie 2004; 2 (18): 14–22.

Nobis-Bosch R, Abel S, Krzok F, Jakob H. Szenario-Test. Hofheim: NAT Verlag, vorauss. Juli 2018.

Nusser-Müller-Busch R. Die Therapie des Facio-Oralen Trakts. Berlin: Springer, 2008.

Nusser-Müller-Busch R, Horst R. Manuelle Schlucktherapie – reset the brain. Forum Logopädie 2011, 3(25):6–13.

Orgass B. Eine Revision des Token Tests I. Vereinfachung der Auswertung, Itemanalyse und Einführung einer Alterskorrektur. Diagnostica 1976a; 22:70–87.

Orgass B. Eine Revision des Token Tests II. Validätsnachweis, Normierung und Standardisierung. Diagnostica 1976a; 22:141–156.

Parkin AJ. Erinnern und Vergessen. Wie das Gedächtnis funktioniert und was man bei Gedächtnisstörungen tun kann. Berlin: Verlag Hans Huber, 2000: 164–167.

Perry L. Screening swallowing function of patients with acute stroke. Part one: identification, implementation and initial evaluation of a screening tool for use by nurses. Journal of Clinical Nursing 2001a; 10:463–473.

Perry L. Screening swallowing function of patients with acute stroke. Part two: detailes evaluation of the tool used by nurses. Journal of Clinical Nursing 2001b, 10:474–481.

Plinkert, P. K., Schluckbezogene Lebensqualität bei Mundhöhlenkarzinomen; Anderson-Dysphagia-Inventory, deutsche Version (MDADI). Heidelberg 2010: 6.

Pluschinkski P. Dysphagiemanagement bei geriatrischen Patienten. Fortbildung am 14. Oktober 2017.

Podsiadlo D, Richardson S. The Timed "Up & Go": a test of basic functional mobility for frail elderly persons. J Am Geriatr Soc 1991; 39:142–148.

Prosiegel M, Böttger S, Schenk T, König N, Marolf M, Vaney C et al. Der Erweiterte Barthel-Index (EBI) – eine neue Skala zur Erfassung von Fähigkeitsstörungen bei neurologischen Patienten. Neurol Rehabil 1996; 2:7–13.

Prosiegel M. Qualitätskriterien und Standards für die Diagnostik und Therapie von Patienten mit neurologischen Schluckstörungen. Neurogene Dysphagien – Leitlinien der DGNKN (Deutsche Gesellschaft für Neurotraumatologie und Klinische Neuropsychologie e. V.), 2003. http://dgnkn_leitlinie_neurologische_schluckstoerung_pdf.

Prosiegel M. Neurogene Dysphagien im höheren Lebensalter. NeuroGeriatrie 2005; 2(3):135–142.

Prosiegel M. Mit Schluckstörungen assoziierte neurologische Erkrankungen. In: Bartolome G, Schröter-Morasch H (Hrsg.). Schluckstörungen-Diagnostik und Rehabilitation. 6. Auflage. München: Elsevier, 2018.

Prosiegel M. DGN Leitlinie für neurogene Dysphagien. http://www.dgn.org/images/red_leitlinien/LL_2014/PDFs_Download/030111_DGN_LL_neurogene_dysphagien_final.pdf.

Ramig LO, Grayd S, Baker K et al. The aging voice: A review, treatment data and familial and genetiv perspectives. Folia Phoniatrica et Logopaedica 2001; 53: 252–265.

Richter K, Wittler M, Hielscher-Fastabend M. BIAS (Bielefelder Aphasie Screening). Hofheim: NAT, 2006.

Rittig T. Der Dysphagie-Pass. Forum Logopädie 2013, 3(26):18–23.

Robbins J, Hamilton JW, Lof GL, Kempster GB. Oropharyngeal swallowing in normal adults of different ages. Gastroenterology 1992; 103:823–829.

Robbins J, Kays SA, Gangnon R, Hewitt A, Hind J. The effects of lingual exercise in stroke patients with dysphagia. Arch Phys Med Rehabil. 2007; 88:150–158.

Robert-Koch-Institut. Krebs in Deutschland 2007 / 2008. Berlin: RKI; 2012.

Rubenstein LZ, Harker JO, Salva A, Guigoz Y, Vellas B. Screening for Undernutrition in Geriatric Practice: Developing the Short-Form Mini Nutritrional Assessment (MNA-SF). J. Geront 2001; 56A: M366–377.

Salthouse T. Constraints on theories of cognitive aging. Psychol Aging 1996;3:287–299.

Schlenck C, Schlenck KJ. Beratung und Betreuung von Angehörigen aphasischer Patienten. Logos interdisziplinär 1994; 2:90–97.

Schröter-Morasch H. Medizinische Basisversorgung von Patienten mit Schluckstörungen – Trachealkanülen – Sondenernährung. In: Bartolome G, Schröter-Morasch H (Hrsg.). Schluckstörungen-Diagnostik und Rehabilitation. 6. Auflage. München: Elsevier, 2018.

Schütz T, Valentini L, Plauth M. Screening auf Mangelernährung nach den ESPEN-Leitlinien 2002. Aktuel Ernaehr Med 2005; 30: 99–103.

Schulz et al. Behandlung der Dysphagie in einem klinisch-geriatrischen Setting: funktionelle Dysphagietherapie und PEG-Einsatz. Zeitschrift für Geronologie und Geriatrie 2009; 42: 325–338.

Sickert S, Fichtmüller A. Die geriatrische Komplexbehandlung. Forum Logopädie 2015; 4 (29): 32–35.

Siebter Altenbericht. Deutsches Zentrum für Altersfragen. https://www.siebter-altenbericht.de/fileadmin/altenbericht/pdf/Der_Siebte_Altenbericht.pdf. Zuletzt abgerufen am 04.09.2018.

Silbergleit AK, Schultz L, Jacobson BH, Beardsley T & Johnson BF. The Dysphagia handicap index: development and validation: Dysphagia; 2012, 27: 46–52.

Stadie, N., Cholewa, J., De Bleser R. LEMO 2.0 Lexikon modellorientiert. Diagnostik für Aphasie, Dyslexie und Dysgrafie. Hofheim: NAT-Verlag, 2013.

Staiger A. Dysarthrie: Klinische Formen – Klinische Diagnostik. Sprache-Stimme-Gehör 2015; 39: 170.

Statistisches Bundesamt (Hrsg.): Demografischer Wandel in Deutschland – Auswirkungen auf Krankenhausbehandlungen und Pflegebedürftige, Heft 2, elektronische Publikation, Wiesbaden, 2010.

Steele CM, Greenwood C, Ens I, Robertson C, Seidman-Carlson R. Mealtime difficulties in a home for the aged: not just dysphagia. Dysphagia 1997; 12 (1): 45–50.

Steiner J. Sprachtherapie bei Demenz. Aufgabengebiet und ressourcenorientierte Praxis. München: Ernst Reinhardt, 2010.

Steiner J. Sprachabbau bei Demenz.In: Grohnfeldt M (Hrsg). Lexikon der Sprachtherapie. Stuttgart: Kohlhammer, 2007.

Stemple JC, Hapner ER. Voice therapy: Clinical Case Studies. San Diego: Plural Publishing, 2014.

Storch G. Sprachtraining für Senioren. Stockach: Storch Verlag, 2001.

Storch G. Alltagssprache für Aphasiker. Stockach: Storch Verlag, 2003.

Storch G, Weng I. Der situative Ansatz in der Aphasietherapie. Forum Logopädie 2010; 3(24):14–20.

Tarafder KH, Datta PG, Tariq A. The Aging Voice. Review Article. DOI: 10.3329/bsmmuj.v5i1.11033.

Thimm C. Alter-Sprache-Geschlecht. Frankfurt: Campus Verlag, 2000.

Tinetti ME (1986) Performance-oriented assessment of mobility problems in elderly patients. J Am Geriatr Soc 34:119–126.

Trapl M, Enderle P, Nowotny M, Teuschl Y, Matz K, Dachenhausen A, Brainin M. Dysphagia bedside screening for acute-stroke patients: the Gugging Swallowing Screen. Stroke 2007; 28(11):2948–2952.

Türk C, Söhlemann S, Rummel H (Hrsg.). Das Castillo-Morales-Konzept. Stuttgart: Thieme, 2012.

Valentini L. Kalorimetrie – Praktisches zur Einschätzung des Energiebedarfs. https://www.vdd.de/fileadmin/downloads/abstracts/VDD1_Final_130426.pdf Zuletzt abgerufen am 05.09.2018.

Wagner-Sonntag E. Dysphagie und Lebensqualität. In: Seidel S & Stanschus S (Hrsg.). Dysphagie – Diagnostik und Therapie. Ein Kompendium. Dysphagieforum Bd. 3. Idstein: Schulz-Kirchner Verlag, 2009.

Weigl I. Neuropsychologische und neurolinguistische Grundlagen eines Programms zur Rehabilitation aphasischer Störungen. In: Peuser G. (Hrsg.). Studien zur Sprachtherapie. München: Fink, 1979: 491–514.

WHO – Verfassung, dt. Übersetzung. https://www.admin.ch/opc/de/classified-compilation/19460131/201405080000/0.810.1.pdf. Zuletzt abgerufen am 04.09.2018.

Wilmskötter J, Stanschus S. Presbyphagie – im Alter wird alles schlechter? Sprachheilarbeit 2012; 1: 2–11.

Wilmskötter J. Dysphagie oder Presbyphagie? Klinische Differentialdiagnostik mittels Videofluoroskopie (VFS) zwecks Abgrenzung zwischen Pathophysiologie und Physiologie. In: Hofmayer A, Pluschinski P, Wasilesku A (Hrsg.). Studien der klinischen Dysphagiologie 2. Idstein: Schulz-Kirchner Verlag, 2011: 145–185.

Wirth R, Dziewas R, Beck AM, Clavé P, Hamdy S, Heppner HJ, Langmore S, Leischker A et al. Oropharyngeal dysphagia in older persons – from pathopysiology to adequate intervention: a review and summary of an international expert meeting. Clinical Interventions in Aging 2016; 11: 1–20.

Wuyts FL, de Bodt MS, Molenberghs G et al. The Dysphonia Severity index. An objective measure of vocal quality based on a multiparameter approach. J Speech Lang Hear Res 2000; 43:796–809.

Zacks RT, Hasher L, li KZH. Human memory. In: Salthouse RA, Craik FIM (eds). The handbook of aging and cognition. 2nd. Mahwah NJ: Lawrence Erlbaum Associates. Inc., 2000: 293–357.

Ziegler W. Sprechen im Alter, Sprechen nach Hirnschädigung: Zusammenhänge und Abgrenzungen. Vortrag auf dem 12. Wissenschaftlichen Symposium des dbs am 29.1.2011 in München.

Ziegler W, Schölderle T, Staiger A. Die Bogenhausener Dysarthrieskalen (BoDyS): Ein standardisierter Test für die Dysarthriediagnostik bei Erwachsenen. Sprache Stimme Gehör 2015; 39:171–175.

Ziegler W, Schölderle T, Staiger A, Vogel M. Bogenhausener Dysarthrieskalen. Göttingen: Hogrefe, 2018.

Ziegler W, Vogel M. Dysarthrie: Verstehen-untersuchen-behandeln. Stuttgart: Thieme Verlag, 2010.

KAPITEL

15 Demenz

K. Eibl

Viele Patienten, die der Sprachtherapeutin in der Neurologie und insbesondere in der Geriatrie begegnen, zeigen beginnende kognitive Defizite oder haben bereits eine handfeste Diagnose: Demenz. Dabei werden unterschiedliche Formen und Syndrome unterschieden. Für die Sprachtherapeutin ist es von Bedeutung, inwiefern eine kognitive Beeinträchtigung vorliegt, inwieweit sich diese von einer rein sprachlichen Beeinträchtigung abgrenzen lässt und welche kommunikativen Ressourcen dem Patienten zur Verfügung stehen.

DEFINITION

Der Begriff leitet sich aus dem Lateinischen ab: „de" = abnehmend, „mens" = Geist, Verstand, also „ohne Verstand".

Die **Demenz** ist eine Erkrankung des Gehirns, bei der mind. zwei höhere kognitive Leistungen wie Gedächtnis, Sprache, Denken, Lernfähigkeit, Entscheidungsfähigkeit und zeitlich-räumliche Orientierung gestört sind und die Bewältigung des Alltags beeinträchtigen. Die Symptome müssen mind. seit über 6 Monaten bestehen. Die Erkrankung verläuft meist chronisch-progredient, kann aber auch Folge eines akuten Ereignisses sein. Sie führt zu Beeinträchtigungen im sozialen, beruflichen, emotionalen und alltäglichen Verhalten (Steiner 2011; Heidler 2015). Dabei funktionieren die Sinne und die Sinneswahrnehmung und es liegt keine Bewusstseinsstörung vor.

Nach dem NIA-AA (*National Institute on Aging und Alzheimer's Association*) sind allgemeine Diagnosekriterien für eine Demenz:

- Beeinträchtigung in den Alltagsaktivitäten
- auffällige Verschlechterung der kognitiven Leistungen
- kein Vorliegen eines Delirs oder einer psychischen Erkrankung
- Diagnose einer kognitiven Störung sowohl durch Eigen- und Fremdanamnese sowie durch objektive Testungen
- Beeinträchtigung von mind. zwei höheren kognitiven Funktionen
- Persönlichkeitsveränderungen

Dieses Kapitel beschreibt zunächst das Erscheinungsbild (➤ Kap. 15.1) mit den verschiedenen Stadien der Demenz. Dann folgen Beschreibungen der einzelnen Demenzformen (➤ Kap. 15.2) und jeweils ein Absatz zu Dysathrie bei Demenz (➤ Kap. 15.2.1) und Dysphagie bei Demenz (➤ Kap. 15.2.2). Nach den Ursachen (➤ Kap. 15.3) folgt die Klassifikation der Demenzen (➤ Kap. 15.4). Die Diagnostik ist unterteilt in ärztlich- medizinische (➤ Kap. 15.5.1), neuropsychologische (➤ Kap. 15.5.2) und sprachtherapeutische Diagnostik (➤ Kap. 15.5.4). Außerdem werden Fragebögen zur Fremdeinschätzung (➤ Kap. 15.5.3) vorgestellt. Im Bereich Therapie (➤ Kap. 15.6) werden die medikamentösen (➤ Kap. 15.6.1) und nichtmedikamentösen Verfahren (➤ Kap. 15.6.2) aufgezählt, bevor die sprachtherapeutischen Möglichkeiten (➤ Kap. 15.6.3) aufgeführt werden inklusive Maßnahmen bei Schluckstörungen (➤ Kap. 15.6.4). Die verschiedenen Therapieansätze für Demenz finden sich am Schluss (➤ Kap. 15.6.5).

15.1 Erscheinungsbild

Eine Demenz äußert sich in **Beeinträchtigungen in der Alltagsbewältigung,** konkret im Kommunikationsverhalten, im Umgang mit anderen Menschen und in den Aktivitäten des alltäglichen Lebens (ADLs, ➤ Kap. 14.2.1). Die Betroffenen werden orientierungslos und sind unbeholfen im Verrichten alltäglicher Dinge. Zusätzlich zeigen sie Veränderungen ihrer Persönlichkeit und der Art, ihre Gefühle zu äußern. Die Demenz kommt schleichend und wird vielleicht zunächst nur als Verwirrtheit im Alter gesehen. Der Betroffene vergisst Termine, Namen von Familienangehörigen und Bekannten, er wirkt ungehalten oder drückt sich ungenau aus. Die Vergesslichkeit wird häufig als Alterserscheinung abgetan. Umgangssprachlich wird jemand schnell als „dement" bezeichnet, wenn man vielleicht nur die altersbedingte Vergesslichkeit meint. Im medizinischen Sinne ist die Demenz als neurologische Erkrankung definiert und durch verschiedene pathophysiologische Veränderungen diagnostizierbar und objektivierbar. Auffällig werden die Menschen dann, wenn sie sich in ihrem sozialen Verhalten verändern: Sie verlieren das Interesse an ihren Hobbys, ziehen sich zurück, sind insgesamt antriebslos und zeigen keine Eigeninitiative mehr. Im Verlauf vernachlässigen sie sich selbst, ihre Körperpflege, die Nahrungsaufnahme, das Aufräumen der Wohnung. Mit dem Fortschreiten der Demenz kommt ein zum Sprachabbau, Müdigkeit, Desorientiertheit, sodass sich die Patienten verlaufen und nicht mehr nach Hause finden. Im Zusammenhang mit subkortikalen Veränderungen und Erkrankungen schließen sich zusätzliche motorische Defizite wie Steifheit, Sturzgefährdung oder Schluckstörungen an. Zudem treten psychische Symptome wie Aggression, Schlafstörungen, Depression, Angst, Wahn bis hin zu Halluzinationen auf. Diese Veränderungen im Erleben und Verhalten werden als **BPSD**-Symptome zusammengefasst: *Behavioural and Psychological Symptoms of Dementia* (Cummings 2003). Diese Symptome variieren in der Häufigkeit des Auftretens und in ihrer Intensität. Im späten Stadium werden die Patienten mutistisch, apathisch, bettlägerig. Letztendlich sterben die meisten Betroffenen nicht an der Demenz an sich, sondern an den Erkrankungen, die durch die Demenz hervorgerufen werden, z. B. an einer Pneumonie (Deutsche Alzheimer Gesellschaft 2010).

Die vielen verschiedenen Symptome einer Demenz lassen sich in drei Kategorien einteilen:

- kognitive Symptome (Gedächtnis, Sprachstörungen, Apraxie, Agnosie)
- BPSD-Symptome und Verhaltensänderungen (in der Pflegewissenschaft als **herausforderndes Verhalten** bezeichnet): Angst, Depressivität, Frustration, Misstrauen, Unruhe, Agitiertheit, Aggressivität, Sammeln
- körperliche Symptome: gestörter Schlaf-Wach-Rhythmus, Inkontinenz, Schluckstörungen, Mobilitätseinschränkungen, Sensibilitätsstörungen

15.1.1 Stadien der Demenz

Bei der Symptombeschreibung ist die Orientierung an den verschiedenen **Krankheitsstadien** wichtig. Denn aufgrund der Progredienz der Erkrankung verändert sich das Erscheinungsbild. Man spricht von drei Stadien (➤ Tab. 15.1):

- leichte Demenz: leichte Beeinträchtigung im Alltag
- mittelschwere Demenz: Hilfe bei der Lebensführung erforderlich
- schwere Demenz: dauerhafte Pflegebedürftigkeit

(Kitwood 2008)

Bevor sich eine Demenz diagnostizieren lässt, kann es ab einem Lebensalter von 60 Jahren bereits zu kognitiven Einschränkungen kommen, die sich noch nicht in einer Beeinträchtigung des Alltags zeigen. Diese beginnende kognitive Störung kann das Vorstadium einer Alzheimer-Demenz sein, in manchen Fällen findet jedoch keine Progredienz der Symptomatik statt. Man spricht von einer leichten kognitiven Beeinträchtigung (LKB).

Leichte kognitive Beeinträchtigung (*Mild cognitive impairment, MCI*)

Viele Patienten zeigen kognitive Defizite im Bereich des Gedächtnisses, der Wortfindung, des Schreibens oder der Exekutivfunktionen, ohne dass sie in der Bewältigung des Alltags merkbar beeinträchtigt sind. Sie selbst oder Angehörige bemerken jedoch einen Abbau von kognitiven Fähigkeiten: sie sind vergesslich, verlegen Gegenstände, ziehen sich zurück und vermeiden Tätigkeiten, die intellektuell fordernd sind (Förstl & Kleinschmidt 2011). In diesen Fällen spricht man zunächst von einer **leichten**

Tab. 15.1 Symptome der 3 Stadien der Alzheimer Demenz (Kastner & Löbach 2014)

Leichte AD	Mittelschwere AD	Schwere AD
verminderte Merkfähigkeit	Auswahl an Kleidungsstücken wird zunehmend schwerer	Verhaltensstörungen
vertraute Dinge werden verlegt	Probleme beim Einkaufen	Betroffene kann sich nicht mehr allein waschen bzw. anziehen
Leistungsverschlechterung im Beruf und bei gesellschaftlichen Anlässen	Körperpflege wird vernachlässigt	Harninkontinenz Stuhlinkontinenz
Beeinträchtigungen werden nur im intensiven Gespräch erkennbar	bei alltäglichen Dingen ist Hilfe notwendig	Gangstörung bis Bettlägerigkeit
Verabredungen werden vergessen	psychische Symptome, z. B. Angst, Wahn	Sprachverlust
fehlende Orientierung in unbekannter Umgebung	sprachlichen Auffälligkeiten, falsche Wortwahl	
Wortfindungsstörungen		

kognitiven Beeinträchtigung (LKB) bzw. *mild cognitive impairment (MCI)*. Im Folgenden wird die englische Abkürzung verwendet.

DEFINITION

Nach Heidler ist die **leichte kognitive Beeinträchtigung** eine „subjektiv empfundene und objektiv nachweisbare kognitive Störung, die keine wesentliche Beeinträchtigung der Alltagsfähigkeit und der psychosozialen Kompetenz zur Folge hat. Sie kann Vorstadium einer Alzheimer-Demenz sein, wenn als primäres kognitives Defizit das Neugedächtnis betroffen ist." (2015, S. 18). Eine MCI ist folglich ein Syndrom mit kognitiven Einbußen, die vom Betroffenen und seinen Angehörigen wahrgenommen wird, die aber noch keine Alltagseinschränkung nach sich ziehen.

Die Diagnose einer MCI sollte folgende Kriterien erfüllen (Förstl et al. 2008):

1. es liegen Gedächtnisstörungen vor, die der Betroffene und / oder die Angehörigen bemerken
2. Betroffene ist nicht dement, aber kognitiv nicht mehr altersentsprechend
3. kognitive Beeinträchtigung lässt sich in Tests objektivieren
4. es gibt keine medizinische Ursache für die Beschwerden
5. eine Beeinträchtigung der Alltagsaktivitäten liegt nicht oder nur minimal vor

Die Übergänge zwischen dem kognitiven Altern an sich, einer leichten kognitiven Beeinträchtigung und einer Demenz sind fließend. Bei 10–15 % der älteren Patienten mit MCI entwickelt sich innerhalb eines Jahres eine Demenz. Viele Patienten erholen sich komplett wieder oder ihr Zustand bleibt gleich. Bei 50 % entwickelt sich innerhalb von 3–4 Jahren eine Demenz, meistens eine Alzheimer-Demenz (Förstl et al. 2008; Förstl & Kleinschmidt 2011). Man spricht auch von „gutartiger" und „bösartiger MCI", letztere kann sich zu einer Alzheimer-Demenz entwickeln (Heidler 2015). Dabei ist die Art der kognitiven Beeinträchtigung wichtig für die Diagnosestellung: Sind vorrangig Gedächtnisleistungen betroffen, v. a. sog. Neugedächtnisleistungen, ist das Risiko groß, an einer Demenz zu erkranken (Heidler 2015). Innerhalb der MCI unterscheidet man daher zwischen einem **amnestischen** und einem **nicht-amnestischen Typ.**

Wird die Diagnose einer MCI gestellt, ist die Einleitung evtl. Maßnahmen, die den kognitiven Abbau stoppen können und vorrangig eine ausführliche Diagnostik, um eine beginnende Alzheimer-Demenz zu erkennen oder sie auszuschließen (➤ Kap. 15.5), sehr wichtig. Vorbeugende Maßnahmen, die den Verlauf einer MCI günstig beeinflussen sind:

- gesunde Ernährung
- Vermeidung von Nikotin und Alkohol
- Behandlung von Bluthochdruck, Diabetes mellitus etc.
- körperliches Training
- geistige Anregung
- regelmäßige Überprüfung der Medikamente

(Förstl & Kleinschmidt 2011)

Sobald Probleme im Alltag auftreten, die sich nicht mehr kompensieren lassen, ist die Schwelle zur Demenz überschritten.

Stadium einer leichten Demenz

Das Auffälligste an einer beginnenden Demenz ist, dass sich die Betroffenen neue Informationen und Ereignisse nicht mehr merken können. Sie vergessen, was sie zum Frühstück gegessen haben, was sie in der Zeitung gelesen oder im Fernsehen gesehen haben. Sie vergessen Verabredungen und verlegen Gegenstände. Diese **Neugedächtnisstörungen** sind ein wichtiges Diagnostik-Symptom für eine Demenz. Außerdem zeigen sie Unsicherheiten beim Bewältigen von komplexen Alltagsangelegenheiten wie die Benutzung von öffentlichen Verkehrsmitteln oder das Erledigen von Bankgeschäften. Meistens ist das schon das Stadium der Berufsunfähigkeit. Manche Betroffene können noch gut Auto fahren, bei manchen ist es sinnvoll, den Führerschein zu entziehen (Deutsche Alzheimer Gesellschaft 2010). Viele Betroffene sind sich dieser Veränderungen bewusst und verfallen in ein Abwehrverhalten. Viele schaffen es sehr erfolgreich, lange eine Fassade der Unversehrtheit aufrechtzuerhalten, insbesondere, wenn sie geschult im Umgang mit Sprache und Menschen sind.

Beeinträchtigungen im Kommunikationsverhalten

Jede demenzielle Erkrankung geht mit einer Störung der Sprache einher. Sprache ist eine höhere kognitive

Funktion, die aufgrund von Aufmerksamkeits- und Gedächtnisdefiziten in Mitleidenschaft gezogen wird. Sprachverarbeitung findet nicht isoliert statt, sondern basiert auf den Basisfunktionen der Kognition. Man spricht hierbei von **Sprachabbau bei Demenz** (Steiner 2010) oder von einer **kognitiven Dysphasie** (Heidler 2006; ➤ Kap. 6.6.3) und verwendet nicht den Begriff der Aphasie. Die sprachsystematischen Fähigkeiten werden schleichend abgebaut und nicht – wie bei einem Schlaganfall – plötzlich gestört. Auf die Unterscheidungen zwischen Aphasie und Demenz wird gesondert eingegangen (➤ Kap. 15.2). Der Begriff der **primär progressiven Aphasie** bezeichnet ein eigenes Demenzsyndrom (➤ Kap. 15.4).

Patienten mit einer leichten Demenz zeigen bereits ein auffälliges Kommunikationsverhalten: Sie sprechen häufig sehr ausführlich und weitschweifig, ohne „auf den Punkt" zu kommen. Ihr Sprachvermögen ist noch gut erhalten, aber v.a. in der Semantik und der Lexik gibt es Auffälligkeiten. Sie verlieren den roten Faden oder vergessen die Frage. Die Sprachproduktion leidet unter mangelnder **Kohärenz,** der inhaltlichen Kontinuität. Expressiv kommt es zu Wortfindungsstörungen, semantischen Paraphasien und Wortneuschöpfungen. Rezeptiv treten Verständnisdefizite bei abstrakten Begriffen und Idiomen auf. So sind die Patienten häufig nicht in der Lage, bildliche Sprache zu deuten, z.B. die Redewendung „der Apfel fällt nicht weit vom Stamm". Wenn sie die Bedeutung erklären sollen, geben sie eine Beschreibung der wortwörtlichen Bedeutung wieder. Im Anfangsstadium einer Demenz sind syntaktische Defizite eher selten. Bei einer primären progredienten Aphasie können auch phonologische und syntaktische Defizite auftreten. Bei dieser Form sind die Symptome eines Sprachabbaus vorherrschend (Heidler 2006).

Stadium einer mittelschweren Demenz

Bereits in diesem Stadium sind die Betroffenen auf sehr viel Hilfe bei den Aktivitäten des alltäglichen Lebens (ADLs; ➤ Kap. 14.2.1) angewiesen: Beim Waschen, Anziehen, Mahlzeiten einnehmen oder beim Toilettengang. Sie sind nicht mehr orientiert, haben kein Zeitgefühl mehr, verlaufen sich und erkennen vielleicht schon ihre Angehörigen nicht mehr. Inhalte des Langzeitgedächtnisses verblassen, sie durchleben meist noch einmal ihr Erwachsenensein oder ihre Jugend, wollen nach Hause gehen, zur Schule oder Arbeit. Sie sprechen viel von ihren Eltern und wissen nicht, dass sie bereits eigene Kinder großgezogen haben.

Zudem werden die Betroffenen auffällig in ihrem Verhalten, es kommt zu Aggressionen oder Depressionen und zu ausgeprägter Unruhe. Viele laufen den ganzen Tag auf und ab, wollen „nach Hause gehen", entwickeln Wahnvorstellungen oder haben Halluzinationen. Häufig kommen internistische Probleme wie Harn- und Stuhlinkontinenz dazu (Kastner & Löbach 2015).

Beeinträchtigungen im Kommunikationsverhalten

Die Sprache verarmt: es kommt zu vielen Wiederholungen, Perseverationen, Echolalien und Stereotypien. Syntaktisch kommt es zu Satzabbrüchen oder -verschränkungen. Rezeptiv zeigen sich deutliche Sprachverständnisprobleme. Einfache Mitteilungen werden nicht mehr verstanden oder befolgt. Eine Vermittlung von Informationen ist in diesem Stadium schon nicht mehr möglich. Es bestehen schwere Wortfindungs- und Benennstörungen, einhergehend mit Störungen der Schriftsprache: Schreiben und Lesen sind massiv eingeschränkt. Die Betroffenen entwickeln häufig eine **Objektagnosie** (➤ Kap. 4.1.2): Sie erkennen Gegenstände nicht mehr und wissen sie nicht zu gebrauchen. In schweren Fällen erkennen sie ihre Angehörigen nicht mehr (**Prosopagnosie** – gestörte Gesichtserkennung; ➤ Kap. 4.1.2; Förstl & Kleinschmidt 2011).

Stadium einer schweren Demenz

Bei der schweren Demenz kommt es zu einer ausgeprägten Pflegebedürftigkeit: Die Betroffenen werden bettlägerig, brauchen Hilfe in allen Aktivitäten, es kommen eine körperliche Steifigkeit, schwere Dysphagien und immer mehr Infektionen hinzu. Der geistige Abbau ist so weit fortgeschritten, dass der Mensch fast nur noch eine Hülle seiner selbst ist.

Beeinträchtigungen im Kommunikationsverhalten

Die expressive Sprache ist, wenn sie noch vorhanden ist, reduziert auf wenige sinnentleerte Phrasen oder

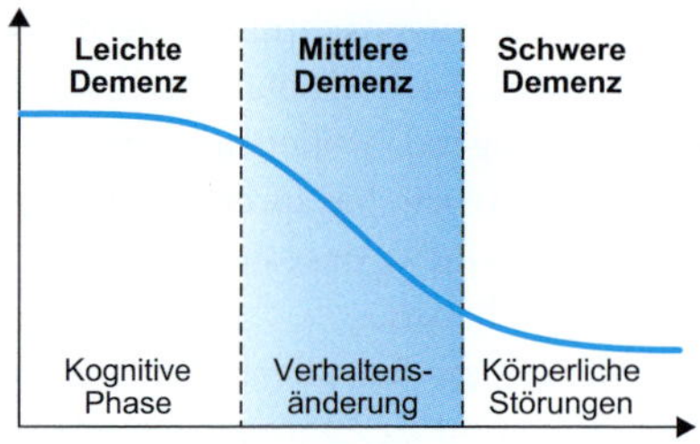

Abb. 15.1 Stadien der Demenz [V492]

Wörter. Ein Sprachverständnis ist kaum noch vorhanden. Viele Betroffene werden mutistisch und äußern sich nur noch durch Stöhnen und Schmerzlaute. Trotz des weit vorangeschrittenen Sprachverlusts reagieren viele Patienten noch stark auf nonverbale Signale wie Gestik und Mimik, auf den Stimmklang und auf Berührungen. Auch sind manche Patienten noch in der Lage, sich darüber auszudrücken und mitzuteilen (Kastner & Löbach 2015).

➤ Abb. 15.1 fasst die Stadien einer Demenz zusammen.

15.2 Symptomatik der einzelnen Demenzformen

Im Folgenden sollen die wichtigsten Demenzformen ausführlicher im Hinblick auf ihre sprachtherapeutische Relevanz und ihre sprachliche Symptomatik beschrieben werden. Für die Therapie ist nach Meinung einiger eine eindeutige Klassifikation (➤ Kap. 15.4) wichtig, denn jede Demenzform hat ihren eigenen Symptomenkomplex und ihre eigene Form der Sprachstörung (Knels 2017). Wenn bereits eine ärztliche Diagnose besteht, kann die Sprachtherapeutin diese übernehmen und die noch vorhandenen sprachlichen Fähigkeiten beschreiben. Oder ihre Expertise hilft bei Differenzialdiagnostik und Zuordnung zu einer Demenzform, weil sie die spezifische sprachliche Symptomatik erkennt (Schuster 2016). Steiner (2010) widerspricht dieser Sichtweise: Seiner Meinung nach bemisst sich der Sprachtherapiebedarf an der individuellen Situation des Betroffenen und an seinen vorhandenen Ressourcen unabhängig vom Syndrom.

KLINISCHER HINTERGRUND

Prävalenz von Mild Cognitive Impairment

Bei den 60–70-Jährigen um 20 %, bei den Mitte 70-Jährigen 25 %. Insgesamt 2,4 Millionen Betroffene in Deutschland (Schröder & Pantel 2011).

Prävalenz und Inzidenz von Demenz

Die Prävalenz der Demenz steigt mit dem Alter an, sie verdoppelt sich jeweils in 5-Jahres-Intervallen. 6–8 % der über 65-Jährigen haben eine mittelschwere bis schwere Demenz. Bei den über 80-Jährigen ist jeder sechste betroffen. Bei den über 90-Jährigen liegt die Prävalenz bei über 50 % (Wallesch & Förstl 2012).
Ende 2016 gibt es in Deutschland ca. 1,7 Mio. Betroffene mit mittelschwerer bis schwerer Demenz (www.deutsche-alzheimer.de/fileadmin/alz/pdf/factsheets/infoblatt1_haeufigkeit_demenzerkrankungen_dalzg.pdf). Dabei sind es zu 70 % Frauen, u. a. aufgrund ihrer höheren Lebenserwartung (Knels 2017). Es besteht eine **Inzidenz** von mehr als 300.000 Neuerkrankungen pro Jahr. Die Inzidenzrate bei über 65-Jährigen liegt bei 1,5–2 %. Das bedeutet einen Zuwachs von 20.000 Erkrankten pro Jahr (Kastner & Löbach 2014). Auch die Inzidenzrate steigt um das Doppelte in 5-Jahres-Intervallen.
Die Verteilung der einzelnen Demenzformen:

- Alzheimer Demenz ist mit Abstand die häufigste Form (ca. 60 % der Erkrankungen)
- danach folgen die vaskulären Demenzen (ca. 10–20 %, viele Mischformen)
- am dritthäufigsten ist die Lewy-Body-Demenz (15–20 %)
- 10 % entfallen auf seltene Formen wie die primären progredienten Aphasien

(Gutzmann & Brauer 2007)

Alzheimer Demenz (AD)

Die AD (auch als DAT – Demenz von Alzheimer Typ bezeichnet) ist gekennzeichnet durch einen schleichenden Beginn, bei dem in erster Linie das **episodische Gedächtnis** (➤ Kap. 4.7) betroffen ist. Die Betroffenen vergessen ihre Termine oder Erlebnisse vom Vortag. Man spricht in der Neuropsychologie von einer **Symptomtriade** bei AD:

- episodisches Gedächtnis
- Sprache
- visuokonstruktive Leistungen

(Ivemeyer & Zerfaß 2006)

Die Beeinträchtigung in der Speicherung von neuen Gedächtnisinhalten wird als Leitsymptom in der frühen Phase beschrieben (Heidler 2015).

Ursache hierfür ist eine Degeneration der Neuronen im **Hippokampus,** welcher zuständig ist für die Verarbeitung von neuen Informationen. Die Betroffenen verändern sich auch in ihrem **sozialen Verhalten**: sie ziehen sich mehr und mehr zurück, gehen nicht mehr ihren Hobbys nach, sind eher gereizt und unzufrieden. Auch Riech- und Geschmacksstörungen können ein Biomarker für eine beginnende Alzheimer-Demenz sein (Böhme 2008).

Kommunikationsverhalten

Patienten mit Alzheimer-Demenz zeigen ein sehr heterogenes Bild bei den sprachlichen Abbauprozessen. Eine grobe Reihenfolge könnte lauten: zuerst semantisch-lexikalische Auffälligkeiten, dann syntaktische, zuletzt auch phonologische Störungen (Gutzmann & Brauer 2007). Die Veränderungen äußern sich v. a. im Sprachgebrauch. Es kommt zu **pragmatischen Störungen**: der Betroffene verliert den „roten Faden", wiederholt sich häufig, erkennt keinen Sprecherwechsel und passt sich nicht an den Gesprächspartner an. So erzählt er z. B. über Personen, die dieser gar nicht kennen kann (Gosch-Callsen & Pfeil 2010; Gutzmann & Brauer 2007). Es treten Wortfindungsstörungen auf, die Sprache wird unflüssig. Ein einfaches Gespräch ist dadurch erschwert. Die Betroffenen haben Probleme, bildhafte Sprache zu deuten (Konkretismus) oder Homonyme zu erkennen. Die Syntax ist aufgrund einer Gedankenverarmung reduziert (Heidler 2015). Der weitere Sprachabbau ist gekennzeichnet von **Echolalien** und Konfabulationen bis hin zu sinnentleerten Phrasen und Floskeln, die wiederholt werden. Im Alltag zeigen sich Probleme beim Verrichten der einfachsten Handlungen, es kann zu einer **konstruktiven Apraxie** kommen, bei der die Betroffenen Probleme mit dem Gebrauch von Kleidung, Besteck oder Nahrung haben. Auch das Schreiben und Rechnen werden fehlerhaft oder unmöglich. Im späten Stadium zeigen sich **Logoklonien,** eine sinnlose Aneinanderreihung von Silben, und motorische Stereotypien wie Wischen, Zupfen, Vor- und Zurückpendeln (Poeck & Hacke 2006). Der Tag-Nacht-Rhythmus ist gestört, viele sind unruhig, sind apathisch und antriebslos.

Sprachliche Symptomatik im Frühstadium

Die anfänglichen Sprachstörungen ähneln häufig einer Aphasie, sodass eine ausführliche sprachliche Differenzialdiagnostik notwendig ist, um die Störung zu bestimmen. Lexikalisch zeigen sich Wortfindungsstörungen in der Spontansprache und semantische Fehler beim Benennen. Grammatikalisch wird die Sprache vereinfacht, es werden einfache Aktivsätze produziert, Passivkonstruktionen werden kaum gebraucht. Zudem erkennt man eine starke Pronominalisierung, welche es für den Zuhörer schwierig macht, zu folgen. Im Sprachverständnis kommt es zu Problemen bei komplexen Satzstrukturen, Abstraktionen, bildhaften oder ironischen Ausdrücken. Das Verständnis von Texten ist bereits eingeschränkt (Gutzmann & Brauer 2007, Heidler 2006).

FALLBEISPIEL

Eine 72-jährige Patientin mit beginnender Alzheimer-Demenz. Sie wurde mit Verdacht auf einen linkshirnigen Insult auf der Stroke Unit eingewiesen. Im Gespräch ist sie freundlich zugewandt, zeigt deutliche Wortfindungsstörungen und Satzabbrüche. Im Benennen kommt es zu kreativen Umschreibungen, während das Wort nicht abgerufen werden kann. Bei den Sprichwörtern kennt sie z.T. die Bedeutung noch. Ihre Symptome ähneln sehr stark einer akuten flüssigen Aphasie.

Benennen:

Vulkan: da explodiert etwas ... ä ... diese schweren ... ä ... die in die Luft fliegen.

Kaktus: die pieksdinger da, wie sagt man dazu, ich hab mich gestochen an den dingern, schon ordentlich, ist eine Distel, eine Distel oder eine Dornensache.

Spargel: achja, hab ich noch gegessen, bevor wir hierhin gefahren sind ... kann man, soll man ins Wasser legen, kochen.

Redewendungen erklären:

Auf die Pauke hauen: Ja, dann ä geh ich ä in die Stadt und kaufe gut ein und gehe ins käffchen und dann fahre ich mit aller Freude nach Haus und erzähl das meinem Mann ... dass ich alleine unterwegs war.

Den Kopf in den Sand stecken: Ja, das sind Menschen, die ä sich schämen oder ä nicht ä nichts sagen wollen, was ihnen im Gemüt ist und so weiter, so könnte ich es vielleicht definieren.

Sprachliche Symptomatik im mittleren Stadium

Im Verlauf zeigt die Sprachproduktion immer mehr Floskeln, Wiederholungen von Satzteilen und Phrasen. Lexikalisch werden mehr Prototypen oder Oberbegriffe einer Kategorie verwendet (Katze, Hund, Vogel sind alles „Hund" bzw. „Tier"). Die Wortfindungsstörungen werden ausgeprägter, es treten mehr auf. Hinzu kommen morphologisch-syntaktische Fehler, mehr Satzfragmente. Floskeln,

Stereotypien und Perseverationen nehmen zu. Das auditive Sprachverständnis wird zunehmend eingeschränkter, während das Lesesinnverständnis noch etwas besser erhalten ist. Das Textverständnis ist mittlerweile stark eingeschränkt. Ein Nacherzählen von kurzen Texten ist nicht mehr möglich. Die Sprachverarmung ist so weit fortgeschritten, dass sie nicht mehr kaschiert werden kann und auch Dritten auffällt (Gutzmann & Brauer 2007).

Sprachliche Symptomatik im späten Stadium

Im späten Verlauf der Alzheimer-Demenz wird die Sprache inhaltsleer, womöglich können nur noch einzelne Wörter und Silben geäußert werden, häufig nur als Echolalie. Eine spontane Sprachproduktion findet nicht mehr statt. Eine verbale Kommunikation mit dem Erkrankten ist nicht mehr möglich (Gutzmann & Brauer 2007).

Vaskuläre Demenz (VD)

Das klinische Erscheinungsbild einer VD ist sehr heterogen, weil auch die Ursachen, nämlich viele kleine (Mikroangiopathie) oder einige große Gefäßschädigungen (Makroangiopathie) zu unterschiedlichen Beeinträchtigungen führen. Ähnlich wie bei der AD ist die VD definiert durch eine Störung von zwei höheren kognitiven Funktionen (Aufmerksamkeit, Sprache, Exekutivfunktionen, visuell-räumliche Fähigkeiten, Praxie). Zusätzlich kommt es zu Gedächtniseinbußen. Die kognitiven Defizite treten zeitgleich mit einer nachweisbaren zerebrovaskulären Schädigung auf. Hier handelt es sich also um **akut auftretende Demenzen,** die meistens in ihrer Symptomatik stabil bleiben, wenn nicht weitere Gefäßschädigungen hinzukommen. Eine weitere Schwierigkeit in der Bestimmung einer VD liegt darin, dass die Betroffenen meist ein höheres Alter und womöglich schon demenzielle Abbauprozesse einer Alzheimer-Demenz entwickelt haben. Oder umgekehrt ausgedrückt: Patienten mit einer bereits erkannten Alzheimer -Demenz erleiden nicht selten zusätzlich zerebrovaskuläre Schädigungen durch Schlaganfälle oder Hirnblutungen. Bei großen Infarkten (Territorialinfarkten, Grenzzoneninfarkten) oder bei beidseitigen Infarkten im Thalamus oder dem hinteren Teil der Capsula interna kommt es zu schweren kognitiven Defiziten und Syndromen: **Aphasie** (➤ Kap. 6), **Agnosie** (➤ Kap. 4.1.2), **Apraxie** (➤ Kap. 4.6), **Dysgraphie** (➤ Kap. 7), **Akalkulie** (➤ Kap. 8), **Gedächtnisstörungen** (➤ Kap. 4.7) und **dysexekutives Syndrom** (➤ Kap. 4.8.3). Eine schwere Form der VD ist die **Multiinfarktdemenz,** bei der viele größere Schlaganfälle hintereinander oder auch gleichzeitig stattfinden. Durch die immense Schädigung von Nervenzellen treten auch hier Aphasien bzw. kognitive Dysphasien sowie Störungen der Exekutivfunktionen auf. Patienten mit VD haben zusätzlich **motorische Defizite** (Hemiparesen, Gangunsicherheit) und **affektive Defizite.** Es kann zu pathologischem Lachen oder Weinen kommen, zu Depressionen oder Stimmungsschwankungen.

KLINISCHER HINTERGRUND

Aphasie vs. vaskuläre Demenz

Nach der Definition von vaskulärer Demenz wird die Abgrenzung zu einer schweren flüssigen Aphasie schwierig. Denn häufig leiden Patienten mit einer Aphasie nach großem Mediateilinfarkt links auch unter neuropsychologischen Begleitstörungen wie Aufmerksamkeitsdefiziten, mangelndem Störungsbewusstsein und Apraxien. Laut den NINDS-AIREN-Kriterien (*National Institute of Neurological Disorders and Stroke – Association Internationale pour Recherche et l'Enseignment en Neuroscience*) für eine VD gilt eine schwere Aphasie als Ausschlusskriterium für eine vaskuläre Demenz, weil man sie neuropsychologisch nicht testen kann. Heidler (2015) widerspricht dieser Auffassung und bezeichnet eine solche schwere Aphasie eher als eine besonders schwere Form der VD. Für die Sprachtherapeutin ist diese Begriffsdiskussion nicht relevant: In beiden Fällen liegt eine besonders schwere Form der Sprachstörung vor und in beiden Fällen hat sie es mit einer besonderen Herausforderung der therapeutischen Intervention zu tun (➤ Kap. 15.5.4; ➤ Kap. 15.6).

Frontotemporale Demenz (FTD)

Bei allen Formen der FTD finden sich kognitiv bedingte sprachliche Symptome. Die frontotemporalen Demenzen sind die zweithäufigste Form der Demenzerkrankungen (Gutzmann & Brauer 2007). Beim frontalen Typ der FTD, früher als Morbus Pick bezeichnet, dominiert jedoch ein gestörtes soziales Verhalten, insbesondere, wenn die Atrophie rechtshirnig beginnt (Gutzmann & Brauer 2007). Diese Form wird auch als **soziale Demenz** (Heidler 2015) bezeichnet, da sie für die Angehörigen sehr belastend sein kann. Die Betroffenen zeigen eine Persönlichkeitsveränderung, verhalten sich taktlos, distanzlos, enthemmt und gleichgültig gegenüber anderen (Verlust der Empathiefähigkeit). Im Verlauf entwickeln sie repetitive Verhaltensweisen oder eine Apathie.

Kommunikationsverhalten

Sprachlich ist die FTD gekennzeichnet durch eine Wortkargheit und fehlende Spontaneität beim Sprechen (Gutzmann & Brauer 2007). Es zeigen sich Wortfindungsstörungen semantische Paraphasien, Echolalien von Wörtern und Sätzen, ungehemmte sprachliche Ausbrüche und im späten Verlauf Mutismus. Beim Schreiben treten viele Perseverationen auf (**frontale Dysgraphie**, Heidler 2015). Die Aufmerksamkeit nimmt stark ab, im Alltag werden sie handlungsunfähig. Gedächtnisstörungen kommen erst im späten Stadium hinzu. Visuo-konstruktive Störungen zeigen diese Betroffenen i. d. R. nicht (Gutzmann & Brauer 2007).

Unterformen der frontotemporalen Demenzen sind die primären progredienten Aphasien, die v. a. auftreten, wenn die Atrophie von Frontal- und Temporallappen linkshirnig beginnt. Man spricht i. d. R. von drei Unterformen: semantische Demenz (SD), progrediente nicht-flüssige Aphasie (PNFA) und logopenische progrediente Aphasie (LPS; Rutter & Bak 2015).

Semantische Demenz (SD)

Diese Unterform macht ca. 20 % der FTD aus (Gutzmann & Brauer 2007). Sie ist geprägt durch einen **Verlust des semantischen Wissens** und einen Abbau der Einträge des semantischen Lexikons. Dies führt zunächst zu semantischen Paraphasien und einer Benennstörung. Im Verlauf kommt es zu einer ausgeprägten semantischen **Anomie** sowie zu einer **Agnosie** von Objekten. Der Betroffene kann einen Gegenstand nicht mehr erkennen, auch nicht über Bilder, Geräusche oder Geruch. Er weiß ihn dann nicht mehr zu benutzen (Kühn 2016). Dabei ist die Spontansprache flüssig mit erhaltenen syntaktischen und phonologischen Strukturen, wird aber zunehmend inhaltsleer. Im Alltag zeigt sich der Verlust des semantischen Wissens, in dem die Betroffenen z. B. Salz statt Zucker beim Backen verwenden (Corsten & Grewe 2017). Klinisch könnte man an eine Wernicke Aphasie denken, doch im Verlauf werden die Unterschiede deutlich: Die Patienten mit SD zeigen im Vergleich bessere Sprachverständnisleistungen bei zunehmender Logorrhoe (Heidler 2015). Was die Betroffenen lange gut können ist Nachsprechen, lautes Lesen und Abzeichnen. Das Rechnen ist meistens erhalten. In der Schriftsprache kommt es zu lexikalischer Dyslexie und Dysgraphie. Sie können regelmäßige Wörter korrekt schreiben, unregelmäßige Wörter werden regularisiert bzw. orthografisch realisiert (Schtern für Stern, Kohr für Chor; Gutzmann & Brauer 2007). Anzeichen einer fronto-temporalen Atrophie zeigen sich in dem Verlust von Empathie und Sympathie und in einer Interessenslosigkeit. Die Verhaltensänderungen sind jedoch weniger stark ausgeprägt (Gutzmann & Brauer 2007). Treten keine Verhaltensänderungen auf, kann die SD mit der flüssigen semantischen Variante der PPA verwechselt bzw. schwer differenziert werden (Heider 2015; Rutter & Bak 2015). Die Relevanz einer solchen spezifischen Klassifikation für die therapeutischen Maßnahmen ist fraglich. Ein weiteres Symptom, welches dieser Form zugeschrieben wird, ist die **Prosopagnosie** (➤ Kap. 4.1.2), die Störung des Erkennens von Gesichtern.

FALLBEISPIEL

Ein 74-jähriger Patient wird elektiv zur Abklärung einer zunehmenden unklaren Sprachstörung seit 1 Jahr in die Neurologie aufgenommen. Seine Spontansprache ist reduziert und inhaltsarm sowie durch Echolalie, Floskeln und Wortfindungsstörungen gekennzeichnet. Es besteht der Verdacht auf eine semantische Demenz.

Spontansprache – Gespräch mit Therapeutin in Anwesenheit der Ehefrau:

U: Wie geht's Ihnen denn mit dem Sprechen?
Pat: sprechen?
U: Ja. Wie geht's Ihnen mit dem Sprechen?
Pat: (murmelt etwas Unverständliches)
U: Geht des gut?
Pat: Ja, mia ned, aber …
U: Na. Ich meine Sie.
Pat: ja aber
U: Ham sie Probleme?
Pat: ja, scho. Probleme.
U: Mmh.
Pat: Grouße, grouße.
U: Große Probleme. Aha. Was für Probleme?
Pat: (schmunzelt) na weil i abbl ned red. (resolut) ich red nicht so! (murmelt etwas Unverständliches in Richtung seiner Frau)
U: Die Wörter sind nicht da, gell?
Frau: Du willst es song und bringst es nicht raus.
Pat: I brings ned ausser, do is irgendwos do, des kannt mehr nehmer (macht greifende Handbewegung, murmelt vor sich hin)
U: und dann geht's nicht raus, gell?
Pat: Na, geht's ned raus.

Progrediente nicht-flüssige Aphasie (PNFA)

Begrifflich wird diese Unterform häufig mit der primär progredienten Aphasie gleichgesetzt (Gutzmann & Brauer 2007; Förstl & Kleinschmidt 2011). Die nicht-flüssige Variante der PPA macht ca. 10 % der frontotemporalen Demenzen aus. Sie ist sehr langsam fortschreitend, zwischen 1–15 Jahren, bevor es zum Mutismus kommt. Das Auftreten ist häufig in der 6. Lebensdekade, im Mittel bei 59 Jahren. Bei der PNFA zeigt sich eine Klinik, die der Broca-Aphasie sehr nahekommt und die sich deutlich von einer semantischen Demenz oder Alzheimer-Demenz unterscheidet (Kühn 2016; Gutzmann & Brauer 2007). Die PNFA trifft mehr Männer als Frauen. Sie ist gekennzeichnet durch eine **unflüssige Spontansprache** mit Sprechanstrengung, Wortfindungsstörungen, Sprachverständnisdefiziten und im Verlauf auch einem **Agrammatismus** (Kühn 2016; Benke & Donnemiller 2002). Wichtig für die Diagnose ist, dass die sprachlichen und sprecherischen Symptome den anderen kognitiven Symptomen mind. 2 Jahre vorausgehen. Die Orientierung und Gedächtnisleistungen bleiben sehr lange stabil. Die Patienten zeigen eine gute Aufmerksamkeit und Wachheit. Der Leidensdruck ist bei erhaltenem Störungsbewusstsein sehr hoch (Kühn 2016). Die Betroffenen entwickeln im Verlauf auch sprechmotorische Störungen wie Stottern oder eine **Sprechapraxie.** Im Endstadium sind die Patienten mutistisch (Gutzmann & Brauer 2007).

Logopenische progrediente Aphasie (LPA)

Der Begriff **Logopenie** bedeutet **Sprachverarmung.** Diese Form wird bei manchen Autoren der Alzheimer-Demenz zugeordet, weil sie die typischen ß-Amyloid-Marker wie bei AD vorweist (Heidler 2015). Bei anderen Autoren gilt sie als Unterform der primären progredienten Aphasie (Mesulam 2007; ➤ Kap. 15.4). Sie ist eine sehr seltene Form von Demenz und die Diagnose erfordert das Ausschließen von Defiziten im Gedächtnis, in den visuokonstruktiven Fähigkeiten und im Verhalten (Gorno-Tempini et al. 2004). Das Leitsymptom dieser Demenz sind Wortabrufstörungen und phonologische Paraphasien in der Spontansprache und beim Benennen sowie ein **gestörtes Nachsprechen** von Phrasen und Sätzen bei erhaltenen sprechmotorischen und syntaktischen Fähigkeiten. Das Wortverständnis ist besser erhalten als das Satzverständnis und die Interpretation nonverbaler Signale ist erhalten. Häufig liegt auch eine Akalkulie vor (Gorno-Tempini et al. 2011; Kühn 2016). Ursächlich ist hier eine Degeneration von Neuronen im linken Gyrus angularis (Gorno-Tempini et al. 2008).

Lewy-Body-Demenz (LBD)

Die LBD wird zu den subkortikalen Demenzen gezählt, wenn auch die Abbauprozesse sowohl im Hirnstamm, im limbischen System als auch im Kortex stattfinden. Die LBD ist gekennzeichnet durch eine Kombination von motorischen und kognitiven Symptomen. Die motorischen Symptome sind ähnlich der Parkinson-Erkrankung: es treten Steifigkeit, Verlangsamung, Gangstörungen und Zittern auf. Wichtig für die Unterscheidung zur Parkinson-Demenz (vgl. nachfolgenden Abschnitt) ist das gleichzeitige Auftreten der motorischen und kognitiven Symptomatik. Es kommt zu Aufmerksamkeitsstörungen, visuell-räumlichen Störungen und Halluzinationen. Die Denkfähigkeit ist verlangsamt und unflexibel (Bradyphrenie). Die Betroffenen zeigen ausgeprägte Schwankungen in der Aufmerksamkeit und Vigilanz, sie stürzen häufig und haben Schlafstörungen. Die sprachlichen Auffälligkeiten sind sekundär bedingt i. S. einer kognitiven Dysphasie.

Parkinson-Demenz (PD)

Die PD tritt i. d. R. 10–15 Jahre nach Diagnose eines Morbus Parkinson auf. Dabei gibt es eine Prädisposition für die Entwicklung von kognitiven Störungen: Patienten, die eher unter Rigor und Bradykinese leiden, entwickeln eher eine Demenz als solche, die vorrangig unter einem Tremor leiden (Heidler 2015). Anzeichen für eine PD findet man in **Antriebsstörungen,** Störungen der Aufmerksamkeit, des verbalen und visuellen Arbeitsgedächtnisses und des Denkens (**Bradyphrenie**). Zusätzlich kommt es zu Depressionen, Halluzinationen, Vigilanzstörungen und Apathie. Die Gedächtnisstörungen, die auftreten, betreffen weniger neue Inhalte als Inhalte aus dem episodischen oder Langzeitgedächtnis (➤ Kap. 4.7).

Kommunikationsverhalten

Sprachlich zeigen Patienten mit PD eine **kognitive Dysphasie:** Sie zeigen Wortabrufstörungen, die aber keine Störung des semantischen Wissens sind, wie man sie bei Alzheimer-Demenz findet, sondern eher dem **tip-of-the-tongue-Phänomen** bei gesunden Sprechern ähneln. Aufgrund der Störungen der selektiven Aufmerksamkeit treten häufig **semantische Paraphasien** auf. Im Gespräch haben die Betroffene Probleme, sich auf den Gesprächspartner und das Thema zu konzentrieren, sie sind schnell ablenkbar und haben einen verminderten Sprachantrieb. Schriftsprachlich zeigen sie eine **Mikrographie** aufgrund der gestörten motorischen Funktionen.

Demenz bei Normaldruck-Hydrocephalus (NPH)

Diese Demenz ist den sekundären Demenzen (➤ Kap. 15.4) zuzuordnen. Für sie gilt eine Trias aus Gangataxie, Demenz und Urininkontinenz. Die Betroffenen zeigen eine psychomotorische Verlangsamung, einen breitbeinigen, unsicheren Gang, manchmal eine Dysarthrie ähnlich einer **ataktischen Dysarthrie** (➤ Kap. 9.4.5). Klinisch zeigen sich Defizite wie bei einer subkortikalen Demenz: Störungen von Gedächtnis und Aufmerksamkeit, Antriebsmangel und Mangel an Kommunikation und Spontaneität. Teilweise verhalten sie sich wie beim **akinetischen Mutismus** (➤ Kap. 13.2.1). Die Ursache ist eine Ventrikelerweiterung bei normalem Hirndruck. Die Behandlung besteht in einer Liquordrainage, durch die sich die Symptomatik wieder zurückbilden kann (Gutzmann & Brauer 2007).

➤ Tab. 15.2 fasst die Symptomatiken der Demenzformen zusammen.

15.2.1 Dysarthrie bei Demenz

Einen häufigen Zusammenhang findet man bei bestimmten Demenzformen, die neben sprachlichen Symptomen auch eine Sprechproblematik entwickeln. Hier ist als erstes die vaskuläre Demenz zu nennen, die wie beim Schlaganfall je nach Lokalisation zu einer Dysarthrie führen kann. Bei der frontotemporalen Demenz entsteht häufig eine Dysarthrie ähnlich wie bei einer ALS (➤ Kap. 9.3.2). Und auch bei der Lewy-Körperchen-Demenz muss man eine Dysarthrie erwarten, denn die Abbauprozesse finden u. a. in den Basalganglien statt und führen zu hypokinetischen Dysarthrien wie bei Morbus Parkinson (Corsten & Grewe 2017). Bei der nicht-flüssigen Form der primären progredienten Aphasien kommt es im Verlauf zu einer dysarthrischen Symptomatik oder sogar zu einer Sprechapraxie.

15.2.2 Dysphagie bei Demenz

Bei Alzheimer-Demenz, vaskulärer Demenz und Lewy-Body-Demenz kommt es im Verlauf der Erkrankung zu einer Dysphagie. Im Rahmen dieser demenziellen Entwicklungen kommt es zu verschiedenen Auffälligkeiten beim Ess- und Trinkverhalten, unabhängig von zusätzlichen altersbedingten und neurogenen Ursachen. Kastner & Löbach (2014) haben diese Auffälligkeiten sehr anschaulich zusammengetragen. Neben den bereits beschriebenen altersbedingten Veränderungen des Schluckakts an sich, zeigen Patienten mit Demenz besondere Verhaltensweisen: Sie haben Probleme, Besteck zu benutzen und essen häufig mit den Fingern. Sie sind schnell ablenkbar und bleiben nicht sitzen. Entweder sie vergessen zu essen oder sie wollen ständig essen. Entweder sie stopfen das Essen in sich hinein oder sie kauen und kauen und kauen, ohne zu schlucken. Generell haben sie einen veränderten Appetit: sie mögen v. a. sehr süße Speisen und Süßigkeiten. Manche zeigen ein Misstrauen gegenüber dem Essen oder haben gar kein Interesse daran. In vielen Einrichtungen, die auf Demenzpatienten spezialisiert sind, wird diesem veränderten Essverhalten Rechnung getragen, indem z. B. an neuralgischen Stellen auf der Station Fingerfood und Getränke platziert werden. So können sich die Patienten im Vorbeigehen etwas nehmen. Wichtig ist auch, das Essen so anzurichten, dass es einerseits deutlich als solches zu erkennen und andererseits appetitanregend ist. So helfen klare Kontraste, z. B. weißer Teller auf einfarbiger Tischdecke.

15.3 Ursachen

Die Ursachen für das Entstehen von Demenz und der verschiedenen Demenzformen sind gut erforscht, aber nicht alle Fragen sind zufriedenstellend beantwortet. So sind die Prozesse bei der Alzheimer-Erkrankung sehr gut erklärbar, keine Erklärung gibt es jedoch dafür, was diese Prozesse auslöst. Jedes Gehirn reagiert individuell auf Schädigungen und Krankheitsprozesse. Zudem gibt es bestimmte positive Faktoren, die eine Demenz begünstigen

Tab. 15.2 Zusammenfassung der Symptomatik der Demenzformen im leichten bis mittelschweren Stadium

Demenzform	Kognition	Sprache	Verhalten
Alzheimer Demenz	• Störungen des Kurzzeitgedächtnisses • visuell-räumliche Störungen	• Verlust von semantischem Wissen • verliert den „roten Faden" beim Erzählen • bessere phonologische als semantische Wortflüssigkeit	• ziehen sich zurück • Antriebsarmut • Interessenslosigkeit
fronto-temporale Demenz (frontaler Typ)	Störungen von Exekutivfunktionen	• sprachliche Ausbrüche • Echolalie • Mutismus • frontale Dysgraphie	• mangelnde Empathie • Distanzlosigkeit • Taktlosigkeit • Enthemmung • zwanghafte Handlungen
progrediente nicht-flüssige Aphasie	lange unauffällig, erst im Endstadium deutliche Defizite	• unflüssige Spontansprache • Agrammatismus • Sprechapraxie • Stottern • Mutismus	lange unauffällig, im Verlauf ähnlich der FTD
semantische Demenz	• zunächst unauffällig • Prosopagnosie	• flüssige inhaltsarme Spontansprache bis hin zur Logorrhoe • Verlust semantischen Wissens • visuelle Agnosie • Oberflächendyslexie • Oberflächendysgraphie	lange unauffällig, im Verlauf ähnlich der FTD, aber milder ausgeprägt
logopenische progrediente Aphasie	keine	• semantische Störungen • phonologische Störungen • Nachsprechen gestört	keine
Parkinson-Demenz	• schwankende Aufmerksamkeit • verlangsamte Denkfähigkeit (Bradyphrenie) • gestörte kognitive Flexibilität • visuell-räumliche Störungen • Halluzinationen	• kognitive Dysphasie • Anomie • gestörtes Gesprächsverhalten durch mangelnde Aufmerksamkeit und schnelle Ablenkbarkeit	• Tagesmüdigkeit • Apathie • Depression
Lewy-Body-Demenz	• schwankende Aufmerksamkeit • schwankende Wachheit • gestörte Exekutivfunktionen • Bradyphrenie • visuell-räumliche Störungen • Halluzinationen • relativ gut erhaltene Gedächtnisfähigkeit	kognitive Dysphasie: • Wortabrufstörungen • Tip-of-the-tongue-Phänomen • semantische Paraphasien	• Antriebsstörung • häufige Stürze • Störungen im REM-Schlaf (Schreien, Sprechen)
vaskuläre Demenz	• Gedächtnisstörungen • dysexekutives Syndrom • Aufmerksamkeitsstörungen • Agnosie • Orientierungsstörung	• Aphasie • Agraphie • Alexie	• affektive Störung • Depression • Persönlichkeitsstörung

bzw. verlangsamen oder sogar aufhalten können, z. B. gesunde Ernährung, Bewegung und viele soziale Kontakte (Pantel 2009).

15.3.1 Alter und andere Faktoren

Das Alter ist der stärkste Risikofaktor für das Erkranken an einer Demenz. Nach Zahlen der Deutschen Alzheimer Gesellschaft von 2015 leidet jeder sechste 80-Jährige an einer Demenz, unter den 90-Jährigen ist es jeder zweite. Mit der steigenden Lebenserwartung der Bevölkerung steigt auch die Zahl der Menschen, die an Demenz erkranken. Das Risiko beginnt bereits ab dem 60. Lebensjahr und steigt dann exponenziell an. Dabei sind Frauen häufiger als Männer betroffen, weil diese eine höhere Lebenserwartung haben. Weitere unspezifische Ursachen betreffen die Ernährung, die soziale Einbindung, die intellektuellen Fähigkeiten und die Bewegung. So haben Untersuchungen gezeigt, dass Menschen, die sich gesund ernähren, die noch aktiv sind – sowohl körperlich als auch geistig – und die ein festes soziales Netz haben, seltener an einer Demenz erkranken (DAG 2010). Der Umkehrschluss trifft aber nicht zu und auch gesund lebende Menschen können an einer Demenz erkranken. Weitere Risikofaktoren sind die „üblichen Verdächtigen“, die auch ursächlich für Schlaganfälle sind: Bluthochdruck, Diabetes mellitus, Adipositas, Nikotin- und Alkoholkonsum. Diese Faktoren sind jedoch nur sekundär und nicht ursächlich für eine Demenz.

KLINISCHER HINTERGRUND

Risikofaktoren für eine MCI oder eine Demenz:
- hohes Lebensalter: > 70 Jahre
- arterielle Hypertonie
- Diabetes mellitus
- Herzinsuffizienz
- COPD
- Hypercholesterinämie
- erlittene Schlaganfälle
- Depression
- Adipositas
- Nikotinabusus

(S3-Leitlinie 2016; Förstl & Kleinschmidt 2011)

15.3.2 Ursachen der Alzheimer-Demenz

An der Entstehung der Alzheimer-Erkrankung sind verschiedene Faktoren beteiligt. Zum einen sind es neuropathologische Prozesse, die das Absterben von Neuronen begünstigen, zum anderen sind auch neurochemische Prozesse verantwortlich (Stechl et al. 2012). Eine Erklärung ist die **Amyloid-Kaskaden-Hypothese:** Demnach entstehen bei der Spaltung vom sog. Amyloid-Vorläufer-Protein (APP) kleine Teilstücke des Eiweißes, nämlich die **Beta-Amyloide.** Diese lagern sich außerhalb der Zellmembran an und verklumpen zu Plaques. Diese **Plaques** verhindern eine Reizweiterleitung zwischen den Neuronen. Gleichzeitig bilden sich sog. **Neurofibrillenbündel,** die tangles, aus den **Tau-Proteinen,** die durch Phosphat-Gruppen umgebaut wurden (Phosphorylierung; Stechl et al. 2012). Die Tau-Proteine sind für den axonalen Transport in der Zelle verantwortlich. Wenn sie sich lösen, brechen die Transportwege zusammen, im Verlauf stirbt die Zelle ab (Bruhns et al. 2010). Diese Veränderungen finden zuerst im **Hippokampus** statt, dann verbreiten sie sich auf temporale, parietale und frontale Regionen des Kortex (Heidler 2015). Außerdem hat man ein Defizit im cholinergen System als ursächlich ausgemacht, das bedeutet, dass zu wenig Acetylcholin ausgeschüttet wird, welches u. a. für die Lernfähigkeit verantwortlich ist (Prosiegel 2002). Die Atrophie im Hippokampus und in der Amygdala ist durch eine deutliche Volumenabnahme im Vergleich zu gesunden Älteren gekennzeichnet. Die Unterschiede betragen im frühen Stadium 10–15 %, später 30–40 % (Heidler 2015). Das Risiko an Alzheimer zu erkranken, ist genetisch festgelegt. Es wurden die Gene auf den Chromosomen 1, 14, 21 und 19 ausfindig gemacht, die nach dem Alles-oder-Nichts-Prinzip die Krankheit auslösen. Dabei überwiegt bei der genetischen Variante ein früher Beginn (vor dem 60. Lebensjahr). Auch Menschen mit Trisomie 21 entwickeln typischerweise die neuropathologischen Plaques und bereits ab dem 30. Lebensjahr eine Alzheimer-Demenz (Prosiegel 2002; Stechl et al. 2012).

15.3.3 Ursachen der frontotemporalen Demenz

Ursächlich sind Atrophien im Frontal- und Temporallappen. Dabei findet man sog. **Pick-bodies** in den Zellen eingeschlossen. Pick-bodies bestehen u. a. aus den Tau-Proteinen und dem Eiweiß Ubiquitin.

15

Außerdem sieht man sog. **Pick-Zellen:** Die Neuronen sind aufgeblasen und geschwollen. In manchen Formen sieht man Eiweißablagerungen von den TDP-43 Proteinen in den Neuronen, die Symptome ähnlich einer amyotrophen Lateralsklerose oder einen Parkinsonismus ausbilden.

15.3.4 Ursachen der vaskulären Demenz

Diese Demenzformen stehen immer im Zusammenhang mit **zerebrovaskulären Schädigungen** aufgrund von Schlaganfällen, arterieller Hypertonie oder Hirnblutungen. Dabei spielen die Läsionsorte eine große Rolle, ob es zu einer vaskulären Demenz kommt. Unterschieden wird zwischen mikroangiopathischen und makroangiopathischen Läsionen sowie zwischen kortikalen und subkortikalen Schädigungen.

Mikroangiopathie: Schädigungen insbesondere der kleinen Gefäße, die die subkortikalen Bereiche, u. a. Basalganglien und den Thalamus versorgen, aufgrund von:

- mehreren kleineren Infarkten, genannt Lakunen
- Marklagerschädigungen im ganzen Gehirn
- subkortikaler arteriosklerotischer Enzephalopathie (SAE; Morbus Binswanger): tritt bei lang bestehender Hypertonie auf

Makroangiopathie: Schlaganfälle, die die großen Gefäße treffen und große Gebiete schädigen, sog. **Grenzzonen- und Territorialinfarkte,** insbesondere:

- beidseitige A. cerebri anterior
- cerebri posterior
- beidseitige Thalamusläsionen
- **Multiinfarktdemenz:** mehrere große Schlaganfälle hintereinander oder gleichzeitig
- **CADASIL** (cerebrale autosomal dominante Arteriopathie mit subkortikalen Infarkten und Leukenzephalopathie): eine genetisch bedingte Sonderform der Multiinfarktdemenz

15.3.5 Ursachen der Lewy-Body-Demenz (LBD)

Bei der LBD kommt es zum Absterben von Neuronen aufgrund von **Einschlusskörperchen,** den sog. Lewy-Körperchen, die sich in den Nervenzellen ablagern. Diese rundlichen Lewy-Körperchen bestehen aus Alpha-Synuklein, Ubiquitin und anderen Eiweißen, welche sich ablagern und dadurch den Zellstoffwechsel stören (Heidler 2015). Dies führt im Verlauf zum Zelltod. Man findet diese Lewy-Körperchen im Hirnstamm, Kortex und limbischen System und in subkortikalen Arealen. Zusätzlich gibt es auch hier wie bei der Alzheimer-Demenz eine Störung des cholinergen Systems, sodass die beiden Formen im Verlauf klinisch kaum unterschieden werden können.

Eine weitere Ähnlichkeit besteht zur **Parkinson-Demenz**. Auch bei dieser Form finden sich die Lewy-Körperchen in der Substantia nigra. Diese subkortikalen Demenzen sind vorrangig auf pathophysiologische Veränderungen in den Basalganglien, Hirnstamm und Kleinhirn zurückzuführen, daher treten diese meist in Verbindung mit den entsprechenden neurologischen Erkrankungen auf. Bei folgenden Erkrankungen kommt es im Verlauf zu einer subkortikalen Form der Demenz:

- Morbus Parkinson
- Morbus Huntington
- progressive supranukleäre Blickparese
- Multisystematrophie
- spinozerebelläre Ataxie
- kortiko-basale Degeneration

15.4 Klassifikation

Die Klassifikation und Bezeichnung der Demenzen ist nicht einheitlich. Man findet in der Literatur verschiedene Einteilungen, die alle für sich genommen Sinn machen, aber auch zu Verwirrung führen können. Insbesondere bei den „**Sprachdemenzen**" (Mesulam 2007; Gorno-Temipi et al. 2011; Rutter & Bak 2015) kommt es zu unterschiedlichen Aufteilungen und Benennungen. In Deutschland ist eine Einteilung nach der Genese gebräuchlich, in den USA anhand der Lokalisation. Am häufigsten findet man folgende Einteilung, die auch hier verwendet wird:

- progrediente nicht-flüssige Aphasie (PNFA)
- semantische Demenz (SD)
- logopenische progrediente Aphasie (LPA)

(Mesulam 2001; Gorno-Tempini 2004; Rutter & Bak 2015)

Die für die Sprachtherapeutin relevanteste Unterscheidung der Demenzen ist die Einteilung in:

- **primär-degenerative Demenzen,** z. B. Alzheimer-Demenz, Parkinson-Demenz

- **vaskuläre Demenzen,** z. B. nach Schlaganfall
- **sekundäre Demenzen,** z. B. bei nicht-neurologischen Erkrankungen

Für die Therapie ist letztendlich entscheidend, ob die Demenz ein fortschreitender Prozess ist oder ob sie akut aufgrund neurologischer oder nicht-neurologischer Ursachen aufgetreten ist. Danach richtet sich die Therapiezielsetzung und -planung (➤ Kap. 15.6).

Grundsätzlich kann man davon ausgehen, dass es in der Praxis hauptsächlich zu Mischformen oder auch zu untypischen Verläufen kommt. Eine differenzierte Klassifikation ist v. a. für die medizinische Diagnose und die medikamentöse Behandlung von hoher Relevanz. Um einen Überblick über die vielen verschiedenen Demenzformen zu bekommen, wird in diesem Abschnitt ein Versuch der Ordnung (➤ Tab. 15.3) unternommen.

Tab. 15.3 Klassifikation der Demenzen

Einteilung	Hauptform	Unterform
primär-degenerativ kortikal	• Alzheimer Demenz • fronto-temporale Demenzen	logopenisch progrediente Aphasie • fronto-temporale Demenz vom frontalen Typ • primär progrediente Aphasie • semantische Demenz
primär-degenerativ subkortikal	Lewy-Body-Demenz	Parkinson-Demenz
vaskulär	• Multiinfarktdemenz • subkortikale vaskuläre Enzephalopathie • thalamische Demenz • CADASIL	
sekundär	• somatisch bedingt • zerebral bedingt • psychisch bedingt • Demenz bei Normaldruck-Hydrocephalus	

15.4.1 Primär-degenerative Formen

Die degenerativen Demenzen kann man unterteilen in solche, die vorrangig mnestische Defizite zeigen (*memory-based dementias*) und solche, die vorrangig sprachliche Defizite zeigen (*language-based dementias*, Heidler 2015). Des Weiteren unterscheidet man zusätzlich noch zwischen **kortikalen Formen** und **subkortikalen Formen**.

Kortikale degenerative Demenzen

Zu den kortikalen degenerativen Demenzformen zählt die **Alzheimer-Demenz (AD).** Als Sonderform der Alzheimer-Demenz wird die **logopenische progrediente Aphasie (LPA)** genannt. Obwohl sie auch als Unterform der primär progredienten Aphasie (und damit der fronto-temporalen Demenzen) genannt wird, kann sie aus histopathologischen Gründen der AD zugeordnet werden (Heidler 2015).

Außerdem zählen die **frontotemporalen Demenzen** (FTD; frontotemporale Lobärdegenerationen FTLDs; Förstl & Kleinschmidt 2011) zu den kortikal degenerativen Demenzen. Die FTLDs werden wiederum in drei Typen eingeteilt, die sich im Frühstadium klinisch gut unterscheiden lassen (Förstl & Kleinschmidt 2011):

- Typ 1: **frontotemporale Demenz vom frontalen Typ (FvFTD)**
- Typ 2: **primär-progrediente Aphasie** = nicht-flüssige progrediente Aphasie (PPA)
- Typ 3: **semantische Demenz (SD)** = FTD vom temporalen Typ = progrediente flüssige Aphasie (Heidler 2015)

Subkortikale degenerative Demenzen

Zu den **subkortikalen degenerativen** Demenzformen werden die **Lewy-Body-Demenz und die Parkinson-Demenz** gezählt, bei der sich häufig auch Artikulations- und Stimmstörungen zeigen (nicht zuletzt auch im Rahmen ihrer Grunderkrankung; ➤ Kap. 9; Steiner 2010).

15.4.2 Vaskuläre Formen

Die einzelnen Formen der vaskulären Demenz sind nach Förstl & Kleinschmidt (2011):

- **Multi-Infarkt-Demenz**: nach mehreren großen Territorialinfarkten

- **subkortikale vaskuläre Enzephalopathie (SVE)**: bei Mikroangiopathie, nach vielen kleinen, lakunären Stammganglieninfarkten und Marklagerveränderungen
- **thalamische Demenz**: nach bilateralen Thalamusinfarkten
- **Demenz nach Grenzzonen-Infarkt,** z. B. bei Sinus- oder Hirnvenenthrombose (➤ Kap. 2.1.2)
- **CADASIL**: genetisch bedingte mikrovaskuläre Veränderungen

15.4.3 Sekundäre Formen

Zu den sekundären Demenzen werden solche gezählt, bei denen sich die gestörte Hirnfunktion auf Störungen des Stoffwechsels, hormonellen oder schilddrüsenbedingten Störungen oder auf schädliche Substanzen (Noxen) zurückführen lässt und nicht primär auf eine zerebrale Schädigung. Diese Demenzen sind mit der Behandlung der Ursache oft reversibel oder zumindest zu stoppen. Man bezeichnet sie daher häufig als **„Pseudo-Demenz"**. Unterteilen kann man diese Formen in somatisch, zerebral und psychisch:

- **somatisch bedingte Formen**: Diabetes mellitus, Schilddrüsenerkrankungen, Hypoxie, Anämie, chronische internistische Erkrankungen
- **primär zerebral bedingte Formen**: hierzu zählt der Normaldruck-Hydrocephalus, außerdem spielen Infektionen wie HIV, Syphillis, Herpes-Enzephalitis und Neuroborreliose eine Rolle, Verletzungen wie Subduralhämatom und Schädel-Hirn-Trauma, Hirnmetastasen oder auch Alkoholmissbrauch und dadurch bedingter Vitaminmangel
- **psychisch bedingte Formen**: lassen sich v. a. auf eine Depression zurückführen oder auch Formen der Schizophrenie und Persönlichkeitsstörungen

15.5 Diagnostik

Die Diagnostik einer Demenz ist eine multidisziplinäre Aufgabe. Es gibt einen Kanon an ärztlichen und medizinischen Untersuchungen, die bei Verdacht auf eine Demenz durchgeführt werden. Hinzu kommen die neuropsychologischen Testungen, die die kognitive Symptomatik gut erfassen können. Dann erfolgt die Erfassung der Beeinträchtigung der Alltagsbewältigung und Kommunikation durch die Psycho-, Physio-, Ergo- und Sprachtherapie.

Ziele der Diagnostik sind:

- Erkennen einer demenziellen Erkrankung
- Erkennen einer leichten kognitiven Beeinträchtigung (MCI) als mögliches prädemenzielles Stadium einer Alzheimer-Demenz
- Differenzierung zwischen einer sekundär bedingten (und evtl. behandelbaren Demenz) und einer primären Demenz
- Bestimmung der Demenzform
- Bestimmung des Schweregrads der Demenz
- Einleitung von medikamentösen und nicht-medikamentösen Behandlungen

15.5.1 Ärztlich-medizinische Diagnostik

Die Expertenmeinung in den Leitlinien spricht sich deutlich für eine ausführliche Diagnostik aus: „Eine frühzeitige syndromale und ätiologische Diagnostik ist Grundlage der Behandlung und Versorgung von Patienten mit Demenzerkrankungen und deshalb allen Betroffenen zu ermöglichen" (S3-Leitlinie „Demenzen" 2016, S. 27).

Eigen- und Fremdanamnese

Eine ausführliche Anamnese mit dem Patienten und seinen Angehörigen ist der erste Schritt für die weitere Diagnostik. Dabei wird erfragt, seit wann Gedächtnisstörungen bestehen, wie häufig und in welcher Form sie auftreten und inwieweit sie den Alltag beeinflussen. Um die kognitive Ebene zu erfassen, erfragt man Konzentrationsschwierigkeiten, Wortfindungsstörungen, Probleme mit der zeitlichen und örtlichen Orientierung (Ivemeyer & Zerfaß 2006). Um die Beeinträchtigung im Alltag zu erfassen, sollte konkret nach einfachen und komplexen Alltagssituationen gefragt werden: Einkaufen gehen, Waschmaschine einstellen, Benutzung öffentlicher Verkehrsmittel, Benutzung von Geldautomaten usw. Sowohl bei den Angaben der Betroffenen als auch der Angehörigen ist jedoch ein gesunder Zweifel angezeigt: Die Betroffenen können womöglich aufgrund der kognitiven Einschränkungen die Situationen nicht mehr realistisch beurteilen während die Angehörigen je nach Belastung die Angelegenheiten bagatellisieren oder überdramatisieren (Stechl et al. 2012).

Wichtig ist auch eine Familienanamnese, die Befragung nach psychischen Vorerkrankungen und nach Alkohol-, Medikamenten- oder Drogenmissbrauch. Die hier gesammelten Informationen können über ein Fremdrating, z. B. der **CDR-(Clinical Dementia-Rating-)Scale** (Morris 1993) ergänzt werden. Dieses halbstrukturierte Interview wird vom Pflegepersonal oder Angehörigen ausgefüllt.

Neurologisch-psychiatrischer Status

Neben einer ausführlichen neurologischen Untersuchung mit Prüfung der Hirnnerven, Sensibilität, Motorik, Koordination, Gangbild und den vegetativen Funktionen wie Harn- und Stuhlkontrolle werden auch psychische Symptome abgefragt. Wichtige Hinweise geben Angaben zum Verhalten und zur Persönlichkeit: Gereiztheit, Unruhe, Aphathie, Schlafstörungen. Psychosoziale Faktoren wie Freizeitaktivitäten, Netzwerke und Eingebundensein in die Gemeinschaft werden eruiert. Hier geht es auch darum, mögliche Ressourcen zu identifizieren.

Internistischer Status

Die weitere medizinische Abklärung umfasst Untersuchungen des Herzens, der Lunge, der Schilddrüse und der inneren Organe sowie des Ernährungszustandes. Es kommen Laboruntersuchungen und eine Liquordiagnostik (➤ Kap. 2.1.3) hinzu. Hierbei geht es v. a. um eine Ausschlussdiagnostik. Sollten Auffälligkeiten vorliegen, handelt es sich womöglich um eine sekundäre „Pseudodemenz“, die gut behandelbar ist.

Apparative Diagnostik

Eine Bildgebung bei Verdacht auf eine Demenzerkrankung wird im Regelfall durchgeführt. CT- oder MRT-Untersuchungen geben Hinweise auf Marklagerschäden, Atrophie bestimmter Hirnregionen oder bereits abgelaufene Schlaganfälle. Die Bilder können aber nur in Kombination mit der Klinik interpretiert werden, da es keine Normwerte für den Grad der Atrophie gibt (Stechl et al. 2012). Ergänzend kommen EEG-Untersuchungen hinzu, z. B. bei Verdacht auf eine Creutzfeld-Jakob-Demenz (Stechl et al. 2012).

15.5.2 Neuropsychologische Diagnostik

Im Folgenden werden die wichtigsten Screening-Verfahren und psychometrisch abgesicherten Tests vorgestellt, die geeignet sind, eine Demenz zu bestimmen, den Schweregrad zu erkennen und die Alltagsbeeinträchtigung zu messen. Dabei sind einige v. a. für die Alzheimer-Demenz entwickelt, andere erfassen auch andere Demenzformen.

Mini-Mental-Status-Test (MMST)

Das am weitesten verbreitete Screening für die Alzheimer-Demenz ist der Mini Mental Status Test (MMST; Fohlstein, Fohlstein & McHugh 1975). Dieses Screening lässt sich in 10 Min. durchführen. Es umfasst die Bereiche Orientierung, Gedächtnis, visuell-räumliche Fähigkeiten, Sprache und Rechnen. Es wird nicht notwendigerweise von einem Neuropsychologen durchgeführt, auch geschultes Pflegepersonal kann diese Aufgabe übernehmen. Der Vorteil liegt in der einfachen Durchführbarkeit und dem geringen Zeitaufwand. Der Nachteil liegt in der geringen Sensitivität gegenüber leichten kognitiven Beeinträchtigungen. Das Screening hat einen Score von 0–30 Punkten, es teilt in folgende Schweregrade ein:

- 27–30 Punkte: keine Demenz
- 23–27 Punkte: Hinweise auf MCI
- 18–23 Punkte: leichte Demenz
- 10–17 Punkte: mittelschwere Demenz
- 0–9 Punkte: schwere Demenz
  (Ivemeyer & Zerfaß 2006)

Uhren-Zeichnen-Test

Häufig kombiniert man den MMST mit dem Uhren-Zeichnen-Test (➤ Abb. 15.2; Shulman, Shedletsky & Silver 1986). Dies ist ein einfaches Screening zur Bestimmung von kognitiven Defiziten; auch hier vorrangig bei Alzheimer-Demenz. Der Patient wird aufgefordert, in einen vorgegebenen Kreis eine Uhr einzuzeichnen, die die Uhrzeit 11:10 Uhr anzeigt. Die Auswertungsskala geht von 1 = unauffällig bis 6 = keine Uhr erkennbar. Dabei gilt es ab Wert 3 als auffällig, wenn z. B. nur ein Zeiger eingezeichnet oder keine Uhrzeit eingetragen wurde.

DemTect (Demenz Detektion)

Dieses Screening von Kessler et al. (2000) ist insbesondere für leichte kognitive Beeinträchtigungen (MCI) geeignet und berücksichtigt eine altersangepasste Auswertung (über bzw. unter 60 Jahren). Sie besteht aus einem Fragebogen, der ungefähr 10 Min. dauert und Sprache, Rechnen, Gedächtnis und Wortflüssigkeit umfasst. Zeichnen wird hier nicht

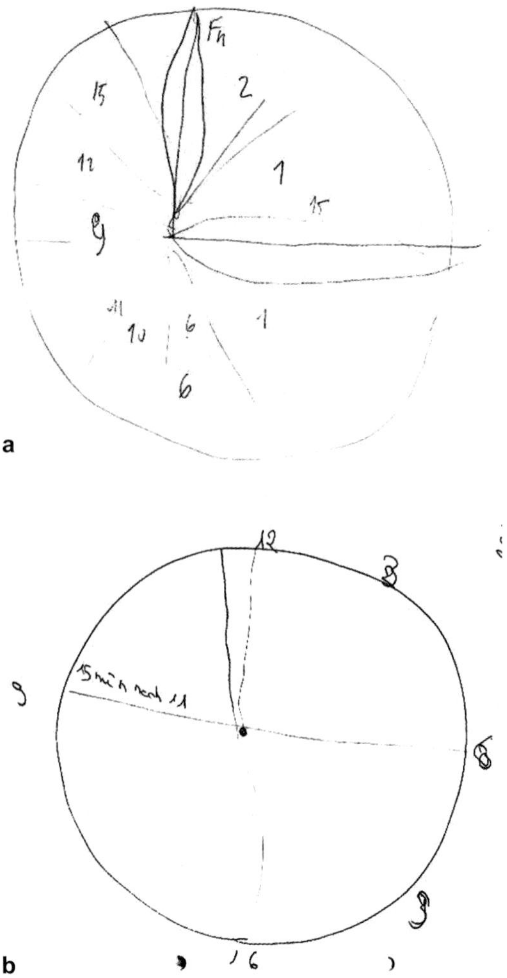

a

b

Abb. 15.2 Uhren Zeichnen Test [M1011]

gefordert. Die Auswertung unterscheidet zwischen keiner Demenz, einer MCI und dem Verdacht auf eine Demenz mit dem Verweis auf weitere Diagnostik.

SKT-Syndrom-Kurz-Test

Der SKT (Erzigkeit 2001) ist geeignet, den Schweregrad von kognitiven Störungen zu erfassen, insbesondere bei hirnorganisch bedingten Psychosyndromen oder demenziellen Erkrankungen. Für die Früherkennung von Demenz ist er weniger geeignet. Er besteht aus neun Untertests, die Aufmerksamkeit, Gedächtnis und kognitive Leistungsgeschwindigkeit prüfen. Alle Aufgaben unterliegen einer zeitlichen Begrenzung. Das Material ist ansprechend aufbereitet mit bunten Bildern und Spielsteinen. Die Auswertung ist altersnormiert.

Montreal Cognitive Assessment (MoCA)

Das MoCA (Nasreddine et al. 2005) dauert ca. 10 Min. und prüft visuell-räumliche Fähigkeiten, das Kurzzeitgedächtnis, die Wortflüssigkeit, Sprache (Benennen, Nachsprechen, Oberbegriffe finden), Aufmerksamkeit und Orientierung. Dieses Screening wurde ursprünglich für MCIs konzipiert, erfasst aber auch Demenzen vom Alzheimer-Typ, subkortikale und vaskuläre Demenzen. Es gibt drei deutschsprachige Parallelversionen (www.mocatest.org).

Parkinson Neuropsychometric Dementia Assessment (PANDA)

Dieses Verfahren von Kalbe et al. (2008) zielt speziell auf die Betroffenen mit Verdacht auf Parkinson-Demenz ab. Die Aufgaben umfassen Wortflüssigkeit, Arbeitsgedächtnis, visuell-räumliche Aufgaben sowie Fragen zur Erfassung einer Depression. Es hat eine hohe Sensitivität (80 %) und Spezifität (93 %).

Neben den Screening-Verfahren, die auch von geschultem Personal durchgeführt werden können, gibt es einige psychometrisch gut abgesicherte Testverfahren, die v. a. von Fachpersonal, also Neuropsychologen, Psychologen oder Psychiatern durchgeführt werden.

The Consortium to Establish a Registry for Alzheimer's Disease (CERAD)

Der CERAD und der CERAD plus (Morris et al 1988) ist speziell für die Erkennung einer Alzheimer-Demenz entwickelt worden. Er dauert ca. 45 Min. und umfasst acht Bereiche: Wortflüssigkeit (phonologisch, semantisch), Boston Naming Test mit 15 Items, den MMST, Gedächtnis (unmittelbarer und verzögerter Wortabruf), konstruktive Praxis (Figuren abzeichnen) und Trail-Making-Test. Bei der Auswertung fließen Alter, Geschlecht und Ausbildung mit ein.

Strukturiertes Interview zur Diagnose von Demenzen (SIDAM): Alzheimer-Typ, Multiinfarktdemenz und Demenzen anderer Ätiologie

Dieses Screening-Verfahren ist angelehnt an die Diagnosekritierien für Demenz der ICD-10 sowie dem DSM-IV, dem Diagnostischen und Statistischen Manual Psychischer Störungen IV (Saß et al. 1996).

Es besteht aus drei Teilen: einem standardisierten Interview zu soziodemografischen Daten, einem kognitiven Testteil mit 40 Fragen (auch hier ist der komplette MMST enthalten) und einer klinischen Beurteilung. Somit werden die Kriterien Gedächtnisstörungen, Verhaltensauffälligkeiten und Einbußen in kognitiven Leistungen erfasst. Im Score ergibt sich keine, eine leichte oder eine demenziell bedingte kognitive Beeinträchtigung.

Alzheimer's Disease Assessment Scale (ADAS)

Ein ca. 45 Min. dauernder Test von Rosen et al. (1993), der den Schweregrad einer Demenz ermittelt. Er kann für alle Demenzformen eingesetzt werden, bezieht sich aber im Aufbau auf die Symptomatik bei AD. Es gibt drei Teile:

1. einen Test zu Merkfähigkeit, Orientierung, visuell-konstruktiven Leistungen, Sprache (Benennen, Befolgen von Anweisungen)
2. ein Interview (idealerweise mit den Angehörigen zusammen) zu affektiven Symptomen wie Wahn, Unruhe, Affektlabilität
3. eine Verhaltensbeobachtung während der Untersuchung in Bezug auf die Konzentration und Aufmerksamkeit, das Sprachverständnis, die Wortfindung und die Kooperationsfähigkeit

Severe Impairment Battery (SIB)

Dieses Verfahren von 1990 (Saxton et al. 1990) ist insbesondere bei fortgeschrittener Demenz einzusetzen. Hier werden in 40 einfachen Fragen und Aufforderungen die Bereiche Gedächtnis, zeitliche Orientierung und Orientierung zur Person, Sprache, Praxie (konstruktiv, visuell-räumlich), Aufmerksamkeit und sozialen Interaktion geprüft. Beispiele sind (Ivemeyer & Zerfaß 2006): Dem Patienten wird ein Gegenstand gegeben, z. B. ein Löffel, mit der Aufforderung „Halten Sie das bitte. Was ist das?", später soll er zeigen, wie man den Löffel benutzt. Dabei werden auch nonverbale Antworten und annähernd richtige Antworten gewertet, um auf verbliebene kognitive Fähigkeiten zu schließen. Daher wird es auch als Evaluationsverfahren für die therapeutische Intervention empfohlen (Spiegel et al. 2001).

Regensburger Wortflüssigkeitstest (RWT)

Ein einfach durchzuführender Test, der die Fähigkeit des **divergenten Denkens** erfasst. Divergentes Denken bedeutet möglichst viele Lösungsmöglichkeiten zu einem Problem zu finden (Ivemeyer & Zerfaß 2006). Der RWT (Aschenbrenner et al. 2000) beinhaltet 14 Untertests, von denen mind. vier durchgeführt werden sollten. Fünf Untertests umfassen die phonemische bzw. formallexikalische Wortflüssigkeit (Anfangsbuchstabe S, P, M, K, B), fünf Tests prüfen die semantische bzw. die semantisch-kategorielle Wortflüssigkeit (Vornamen, Tiere, Lebensmittel, Berufe, Hobbys). Jeweils zwei Tests prüfen die kognitive Flexibilität, indem sie einen Kategoriewechsel fordern: entweder müssen Wörter mit zwei Anfangsbuchstaben im Wechsel genannt werden oder in zwei verschiedenen Kategorien. Der Patient hat entweder 1 oder 2 Min. Zeit. Die Auswertung ist normiert nach Alter, Geschlecht und Bildung.

15

15.5.3 Fragebögen zur Fremdeinschätzung

In vielen Fällen sind die betroffenen Menschen nicht mehr in der Lage, einen Test durchzuführen oder sie weigern sich. Dann gibt es die Möglichkeit, über Fremdeinschätzung mittels Fragebögen die Ausmaße und den Schweregrad der kognitiven Beeinträchtigung zu erfassen. Gleichzeitig können Lebensqualität und Teilhabe erfasst werden.

Informant Questionnaire on Cognitive Decline in the Elderly (IQCODE)

Der IQCODE (Jorm et al. 1991) besteht aus 26 Fragen zu Alltagssituationen, die in Bezug auf eine Veränderung der Leistungen jetzt im Vergleich zu vor 10 Jahren auf einer Skala von 1 = viel besser bis 5 = viel schlechter bewertet werden sollen (➤ Tab. 15.4).

Dabei sind die Angehörigen angeleitet, wirklich die aktuellen Leistungen zu bewerten und zu beachten, dass z. B. „wenn Ihr / e Angehörige vor 10 Jahren immer vergaß, wo er / sie Dinge hingelegt hat, und das noch immer tut, würde dies als ‚wenig Änderung' eingeschätzt werden" (Jorm et al. 1991).

Nurses' Observation Scale for Geriatric Patients (NOSGER)

Die NOSGER (Spiegel et al. 1991) ist ein Instrument zur Fremdbeurteilung von älteren Menschen, die zu Hause versorgt werden oder Heimbewohner sind. In der Regel wird dieser Bogen vom Pflegepersonal

Tab. 15.4 Beispiele aus dem IQCODE (Jorm et al. 1991).
Die Fragen beginnen mit: Wie gut kann Ihr/e Angehörige im Vergleich zu vor 10 Jahren …

Nr.		1	2	3	4	5
2	Namen von Angehörigen und Freunden erinnern	viel besser	etwas besser	wenig Änderung	etwas schlechter	viel schlechter
8	Wochentag und Monat des heutigen Tages erinnern	viel besser	etwas besser	wenig Änderung	etwas schlechter	viel schlechter
12	Vertraute Haushalts- und Gartengeräte benutzen	viel besser	etwas besser	wenig Änderung	etwas schlechter	viel schlechter
15	Sich an Ereignisse der Jugendzeit erinnern	viel besser	etwas besser	wenig Änderung	etwas schlechter	viel schlechter

ausgefüllt. Die Voraussetzung ist, dass die beurteilende Person mind. 6 Stunden pro Woche regelmäßigen Kontakt mit dem Betroffenen hat. Es sind 30 Fragen zu den Bereichen: Gedächtnis, Aktivitäten des täglichen Lebens, Sozialverhalten, Stimmung und störendes Verhalten. Dabei werden viele typische Probleme angesprochen, mit denen Angehörige oder Pflegepersonal konfrontiert werden (Ivemeyer & Zerfaß 2006).

Quality of Life in Alzheimer's Disease (QoL-AD)

Der QoL-AD (Logsdon et al. 2002) ist ein Fragebogen für die Eigen- und Fremdbeurteilung bei leichten bis mittelschweren Demenzen. Er eignet sich für Patienten, die noch zu Hause leben oder bereits stationär untergebracht sind. Dabei sollen auf einer 4-stufigen Skala von „schlecht" bis „sehr gut" insgesamt 13 Faktoren wie körperlicher Gesundheitszustand, Stimmung, Gedächtnis, Aufgaben im Haus erledigen u. a. im Vergleich zur vorangegangenen Woche bewertet werden. Dabei liegt der Schwerpunkt auf der wahrgenommenen Lebensqualität. Dieser Bogen lässt sich schnell und einfach durchführen und ist für eine Verlaufskontrolle gut geeignet (Corsten & Grewe 2017).

Global Deterioration Scale (GDS)

Die GDS (Reisberg et al. 1988) ist ein klinisches Interview mit den Angehörigen oder Betreuern des Betroffenen. Dabei werden die kognitiven Leistungen in 1 = keine Leistungseinbußen bis 7 = sehr schwere kognitive Leistungseinbußen eingeteilt.

Functional Assessment Staging (FAST)

Auch die FAST (Reisberg 1988) ist ein Interview mit den Angehörigen, bei dem es v. a. um die Einschätzung der Beeinträchtigung von Alltagsaktivitäten geht. Auch hier gibt es eine 7-stufige Einteilung des Schweregrads der Demenz.

Abgrenzung zu Delir

In den Definitionen zu Demenz findet sich immer der Aspekt, dass die Betroffenen bei klarem Bewusstsein sein müssen. Dies ist wesentlich für die Unterscheidung einer Demenz von einem Delir (➤ Tab. 15.5; ➤ Kap. 3.3.3).

Das Delir ist ein akutes Hirnversagen (Heidler 2015), welches sehr viele unterschiedliche organische und nicht-organische Ursachen haben kann. Das Delir äußert sich in Störungen des Bewusstseins, der Aufmerksamkeit, der Orientierung sowie in Wahnvorstellungen, Angst, Teilnahmslosigkeit oder Euphorie (Stechl et al 2012). Man unterscheidet zwischen einem hypoaktiven und einem hyperaktiven Delir. Die Dauer kann zwischen Tagen und Monaten schwanken. Wenn die Ursachen nicht gefunden werden, kann sich ein Delir chronifizieren und zu dauerhaften Hirnschädigungen führen (Marcantonio 2009). Schwierig wird die Differenzierung, wenn bereits eine Demenz oder eine leichte kognitive Beeinträchtigung (MCI) besteht, zumal die Gefahr, ein Delir zu entwickeln, dadurch steigt. Weitere Prädiktoren für das Entwickeln eines Delirs sind u. a. ein hohes Alter, Mangelernährung oder Flüssigkeitsmangel.

Abgrenzung zu Depression

Die kognitiven Defizite, die bei einer Depression auftreten, ähneln sehr stark denen einer Demenz (➤ Tab. 15.5). Insbesondere kommt es zu Gedächtniseinbußen und gestörter Aufmerksamkeit, häufig

Tab. 15.5 Unterscheidungsmerkmale Delir/Demenz/Depression (Heidler 2015; Kastner & Löbach 2014)

	DELIR	DEMENZ	DEPRESSION
Beginn	plötzlich	schleichend	meist langsam
Dauer	Tage bis Wochen	Jahre	Monate
Bewusstsein	gestört	klar	klar
Kognition	desorientiert	global gestört	meist ungestört
Psychomotorik	gesteigert oder reduziert	meist unverändert	eher reduziert
Affektivität	Angst, Schreckhaftigkeit	eher depressiv, affektlabil	depressiv
körperliche Symptome	Tachykardie, Schwitzen, Tremor	meist keine	meist keine

zeigen Patienten mit einer Depression eine **psychomotorische Verlangsamung.** Die auffälligsten Symptome sind Störungen der Exekutivfunktionen (➤ Kap. 4.8), weniger in den Bereichen Sprache, Orientierung oder Praxie. Patienten mit Depression zeigen affektive Symptome wie Antriebslosigkeit, Reizbarkeit und Schlafstörungen.

Folgende Differenzierungsmerkmale zu einer „echten" Demenz sprechen für eine Depression:

- relativ plötzlicher Beginn der kognitiven Auffälligkeiten
- anhaltende depressive Verstimmung
- anderer Umgang mit den Defiziten: während Demenzkranke ihre Einbußen lieber vertuschen, klagen Depressive vermehrt darüber
- kognitiven Defizite werden subjektiv schlimmer wahrgenommen als sie objektiv nachweisbar sind
- Aphasie, Apraxie und Agnosie fehlen
- unter einer antidepressiven Therapie bessern sich die Leistungen

(Stechl et al 2012; Heidler 2015)

Geriatrische Depressions-Skala (GDR)

Ein mögliches Screening zur Erfassung von Risikopatienten für eine Depression ist die Geriatrische Depressions-Skala (Yesavage et al. 1983; dt. Übersetzung Gauggel & Birkner 1999). Sie besteht aus 30 Fragen (bzw. 15 in der Kurzform) zum Befinden in der letzten Woche, die mit Ja oder Nein beantwortet werden sollen. Bis 12 Punkte gelten noch als normal, ab 13 Punkten geht es in Richtung schwerer Depression. Die Fragen sind z. B. „Haben Sie das Gefühl, dass Ihr Leben leer ist?", „Finden Sie es schön, jetzt in dieser Zeit zu leben?", „Haben Sie den Eindruck, dass es den meisten Menschen besser geht als Ihnen?" (Ivemeyer & Zerfaß 2006).

15.5.4 Sprachtherapeutische Diagnostik

Eine wesentliche sprachtherapeutische Aufgabe in Neurologie und Geriatrie ist es, in der Diagnostik so zu unterstützen, dass bei einer bestehenden Sprachstörung zwischen Demenz und Aphasie differenziert werden kann. Die Frage nach Aphasie oder Demenz bestimmt nicht zuletzt das weitere Prozedere, nämlich die Entscheidung, ob symptomorientiert und restituierend gearbeitet werden soll oder eher kompensatorisch und kompetenzerhaltend (➤ Kap. 15.6). Schließlich ergänzt die sprachtherapeutische Expertise auch die medizinische und neuropsychologische Diagnostik, z. B. bei Patienten, die zur Abklärung unklarer Sprachstörungen in die Klinik kommen.

KLINISCHER HINTERGRUND

Das Problem der **Differenzierung zwischen einer Aphasie und einer Demenz** liegt in der Natur der Sprachfunktion an sich. Sprache, auch Schriftsprache, ist eine höhere kognitive Leistung, die viele andere kognitive Prozesse und Leistungen erfordert, wenn sie reibungslos funktionieren soll (➤ Kap. 6.1.6). Sie basiert u.a. auf Prozessen der Aufmerksamkeit und des Gedächtnisses. Das bedeutet, dass sich Sprache und Kognition gegenseitig bedingen. Liegt eine Sprachstörung vor, so liegt gleichzeitig eine kognitive Störung vor. Von einer (reinen) Aphasie zu sprechen ist somit eine theoretische Annahme, der die Definition von Aphasie zugrundeliegt (➤ Kap. 6.1). Umgekehrt bedeutet eine Demenz der Definition nach immer einer Störung mind. zweier höherer kognitiver Leistungen und zieht somit zwangsläufig auch Sprachstörungen nach sich. In der sprachtherapeutischen Literatur und Forschung hat man sich darauf geeinigt, den Begriff Aphasie nur für akut auftretende Sprach-

15

störungen zu verwenden. Für die Sprachstörungen bei Demenz findet man folgende Bezeichnungen:
- **Sprachabbau bei Demenz (SAD)** nach Steiner (2007): ein progredienter Verlust von Sprachfähigkeiten
- **Störung des Sprachverhaltens bei Demenz** nach Romero (1997): betont v. a. den kommunikativen und pragmatischen Aspekt der Sprachstörungen
- **kognitive Dysphasie** demenzieller Genese nach Heidler (2006): kann allgemein auf alle Demenzformen angewendet werden

Der Sprachtherapeutin stehen nur wenige Screenings oder Tests zur Verfügung, die gezielt für die Sprachstörungen bei Demenz entwickelt wurden. Dies liegt nicht zuletzt daran, dass die Diagnostik und Therapie der Demenz noch nicht vollständig in der Sprachtherapie etabliert sind und es an geeigneten Verfahren mangelt.

EXKURS

Der **Handlungsauftrag für die Sprachtherapie** bei Menschen mit Demenz ist umstritten: De Langen (2011) findet, die Sprachtherapie sei nicht zuständig für die Behandlung von Demenzen. Zum einen habe die Sprachtherapie weder geeignete Diagnostik-, noch Therapieverfahren. Zum anderen sei ihr Auftrag, Verbesserungen zu bewirken, zu „heilen". Eine palliative Sprachtherapie bei an Demenz Erkrankten sollte auch ethisch hinterfragt werden. Die Diagnostik und Therapie der Sprachstörung konfrontiert die Betroffenen direkt mit ihren Defiziten. Nicht zuletzt spielen auch ökonomische Aspekte eine Rolle: Gerade im stationären Rahmen sind die personellen und monetären Ressourcen begrenzt. Ist es dann sinnvoll, Sprachtherapie bei Patienten mit Demenz anzubieten, die eine schlechte Prognose haben, während andere Patienten von einer hochfrequenten und intensiven Sprachtherapie profitieren? Eine Grundvoraussetzung für eine sprachtherapeutische Intervention bei Demenz wäre für de Langen (2011) eine etablierte sprachtherapeutische Diagnostik, die die Demenzform und den Schweregrad ermittelt. Viele andere Logopäden und Sprachtherapeuten sind jedoch anderer Meinung (Steiner 2010; Schuster 2016; Grün 2016). Die Sprachtherapie habe einen eindeutigen Handlungsauftrag: Es geht um Kommunikation, es geht um Sprache, es geht ums Schlucken, die Kerngebiete der Sprachtherapie. Steiner (2010, 2012) plädiert eindeutig für die Behandlung von Menschen mit Demenz durch die Sprachtherapie: Sprache und Kommunikation sind der Schlüssel für Teilhabe und Lebensqualität, ebenso wie Lesen und Schreiben wichtige Ressourcen der Betroffenen sind. Die Sprachtherapie sei gefordert, diese Ressourcen zu erkennen, zu fördern und zu erhalten. Unter den Medizinern und in der Politik der Krankenkassen ist das Potenzial der sprachtherapeutischen Intervention noch nicht umfassend erkannt. Es gibt noch keine Heilmittelverordnung mit dem Diagnoseschlüssel Demenz. In der S3-Leitlinie der DGN Version (2015) werden die Logopäden als mit der Betreuung und Behandlung von Demenzkranken befasste Personen explizit erwähnt. Die Behandlung der Sprache fällt allgemein unter die kognitiven Verfahren (Aktivierung von Gedächtnis, Aufmerksamkeit, Sprache etc.). Es finden sich aber noch keine Studien der Wirksamkeit von Sprachtherapie.

Über folgende Punkte sind sich die meisten Autoren einig:
- v. a. in Bezug auf die kommunikativen Kompetenzen, aber auch auf Störungen der Nahrungsaufnahme (➤ Kap. 14.6.2) kann die Sprachtherapie ihren Beitrag zur Therapie von Patienten mit Demenz leisten
- Indikation für eine Sprachtherapie unterliegt den Voraussetzungen eines bestehenden Leidensdrucks, einer Krankheitseinsicht und einer Therapiemotivation
- es bedarf noch sehr viel mehr Forschung und Wirksamkeitsstudien, um eine Sprachtherapie auch aus ökonomischer Perspektive zu etablieren
- Wirksamkeitsstudien müssen die Konzepte prüfen, müssen Ansätze für die unterschiedlichen Demenzformen finden und die Effektivität von hoher Therapiefrequenz nachweisen
- Sprachtherapie bei Demenz muss spezifisch sein
- geeignete Diagnostikinstrumente sind erforderlich, um einen Sprachabbau bei Demenz rechtzeitig zu erkennen

(Koch 2011; Steiner 2010; De Langen 2011; Lang 2011)

Grundsätzlich sind Überlegungen zu Indikation und Nutzen von Sprachtherapie wichtig, bevor man eine ausführliche, rein sprachlich orientierte Diagnostik durchführt. Dies gilt umso mehr, als dass die Therapie sich v. a. auf die noch vorhandenen Ressourcen und Fähigkeiten der Kommunikation ausrichten sollte. Zudem müssen seitens der Patienten gewisse Grundvoraussetzungen gegeben sein, die eine sprachtherapeutische Intervention ermöglichen. Dazu zählen ein vorhandenes Problembewusstsein, der Wunsch nach Änderung, eine Motivierbarkeit und ein gewisses Maß an Orientiertheit (Steiner 2010). In der sprachtherapeutischen Diagnostik werden folgende Informationen gesammelt:
- ausführliche Anamnese mit dem Erkrankten und mit seinen Angehörigen
- Erfassung des subjektiven Störungsempfindens
- Ermitteln der sprachlichen Defizite sowohl qualitativ auf allen sprachlichen Ebenen, als auch quantitativ

- Ermitteln der kognitiven Defizite
- Ermitteln der sprachlichen und kommunikativen Ressourcen
- Ermitteln der kognitiven Ressourcen

Außerdem zielt die Diagnostik auf eine Klassifikation der Demenzform ab, ihren Schweregrad und dient zur Verlaufskontrolle im Rahmen der Therapie.

Steiner (2008) betont eine heilpädagogisch-sprachtherapeutische Diagnostik mit drei Aspekten:

- **interprofessionell**: Aufgabenverteilung der beteiligten Disziplinen muss klar sein, die Zielsetzungen werden untereinander abgestimmt und nach außen vertreten
- **wertschätzend**: Diagnostik soll nicht nur die Defizite entlarven, sie soll v. a. zeigen, an welchen Stellen man gemeinsam ansetzen kann, um daran zu arbeiten
- **systemisch**: den Blick auf die vorhandenen Ressourcen richten, weniger auf die Defizite; v. a. die Beratung und Begleitung im Blick haben

Somit hat die Diagnostik am Ende die Aufgaben:

- die Indikation für eine sprachtherapeutische Intervention gemeinsam mit dem Patienten und den Angehörigen zu bestimmen
- den Schweregrad nicht numerisch ermitteln, sondern in Relation zu den Herausforderungen und Beeinträchtigungen im Alltag
- Aktivitäten herauszufiltern, die ausgebaut oder erhalten werden sollen

Differenzierung zwischen Aphasie und Demenz

Für die Unterscheidung von Aphasie und Demenz (➤ Tab. 15.6) gibt es noch keine eigentliche Diagnostik. Es gibt Aphasiediagnostiken und es gibt Demenztests. Abgesehen von den Sprachdemenzen ist die Abgrenzung zwischen einer Demenz und einer Aphasie v. a. im leichten und mittleren Stadium gut zu treffen. Schreitet die Demenz fort, überwiegen die Defizite der anderen kognitiven Leistungen, sodass eine Differenzierung redundant ist.

Anhand bestimmter (meta-)linguistischer Parameter lässt sich eine Differenzialdiagnostik durchführen. Ein Vergleich auf der rein sprachsystematischen Ebene ist nicht ausreichend, es muss v. a. der Gebrauch der Sprache überprüft werden (Gosch-Callsen & Pfeil 2010). Wie ist das sprachliche Verhalten und wie ist das Kommunikationsverhalten? Im Sinne der ICF bewegt man sich also auf der Ebene der Aktivitäten und Partizipation. Ein Augenmerk liegt v. a. auf dem Diskursverhalten, der **Pragmatik,** des Weiteren auf der Textproduktion und -perzeption sowie der **Semantik.** Auch Störungen der **Schriftsprache** differieren bei Aphasie und Demenz, sind aber insbesondere im Frühstadium der Demenz weniger ausgeprägt.

Sprachsystematische Ebene

Ein wichtiger Aspekt bei der Differenzierung sind die unterschiedlichen zugrundeliegenden Prozesse, die zur Sprachstörung führen: Während bei einer Aphasie eher von einer vorübergehenden Zugriffs- oder Repräsentationsstörung auszugehen ist, handelt es sich bei einer Demenz um einen dauerhaften Verlust sprachlichen Wissens. So kann man bei einer Aphasie eher einen Rückgang der Symptomatik erwarten, während er bei einer Demenz zunimmt. Bei einer Demenz kann man eher von einer Sprachverhaltensstörung sprechen (die kommunikativen

Tab. 15.6 Grundsätzliche Unterschiede zwischen Aphasie und Sprachabbau bei Demenz (Heidler 2015)

	Aphasie	SAD
Beginn	plötzlich	schleichend
Ursache	Zugriffs-, Abrufstörung	Verlust sprachlichen Wissens
Verlauf	Rückbildung der Symptomatik	Progredienz der Symptomatik plus Zunahme kognitiver Defizite
Therapie	restituierend, symptomorientiert, sprachsystematisch	kompensierend, adaptierend, umgekehrt symptomorientiert
Diagnostik	Aphasietests	Aphasietests in Kombination mit Demenztests
Lokalisation der Schädigung	perisylvische Sprachregion	links- und rechtshemisphärisch, kortikal, subkortikal

Aspekte betonend), bei einer Aphasie von einer Sprachstörung (die sprachsystematischen Aspekte betonend; Steiner 2010).

Im Bereich der Semantik und Phonologie zeigen beide Patientengruppen ähnliche Fehlerarten. Es kommt zu **Wortfindungsstörungen** und **semantischen Paraphasien** in der Spontansprache und beim Benennen. Eine Studie, die semantische Störungen bei Aphasie und Alzheimer-Demenz verglich, konnte zeigen, dass die Patienten mit AD keine phonologischen Fehlleistungen zeigten, dafür eher Oberbegriffe nannten und im Benennen besser als in der freien Wortfindung waren. Ihre semantische Störung sprach für einen Abbau der semantischen Merkmale, weshalb sie auch in der phonologischen Wortflüssigkeit besser abschnitten als in der semantischen Variante. Bei Menschen mit Aphasie ist dies umgekehrt. Diese zeigten vermehrt auch phonologische Paraphasien beim Benennen, dafür aber keine kategoriespezifischen Benennstörungen (Koch, Bormann & Blanken 2015). Im Bereich der Syntax und Phonologie lassen sich zunächst kaum Unterschiede festmachen (Gosch-Callsen & Pfeil 2010). Viel deutlicher treten die Unterschiede zwischen beiden Sprachstörungen im Bereich der **Textproduktion** auf: Während Betroffene mit Aphasie mehr Wortfindungsstörungen zeigen, aber beim Thema bleiben, zeigen Betroffenen mit Demenz Probleme, den roten Faden zu halten.

Ebene des sprachlichen Verhaltens

Die Unterschiede zwischen einer Aphasie und einem Sprachabbau bei Demenz zeigen sich v. a. in den Bereichen der Metakommunikation, der Hörerorientierung, des Korrekturverhaltens, der Kohärenz und der Motivation. Gemeinsamkeiten zeigen sich im gestörten Diskursverhalten i. S. der Konversationsmaximen nach Grice (1975).

EXKURS

Wir können nicht *nicht* kommunizieren (Watzlawik, Beavin, Jackson 1969).

Wenn wir uns unterhalten, dann reden wir mit Worten, aber auch mit Mimik und Körpersprache. Die suprasprachlichen Merkmale der Prosodie und unsere Stimme vermitteln unsere Emotionen und unsere Beziehungen zum Gesprächspartner zusätzlich. Ein Gespräch unterliegt bestimmten Regeln, damit es erfolgreich ist. Hier greift das **Kooperationsprinzip** (Grice 1975): Dieses Prinzip regelt die Kommunikation auf der Ebene eines Gesprächs zwischen zwei Parteien oder Personen. Alle beteiligten Parteien müssen sich kooperativ verhalten und ihre Äußerungen bestimmten Kriterien unterwerfen. Das sind die von Grice (1975) benannten **Konversationsmaximen** (zit. nach Kotin & Kotorova 2011):

- *Maxime der Qualität*: Sage nichts, was du für falsch hältst, oder was du nicht hinreichend belegen kannst. Als Sprecher soll man wahre Dinge äußern. Ironie oder Metaphern sind Verletzungen dieser Maxime.
- *Maxime der Quantitätv*: Gestalte deine Äußerung genauso informativ, wie es der Kommunikationsakt erfordert. Der Sprecher gibt nicht zu viel und nicht zu wenig Informationen.
- *Maxime der Relevanz*: Gestalte deine Äußerung so, dass sie im Hinblick auf den Kommunikationsakt relevant ist. Die Aussagen beziehen sich auf das Thema und den Kontext.
- *Maxime der Modalität*: Gestalte deine Äußerung angemessen, präzise, klar, verständlich. Vermeide Unklarheiten, Mehrdeutigkeiten, unnötige Weitschweifigkeit, Ungeordnetheit.

Zwischen gesunden Sprechern kommt es häufig zu absichtlichen Verletzungen der Maximen, z. B. bei Ironie, Humor und rhetorischen Fragen. Wenn einer der Gesprächspartner jedoch unter einer Demenz leidet, so ist der andere umso mehr gefordert, das Gespräch zu einem Erfolg zu steuern. Dazu kann er:

- dem Betroffenen mehr Zeit zum Antworten geben
- seine Sprache einfach und verständlich halten
- den Kontakt wichtiger als die Information nehmen
- die Worte nur als kleinen Teil des Ganzen sehen
- den roten Faden im Blick behalten

Beide Gruppen von Patienten verletzen den Sprecherwechsel (*turn-taking*), beide zeigen Zeitüberschreitungen im Antwortverhalten (Gosch-Callsen & Pfeil 2010). Die Unterschiede liegen häufig in der Motivation: Menschen mit Demenz versuchen selten, ihre Fehler zu korrigieren, während Menschen mit Aphasie ständig versuchen, sich zu verbessern. Menschen mit Demenz bagatellisieren ihre Defizite („Das habe ich früher schon nicht gekonnt."), während Menschen mit Aphasie sich sehr stark ihrer Defizite bewusst sind. Mit Ausnahme der Betroffenen mit PPA, zeigen die Menschen mit Demenz i. d. R. keinen hohen Leidensdruck. Schultze-Jena & Becker (2005) veröffentlichten eine Pilotstudie, bei der sie die Differenzen zwischen Aphasie und Demenz auf linguistischer Ebene herausarbeiteten. Sie fanden deutliche Unterscheidungsmerkmale in den Untertests:

- Bildbeschreibung (Cookie Theft; Goodglass & Kaplan 1976)
- bildliche und verbale semantische Verarbeitung mit Teilen aus dem BOSU (Glindemann et al. 2002)
- Benennen (Blanken et al. 1999)
- auditives Sprachverständnis (Blanken et al. 1999)

Sie konnten zeigen, dass Menschen mit Demenz die Makrostruktur von Erzählungen verletzen: Sie halten die Reihenfolge nicht ein, benutzen viele Pronomen und Oberbegriffe, sind sehr weitschweifig und kommen vom Thema ab. In ihrer Sprachproduktion mangelt es häufig an Kohärenz und beim Benennen zeigen sie ein anderes Fehlermuster (Schultze-Jena & Becker 2005). Menschen mit Aphasie dagegen haben meist erhaltene Selbstkorrektur- und Monitoring-Prozesse. Sie zeigen selten eine mangelnde Kohärenz bei der Textproduktion.

Wenn man die Sprachdemenzen mit den Aphasiesyndromen vergleicht, zeigen sie eine ähnliche typische Symptomatik, anhand derer man sie klassifizieren kann – im Idealfall. Je nachdem, ob eine unflüssige oder flüssige Spontansprache vorliegt, ob eher semantische oder phonematische Defizite im Vordergrund stehen oder ob auch sprechmotorische Defizite hinzukommen, z. B. bei der PNFA. Heidler (2015) hat eine ausführliche Aufzählung der linguistischen Unterschiede zwischen den Sprachdemenzen und einer Aphasie erstellt, die hier in gekürzter Form wiedergegeben wird.

In Ermangelung bestehender Testverfahren greift die Sprachtherapeutin zunächst auf die gängigen Aphasietests und -screenings zurück, die an dieser Stelle nur noch einmal erwähnt werden (➤ Kap. 6.7):

- **Token Test (TT**, Orgaß 1976): kann für sich genommen die Gedächtnisleistungen insbesondere des Sprachgedächtnisses überprüfen; es ist aber fraglich, inwieweit das bei Demenz sinnvoll ist
- **Aphasie Check Liste (ACL**, Kalbe et al. 2002): erstellt ein Sprachprofil und gibt einen Einblick in die kognitiven Leistungen Gedächtnis, Aufmerksamkeit und logisches Denken; bei der Entwicklung wurde auch eine Stichprobe von 10 Patienten mit Demenz einbezogen (Geist 2011)
- **Bogenhausener Semantik-Untersuchung (BOSU**, Glindemann et al. 2002): dieses Screening könnte insbesondere bei der semantischen Demenz bzw. bei den semantischen Störungen bei Alzheimer-Demenz zum Einsatz kommen; die BOSU wurde auch an Demenzpatienten erprobt (Geist 2011)
- **Aachener Aphasie Test (AAT**, Huber et al. 1983): diese Testung dauert bis zu 2 Stunden und ist nur für Aphasie nach Schlaganfall normiert; dennoch wurde der Test auch bei Demenzpatienten erprobt; die Verwendung wird jedoch kritisch betrachtet (Geist 2011)
- **Aphasie-Schnell-Test (AST**, Kroker 2000): dieser tatsächlich schnell durchführbare Test lässt sich sicherlich gut für eine erste Einschätzung bei Verdacht auf Sprachabbau bei Demenz einsetzen
- **Kurze Aphasieprüfung (KAP**, Lang, Dehm, Dehm, Leuschner 1999): hier können einige Untertests (Abschreiben, Reihensprechen, Vier-Objekte-behalten) fakultativ weggelassen werden

Im Folgenden werden zwei Verfahren vorgestellt, die explizit für die sprachtherapeutische Demenzdiagnostik entwickelt wurden.

VABIA

Der VABIA-Test kognitiver und kommunikativer Fähigkeiten (Valutazione die Bisogni dell Anziano; Baretter & Gaio 2009) hat folgende Grundidee: Er ermittelt ein Kompetenzprofil von älteren Menschen, die an der Schwelle zur Betreuung stehen. Dieses Kompetenzprofil soll im Umgang mit den Betroffenen helfen und kann auch therapeutische Interventionen empfehlen, womit nicht nur sprachtherapeutische Maßnahmen gemeint sind. Der VABIA ist kein klassischer Test, sondern ein strukturiertes Gespräch. In diesem Gespräch sind verschiedene Testitems eingeflochten, die sowohl die Kognition als auch die Kommunikation abfragen. Dabei werden alltägliche Gegenstände verwendet. Der Untersucher besucht den Patienten an zwei verschiedenen Terminen für ungefähr 30 Min. und unterhält sich mit ihm über seine Vergangenheit, seine persönlichen Interessen, seine Familie, seine Berufstätigkeit. Dazwischen werden Fragen zur Orientierung gestellt, zum Gedächtnis und im zweiten Gespräch auch Aufgaben zu nonverbaler Kommunikation, praktischen und konstruktiven Fähigkeiten. Im Bereich **Kommunikation** werden bewertet:

- Sprachverständnis, Sprachproduktion, kommunikative Aktivität, Pragmatik, Spontansprache, Atmung-Stimme-Artikulation, nonverbale Kommunikation, Schriftsprache

  Im Bereich **Kognition** werden überprüft:
- Aufmerksamkeit, Lernfähigkeit, Gedächtnis, Orientierung (räumlich und zeitlich), gnostische Fähigkeiten, praktische Fähigkeiten, konstruktive Fähigkeiten, logisches Denken
- außerdem werden Hören und Sehen bewertet

Für die Durchführung des Tests gibt es ein Protokoll, welches die Interviewfragen und Anweisungen für den Untersucher genau vorgibt. Die Autoren betonen jedoch, dass man die Fragen den individuellen körperlichen Fähigkeiten, regionalen Unterschieden und Dialekten anpassen soll.

So beginnt der **Erstkontakt** damit, dass sich der Untersucher mit Namen, Geburtsort, Alter, Familienstand und Beruf vorstellt. Etwas später im Protokoll wird er den Patienten noch einmal danach fragen. Dann erfragt man die persönlichen Daten des Patienten, fragt nach Namen von Familienmitgliedern und nach Erinnerungen aus der Kindheit, z. B. „Erinnern Sie sich noch an ein besonderes Ereignis aus Ihrer Schulzeit? Hatten Sie einen Lehrer oder eine Lehrerin? Wie war er/sie?“ Man geht weiter und fragt nach dem jetzigen Gesundheitszustand: „Wie ist Ihr körperlicher Zustand jetzt gerade?“, „Können Sie in der Nacht gut ... (*Geste für schlafen*)?“. Für das zweite Treffen wird ein konkreter Termin vereinbart, der auf einem Kärtchen notiert und dem Patienten übergeben wird. Im Zweitkontakt (vertiefendes Gespräch) wird das Gedächtnis überprüft, indem an den Erstkontakt erinnert wird. Im Verlauf soll der Patient die Monatsnamen vorwärts und rückwärts sagen und welcher Tag heute ist. Es wird nach dem Schlucken gefragt und diskret die Mundmotorik und Artikulation überprüft. Außer dem Fragebogen braucht man verschiedene **Realgegenstände**, die man in den beiden Interview-Sitzungen geschickt verwendet, um z. B. die praktischen Fähigkeiten zu überprüfen. So nimmt man u. a. Folgendes mit:

- Aufnahmegerät: es wird zum einen für die Aufnahme der Spontansprache gebraucht, zum anderen wird es in der zweiten Sitzung verwendet, um die Lernfähigkeit zu überprüfen; dem Patienten wird das Gerät erklärt und 2-mal vorgemacht, wie man es bedient (vorausgesetzt, dieses Gerät ist für ihn neu); dann soll er im Verlauf des Gespräches insgesamt 3-mal das Erlernte zeigen
- alltägliche Gegenstände: Bleistift, Geldmünzen, Uhr, Schlüssel, Ring, Büroklammern, Klebstoff, Klebeband, Briefumschlag; diese Gegenstände werden für die Gedächtnisaufgabe eingesetzt sowie für eine gnostische Überprüfung: die Münzen, der Schlüssel, der Ring und die Uhr werden in einem Säckchen verstaut und der Patient muss sie erfühlen
- Koffer: darin befinden sich zwei Säckchen und ein farbiger Briefumschlag, der nicht zugeklebt werden kann

Des Weiteren enthält das Testmaterial Bildkarten zum Benennen und Wort-Bild-Zuordnung, zum lauten Lesen und zum Erkennen von berühmten Personen (z. B. Heinz Rühmann, Papst Johannes Paul II). Diese sollten natürlich ggf. aktualisiert und angepasst werden.

Die große Herausforderung beim VABIA ist, dass der Untersucher die Interviewfragen und den Ablauf ziemlich gut kennen sollte, damit es tatsächlich wie ein natürliches Gespräch wirkt. Da das Protokoll sehr umfangreich ist, ist die Sprachtherapeutin gefordert, sehr geschickt vorzugehen. Der Patient sollte niemals den Eindruck bekommen, er stehe auf dem Prüfstand. Jede einzelne **sprachliche und kognitive Leistung,** die überprüft wurde, ist mit normierten Prozentwerten gleichgesetzt. Diese Prozentwerte werden im **Endprofil** eingetragen. Dort sieht man zunächst übersichtlich, welche Bereiche auffällig sind. Um die Korrelation zwischen Kommunikation und Kognition zu ermitteln, werden die Prozentwerte einzelner Teilbereiche zueinander in Beziehung gesetzt. Dadurch ergibt sich ein **Level der Performanz.** Es gibt insgesamt neun Level. Je nach erreichtem Level (hochgradige, mittelgradige, leichtgradige, zu beobachtende **Bedürftigkeit**) werden Therapieempfehlungen ausgesprochen: Einzeltherapie, Gruppentherapie, Beratung. Ganz am Ende wird zudem ein **Kommunikationstyp** ermittelt. Dazu werden die Werte aus den Bereichen Sprachverständnis, Pragmatik, Spontansprache, Atmung – Stimme – Artikulation und Verstehen von nonverbaler Kommunikation mit den Werten aus kommunikativer Aktivität und Produktion von nonverbaler Kommunikation verrechnet. Es ergeben sich daraus vier Kommunikationstypen:

- **aktive Kommunikatoren**: hier empfiehlt man besondere Therapieangebote
- **passive Kommunikatoren**: müssen mehr motiviert werden
- **inadäquate Kommunikatoren**: brauchen v. a. neuropsychologische Betreuung
- **Nonkommunikatoren**: brauchen keine therapeutische Intervention, aber dennoch Zuwendung und Schutz

Durch den VABIA bekommt man weder eine Schweregradeinteilung, noch eine Klassifizierung des Sprachabbaus.

Zürcher Demenz Diagnostik (Z-DD)

Die Z-DD ist eine Zusammenstellung von verschiedenen Frage- und Testbögen zur Diagnostik von sprachsystematischen und kommunikativen Fähigkeiten bei Demenz. Die Forschergruppe um Jürgen Steiner (2008) stellt diese Bögen im Internet zum Herunterladen zur Verfügung (https://www.hfh.ch/de/suchresultate?q=Zürcher+Demenz+Diagnostik). Die Bögen umfassen:

- **Z-GINCH, Zürcher Geriatrie-Indikations-Checkliste**: ermitteln die Indikation für Sprachtherapie; befragt wird der Sekundärbetroffene; dabei werden die Voraussetzungen für eine Therapiefähigkeit, nämlich Orientiertheit, Motivierbarkeit, Leidensdruck, Störungsbewusstsein und Belastbarkeit des Primärbetroffenen abgeklärt
  - Beispiele: Patient leidet unter Kommunikationsproblemen; er erscheint motivierbar; er zeigt in irgendeiner Weise einen Kommunikationswunsch
- **Z-PASA, Zürcher Protokollbogen Anamnese Sprachabbau im Alter**: die Betroffenen werden gemeinsam mit ihren Angehörigen u. a. nach persönlichen Daten, Zurechtfinden im Umfeld, Lese- und Schreibaktivität, Gedächtnis, Orientierung und Aufmerksamkeit und Zielen aus Sicht der Betroffenen befragt
  - Beispiel: „Was hat sich in Ihrem Alltag im Bereich Kontakt – Gespräche – Versorgung gegenüber früher verändert?"
  - Beispiel: „Was möchten Sie in den Bereichen Lesen – Schreiben verändern?"
- **Z-FAKA, Zürcher Fragebogen zur Aktivität und Kommunikation im Alltag**: hier werden nur die Bezugspersonen und Angehörigen befragt; es geht um die Einschätzung der kommunikativen Aktivität in Gesprächen in vertrauten Zusammenhängen, im näheren Umfeld und in den Bereichen Lesen und Schreiben; die Sprachtherapeutin kann daraus Ziele für die therapeutische Intervention herleiten; die Einschätzung erfolgt auf einer 4-stufigen Skala von trifft erheblich zu (0) bis trifft nicht zu (3)
  - Beispiele: „Wir führen weniger Gespräche. Wir führen selten Gespräche über Einkaufen / Menü / Kochen. Mein Partner übernimmt seltener Verantwortung im Arztgespräch. Mein Partner kann die Preisschilder / Packungsbeilagen nicht lesen."
- **Z-CADA, Zürcher Checklist für Alltagsdialoge**: der Betroffene wird möglichst in einer Alltagssituation im Gespräch beobachtet; das Gespräch wird aufgezeichnet und dann gemeinsam ausgewertet; dabei werden Sprechumfang, Gesprächsverhalten, Informationsgehalt und Gesprächshindernisse bewertet; in der Terminologie von Steiner (2008) Information, Rhythmus und Klima des Gesprächs; hier geht es v. a. um die pragmatische Ebene, um das Kooperationsprinzip und das Einhalten der Gesprächsmaximen nach Grice (1975); auch hieraus leiten sich Therapiebausteine ab
- **Z-TXT, Zürcher Sprachstrukturelle Prüfung auf Wort- und Textebene**: dieser Teil prüft die Textproduktion und das Textverständnis sowie die Lese- und Schreibkompetenz auf Wort-, Satz- und Textebene ab; dabei werden auch Wort- und Bildkarten eingesetzt

Die Z-DD mit ihren verschiedenen Fragebögen ist ein umfangreiches Instrument für die Erfassung der Kommunikationsfähigkeit und die sprachlichen Fähigkeiten bei Demenz. Insbesondere die Einbeziehung der Bezugspersonen und der Schwerpunkt auf die dialogischen Fähigkeiten geben hilfreiche Ergebnisse bzgl. einer Indikation für eine Sprachtherapie und wenn ja, mit welchen Ressourcen und Zielsetzungen. Auch hier liegt der Schwerpunkt nicht auf der Ermittlung eines Schweregrads und es werden keine Prozentränge ermittelt.

15

KODEM

KODEM steht für Kommunikation bei Demenz (Knebel 2015; Kümmel et al 2014). Es ist ein Assessment für die verbale und nonverbale Kommunikation bei Menschen mit Demenz. KODEM ermittelt die sprachlich-kommunikativen Fähigkeiten im situativen Kontext. Dabei bewerten die Bezugspersonen das kommunikativ-sprachliche Verhalten in bestimmten Situationen

Die ersten Ergebnisse zeigen bereits eine gute Interrater-Reliabilität sowie eine gute Sensibilität und Validität (Knebel 2015).

Informelles Screening

Die Sprachtherapeutin kann sich, um ein Sprachprofil im Rahmen einer demenziellen Erkrankung zu erhalten, ihr eigenes Screening anhand der linguistischen Unterscheidungskriterien zusammenstellen. Dabei sind folgende Bereiche zu prüfen:

- Pragmatik: Diskursverhalten
- Textproduktion und -rezeption in Bezug auf Kohärenz
- Semantik und Lexik
- Abstraktionsvermögen und Verständnis bildlicher Sprache
- Schriftsprache
- nonverbale Fähigkeiten

Das Screening könnte folgendermaßen aussehen:

- Spontansprache: kurzer Dialog über den Beruf oder das Hobby
- Bildbeschreibung, z. B. Cookie Theft (Goodglass & Kaplan 1976)
- Beschreibung einer kurzen Handlungssequenz
- Nacherzählen eines kurzen Textes
- Benennen von Bildkarten, z. B. aus Blanken (Blanken et al. 1999)
- Erklären von Sprichwörtern und Redewendungen
- semantische und phonologische Wortflüssigkeit
- Uhrentest (Shulman, Shedletsky & Silver 1986)

Die Spontansprache und die Semi-Spontansprache werden auf allen linguistischen Ebenen systematisch analysiert (Moritz 2001). Es werden die semantischen Aspekte nach Fehlerart und Kategorien analysiert. Außer dem Uhren Zeichnen Test (Shulman, Shedletsky & Silver 1986) kann man auch den kognitiven Teil der Aphasie Check Liste (Kalbe et al. 2002) hinzunehmen. Das Screening steht als Online-Material zur Verfügung.

15.5.5 Diagnostische Maßnahmen bei Dysphagie

Patienten, die bereits unter einer Demenz leiden und in die Geriatrie aufgrund anderer Erkrankungen überwiesen werden, brauchen zusätzliche Aufmerksamkeit bei der Diagnostik von Schluckstörungen und Problemen der Nahrungsaufnahme. Wie bereits oben erwähnt (➤ Kap. 15.2.2), sind die Symptome einer gestörten Nahrungsaufnahme häufig nicht nur auf eine Presbyphagie (➤ Kap. 14.6) oder Dysphagie (➤ Kap. 11) zurückzuführen. Die Probleme liegen, wenn man so will, auf der Metaebene des Schluckens. Die Wahrnehmung ist gestört, das Erkennen der Lebensmittel als solche oder auch das Vergessen der Mahlzeiten. Hier ist eine ausführliche (Fremd-) Anamnese sehr wichtig, idealerweise erstellt man eine Essbiografie. Patienten mit Demenz sind sehr gefährdet, eine Malnutrition zu erleiden, daher sind regelmäßige Gewichtskontrollen und Ernährungsassessments von hoher Bedeutung. Ihr Kalorienbedarf sollte auch ihre Unruhe, ihr mögliches Umherwandern oder ihren gestörten Tag-Nacht-Rhythmus einbeziehen (Kastner & Löbach 2014).

15.6 Therapie

Eine Intervention seitens der Sprachtherapie ist auch innerhalb der sprachtherapeutischen Wissenschaft nicht unumstritten. Es gibt Stimmen, die meinen, die Therapie bei Demenz sei das Gebiet der Neuropsychologen, der Sozialpädagogen, der Ergotherapeuten und der Pflegenden. Inwieweit die Sprachtherapeutin die Möglichkeiten und Kapazitäten hat, Patienten mit Sprachstörungen bei Demenz zu behandeln, ist nicht zuletzt auch eine strukturelle Frage: Je nach Infrastruktur der jeweiligen Institution stehen ihr mehr oder weniger Möglichkeiten zur Verfügung. Dazu zählen Räumlichkeiten, zeitliche Kapazitäten und letztendlich auch die Wertschätzung der anderen Professionen. Ohne Anforderung vom Arzt wird ein Patient mit Demenz nicht unbedingt von der Sprachtherapeutin gesehen. Es sei denn, es liegt die Frage nach einer Schluckstörung vor (➤ Kap. 11; ➤ Kap. 14.6).

Grundsätzlich wird eine Demenz auf drei Arten behandelt: **medikamentös, nicht-medikamentös** und **beratend.** Die degenerativen Formen von Demenz können jedoch weder medikamentös, noch durch nicht-medikamentöse Maßnahmen wie Psychotherapie, Ergotherapie oder Logopädie gestoppt werden. Man kann den Verlauf bremsen, etwas verlangsamen oder zumindest für einen gewissen Zeitraum das Leistungsniveau halten (Heidler 2015; Steiner 2010).

15.6.1 Medikamentöse Therapie

Viele Medikamente, die man bei Betroffenen mit Demenz einsetzt, zielen zunächst auf eine Linderung der Begleitsymptome wie Depression, Angst und Unruhe. Dazu setzt man Antidepressiva und Neuroleptika ein. Zusätzlich arbeitet man mit sog. **Antidementiva**: Im Fall einer Alzheimer-Demenz setzt man Wirkstoffe ein, die den Abbau von Azetylcholin hemmen, da man weiß, dass eine Störung des cholinergen Stoffwechsels mitverantwortlich für den Abbau der Gedächtnisleistungen ist. Diese **Azetylcholinesterasehemmer** sind Donepezil, Galantamin und Rivastigmin. Außerdem benutzt man den Wirkstoff Memantin, der das Glutamat hemmt, denn zuviel Glutamat führt zum Absterben von Neuronen (➤ Kap. 15.3). Wichtig bei der Verschreibung von Medikamenten ist eine gute Absprache zwischen den Fach- und den Hausärzten. Zudem sollte immer die Menge an Medikamenten bedacht werden. Viele Medikamente bedeuten viele Nebenwirkungen. Auch eine regelmäßige Überprüfung der Medikation und eine Neueinstellung der Dosis im Verlauf der Erkrankung sind wesentlich.

15.6.2 Nicht-medikamentöse Therapie

In Kombination mit Antidementiva kommen verschiedene Methoden nicht-medikamentöser Therapien zum Tragen. Für die körperliche und kognitive Aktivierung steht v. a. die Psycho-, Ergo- und Physiotherapie bereit. Für die **Förderung der kommunikativen Fähigkeiten** liegt der Fokus auf einer multimodalen Aktivierung der kommunikativen Fähigkeiten und Ressourcen. Laut Böhme (2008) zählen dazu:

- sprachpragmatisches Arbeiten, z. B. Biografiearbeit
- Beratung und Schulung von Angehörigen und Pflege
- Musiktherapie
- Kunsttherapie
- tiergestützte Therapie
- Fitness-Training
- Behandlung sensorischer Defizite durch Versorgung mit Hörgeräten und Sehhilfen

15.6.3 Sprachtherapie

Die sprachtherapeutische Intervention bei Patienten mit Demenz erfordert eine **ICF-orientierte Herangehensweise,** die **ressourcenorientiert, biografieorientiert** und **personenzentriert** ist (Steiner 2010; Grün 2016; Schuster 2016). Es ist offenkundig, dass die Wortfindungsstörungen, die semantischen Paraphasien und die phonematischen Neologismen nicht restituierend behandelt werden können. Eine Verbesserung der rein sprachsystematischen Leistungen ist i. d. R. nicht möglich und nicht das Ziel der Sprachtherapie bei Demenz. Das Ziel ist die Stützung der Kommunikation zur Verbesserung der Teilhabe und Lebensqualität. Ein weiteres Ziel ist die Verbesserung der Interaktion des Betroffenen mit seinem Umfeld (Knels 2017). Der Therapieschwerpunkt liegt demnach auf der **Aufrechterhaltung des Kommunikationsvermögens:** Der Patient soll in der Lage sein, sich mit seinen noch vorhandenen Mitteln auszudrücken, seine Wünsche zu äußern und wenn möglich, auch Informationen zu vermitteln. Ferner stehen das Diskursverhalten mit Fremden, mit seinen Angehörigen oder auch den Mitbewohnern im Heim im Vordergrund (Steiner 2010).

Laut Schuster (2016) und Grün (2016) erfordert die Therapie mit Patienten mit Demenz seitens der Sprachtherapeutin bestimmte Kompetenzen. Es ist wesentlich für das Gelingen einer Therapie, dass zwischen Therapeutin und Klient eine positive Beziehung aufgebaut wird, die jedes Mal erneuert wird, insofern, als sie sich dem Stadium der Demenz anpasst. Das bedeutet, dass vor der rein sprachtherapeutischen Arbeit immer die Beziehungsarbeit steht. Das erfordert ein aufrichtiges, empathisches Verhalten seitens der Therapeutin. Dazu gehört eine grundlegende Würdigung menschlicher Grundbedürfnisse, wie Kitwood (2008) sie formuliert: Einbeziehung, Beschäftigung, Trost, Identität und Bin-

15

dung. Der Aufbau dieser Beziehung findet nicht nur verbal statt, sondern auch durch die Körpersprache und nonverbale Signale. Gerade bei fortgeschrittenem Sprachabbau wird die Kommunikation über Mimik und Körpersprache wichtiger, sodass die Sprachtherapeutin ihre Körpersprache in der Interaktion kontrollieren muss (Grün 2016). Sie hat zudem fachliche Kompetenzen in den Bereichen:

- Diagnostikverfahren
- sprachtherapeutische Konzepte
- Dysphagiemanagement
- ICF-basierte Therapie
- ethische Prinzipien
- Pädagogik und Didaktik
- umfassendes Krankheitswissen

(Schuster 2016)

Zusammen mit dem Patienten und seinen Bezugspersonen werden Ziele und Wünsche für die Therapie festgelegt.

Therapieprinzipien

Im Bereich der Behandlung von Sprache und Kommunikation unterscheidet man zwischen **direkten (spezifischen)** und **indirekten (nicht-spezifischen) Maßnahmen**. Direkte Maßnahmen sind im Falle von Demenz Übungen mit dem Primärbetroffenen, während indirekte Maßnahmen die Beratung und Unterstützung der Sekundärbetroffenen umfassen. Strategien oder Tipps für den Umgang und die Kommunikation mit Betroffenen sind zu trennen von spezifischen sprachsystematischen Übungen zur Gesprächsführung, Lesen und Schreiben. Der Schwerpunkt liegt auf dem Erhalt bzw. der Förderung der Kommunikation und insofern auf der pragmatisch-kommunikativen Ebene. Heidler (2006) propagiert eine **kognitiv ausgerichtete Sprachtherapie**, die bei den Störungen der selektiven Aufmerksamkeit und des Gedächtnisses ansetzt. Steiner (2007) hat Leitsätze für die kommunikativ-orientierte Sprachtherapie formuliert, die u. a. den **ganzheitlichen systemischen Ansatz** betonen: die Therapie sollte v. a. sinnorientiert und individuell sein und den Lebenszusammenhang und Gesundheitsstatus mitberücksichtigen. Bei jeder sprachtherapeutischen Intervention für Patienten mit Demenz muss im Hinterkopf bleiben, dass die Patienten Probleme mit der Aufmerksamkeit und dem Kurzzeitgedächtnis haben, Informationen aus dem Langzeitgedächtnis aber abrufen können und dass es für sie einfacher ist, weniger syntaktisch komplexe Strukturen zu verarbeiten (Böhme 2008).

Die Sprachtherapeutin geht also weg von der **symptomorientierten Therapie (SOT)**, die an beeinträchtigten Funktionen arbeitet, hin zur **umgekehrt symptomorientierten Therapie (USOT)**, die an den noch erhaltenen Funktionen arbeitet. Insofern ist das Wissen um die Demenzform und ihren Verlauf wichtig für die Therapie, um rechtzeitig den Schwerpunkt auf die indirekten Maßnahmen zu lenken (Knels 2017). Die Ansätze, die in der Therapie verwendet werden, können aus der Aphasietherapie entlehnt werden, jedoch müssen die vorhandenen Ressourcen, die Kompensationsreserven und die neuropsychologischen Defizite berücksichtigt werden (Abel 2013). Hierzu bietet sich das Konzept des **„fehlerfreien Lernens** (*errorless learning*)**"** an, welches aus dem Gedächtnistraining kommt. Es basiert auf der Annahme, dass bei Störungen der exekutiven Funktionen, der Aufmerksamkeit und des Monitorings die Fähigkeit, Fehler herauszufiltern, gestört ist. Auf die Aphasietherapie bezogen bedeutet das, dass sich bei den Patienten in der Therapie sowohl Richtiges als auch Falsches verfestigt. Um das zu vermeiden, geht man anders herum an die Therapie: Es werden keine Fehler gemacht, es kann sich nichts Falsches verfestigen und der Patient wird nicht mit seinen Schwächen konfrontiert. Das wiederum bedeutet, dass die therapeutischen Hilfen der Leistung des Patienten angepasst werden (Busch & Heide 2012; ➤ Kap. 6.8.7).

Grundsätzlich ist es sinnvoll, die Therapie in **Intervallen** (➤ Kap. 5.1.1; ➤ Kap. 6.8.1) stattfinden zu lassen. Der Patient bekommt für die therapiefreien Zeiten Material und Hausaufgaben. Für die semantische Demenz empfiehlt Kühn (2016) eine beginnende hochfrequente Therapie, die dann in Abständen von 3–6 Monaten durch niederfrequente Sitzungen aufgefrischt wird. Im stationären Rahmen ist eine solche Intervalltherapie möglich, z. B. im Rahmen der geriatrischen Komplexbehandlung oder der geriatrischen Tagesklinik. Oft kommen die Patienten entweder aufgrund einer akuten Erkrankung oder einer Verschlechterung der Symptomatik wieder, sodass hier eine Kontinuität in der therapeutischen Begleitung gewahrt werden kann.

Ein weiteres Behandlungsprinzip ist der **repetitive Charakter** der Sitzung sowie eine gleichmäßige, **ritualisierte Struktur.** So sollte die Therapie idealerweise immer zur gleichen Zeit und immer gleichen Raum stattfinden. Einen möglichen Aufbau einer Therapiesitzung schlägt Grün (2016) vor:

1. Einstimmung: Begrüßungsritual
2. Aktivierung: Small Talk
3. Kommunikationskompetenz: Thema einführen
4. Sprachanregung: funktionale Übungen
5. Abschluss

In der Behandlung steht die Beziehung vor dem Inhalt, die Gefühle vor der Sprache. Von der Sprachtherapeutin wird ein hohes Maß an **Flexibilität** und **Kreativität** als Grundlage für eine sinnvolle Therapie erwartet (Schuster 2016).

➢ Tab. 15.7 fasst die wesentlichen Therapieprinzipien zusammen.

Tab. 15.7 Therapieprinzipien in der sprachtherapeutischen Behandlung von Demenz

Prinzipien	Beschreibung
ICF-orientierte Herangehensweise	Ebene der Teilhabe und Aktivitäten
direkte Maßnahmen	mit dem Primärbetroffenen
indirekte Maßnahmen	Beratung und Information der Sekundärbetroffenen
umgekehrt symptomorientierte Therapie (USOT)	an den erhalten Fähigkeiten arbeiten
fehlerfreies Lernen	Vermeidung von Fehlern in der Übungssituation, therapeutische Hilfen ans Leistungsniveau angepasst
Beziehung	Empathie, Vertrauen, Aufrichtigkeit dem Patienten gegenüber
Körpersprache	Körpersprache des Patienten aufnehmen, eigene Körpersprache kontrollieren
Intervalltherapie	hochfrequente Phasen mit Therapiepausen abwechseln
Kontinuität	Setting (zeitlich, räumlich, inhaltlich) gleichmäßig und zuverlässig gestalten
Flexibilität	an das jeweilige Stadium der Demenz anpassen, Ziele regelmäßig neu definieren
Kreativität	Inhalte der Situation und der Reaktion des Patienten anpassen

Therapieinhalte im leichten Stadium

Noch im frühen Stadium von Alzheimer-Demenz können sehr gut lexikalisch-semantische Übungen Teil der Therapie sein. Hierzu kann man semantische Felder erarbeiten und kurze Texte rezipieren und produzieren. Das Material sollte immer für den Patienten persönlich relevant sein, ihn interessieren und an seiner Biografie orientiert sein. Dadurch verknüpft man die Übungen mit dem Gedächtnis (Gosch-Callsen & Pfeil 2010). Die lexikalisch semantischen Übungen könnten sein:

- semantische Differenzierung von Begriffen
- Antonyme finden
- Begriffe umschreiben
- Bildkarten mit Situation und Handlungen beschreiben
- einzelne Wortfelder erarbeiten
- Schlüsselwörter in Texten finden
- Texte wiedergeben

(Gutzmann & Brauer 2007)

Bei einer semantischen Demenz arbeitet man eher auf Satz- als auf Wortebene und setzt bei den Begriffen und Wörtern an, die noch vorhanden sind. Hier sind v. a. Deblockierungen über alle Modalitäten (visuell, auditiv, taktil-kinästhetisch) angezeigt. Bei dieser Demenzform sind phonematische oder semantische Hilfen, auch Umschreibungen ineffektiv. Die Patienten profitieren viel vom Kontext und von repetitiven Übungen wie Nachsprechen (Kühn 2016). In der frühen Phase der progredienten nicht-flüssigen Aphasie (PNFA) kann noch stark sprachsystematisch geübt werden: Übungen auf phonologischer, syntaktischer und lexikalischer Ebene sind durchführbar. Gleichzeitig kann an der womöglich bestehenden Sprechapraxie oder Dysarthrie gearbeitet werden (Kühn 2016). Die Therapie der logopenischen Variante der progredienten Aphasien legt den Schwerpunkt auf den Erhalt semantischer Repräsentationen mittels Anbahnung von Eigencueing-Strategien. Da diese Form sehr selten ist, gibt es noch wenig Studienergebnisse zu Therapieinhalten (Kühn 2016).

15

Therapieinhalte im mittleren und späten Stadium

Eine Trennung der beiden Stadien im Hinblick auf die Therapieinhalte ist schwierig. Hier vollzieht die Sprachtherapeutin den Wechsel von einer direkten zu einer indirekten Therapie mit Beratung und Information der Bezugspersonen. Hier kommen die umgekehrt-symptomorientierten Therapieansätze (USOT) zum Einsatz, wie sie weiter unten beschrieben werden. Im fortgeschrittenen Verlauf der Erkrankung ist das Ziel, die Kommunikationsfähigkeit – verbal und auch nonverbal – möglichst lange zu erhalten. Dazu gehört auch eine Schulung und ein Training der Partner und engsten Bezugspersonen in Kommunikationsstrategien und Verhalten (vgl. TanDem, Integrative Validation). Im Fall einer PNFA ist das Erarbeiten unterstützter Kommunikation durch ein Tablet oder Kommunikationsbuch wertvoll (➤ Kap. 16), da hier die kognitiven Fähigkeiten lange erhalten bleiben (Kühn 2016). Dies kann auch gut in Zusammenhang mit der Biografiearbeit gesetzt werden.

Neben der Zunahme des sprachlichen Abbaus kommen im mittleren bis späten Stadium die Schluckstörungen hinzu, sodass die Sprachtherapeutin in zunehmenden Maße für das Dysphagiemanagement zuständig ist (➤ Kap. 11; ➤ Kap. 14.6; ➤ Kap. 17.3.2).

Ein weiteres v. a. ambulantes Angebot für die Betroffenen und ihre Bezugspersonen sind Gruppentherapien, gemeinsame Aktivitäten und Selbsthilfegruppen (Kühn 2016; Steiner 2010).

WIRKSAMKEITSNACHWEIS

Laut Knels (2017) ist das Handwerkszeug für die Sprachtherapie bei Demenz vorhanden, es fehlen nur noch die Belege. Es gibt mittlerweile viele Studien, die sich der Wirksamkeit bestimmter therapeutischer Maßnahmen insbesondere bei primärer progredienter Aphasie, aber auch bei Alzheimer-Demenz angenommen haben. Problematisch dabei ist, dass diese Studien meistens nicht randomisiert sind, keine Kontrollgruppen aufweisen und nur kleine Stichproben prüfen (Knels 2017). Größter Kritikpunkt ist jedoch, dass die meisten Studien nur Funktionsziele mittels Methoden eines symptomorientierten Ansatzes (SOT) überprüfen, sprich sprachsystematische Übungen, häufig auch im Vergleich zu Menschen mit Aphasie. Einen guten Überblick über Wirksamkeitsstudien bei den Formen von PPA gibt Kühn (2016). Studien, die sich auf der Ebene Aktivität und Teilhabe bewegen, sind rar. Zudem gibt es für die wirklich relevanten Ziele in Bezug auf Kommunikationsfähigkeit und Teilhabe noch keine Skalen oder Scores.

15.6.4 Schlucktherapie

Bei Patienten mit fortgeschrittener Demenz können fast nur **adaptive Maßnahmen** (➤ Kap. 14.6.6; ➤ Kap. 11.5.3) zum Einsatz kommen. In manchen Fällen kann man an der Haltung arbeiten, zumindest können die Patienten zum Essen und Trinken gut positioniert werden.

Auffällig ist am Schluckverhalten von Demenzpatienten, dass **die orale Vorbereitungs- und die orale Phase** meistens beeinträchtigt sind. Das Schlucken an sich ist in vielen Fällen noch sicher möglich. Die Patienten wissen nicht mehr wie oder können nicht mehr das Essen zum Mund führen bzw. die Handlung durchführen. Sie sitzen vor einer Mahlzeit und können sie ohne Hilfe nicht essen. Manchmal reicht es schon, wenn die Therapeutin oder Pflegekraft den Löffel zunächst gemeinsam mit der Patientin zum Mund führt, das Öffnen des Mundes passiert dann automatisch und dann laufen die Schluckmuster ab. Mitunter können die Patienten den Löffel dann auch selbstständig zum Mund führen.

Problematisch sind Patienten, die nur sehr **verspätet den Schluckreflex** auslösen und dadurch eine stark verlängerte orale Phase haben. Sie kauen ohne Unterlass und können nicht triggern. Hier kann man durch **thermische und gustatorische Reize** versuchen, das Auslösen des Schluckreflexes zu stimulieren. Man kann etwas Zitronensaft oder sogar scharfen Pfeffer (in kleinen Mengen) ins Essen mischen oder die Bolusgröße (bei sicherer Konsistenz) erhöhen.

Wichtig bei Demenzpatienten sind die **äußeren Bedingungen**: Es sollte Ruhe im Raum herrschen mit einer angenehmen Essensatmosphäre und Essensdüften aus der Küche. Das Essen wird so auf den Tellern angerichtet, dass es als solches zu erkennen ist. Der Teller sollte schlicht weiß sein und sich von der Tischdecke / Tischplatte kontrastreich abheben. Viele Patienten benutzen kein Besteck mehr, ihnen kann man Fingerfood anbieten (Kastner & Löbach 2014).

15.6.5 Therapieansätze

Für die umgekehrt symptomorientierte und kommunikativ ausgerichtete Therapie existieren verschiedene Therapieansätze, die teils aus der Aphasietherapie kommen, teils für Patienten mit demenziellen Sprachstörungen entwickelt wurden. Gängige Therapiemethoden wie MODAK, PACE oder auch das NAT-Material kann in entsprechender Aufbereitung sehr gut für Patienten mit Demenz eingesetzt werden (➤ Kap. 6.8). Dabei sollte der Schwerpunkt immer auf dem dialogischen Charakter der Methoden liegen. Das NAT-Material sollte eher ergänzend und spärlich eingesetzt werden, hier kann man v. a. die schriftsprachlichen und semantischen Leistungen gut stimulieren (Steiner 2010).

Alzheimer Sprach Training (ASTRAIN)

Dies ist ein Trainingsprogramm für Alzheimer-Patienten im leichten bis mittleren Stadium, das auf drei Säulen aufbaut:

- einer auditiven Säule: etwas wird vorgelesen
- einer rezeptiven Säule: z. B. Biografiearbeit
- einer produktiven Säule: z. B. Erzählen aus der Vergangenheit

(Köpf 2001)

Ziel dieses Konzepts ist es, die verbalen Fähigkeiten möglichst lange zu erhalten. Man nimmt einen kurzen, fiktiven Text, der vom Wortschatz und der Grammatik nicht zu anspruchsvoll ist. Dieser wird vorgelesen. Ziel ist es, bei dem Patienten Erinnerungen zu provozieren, über die dann gesprochen wird. Weitere rezeptive Übungen sind z. B. das Beschriften der unmittelbaren Umgebung, z. B. Möbel und Objekte im Raum. Um die Sprachproduktion anzuregen, werden Therapieeinheiten mit den Schwerpunkten sprachliche Assoziationen, zeitliche und räumliche Orientierung konzipiert. Ein Beispiel für die räumliche Orientierung ist das Benennen und Erinnern des eigenen Zimmers, des eigenen Hauses, der Umgebung, in der man aufgewachsen ist. Eine zeitliche Orientierung kann über Kalender, Tageszeiten, Jahreszeiten und Feiertage unterstützt werden. Eine Wortfeldaktivierung kann folgendermaßen ablaufen: Das Thema ist „Garten". Zunächst werden Wörter gesammelt, Substantive, Verben und Adjektive, die der Patient mit dem Thema assoziiert. Dann sucht man nach Redewendungen, Sprüchen oder auch Liedern und Gedichten, die mit Garten zu tun haben, z. B. „Der dümmste Bauer erntet die dicksten Kartoffeln", Eduard Mörikes „Frühling lässt sein blaues Band erflattern", „Wie schön blüht uns der Maien" usw. Dabei werden auch persönliche Interessen eingearbeitet, z. B. das eigene Rosenbeet, das Anzüchten von Stecklingen, bestimmte Gartenzeitschriften, der Besuch einer Gartenausstellung. Eventuell findet man noch eine schöne Geschichte oder einen Text zum Thema. Auch hier können – zumindest im leichten Stadium – noch vermehrt sprachsystematische Übungen, z. B. Buchstabieren und Anagramme, verwendet werden.

Kommunikation-Dokumentation-Präsentation (KODOP)

Das KODOP (Steiner 2007) ist für die Einzeltherapie gedacht. Es ist eine biografisch orientierte **Textarbeit,** bei der gemeinsam mit dem Patienten kurze Texte anhand von biografischen Daten und Geschichten erstellt werden. Die Sprachtherapeutin und der Patient legen gemeinsam ein Thema aus seiner Vergangenheit oder Gegenwart fest, z. B. „Mein erster Schultag". Dann führen sie ein Gespräch, bei dem die Therapeutin sehr viel nachfragt, nach Informationen, aber auch nach Gefühlen. Dabei horcht sie auf die Zwischentöne. Währenddessen macht sie viele Notizen und schreibt Schlüsselwörter auf, die sie dann wiederum gemeinsam mit dem Patienten durchgeht und bespricht, Das Ergebnis so einer Sitzung ist ein kurzer, einfacher Text, der dann von den Angehörigen mit Bildern und Dokumenten ergänzt werden kann. Wichtig bei diesen Texten ist, dass sie auch die Gefühle wiedergeben, die der Betroffene in jenen Situationen erlebt hat. Sie können mit Ausrufen und dialektal geprägten Ausdrücken gespickt sein. Die kleinen biografischen Texte werden gesammelt, sodass der Patient selbst sie lesen und anschauen kann oder Bezugspersonen sie ihm zeigen und vorlesen können. Geeignet ist KODOP für Patienten mit leichter oder mittelschwerer Demenz, die noch eine gute Hör-und Sehfähigkeit haben sowie ein Interesse an Lesen und Schreiben (Steiner 2010). Wenn die Sprachtherapeutin mit einem Patienten ein solches KODOP-Buch angefangen hat, kann es auch von Pflege oder Angehörigen weitergeführt werden.

PRAXISTIPP

Eine KODOP Sitzung könnte folgendermaßen aussehen:

- *Thema:* Mein erster Schultag.
- *Fragen:* Wie war das Wetter? Sind sie zu Fuß gegangen? Wer saß neben Ihnen in der Bank? Wie sah die Schultüte aus und was war drin? Waren Sie stolz auf sich?
- *Schlüsselwörter:* heiß, Schule war 10 Min. zu Fuß, Moritz, beste Freund, Süßigkeiten, sehr stolz
- *Text:* An meinem ersten Schultag schien die Sonne. Es war sehr heiß. Meine Mutter hat mich begleitet. Ich trug eine Lederhose und ein kariertes Hemd. Meine Schultüte war grün. In der Schultüte waren ganz viele Süßigkeiten. Ich war sehr stolz. Im Klassenraum habe ich mir einen Platz gesucht. Neben mir saß ein Junge. Sein Name war Moritz. Moritz war mein bester Freund.

Handlungsorientierter Therapieansatz (HOT)

HOT (Weigl & Reddemann-Tschaikner 2002) wird ebenfalls in ➤ Kap. 6.8.4 beschrieben. Ziel ist eine Aktivierung der kommunikativen Kompetenz auf allen sprachlichen und kognitiven Ebenen mittels Durchführung einer bestimmten Handlung, z. B. Schuhe putzen, Brot schmieren, Pflanze eintopfen. Das Ganze findet in einem Dialog zwischen Therapeutin und Patient statt, sodass die Verwendung von Sprache im Kontext im Vordergrund steht und nicht einzelne sprachliche Strukturen, die gefordert sind (Kannengieser 2015). Aufgrund dieses gezielt pragmatisch orientierten Vorgehens eignet sich diese Therapie auch für Menschen mit Demenz.

Selbst-Erhaltungs-Therapie (SET)

Auch in der SET (Romero 1999) wird mit biografischen Details gearbeitet. Der Grundgedanke dabei ist, dass die **Selbstwahrnehmung des Patienten** und seine Identität möglichst lange gewahrt bleiben. Das bedeutet, dass man immer wieder seine biografischen Daten durchgeht und durch die ständige Wiederholung das Wissen über sie möglichst lange erhält. Dabei sammelt man Wissen über seinen Lebenslauf, seinen Beruf, seine Aktivitäten und sein Umfeld. Was hat er gerne und gut gemacht? Wo sind seine Stärken? Was ist sein typisches Verhalten? Gibt es Rituale, die er immer durchgeführt hat, z. B. beim Frühstück die Nachrichten hören? Mit der Selbst-Erhaltungs-Therapie soll der Betroffene in seinem Selbst gestärkt werden, indem er immer wieder an seine Fähigkeiten erinnert wird. Man kann diese Daten mit Fotos und Schriftstücken ergänzen und ein Album anlegen. Das hilft auch Betreuern, die den Menschen noch nicht kennen.

Biografiearbeit

Die Biografiearbeit ist eine Methode, die sowohl Sprachtherapeuten, aber auch Ergo- oder Psychotherapeuten mit den Betroffenen durchführen können. Hier ist es ähnlich wie in der SET: man arbeitet mit der **Identität** des Betroffenen. Wer war dieser Mensch? Was hat ihn bewegt, was sind seine Werte? Durch die biografische Arbeit erkennt man oft Verhaltensweisen, die ohne Bezug rätselhaft erscheinen. So gibt es z. B. eine Patientin, die immer wieder die Schränke ausräumt und neu sortiert wieder einräumt. Diese Dame hat früher zu Hause immer sehr viel Wert auf Ordnung gelegt, bei ihr hatte alles seinen festgelegten Platz. Jeder Mensch hat verschiedene Biografien:

- die **soziologische**: das Umfeld, die Familie, die materiellen Verhältnisse
- die **kulturelle**: die Herkunft, die Traditionen, die Hobbys
- die **kulinarische**: Lieblingsspeisen und -getränke, Ess- und Trinkgewohnheiten, Abneigungen, Allergien gegen Lebensmittel
- die **spirituelle**: die Religion, der Glaube
- die **intellektuelle**: die Schule, die Ausbildung, der Beruf
- die **charakterliche**: die Verhaltensweisen, die Gefühle, die Stärken und Schwächen

Bei der Zusammenstellung der Informationen ist die Therapeutin sehr auf die Auskünfte von Angehörigen und Bezugspersonen angewiesen. Und wenn keine Menschen da sind, die den Betroffenen begleiten, dann orientiert man sich zunächst am Geburtsort und -datum, denn daraus kann man evtl. bereits einige Schlüsse ziehen (Heidler 2016). Die Sprachtherapeutin kann die Biografiearbeit schwerpunktmäßig kommunikativ und sprachlich erarbeiten. Hierbei wird in Einzel- und Gruppentherapie auch Lesen und Schreiben eingesetzt. Beispiele sind:

- Lieder, Gedichte und Filme
- Sprichwörter, Redewendungen, Zitate
- persönliche Hobbys
- vergangene Ereignisse

(Steiner 2010)

Validation

Der Ansatz der Validation ist keine Therapiemethode, sondern eine **Umgangsform** mit Menschen mit Demenz. Sie ist v. a. für die Pflege konzipiert worden und basiert auf dem Grundgedanken, dass die Äußerungen und Verhaltensweisen der Betroffenen nicht korrigiert und hinterfragt, sondern als **gültig** anerkannt werden. Validation bedeutet **Gültigkeit**. So versucht man, im Gespräch mit den Betroffenen Warum-Fragen zu vermeiden. Stattdessen fragt man relativ spezifisch mit W-Fragen nach und grenzt die Antwortmöglichkeiten ein. Wichtig ist ein guter Blickkontakt, evtl. ein Körperkontakt und die Ansprache des Betroffenen mit Namen. Man **zentriert** sich auf die Person und nimmt sie wahr. Wenn unverständliche oder (vermeintlich) unsinnige Äußerungen gemacht werden, wird möglichst unverbindlich darauf eingegangen, z. B. „Heute Mittag bin ich auf der Hochzeit!" – „Ach wie schön. Wer heiratet denn?". Es ist wichtig, den Patienten Sicherheit und Vertrauen zu vermitteln. Es hilft häufig nicht, den Patienten zu korrigieren und zu sagen, dass seine Mutter, zu der er nach Hause gehen will, nicht mehr lebt, oder dass wir nicht das Jahr 1972 haben. Für den Patienten ist das im Moment seine Wirklichkeit. Im fortgeschrittenen Stadium der Demenz ist es außerdem wichtig, auch nonverbal, mimisch und emotional mit den Patienten mitzugehen und ihre Körpersprache zu spiegeln.

Der Ansatz der Validation wurde von Richard (2010) weiterentwickelt zum Ansatz der **integrativen Validation (IVA).** Hierbei werden nicht nur die Gültigkeitserklärungen und die Empathie eingesetzt, sondern auch nach **Antrieben** und **Gefühlen** geforscht. Jeder Mensch hat seine persönlichen Antriebe, das sind erlernte Normen, die das eigene Handeln bestimmten, z. B. Ehrgeiz, Pünktlichkeit, Treue, Stolz. Dann gibt es die Antriebe der Gesellschaft, die durch die Regeln und Normen festgelegt sind, z. B. Verantwortung, Rücksichtnahme, Fleiß. Diese Antriebe prägen die Persönlichkeit eines Menschen und bleiben auch bei Menschen mit Demenz lange erhalten. Die Gefühle drücken Menschen mit Demenz häufig direkt und ohne Umschweife aus, sowohl verbal, nonverbal oder durch Verhalten. Man kann sie also direkt erkennen und validieren. Die Antriebe ergeben sich auch aus der Biografie. Mithilfe der Validation wird der Betroffene wertgeschätzt und wahrgenommen (Heidler 2016; Richard 2010; Grün 2016). Ein Beispiel für Validation von Richard (2010): Die Betroffene äußert: „Ich muss zu meinen Kindern. Die Schule ist aus. Ich habe den Schlüssel." Die Pflegekraft nimmt die Gefühle der Frau wahr: Sie ist pflichtbewusst, verantwortungsvoll, sie hat Angst und ist unruhig. Mit kurzen klaren Sätzen validiert die Pflegekraft diese Wahrnehmung auf einer persönlichen Ebene: „Sie sind sehr in Sorge. Sie haben keine Ruhe mehr. Sie sind eine fürsorgliche Mutter. Auf Sie kann man sich verlassen." Alternativ kann sie auf eine allgemeine Ebene gehen und z. B. eine Redewendung äußern: „Kleine Kinder, kleine Sorgen, große Kinder, große Sorgen."

Tab. 15.8 Therapiemaßnahmen bei Menschen mit Demenz

Symptomorientierte Therapie (SOT)	Umgekehrt-symptomorientierte Therapie (USOT)
sprachsystematische Übungen auf der lexikalisch-semantischen Ebene: • Wortfelder erarbeiten • Benennübungen • assoziative Übungen	Biografiearbeit auf verschiedenen Ebenen
auf der Textebene: • kurze Texte produzieren, z. B. Handlungssequenzen • kurze Texte verstehen	KODOP
auf der phonologischen Ebene: • Anagramme • Buchstabieren	ASTRAIN
auf der pragmatischen Ebene: • PACE • MODAK • Sprachspiele, z. B. Vertellekes	SET
schriftsprachliche Übungen: • kurze Texte lesen • Einkaufsliste schreiben • Rezepte schreiben	HOT
Sprechübungen bei Dysarthrie und Sprechapraxie	

➤ Tab. 15.8 fasst noch einmal mögliche Therapiemaßnahmen zusammen.

Sprache und Bewegung

Viele therapeutische Ansätze in der Arbeit mit Menschen mit Demenz legen den Schwerpunkt auf die Verknüpfung von Kommunikation und Bewegung. Insbesondere in Gruppen kann man Spiele mit Tüchern, Bällen oder Luftballons einsetzen oder Tänze durchführen, bei denen Instruktionen befolgt werden müssen. Das **Tanzen** ist eine Form der Kommunikation, man drückt sich durch die Körperbewegungen aus. Es erfordert eine Aktivierung beider Gehirnhälften, man braucht Geschicklichkeit, Koordination, Aufmerksamkeit und Gedächtnis. Viele Einrichtungen für Demenzkranke und Kommunen bieten regelmäßig Tanznachmittage an, sowohl für Menschen mit als auch ohne Demenz (Kleinstück & Heuvelmann 2016).

15

Beratung

Häufig ist die Sprachtherapeutin weniger in der Therapie als in der Beratung der Betroffenen und ihrer Angehörigen und Bezugspersonen gefragt. Dabei geht es um Möglichkeiten des Umgangs, der Kommunikation und der Nahrungsaufnahme. Für die Beratung und Schulung der Angehörigen stehen einige Ansätze zur Verfügung, die hier kurz Erwähnung finden. Sie grenzen an das Handlungsfeld der Sprachtherapeutin, gehen aber auch darüber hinaus. Diese Ansätze erfordern eine Weiter- bzw. Zusatzausbildung:

- **Kommunikations-TAnDem** (Haberstroh et al. 2006): steht für Trainingsangebote zur Kommunikation in der Betreuung Demenzkranker; hier werden die gesunden Gesprächspartner (Angehörige, Pflegende) im Rahmen von 5 Sitzungen 1× wöchentlich geschult, die Kommunikation mit den Erkrankten aufrechtzuerhalten, um Informationen zu gewinnen; dabei sind sie als Hörer gefordert, das Gespräch am Laufen zu halten; als Sprecher sollten sie möglichst einfach, langsam und redundant formulieren, um die Defizite in der Aufmerksamkeit, dem Sprachverständnis und dem Gedächtnis zu kompensieren; die Teilnehmer werden zunächst in der 1. Sitzung in das zugrundeliegende Kommunikationsmodell eingeführt und in den folgenden 4 Sitzungen spielen sie typische Alltagssituationen in Rollenspielen nach; dann probieren sie das Erlernte zu Hause aus (Gutzmann & Brauer 2007)
- **rationelle Beratung** (Gutzmann & Steenweg 2011): die gesunden Gesprächspartner schaffen möglichst ideale Bedingungen für eine gelingende Kommunikation: Brille, Hörgerät, ruhige Umgebung; sie passen sich sprachlich an und üben sich in Geduld und Kreativität
- **DEA-Training**: Demenz und emotionaler Ausdruck; die Betreuenden werden geschult, die emotionalen Ausdrücke von Demenzkranken zu deuten; dabei werden nur die Gefühle Aufmerksamkeit, Freude, Ärger, Angst und Traurigkeit geschult; Ziel der Schulung ist die verbesserte Wahrnehmung und das verbesserte Verstehen von emotionalen Signalen sowie eine verbesserte Reaktion darauf (Steiner 2010)

EXKURS

Wie erleben die Betroffenen und wie erleben ihre Angehörigen die Demenz

Richard Taylor, ein amerikanischer Psychologieprofessor, erhielt die Diagnose vor seinem 60. Lebensjahr. In einem Statement auf einer Fachveranstaltung für Demenzerkrankte sprach er: „Mit zunehmend gravierenderen Symptomen einer Demenz zu leben lässt unser Bedürfnis nicht versiegen, Liebe zu geben und zu empfangen, uns selbst und unser Umfeld zu verstehen und unser Leben in der Hand zu haben. Es verringert nicht unser Bedürfnis, in Kontakt zu bleiben. Unser Gehirn macht es für uns womöglich schwieriger, diesen Bedürfnissen nachzukommen, aber genau da können unsere Sorge tragenden Partner und Profis einspringen und uns unterstützen. Sie können uns befähigen statt uns zu behindern. Und in manchen Fällen, wo man uns zu lange behindert hat, müssen wir erneut befähigt werden." (Taylor 2011)

Eine Dolmetscherin erhält mit 56 Jahren die Diagnose Lewy-Body-Demenz. Sie ist nicht mehr berufstätig, engagiert sich dafür in der Deutschen Alzheimer-Gesellschaft: „Man wird behandelt wie ein Kind. Die anderen denken, man muss uns beobachten, aufpassen auf uns. Mit so einer Last will doch keiner etwas zu tun haben. Wenn die Demenz anerkannt würde als Behinderung, dann würde ich unterstützt und integriert. Dann würde ich mich outen. Aber so ist es nur ein Stempel: Die können nichts mehr! Dabei kann ich noch viel!" (Bruhn, Lakotta, Pieper 2010, S. 57).

Eine Angehörige berichtet über die sprachliche Kreativität ihres Mannes, der an Alzheimer erkrankt ist: „(…) Bei (…) Gegenständen fallen ihm die Begriffe nicht ein, und er erfindet neue Wörter. ‚Metaller' für Schlüssel, ‚Stinkapparat' für Nase. (…) Einfach ist es nicht, meinen Mann zu verstehen, aber es ist beglückend, wenn es gelingt. Es ist schön, ihn strahlen zu sehen, wenn er sich verstanden fühlt." (Kappus 2010, S.7)

LITERATUR

Abel S. Störungsspezifische Sprachtherapie für Personen mit Aphasie bei Demenz. Forum Logopädie 2013; 5 (27): 28–33.

Aschenbrenner S, Tucha O, Lange KW. RWT. Regensburger Wortflüssigkeits-Test. Göttingen: Hogrefe, 2001.

Barretter A, Gaio F. Test kognitiver und kommunikativer Fähigkeiten (VABIA). Bedürfnisse alter Menschen einschätzen und bewerten. München: Elsevier, 2009.

Benke T. Donnemiller T. Die Diagnose der Frontotemporalen Demenz. Fortschritte Neurologie – Psychiatrie 2002; 70: 243–251.

Bisch S, Hartmann C, Brauer T. Therapieverlauf bei einem Patienten mit Primär Progressiven Aphasie. Forum Logopädie 2008; 6: 28–31.

Blanken G, Döppler R, Schlenck KJ. Wortproduktionsprüfung. Hofheim: NAT-Verlag, 1999.

Böhme G. Förderung der kommunikativen Fähigkeiten bei Demenz. Bern: Hans Huber Verlag, Hogrefe AG, 2008.

Bruhns A, Lakotta B, Pieper H (Hrsg.). Demenz. Was wir darüber wissen, wie wir damit leben. München: Deutsche Verlagsanstalt, 2010.

Busch T, Heide J. Fehlerfreies Lernen als Methode in der der Aphasietherapie. Sprachheilarbeit 2012; 2: 79–88.

Corsten S, Grewe T. Logopädie in der Geriatrie. Stuttgart: Thieme Verlag, 2017.

Cummings JL. The Neuropsychiatry of AD and related Dementias. London: Taylor & Francis, 2003

DAG Deutsche Alzheimer Gesellschaft e.V. Das Wichtigste über die Alzheimer-Krankheit und andere Demenzformen. Ein kompakter Ratgeber. 18. Aufl. Berlin, 2010.

De Langen E. „Demenzen – welchen Platz haben sie im Handlungsfeld der Sprachtherapie?" Diskussionsforum. Die Sprachheilarbeit 2011; 2 (56), 58.

Erzigkeit H. SKT: Kurztest zur Erfassung von Gedächtnis- und Aufmerksamkeitsstörungen. Manual. 24. Vollständig überarbeitete Auflage. Erlangen: Geromed GmbH, 2001.

Fohlstein MF, Fohlstein SE, McHugh PR. Mini-Mental-State: a practical method for grading the cognitive state of patients for the clinician. Journal of Psychiatric Research 1975; 12: 189–198.

Förstl H (Hrsg). Demenzen in Theorie und Praxis. 2. Aufl. Heidelberg: Springer, 2009.

Förstl H, Bickel H, Fröhlich L, Gertz HJ, Kurz A, Marksteiner J, Monsch AU, Pantel J, Schmidt R, Schönknecht P. Leichte kognitive Beeinträchtigung mit Vorzeichen rascher Verschlechterung. Deutsche Medizinische Wochenschrift 2008; 133: 431–436.

Förstl H, Kleinschmidt C. Demenz. Diagnose und Therapie. Stuttgart: Schattauer, 2011.

Gauggel S, Birkner B. Validität und Reliabilität einer deutschen Version der Geriatrischen Depressionsskala (GDS). Zeitschrift für Klinische Psychologie 1999; 28: 18–27.

Geist B. Demenzen – ein Handlungsfeld der Sprachtherapie. Sprachheilarbeit 2011; 2: 50–57.

Glindemann R, Klintwort D, Ziegler W, Goldenberg G. Die Bogenhausener Semantik-Untersuchung (BOSU). München: Urban& Fischer, 2000.

Goodglass H, Kaplan E. The Assessment of Aphasia and related disorders. 2. Aufl. San Diego: Lea & Febiger, 1983.

Gorno-Tempini ML, Brambati SM, Ginex V et al. The logopenic / phonological variant of primary progressive aphasia. Neurology 2008; 71: 1227–1234.

Gorno-Tempini ML, Hillis ML, Weintraub S et al. Classification of primary progressive aphasia and its variants. Neurology 2011; 76: 1006–1014.

Gosch-Callsen S, Pfeil SM. Aphasie oder Demenz? Der Beitrag der Sprachtherapie zur Differenzialdiagnose und zur therapeutischen Intervention. Forum Logopädie 2010; 6 (24):6–13.

Grice HP. Logic and Conversation. In: Cole P, Morgan JL (Hrsg.): Speech acts (= Syntax and Semantics. Bd. 3). New York: Academic Press, 1975.

Grün H. Sprachtherapeutische Möglichkeiten bei Menschen mit Demenz. Forum Logopädie 2016; 5(30):18–21.

Gutzmann H, Brauer T. Sprache und Demenz. Diagnose und Therapie aus psychiatrischer und logopädischer Sicht. Idstein: Schulz-Kirchner, 2007.

Gutzmann H, Steenweg L. Rationelle Beratung. In: Förstl H. (eds) Demenzen in Theorie und Praxis. Berlin, Heidelberg: Springer, 2011.

Haberstroh J, Neumeyer K, Schmitz B, Perels F., Pantel J. Kommunikations-Tandem: Training für pflegende Angehörige von Demenzpatienten. In: Teising M, Drach L, Gutzmann H, Haupt M, Kortus R, Wolter D. Alt und psychisch krank. Gerontopsychiatrie und -psychotherapie zwischen Ethik und Ressourcen. Stuttgart: Kohlhammer, 2006.

Heidler MD. Kognitive Dysphasien. Differentialdiagnostik aphasischer und nicht-aphasischer zentraler Sprachstörungen sowie therapeutische Konsequenzen. Frankfurt am Main: Peter Lang, 2006.

Heidler MD. Demenz. Einteilung, Diagnostik und therapeutisches Management. Idstein: Schulz-Kirchner, 2015.

Huber W, Poeck K, Weniger D. Der Aachener Aphasie Test (AAT). Göttingen: Hogrefe, 1983.

Innes A. Demenzforschung. Das Erleben und die Versorgung von Menschen mit Demenz erforschen. Bern: Verlag Hans Huber, 2014.

Ivemeyer D, Zerfaß R. Demenztests in der Praxis. Ein Wegweiser. München: Urban & Fischer, 2006.

Jorm AF, Scott R, Cullen JS et al. Performance of the Informant Questionaire on Cognitive Decline in the Elderly (IQODE) as a screening test for dementia. Psychological Medicine 1991; 21: 785–790.

Kalbe E, Reinhold N, Ender U. Aphasie-Check-Liste (ACL). Köln: Prolog, 2002.

Kalbe D, Calabrese P, Kohn N et al. Screening for cognitive deficits in Parkinson's disease with the Parkinson neuropsychometric dementia assessment (PANDA) instrument. Parkinsonism and Related Disorders 2008; 14: 93–101.

Kannengieser S. Sprachentwicklungsstörungen. Grundlagen, Diagnostik und Therapie. 3. Aufl., München: Elsevier, 2015.

Kappus H. „Wenn Du da bist, ist ein Stück Goldheit" in Alzheimer Info. Nachrichten der Deutschen Alzheimer Gesellschaft Selbsthilfe Demenz 4/10: 7, 2010.

15

15

Kastner U, Löbach R. Handbuch Demenz. 3. Aufl. München: Elsevier, 2014.

Kessler J, Calabrese P, Kalbe E, Berger F. DemTect: Ein neues Screening-Verfahren zur Unterstützung der Demenz-Diagnostik. Psycho 26 Nr. 6. Karl Demeter Verlag, 2000.

Kessler J, Markowitsch HJ, Denzler PE. MMST: Mini-Mental-Status-Test. Weinheim: Beltz Test GmbH (Deutsche Fassung des MMSE), 1990.

Kitwood T. Demenz. Der person-zentrierte Ansatz im Umgang mit verwirrten Menschen. 5. Aufl. Bern: Verlag Hans Huber, 2008.

Kleinstück S, Heuvelmann A. „Wir tanzen wieder!" – Tanzen für Menschen mit und ohne Demenz in Tanzschulen. In: Kollak I. (eds) Menschen mit Demenz durch Kunst und Kreativität aktivieren. Berlin, Heidelberg: Springer, 2016.

Knebel M. Kommunikation bei Demenz. Validierung eines Instruments zur Erfassung kommunikativer Verhaltensweisen bei Demenz. In: Pantel J (Hrsg.) Psychosoziale Interventionen zur Prävention und Therapie der Demenz. Bd. 11. Berlin: Logos Verlag, 2015.

Knels C. Sprachtherapie bei Demenz in Deutschland. Forum Logopädie 2017; 6 (31): 30–33.

Koch C. Sprachtherapie bei Demenzen: Zwischen demenzassoziierter Sprachstörung und Aphasie – das Problem der sicheren Diagnose und Therapieindikation. Diskussionsforum. Die Sprachheilarbeit 2011; 2 (56): 61–62.

Koch C, Bormann T, Blanken G. Beeinträchtigungen des Wortabrufs bei Aphasie und Alzheimerdemenz. Logos 2015; 23 (1): 4–13.

Köpf G. ASTRAIN. Das Alzheimer Sprachtraining. Oberhausen: Laufen, 2001.

Kroker U. Aphasie-Schnell-Test (AST). Leverkusen: Steiner, 2000.

Kühn T. Evidenzbasierte Sprachtherapie bei Primär Progredienten Aphasien (PPA). Forum Logopädie 2016; 1 (30): 16–23.

Kümmel A, Haberstroh J, Pantel J. CODEM-instrument – developing a tool to assess communication behaviour in dementia. GeroPsych 2014; 27(1):23–31.

Kurz A. Das Wichtigste über die Alzheimer-Krankheit und andere Demenzformen. Ein kompakter Ratgeber. Berlin: Schriftenreihe der Deutschen Alzheimer Gesellschaft e.V., 2010.

Lang CJG. Sprachtherapie bei Demenzen: Neuroprotektion durch Pharmako- und Verhaltenstherapie auch im Alter – Sprachtherapie muss spezifisch sein. Diskussionsforum. Die Sprachheilarbeit 2011; 2 (56): 60–61.

Lang C, Dehm A, Dehm B & Leuschner T. Kurze Aphasieprüfung. Frankfurt: Swets, 1999.

Lawton MP, van Haitsma KS, Klapper JA. Observed Affect in Nursing Home Residents. Journal of Gerontology B: Psychological Sciences 1996; 51, 1: 3–14.

Logsdon RG, Gibbons LE, McCurry SM et al. Assessing quality of life in older adults with cognitive impairment. Psychosom Med 2002; 64: 510–519.

Mesulam MM. Primary Progressive Aphasia. A 25-year retrospective. Alzheimer's Disease and Associated Disorders 2007; 21: 8–11.

Moritz M. Beschreiben und Bewerten von neurogenen Kommunikationsstörungen. Aphasie und verwandte Gebiete 2001; 3: 39–52.

Morris JC. The Clinical Dementia Rating (CDR): current version and scoring rules. Neurology 1993; 43: 2412–2414.

Morris JC, Heyman A, Mohs RC et al. The Consortium to Establish a Registry for Alzheimer's Disease (CERAD) Part 1. Clinical and neuropsychological assessment of Alzheimer's Disease. Neurology 1989; 39: 1159–1165.

Nasreddine ZS, Phillips NA, Beédirian V et al. The Montreal Cognitive Assessment, MoCA: A brief screening tool for mild cognitive impairment. Journal of the American Geriatrics Society 2005; 53: 695–699.

Orgaß B. Eine Revision des Token Tests: I. Vereinfachung der Auswertung, Itemanalyse und Einführung einer Alterskorrektur. II. Validitätsnachweis: Normierung und Standardisierung. Diagnostica 1976; 22: 70–87, 141–156.

Pantel J. Geistig fit in jedem Alter. Wie man mit der Aktiva-Methode Demenz vorbeugen kann. Weinheim und Basel: Beltz-Verlag, 2009.

Poeck K, Hacke W. Neurologie. 12. Aufl. Heidelberg: Springer, 2006.

Richard N. „Sie sind sehr in Sorge": Die Innenwelt von Menschen mit Demenz gelten lassen. Curaviva 2010; 2: 4–9.

Riepe MW. Demenzen. Kognitive Störungen. Therapietabellen. Neurologie / Psychiatrie Nr. 46. Pentenried: Westmayer Verlags-GmbH, 2011.

Rosen WG, Mohs RC, Davis KL et al. ADAS (Alzheimer's Disease Assessment Scale). Göttingen: Hogrefe, 1993.

Rutter LM, Bak TH. Primär Progrediente Aphasien. Forum Logopädie 2015; 3 (29): 26–32.

S3-Leitlinie „Demenzen" (Langversion) der Deutschen Gesellschaft für Psychiatrie, Psychotherapie und Nervenheilkunde (DGPPN) & der Deutschen Gesellschaft für Neurologie (DGN) (Hrsg.), 2009.

Saß H, Wittchen HU, Zaudig M. Diagnostisches und Statitistisches Manual psychischer Störungen. DSM-IV. Übersetzt nach der 4. Aufl. des Diagnostic and Statistic Manual of Mental Disorders der American Psychiatric Association. Göttingen: Hogrefe, 1996.

Saxton J, McGonigle-Gibson KL, Swihart AA. Assessment of the severely impaired patient: Description and validation of a new neuropsychological test battery. Psychol Assessment 1990; 2: 298–303.

Schröder J, Pantel J. Die leichte kognitive Beeinträchtigung. Klinik, Diagnostik, Therapie und Prävention im Vorfeld der Alzheimer-Demenz. Stuttgart. Schattauer GmbH, 2009.

Schultze-Jena A, Becker R. Anhaltspunkte für eine Demenz in der Aphasiediagnostik: Ergebnisse einer Pilotstudie. Forum Logopädie 2005; 19(5):14–20.

Schuster P. Logopädie im Arbeitsfeld Demenz. Forum Logopädie 2016; 5 (30): 12–17.

Shulman KI, Shedletzky R, Silver I. The challenge of time: clock drawing and cognitive function in the elderly. International Journal of Geriatric Psychiatry 1986; 1: 135–140.

Spiegel R, Brunner C, Ermini-Fünfschilling D et al. A new behavioural assessment scale for geriatric out- and inpatients: the NOSGER (Nurses' observation Scale for Geriatric Patients). Journal of the American Geriatric Society 1991; 39: 339–447.

Spiegel R, Feldmann C, Beutler M et al. Erfahrungen mit einer deutschsprachigen Version des SIB. Z Gerontopsychol Gerontopsychiatr 2001; 14: 57–66.

Stechl E, Knüvener C, Lämmler G, Steinhagen-Thiessen E, Brasse G. Praxishandbuch Demenz. Erkennen — Verstehen – Behandeln. Frankfurt am Main: Mabuse-Verlag, 2012.

Steiner J. Sprachabbau bei beginnender Demenz: Bausteine für eine heilpädagogisch-logopädische Diagnostik. Forum Logopädie 2008; 22 (6): 14–21.

Steiner J. Demenz: Logopädie, Beratung und Selbstorganisation. Forum Logopädie 2012; 6 (26): 18–22.

Steiner J. Sprachtherapie bei Demenz. Aufgabengebiet und ressourcenorientierte Praxis. München, Basel: Ernst Reinhardt Verlag, 2010.

Steiner J, Venetz M. Sprachabbau bei Demenz – ein Thema für die Sprachtherapie? Forum Logopädie 2011; 6 (25): 26–31.

Taylor R. Statement auf der Veranstaltung „Wir wollen mitreden!", Demenz Support Stuttgart, am 15.04.2011. https://www.demenz-support.de/wir_wollen_mitreden/statement_taylor, zuletzt abgerufen am 12.09.2018

Wallesch CW & Förstl H. Demenzen. 2. Aufl. Stuttgart: Thieme Verlag, 2012.

Watzlawick P, Beavin JH, Jackson DD. Menschliche Kommunikation. Bern, Stuttgart, Wien: Huber, 1969.

Weigl I, Reddemann-Tschaikner M. HOT - ein handlungsorientierter Therapieansatz für Kinder mit Sprachentwicklungsstörungen. Thieme: Stuttgart, 2002.

V Besondere sprachtherapeutische Bereiche

KAPITEL

16 Unterstützte Kommunikation

K. Eibl

Die unterstützte Kommunikation (UK), im Englischen *augmentative and alternative communication* (AAC), ist ein eigenes Spezialgebiet innerhalb der Sprachtherapie. Es geht darum, den Patienten mit anderen Methoden als der gesprochenen Sprache zur kommunikativen Teilhabe zu verhelfen. Nonn (2011, S.2) sagt deutlich: „Unterstützte Kommunikation ist ein interdisziplinäres Fachgebiet, das sich primär an den kommunikativen Bedürfnissen betroffener Menschen und ihrer Kommunikationspartner ausrichtet". Dabei ist ein interdisziplinärer Ansatz in der UK wesentlich und wichtig. Eine Sprachtherapeutin allein kann UK nicht etablieren. Das ganze Team und alle Bezugspersonen des Betroffenen müssen mit involviert sein, damit die UK gelingt (Giel 2014).

16

DEFINITION

Unterstützte Kommunikation, kurz UK, umfasst die technischen und therapeutischen Hilfen, die Menschen, die nicht oder nur eingeschränkt über Lautsprache verfügen, bekommen, um kommunizieren zu können (Wilken 2002).

Dieses Kapitel gibt einen kurzen Abriss über das Thema UK. Dabei wird beschrieben, für wen UK in der Neurologie geeignet ist (➤ Kap. 16.1) und welche Formen der UK es gibt (➤ Kap. 16.2). Allgemeine Überlegungen zur Diagnostik werden in ➤ Kap. 16.3 geführt. Daraufhin werden die Anwendungsmöglichkeiten der UK bei Dysarthrie (➤ Kap. 16.4), bei Aphasie (➤ Kap. 16.5) und bei Sprechapraxie (➤ Kap. 16.6) aufgezählt. Zum Schluss werden verschiedenen Materialien für den Einsatz von UK (➤ Kap. 16.7) vorgestellt.

Einführende und weiterführende Literatur findet man bei Nonn (2011), Wilken (2002), Beukelmann et al. (2007), im Handbuch der Unterstützen Kommunikation vom Loeper Verlag (Hrsg), z. B. Kapitel 17 „UK in Gesundheitsversorgung, Gesundheit und Pflege" und in der Zeitschrift für Unterstütze Kommunikation vom Loeper Verlag. Die Internetseite „UK im Blick (www.uk-im-blick.de) ist speziell für den Bereich UK bei Erwachsenen und bietet allgemeine Informationen rund um das Thema sowie ein Forum zum Austausch an. Die Seite der Gesellschaft für Unterstützte Kommunikation e. V. ist ebenfalls sehr informativ (www.gesellschaft-uk.de).

16.1 Zielgruppe für UK

Die Zielgruppe für UK sind Menschen, deren kommunikative Fähigkeiten nicht ausreichen, um ihre Bedürfnisse auszudrücken. Es sind Menschen, bei denen das Sprachverständnis und/oder die Sprachproduktion so stark beeinträchtigt sind, dass sie nicht mehr selbstständig kommunizieren können (Nonn 2011). Dabei gibt es keine Grenzen oder Mindestbedingungen, die erfüllt werden müssen. Angesprochen ist jeder Mensch, dessen Teilhabe und Aktivitäten aufgrund seiner Kommunikationsfähigkeit nicht mehr möglich ist. In welchem Ausmaß dies vorliegt, bestimmt der Mensch mit seinen kommunikativen Bedürfnissen selbst. Manche Personen brauchen nur vorübergehend UK, weil sie z. B. künstlich beatmet werden.

Die Zielgruppen für UK in der Neurologie und Geriatrie sind Menschen:

- mit erworbenen Schädigungen, also einer schweren Dysarthrie, Sprechapraxie oder Aphasie nach Schlaganfall oder auch Patienten nach Laryngektomie
- mit progredienten neurologischen Erkrankungen, z. B. mit einer ALS, einer schweren MS oder Morbus Parkinson
- die vorübergehend nicht sprechen können, z. B. aufgrund intensivmedizinischer Betreuung (Nonn 2011)
- mit Demenz (Nonn 2011; Giel & Liehs 2010)

Bei der Versorgung mit UK stehen nicht die Ursachen im Vordergrund, sondern die vorhandenen Ressourcen. So wird unterschieden zwischen:

- **non-speaking**: Patienten haben weiterhin eine intakte Sprachfähigkeit, sind aber im Sprechen massiv eingeschränkt wie bei einer schweren Dysarthrie
- **non-verbal**: Patienten haben Beeinträchtigungen sowohl in der Sprachproduktion als auch in der -rezeption oder ihnen fehlt das Sprachwissen insgesamt, z. B. bei Kindern mit schwerer geistiger Behinderung (Giehl & Liehs 2010)

16.2 Formen von UK

Man unterscheidet drei Formen:

- körpereigene Kommunikationsformen
- nicht-elektronische Kommunikationsformen
- elektronische Kommunikationsformen

Für welche Form man sich entscheidet, hängt maßgeblich von den Ressourcen und Fähigkeiten des Betroffenen ab.

Körpereigene Kommunikationsformen

Hierzu zählen Mimik, Gestik, Körpersprache und Zeichensysteme, die den Körper als Kommunikationsmittel einsetzen. Der Vorteil ist, dass er immer verfügbar ist und sehr direkt und spontan eingesetzt werden kann. Der Nachteil ist, dass die Zeichen und damit die Ausdrucksmöglichkeiten begrenzt sind. Häufig wird diese Form noch durch externe Hilfen ergänzt (Nonn 2011).

Es gibt verschiedenen Gebärden-Systeme, die hier eingesetzt werden können. Für die Therapie von neurologischen Patienten setzt der Einsatz von Handgesten eine ausreichende motorische Kontrolle und Wahrnehmung der Gliedmaßen voraus. Dies ist z. B. bei Patienten mit progredienten muskulären Erkrankungen nicht immer der Fall. Auch beim Vorliegen einer Gliedmaßen-Ataxie ist die Umsetzung der Gesten oder Gebärden schwierig.

Manche Gesten und Zeichen sind allgemeingültig und werden häufig bereits spontan zur Verständigung eingesetzt. Auf diesem Repertoire kann man aufbauen. Grundsätzlich sollte man ziemlich früh ein basales Zeichensystem z. B. für die Ja / Nein-Verständnissicherung festlegen (Giel & Liehs 2010).

Nicht-elektronische Kommunikationsformen

Hierzu zählen Kommunikationstafeln, -bücher, Symboltafeln und Schilder, Realgegenstände. Bei Patienten mit Dysarthrie / Anarthrie sollte sehr frühzeitig die Schriftsprache mit einbezogen werden, denn damit sind sie in ihrer Ausdrucksweise uneingeschränkt. Dennoch ist es für die Akzeptanz wichtig, dass die Patienten frühzeitig an die alternative Kommunikationsmethode herangeführt werden (Giel & Liehs 2010).

Elektronische Kommunikationsformen

Die verschiedenen Geräte und Tablets sowie die Software, die auf dem Markt sind, ermöglichen eine gezielte Auswahl für die Bedürfnisse des Patienten. Für Dysarthrie-Patienten, bei denen die Schriftsprache i.d.R. ungestört ist, sollten z. B. Systeme ausgesucht werden, die auf Schriftsprache basieren. Vorteile der Tablets und Sprechcomputer sind, dass sie das Geschriebene lautlich wiedergeben, dass man also auch damit telefonieren kann und sich über Distanzen unterhalten kann. Man kann bestimmte Äußerungen festlegen und abspeichern, sodass sie schnell abrufbar sind.

16.3 Allgemeine Diagnostik

Im Bereich der UK ist die Diagnostik mehr als nur das Erfassen der sprachlichen bzw. sprecherischen und kognitiven Fähigkeiten. Inhalte der Diagnostik sind:

- ausführliche Anamnese
- Erhebung der sprachlichen und kognitiven Fähigkeiten
- Erhebung der kommunikativen Bedürfnisse und Fähigkeiten
- Erfassen des sozialen Umfelds
- Erfassen des Tagesablaufs, der Aktivitäten und Interessen
- Erfassen der motorischen Fähigkeiten
- Erfassen von Sehen und Hören

(Beer 2015)

Es werden also die Voraussetzungen für den Einsatz von UK erfasst. Hier erfährt man, ob man eher eine schriftbasierte oder symbolbasierte Kommunikationshilfe beantragt. Es geht darum, festzulegen, welche kommunikativen Kompetenzen vorhanden sind, in welchen Bereichen Unterstützung benötigt wird. Die Situationen und die Kommunikationspartner werden ermittelt. Es ist auch wesentlich herauszufinden, ob der Betroffene in seinem Umfeld Personen hat, die sich mit der UK vertraut machen und insbesondere die technische Seite übernehmen.

Anamnese

Um einschätzen zu können, ob der Patient von der UK profitieren könnte und welche Formen für ihn geeignet sind, führt man neben der regulären Aphasiediagnostik (➤ Kap. 6.7) bzw. Dysarthrie- / Sprechapraxiediagnostik (➤ Kap. 9.5 bzw. ➤ Kap. 10.4) eine ausführliche Anamnese und Befragung durch. Ein Beispiel für einen solchen Bogen findet sich bei Nonn (2011) im Anhang. Eine Checkliste steht online zur Verfügung unter https://uk-im-blick.de/storage/app/media/Diagnostik/garrett-und-lasker-checkliste-aphasie-und-uk-dt-us-2016-mit-vorwort-2018.pdf

Diagnostikverfahren

Triple C Checklist of communicative competence

Dies ist ein Einschätzungsbogen, der die kommunikativen Fähigkeiten von der Präintention bis zur zielgerichteten intentionalen Kommunikation erfasst (Kristen 2007). Er wurde ursprünglich für Erwachsene mit schweren Behinderungen entwickelt, kann aber auch bei erworbenen Kommunikationsstörungen eingesetzt werden.

Die Checkliste ist verfügbar unter: www.sonderpaedagogik.uni-wuerzburg.de/fileadmin/06040400/downloads/uk2007/soaped2_ws0607_tagung_uk_braun_triple_c_checkliste.pdf.

TASP – Test of aided communication symbol performance

Ein standardisierter Test aus den USA (dt. Übersetzung Hansen 2009), der das Sprach- und Symbolverständnis untersucht. Er besteht aus vier Untertests:

1. Symbolgröße und Anzahl
2. Grammatische Fähigkeiten
3. Kategorienverständnis
4. Syntaxverständnis, Anwendung von Satzbau

Aus diesem Test lässt sich ableiten, wie die UK gestaltet werden kann, welches Vokabular, in welcher Struktur, welche Symbolsysteme, welche Komplexität der Strukturen.

Soziale Netzwerke

Die von Wachsmuth (2006) übersetzten *Circles of Friends* (Blackstone & Berg 2006) erfassen ganz im Sinne der ICF (➤ Kap. 5.2) die Partizipation des Betroffenen, indem sie seine Kommunikationspartner erfassen. Die fünf Kreise sind demnach (➤ Tab. 16.1):

Die Erfassung geschieht über ein Interview mit dem Betroffenen und seinen Bezugspersonen. Das Interview umfasst 17 Seiten und die Ergebnisse werden dann auf vier Auswertungsbögen in Diagrammen erfasst. Diese Bögen bilden die Grundlage für die Intervention mit UK und die Bildung eines Kernteams zur Implementierung (Nonn 2011).

Tab. 16.1 Soziale Netzwerke (Circle of Friends)

Kreis	Kommunikationspartner
Kreis 1	Familienangehörige, Lebenspartner, lebenslange Kommunikationspartner
Kreis 2	enge Freunde und Verwandte
Kreis 3	Bekannte
Kreis 4	externe (bezahlte) Hilfspersonen
Kreis 5	Fremde

16.4 Anwendung der UK bei Dysarthrie

Gerade bei Patienten mit fortschreitenden Erkrankungen kann die Sprachtherapeutin schon frühzeitig auf die Möglichkeiten der unterstützen Kommunikation hinweisen. Gleichzeitig kann sie sich bereits bei der Diagnostik ein ausführliches Bild über die kognitiven und linguistischen Fähigkeiten des Patienten machen. Dazu sollte sie neben der auditiven Diagnostik auch die Motorik und Sensorik mit einbeziehen (hier helfen Befunde aus der Physiotherapie) sowie auf der Ebene der Aktivitäten und Partizipation die pragmatisch-kommunikativen Fähigkeiten erfassen (Giel & Liehs 2010). Die Ergebnisse geben dann Hinweise auf die möglichen Formen der UK, die in Frage kommen. Und das immer vor dem Hintergrund der formulierten Teilhabe- und Aktivitätenziele des Patienten. Bei progredienten Erkrankungen können sich diese auch verändern und müssen immer wieder angepasst werden (ebd.). Wichtig ist eine rechtzeitige Aufklärung und Information über die alternativen Kommunikationsmethoden, damit eine Akzeptanz seitens der Patienten und auch ihrer Bezugspersonen aufgebaut werden kann (Hux 2001).

FALLBEISPIEL

Der Patient WH mit einer weit fortgeschrittenen bulbären Form der ALS litt unter einer schweren Anarthrie. Körperlich war er noch mobil und nicht eingeschränkt. Er hatte immer seinen Schreibblock dabei. Zunächst war es ihm im Kontakt wichtig, sich ausschließlich verbal auszudrücken. Erst wenn der Gesprächspartner deutlich signalisierte, dass er die Äußerungen nicht verstand, griff er zum Kugelschreiber und schrieb. Das Erstaunliche daran war, dass dieser Patient nicht in kurzen Stichworten schrieb, sondern lange, ausführliche, wohlformulierte und wohlgeformte Sätze. Einerseits war das schön zu sehen, weil dadurch die Persönlichkeit des Menschen hervortrat. Andererseits war es natürlich mühsam und zeitaufwändig für beide Seiten. Es wurde ihm ein elektronisches Tablet zum Schreiben angeboten, welches auch fertige Phrasen bereithielt bzw. Icons mit Short Cuts zu wiederkehrenden Themen. HW lehnte strikt ab. Er hoffte immer noch, seine Lautsprache wiederzufinden und entwickelte daher keinerlei Akzeptanz gegenüber der elektronischen Kommunikationshilfe.

Der Einsatz von UK braucht zum einen Zeit, weil die Patienten sich mit der Erkrankung und ihren Konsequenzen auseinandersetzen müssen, und auch, weil der Einsatz der UK gelernt werden und sich in den Alltag einfügen muss (Giehl & Liehs 2010).

Beispiele für Kommunikationshilfen bei Dysarthrie

- Buchstabentafel
- Informationstafel mit häufigen Aussagen
- Stimmverstärker
- Sprachausgabegeräte, die schriftbasiert sind, z. B. Lightwriter, Allora
- Tablets, mit bestimmten schriftbasierten Apps, z. B. Predictable, Proloquo4Text, Abilipad
- komplexe Geräte mit individueller Ansteuerung, z. B. Fingerführung, Augenbewegungen, Kopfmaus

16.5 Anwendung der UK bei Aphasie

Viele schwer betroffene Patienten mit Aphasie finden nicht ausreichend zurück zur verbalen Sprache. Sie sind auf externe Hilfsmittel wie Kommunikationstafeln, Kommunikationsbücher oder elektronische Kommunikationshilfen angewiesen (➤ Kap. 16.7). Oft sind es v. a. Patienten, die sowohl eine schwere als auch eine leichte bis mittelschwere Aphasie haben, die von unterstützter Kommunikation profitieren können.

Körpereigene Kommunikationsformen

Bei Menschen mit globaler Aphasie haben sich Therapiemethoden bewährt, die den Einsatz sprachersetzender Gesten trainieren (➤ Kap. 6.8.3). Bei vielen Patienten, die schwer betroffen sind, ist es sinnvoll, ein bestimmtes Repertoire an Gesten einzuüben, mit denen sie im Alltag ihre Grundbedürfnisse mitteilen können und die zur Verständnissicherung dienen. Dabei ist es nicht wichtig, dass diese Gesten z. B. aus einer Gebärdensprache entnommen sind. Viele Patienten entwickeln selbst Bewegungsmuster, die sie bevorzugt verwenden. So zeigte eine Patientin ein „Ja“ mit der Armbewegung nach oben, ein „Nein“ mit der Armbewegung zur Seite an. Ein anderer Patient nutzt das Abzählen mit den Fingern, um z. B. die Tage der Woche anzugeben. Diese Ressourcen kann die Therapeutin nutzen und mit dem Patienten gemeinsam bedeutungsvolle Gesten erarbeiten.

Körperfremde Kommunikationsformen

Der Einsatz einer z. B. elektronischen Kommunikationshilfe jedoch erfordert zumindest ein gutes Sprachverständnis, das Erkennen von Bildern und die kognitiven Fähigkeiten, das Gerät zu bedienen. Das ist für viele Patienten mit Aphasie schwierig, aber nicht unmöglich.

Folgende Aspekte sollten bei der Überlegung zur Anwendung alternativer Kommunikationshilfen diskutiert werden:

- Welche Absicht steht dahinter? Für welche Situationen wird UK gebraucht? Z. B. Gespräche initiieren, Informationen vermitteln, Aktivitäten gestalten
- Auswahl der UK Form: gemeinsam mit dem Betroffenen und seinen Bezugspersonen
- Praktikabilität des Geräts: Handlichkeit, Größe, Sprachausgabe, Bedienbarkeit
- Personalisierung des Geräts: die Inhalte müssen regelmäßig angepasst und auf die Bedürfnisse des Betroffenen zugeschnitten werden. Dieser Prozess muss therapeutisch und von den Angehörigen begleitet werden
- Flexibilität der Anwendung: das Gerät muss die Kommunikation nicht ausschließlich ersetzen, es kann sie ergänzen. Der Betroffene soll weiterhin alle Kommunikationsmöglichkeiten ausschöpfen

Beispiele für Kommunikationshilfen bei Aphasie

- Kommunikationsbücher, entweder selbst zusammengestellt oder käuflich erworben, z. B. ZAK, FLIP, Logicon, Mit Bildern sprechen
- Kommunikationssoftware, die entweder schriftbasiert oder symbolbasiert ist, z. B. Metacom 8, Picture Communication Symbols
- statische Hilfen wie festgelegte Phrasen, Themen, persönliche Daten, persönliche Erlebnisse, soziale Kontakte

16.6 Anwendung der UK bei Sprechapraxie

Bei Mutismus oder schweren expressiven Störungen greift die Sprachtherapeutin sowohl zu Therapiebeginn, um die Phase bis zu den ersten Äußerungen zu überbrücken, aber auch im Therapieverlauf, die

16

bisher zu keinen verbalen Äußerungen geführt hat, zu alternativen Kommunikationsmethoden. Das kann der Einsatz von Zeichnen oder Gesten sein oder Hilfsmittel wie Kommunikationsbücher in gedruckter oder elektronischer Form. Der Einsatz von Tablet-PCs ist keine Seltenheit. Es können verschiedene Applikationen darauf gespielt werden, die Qualität der Sprachausgabe ist mittlerweile hervorragend.

Aber der Einsatz von AAC und unterstützter Kommunikation (UK) steht und fällt mit der Akzeptanz des Patienten und seinen Bezugspersonen. Sowohl in der Akutphase als auch später in der chronischen Phase bleibt für viele Patienten die verbale Kommunikation das ultimative Therapieziel. Mit dem Gedanken, ein anderes Medium zu verwenden als die gesprochene Sprache, müssen sich die Patienten zunächst anfreunden. Die zweite Hürde ist die Anleitung für die Nutzung des Mediums. Teilweise müssen Symbole neu erlernt werden und der Ausdruck von Bedürfnissen und Informationen wird auf das Nötigste reduziert und oft simplifiziert. Voraussetzungen für die Verwendung von alternativen Kommunikationsmitteln sind:

- ausreichende visuelle Wahrnehmung
- ausreichendes Sprachverständnis für einfache Aufforderungen

Umso mehr können die Patienten davon profitieren, wenn sie einen anderen Kommunikationskanal verwenden.

Engl-Kaspar (2011) beschreibt ein Fallbeispiel von einem Patienten mit schwerer Sprechapraxie, der mit einem elektronischem Kommunikationsgerät (Dynavox 4) versorgt wurde. Dazu bedurfte es der Einbeziehung seiner sozialen Kreise, auch außerhalb der Familie. Es wurden bestimmte Situationen ausgewählt, die trainiert wurden, auch um den Transfer der Nutzung des Geräts im Alltag zu gewährleisten. Der Patient ist jetzt in der Lage, mit dem Gerät zu kommunizieren, aber v. a. nur in den vorher geübten Situationen. Er nutzt es selten, möchte es aber auch nicht mehr missen. Er wird weiterhin sprachtherapeutisch begleitet. Engl-Kaspar (2011) schildert auch, wie schwierig es ist, das Umfeld von so einem Gerät zu überzeugen und einen Ansprechpartner zu finden, der die technische Wartung und Pflege übernimmt. Denn das Gerät sollte laufend aktualisiert werden, es kommen Personen oder Situation hinzu, denn es ist letztendlich wie ein persönlicher Assistent.

Beispiele für Kommunikationshilfen bei Sprechapraxie:

- Schreibtafel
- schriftbasierte Sprachausgabegeräte, z. B. Lightwriter, Allora
- Tablets mit schriftbasierten Apps, z. B. Predictable, Proloquo4Text, Abilipad

16.7 UK-Materialien

Kommunikationstafeln

Als nicht-elektronisches Medium greift man hier auf individuell zusammengestellte Piktogramme, Fotos oder Bilder zurück, die mit dem Patienten und seinen Angehörigen gemeinsam erarbeitet werden. Auch folgende Materialsammlungen können verwendet werden:

- **Bliss-Symbolsystem:** eine Symbolsprache aus 25 Zeichen, die sich zu mittlerweile 1400 Symbolen zusammensetzen lassen; Symbole sind stark abstrahiert und werden seit den 80er Jahren auch vermehrt in Deutschland für lernbehinderte Kinder eingesetzt
- **Bild-Grundwortschatz für Sprach-und Sprechbehinderte** (Franke 1993): Sammlung von 12 Tafeln mit schlichten schwarz-weiß Bildern von Nomina und Verben nicht nur für den Einsatz in der Aphasietherapie
- **„Ohne Worte" Wörterbücher:** diese im Handel erhältlichen kleinen Bücher sind für Sprachgesunde als Reisewörterbücher konzipiert; dort finden sich ebenfalls ansprechende Darstellungen von Objekten, Orten, Tätigkeiten, Eigenschaften und Gefühlen

Kommunikationsbücher

Ein Kommunikationsbuch kann ebenfalls individuell gemeinsam mit dem Patienten und dem Angehörigen erstellt werden. Es gibt käufliche Exemplare, die bereits ganz viele Tafeln zu allen möglichen Themen wie Gesundheit, Zuhause, Essen und Trinken, Kleidung, Freizeit, Sport, Urlaub, Aktivitäten und vieles mehr enthalten. Diese modifiziert man nach den Bedürfnissen und Anforderungen des Patienten. Häufig zeigen die Seiten in dem Buch das Offensichtliche, was sich aus der Situation heraus ergibt. Der Einsatz eines Kommunikationsbuches erfordert daher ein ausführliches Training mit dem Betroffenen und seinen Bezugspersonen, damit er dieses gezielt für seine Zwecke einsetzen kann. Oft ist dies hilfreich im Gespräch mit fremden Personen, die dann das Buch als Verständigungshilfe nutzen können.

- **Logicon – das Kommunikationsbuch** (Nürnberger-Behrends & Borchers 2010): ein nonverbales Kommunikationsbuch, welches jetzt auch erweitert wurde für Niederländisch und Türkisch. Es umfasst ein Manual, einen Diagnostikbogen, eine Patientenmappe und 396 Bild- und Wortmaterialien. Es kann auf Antrag von der Krankenkasse übernommen werden
- **Mit Bildern sprechen**: Kommunikationsbuch von Langenscheidt. Enthält 700 Bilder Zeigebilder in 14 Kapitel. Es hat eine handliche Form mit Spiralbindung. Es kann auch in der Therapie eingesetzt werden
- **ZAK** – Kommunikationsbuch für Erwachsene von Rehavista: gibt es in fünf Varianten, für Kinder, für Erwachsene, für Damen, für Herren, als Thinline-Format. Es hat ein DIN A 5 Format mit 42 Seiten mit PCS- Symbolen (s. u.). Auch dieses Buch lässt sich über die Krankenkasse verordnen
- **Flip (Flexible interaktive Partnerstrategie**; Castaneda & Waigand 2015): Kommunikationsbücher mit Bildern oder Schriftsprache in DIN A6, DIN A5 oder DIN A4. Die Bücher sind zum Teil mit vorgefertigten Seiten, können aber individuell erweitert werden

Kommunikationsgeräte

In der heutigen Zeit wird die Sprachtherapeutin die meisten Patienten mit einem elektronischen Medium versorgen. Neben speziellen Geräten der unterstützen Kommunikation (UK), wie sie bei Kindern mit Lern- und geistiger Behinderung ihre Anwendung finden, bieten die Firmen auch Software an, die speziell auf Aphasie ausgelegt und daher erwachsenengerecht ist.

Grundsätzlich ist es möglich, über die Krankenkasse ein Kommunikations-Tablet oder einen Pocket-PC zu beziehen. Es wird wie ein Hilfsmittel beantragt und gilt als Leihstellung. Folgende Programme und Geräte sind für Patienten mit Sprechapraxie und / oder Aphasie geeignet:

- **Phasicom** (epitech®): Tablet mit Kontextfunktion; es lassen sich Bilder aufnehmen und aus diesen wiederum Ausschnitte und Verknüpfungen zum Wortschatz herstellen; so ist es flexibel einsetzbar und lässt sich für jeden Patienten einrichten
- **Tobii dynavox I-Serie** (tobiidynavox®): ebenfalls ein Tablet, welches auch WLAN-fähig ist; es hat hochwertige Lautsprecher und ist robust verpackt
- **Lightwriter SL40**: Gerät für Patienten mit erhaltener Schriftsprache, z. B. bei reiner Sprechapraxie; es ist wie eine kleine Tastatur mit einem Display und Sprachausgabe; der Patient teilt sich praktisch schriftlich mit; neuen Geräte sind auch für das Verschicken von Textnachrichten geeignet
- **Allora**: ein Gerät, ganz ähnlich wie der Lightwriter, das geschriebene in gesprochen Sprache umsetzt

Verschiedene auf UK spezialisierte Firmen bieten diese Produkte an.

Software und Apps

- **Picture Communication Symbols** (Mayer-Johnson®): große Sammlung an Piktogrammen mit und ohne Schrift, die in Tablets oder Pocket-PCs eingesetzt werden kann
- **Metacom 8** (©Kitzinger 2018): Software mit 10.000 Symbolen u. a. mit dem Kernvokabular „Fragen“, „Zeit“, „Verben“, „Konversation / Interaktion“, „Eigenschaften / Emotionen“
- **Boardmaker** (Mayer-Johnson®): eine Software zur Erstellung von Kommunikationstafeln; sie enthält Schablonen für Kommunikatoren, Arbeitsblätter und Symbolen; die Software kann auf verschiedenen Geräten eingesetzt werden
- **Predictable Deutsch** (Therapy Box Ltd): eine App, die sowohl verschiedene Tastatur-Varianten (QWERTZ oder ABC) anbietet als auch eine intelligente Wortvorhersage mach; beim Schreiben wird eine Auswahl an Wörtern angeboten, ganz wie beim Whats App- Schreiben auf dem Smartphone

16

- **Proloquo4text** (Assistive Ware): ebenfalls eine App mit Worterkennung, die in verschiedenen Sprachen verfügbar ist
- **Abilipad** (Appy Therapy): eine App, die verschiedene, auf die individuellen Bedürfnisse des Betroffenen zugeschnittene Tastaturen anbietet; diese sind sowohl bild- als auch schriftgestützt und gibt es in unterschiedlichen Schwierigkeitsgraden

LITERATUR

Beer S. Wege in die Kommunikation – UK bei Aphasie. In: ISAAC Tagungsband. Loeper Verlag, 2015. https://uk-im-blick.de/storage/app/media/Literatur/Beitrag_Wege%20 Kommunikation_UKbeiAphasie.pdf (zuletzt abgerufen am 10.12.18)

Beukelmann DR, Garrett KL, Yorkston KM (Hrsg). Augmentative Communication Strategies for Adults with Acute or Chronic Medical Conditions. Baltimore: Brookes Pub., 2007.

Engl-Kaspar EM. Fallbeispiel: UK-Versorgung bei schwerer Sprechapraxie und leichter Aphasie. In: Nonn K. Unterstützte Kommunikation in der Logopädie. Stuttgart: Thieme Verlag, 2011: 155-166.

Giel B, Liehs A. Unterstützte Kommunikation bei progredienten Erkrankungen. Forum Logopädie 2010; 6(24):14–19.

Giel B. Systemisch-lösungsorientierte Dysarthrietherapie. Seminarskript. dbs-Kurs 19.–22.5.2008.

Giel B. Unterstützte Kommunikation und Sprachtherapie / Logopädie – zwei komplementäre Systeme! Logos 2014; 22(3): 201-207.

Hux K, Manasse N, Weiss A et al. Augmentative and Alternative Communication for Persons with Aphasia. In: Chapey R (Hrsg.). Language Interventions Strategies in Aphasia and Related Neurogenic Communication Disorders. 4. Aufl. Lippincott: Williams & Wilkins, 2001: 675–687.

Loeper Verlag (Hrsg.). Handbuch der Unterstützten Kommunikation. http://www.vonloeper.de/hduk/ (zuletzt abgerufen am 10.12.18)

Nonn K. Unterstützte Kommunikation in der Logopädie. Stuttgart: Thieme Verlag, 2011.

Wachsmuth S. Soziale Netzwerke. Unterstützte Kommunikation 2006; 2: 20-21.

Wilken E (Hrsg.). UK. Eine Einführung in Theorie und Praxis. Stuttgart: Kohlhammer, 2002.

Diagnostikmaterial

Blackstone SW, Berg MH. Soziale Netzwerke. Ein Instrument zur Erfassung der Kommunikation unterstützt kommunizierender Menschen und ihrer Kommunikationspartnerinnen und -partner. Deutsche Ausgabe herausgegeben und übersetzt von Wachsmuth S. Karlsruhe: von Loeper, 2003.

Hansen F. Diagnostiktest TASP – Zur Abklärung des Symbol- und Sprachverständnisses in der Unterstützen Kommunikation. Berlin: Rehavista, 2009. https://www.rehavista.de/?at=produkte&ag=17&f=ad&p=R00849 (zuletzt abgerufen am 10.12.18)

Kristen U. Diagnostik mit der Triple C Checkliste. Eine Checkliste für die Erfassung von nicht-intentionaler bzw. intentionaler Kommunikation. In: Sachse S, Birngruber C, Arendes S (Hrsg.) Lernen und Lehren in der Unterstützten Kommunikation. Karlsruhe: von Loeper, 2007: 303-310.

Therapiematerial

Abilipad. https://appytherapy.com/abilipad/ (zuletzt abgerufen am 10.12.18)

Boardmaker Software. http://mayer-johnson.com/collections/boardmaker-software (zuletzt abgerufen am 10.12.18)

Flip. Castaneda C, Waigand M. Flip - Flexible interaktive Partnerstrategie. 2015. http://www.ukcouch.de/?page_id=1204 (zuletzt abgerufen am 10.12.18)

Franke U. Bild- Grundwortschatz für Sprachbehinderte und Sprechbehindert. München: Urban & Fischer, 1993.

Löb 1994

Logicon – das Kommunikationsbuch. Nürnberger- Behrends H, Borchers G. Logicon- das Kommunikationsbuch. 3. Aufl. Hofheim: Prolog Verlag, 2010.

Metacom 8. http://Metacom-symbole.de (©Kitzinger 2018) (zuletzt abgerufen am 10.12.18)

Mit Bildern sprechen. Redaktion Langenscheidt (Hrsg.). Mit Bildern sprechen - Kommunikationsbuch. Langenscheidt Verlag, 2017.

Phasicom. http://www.epitech.de/63-0-phasicom.html (zuletzt abgerufen am 10.12.18)

Picture Communication Symbols – http://mayer-johnson.com/collections/pcs-collections; http://www.tobiidynaox.com/software/content/pcs-classic-symbols/

Predictable Deutsch. https://therapy-box.co.uk/predictable_german (zuletzt abgerufen am 10.12.18)

Proloquo4text. https://www.assistiveware.com/products/proloquo4text (zuletzt abgerufen am 10.12.18)

Tobii Dynavox I-Serie. http://tobiidynavox.de/iserieplus/ (zuletzt abgerufen am 10.12.18)

ZAK Kommunikationsbuch. https://www.rehavista.de/?at=-Produkte&p=R02751&ag=12 (zuletzt abgerufen am 10.12.18)

KAPITEL

17 Sprachtherapie im palliativen Setting

K. Eibl

Immer häufiger wird die Sprachtherapeutin auch bei Patienten hinzugezogen, bei denen es nicht mehr um rehabilitative Maßnahmen geht. Manchmal wird die Entscheidung für ein palliatives Prozedere im Verlauf einer Behandlung getroffen. Somit kann sowohl die Sprachtherapeutin in der Akutrehabilitation, aber auch in der neurologischen und geriatrischen Rehabilitation damit konfrontiert werden. Im ambulanten Rahmen trifft die sie v. a. auf Patienten mit progredienten neurologischen Erkrankungen wie Amyotrophe Lateralsklerose oder atypische Parkinsonsyndrome.

In diesem Kapitel wird zunächst beleuchtet, welchen Auftrag die Sprachtherapie im palliativen Bereich hat (➤ Kap. 17.1). Dann wird die derzeitige palliative Versorgung beschrieben (➤ Kap. 17.2). In ➤ Kap. 17.3 schließlich werden verschiedene sprachtherapeutische Ansätze beschrieben für Kommunikationsstörungen (➤ Kap. 17.3.1), Schluckstörungen (➤ Kap. 17.3.2), das Trachealkanülenmanagement (➤ Kap. 17.3.3) und welche therapeutischen Möglichkeiten in der Terminalphase noch angezeigt sind (➤ Kap. 17.3.4).

Es ist nicht so, dass das Einleiten palliativer Maßnahmen bedeutet, dass dem Patienten keine konservativen Behandlungen mehr zukommen. Die Entwicklung der Palliativmedizin zeigt, dass hier tatsächlich ein nicht unerheblicher Handlungsbedarf für verschiedene heilpädagogische Disziplinen vorhanden ist. Laut der Deutschen Gesellschaft für Palliativmedizin (DGP) sind „viele Grundsätze der Palliativmedizin auch in frühen Krankheitsstadien zusammen mit der kausalen Therapie anwendbar" (Sabatowski et al. 2005).

DEFINITION

Palliativmedizin umfasst die Behandlung, vielmehr die Begleitung und Unterstützung von Patienten und ihren Angehörigen mit weit fortgeschrittenen, nicht mehr heilbaren und progredienten Erkrankungen mit begrenzter Lebenserwartung. Die Bezeichnung kommt von lat. pallium „Mantel". Dabei geht es nicht mehr um die Verbesserung oder Wiederherstellung der Körperfunktion, sondern den Erhalt der Lebensqualität und eine Vorbeugung und Linderung von Leiden von Menschen mit einer lebenslimitierenden oder lebensbedrohenden Erkrankung. (Definition der Deutschen Gesellschaft für Palliativmedizin, DGP)

Palliative Therapie sind die gegen die Grunderkrankung gerichteten, medikamentösen und nichtmedikamentösen Maßnahmen bei Patienten mit einer nicht heilbaren Erkrankung mit dem primären Ziel der Lebensverlängerung und/oder Symptomkontrolle (z. B. Strahlentherapie, operative Verfahren, medikamentöse Tumortherapien). Sie beziehen sich auf die Biologie der Grunderkrankung. (Definition der DGP).

Im Vordergrund der Behandlung stehen „das Vorbeugen und Lindern von Leiden durch frühzeitige Erkennung, sorgfältige Einschätzung und Behandlung von Schmerzen sowie anderen Problemen auf körperlicher, psychosozialer und spiritueller Ebene" (WHO-Definition 2002, zit. nach der DGP).

KLINISCHER HINTERGRUND

Die **Palliativversorgung** (*Palliative Care*) ist eine multidisziplinäre Aufgabe, die entweder über ein festes Team auf einer Palliativstation oder in einem Hospiz geleistet wird, oder über einen palliativmedizinischen Dienst, der konsiliarisch in Kliniken tätig ist. Teil des Teams sind neben den Medizinern, der Pflege und dem Sozialdienst auch Seelsorger, Pfarrer, Kunst-, Musik-, Ergo-, Physio- und Sprachtherapeuten, Pharmakologen, Ernährungsberater und ehrenamtliche Helfer. Nicht zuletzt sollten auch die Patienten mit ihren Angehörigen und Bezugspersonen als aktive Mitglieder des Teams gesehen werden (Pollens 2012). Die Palliativversorgung hat zum Ziel, die Lebensqualität unheilbar Kranker zu verbessern oder zu erhalten, nicht das Leben um jeden Preis zu verlängern. Im Sinne des Zitats von Dame Cicely Saunders, die eins der ersten Hospize in England gründete, „Wir können dem Leben nicht mehr Tage schenken, aber den Tagen mehr Leben" wird das Leben bejaht und das Sterben als normaler dazugehöriger Prozess anerkannt. Die Unterstützung der Patienten und ihrer Angehörigen beinhaltet auch spirituelle und psychologische Aspekte und Kompetenzen in den wichtigen Fragen der Kommunikation und Ethik in Zusammenhang mit Sterben und Tod.

Der Ansatz heißt *„high person, low technology"*: Es geht um die umfassende Versorgung durch ein multidisziplinäres Team, um die Linderung von Schmerzen und die Behandlung von belastenden Komplikationen (Sabatowski et al. 2005).

17.1 Auftrag an die Sprachtherapie

Die Kommunikation, das Schlucken und das Trachealkanülenmanagement sind Kernkompetenzen der Sprachtherapie. Kommunizieren, Essen und

Trinken sind auch Bedürfnisse von Patienten in palliativen Situationen (Huser & Bruggiser 2017; Pollens 2012). Das Einsatzgebiet **palliative Logopädie** ist noch nicht eindeutig formuliert und noch lange nicht etabliert, aber es gibt bereits den Einsatz von Sprachtherapeuten im Bereich der Palliativmedizin (Winterholler 2015), auch wenn die Logopäden noch keine explizite Erwähnung in der Beschreibung von Palliative Care der DGP finden. Das liegt nicht zuletzt daran, dass es im Vergleich zu den anderen Professionen noch keine Weiterbildung für eine Qualifikation in Palliative Care existiert und die Logopädie noch nicht als „adäquater Versorgungspartner" (Winterholler 2012; Chadha, Mathisen & Carey 2016) vertraut ist.

Die Sprachtherapie ist also noch nicht fester Bestandteil des palliativen Versorgungsteams. Bisher wird sie konsiliarisch hinzugezogen. Oft aber auch nicht, weil vielleicht Unwissenheit darüber herrscht, welche Expertise die Sprachtherapeutin ins palliative Setting beitragen kann. Auf beiden Seiten sind ein Umdenken und Neugestalten der Inhalte notwendig, um die Sprachtherapie dauerhaft in die Palliative Care zu etablieren.

Seitens der Palliativmedizin müssen die Türen geöffnet werden für neue, zusätzliche Behandlungskonzepte, die insbesondere Kommunikation und Ernährungssituation betreffen. Die Sprachtherapie sollte hier Fortbildungsangebote machen, in die Kliniken gehen, zu Selbsthilfeorganisationen und auf bestimmte Krankheiten wie ALS spezialisierte Einrichtungen zugehen. Sie sollte auf Konferenzen vertreten sein und Präsenz zeigen (Pollens 2012).

Die Sprachtherapie ist gefordert, ähnlich wie es bereits Physio- und Ergotherapie haben, **Leitlinien** für die Palliative Care zu entwickeln. Palliative Care sollte Teil der Ausbildung sein bzw. Sprachtherapeuten sollten die Angebote der Weiterbildung in diesem Bereich nutzen. Es muss mehr **Grundlagenforschung** in diesem Spezialgebiet stattfinden, ebenso werden mehr Fallstudien benötigt, um evidenzbasierte Konzepte zu entwickeln. Die palliative Sprachtherapie kann sich als ein Spezialgebiet mit speziellen Fertigkeiten und speziellem Wissen entwickeln (Winterholler 2015; Chadha et al. 2016). Nach Pollens (2012) gibt es mehrere Aktionen, die wichtig für das Einbringen der Sprachtherapie in die Palliativversorgung sind: Wenn eine Sprachtherapeutin konsiliarisch in der Palliative Care tätig ist, sollte sie auf eine zielgerichtete und ausführliche Dokumentation achten, sich regelmäßig mit den anderen Disziplinen austauschen und deren Expertise im Blick haben. Ihre Arbeit sollte qualitativ hochwertig sein und immer den globalen Aspekt der palliativen Pflege des Patienten Rechnung tragen. Sie sollte sich nicht nur auf einen Aspekt, z.B. Schlucken, beschränken, sondern auch die Kommunikation überprüfen. Wichtig ist, sich täglich über den Status des Patienten zu informieren, dessen Zustand stark fluktuieren kann. Sie ist dann gefordert, ihre Zielformulierungen anzupassen. Nicht zuletzt sollte sie ein hohes Maß an Empathie und Einfühlungsvermögen mitbringen. Sie sollte aktiv zuhören, Nähe zeigen und Vertrauen entgegenbringen. Gleichzeitig muss sie auf ihre eigene Psychohygiene achten. Sprachtherapeutinnen, die im palliativen Bereich tätig sind, brauchen regelmäßigen Austausch und Supervision mit den anderen Disziplinen (Winterholler 2015).

17

Der Auftrag an die Sprachtherapie im palliativen Setting beinhaltet demnach:

- Beratung der Patienten, ihrer Angehörigen und der Mitglieder im palliativen Team in den Bereichen Kommunikation, Kognition und Schluckfunktion
- Hilfe, die kommunikativen Möglichkeiten und Fähigkeiten des Patienten am effektivsten zu gestalten
- Entwicklung von Kommunikationsstrategien für die Patienten mit ihren Familien und den Bezugspersonen, damit sie ihre Bedürfnisse und Wünsche ausdrücken können
- Gewährleistung eines sicheren Schluckens im Rahmen der Erkrankung und der Wünsche des Patienten
- Unterstützung, Ernährungsmethoden festzulegen und im Rahmen der Möglichkeiten des Patienten zu implementieren und optimieren
- Unterstützung durch ihre Expertise und ihre Beratung der Entscheidungen innerhalb des palliativen Teams zur allgemeinen Versorgung des Patienten

(Goldsmith & Cohen 2018a; Pollens 2004)

Sie behandelt die Sprach-, Sprech-, Stimm- und Schluckstörungen nicht im Sinne einer kurativen Therapie, sondern im Sinne des palliativen Gedankens, des Erhalts der Lebensqualität am Lebensende

(Huser & Bruggiser 2017). Ihre Rolle als Sprachtherapeutin ist definiert durch die übergeordneten Ziele und Wünsche des Patienten und seiner Angehörigen. Ihr Fokus ist nicht symptom-, sondern ganz klar patientenorientiert, auch wenn es vielleicht gegen ihre bisherige Vorstellung einer sprachtherapeutischen Intervention geht. Somit steht die Sprachtherapeutin vor einem Dilemma zwischen der Wiederherstellung einer Funktion und dem Wohlbefinden des Patienten:

- Was ist meine Rolle bei diesem Patienten?
- Was sind die Behandlungsziele (wenn doch keine Hoffnung auf Heilung besteht)?
- Wie messe ich das Outcome meiner Intervention?
- Wann und wie entlasse ich den Patienten?

(Roe & Leslie 2010)

Die Autonomie des Patienten steht über dem Handeln nach dem Prinzip der Fürsorge.

EXKURS

Die vier Prinzipien der medizinischen Ethik nach dem Modell von Beauchamp & Childress (1977), das sog. **Georgetown Mantra** (➤ Kap. 5.5):

1. Autonomie (*autonomy*): jeder Patient darf selbst entscheiden, welche Behandlungen, Operationen, Untersuchungen oder Medikamente er akzeptiert oder nicht; sein Wille steht über allem, auch wenn es vielleicht aus medizinischer Sicht nicht zu seinem Besten ist; es braucht seinen *informed consent* (➤ Kap. 14.7.1)
2. Fürsorge (*beneficence*): Gutes tun; die Gesundheitsversorger sind verpflichtet, dem Patienten zu seinem Wohl zu helfen; was jedoch dem einen gut tut, kann für den anderen nicht gut sein; jeder Fall muss individuell behandelt werden
3. Schadensvermeidung (*maleficence*): keinen Schaden zufügen; es ist oberste Pflicht aller im Gesundheitswesen Tätigen, niemandem Schaden zuzufügen; das bedeutet, dass man jede Maßnahme gut abwägen muss, um einen möglichen unbeabsichtigten Schaden zu verhindern
4. Gleichheit (*justice*): gerecht sein; in der Entscheidung, wer welche Behandlung bekommt, sollte der Entscheider fair sein und die Ressourcen gerecht verteilen; jede Maßnahme sollte (auch ökonomisch) gerechtfertigt sein

17.1.1 Zusatzqualifikation für die Sprachtherapie

Die Sprachtherapeutin sollte sich Fachkenntnisse in den Bereichen Sterbeprozess, Umgang mit Sterben und Tod, und Bedürfnisse Todkranker aneignen. Einen umfassenden Überblick über Palliative Care bieten Kränzle, Schmid & Seeger (2018). Gerhard (2011) beschreibt v. a. die palliative Versorgung von Patienten mit neurologischen Erkrankungen. Die Münchner Reihe Palliative Care bietet verschiedene Schwerpunkte in einzelnen Ausgaben an, z. B. Band 9 „Palliative Geriatrie" (Fuchs, Gabriel, Reischl et al. 2012) und Band 13 „Amyothrophe Lateralsklerose" (Anneser, Borasio, Johnston et al. 2018).

Die DGP hat ein „Basiscurriculum Physiotherapie in Palliative Care" erstellt (Mehne, Nieland & Simader 2007), welches auch für Ergotherapeuten und Logopäden geeignet ist. Inzwischen gibt es dort auch eine Sektion Physiotherapie-Ergotherapie-Logopädie, die sich zum Ziel gesetzt hat, die interdisziplinäre Zusammenarbeit und die Weiterbildung der therapeutischen Gruppen in der Palliative Care zu fördern (www.dgpalliativmedizin.de/sektionen/sektion-physiotherapie.html.

Die Verbände der Sprachtherapie sind gefordert, Leitlinien für das Arbeiten in der Palliativversorgung zu erstellen. Eine **Zusatzqualifikation Palliative Care,** wie sie auch für die Pflege oder die Physio- und Ergotherapie existiert, sollte entwickelt werden.

17.1.2 Patientenklientel

Der Großteil der Patienten auf einer Palliativstation sind onkologische Patienten, deren Tumorerkrankung so weit fortgeschritten ist, dass kurative Maßnahmen eine Lebensverlängerung nicht mehr bewirken können. In den sprachtherapeutischen Bereich fallen hier v. a. Patienten mit Kopf-Hals-Tumor und Bronchialkarzinom. Ein weiterer Teil der Patienten sind solche mit progredienten neurologischen Erkrankungen wie Amyothrophe Lateralsklerose (➤ Kap. 2.11), Multiple Sklerose (➤ Kap. 2.4), typisches (➤ Kap. 2.5) und atypisches Parkinson-Syndrom (➤ Kap. 2.6), Morbus Huntington (➤ Kap. 2.7) und Myasthenia gravis (➤ Kap. 2.14). Außerdem solche nach akuten neurologischen Erkrankungen wie Hirninfarkt und Hirntumor (Huser & Bruggiser 2017; ➤ Kap. 2.1; ➤ Kap. 2.3). Ebenso fallen Patienten mit Demenz (➤ Kap. 15) sowie geriatrische multimorbide Patienten (➤ Kap. 14) in diese Gruppe. Leider sterben aber die wenigsten an Demenz Erkrankten in einem palliativen Setting oder auf einer Palliativstation. Das liegt evtl. daran, dass bei

Tab. 17.1 Neurologische Erkrankungen in der Palliativversorgung (Golla & Voltz 2016, S. 1000)

Krankheit	Zeitpunkt der Beratung
Amyotrophe Lateralsklerose	bei Diagnose
Glioblastom	bei Diagnose
Multiple Sklerose	• nach mehreren Schüben • bei Dysphagie und Frage nach PEG-Anlage
Morbus Parkinson	• bei belastenden Symptomen • bei Dysphagie und Frage nach PEG-Anlage
atypische Parkinson-Syndrome	bei Diagnose
Schlaganfall	• bei schlechter Prognose • bei Dysphagie und Frage nach PEG-Anlage
Demenz	• bei belastenden Symptomen • bei Dysphagie und Frage nach PEG-Anlage

onkologischen Patienten der Verlauf über lange Zeit stabil ist und sich dann akut stark verschlechtert, dadurch die Prognose eindeutiger ist, während bei der Demenz der Verfall sehr schleichend ist, häufig mit internistischen Komplikationen verbunden, die eine medizinisch-stationäre Behandlung erfordern und nicht genau bestimmbar ist, wann der Sterbeprozess einsetzt (Winterholler 2015; Kastner & Löbach 2015). Weitere Patienten, die von der Sprachtherapie am Lebensende profitieren, sind schwerst erkrankte Intensivpatienten unterschiedlicher Ätiologie mit einer Trachealkanüle (Huser & Bruggiser 2017).

Bei o.g. neurologischen Erkrankungen sollte in manchen Fällen bereits bei der Diagnosestellung eine mögliche palliative Versorgung angesprochen werden (Golla & Voltz 2016; ➤ Tab. 17.1).

17.2 Palliative Versorgung im stationären Bereich

Die Versorgung kann entweder im Rahmen eines **Palliativdienstes** stattfinden, der konsiliarisch alle Stationen einer Klinik betreut. Laut DGP ist dies für 80 % der Krankenhäuser ohne eigene Palliativstation der Fall. Dieser besteht meistens aus einer Palliativmedizinerin zusammen mit einer Palliative Care-Schwester und Vertretern der Bereiche Therapie, Seelsorge und Sozialdienst, die die Patienten auf der Station aufsuchen und entsprechende Maßnahmen vorschlagen und durchführen.

In Deutschland gibt es **Palliativstationen** in Krankenhäusern und stationäre Hospize, die oft eigenständige Einrichtungen sind. Der Bedarf an Betten pro 1 Million Einwohner wird von der EAPC (Europäische Gesellschaft für Palliative Care) auf 80–100 geschätzt. Bisher sind es ca. 50 Betten pro 1 Million Einwohner, von denen der Schwerpunkt auf onkologischen, AIDS- und ALS-Patienten liegt. Hier sind also Demenzerkrankte z. B. nicht eingerechnet. Der Bedarf für ambulante Hospizdienste wird auf 12–25 geschätzt und für SAPV-Teams (spezialisierte ambulante Palliativversorgung) auf 4–10 pro 1 Million Einwohner (Radbruch & Payne 2011).

Palliativ-Komplexbehandlung

Stationär gibt es die Möglichkeit einer palliativmedizinischen Komplexbehandlung. Diese kann einerseits durch den Palliativdienst auf der Station des Patienten durchgeführt werden (OPS-Code 8–98) oder auf einer Palliativstation (OPS-Code 8–982).

Kriterien für eine Komplexbehandlung durch einen Palliativdienst:

- abteilungsübergreifendes, multiprofessionelles Team aus ärztlichem und pflegerischen Dienst und mind. einem Vertreter aus Sozialarbeit / Sozialpädagogik, Psychologie / Psychotherapie, Physiotherapie, Ergotherapie
- Behandlung wird durch einen Facharzt mit Zusatzqualifikation geleitet sowie durch eine Pflegefachkraft aus dem Bereich Palliativpflege
- 24-stündige Erreichbarkeit
- Durchführung eines standardisierten palliativmedizinischen Basisassessments (PBA)
- Erstellung eines individualisierten Behandlungsplans
- patientenindividuelle Verlaufsdokumentation palliativmedizinischer Behandlungsziele und Behandlungsergebnisse
- aktive, ganzheitliche Behandlung zur Symptomkontrolle und psychosozialen Stabilisierung ohne kurative Intention
- wöchentliche Teambesprechung
- bedarfsgerecht vorausschauende Versorgungsplanung und Koordination der Palliativversorgung

17

Für die stationäre palliativmedizinische Komplexbehandlung auf einer Palliativstation gelten dieselben Anforderungen, ausgenommen die erhöhten Therapieeinheiten:

- Einsatz in mind. zwei der folgenden Therapiebereiche: Sozialarbeit / Sozialpädagogik, Psychologie / Psychotherapie, Physiotherapie, Ergotherapie, künstlerische Therapie (Kunst-und Musiktherapie), Entspannungstherapie
- Durchführung von Patienten-, Angehörigen- und / oder Familiengesprächen, patientenbezogen, in unterschiedlichen Kombinationen (können von allen Berufsgruppen des Behandlungsteams durchgeführt werden)

Eine solche Behandlung kann bis zu 6 Tage, bis zu 14 Tage, bis zu 20 Tage oder mind. 21 Tage dauern. Ziel einer Palliativstation ist es, den Patienten und seine Angehörigen soweit physisch und psychisch zu stabilisieren, dass eine Entlassung nach Hause oder in ein Hospiz möglich ist.

17

Es fällt auf, dass die Sprachtherapie keine Erwähnung findet. Sie wird, wie bereits oben ausgeführt, noch selten, und dann nur meist konsiliarisch hinzugezogen.

Stationäres Hospiz

Hier werden Patienten, die nicht zu Hause betreut werden können, in ihrer letzten Lebensphase aufgenommen. Ziel ist das Erreichen der bestmöglichen Lebensqualität bis zum Tod. Das Team besteht v. a. aus Pflegekräften, Psychologen / Psychotherapeuten und Sozialdienst. Die ärztliche Behandlung erfolgt konsiliarisch, meist durch den Hausarzt. Haben Patienten die Möglichkeit, ihre letzten Wochen und Tage zu Hause zu verbringen, gibt es **ambulante Hospizdienste** aus ehren- und hauptamtlichen Mitarbeitern, die Unterstützung und Beistand bieten.

17.3 Palliative sprachtherapeutische Ansätze

Wie bereits in ➤ Kap. 17.1 ausführlich beschrieben, muss sich die Sprachtherapie noch im Bereich der *Palliative Care* etablieren und mit ihrer Expertise einen wesentlichen Beitrag für den Erhalt der Lebensqualität von unheilbar Erkrankten leisten.

Man spricht von drei Therapiephasen in der Palliativmedizin:

1. „Rehabilitationsphase: Ziel ist die bestmögliche Symptomkontrolle, bestmögliche Lebensqualität
2. Terminalphase: abnehmende und eingeschränkte Aktivität
3. Finalphase: Sterbephase“

(Freudricht, Vogel & Tisch 2014; S. 37)

Speziell für die Sprachtherapie kann man diese Phasen genauer formulieren.

Phasenmodell nach Winterholler

Winterholler (2015) stellt ein Konzept der **palliativen Logopädie** vor, welches den verschiedenen Phasen einer progredienten Erkrankung gerecht wird sowie Entscheidungspfade in der Terminalphase enthält. Am Beispiel einer ALS-Erkrankung macht sie die verschiedenen Phasen deutlich:

- **kompensatorische Phase**: am Krankheitsbeginn; hier noch geringe Funktionseinschränkungen, Kompensationsstrategien und restituierende Maßnahmen sind möglich, Beratung ist ein weiterer Bestandteil; gerade zu Beginn der Therapie sollte der Schwerpunkt auf der Atemarbeit liegen, auch um die Schutzreflexe möglichst lange zu erhalten
- **adaptive Phase**: mit Fortschreiten der Erkrankung kommt es zu deutlichen Funktionseinbußen beim Sprechen und Schlucken; hier werden adaptive Maßnahmen wie eine Kostadaptation, das Trainieren kompensatorischer Schluckmanöver notwendig; ebenso eine ausführliche Beratung zum Thema PEG-Versorgung und künstliche Beatmung
- **begleitende Phase**: Erkrankung ist sehr weit fortgeschritten, evtl. ist keine orale Ernährung mehr möglich und auch die Kommunikation ist stark eingeschränkt; hier gilt es v. a., den Patienten, seinen Angehörigen und den Pflegepersonen durch Beratung die Situation zu erleichtern; Angebote von unterstützter Kommunikation oder alternativen Kommunikationsmethoden können gemacht werden; hier ist der Zeitpunkt, die therapeutische Intervention kritisch zu hinterfragen, sind noch Zielsetzungen vorhanden oder ist eine Beendigung der Therapie sinnvoll?

(Winterholler 2015)

17.3.1 Management von Kommunikationsstörungen

Ein wesentlicher Kernbereich der Sprachtherapie in der Palliative Care umfasst die Sprach-, Sprech- und Stimmstörungen, die gerade bei fortschreitenden Erkrankungen eine Hauptsymptomatik ausmachen können. Patienten mit progredienten neurologischen Erkrankungen wie ALS, MS oder Morbus Parkinson entwickeln im Verlauf schwere Dysarthrien bis hin zur Anarthrie. Patienten nach Schlaganfall, mit großen Hirntumoren oder auch Hirnmetastasen zeigen schwere Aphasien oder Dysarthrien mit stark eingeschränkter Verständlichkeit. Patienten nach Kopf-Hals-Tumor mit einer Trachealkanüle brauchen adäquates Management, um zumindest mit Sprechventil oder Sprechkanüle versorgt zu werden.

Ziel einer sprachtherapeutischen Intervention ist nicht die Wiederherstellung der Funktionen Stimme oder Artikulation oder eine sprachsystematische Therapie. Chahda et al (2016) haben **drei universelle Ziele** ausgemacht:

1. Herstellen sozialer und emotionaler Nähe zwischen den Patienten und ihren Angehörigen und Bezugspersonen
2. Hilfe beim Ausdruck der Sorgen, Wünsche und Bedürfnisse der Patienten
3. Hilfe beim Ausdruck ihrer Gedanken und Sorgen über das Sterben und den Tod

Die Patienten und ihre Angehörigen sollen in die Lage versetzt werden, ihre Bedürfnisse auszudrücken bzw. zu verstehen. Im Sinne der Selbstbestimmung des Patienten sollten Strategien entwickelt werden, die ihm helfen, seine Zustimmung oder Ablehnung gegenüber medizinischen und therapeutischen Maßnahmen zu geben. Manchmal hilft schon eine einzige Intervention oder Beratung, um die Kommunikation zwischen den Patienten und ihren Angehörigen zu verbessern, z. B. indem man alternative Kommunikationsmethoden wie Zeichnen, Zeigen auf Buchstaben oder Bilder anbietet (Pollens 2012). Wichtig ist, dass man sich auf einen Code für die Ja / Nein-Verständigung einigt, z. B. Hand drücken, Kopf nicken / schütteln, Daumen hoch, Daumen runter oder Wortkarten zeigen (Golla & Voltz 2016).

Weitere Maßnahmen sind das Erstellen von individuellen Kommunikationsbüchern oder einzelnen Seiten, die auf die Bedürfnisse des Patienten abgestimmt sind, z. B. wenn er bestimmte Getränke oder Kleidung bevorzugt.

Patienten mit Sprech- und Stimmstörungen können Strategien und Tipps an die Hand gegeben werden, um verständlicher zu werden, z. B. über Lautstärke, Tonhöhe, kurze Phrasen, Pacing board. Patienten, die keine Kraft mehr zum Sprechen haben oder fast aphon sind, können mit einem Stimmverstärker versorgt werden (Pollens 2012).

Die Arbeit mit Patienten in einer palliativen Situation erfordert einen Paradigmenwechsel weg von kurativer, hin zu begleitender Therapie (Huser & Bruggiser 2017). Die Therapeutin muss auch flexibel auf den Zustand der Patienten reagieren können. Patienten mit schweren Erkrankungen fluktuieren stark, sind häufig wenig belastbar, zeigen Fatigue, Schwindel, Übelkeit und haben Schmerzen. Dies beeinträchtigt alle anderen Funktionen, auch ihre Kommunikations- und Schluckfähigkeit.

17.3.2 Management von Schluck- und Kaustörungen

Schwere Dysphagien mit hoher Aspirationsgefahr sind häufige Begleiterscheinungen bei Erkrankten am Lebensende, auch ohne primäre neurogene Ursache. Aufgrund der Begleitsymptome und der allgemeinen Schwäche entwickeln die Patienten, neben einer einhergehenden Appetitlosigkeit, eine Schluckstörung insbesondere für feste und flüssige Konsistenzen (Goldsmith & Cohen 2018a, 2018b). Patienten mit neurodegenerativen Erkrankungen haben dagegen schon viel früher im Verlauf eine Schluckproblematik.

Sobald eine Dysphagie auftritt, beginnt die Diskussion und die Problematik um eine ausreichende, sichere Ernährung, die sowohl die Kalorien- und Flüssigkeitszufuhr gewährleistet, gleichzeitig den Wünschen und Bedürfnissen des Patienten, den Wünschen und Ansprüchen seiner Angehörigen, den religiösen und kulturellen Überzeugungen und den medizinisch-therapeutischen Empfehlungen gerecht wird.

Die Aufgaben der Sprachtherapeutin sind in solchen Fällen:

- **Optimierung der oralen Nahrungs- und Flüssigkeitszufuhr**: die Sprachtherapeutin macht

eine ausführliche klinische und evtl. auch instrumentelle Untersuchung zur Abklärung der Dysphagie und zur Bestimmung einer Kostform und einer möglichen kompensatorischen Schlucktechnik
- **Beratung und Information der Patienten und ihrer Angehörigen über die Auswirkungen und den Verlauf einer Schluckstörung**: für viele Angehörige bedeutet die Schluckstörung ein großer Stressfaktor; Essen als soziale Interaktion und Nahrungsaufnahme, die zur Kräftigung dient, nehmen einen hohen Stellenwert ein; hier ist es wichtig, das übergeordnete Ziel der palliativen Maßnahmen, nämlich das Lindern von Symptomen und das Wohlbefinden zum Erhalt der Lebensqualität zu fördern; wenn das Essen zur Qual wird, weil man bei jedem Bissen husten muss oder die Gefahr einer Aspirationspneumonie besteht, sind Entscheidungen zu treffen
- **Eingeben von Essen als eine wichtige soziale Interaktion der Angehörigen und Bezugspersonen mit dem Patienten fördern**: wenn es doch möglich ist, kleine Mengen Nahrung oder Flüssigkeit zu sich nehmen, so kann man die Mahlzeiten als gemeinsame Begegnungen nutzen, in denen die Angehörigen ihre Fürsorge zeigen können
- **Information und Beratung des Pflegepersonals bzgl. der Schluckstörung und der möglichen Oralisierung**: natürlich müssen alle Beteiligten über den Schweregrad der Dysphagie informiert sein; es muss kommuniziert werden, was und wie der Patient essen darf (Kostform, Hilfsmittel, Menge)

(Pollens 2012; Groher & Groher 2012)

Sondenernährung

Wenn eine Dysphagie so ausgeprägt ist, dass keine orale Ernährung möglich ist, ohne eine große Aspirationsgefahr mit der Folge einer Aspirationspneumonie oder des Erstickens in Kauf zu nehmen, muss eine Entscheidung über eine künstliche Ernährung getroffen werden. Diese kann entweder parenteral über einen zentralen oder peripheren Venenkatheter erfolgen oder enteral über eine nasogastrale oder PEG- bzw. PEJ-Sonde. Diese Entscheidung muss im ganzen Team und ausführlich mit dem Patienten und den Angehörigen besprochen werden. Dabei müssen die medizinischen, psychischen und sozialen Aspekte beleuchtet und Risiken und Nutzen der Maßnahme gegeneinander abgewogen werden. Es sollte auch eruiert werden, wie hoch der Stellenwert des Essens und Trinkens für den Patienten ist. War es immer wichtig oder hat er sich nie etwas daraus gemacht?

Häufig ist es der Fall, dass die Patienten in einer Patientenverfügung (➤ Kap. 14.7.1) festgelegt haben, dass sie keine künstliche Ernährung mittels PEG-Sonde wünschen. Es kann aber auch sein, dass insbesondere Angehörige eine Ernährung via Sonde wünschen, weil sie sich dadurch eine Lebensverlängerung des Patienten erhoffen. Dies ist oft bei pflegenden Angehörigen von Demenzkranken der Fall.

Dass eine PEG-Sonde bei weit fortgeschrittener Demenz oder Tumorerkrankungen am Lebensende keine Lebensverlängerung bewirkt und auch keine Aspirationspneumonie verhindert, ist lange bekannt (Mitchell, Kiely & Lipsitz 1997; Bozzetti, Cozzaglio, Gavazzi et al. 1998). In diesen Fällen sollte das palliativmedizinische Team die Angehörigen und Patienten gegen die Maßnahme beraten und evtl. ein ethisches Konsil einberufen.

Intensive Mundpflege und palliative subkutane Infusionen gegen ein Durstgefühl können sinnvolle Maßnahmen sein (Kastner & Löbach 2014).

In Fällen, die noch nicht im Stadium des *End-of-Life* (Terminalphase) sind, sollte eine Sondenernährung ausführlich diskutiert werden. Für eine Sondenernährung spricht:
- Kalorien-, Flüssigkeits- und Medikamentenzufuhr ist gesichert
- Essen und Trinken unterliegen weniger dem Druck, ausreichende Mengen zu bewältigen
- Verwirrung und delirante Zustände aufgrund von zu geringer Flüssigkeitszufuhr können minimiert werden
- Patient kann wieder zu Kräften kommen

Gegen eine Sondenernährung spricht, dass es häufig zu sozialem Rückzug führt, zu Depressionen, auch zu freiheitsentziehenden Maßnahmen, wenn unruhige Patienten fixiert werden müssen, damit sie sich die Sonde nicht ziehen.

In anderen Fällen ist die Sprachtherapeutin damit konfrontiert, dass der Patient trotz Dysphagie normal essen und trinken möchte. Diesen Wunsch respektierend kann sie ihm und seinen Angehörigen und Pflegern Strategien und Tipps geben, die ein möglichst sicheres Essen und Trinken ermöglichen, z. B. nur kleine Bissen nehmen, Essen und Trinken nicht mischen. Alle sollten über die Risiken aufgeklärt sein und die Verantwortung übernehmen. Auch der Zeitpunkt spielt eine Rolle: Jemandem am Lebensende wird man, wenn es denn sein Wunsch ist, keine Einschränkungen auferlegen. Letztendlich ist eine Entscheidung der Oralisierung immer in Bezug auf die Lebensqualität des Betroffenen zu bewerten. Man spricht dann von sog. „comfort feeding" oder FORWARD (feeding via the oral route with acknowledged risk of deterioration) oder auch EDAR (eating and drinking with acknowledged risk).

PRAXISTIPP

Patienten, die keine Flüssigkeiten zugeführt bekommen dürfen, die aber ein großes Durstgefühl haben, kann man Schäume mit Geschmack anbieten. Diese bestehen aus „festen" Luftblasen, bilden also keine Aspirationsgefahr, bieten aber eine sensorische Stimulation. Ein Trick aus der Molekularküche macht es möglich: Man nimmt ca. 50 ml einer Flüssigkeit (Saft, Wein, Brühe, Bier) und schäumt diese mittels einer Pipette und einer Pumpe mit Luft auf. Am Ende hat man einen stabilen „Luftschaum", der Dank des Pulvers nicht zerfällt und den Geschmack der Flüssigkeit angenommen hat. Das Produkt nennt man „Air" der Fa. Biozoon (➤ Abb. 17.1).

Kommt es jedoch bei der Entscheidungsfindung zu einem Konflikt zwischen dem Patienten, seinen Angehörigen und dem palliativmedizinischen Team, so kann man eine Ethikberatung anfordern, um den Fall aus allen Perspektiven zu beleuchten und zu klären (➤ Kap. 14.7.3).

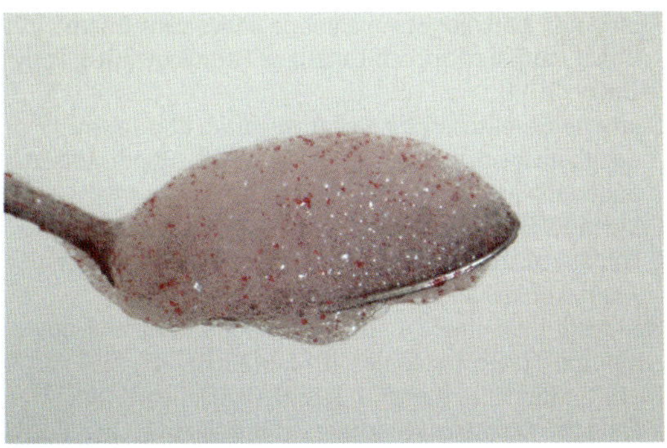

Abb. 17.1 Air [M1011]

17.3.3 Management von Trachealkanülen

Das Handling von Palliativpatienten mit Trachealkanüle unterscheidet sich nicht wesentlich von dem bei nicht-palliativen Patienten. Die therapeutische Zielsetzung ist v. a. darauf ausgerichtet, dass die Patienten sich äußern und evtl. auch kleine Mengen oraler Kost zu sich nehmen können. Je nach Aspirationsgefahr können kontrollierte Schluckversuche unter Absaugbereitschaft durchgeführt werden. Handelt es sich um Kanülen mit subglottischer Absaugmöglichkeit, dann kann das Aspirat direkt wieder entfernt werden, wenn man den Patienten mit geblockter Kanüle schlucken lässt.

Wenn es möglich ist, den Patienten für kurze Zeit zu entblocken und einen Sprechaufsatz zu benutzen, dann kann man in Absprache mit dem Palliativteam die Entblockungsphasen so legen, dass der Patient mit der Pflege, dem Arzt und natürlich seinen Angehörigen sprechen kann. In manchen Fällen ist sogar der Einsatz einer gefensterten (Sprech-)Kanüle möglich. Bei beatmeten Patienten hat man die Möglichkeit, über das spezielle Passy Muir®-Ventil (➤ Kap. 11.6) Sprechphasen zu ermöglichen.

17.3.4 Therapie in der Terminalphase (*End-of-Life-Phase*)

Die Frage nach der sprachtherapeutischen Intervention in den letzten Tagen oder Wochen eines schwer Erkrankten lässt sich nur von Fall zu Fall klären und muss im dort behandelnden Team besprochen werden. In der Regel sind diese Patienten zu Hause oder in einem Hospiz betreut, nicht wenige sterben im Krankenhaus. Die Terminalphase ist durch eine bestimmte Symptomkombination gekennzeichnet, u. a. Ruhebedürfnis, kein Hungergefühl, kaum Ausscheidungen, Blässe, erschwertes Atmen, erschwertes Schlucken, niedriger Blutdruck, flacher Puls, Bewusstseinstrübung (Kastner & Löbach 2014). Hier stellt sich die Frage, was die Sprachtherapeutin bewirken kann: Sie könnte das pflegende Umfeld bzgl. des Speichelmanagements und einer schlucksicheren Lagerung beraten (Winterholler 2015). In der allerletzten Lebensphase ist eine Zufuhr von Nahrung oder Flüssigkeit eher kontraindiziert, da eine Ödembildung verhindert werden kann und durch

17

Tab. 17.2 Überblick über therapeutische Maßnahmen im palliativen Setting

Bereich	Phase	Therapeutische Maßnahme
Kommunikation	Rehabilitationsphase	• Ja / Nein-Code festlegen • unterstützte Kommunikation durch elektronische oder analoge Hilfsmittel (Talkpads, Tafeln, Kommunikationsbücher) • Pacing Board, Lautstärketraining
	Terminal- / Finalphase	• Zeigetafeln • Stimmverstärker
Schlucken	Rehabilitationsphase	• kompensatorische Schluckmanöver • Anpassung der Kostformen • Andicken der Getränke • supportive Sondenernährung
	Terminal- / Finalphase	• Anreichen durch Spritze, Teelöffel, Pipette • Eischips, Früchte in Kompressen • Mundpflege mit Tee, Lieblingsgetränken, Öl
Trachealkanülen	Rehabilitationsphase	• kontrollierte Schluckversuche • Einsatz eines Sprechventils • Einsatz einer Sprechkanüle
	Terminal- / Finalphase	• kontrollierter Einsatz eines Sprechventils • Passy-Muir®-Ventil

das Fasten eine Schmerzsenkung, Sedierung und Euphorisierung bewirkt wird (Kastner & Löbach 2014).

Mundpflege

Essen und Trinken spielen in der Terminalphase keine Rolle mehr. Die Patienten haben kein Bedürfnis mehr zu essen. Wenn sie doch noch etwas Geschmack erleben wollen, kann man ihre Lieblingsgetränke auf Watteträger oder über Pipetten in kleinsten Mengen verabreichen. Viel wichtiger ist hier die Vermeidung von Mundtrockenheit oder Mundsoor und eine Beseitigung des Durstgefühls, wenn es vorhanden ist (Freudricht et al. 2014). Die Angehörigen sollten auch dahingehend informiert und beraten werden, dass nicht das Zuführen von Speisen und Getränken im Vordergrund steht. Die Sprachtherapeutin kann die Angehörigen anleiten mit Tees, in Kompressen gewickelten Früchten und Eischips die Mundpflege zu unterstützen, wenn sie das möchten und sich zutrauen. Die Mundtrockenheit kann mit Wasser oder auch öligen Substanzen behandelt werden, je nach Vorlieben des Patienten (Golla & Voltz 2016).

➤ Tab. 17.2 fasst die Therapiemaßnahmen noch einmal zusammen.

LITERATUR

American Speech-Language-Hearing Association. Guidelines: Admission/Discharge Criteria in Speech-Language Pathology. www.asha.org/policy/GL2004-00046/ zuletzt abgerufen am 02.08.2018.

Anneser J, Borasio GD, Johnston W, Oliver D, Winkler AS (Hrsg.). Palliative Care bei Amyotropher Lateralsklerose. Münchner Reihe Palliative Care, Bd. 13. Stuttgart: Kohlhammer, 2018.

Beauchamp TL, Childress JF. Principles of Biomedical Ethics. Oxford University Press. 1977.

Bozzetti F, Cozzaglio L, Gavazzi C, Bidoli P, Bonfanti G, Montalto F, Soto Parra H, Valente M, Zucali R. Nutritional support in patients with cancer of the esophagus: impact on nutritional status, patient compliance to therapy, and survival. Tumori 1998; 84(6): 681-686.

Chahda L, Mathisen BA, Carey LB. The role of speech-language pathologists in adult palliative care, International Journal of Speech-Language Pathology 2016, Early Online 1–11.

Deutsche Gesellschaft für Palliativmedizin. http://www.dgpaliativmedizin.de/images/DGP_GlOSSAR.pdf. Zuletzt abgerufen am 05.09.2018.

Eckman S, Roe J. Speech and Language therapists in palliative care: What do we have to offer? International Journal of Palliative Nursing 2005; 11:179–181.

Freudricht L, Sommer J, Tisch W. Logopädie in der Palliativmedizin. Forum Logopädie 2014; 6(28):35–41.

Fuchs C, Gabriel H, Raischl J, Steil H, Wohlleben U (Hrsg.). Palliative Geriatrie. Münchner Reihe Palliative Care, Bd. 9. Stuttgart: Kohlhammer, 2012.

Gerhard C. Neuro-Palliative Care: Interdisziplinäres Praxishandbuch zur palliativen Versorgung von Menschen mit neurologischen Erkrankungen. Göttingen: Hogrefe, 2011.
Goldsmith T, Cohen AK. Swallowing disorders and aspiration in palliative care: Definition, consequences, pathophysiology, and etiology, 2018a https://www.uptodate.com/contents/swallowing-disorders-and-aspiration-in-palliative-care-definition-consequences-pathophysiology-and-etiology Zuletzt abgerufen am 10.12.2018.
Goldsmith T, Cohen AK. Swallowing disorders and aspiration in palliative care: Assessment and strategies for management, 2018b https://www.uptodate.com/contents/swallowing-disorders-and-aspiration-in-palliative-care-assessment-and-strategies-for-management?topicRef=-85949&source=see_link. Zuletzt abgerufen am 10.12.2018.
Golla H, Voltz R. Palliativmedizin in der Neurologie. In: Hacke W (Hrsg.). Neurologie. Berlin: Springer Verlag, 2016.
Groher ME, Groher TP. When safe oral feedin is threatened end-of-life options and decisions. Topics in Language Disorders 2012; 32:149–167.
Huser HR, Bruggisser N. Logopädie in palliativen Situationen. Forum Logopädie 2017; 6(31):34–39.
Kastner U, Löbach R. Handbuch Demenz. 3. Aufl. München: Elsevier, 2014.
Kränzle K, Schmid U, Seeger C (Hrsg.). Palliative Care. Praxis, Weiterbildung, Studium. 6. Aufl. Berlin, Heidelberg: Springer, 2018.
Mehne S, Nieland P, Simader R. Physiotherapie in Palliative Care. Bonn: Pallia Med Verlag, 2007.
Mitchell SL, Kiely DK, Lipsitz LA. The risk factors and impact on survival of feeding tube placement in nursing home residents with severe cognitive impairment. Arch Intern Med 1997; 157(3): 327-332.
Montagnini M, Javier NM, Physical therapy and other rehabilitation issues in the palliative care setting. www.update.com Literature review current through: Feb 2018. | This topic last updated: May 16, 2017.
Pollens RD. Integrating Speech-Language Pathology Service in Palliative End-of-Life-Care. Topics in Language Disorders 2012; 32:137–148.
Pollens RD. Role of the speech-language pathologist in palliative hospice care. Journal of Palliative Medicine 2004; 7:694–702.
Radbruch L, Payne S. Standards und Richtlinien für Hospiz- und Palliativversorgung in Europa. Weißbuch zu Empfehlungen der Europäischen Gesellschaft für Palliative Care (EAPC). Zeitschrift Palliativmedizin 2011; 12:216–227.
Roe JW, Leslie P. Beginning of the end? Ending the therapeutic relationship in palliative care. International Journal of Speech-Language Pathology 2010; 12:304–308.
Sabatowski R, Radbruch L, Nauck F, Roß, Zernikow: Wegweiser Hospiz und Palliativmedizin Deutschland 2005, Hospiz Verlag 2005.
WHO-Definition. https://www.dgpalliativmedizin.de/images/stories/pdf/WHO_Definition_2002_Palliative_Care_englisch-deutsch-2.pdf. Zuletzt abgerufen am 05.09.2018.
Winterholler C. Logopädie in der Palliativmedizin oder Palliative Logopädie? Forum Logopädie 2015; 6(29):32–37.

Glossar medizinischer Begriffe

1. Motoneuron *auch*: oberes Motoneuron. Nervenzellen im Gyrus präcentralis (motorischer Kortex), die → efferente Bahnen für die Steuerung der Willkürmotorik projizieren → Pyramidenbahn

2. Motoneuron *auch*: unteres Motoneuron. Nervenzellen im Vorderhorn des Rückenmarks, die die Impulse für die Muskulatur weiterleiten → Pyramidenbahn

Abduktion lat. Wegführen, das Auseinandergehen z. B. der Stimmlippen

Absence epileptischer Anfall mit kurzem Verlust des Bewusstseins

adaptiv angepasst, anpassen

Adduktion lat. Zusammenführen, das Aufeinanderzugehen z. B. der Stimmlippen

Aditus kurz für → Aditus laryngis

Aditus laryngis Kehlkopfeingang

ADL *Activities of Daily Life*–Aktivitäten des täglichen Lebens, u. a. sich Waschen, Anziehen, Essen

afferent hinführend, aufsteigend

afferente Bahnen → Afferenzen

Afferenzen aufsteigende Bahnen, hinführende Bahnen

agitiert unruhig, aufgeregt im negativen Sinne

Akinese pathologische Bewegungslosigkeit, z. B. bei Morbus Parkinson

akzessorische Symptome lat. hinzutretend, zusätzliche Symptome, z. B. Wahn, Halluzinationen, z. B. bei atypischen Parkinson-Syndromen

Alveolen Lungenbläschen

antiemetisch gegen Übelkeit und Erbrechen wirkend

Antikoagulanz Medikament zur Blutverdünnung

Antikoagulation Blutverdünnung

Antisense-Technik Methode, um ein Gen daran zu hindern, bestimmte Proteine zu produzieren

apoplektiform schlaganfallartig auftretend

Aryknorpel paarige Stellknorpel im Kehlkopf, die die Stimmlippen in Atmung-, Flüster- oder Phonationsstellung einstellen

Athetose Form der → Hyperkinesie, langsame unkontrollierte schraubenartige Bewegungen

atriales Septumaneurysma *kurz*: ASA, druckbedingte Aussackung der Herzscheidewand (Septum)

Atrophie Verkümmerung, Schwund von (Muskel-)Gewebe

Auerbachscher Plexus Geflecht (→ Ganglion) von Nervenzellen im Magen-Darm-Trakt

Augenmotilitätsstörung Störung der Augenbewegungen

Auskultation Abhören, z. B. mit dem Stethoskop

axiale Muskulatur Muskulatur in Richtung der Körperachse

Axon Nervenfaser, die elektrische Impulse von der Nervenzelle leitet

Ballismus Form der → Hyperkinesie, wobei unkontrollierte wurfartige Bewegungen der Arme ausgeführt werden

Body part as object-/body part as function-Fehler in Zusammenhang mit Apraxie: bei pantomimischen Bewegungen wird ein Körperteil zum Gegenstand, z. B. der Finger wird zur Zahnbürste

Bolus griech. Klumpen, zerkleinerte und eingespeichelte Nahrung, die für das Schlucken vorbereitet ist

Brodmann Areas/Areale Felder von Nervenzellen im Großhirnkortex, nach Korbinian Brodmann, der Anfang des 20. Jahrhunderts eine Kartographie der Großhirnrinde vorgenommen hat. Dabei hat er 52 Areas/Areale identifiziert

bulbär wörtlich: knollenförmig, bezieht sich auf die Medulla oblongata (verlängertes Mark)

chip-on-the-tip digitale Gerätetechnik für Endoskope, bei denen am vorderen Ende ein Chip sitzt, der die Bilder macht

cholinerges System	umfasst Teile des vegetativen Nervensystems, in dem Acetylcholin als Transmitter produziert und freigesetzt wird; es spielt aber auch eine Rolle im Großhirn bei der Verarbeitung von kognitiven Funktionen (Gedächtnis, Konzentration)
Cuff	Ballon an einer Trachealkanüle, der eine Aspiration von Speichel oder Nahrung verhindert
Diaschisis	griech. geschockt, Verlust von Funktionen in einem ungeschädigten Bereich des Gehirns, welches mit dem geschädigten Bereich in Verbindung steht
dilatativ	wörtlich: erweitern, vergrößern, in der Tracheotomie eine Technik des Luftröhrenschnitts
diplophon	doppeltönend, wenn die Stimme keinen klaren Ton produziert, sondern mehrere Grundfrequenzen hörbar sind
distal	von der Körpermitte entfernt
distale Parese	Lähmung einer Extremität, die weiter von der Körpermitte entfernt ist
Drooling	Herauslaufen von Speichel, Flüssigkeit oder Nahrung aus dem Mund
Dysmetrie	Ungerichtetheit von Bewegungen
Dyspnoe	Atemnot
Dystonie	pathologischer Muskeltonus mit langanhaltenden Verkrampfungen der Muskeln
efferent	wegführend, absteigend
efferente Bahnen	von einer Struktur oder Region wegführende Nervenfasern
elektiv	nicht zwingend, z. B. eine Einweisung ins Krankenhaus, die terminiert ist
endokrinologisch	den Hormonhaushalt betreffend
endotracheal	in die Trachea führend, z. B. beim Absaugen
enoral	in den Mund führend bzw. im Mundinnenraum sich befindend
enteral	in den Magen führend
Entmarkungen	Abbau der Markscheide (Myelinschicht) der Nervenfasern
Epiglottis	Kehldeckel
Epithelisierung	Technik der Tracheotomie, bei der die Halshaut mit der Luftröhrenwand vernäht wird
Erythrozyten	Rote Blutkörperchen
Eskalation	Ausweitung der Therapie, z. B. eine höhere Dosis oder häufigere Einnahme eines Medikaments oder stärkeres Medikament
essentieller Tremor	ein Aktionstremor, d. h. er tritt in Bewegungen der Hände, des Kopfes oder der Stimmlippen auf, dem keine Ursache zugeschrieben werden kann
expektorieren	ausspucken
Exsikkose	Austrocknung
Extension	Streckung
extrinsische Muskulatur	Muskulatur außerhalb einer Struktur
Fibrillationen	kleinste, spontane Zuckungen der Muskulatur, die nur auf der Zunge sichtbar sind, ansonsten im Elektromyogramm
Flexion	Beugung
Foramen jugulare	Jochbeinvenenloch, eine Öffnung an der Schädelbasis, an der Nerven austreten, z. B. die Hirnnerven IX (glossopharyngeus) und X (vagus)
Foramen magnum	ein großes Loch in der hinteren Schädelgrube, durch die die Medulla oblongata ins Rückenmark übertritt
Hemihypästhesie	halbseitiges (hemi) Taubheitsgefühl
Herzbett	Lagerung im Bett, bei der ein Patient ohne Rumpf- und / oder Kopfstabilität aufrecht sitzen kann, indem man ihn mit Polstern unterlagert
Homunculus	ein Modell, auf dem die neuronalen Verknüpfungen zwischen den Körperteilen und den Hirnarealen dargestellt sind; es gibt einen motorischen und einen sensorischen Homunculus; die Beziehungen sind so dargestellt, dass die Strukturen, die im Kortex nebeneinander repräsentiert sind, auch nebeneinander gezeichnet sind; je mehr Nervenverbindungen die Struktur hat, desto größer ist sie dargestellt
HWS	Abk. für Halswirbelsäule
Hydrozephalus	lat / griech. Wasserkopf, Hirnschwellung aufgrund eines Aufstaus von Gehirnwasser

Hyoid	Zungenbein
hyolaryngeale Elevation	Anhebung des Zungenbeins und des Kehlkopfes nach vorne und nach oben beim Schlucken
hyolaryngeale Exkursion	→ hyolaryngeale Elevation
Hyperkinesien	pathologische Überbeweglichkeit, unkontrollierte schnelle, meist ungerichtete Bewegungen
hyperton	zu hoher Muskeltonus
Hypopharynx	unterer Rachenraum
Hyporeagibilität	verminderte Reaktionsfähigkeit
Hypothyreose	Unterfunktion der Schilddrüse
hypoton	zu niedriger Muskeltonus
iktal	während eine epileptischen Anfalls
Intrakranium	Innenraum des Schädels
intrinische Muskulatur	Muskulatur innerhalb einer Struktur
invasiv	eindringend
Iterationen	Wiederholung von Silben, Wörtern, Bewegungen, Handlungen
Karotisstenose	Verengung der Arteria carotis interna oder externa
kaudal	unten oder hinten (lat. Schwanz)
Kilian Dreieck	Lücke im Muskel der M. constrictor pharyngis inferior, die ein Dreieck bildet.; an dieser Stelle bilden sich → Zenker Divertikel
Konnektor	Verbindungsstück an der Trachealkanüle, um z. B. ein Sprechventil oder den Beatmungsschlauch anzuschließen
konsekutives Schlucken	mehrmaliges Schlucken hintereinander, z. B. beim zügigen Trinken
kritisch	i. S. v. beobachtend, unter Aufsicht
kupieren	das Unterdrücken von Symptomen in einem Krankheitsprozess
Labyrinth	Sitz des Innenohrs im Felsenbein
Lateralstand der Stimmbänder	die Stimmbänder stehen am Glottisrand
LDL	Low Density Lipoprotein; das LDL nimmt eine wichtige Funktion im Stoffwechsel beim Abtransport von Cholesterin aus der Leber ein
Leckage	eine undichte Stelle, z. B. bei der Beatmung, wenn Luft entweicht
lenisieren	bei der Artikulation eine unvollständige Verschlussbildung bei Plosiven, z. B. /p/ wird zu /b/
Ligament	Band
lokomotorisch	die Bewegung betreffend
Lumen	Weite / Durchmesser eines Hohlorgans oder der Trachealkanüle
Malnutrition	Mangelernährung
Massenbewegungen	mehrere gleichzeitig ausgelöste Bewegungen, z. B. durch die Bahnen des extrapyramidal motorischen Systems, die die Rumpf- und Extremitätenmuskulatur ansteuern
Medulla oblongata	verlängertes Mark, Teil des Hirnstamms
meningeal	die Hirnhäute betreffend (Meningen)
mesolimbisches System	mittlerer Teil des Limbischen Systems
metabolisch	den Stoffwechsel betreffend
Mittelhirnhaube	eine Struktur, die Teil des Hirnstamms ist und zwischen Brücke und Zwischenhirn liegt
morphologisch	die Struktur und Form betreffend
Motilität	Beweglichkeit
MS	Abk. für Magensonde, aber auch für Multiple Sklerose
MUSK	Abk. für Muskelspezifische Rezeptor-Tyrosinkinase, steht im Zusammenhang mit der Myasthenia gravis
Myoklonien	unwillkürliche, ruckartige Zuckungen einzelner Muskeln oder Muskelgruppen
Nasopharynx	Nasenrachenraum
Neck dissection	Entfernung aller Lymphknoten im Bereich des Halses, häufig indiziert bei Kopf-Hals-Tumoren
Nekrose	Absterben von Gewebe
Neoplasie	Neubildung von Gewebe, meist tumorös
Noxe	Schadstoff
Nystagmus	unkontrollierte Augenbewegungen zu einer Seite
oberer Ösophagussphinkter (oÖS)	Eingang zur Speiseröhre, ringförmiger Muskel
Obstipation	Verstopfung

Obstruktion	teilweiser oder kompletter Verschluss eines → Lumens eines Hohlorgans
Operkulum	*wörtlich*: Deckel, Bereiche des Frontal-, Parietal- und Temporallappens, die die Insel bedecken
Oropharynx	Mundrachenraum
orthostatische Hypotonie	Blutdruckschwankungen, die die aufrechte Körperhaltung (Orthostase) beeinträchtigen, die Regulierung des Blutdrucks beim Wechsel vom Sitzen oder Liegen zum Stehen ist gestört, Betroffene leiden unter Schwindel bis hin zur Synkope (Bewusstlosigkeit)
Palilalie	ein repetitives Sprachphänomen, bei dem Wörter und Phrasen wiederholt werden
Palpation	Abtasten
paradoxe Embolie	eine gekreuzte Embolie, d. h. der Embolus gelangt vom venösen in das arterielle Blutsystem
paraneoplastisch	neben einer Tumorerkrankung auftretend
Parästhesie	Missempfindung
parenteral	den Magen umgehend
paroxysmal	griech. anfallsartig
Pars	lat. Teil
pathognomisch	typisch für eine Krankheit, ein Symptom, welches richtungsweisend für die Diagnose ist
pCO_2	Kohlendioxidpartialdruck, Messwert im Blutgasaustausch, gibt Hinweise auf die Lungenfunktion, da gemessen wird, wieviel CO_2 ausgeatmet wird
Peak Flow	auch *peak expiratory flow* (PEF), der maximale Ausatemstrom
Perfusor	Gerät zur kontrollierten Abgabe von Infusionen
PEG Beschickung	die Handhabe der perkutan-endoskopischen Gastrosstomie-Sonde, sprich das Anschließen der Nahrung und die Reinigung
perakut	eigentlich hyperakut, sehr plötzlich auftretend
perioral	um den Mund herum
Peristaltik	Wellenbewegungen, z. B. des Rachens, der Speiseröhre
Perkutane jejunale Sonde PEJ	eine Ernährungssonde, die direkt in den Dünndarm (Jejunum) gelegt wird
Plasmaaustausch	den Austausch des Blutplasmas zur Reinigung und Filterung des Blutplasmas
Platysma	die vordere Halsmuskulatur, die zur mimischen Muskulatur zählt
Plexus	*wörtlich*: Geflecht, aus Nervenzellen oder Gefäßen
Pneumonie	Lungenentzündung
Polyneuritiden	Plural von Polyneuritis, entzündliche Erkrankungen des Nervensystems
Postcricoid-Region	eine Region in Höhe des Ringknorpels des Kehlkopfes am Kehlkopfeingang → Aditus laryngis, oft in Zusammenhang mit Penetration / Aspiration bei Dysphagie
postiktal	nach einem epileptischen Anfall
Potenz	Konzentration oder Dosis eines Arzneimittels
psychomotorisch	Verbindung von Geist und Bewegung, bezieht sich häufig auf den Antrieb, eine Handlung oder Aktion willentlich auszulösen
Pyramidenbahn	Tractus corticospinalis: Bahn motorischer Nervenfasern vom Kortex über den Hirnstamm ins Rückenmark; kennzeichnend sind die Nervenzellen in Pyramidenform sowohl im Kortex (Gyrus präcentralis) als auch in der Medulla oblongata
Pyramidenbahnzeichen	neurologische Symptome bei Schädigungen der → Pyramidenbahn, z. B. erhöhte Reflexe
Reagibilität	Reaktionsfähigkeit
Recessus sinus piriformis	eine Bucht im → Hypopharynx am Rand des → Aditus laryngis, dort sammeln sich bei Dysphagie Bolusreste an
Regurgitation	eigentlich Zurückfließen, z. B. von Speisebrei aus der Speiseröhre in den Rachen
regurgitieren	wieder hochkommen, hochwürgen von Nahrung oder Flüssigkeiten
resorbieren	auflösen
Resorptionsstelle	Stelle, an der Stoffe (Nährstoffe, Hormone, Moleküle) über die Haut, Schleimhaut oder das Blut aufgenommen werden
Respirator	Beatmungsgerät
restituierend	wiederherstellend, aufbauend

Retention	Zurückhalten von Substanzen im Körper → Urinretention; Liegenbleiben von Nahrung nach dem Schlucken
retrahiert	zurückgezogen, z. B. die Zunge im Mund
Reversibilität	Umkehrbarkeit
Rigor	Steifigkeit bei erhöhtem Muskeltonus, eines der drei Hauptsymptome bei Morbus Parkinson
Ringknorpel	Teil des Kehlkopfes
Schildknorpel	Teil des Kehlkopfes
Schnauzreflex	Reflex der M. orbicularis oris, führt zum Vorstülpen der Lippen
Sinus	venöses Blutgefäß im Gehirn
Sinus piriformes	→ Recessus sinus piriformes
Sinusthrombose	kurz für Sinusvenenthrombose, den Verschluss eines → Sinus durch eine Thrombose
sistieren	zum Stehen / Stillstand bringen
somatisch	griech. Körper, den Körper betreffend bzw. im Nervensystem das willkürliche System
SPECT	Single- Photon-Emissions-Tomographie, bildgebendes Verfahren der Diagnostik, bei der radioaktive Stoffe in bestimmten Organen dargestellt werden können
Sphinkter	Schließmuskel
Spontandepolarisationen	das Erregungspotenzial an der Zellmembran wird ohne Reiz von außen verändert
sporadisch	vereinzelt vorkommend
SSRI	steht für Selektive-Serotonin-Wiederaufnahme-Inhibition, ein Arzneimittel-Wirkstoff aus der Gruppe der Antidepressiva
Stent	ein dünnes Röhrchen aus Metall oder Kunststoff, mit dem man ein Blutgefäß stützt und offen hält
Stridor	Atemgeräusch bei Behinderung des Luftstroms
subokzipitale Kraniektomie	eine Öffnung des Schädels unterhalb des Hinterhaupts (Okzipitalregion)
Substantia nigra	schwarze Substanz, Teil des Mittelhirns, wo Dopamin hergestellt wird
supraglottischer Raum	der Raum im Rachen oberhalb (supra) der Glottis
supramaximal	noch größer als der maximale Effekt
Synkinesie-Effekt	die unwillkürliche Mitbewegung unbeteiligter Muskelgruppen
Tachykardie	Herzrasen
Taschenfalten	Schleimhautstruktur im Kehlkopf, oberhalb der Stimmlippen, ebenfalls paarig angeordnet, springen bei großem Druck mit an
Thymus	Organ des Lymphsystems, welches hinter dem Brustbein liegt und Lymphozyten produziert, Erkrankungen sind z. B. Myasthenia gravis
TMS	Transkranielle Magnetstimulation, eine Form der Therapie bei Aphasie oder Dysphagie, bei der bestimmte Areale stimuliert werden, während gleichzeitig Übungen stattfinden, z. B. um den Wortabruf beim Benennen zu verbessern
Trachea	Luftröhre
Ulcera	Geschwür
Unterer Ösophagussphinkter (uÖS)	Öffnung zum Mageneingang, am Ende der Speiseröhre
Urinretention	Zurückhalten, Aufstau des Urins
Uvula	Zäpfchen
Valleculae	zwei Gruben zwischen Zungengrund und Kehldeckel, in denen sich Speichel oder Nahrung vor dem Schlucken ansammeln können
Vasospasmen	Plural von Vasospasmus, eine krampfartige Verengung eines Blutgefäßes, z. B. bei einer Subarachnoidalblutung (SAB)
Velopharyngeale Insuffizienz (VPI)	inkompletter Gaumen-Rachen- Verschluss aufgrund einer Schwäche des Gaumensegels (Velum)
viszeral	die inneren Organe betreffend
Zenker-Divertikel	Ausbuchtung im unteren Schlundbereich, nah am Eingang zur Speiseröhre, in der sich Speise sammeln kann; entsteht aus dem → Kilian Dreieck, eine schwache Muskulatur aus Anteilen des M. constrictor pharyngis inferior
Zervikale Spondylophyten	Knochenwucherungen an den Bandscheiben im Halswirbelbereich (zervikal)
Zungenbein	→ Hyoid; kleiner, gebogener Knochen, der sich, nur an Muskeln und Bändern aufgehängt und mit der Zungenmuskulatur verbunden, oberhalb des Kehlkopfes befindet

Berufsverbände

- Bundesverband Klinische Linguistik e. V. (BKL). Anschrift: Bernd Frittrang, M.A., Medau-Schule, Schloß Hohenfels, 96450 Coburg, Tel.: 09561/23510, Fax: 09561/235134, mail@bkl-ev.de, www.bkl-ev.de
- Deutsche Gesellschaft für Sprachheilpädagogik e. V. (dgs). Bundesgeschäftsstelle, Werderstr. 12, 12105 Berlin, Tel.: 030/661-6004, Fax: 030/661-6024, info@dgs-sv.de, http://www.dgs-ev.de
- Deutscher Bundesverband für akademische Sprachtherapie und Logopädie (dbs). Bundesgeschäftsstelle, Goethestraße 16, 47441 Moers, Tel.: 02841/998191-0, Fax: 02841/998191-30, info@dbs-ev.de, www.dbs-ev.de
- Deutscher Bundesverband für Logopädie e. V. (dbl) Anschrift: Augustiner Str. 11a, 50226 Frechen. http://www.dbl-ev.de
- Verband für Patholinguistik e. V. (vpl). c/o Universität Potsdam, Department Linguistik, Haus 14, Karl-Liebknecht-Str. 24-25, 14476 Potsdam, kontakt@vpl-ev.de, www.vpl-ev.de

Fachgesellschaften

Auf diesen ausgewählten Seiten der Fachgesellschaften finden Sie Informationen zu aktuellen Themen, Definitionen, Leitlinien und sowie Ankündigungen zu Workshops und Tagungen.

- Ärztliche Arbeitsgemeinschaft zur Förderung der Geriatrie in Bayern (AFGIB). www.afgib.de
- Bundesverband Aphasie e. V. www.aphasiker.de
- Deutsche Alzheimer Gesellschaft e. V. Selbsthilfe Demenz. www.deutsche-alzheimer.de
- Deutsche Gesellschaft für Geriatrie (DGG). www.dggeriatrie.de
- Deutsche Gesellschaft für Gerontologie und Geriatrie e. V. (DGG). www.dgg-online.de
- Deutsche Gesellschaft für Hals-Nasen-Ohren-Heilkunde, Kopf- und Halschirurgie e. V. (DGHNOKHC). www.hno.org
- Deutsche Gesellschaft für Innere Medizin (DGIM). www.dgim.de
- Deutsche Gesellschaft für Neurointensiv- und Notfallmedizin (DGNI). www.dgni.de
- Deutsche Gesellschaft für Neurologie (DGN). www.dgn.org. Unter Fortbildungen findet man die Informationen zur FEES Ausbildung.
- Deutsche Gesellschaft für Neurotraumatologie und Neurorehabilitation e. V. (DGNKN). www.dgnkn.de
- Deutsche Gesellschaft für Palliativmedizin (DGP). www.dgpalliativmedizin.de
- Deutsche Gesellschaft für Parkinson und Bewegungsstörungen (dpg). www.parkinson-gesellschaft.de
- Deutsche Gesellschaft für Phoniatrie und Pädaudiologie (DGPP). www.dgpp.de
- Deutsche interdisziplinäre Gesellschaft für Dysphagie (DGD). www.dg-dysphagie.de
- Deutsche Schlaganfall Gesellschaft e. V. (DSG). www.dsg-info.de
- Gesellschaft für Aphasieforschung und -behandlung e. V. (GAB). www.aphasiegesellschaft.de
- Stiftung Deutsche Schlaganfall-Hilfe e. V. www.schlaganfall-hilfe.de

Fachzeitschriften

- *Aphasie und verwandte Gebiete*. Fachzeitschrift der aphasie suisse. Kostenlos online verfügbar. www.aphasie.org/de/fachpersonen/fachzeitschrift.
- *Praxis Sprache*. Fachzeitschrift für Sprachheilpädagogik, Sprachtherapie und Sprachförderung. dgs-Sprachheilarbeit. Erscheint viermal jährlich für Mitglieder und Abonnenten.
- *Forschung Sprache*. E-Journal für Sprachheilpädagogik, Sprachtherapie und Sprachförderung. dgs-Sprachheilarbeit. Erscheint zweimal jährlich. www.forschung-sprache.eu/e-journal-forschung-sprache/
- *Dysphagia. Dedicated to advance the arts and science of deglutology*. Springer Verlag. Erscheint mehrmals jährlich in Print und online. https://link.springer.com/journal/455
- *Forum Logopädie*. Fachzeitschrift des dbl. Herausgegeben vom Schulz-Kirchner-Verlag. Erscheint sechsmal jährlich. Für Mitglieder des dbl kostenlos. www.dbl-ev.de/service/zeitschrift-forum-logopaedie.html

- *Logos.* Die Fachzeitschrift für akademische Sprachtherapie und Logopädie. Erscheint viermal jährlich. Für Mitglieder des dgs und BKL kostenlos. https://up.logos-fachzeitschrift.de.html
- *Sprache-Stimme-Gehör.* Zeitschrift für Kommunikationsstörungen. Thieme Verlag. Erscheint viermal jährlich in Print und online.
- *Spektrum Patholinguistik.* Zeitschrift vom Vorstand des Verbandes für Patholinguistik e. V. Erscheint einmal jährlich mit jeweils einem Schwerpunktthema. www.vpl-ev.de/publikationen/spektrum-patholinguistik

Therapieinfos und -material

- aphasie.org – hier werden die Fragebögen für Angehörige und Betroffene bei Aphasie zur Verfügung gestellt, u. a. der CETI, der PKF und viele andere, die schwer zugänglich sind. www.aphasie.org/de/fachpersonen/frageboegen
- dysphagie-therapie.info – diese Seite von Alexander Fillbrandt stellt alle Informationen rund um die Dysphagietherapie zusammen
- Dysphagram.com – geschlossenes Peer-Review-System (Alexander Fillbrandt) zum Austausch von FEES Befunden und Erfahrungen
- Logo.paedis.ch – ebenfalls ein Projekt von Alexander Fillbrandt rund um die Dysphagie
- madoo.net – Therapiematerial für die Logopädie. Ein Projekt von Alexander Fillbrandt zum Austausch und Einstellen von Therapiematerialien zu allen Störungsbildern
- trachealkanuelen.info – Alle Infos rund um das Trachealkanülenmanagement, unter der Redaktion von Alexander Fillbrandt

Register

H

Q

T

U